膀 胱 病 理 学

Bladder Pathology

〔美〕程亮〔Liang Cheng〕

〔西〕Antonio Lopez-Beltran　　　编著

〔美〕David G. Bostwick

滕晓东　邓云特　　　主译

〔美〕程亮〔Liang Cheng〕　　　审校

北京科学技术出版社

Title: Bladder pathology by Liang Cheng, Antonio Lopez-Beltran, David G.Bostwick.

ISBN: 978-0-470-57108-8

Copyright© 2012 by Wiley-Blackwell.

著作权合同登记号　图字：01-2015-6154

图书在版编目（CIP）数据

膀胱病理学 / （美）程亮（Liang Cheng），（西）安东尼奥·洛佩兹-贝尔特兰（Antonio Lopez-Beltran），（美）戴维·G.博斯特威克（David G. Bostwick）编著；滕晓东，邓云特主译. -- 北京：北京科学技术出版社，2017.10

ISBN 978-7-5304-8983-3

Ⅰ．①膀… Ⅱ．①程… ②安… ③戴… ④滕… ⑤邓… Ⅲ．①膀胱疾病－病理学－图谱 Ⅳ．① R694.02-64

中国版本图书馆 CIP 数据核字（2017）第 071481 号

膀胱病理学

作　　者：〔美〕程亮（Liang Cheng）　〔西〕Antonio Lopez-Beltran　〔美〕David G. Bostwick
主　　译：滕晓东　邓云特
责任编辑：杨　帆　朱　琳
责任校对：贾　荣
责任印制：李　茗
封面设计：晓　林
出 版 人：曾庆宇
出版发行：北京科学技术出版社
社　　址：北京西直门南大街 16 号
邮政编码：100035
电话传真：0086-10-66135495（总编室）
　　　　　0086-10-66113227（发行部）0086-10-66161952（发行部传真）
电子信箱：bjkj@bjkjpress.com
网　　址：www.bkydw.cn
经　　销：新华书店
印　　刷：北京捷迅佳彩印刷有限公司
开　　本：889mm×1194mm　1/16
字　　数：1200 千字
印　　张：50
版　　次：2017 年 10 月第 1 版
印　　次：2017 年 10 月第 1 次印刷
ISBN 978-7-5304-8983-3/R · 2286

定　　价：680.00 元

著译者名单

作 者

程 亮 Liang Cheng

美国印第安纳大学医学院病理系

安东尼奥·洛佩兹－贝尔特兰 Antonio Lopez-Beltran

西班牙科尔多瓦大学医学院外科部

戴维·G. 博斯特威克 David G. Bostwick

美国博斯特威克实验室

主 译

滕晓东 浙江大学附属第一医院病理科

邓云特 湖北省肿瘤医院病理科

译 者（按章节次序排序）

王满香 湖北省肿瘤医院病理科

况 晶 湖北省肿瘤医院病理科

郭 芳 湖北省肿瘤医院病理科

陈琼荣 湖北省肿瘤医院病理科

黄文斌 南京医科大学附属南京医院（南京市第一医院）病理科

赵有财 南京医科大学附属南京医院（南京市第一医院）病理科

汪亦品 南京医科大学附属南京医院（南京市第一医院）病理科

田智丹 南京医科大学附属南京医院（南京市第一医院）病理科

薛德彬 华夏病理网 / 粉蓝医疗科技（杭州）有限公司

付　勇 中国人民解放军乌鲁木齐总医院病理科

赵　明 浙江省人民医院病理科

魏健国 浙江省绍兴市人民医院病理科

尹晓娜 浙江省嘉兴市妇幼保健院病理科

姚秀娟 浙江省嘉兴市第二医院病理科

审　校

程　亮　Liang Cheng 美国印地安纳大学医学院病理系

译者序

随着精准医疗概念的不断提升，规范化的疾病诊断和个体化的临床治疗已是当代医学实践的大势所趋。随着对分子遗传学的认识不断深入，疾病的病理诊断更趋向由传统的组织形态学评估转向为应用多元化的辅助手段来达到形态和遗传学改变的综合评估，由此对病理医生的诊断工作提出了更多的挑战。泌尿系统膀胱和尿路病变的识别是外科病理医生常规实践中最常见的工作，但尿路上皮病变的诊断和鉴别诊断也是我们遇到的难点和困境之一，准确的疾病诊断，尤其是分类及分型通常需要应用组织形态学、免疫组化染色、必要的分子遗传学和其他辅助手段来综合评估。

本书正是从病理医生的常规诊断实践入手，着眼于各种不同类型的膀胱病变的诊断标准和鉴别诊断要点。由著名的华人泌尿病理医师、美国印第安纳大学医学院病理系的程亮（Liang Cheng）教授领衔，携手著名泌尿病理医师安东尼奥·洛佩兹－贝尔特兰（Antonio Lopez-Beltran）及戴维·G.博斯特威克（David G. Bostwick）编写。该书是英文书籍中首部全面且详细介绍膀胱疾病病理学特征的综合型教科书，包括了膀胱发生的一系列独特和/或罕见的先天性、炎症性、化生性和肿瘤性病变，病理医生日常诊断中遇到的几乎所有膀胱病变均可在本书中找到参考资料，是一部不可多得的、具有较高实践指导价值的膀胱病理学诊断参考书。该书的另一大特征是涵盖了膀胱（特别是尿路上皮）肿瘤最新的分子生物学和遗传学进展，并详细讨论了这些进展对膀胱疾病诊断和患者治疗的当前和潜在的临床意义，因此该书也同样适用于泌尿科医生和肿瘤科医生参阅。

《膀胱病理学》一书的中文版翻译由国内数家医院的中青年病理医生共同完成，参译者大多数为对泌尿病理充满浓厚兴趣且具有一定诊断经验的病理医生，后期也邀请中华医学会病理学分会泌尿男生殖学组的部分专家进行了校对，在编译过程中得到华夏病理网薛德彬主任的无私支持，对大家的辛勤工作和大力支持我们表示衷心感谢！译校者力求尽可能真实而准确地反应英文原版的内容，但难免有不尽如人意或有失偏颇之处，恳请广大同仁批评和指正。

滕晓东 邓云特
2017 年元月 15 日

编者序

膀胱可发生多种独特、罕见的疾病，包括先天性、炎症性、化生性和肿瘤性病变。《膀胱病理学》一书旨在为病理科医生、泌尿科医生及肿瘤科医生提供当前该领域内综合性临床实践信息，全面描述了膀胱和尿路的各种病理学改变，尤其侧重于病理医生在实际工作中遇到的诊断问题，强调诊断标准和鉴别诊断。全书包括34章、112个表格和1741幅高清彩图。我们希望本书可帮助病理医生认识、理解并准确解读膀胱标本中的各种镜下特征。

当前，外科病理学正处于迅速发展的时代。个体化医疗的不断提升，以及对癌症遗传学的新认识已经使病理医生的诊断模式发生了转变。以循证医学为基础的诊断和治疗越来越受到重视，其中包括强调病理改变的科学依据及其相关临床实践的具体应用，在处理膀胱内科疾病患者时尤其重要。膀胱癌在人体最常见的恶性肿瘤中位列第五，在美国每年有超过6万名新确诊的膀胱癌患者。许多膀胱癌患者的生存期较长，需要长期的随诊，其中包括需要连续多次膀胱镜活检及尿液的组织学和细胞学评估，从而导致病理医生的诊断负担加重及健康医疗体系的成本增高。我们希望膀胱病理学的不断发展有助于减轻医生和患者的这些负担。

膀胱病理学在不断演进，我们致力于提供该领域的综合性信息，以便于病理医生和临床医生能更好地应对挑战。本书整合了膀胱分子病理学的最新进展并且讨论了其对患者处理的当前及潜在影响。我们希望这本综合性的教科书能够为病理医生提供一套整体框架，其中组织学诊断标准可与分子遗传学及其他辅助手段互相比较、评估并整合。

在本书的准备工作中我们得到了许多良师益友的帮助。感谢给予我们鼓励和支持的同事和住院医生，包括George M. Farrow、John N. Eble、David G. Grignon、Thomas M. Ulbright、Michael O. Koch、Gregory T. MacLennan、John F. Gaeta、Rodolfo Montironi等。特别感谢印第安纳大学病理系多媒体教研室的Ryan P. Christy先生对本书图片的编辑，以及Tracey Bender女士对整本书文字编撰孜孜不倦的帮助。同样要感谢Wiley-Blackwell出版社的工作人员在本书出版过程中自始至终的宝贵支持，他们是Thomas H. Moore和Ian Collins先生，以及Angioline Loredo和Sheeba Karthikeyan女士。最后，我们诚挚恳请本书的广大读者能提供反馈意见和建设性批评，以便本书再版时改进。

程亮（Liang Cheng，MD）

安东尼奥·洛佩兹-贝尔特兰（Antonio Lopez-Beltran，MD）

戴维·G. 博斯特威克（David G. Bostwick，MD，MBA）

常用英文缩写

ALK	间变性淋巴瘤激酶		NA	肾源性腺瘤
AMACR	α-甲基化-辅酶A消旋酶（P504S）		NE	神经内分泌标记物（CgA、Syn和NSE）
BCG	卡介苗		NMP22	核基蛋白22
BTA	膀胱肿瘤抗原		NPV	阴性预测值
BW	膀胱冲洗标本		NSE	神经特异性烯醇化酶
CgA	嗜铬粒蛋白A		PAS	过碘酸-席夫
CIS	原位癌		PNET	原始神经外胚层肿瘤
CTC	循环肿瘤细胞		PPV	阳性预测值
CYFRA21-1	CK19片段ELISA		PR	孕激素受体
ER	雌激素受体		PSA	前列特异性抗原
FDP	尿纤维蛋白原降解产物		PSAP	前列特异性酸性磷酸酯酶
FF	新鲜冰冻组织		PSCN	手术后梭形细胞结节
FFPE	福尔马林固定、石蜡包埋组织		PUNLMP	低度恶性潜能乳头状尿路上皮肿瘤
GATA3	GATA-结合蛋白3		S100P	胎盘S100蛋白
HA-HAase	透明质酸及透明质酸酶		SM	平滑肌细胞分化特异性抗原
HMWCK	高分子量细胞角蛋白（常用克隆号34βE12）		Syn	突触素
IMT	炎性肌纤维母细胞瘤		TM	血栓调节素
ISUP	国际泌尿病理学会		TPS	尿组织特异性多肽抗原
LOH	杂合性缺失		TTF-1	甲状腺转录因子1
MD	肌分化标记		UBC	尿膀胱癌ELISA
MFH	恶性纤维组织细胞瘤		UC	尿路上皮癌
M-VAC	甲氨蝶呤，长春碱，阿霉素和顺铂		UP	尿斑蛋白
			WHO	世界卫生组织

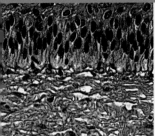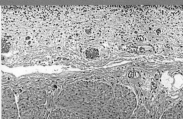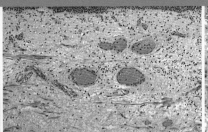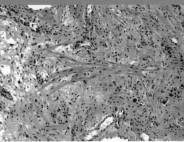

目 录

第 1 章　正常膀胱的解剖学和组织学 …………………………………………… 1

第 2 章　炎症和感染性疾病 ……………………………………………………… 17

第 3 章　尿路上皮化生和增生 …………………………………………………… 46

第 4 章　息肉及其他非肿瘤性良性病变 ………………………………………… 74

第 5 章　良性上皮性肿瘤 ………………………………………………………… 90

第 6 章　平坦型尿路上皮病变伴非典型和尿路上皮异型增生 ………………… 103

第 7 章　尿路上皮原位癌 ………………………………………………………… 118

第 8 章　膀胱癌：一般特征 ……………………………………………………… 145

第 9 章　膀胱癌的分级 …………………………………………………………… 171

第 10 章　pT1 期尿路上皮癌 …………………………………………………… 205

第 11 章　膀胱癌分期 …………………………………………………………… 228

第 12 章　尿路上皮癌的组织学亚型 …………………………………………… 251

第 13 章　腺癌及其潜在的前驱病变及亚型 …………………………………… 296

第 14 章　鳞状细胞癌及其他鳞状细胞病变 …………………………………… 317

第 15 章　神经内分泌肿瘤 ……………………………………………………… 335

第 16 章　肉瘤样癌（癌肉瘤）………………………………………………… 368

第 17 章　内翻性生长的膀胱肿瘤 ……………………………………………… 397

第 18 章　先天性疾病和小儿肿瘤 ……………………………………………… 414

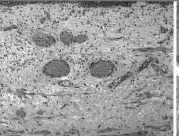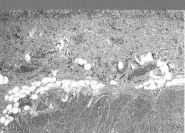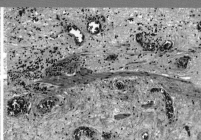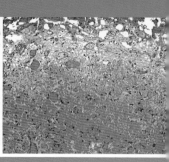

第 19 章　软组织肿瘤……………………………………………441

第 20 章　淋巴和造血系统肿瘤……………………………………482

第 21 章　膀胱扩大成形术后尿路上皮癌…………………………492

第 22 章　其他少见肿瘤……………………………………………507

第 23 章　继发性肿瘤………………………………………………520

第 24 章　治疗效应…………………………………………………530

第 25 章　膀胱标本的处理与报告…………………………………549

第 26 章　膀胱免疫组织化学………………………………………571

第 27 章　脐尿管病理………………………………………………594

第 28 章　肾盂、输尿管、尿道病理………………………………608

第 29 章　肿瘤复发的分子遗传因素………………………………637

第 30 章　尿脱落细胞学检查………………………………………652

第 31 章　血尿的评估及尿检法……………………………………676

第 32 章　尿液生物学标志物………………………………………686

第 33 章　基于组织的生物标志物…………………………………714

第 34 章　膀胱癌分子病理学………………………………………750

索　引………………………………………………………………785

第1章

正常膀胱的解剖学和组织学

1.1	胚胎学	2
1.2	解剖学	2
	1.2.1　大体解剖学	2
	1.2.2　血液供应及淋巴管引流	3
	1.2.3　神经分布	3
1.3	正常组织学	3
	1.3.1　尿路上皮	3
	1.3.2　膀胱壁	6
	1.3.3　副神经节组织	9
1.4	脐尿管	10
1.5	肾盂和输尿管	12
1.6	尿道	12
1.7	免疫组织化学	14
参考文献		14

1.1　胚胎学

在胚胎发育早期，刚刚出现泄殖腔膨大、后肠末端形成盲囊时，外胚层从尾端逐渐退化向内凹陷形成尿直肠隔[1]。随着尿直肠隔逐渐加深，直到形成一薄层组织，即泄殖腔膜分隔原肠与外界。尿生殖窦从尾部朝向泄殖腔膜方向折叠并封闭导致泄殖腔的分离。随着尿生殖窦折叠向泄殖腔逐渐深入，间充质呈楔形团块状增生并形成致密隔膜分隔其前方的尿生殖窦和后方的直肠。由于泄殖腔的分离在泄殖腔膜破裂之前已经完成，所以尿生殖窦和直肠是各自独立开放的。泄殖腔腹侧部分的尿生殖窦首次与体表相通时，呈管状与尿囊相延续。在此阶段，尿生殖窦可分化为腹腔和盆腔部分，其后将进一步分化为膀胱及尿道部分，并接收中肾管或苗勒管，最后形成男性的前列腺和尿道膜部或女性的尿道[2]。

胚胎发育至 8 周后，尿生殖窦腹侧部分膨大形成衬附上皮细胞的囊，其顶部逐渐变细演变成狭长的脐尿管。包绕两者的壁层中胚层分化为相互交织的平滑肌束及外层纤维组织被膜。到 12 周时，尿道和膀胱分化成熟。这一系列发育事件表明，膀胱逼尿肌和尿道肌群具有相同的起源，并形成连续的结构[2]。在女性很容易辨认，膀胱和尿道形成一个上端膨大的管状结构。在男性，这种结构与前列腺的形成同时发生。随后的发育在两性是一样的，只是在结构上男性较女性稍复杂一些[2]。

1.2　解剖学

1.2.1　大体解剖学

膀胱是中空的肌性器官，主要功能是贮存尿

液。膀胱空虚时，位于成人耻骨联合后方，属于盆腔脏器；在婴幼儿及儿童，则位置偏上。膀胱充盈时，则上升至耻骨联合上方，在体表容易触及或叩诊。当膀胱过度充盈时，如急性或慢性尿潴留时，下腹部明显膨隆，在耻骨上区很容易触及膀胱。空虚的膀胱具有一个顶部（上面），两个内侧面或前外侧面，一个底部（后面）和颈部。膀胱顶部在耻骨上方向前方延伸并终止于脐尿管退变残留的纤维性条索。该纤维性条索在腹膜与腹横筋膜间将膀胱顶部与脐连接起来，形成脐正中韧带。腹膜仅覆盖于膀胱顶部及男性膀胱底部的部分区域[2,3]。

在女性，膀胱顶部与子宫、回肠毗邻；膀胱底部借直肠膀胱凹陷与子宫及阴道隔开。在男性，膀胱顶部与回肠及结肠的盆腔部分相邻；膀胱底部与输精管、精囊及输尿管相邻。膀胱的前外侧邻近耻骨、肛提肌及闭孔内肌。膀胱前壁中央紧邻耻骨后间隙，含大量脂肪组织及静脉丛。膀胱颈下部与尿道相接，当尿液充盈时，膀胱颈固定，膀胱顶隆起突出盆腔进入下腹部，与前下腹壁、小肠、大肠相贴[3]。

膀胱黏膜下为疏松结缔组织，具有较大的拉伸范围。因此，当膀胱空虚时，尿道黏膜皱缩形成皱襞，当膀胱充盈时，黏膜因拉伸而光滑平坦。膀胱三角区无此变化，因为该区域黏膜与黏膜下肌层紧密附着，所以，无论膀胱充盈程度如何，膀胱三角区始终光滑（图 1.1 和 1.2）。

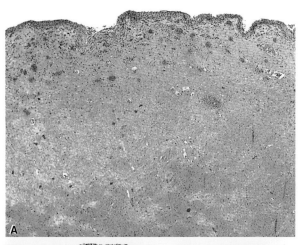

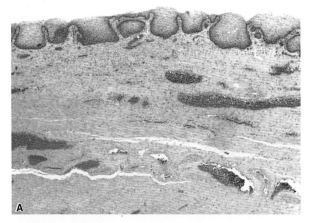

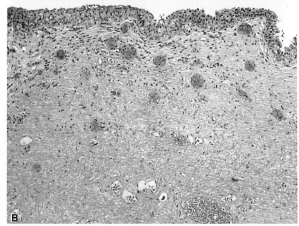

图 1.2 育龄期女性正常膀胱三角区。注意鳞状上皮黏膜层及其下密集的肌层（A 和 B）

图 1.1 正常膀胱三角区（A 和 B）

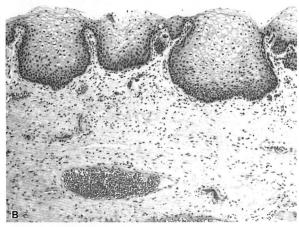

1.2.2 血液供应及淋巴管引流

膀胱由膀胱上动脉、中动脉及下动脉供应血液，均起自髂内动脉前干。在膀胱壁及外膜，含有丰富的静脉丛，最终通过主要静脉干汇入髂内静脉。

膀胱的淋巴管引流入髂外淋巴结、下腹部淋巴结及回肠淋巴结。在盆腔及生殖器官间含有丰富的淋巴回路[4-6]。

1.2.3 神经分布

膀胱由丰富的自主神经系统支配[2,7]。交感神经起源于胸下段及腰上段神经，主要为 T11~T12 和 L1~L2，交感神经纤维下行至交感干和腰内脏神

经，连续于骶前神经丛并向下延伸至主动脉丛。后者进一步分为左右腹下神经，与盆腔副交感神经丛汇合。副交感神经起于骶神经 S2~S4，形成丰富的盆腔副交感神经丛，与交感神经腹下丛汇合。于膀胱底部发出分支，支配膀胱及尿道的活动[7,8]。

1.3　正常组织学

1.3.1 尿路上皮

尿路上皮是一种独特的复层上皮，其厚度可变（图 1.3~1.6）。细胞层数随着膀胱的充盈程度而发生变化，3~7 层不等。尽管典型的活检提示上皮

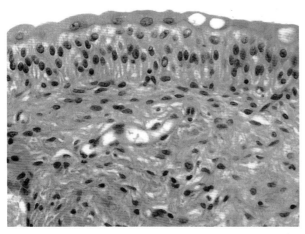

图 1.3 正常尿路上皮。正常尿路上皮厚度变异较大，多达 7 层。注意表层突出的伞细胞

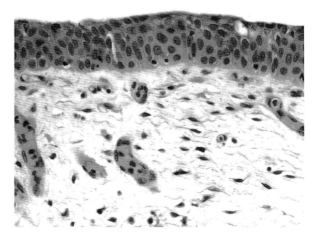

图 1.5 正常尿路上皮。注意尿路上皮细胞有序排列。细胞长轴垂直于黏膜表面。表层细胞欠清晰。有些细胞可见明显的核沟

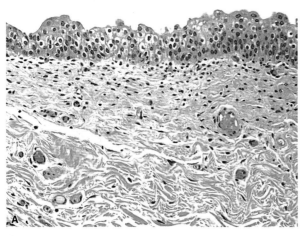

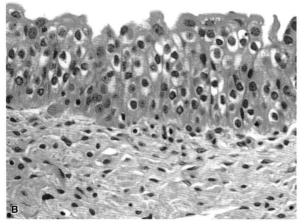

图 1.4 正常尿路上皮（A 和 B）。可观察到胞质空泡形成。本图中，尿路上皮厚度达 7 层（B）

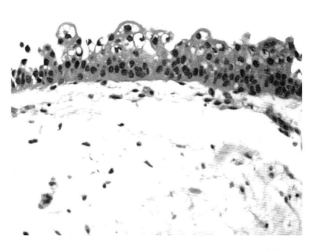

图 1.6 正常尿路上皮。注意本图中尿路上皮的厚度变化。表层细胞有明显的胞质内空泡形成

此，一般尿路上皮厚度超过 7 层即为异常，但需排除斜切面造成的假象[10,11]。此外，尿路上皮是单克隆起源，具有镶嵌特征[12]。

正常尿路上皮的表层有一层大细胞，常见多核，称为伞细胞（图 1.7~1.9）。这些细胞含有丰富的嗜酸性胞质，胞核大，其长轴垂直于基底层和中间层细胞。由于膀胱的充盈程度及组织切片的角度不同，表层细胞的大小及形态变化较大；膀胱充盈时表层细胞呈立方形，其他时候多呈扁平状。尽管存在广泛的细胞间连接复合物[13]，表

细胞厚度约 5 层，但当膀胱充盈时，上皮层数为 3~6 层；而膀胱收缩时，其厚度可达 6~8 层[9]。因

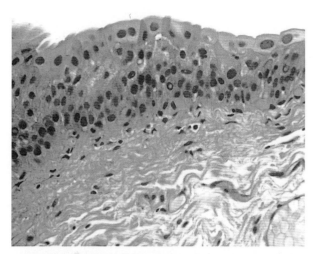

图 1.7　正常尿路上皮。注意突出的表层细胞。中间细胞偶尔可见核内空泡。细胞大小和形态有时可变，不应误认为异型性

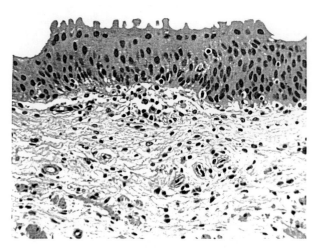

图 1.8　正常尿路上皮。注意突出的表层细胞

层细胞与其下尿路上皮连接很疏松，有时在常规切片中无法看到。免疫组化染色表层伞细胞表达尿斑蛋白（uroplakin，UP）和 CK20。细胞顶端质膜增厚，呈硬斑块状，与其下方中间层细胞短微绒毛不同[13]。然而，在育龄期女性，膀胱三角区表层细胞呈卵圆形，其微绒毛呈长棒状[14]。表层细胞可能存在于乳头状尿路上皮癌尤其是低级别癌中，这在膀胱癌的病理分级中可能具有重要意义（见第 9 章）。

　　基底细胞和中间细胞位于基底膜和表层细胞

之间（图 1.8~1.10）。这些细胞形态相似，只是在黏膜中的位置不同[13]。细胞排列规则，边界清晰，核卵圆形、圆形或梭形，偶尔可见明显的核沟。胞核位于中央，边界清晰，染色质细颗粒状。核仁小，难以观察到。正常尿路上皮核分裂象罕见。基底层细胞的表达 Bcl-2，中间细胞不同程度的表达 RB1 和 PTEN。正常尿路上皮细胞不表达 HER2 和 p53。Ki-67 增殖指数在单个视野可能见不到表达。基底细胞和中间细胞的长轴与基底膜垂直。在常规 HE 染色切片或 PAS 染色切片中基底膜显示不清，或仅表现为上皮下极薄一层。基底膜标志物，如层粘连蛋白和 IV 型胶原，在某些病例对确认基底膜有

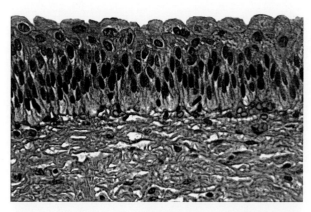

图 1.9　正常尿路上皮。基底细胞和中间细胞位于基底膜和表层细胞之间。偶尔可见明显的核沟。注意双核的表层伞细胞

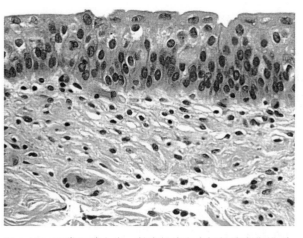

图 1.10　正常尿路上皮。基底细胞和中间细胞密集排列，核质比高于表层细胞

一定的诊断价值，但并没有常规应用[15]。黏膜肌层微血管与基底膜直接相连，可因内陷或切片造成上皮内延伸。

尿路上皮对热、机械和化学刺激等敏感（感受器功能）并释放化学物质（传感器功能）[16]。基底细胞表达特定的受体和离子通道（如香草类受体-1），类似于传入神经[16]。传入神经毗邻尿路上皮表明这些细胞可能是膀胱神经神经递质的受体，或尿路上皮细胞分泌化学物质能改变其兴奋性。

1.3.2 膀胱壁

黏膜固有层位于基底膜下，由致密的纤维血管结缔组织组成（图 1.11~1.13）。可能有纤细的平滑肌纤维形成的不完整的黏膜肌层，在活检组织中可能被误认为是固有肌层（图 1.14~1.16）[17-23]。

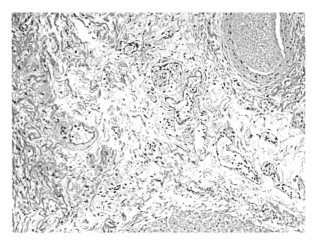

图 1.13　正常黏膜固有层

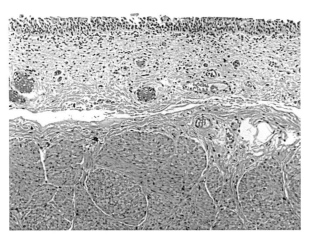

图 1.11　正常黏膜固有层

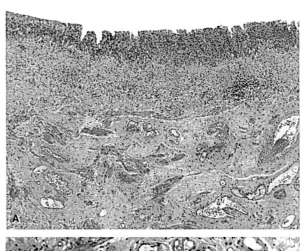

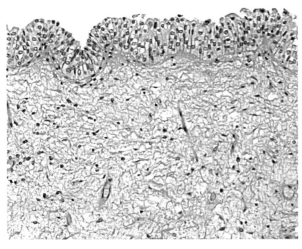

图 1.12　正常黏膜固有层

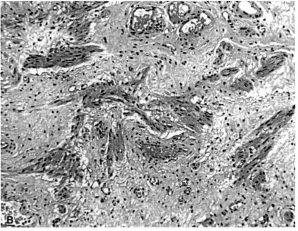

图 1.14　黏膜固有层中的黏膜肌层（A和B）。少量纤细的平滑肌束散在分布于血管及结缔组织间质中

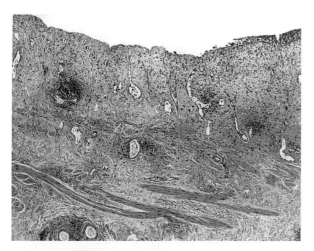

图 1.15 黏膜肌层

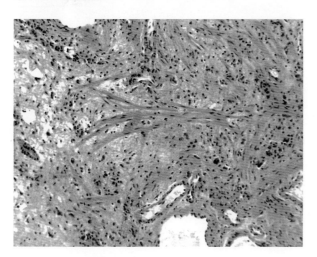

图 1.16 黏膜肌层

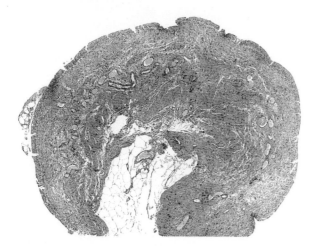

图 1.17 活检组织黏膜肌层

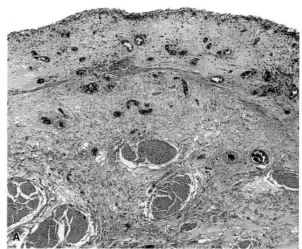

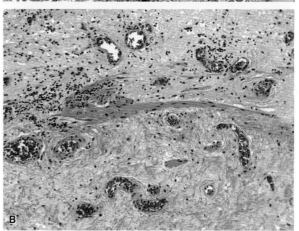

图 1.18 邻近大血管的黏膜肌层（A 和 B）

限于固有层和周围黏膜肌层。因此，对病理医师来说，需要注意黏膜固有层的纤细肌束的存在[21,22,24]。在活检标本，这些平滑肌束可能连续成片，也可能形成不连续、不规则片状或者仅是散在的纤细平滑肌纤维不形成明显的层次（图1.17）[22,25]。这些纤细的肌纤维平行于黏膜表面，位于尿路上皮和固有肌层之间。

黏膜固有层也可见中等到大的厚壁血管，可平行于表面尿路上皮走行，与黏膜肌层的平滑肌纤维关系密切（图 1.18）。然而，血管分布不均，可能邻近浅表黏膜固有层（图 1.19 和 1.20）。因此，正如某些研究所示，大血管不能作为黏膜肌层的标志。有时很难区分黏膜肌层和固有肌层

在评估膀胱癌时，黏膜肌层是一个重要的诊断陷阱，因为癌组织侵入固有肌层是不同于肿瘤局

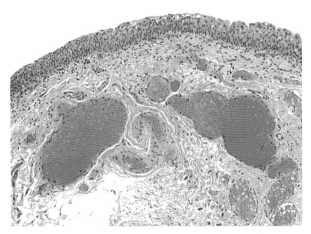

图 1.19 大血管可见于浅表黏膜固有层，与黏膜肌层有关或无关。因此，大血管不能作为黏膜肌层的标志

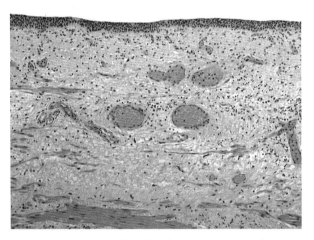

图 1.20 分布不均的大血管及大小不等的黏膜肌束

（逼尿肌）。三色染色可能有一定作用[26]。最近的研究表明，一种新型的标志物平滑肌细胞分化特异性抗原（smoothelin，SM）可区分黏膜肌层（阴性或弱阳性）和固有肌层（强阳性）（图 1.21）[27-29]。

对膀胱癌进行准确分期，病理医师应特别注意黏膜固有层和固有肌层中的脂肪组织（图 1.22 和 1.23）[30]。黏膜固有层偶尔可见奇异形间质细胞，易被误认为浸润的癌细胞。免疫标记 CK 有助于诊断，奇异形间质细胞呈 CK 阴性（图 1.24 和 1.25）。

膀胱固有肌层（逼尿肌）中等厚度，呈内纵、中环、外纵排列（图 1.26）。在输尿管口处肌层呈螺旋状环绕，在尿道内口处增厚，形成膀

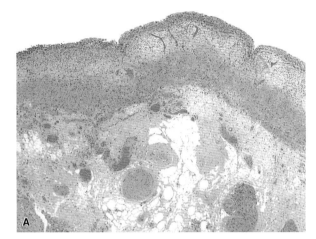

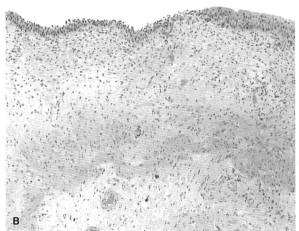

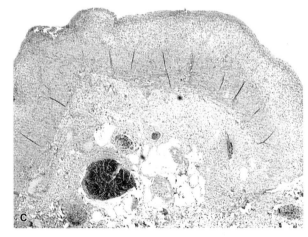

图 1.21 平滑肌细胞分化特异性抗原在黏膜肌层呈阴性或微弱表达（A~C）。固有肌层（逼尿肌）常呈强阳性染色（C）

胱内括约肌。肌层外被覆纤维结缔组织、外膜及膀胱周围脂肪组织。

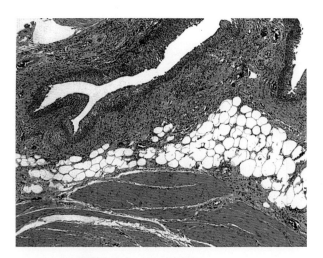

图 1.22　黏膜固有层中可见脂肪组织

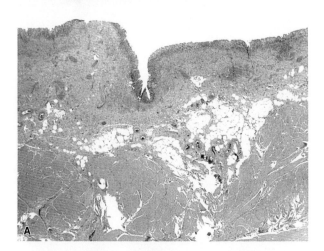

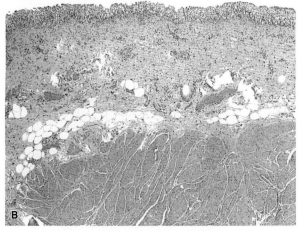

图 1.23　黏膜固有层和固有肌层中均可见脂肪组织（A 和 B）。经尿道切除标本中出现脂肪浸润，并不提示膀胱外扩散

1.3.3　副神经节组织

膀胱常规切片中很少见到副神经节组织[31]。

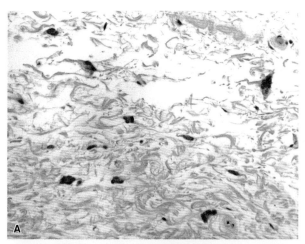

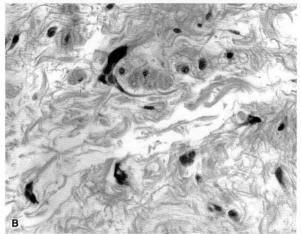

图 1.24　黏膜固有层中的奇异形间质细胞（A 和 B）

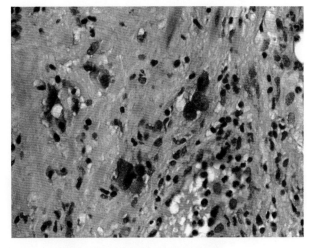

图 1.25　黏膜固有层中的奇异形间质细胞

如果在膀胱活检组织中见到副神经节，可能会误认为是肿瘤。有用的鉴别点包括：细胞排列成特征性的巢，巢周血管窦样间隙，温和一致的细胞，

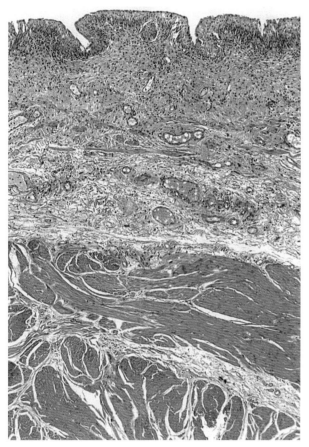

图 1.26　固有肌层（逼尿肌）。注意对比固有肌层和黏膜固有层中的黏膜肌

缺乏间质反应[32]。副神经节组织表达神经内分泌标志物 CgA、Syn 及 NSE，支持细胞表达 S100。

1.4　脐尿管

脐尿管为腹内胚胎残余，包括尿囊，将膀胱顶部与体腔壁脐部连接起来。尿囊起源于卵黄囊，发育为后肠的泄殖腔。随着胚胎发育，连接膀胱顶部与体腔壁的脐尿管渐渐伸长。至出生时，膀胱顶部与脐靠近，脐尿管仅长 2.5~3mm，绝大部分区域直径约 1mm，仅在与膀胱连接处直径达 3mm[33]。脐尿管位于腹膜前间隙，该间隙前后面均以脐筋膜为界[34]，侧面为两条被脐筋膜包绕的脐动脉，下方为覆盖于膀胱顶部表面的脐筋膜。该间隙即 Retzius 间隙（耻骨膀胱间隙），大致呈锥形，由筋膜分隔腹膜及其他结构形成。在成人，脐尿管与膀胱连接处宽 4~8mm，向上逐渐变细，末端宽约 2mm。

脐尿管分三段：膀胱上段、壁内段、黏膜内段[33]。约在 1/3 成人膀胱壁内段可发现管状脐尿管残留，男女比例相当。壁内段脐尿管有三种结构模式，从简单管状结构到复杂分支管状结构（图 1.27）[35]。脐尿管黏膜部分呈宽的憩室样、乳头状或细开口于黏膜表面。壁内段大部分区域

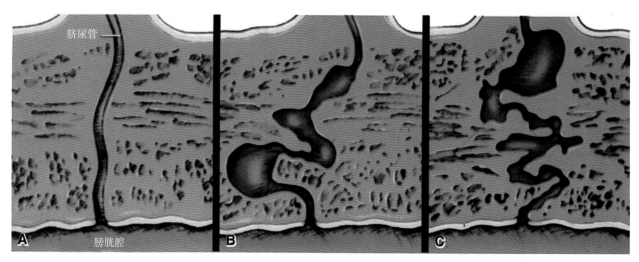

图 1.27　脐尿管壁内段结构模式：（A）I 型，单纯管道；（B）II 型，伴明显节段性扩张的弯曲管道；（C）III 型，伴明显迂曲变形及节段性扩张的管道

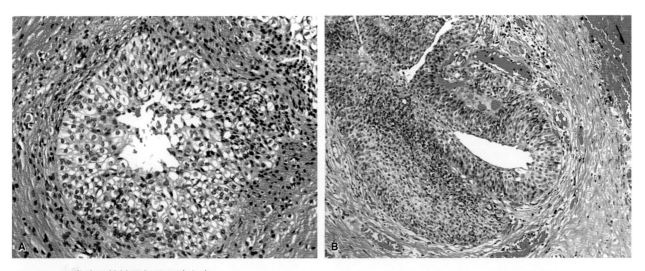

图 1.28　正常脐尿管被覆复层尿路上皮

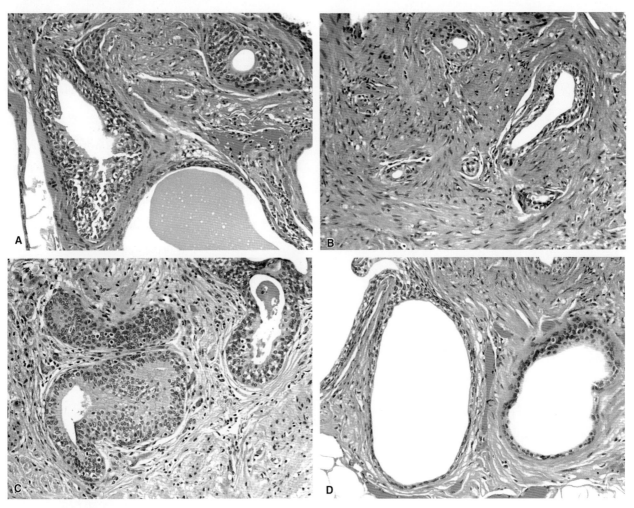

图 1.29　脐尿管残留（A~D）

（70%）被覆尿路上皮，其余被覆柱状上皮，有时伴细乳头结构，罕见情况下，在女性可见含黏液的杯状细胞或分泌黏液的柱状细胞衬附（图 1.28 和 1.29）[35-37]。

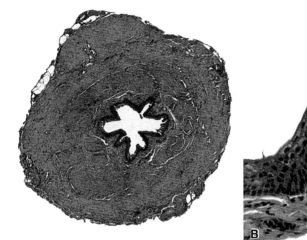
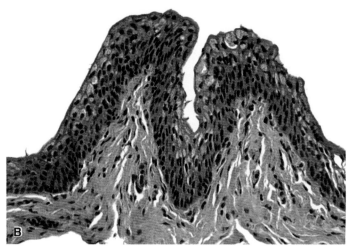

图 1.30　正常输尿管（A和B）

1.5　肾盂和输尿管

　　胚胎发育第 4 周，中肾管远段发出壶腹芽，渐渐分化形成肾盂和输尿管。胚胎发育第五周，随着输尿管延长，其管腔先闭锁后再通。再通从中部开始，向近端和远端延伸至输尿管肾盂连接处和输尿管膀胱连接处。中肾管远端壶腹芽（通常称为输尿管芽）长入尿生殖窦，在输尿管口迁移至膀胱三角区时形成男性前列腺尿道。

　　中肾管和苗勒管分别形成男性和女性生殖道；在输尿管和膀胱发育过程中，泄殖腔分隔为膀胱和后肠。这两个事件同时期发生，因此，这些区域可同时发生各种畸形。

　　肾盂及输尿管腔面被覆尿路上皮（图 1.30）。肾盂处被覆 3~5 层尿路上皮，输尿管被覆 4~7 层尿路上皮。肾盂和输尿管壁的肌层相连起源于肾小盏呈束状交织排列，固有肌层无明显分层。输尿管入膀胱处有纵行排列的逼尿肌环绕。纵行肌纤维从膀胱壁延伸至黏膜下层，在膀胱三角区环绕于输尿管口。

1.6　尿道

　　泄殖腔被尿直肠隔分隔为背侧的原始直肠和腹侧的尿生殖窦，尿生殖窦分化出尿道。在女性，尿路上皮来源于尿生殖窦内胚层，周围结缔组织及平滑肌组织来自内脏间充质。在男性，尿路上皮也来源于尿生殖窦，但是舟状窝的上皮是由阴茎头的外胚层细胞迁移而来，尿道周围结缔组织及平滑肌组织来自内脏间充质。

　　男性尿道长 15~20cm，解剖学上分为 3 段（图 1.31 和 1.32）。尿道前列腺部起自膀胱颈尿道内口，穿过前列腺，止于前列腺顶部。尿道嵴中央部隆起，形成精阜。精阜中含有衬附上皮的裂隙状囊腔，即前列腺囊，为苗勒管残余。射精管在两侧前列腺囊处排入尿道。尿道膜部起自前列腺顶部，止于阴茎尿道球部。尿道球腺(Cowper腺)位于尿道膜部两侧，分泌物经导管排入尿道。尿道海绵体部起自尿生殖膈下段，止于阴茎头尿道口。尿道球腺位于尿道海绵体部近端（尿道球部）。此外，尿道海绵体周围除前侧外均散布有分泌黏液的尿道旁腺（Littre 腺）（图 1.33）。在前列

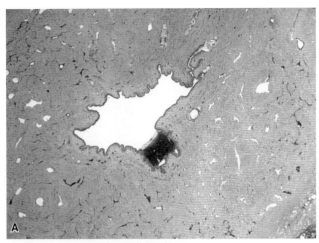

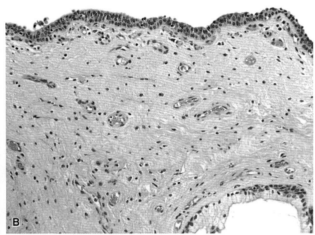

图 1.31　男性患者正常尿道（A 和 B）

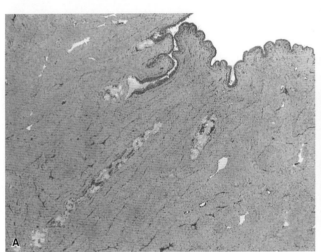

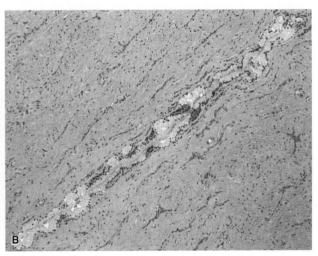

图 1.32　正常尿道和尿道旁腺（A 和 B）

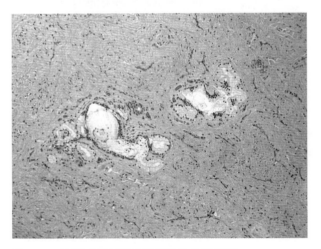

图 1.33　尿道旁腺衬附分泌黏液的柱状细胞

腺纤维囊和尿道括约肌，大部分无髓神经纤维在 5 点钟方向和 7 点钟方向进入平滑肌层，有髓神经纤维在 9 点钟方向和 3 点钟方向进入横纹肌层。

尿道不同节段被覆上皮类型不同（图 1.34）。一般来说，尿道前列腺部被覆尿路上皮，尿道膜部及尿道海绵体大部被覆假复层柱状上皮，舟状窝及尿道外口被覆非角化鳞状上皮。在女性，尿道上 1/3 被覆尿路上皮，下 2/3 被覆非角化鳞状上皮。尿道括约肌上 1/3 为一层环形平滑肌，中 1/3 为两层环形平滑肌和横纹肌，下 1/3 为一层环形平滑肌，其外侧横纹肌呈欧米伽形环绕。尿道括约肌上 1/3，由下腹下丛发出有髓神经纤维

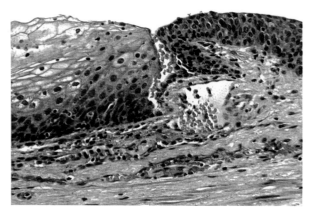

图 1.34　尿道尿路上皮和鳞状上皮移行

和无髓神经纤维支配。这些神经纤维与阴道前面和侧面密切相关。无髓神经纤维在 4 点钟方向和 8 点钟方向进入尿道括约肌平滑肌层，有髓神经纤维在 3 点钟方向和 9 点钟方向进入肌层。女性尿道长约 4cm，在尿道周围有 Skene 腺。

1.7　免疫组织化学

尿路上皮具有特征性的免疫表型，表达低分子量和高分子量角蛋白，包括 CK7、CK8、CK13 和 CK19；表层细胞表达 CK18 和 CK20[38–41]。这种表达模式与复层鳞状上皮不同，后者主要表达高分子量角蛋白；也与子宫内膜、子宫颈内膜、结直肠及前列腺不同，这些部位主要表达低分子量角蛋白。高分子量角蛋白仅在尿路上皮基底层细胞和膀胱三角区的鳞状上皮黏膜中表达；MAC387 则在膀胱三角区鳞状上皮表达，而基底层细胞阴性[42]。其他一些上皮标志物，如 EMA、CEA、LeuM1 均表达于表层尿路上皮。正常尿路上皮可合成 Lewis 血型抗原 A、B 和 H（O）抗原[43]。尿路上皮基底层细胞表达 Bcl-2，中间细胞不同强度的表达 RB1 和 PTEN。正常尿路上皮不表达 Her2 和 p53；Ki-67 增殖指数很低。正常尿路上皮不表达前列腺特异抗原（或人腺激肽释放酶 3）、前列腺酸性磷酸酶、前列腺特异性膜抗原和人腺激肽释放酶 2。

（王满香　译）

参考文献

1. Young RH. Non-neoplastic disorders of the urinary bladder. In: Bostwick DG, Cheng L, eds. Urologic Surgical Pathology, 2nd ed. Philadelphia: Elsevier/Mosby, 2008; 215–58.

2. Tanagho EA. Anatomy of the urinary tract. In: Walsh PC, Retik AB, Stamey TA, Vaughan ED, eds. Campbell's Urology, 6th ed. Philadelphia: W.B. Saunders, 1992; 40–54.

3. Chevallier JM. The bladder. Surgical anatomy. Cystectomy. *Soins Chir* 1994; 41–3.

4. Poggi P, Marchetti C, Tazzi A, Scelsi R. The lymphatic vessels and their relationship to lymph formation in the human urinary bladder. *Lymphology* 1995; 28:35–40.

5. Ravery V, Chopin DK, Abbou CC. Surgical anatomy of the lymphatic drainage of the bladder. *Ann Urol (Paris)* 1993; 27:9–11.

6. Scelsi R, Scelsi L, Gritti A, Gozo M, Reguzzoni M, Marchetti C. Structure of the lymphatic microcirculation in the human urinary bladder with different intraluminal pressure and distension. *Lymphology* 1996; 29:60–6.

7. de Groat WC. Anatomy and physiology of the lower urinary tract. *Urol Clin North Am* 1993; 20: 383–401.

8. Takenaka A, Kawada M, Murakami G, Hisasue S, Tsukamoto T, Fujisawa M. Interindividual variation in distribution of extramural ganglion cells in the male pelvis: a semi-quantitative and immunohistochemical study concerning nerve-sparing pelvic surgery. *Eur Urol* 2005; 48:46–52.

9. Konishi T. Architectural ultrastructure of the urinary bladder epithelium. II. Changes in the urine-blood barrier in the

contracted and distended state in the normal and inflammatory bladder. *Hinyokika Kiyo* 1988; 34:23–31.

10. Montironi R, Mazzucchelli R, Scarpelli M, Lopez-Beltran A, Cheng L. Morphological diagnosis of urothelial neoplasms. *J Clin Pathol* 2008; 61:3–10.

11. Montironi R, Lopez-Beltran A, Scarpelli M, Mazzucchelli R, Cheng L. Morphological classification and definition of benign, preneoplastic and non-invasive neoplastic lesions of the urinary bladder. *Histopathology* 2008; 53:621–33.

12. Tsai YC, Simoneau AR, Spruck CH, 3rd, Nichols PW, Steven K, Buckley JD, Jones PA. Mosaicism in human epithelium: macroscopic monoclonal patches cover the urothelium. *J Urol* 1995; 153:1697–1700.

13. Congiu T, Radice R, Raspanti M, Reguzzoni M. The 3D structure of the human urinary bladder mucosa: a scanning electron microscopy study. *J Submicrosc Cytol Pathol* 2004; 36:45–53.

14. Davies R, Hunt AC. Surface topography of the female bladder trigone. *J Clin Pathol* 1981; 34:308–13.

15. Wilson CB, Leopard J, Nakamura RM, Cheresh DA, Stein PC, Parsons CL. Selective type IV collagen defects in the urothelial basement membrane in interstitial cystitis. *J Urol* 1995; 154:1222–6.

16. Birder LA, Kanai AJ, de Groat WC, Kiss S, Nealen ML, Burke NE, Dineley KE, Watkins S, Reynolds IJ, Caterina MJ. Vanilloid receptor expression suggests a sensory role for urinary bladder epithelial cells. *Proc Natl Acad Sci U S A* 2001; 98:13396–401.

17. Anderstrom C, Johansson S, Nilsson S. The significance of lamina propria invasion on the prognosis of patients with bladder tumors. *J Urol* 1980; 124:23–6.

18. Dixon JS, Gosling JA. Histology and fine structure of the muscularis mucosae of the human urinary bladder. *J Anat* 1983; 136:265–71.

19. Keep JC, Piehl M, Miller A, Oyasu R. Invasive carcinomas of the urinary bladder. Evaluation of tunica muscularis mucosae involvement. *Am J Clin Pathol* 1989; 91:575–9.

20. Cheng L, Weaver AL, Neumann RM, Scherer BG, Bostwick DG. Substaging of T1 bladder carcinoma based on the depth of invasion as measured by micrometer. A new proposal. *Cancer* 1999; 86:1035–43.

21. Cheng L, Montironi R, Davidson DD, Lopez-Beltran A. Staging and reporting of urothelial carcinoma of the urinary bladder. *Mod Pathol* 2009; 22 (Suppl 2):S70–95.

22. Ro JY, Ayala AG, el-Naggar A. Muscularis mucosa of urinary bladder. Importance for staging and treatment. *Am J Surg Pathol* 1987; 11:668–73.

23. Younes M, Sussman J, True LD. The usefulness of the level of the muscularis mucosae in the staging of invasive transitional cell carcinoma of the urinary bladder. *Cancer* 1990; 66:543–8.

24. Cheng L, Bostwick DG. Progression of T1 bladder tumors: better staging or better biology. *Cancer* 1999; 86:910–2.

25. Paner GP, Ro JY, Wojcik EM, Venkataraman G, Datta MW, Amin MB. Further characterization of the muscle layers and lamina propria of the urinary bladder by systematic histologic mapping: implications for pathologic staging of invasive urothelial carcinoma. *Am J Surg Pathol* 2007; 31:1420–9.

26. Aydin A, Uc凯k R, Karakök M, G̈uld̈ur ME, Koc殳r NE. Vascular plexus is a differentiation criterion for muscularis mucosa from muscularis propria in small biopsies and transurethral resection materials of urinary bladder? *Int Urol Nephrol* 2002; 34:315–9.

27. Paner GP, Shen SS, Lapetino S, Venkataraman G, Barkan GA, Quek ML, Ro JY, Amin MB. Diagnostic utility of antibody to smoothelin in the distinction of muscularis propria from muscularis mucosae of the urinary bladder: a potential ancillary tool in the pathologic staging of invasive urothelial carcinoma. *Am J Surg Pathol* 2009; 33:91–8.

28. Council L, Hameed O. Differential expression of immunohistochemical markers in bladder smooth muscle and myofibroblasts, and the potential utility of desmin, smoothelin, and vimentin in staging of bladder carcinoma. *Mod Pathol* 2009; 22:639–50.

29. Miyamoto H, Sharma RB, Illei PB, Epstein JI. Pitfalls in the use of smoothelin to identify muscularis propria invasion by urothelial carcinoma. *Am J Surg Pathol* 2010; 34:418–22.

30. Bochner BH, Nichols PW, Skinner DG. Overstaging of transitional cell carcinoma: clinical significance of lamina propria fat within the urinary bladder. *Urology* 1995; 45:528–31.

31. Honma K. Paraganglia of the urinary bladder. An autopsy study. *Zentralbl Pathol* 1994; 139:465–9.

32. Young RH. Non-neoplastic epithelial abnormalities and tumor-like lesions. Pathology of the Urinary Bladder. New York: Churchill Livingstone, 1989:1–63.

33. Begg RC. The urachus: its anatomy, histology and development. *J Anat* 1930; 64:170–83.

34. Gearhart JP, Jeffs RD. Urachal abnormalities. In: Walsh PC, Retik AB, Stamey TA, Vaughan ED, eds. Campbell's Urology, 6th ed. Philadelphia: W.B. Saunders, 1992; 1815–21.

35. Schubert GE, Pavkovic MB, Bethke-Bedurftig BA. Tubular urachal remnants in adult bladders. *J Urol* 1982; 127:40–2.

36. Eble JN. Abnormalities of the urachus. In: Young RH, ed. Pathology of the Urinary Bladder. New York: Churchill Livingstone, 1989.

37. Tyler DE. Epithelium of intestinal type in the normal urachus: a new theory of vesical embryology. *J Urol* 1964; 92:505–7.

38. Alonso A, Ikinger U, Kartenbeck J. Staining patterns of keratins in the human urinary tract. *Histol Histopathol* 2009; 24:1425–37.

39. Hodges KB, Lopez-Beltran A, Emerson RE, Montironi R, Cheng L. Clinical utility of immunohistochemistry in the diagnoses of urinary bladder neoplasia. *Appl Immunohistochem Mol Morphol* 2010; 18:401–10.

40. Lopez-Beltran A. Immunohistochemical markers in evaluation of urinary and bladder tumors. *Anal Quant Cytol Histol* 2007; 29:121–2.

41. Yildiz IZ, Recavarren R, Armah HB, Bastacky S, Dhir R, Parwani AV. Utility of a dual immunostain cocktail comprising of p53 and CK20 to aid in the diagnosis of non-neoplastic and neoplastic bladder biopsies. *Diagn Pathol* 2009; 4:35.

42. Lopez-Beltran A, Requena MJ, Alvarez-Kindelan J, Quintero A, Blanca A, Montironi R. Squamous differentiation in primary urothelial carcinoma of the urinary tract as seen by MAC387 immunohistochemistry. *J Clin Pathol* 2007; 60:332–5.

43. Witjes JA, Umbas R, Debruyne FM, Schalken JA. Expression of markers for transitional cell carcinoma in normal bladder mucosa of patients with bladder cancer. *J Urol* 1995; 154:2185–9.

第2章

炎症和感染性疾病

2.1	**急慢性膀胱炎及其变异型**	**18**
	2.1.1 急性和慢性膀胱炎	18
	2.1.2 乳头状 - 息肉样膀胱炎（乳头状膀胱炎；大疱性膀胱炎）	19
	2.1.3 滤泡性膀胱炎	22
	2.1.4 间质性膀胱炎	22
	2.1.5 嗜酸性膀胱炎	25
	2.1.6 碱性沉着性膀胱炎	26
	2.1.7 气肿性膀胱炎	27
	2.1.8 坏疽性膀胱炎	27
	2.1.9 出血性膀胱炎	27
	2.1.10 病毒性膀胱炎	28
	2.1.11 伴非典型间质巨细胞膀胱炎	28
	2.1.12 剥脱性膀胱炎	31
	2.1.13 放射性膀胱炎	31
	2.1.14 化学性膀胱炎	31
	2.1.15 膀胱憩室病	31
2.2	**肉芽肿性膀胱炎**	**31**
	2.2.1 术后坏死性肉芽肿（经尿道膀胱电切术后肉芽肿）	31
	2.2.2 缝线肉芽肿	32
	2.2.3 BCG 诱导的肉芽肿性膀胱炎	33
	2.2.4 血吸虫病相关性膀胱炎	33
	2.2.5 软斑病	35
	2.2.6 结核性膀胱炎	36
	2.2.7 黄色瘤和黄色肉芽肿性膀胱炎	37
	2.2.8 其他形式的肉芽肿性膀胱炎	38
2.3	**其他感染性膀胱疾病**	**40**
	2.3.1 真菌性膀胱炎	40
	2.3.2 放线菌病	40
	2.3.3 其他感染性膀胱炎	40
参考文献		**41**

膀胱可发生一系列的非肿瘤性炎症病变，这些病变可以是原发也可以是继发（表2.1）[1]。

表2.1 炎症性疾病

急性和慢性膀胱炎
  滤泡性膀胱炎
  间质性膀胱炎
  嗜酸细胞性膀胱炎
  碱性沉着性膀胱炎
  气肿性膀胱炎
  坏疽性膀胱炎
  出血性膀胱炎
  病毒性膀胱炎
  伴非典型间质巨细胞的膀胱炎
  剥脱性膀胱炎
肉芽肿性膀胱炎
  术后肉芽肿性膀胱炎
  缝线肉芽肿
  BCG诱导的肉芽肿性膀胱炎
  血吸虫性膀胱炎
  软斑病
  结核病
  黄色瘤
  其他
其他感染性膀胱炎
  真菌性膀胱炎
  放线菌病
  混合感染性膀胱炎

2.1 急慢性膀胱炎及其变异型

2.1.1 急性和慢性膀胱炎

大部分急性和慢性的膀胱炎是由革兰阴性大肠菌引起，如大肠埃希菌[2,3]。它们主要有尿道感染。其他因素包括输尿管膀胱的结构异常、憩室、结石、某些原因导致的尿液排出受阻，以及系统性的疾病如糖尿病。膀胱炎可由细菌、病毒、真菌以及原核生物感染引起。引起膀胱炎的刺激因素包括

脏器的创伤、膀胱结石以及化学因子，如福尔马林、松脂及其他等（化学性膀胱炎）[4,5]。另有一些病因不明的膀胱炎。其他类型的膀胱炎包括间质性膀胱炎、嗜酸性膀胱炎和滤泡性膀胱炎[6]。

在急性细菌性膀胱炎早期，血管扩张充血、红细胞及白细胞外渗合并中至重度水肿。随着时间发展形成息肉样或大疱性膀胱炎，并且有时伴随溃疡形成。尿路上皮增生或者化生，在伴随溃疡时，常被覆有混合中性粒细胞和细菌的纤维蛋白膜（图2.1和2.2）。间质水肿和慢性炎症逐渐加重，尤其是在薄层部分（图2.3）。如果急性炎症持续，常导致慢性膀胱炎，有时伴随有显著的

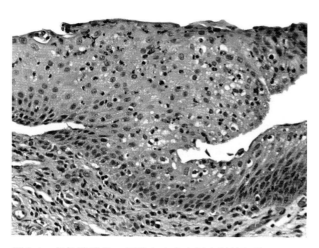

图2.1 急性膀胱炎。尿路上皮中大量中性粒细胞

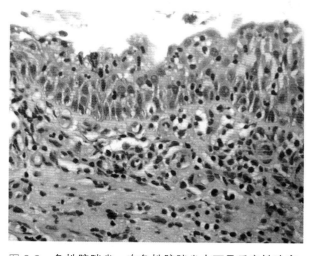

图2.2 急性膀胱炎。在急性膀胱炎中可见反应性改变，应注意与异型增生或原位癌鉴别

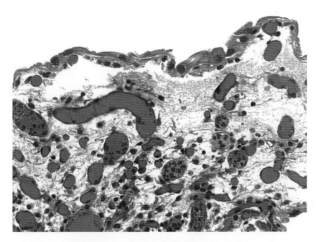

图 2.3　急性膀胱炎。注意水肿间质

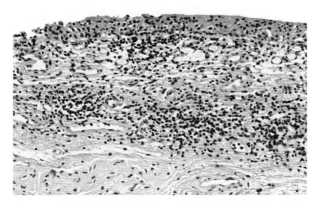

图 2.4　慢性非特异性膀胱炎。黏膜完整但是变薄，固有层内见混杂的慢性炎细胞浸润

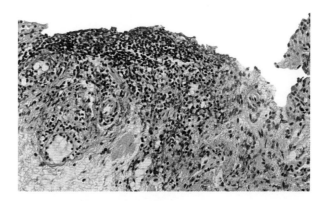

图 2.5　慢性膀胱炎伴黏膜糜烂

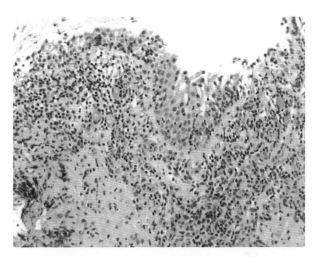

图 2.6　慢性膀胱炎伴反应性上皮改变

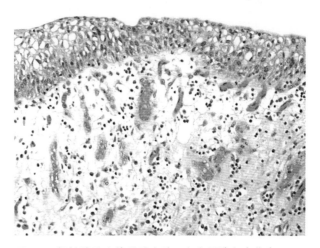

图 2.7　慢性膀胱炎伴黏膜水肿。上方尿路上皮化生

膀胱壁纤维化。

在慢性膀胱炎，黏膜变薄、增生或者溃疡形成，常伴有反应性非典型性（图 2.4~2.6）。早期常有明显的肉芽组织，随后被瘢痕组织替代，尤其是在愈合晚期。也可出现水肿（图 2.7）。此病变可累及膀胱壁全层，甚至累及精囊周围组织，在晚期可见鳞状上皮化生（图 2.8）。

2.1.2　乳头状 - 息肉样膀胱炎（乳头状膀胱炎；大疱性膀胱炎）

息肉样膀胱炎在临床及病理诊断中容易与乳头状尿路上皮癌相混淆[7-9]。息肉样膀胱炎指水肿的间质及宽基底的乳头（图 2.9~2.12）；当指

状乳头形成时则称为乳头状膀胱炎（图 2.13 和 2.14）。两者间质中均有典型的慢性炎症，常伴随着血管扩张。有时炎症并不是主要病变，诊断为乳头状还是息肉样膀胱炎则取决于间质水肿的

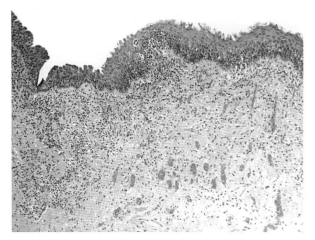

图2.8　慢性膀胱炎。注意正常尿路上皮与鳞状上皮交界处（鳞状上皮化生）

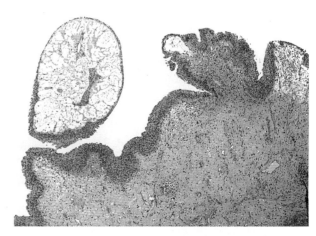

图2.11　息肉样膀胱炎

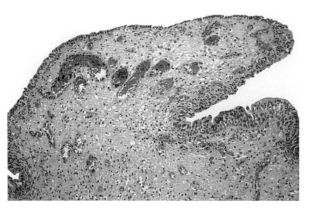

图2.9　息肉样膀胱炎。宽大的叶状黏膜被覆良性尿路上皮，其下见明显血管

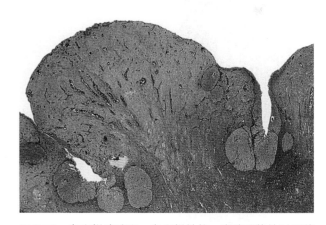

图2.12　息肉样膀胱炎。息肉样结构，在膀胱镜检时呈鹅卵石样

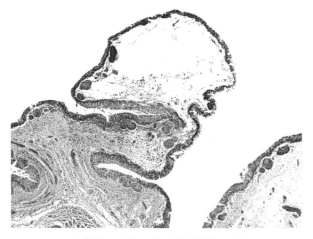

图2.10　息肉样膀胱炎伴局灶大疱性结构形成

程度。在大疱性膀胱炎，分叶状结构较息肉样及乳头状膀胱炎宽广[10]。在膀胱镜检查时，这种分叶状结构常表示乳头状尿路上皮癌。

　　外生性的乳头状及息肉样膀胱炎容易与癌混淆[7-10]。有时候，乳头状-息肉样膀胱炎黏膜上皮或邻近的尿路上皮伴随反应性改变及化生，比较常见的是鳞状上皮化生，尿路上皮可能会有增生但是缺乏细胞学的非典型性。罕见情况下息肉样膀胱炎可能提示内翻性乳头状瘤[10]。留置尿管[11,12]和膀胱瘘[10]患者的外生性膀胱肿瘤可能是反应性或炎症性。一般息肉样和大疱状结构直径常小于0.5cm，但是位于膀胱顶部及膀胱后壁可能较大并肉眼可见。当留置尿管在体内超过半年时可导致整个膀胱受累[10,13-15]。长期的息肉样膀胱炎可发展为纤维性间质而不是水肿性间质。黏膜的改变与膀胱瘘有关，具有与非特异性的急慢性膀胱

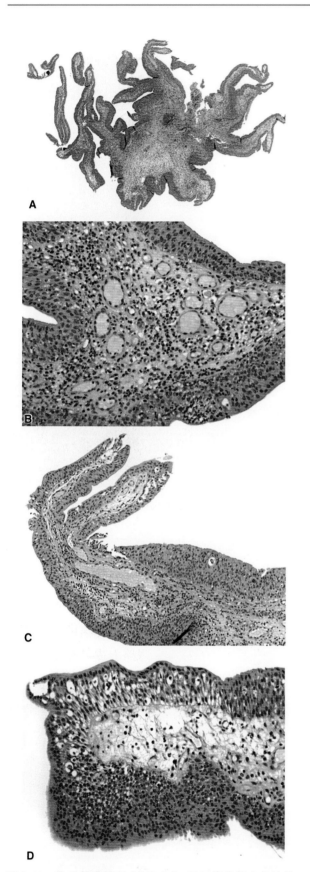

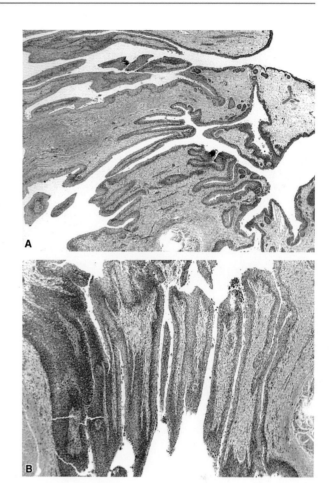

图 2.14 乳头状膀胱炎（A和B）

炎相似的特征性的尿路上皮反应。

乳头状–息肉样膀胱炎需要与低级别乳头状尿路上皮癌相鉴别[7,16]。主要的鉴别点包括临床的留置尿管病史和息肉样膀胱炎时的宽的叶状结构。比较难以区分的是乳头状膀胱炎的细的乳头状结构，但是其尿路上皮层次并没有癌那样厚，并且伞细胞比较常见，另外在尿路上皮中比较常见反应性改变。乳头状尿路上皮癌与息肉样膀胱炎相比，其纤维血管轴心炎症及水肿反应较轻，但是也有例外（图 2.15）[17]。与乳头状癌相邻的尿路上皮常常是增生的；如果乳头状结构伴显著的细胞学异常或相连的尿路上皮伴显著的细胞学异常则倾向于癌的诊断[10]。

在最近一项基于 155 例息肉样膀胱炎的会诊

图 2.13 乳头状膀胱炎（A和D）。显示出指状突起结构，伴间质显著炎症浸润

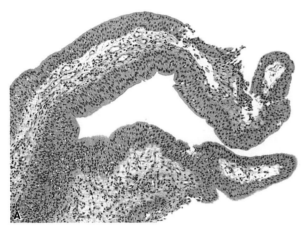

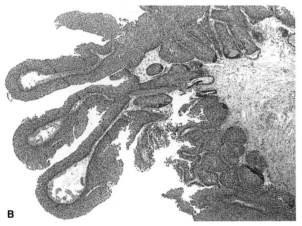

图 2.15 乳头状膀胱炎（A）和低级别尿路上皮癌（B）的鉴别。乳头状膀胱炎的间质含有大量炎症细胞（A），相反乳头状尿路上皮癌的轴心有分化较好的血管和少量细胞（B）

病例中，发现其中 41 例被误诊为乳头状尿路上皮肿瘤[9]。原始诊断包括非侵袭性低级别乳头状尿路上皮癌（n=23）、非侵袭性高级别乳头状尿路上皮癌（n=6）、低度恶性潜能的乳头状尿路上皮肿瘤（n=5）、乳头状瘤（n=3）、尿路上皮肿瘤（n=2）。8 例息肉样膀胱炎的复层尿路上皮弥漫性增厚，5 例局灶性增厚。少数情况下，复层尿路上皮可呈现假上皮样癌增生。在 32 例病例中可见伞细胞。28 例病例中可见轻-中度急慢性炎。11 例显示轻-中度慢性炎。26 例出现反应性非典型尿路上皮，22 例可见核分裂象（3 例常见，19 例少见）。32 例伴随间质水肿，其中 16 例伴随息肉状结构纤维化。

正确诊断乳头状-息肉状膀胱炎的关键是在低倍镜下认识其炎性背景下的反应性改变，包括其水肿和纤维间质以及与其相应的简单的未分支的被覆正常厚度尿路上皮的宽基底的乳头，而不是高倍镜下关注异常的被覆上皮，因为这些无论是在结构上还是细胞学上均与尿路上皮肿瘤相似。相关的临床病史在确诊上也有一定帮助。

2.1.3 滤泡性膀胱炎

在 40% 的尿路上皮癌及 35% 的尿路感染患者均伴滤泡性膀胱炎[18]。肉眼所见，它由一个或多个小的结节组成，结节常为粉色、白色或灰色，常伴随有红斑，容易与尿路上皮癌相混淆。显微镜下膀胱壁中常见大量淋巴细胞浸润，可有淋巴滤泡形成，使膀胱黏膜稍增厚（图 2.16）[19]。

滤泡性膀胱炎最主要与恶性滤泡性淋巴瘤相鉴别，尤其是在小的活检组织。然而，患者常有淋巴瘤病史，并且浸润性的淋巴瘤常病变广泛并且形态单一。免疫组织化学对其与淋巴瘤和良性淋巴细胞浸润的鉴别很有帮助。

2.1.4 间质性膀胱炎

间质性膀胱炎是一种病因及病原不明的慢性

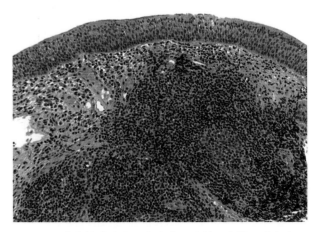

图 2.16 滤泡性膀胱炎。生发中心外被覆良性尿路上皮

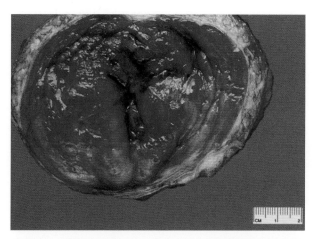

图 2.17　间质性膀胱炎。大体观，散在的黏膜侵蚀和黏膜红斑

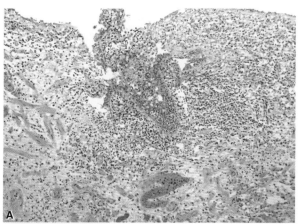

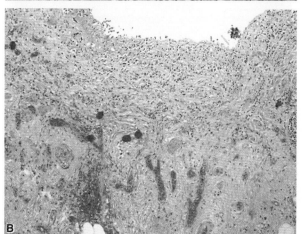

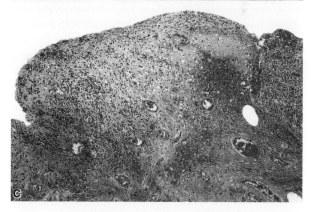

图 2.18　间质性膀胱炎，溃疡型。楔形侵蚀和邻近的炎症反应（A 和 B）。黏膜侵蚀伴随固有层的出血（C），这名年轻女性有间质性膀胱炎的典型临床特征

特发性炎症（图 2.17）[20-26]。其诊断需要在结合症状、膀胱镜检查和临床排除其他膀胱疾病时才可诊断；膀胱活检对于诊断有一定帮助但并不是必要的。这类患者做膀胱活检最主要的目的是为了排除尿路上皮癌。间质性膀胱炎患者常伴急性的、反复发作的膀胱相关疼痛。至少有 90% 患者为女性。

高达 80cmH$_2$O 的高压膀胱镜检发现间质性膀胱炎主要有两种形态：溃疡型的（经典的或 Hunner 溃疡）和非溃疡型的间质性膀胱炎。溃疡型间质性膀胱炎患者（也称作 Hunner 溃疡）为大的不规则溃疡，而非溃疡型的间质性膀胱炎可见大量的草莓样状出血点。膀胱三角区不发生间质性膀胱炎[28]。

间质性膀胱炎患者的膀胱组织活检作用是存在争议的。在临床上，膀胱的原位癌和浸润癌可能会误诊为间质性膀胱炎[29-31]。一些学者认为组织病理学的结果不具有特异性，仅在诊断原位癌时具有一定的价值[30-32]。其他学者则认为组织病理学的结果有助于确定诊断[33]。

大多数溃疡型间质性膀胱炎发病时会出现溃疡、显著炎症及肉芽组织（图 2.18，表 2.2）。炎症的变迁几乎均局限于固有层内[34-35]。溃疡面呈楔形，常含大量纤维蛋白。邻近组织显示显著的慢性炎症，主要由淋巴细胞和浆细胞组成，常形成生发中心。在溃疡型间质性膀胱炎，固有层和逼尿肌内肥大细胞数量显著增加。尿路上皮常脱

表 2.2　间质性膀胱炎的组织学发现

间质性膀胱炎的分类	患者数目	溃疡	肉芽组织形成	黏膜出血	黏膜破裂	单个核细胞浸润				周围神经浸润
						+	+	++	+++	
溃疡型（经典型）	146	96%	89%	86%	0	0	11%	48%	41%	81%
非溃疡型（早期）	64	0	0	89%	83%	77%	14%	9%	0	0

来源：根据参考文献 37 改编。

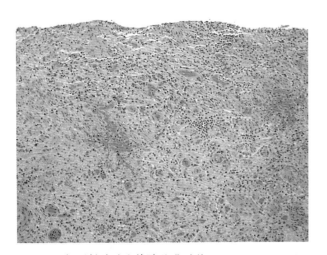

图 2.19　间质性膀胱炎伴随黏膜剥脱

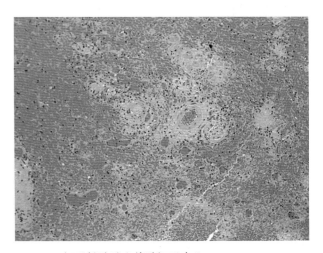

图 2.21　间质性膀胱炎伴随间质出血

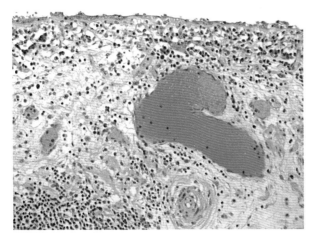

图 2.20　间质性膀胱炎。固有层水肿伴血管增生

落、分离或者漂浮在表面。黏膜脱落在溃疡型间质性膀胱炎的患者发生率高于非溃疡型间质性膀胱炎，但是在没有膀胱炎的患者中很少发生（图 2.19）[33]。黏膜脱落也可能由仪器操作引起，间

质性膀胱炎患者的尿路上皮极易脱落，这可能是由于尿路上皮基底膜的Ⅳ型胶原受损[36]。固有层常常水肿并含有大量扩张的血管（图 2.20）。约 1/3 病例可出现小静脉及静脉中大量的中性粒细胞边集。固有层出血在溃疡型间质性膀胱炎患者中更常见（图 2.21）。80% 患者可有周围神经炎，但是这并没有特异性，在膀胱癌也常见[37]。肉芽组织可能是由于膀胱黏膜在正常充盈时破裂的修复改变。只有 10% 的患者出现逼尿肌的纤维化，但在非溃疡型患者中未发现此病变。一例报道描述在间质性膀胱炎中可见肌束的胶原纤维化，但是这并未得到后续证实[38]。

与溃疡型（经典型）间质性膀胱炎相比，非溃疡型间质性膀胱炎组织学改变非常温和（图

2.22)。90% 的病例会有出血和出血点[37]，这些表现通常很局限，但是有时也会比较弥散，有时会伴随尿路上皮的出血。高达 83% 的病例会出现与炎症无关的固有层表面的黏膜破裂，这和尿路上皮下的出血有关，并且可能和尿路上皮的排列缺陷有关[37]。大部分的非溃疡型间质性膀胱炎患者有轻度或无炎症，但是水肿和血管扩张比较常见。

有人认为肥大细胞是间质性膀胱炎的标志性改变[39]，但已被否定[33-37]。一项研究表明每 1 平方毫米逼尿肌中出现 28 个肥大细胞是间质性膀胱炎的诊断依据[38]，但其他学者发现在没有间质性膀胱炎的对照患者中可出现更多的肥大细胞[33-37]。有些研究表明，传统的甲苯胺蓝染色和 Giemsa 染色不足以标记出所有的肥大细胞，并且主张将组

织固定于等渗的福尔马林/醋酸溶液[40]。可防止被乙醛封闭，并且后续的甲苯胺蓝染色可显示另一些肥大细胞，即所谓的黏膜肥大细胞[37]。

有研究表明，非溃疡型膀胱炎患者可出现尿路上皮中表面和伞细胞的尿路上皮特异蛋白表达，这对诊断有一定价值但需要更多的证实。尿路上皮特异蛋白Ⅲ - δ4，尿路上皮特异蛋白Ⅲ的特异表达片段，在间质性膀胱炎显著增高，表明尿路上皮特异蛋白Ⅲ - δ4 是非溃疡型间质性膀胱炎的特异性标记[41]。

Tamm-Horsfall 蛋白在间质性膀胱炎时在表皮和黏膜下表达，是这种疾病的一种防御机制。

2.1.5 嗜酸性膀胱炎

根据过敏原反应将嗜酸性膀胱炎分为过敏性及非过敏性两类[45]。其他因素包括遗传性过敏疾病、寄生虫感染、系统性和遗传性原因，如丝裂霉素 C[46] 和食物过敏。过敏性嗜酸性膀胱炎可发生于任何年龄，但是超过 30% 的病例发生于儿童。女性与男性之比约为 2∶1。患者常伴随排尿困难和血尿；许多人有哮喘及其他过敏病史，常有外周血嗜酸性粒细胞增多[47]。但是嗜酸性粒细

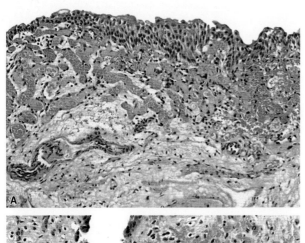

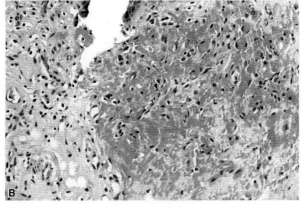

图 2.22　间质性膀胱炎，非溃疡型。（A）膀胱上皮是反应性，显著的血管充血。（B）黏膜下层的点状出血斑。两者均有间质性膀胱炎的典型临床特征

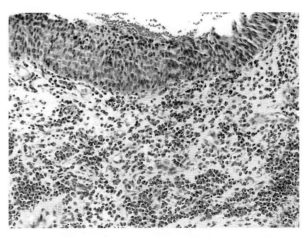

图 2.23　嗜酸性膀胱炎。注意膀胱上皮和固有层的显著嗜酸性粒细胞

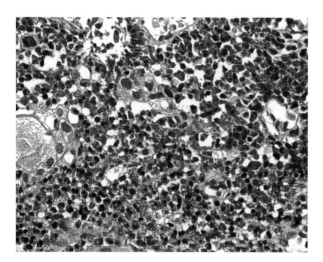

图 2.24 嗜酸性膀胱炎

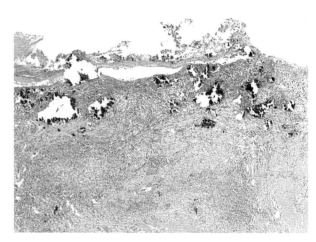

图 2.25 碱性沉着性膀胱炎。组织切片显示矿化碎屑

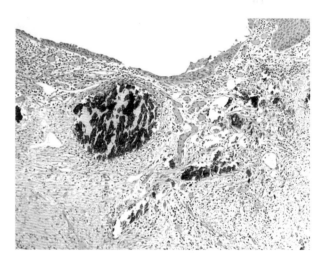

图 2.26 碱性沉着性膀胱炎。注意被覆的膀胱上皮

胞在尿液或外周血中并不是全部升高。少数病例膀胱镜下息肉样生长方式容易与癌相混淆[48]，如果发生在儿童则需与横纹肌肉瘤的葡萄状肉瘤相鉴别[49-54]。也可发生伴或不伴溃疡的结节状或无蒂状生长方式[55]。镜下观：固有层明显水肿和慢性炎反应，伴随大量嗜酸性粒细胞。少数情况下会发现巨细胞和肉芽肿性炎（图 2.23 和 2.24）[52、56、57]。嗜酸性粒细胞常常以透壁性浸润方式生长。Giemsa 染色可有助于嗜酸性粒细胞的测定。

　　非过敏性嗜酸性膀胱炎患者经尿道电切术病史，可伴或不伴化疗，但无过敏史[58]。典型病例是老年患者伴随其他的尿路疾病，如前列腺增生或膀胱癌等引起的膀胱器械性受损[59,60]。膀胱镜下观与过敏性嗜酸性膀胱炎类似，并且组织学结构一致。镜下观：肌层坏死和纤维化较过敏性嗜酸性膀胱炎更常见[61]。临床上嗜酸性膀胱炎和经尿道膀胱电切术的关系尚不明确。

2.1.6 碱性沉着性膀胱炎

　　碱性沉着性膀胱炎少见，发生在尿液被氨碱化，形成无机盐在表层沉积[62]。碱性沉着性膀胱炎更常见于女性，与炎症和尿道外伤有关。患者症状为尿频、尿痛及血尿。与坚硬物质、血液、黏液和脓液通过尿道有关。大量病例表明盐中富含钙质，碱性沉着性膀胱炎通过放射摄片检查发现[62]。

　　巨检，单个或多个分离的腔内新生物或扁平的表面沉积物。好发于膀胱基底部。在少量病例中，碱性沉着性膀胱炎类似于肿瘤。

　　镜下，黏膜表层和黏膜下层的钙化结节混杂纤维蛋白及坏死碎片。不常累及肌层（图 2.25 和 2.26）。在早期病变中，出现显著的慢性炎症，但渗出物不多，且含有不等量的纤维素。当肿瘤被电气烧灼后，硬壳也发生在坏死肿瘤或坏死组织的表面，有时会掩盖肿瘤，这在一些病例中是

值得注意的关键因素[63]。碱性沉着性膀胱炎也会
和软斑病混在一起[64]。

2.1.7　气肿性膀胱炎

气肿性膀胱炎少见，其特征为出现充气的囊
泡，膀胱镜检查或肉眼检查均可发现[65]。好发于
女性，50%患者有糖尿病。气肿性膀胱炎与大量
感染源有关，包括细菌，如大肠埃希菌、产气杆
菌，偶尔还有真菌（念珠菌）[66,67]。巨检下，固
有层有小的、薄壁、直径0.5~3cm、易破裂的囊
泡。镜下，固有层中小的囊泡，内衬扁平细胞，
环绕薄的结缔组织隔膜，会浸润固有肌层[68]。往
往会伴异物巨细胞反应。

2.1.8　坏疽性膀胱炎

坏疽性膀胱炎少见于老年和虚弱患者，包括
缺乏抵抗力的全身性感染[69]。这通常是尿路感染
向广泛性坏疽性膀胱炎进展。没有特定的致病菌，
多为严重而持续的缺血和感染共同致病[70,71]。所
有的膀胱上皮细胞都坏死并出现溃疡，伴随血栓
和纤维素及脓性碎片在膀胱腔内形成膜性堵塞。
膀胱壁的坏死深度不定，往往累及固有肌层。血
管腔坏死会导致壁内和腔内出血[72]。

2.1.9　出血性膀胱炎

出血性膀胱炎的典型病因是环磷酰胺刺激
（见第24章）[73-76]。这种化疗方法是1957年引
进来治疗白血病的，但是现在被广泛应用于自身
免疫失调和器官移植等[73-76]。其他病因尤其是儿
童包括Ⅱ型腺病毒和乳头多瘤病毒感染[77-80]。

患者出现突发性排尿困难和血尿，有时病情
复杂难治。无性别和年龄优势，有时单独一次环
磷酰胺注射就引起发病。出血性膀胱炎的组织学

改变包括严重水肿、血管扩张、固有层出血、往
往与黏膜溃疡有关（图2.27和2.28）。尸检中

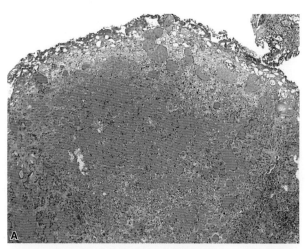

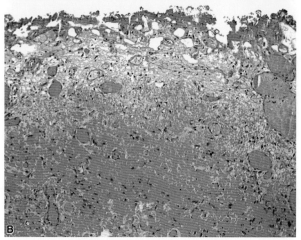

图2.27　出血性膀胱炎。急性髓性白血病患者，经骨髓移
植并化疗（A和B）

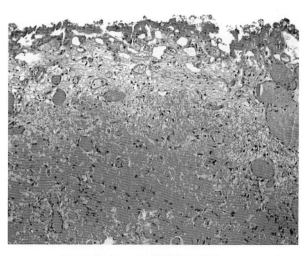

图2.28　出血性膀胱炎。环磷酰胺治疗后

25%的患者出现壁内纤维化。该病后期尿路上皮细胞修复增生会被误诊为恶性肿瘤。应用环磷酰胺病史能有效避免这种误诊[81]。应用白消安的患者也会出现出血性膀胱炎[82]。

2.1.10 病毒性膀胱炎

2.1.9.1 人乳头瘤病毒感染和尖锐湿疣

极少数病毒性膀胱炎病例与人乳头瘤病毒感染有关（图 2.29 和 2.30）[83]，但在常规的研究中，这是极其罕见的（见第 14 章）[84]。

2.1.9.2 非人乳头瘤病毒的其他病毒

多样的 RNA 和 DNA 病毒在膀胱样本中被确认。患者通常在抑制免疫或患有生殖器疱疹[85]。

最常见的孤立病毒包括腺病毒和多瘤病毒（出血性膀胱炎），Ⅱ型单纯性疱疹病毒、带状疱疹和巨细胞病毒（图 2.31~2.33），尤其是抑制免疫的儿童[86-90]。多瘤病毒感染类似膀胱高级别尿路上皮癌（图 2.34 和 2.35）[91]。尽管病毒感染会累及其他器官或全身系统，但临床上膀胱病毒感染极少见，组织学表现也极少[92]。

2.1.11 伴非典型间质巨细胞膀胱炎

巨细胞膀胱炎并不是一种独特的炎症类

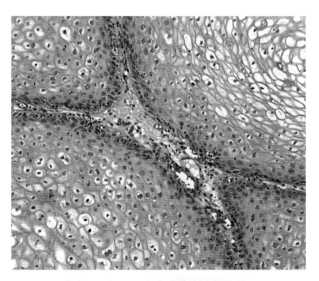

图 2.30　膀胱尖锐湿疣。注意非典型挖空细胞

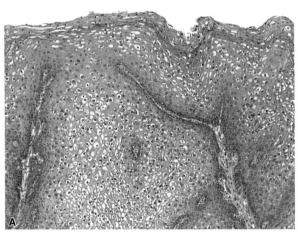

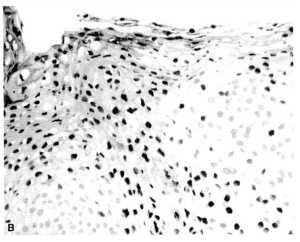

图 2.29　膀胱尖锐湿疣（A）。人乳头瘤病毒阳性细胞（B）

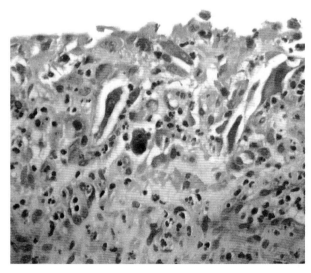

图 2.31　巨细胞病毒性膀胱炎

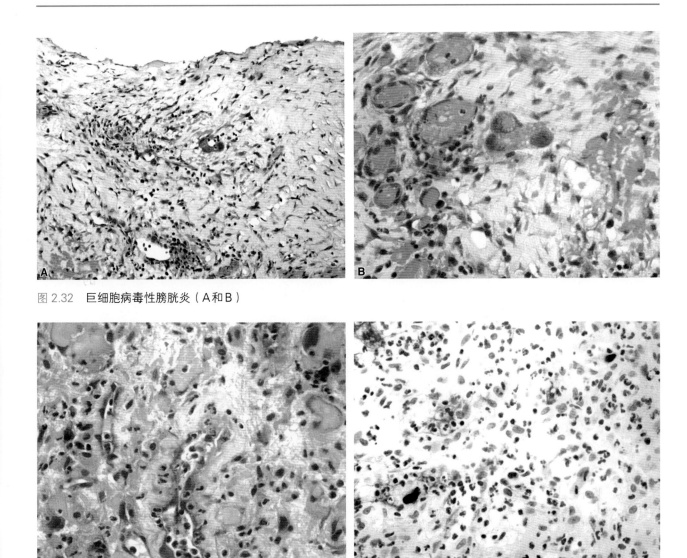

图 2.32 巨细胞病毒性膀胱炎（A和B）

图 2.33 巨细胞病毒性膀胱炎（A和B）。散乱的基质细胞受感染，CMV免疫染色阳性（B）

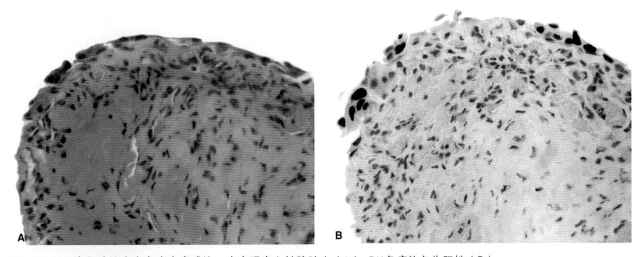

图 2.34 69岁肾移植患者多瘤病毒感染。也出现出血性膀胱炎（A）。BK免疫染色为阳性（B）

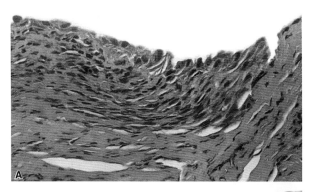

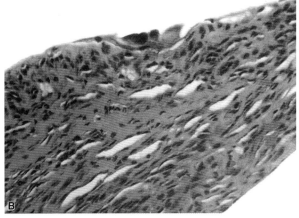

图 2.35　多瘤病毒感染（A 和 B）

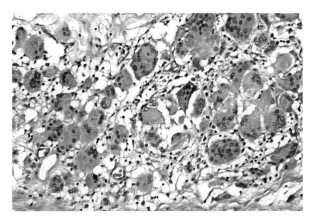

图 2.36　巨细胞膀胱炎。膀胱低级别乳头状癌经尿道切除术后

型，仅仅是间质巨细胞显著增多的膀胱炎（图 2.36~2.38）。非典型单核或多核间质细胞在膀胱固有层中很常见，尤其是术后患者。这些细胞多见于常规活检，没有膀胱炎的显著特点，当细胞数量较多时诊断困难[17]。非典型细胞多呈星状或拉伸状，伴随嗜酸性胞质减少，类似平滑肌或骨

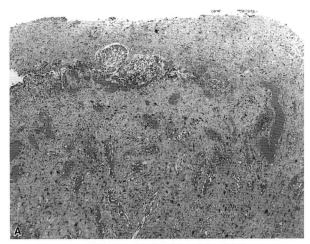

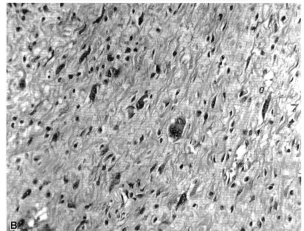

图 2.37　巨细胞膀胱炎（A 和 B）

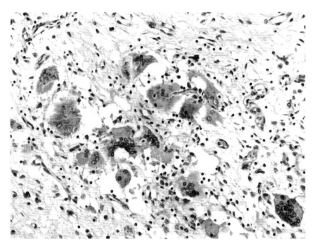

图 2.38　巨细胞膀胱炎

骼肌细胞。核通常深染且大小、形态不规则，但无核分裂象，类似的细胞在化疗或放疗患者中能看到。

2.1.12　剥脱性膀胱炎

剥脱性膀胱炎是膀胱表面上皮大量缺失的病变。多伴随原位尿路上皮癌出现[93]。上皮剥脱总是在有炎症时出现，包括间质性膀胱炎[94]，或与内置导尿管有关。识别原位癌的剥脱部分十分重要，并需要与膀胱活检引起的尿路上皮缺失进行鉴别诊断[17,93,95,96]（见第 6 章和第 7 章）。

2.1.13　放射性膀胱炎

经放射后的膀胱中可见各种异常[97-102]。最早的变化出现在 3~6 周后，尿路上皮脱落和固有层充血、水肿，形成急性膀胱炎（图 2.39）。尿路上皮细胞表现出不同程度的异常，包括胞质和核空泡化、核破裂、核/胞质比改变、水肿、显著毛细血管扩张、透明样变、血栓形成、类似巨细胞膀胱炎中的非典型间充质细胞（图 2.40）（见第 24 章）[98-100]。一种反应性、肿瘤样上皮增生，称为"假癌性上皮增殖"，见于放射性膀胱炎的晚期，通常在放射治疗后数月或数年症状明显。伴固有层和（或）固有肌层的纤维化，动脉壁增厚和透明样变，非典型、有时多核间质细胞

是特征性表现（图 2.41）（见第 3 章和第 24 章）。

2.1.14　化学性膀胱炎

详见第 24 章的论述。

2.1.15　膀胱憩室病

膀胱憩室病可能会进展，多伴随慢性炎症出现（图 2.42）（见第 18 章）。

2.2　肉芽肿性膀胱炎

2.2.1　术后坏死性肉芽肿（经尿道膀胱电切术后肉芽肿）

坏死性栅栏状肉芽肿类似风湿结节和异物性肉芽肿常见于活检或经尿道膀胱电切术，13% 见于二次切除标本（图 2.43 和 2.44）[103]。肉芽肿出现频率随手术次数增加而增多。坏死性肉芽肿可能为椭圆形、线形或波浪形，伴明显嗜酸性粒细胞浸润[104]。肉芽肿从被覆黏膜溃烂层延伸到固有肌层，最终导致纤维瘢痕和少见的营养不良钙化[103]。电热疗法可能会诱发上皮下结缔组

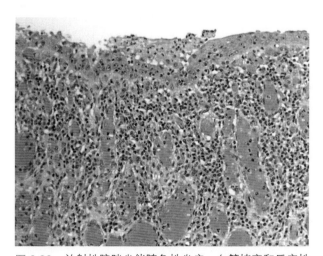

图 2.39　放射性膀胱炎伴随急性炎症、血管堵塞和反应性非典型性

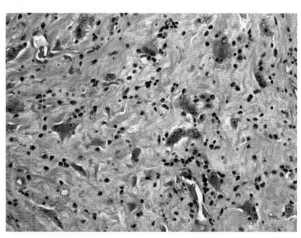

图 2.40　放射性膀胱炎。注意放射治疗后的非典型间质细胞

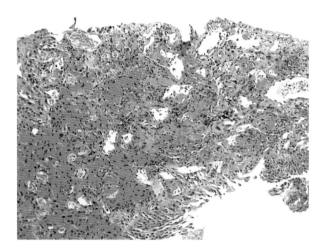

图 2.41　放射性膀胱炎伴随假癌性上皮增殖

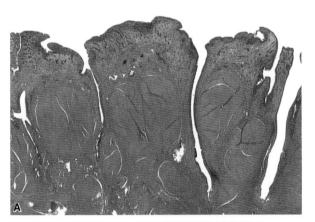

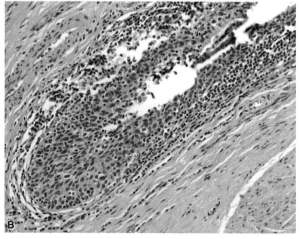

图 2.42　慢性憩室病（A和B）

织胶原蛋白的抗原变化刺激引起肉芽肿反应[104]（治疗效果见第 24 章）。

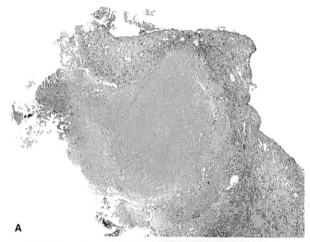

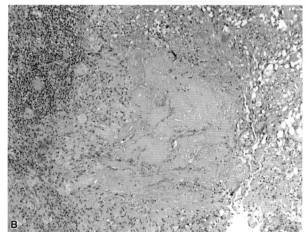

图 2.43　术后坏死性肉芽肿（A和B）

2.2.2　缝线肉芽肿

肉芽肿偶尔出现在疝修补术及其他外科手术的丝线缝合处，在膀胱或周边形成肿块（图 2.45）。在这些病例中，疝修补术的常见并发症是伤口感染。在一病例中，疝修补术后 11 年出现膀胱肿物。大多数病例的临床表现就是膀胱肿瘤并且患者出现泌尿系症状，包括血尿、尿频、排尿困难[106]。病变主要累及膀胱壁及膀胱周围组织，膀胱镜可见腔内肿块。镜下，出现组织细胞反应、缝合处异物巨细胞增生、不同程度的纤维化及慢性炎症。我们见过在憩室切除术后的显著纤维化伴缝线肉芽肿。

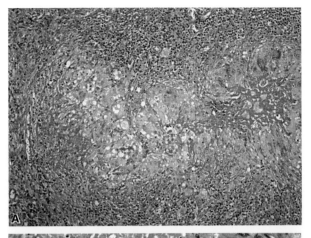

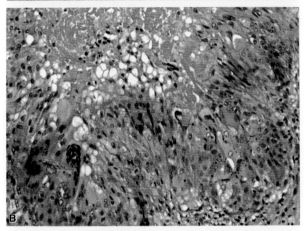

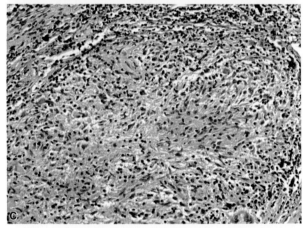

图 2.44　经尿道膀胱电切术后肉芽肿。肉芽肿紧密相连（A 和 B），轮廓不清（C），邻近周边常有炎症反应

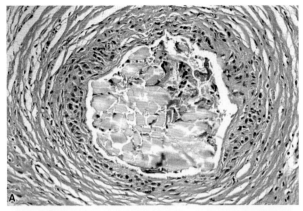

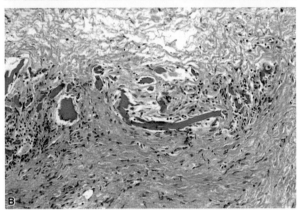

图 2.45　缝线肉芽肿，残留异物引起肉芽肿性反应（A 和 B）

2.2.3　BCG 诱导的肉芽肿性膀胱炎

　　BCG（卡介苗）是一种结核杆菌的减毒株，它能有效地治疗非浸润性膀胱癌[107-110]。BCG 的应用类似局部药物灌注，但这个方法对治疗原位癌特别有效。

　　BCG 的病理改变类似于结核性膀胱炎，包括伴急性或慢性炎症的浅表性溃疡，周围伴非干酪样肉芽肿（图 2.46 和 2.47）。肉芽肿反应与 BCG 活性有关，并且可能是肿瘤反应的重要指标。BCG 也可能会引起反应性上皮异型性病变，以及尿路上皮的糜烂和剥脱（见第 24 章）。

2.2.4　血吸虫病相关性膀胱炎

　　膀胱血吸虫病引起广泛的组织学变化，包括尿路上皮息肉病、溃疡、增生、化生、异型增生和癌（图 2.48，表 2.3 和 2.4）[111-116]。血吸虫性息肉病表现为多发性大体积炎性假息肉，因疾病活动期大量虫卵在局部沉积所致。这些病变通常在疾病的非活动期消退。呈息肉样病变时，可能

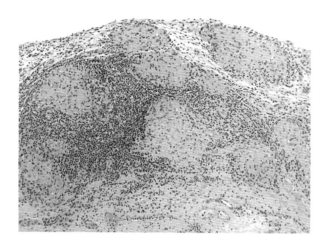

图 2.46 BCG诱导肉芽肿

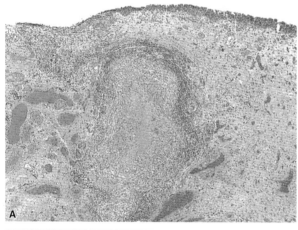

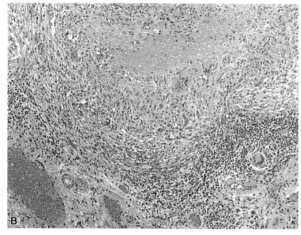

图 2.47 BCG诱导肉芽肿（A和B）

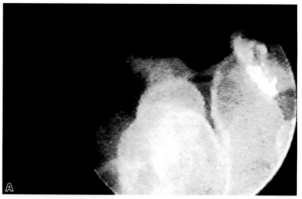

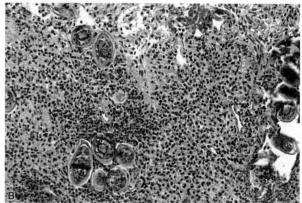

图 2.48 膀胱血吸虫。9岁男孩尿路息肉的膀胱镜表现（A）。特征性虫卵伴随显著的慢性炎症（B）

表 2.3 膀胱血吸虫病的组织病理学分级

分级	标准
Ⅰ	固有层少见虫卵
Ⅱ	固有层充满虫卵；未累及逼尿肌
Ⅲa	固有层充满虫卵；累及逼尿肌浅表 1/3
Ⅲb	固有层充满虫卵；累及逼尿肌外部 2/3

会阻塞尿路或输尿管口，或导致出血，形成大块阻塞性血栓和贫血。大约30%的血吸虫性息肉病见于非活动期疾病（图2.49和2.50，表2.4），表现为纤维钙化的外生性病变，本质是肉芽肿性

息肉的残留[117]。5%的血吸虫性息肉含有增生性上皮。然而，血吸虫病患者大约60%的膀胱息肉样病变并非虫卵沉积所致，其病因包括非特异性膀胱炎和水肿（息肉样膀胱炎或大疱性膀胱炎）。

血吸虫性膀胱炎的急性期或慢性期均会出现溃疡。在急性早期比较少见，在坏死息肉脱落入尿道时可发生。在慢性期则较常见，并且重度感染常伴持续的、深的、锐性的骨盆痛，其归因于

表 2.4 血吸虫的活动期与非活动期的比较

特征	活动期	非活动期
雌雄成虫	+	−
产卵	+	−
尿中出现虫卵	+	−
传播	+	−
主动肉芽肿反应	+	−
息肉病灶	+（可能阻塞）	（非常罕见）
砂砾体	+（活动晚期）	+（可能阻塞）
阻塞尿路的原因	息肉病灶	砂砾体
血吸虫溃疡	少见	常见
治疗	药物治疗	手术修复

+出现，−不出现。

每克膀胱组织中含有超过 25 万个虫卵。慢性溃疡常位于或邻近膀胱后壁中央部，可为星状或卵圆形。多见于年轻人（平均 29 岁），可能是由于虫卵的快速积累。

尿路上皮增殖包括鳞状上皮增生及角化，虽然在疾病任一阶段均可见，然而最多见的是晚期。异型增生的改变多伴随鳞状化生，类似于宫颈病变，但并非所有病例均可发生。

尿道血吸虫病也会导致膀胱癌，在血吸虫流行区，血吸虫诱导的膀胱癌是最常见的恶性肿瘤。这种肿瘤好发年龄低于其他膀胱癌（平均 46 岁），多见于女性，膀胱三角区少见[118]。肉眼血尿发生率低于典型的膀胱癌。刺激症状常见，脱落角蛋白可进入尿道。影像学有时可见膀胱钙化。有血吸虫病的患者更易出现鳞癌或腺癌，相对没有鳞癌或腺癌的患者会出现尿路上皮癌或未分化癌。血吸虫病诱导的鳞状细胞癌多为低级别疣状癌，其预后好于非血吸虫诱导的鳞状细胞癌（多为高级别）[118]。

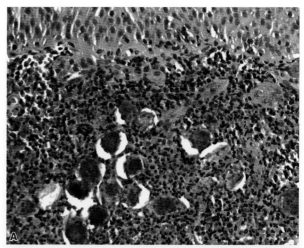
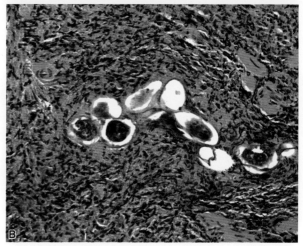

图 2.49　膀胱血吸虫病（A 和 B）

2.2.5　软斑病

软斑病是一种少见的炎症，通常影响泌尿道，好发于膀胱[119,120]，"软斑病"一词来源于希腊语，意思为"柔软的斑块"，尿路软斑病好发于 50 岁以上女性（75%）及 70 岁以上男性，与大肠菌感染有密切关联，尤其是大肠埃希菌，其损伤单个核细胞杀伤细菌的能力[121]。泡状软斑病表现尿路感染的征兆或症状，常见血尿。偶尔也可见于接受免疫抑制治疗的患者[122]。除大肠埃希菌外还有普通变形杆菌、产气杆菌、α-溶血链球菌、克雷伯杆菌等，通过透射电子显微镜还可发现细胞内杆状菌[110,111]。

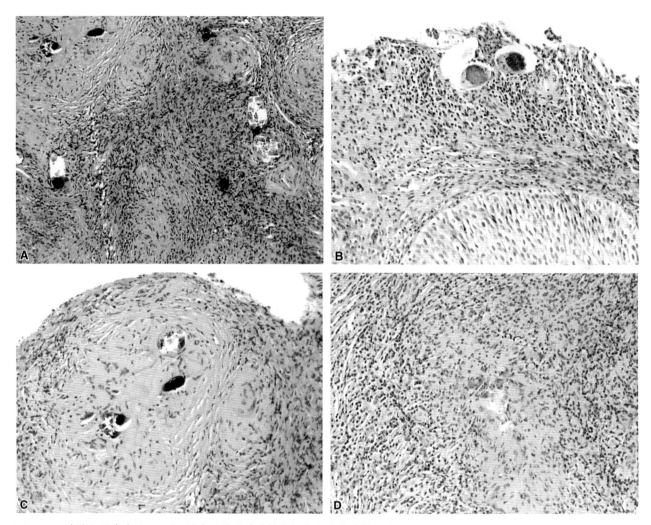

图 2.50　膀胱血吸虫病（A~D），注意显著的嗜酸性粒细胞和肉芽肿性炎（D）

　　巨检，软斑病是由大量黄色或棕黄色的软斑块、结节、乳头凸起或直径小于 2cm 的息肉等（图 2.51）构成。中心凹陷，边缘充血十分常见。当病灶较大和出现坏死时，容易误诊为癌[123]。

　　镜下观，其特征是黏膜下层聚集巨核及颗粒样嗜酸性细胞质的巨噬细胞（von Hansemann 细胞）[124]（图 2.52），诊断性的胞质内包涵体，Michaelis-Gutmann 小体，由直径 5~8μm 同心圆钙化小体组成。通常这些小体是噬碱性的，但有时不上色，难以通过常规检查发现。Michaelis-Gutmann 小体 PAS 染色强阳性，抗淀粉酶，含有钙质，铁盐；因此在普鲁士蓝染色和 von Kossa 技术呈阳性反应[125]。Michaelis-Gutmann 小体少见，尤其是软斑病早期，不含 Michaelis-Gutmann 小体的巨噬细胞聚集可作为诊断提示。在一些病例中，肉芽组织、广泛纤维化及明显急性炎症会掩盖疾病的自然进程[123]。软斑病病灶边缘会出现异物巨噬细胞或朗格汉斯巨细胞、淋巴滤泡[121]，主要的鉴别诊断包括具有炎性间质的癌和黄色肉芽肿性膀胱炎[27,115]。

2.2.6　结核性膀胱炎

　　结核性膀胱炎多由肺结核杆菌引起，仅有 3% 的病例由牛结核杆菌引起[126]。膀胱常常为继

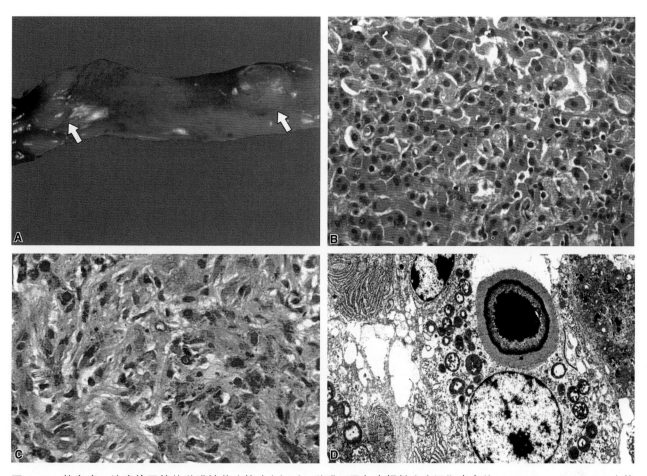

图 2.51　软斑病。注意输尿管的黏膜结节（箭头）（A）；黏膜下层包含慢性炎症浸润丰富的 Michaelis–Gutmann 小体（B）；PAS 染色下的钙化和非钙化的同心圆小体（C）；钙化的同心圆小体的超微结构（D）

发性病灶，1% 患者有泌尿生殖系统结核，65% 患者因肾结核行肾切除术。特征表现为尿频、排尿困难、血尿及尿不尽。病灶侵及膀胱黏膜，通过输尿管开口感染上泌尿道。最初的组织学改变出现在输尿管开口处，表现为黏膜显著充血或水肿。病灶进展至 3mm 时，会形成溃疡，表面被覆坏死组织碎片。有时丰富的肉芽组织形成息肉状赘生物，容易误诊为癌。这些结节局限，质硬，当病灶扩大时，通常形成中心溃疡。

镜下，结核性肉芽肿由大量的上皮样组织细胞及中心性干酪样坏死、数量不等的多核巨细胞、浆细胞、淋巴细胞和环形纤维化组成。有时没有干酪样坏死，无肉芽肿形成。尽管如此，肉

芽肿性炎仍要强烈怀疑结核病，并通过其他检查查找结核杆菌[63]。

2.2.7　黄色瘤和黄色肉芽肿性膀胱炎

特发性膀胱炎主要由成片空泡或泡沫组织细胞组成，依据相关炎症细胞数量（图 2.53~2.55）称为黄色瘤和黄色肉芽肿性膀胱炎。此病罕见，发生于反复尿路感染患者。一例病例中提及沿着腹壁蔓延[127]。

黄色肉芽肿性膀胱炎可以是软斑病早期特殊表现，需要注意的是大量的黄色瘤细胞在极少情况下可伴随膀胱癌出现[128-130]。泡沫组织细胞往往会出现在膀胱乳头状瘤和低级别乳头状癌的纤

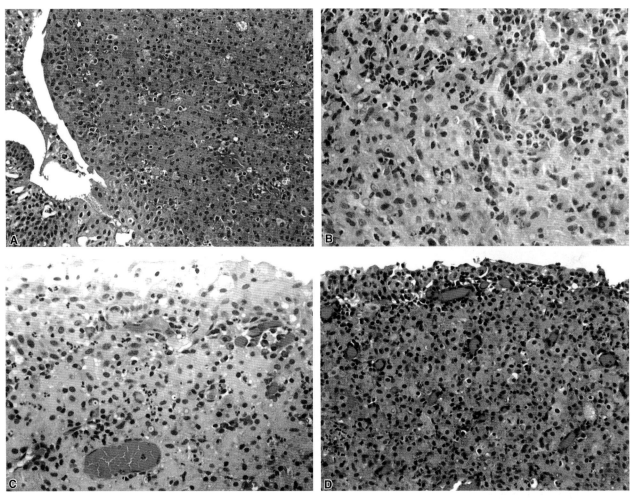

图 2.52 软斑病（A~D）

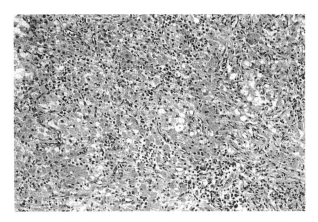

图 2.53 黄色肉芽肿性膀胱炎。经尿道膀胱电切术的标本

2.2.8 其他形式的肉芽肿性膀胱炎

少儿慢性肉芽肿性疾病极少累及膀胱，病变包含组织细胞、异物巨细胞和中性粒细胞[133]。

自身免疫疾病有时会累及膀胱，如系统性红斑狼疮、韦格纳肉芽肿病（Wegener granulomatosis）、史蒂文斯·约翰逊综合征（Steven-Johson syndrome）、天疱疮、扁平苔癣和风湿性关节炎（图 2.58）[134]。患者缓慢滴注 BCG 伴发膀胱癌会在膀胱活检中发现丰富的肉芽肿性炎[107,135,136]。肉芽肿出现在克罗恩病患者膀胱壁瘘管里。结节病亦会累及膀胱[137]。治疗尿失禁时尿道周及膀胱颈黏膜下层注射聚四氟乙烯，有时

维血管轴心中。黄色瘤能经电切活检证实（图 2.56 和 2.57）[131]。黄色瘤细胞的间质聚集极少出现在输尿管的纤维上皮性息肉中[132]。

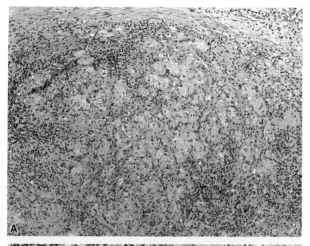

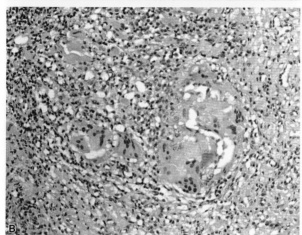

图 2.54　黄色肉芽肿性膀胱炎（A和B）

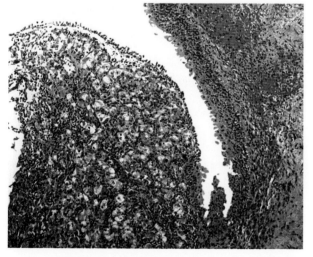

图 2.55　黄色肉芽肿性膀胱炎呈息肉样外形，类似癌

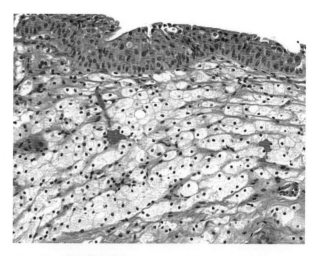

图 2.56　膀胱黄色瘤

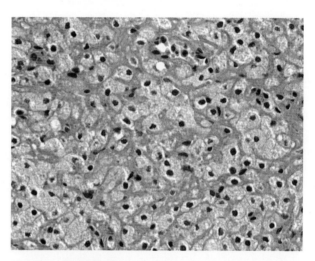

图 2.57　膀胱黄色瘤

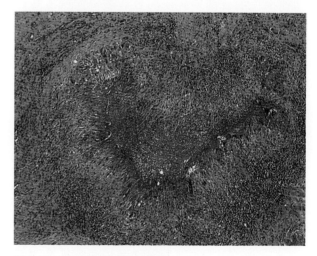

图 2.58　坏死性栅栏状肉芽肿

会形成异物性肉芽肿和间质纤维化[138]。组织结构上，聚四氟乙烯很容易鉴别，尤其是极化后[139]。

2.3 其他感染性膀胱疾病

2.3.1 真菌性膀胱炎

白色念珠菌是真菌性膀胱炎最常见的致病菌，但是念珠菌膀胱炎少见[140]。膀胱因尿路传播或血源性传播感染。感染局限于膀胱三角区。念珠菌膀胱炎多见于操劳过度或免疫功能不全的患者，抗生素治疗的患者较少见，也好发于女性糖尿病患者。

念珠菌膀胱炎的临床表现为遗尿症、持续疼痛或不适、尿频。尿液浑浊或血性。巨检，黏膜不规则、轻度突起，界限清晰的白斑移除时易出血。有时出现弥漫性红疹，大的腔内真菌球极少见[141]。

镜下，膀胱上皮出现溃疡，黏膜下层红肿。一些患者会出现气肿性或坏疽性膀胱炎。典型的真菌孢子和菌丝会大量伴随纤维素及脓性碎片。其他少见的真菌膀胱炎的致病菌包括球拟酵母菌、曲霉属真菌和球孢子菌属[142]。

2.3.2 放线菌病

膀胱放线菌病极少见，通常来自邻近器官的蔓延，如输卵管或卵巢。感染来自上尿路或血源性传播[143]。巨检，膀胱壁常有灶性或广泛增厚。一个局限性包块表现类似膀胱肿瘤或脐尿管肿瘤[144,145]。黏膜层溃疡或水肿，透壁性坏死常引起瘘。镜下，黏膜下层和固有肌层包含丰富的肉芽组织很

多不同大小的脓肿。出现"硫磺样肉芽组织"包含大量丝状菌丝，伴排列在外周肿胀的嗜酸性"巢"。PAS染色和银染色有助于辨识。

2.3.3 其他感染性膀胱炎

常见的膀胱感染包括毛滴虫膀胱炎、包虫膀胱炎、梅毒膀胱炎和变形虫膀胱炎。毛滴虫膀胱炎是因为阴道毛滴虫感染沿女性后尿路的逆行蔓延通常限制于膀胱三角区。包虫病，上尿路的棘球绦虫感染，通过血性传播，形成典型囊状，囊的破裂会感染下尿路直至膀胱。

膀胱梅毒极其少见，发生于二期或三期梅毒。梅毒瘤多局限于输尿管开口且多为单发。

溶组织阿米巴膀胱感染少见（阿米巴膀胱炎），通常是结肠蔓延，滋养体透过结肠壁，侵袭邻近组织。血源播散多见于肝，较少累及膀胱三角区，镜下出现不同程度的慢性炎症。通过辨认组织切片上的滋养体来诊断，利用PAS染色有助于诊断。

早期的实验研究表明幽门螺杆菌也是膀胱和肾盂的致病菌，但在人体研究中并未证实[146]。

假膜性膀胱三角炎是发生于女性的少见疾病，出现尿道综合征；形态学表现包括：膀胱三角区呈阴道型糖原化鳞状上皮化生、水肿和血管充血，但没有显著的炎症[147,148]。不能肯定假膜性膀胱三角炎是真性炎症，或只是一种非特异性反应。

罕见引起膀胱感染的还有微丝蚴（班氏丝虫）、蛆病（苍蝇幼虫感染），寄生鲇（一种生长在亚马孙河域的小鱼）[149]。

（况 晶 译）

参考文献

1. Young RH. Non-neoplastic disorders of the urinary bladder. In: Bostwick DG, Cheng L, eds. Urologic Surgical Pathology, 2nd ed. Philadelphia: Elsevier/Mosby, 2008; 215–58.

2. Fukushi Y, Orikasa S, Kagayama M. An electron microscopic study of the interaction between vesical epithelium and E. coli . Invest Urol 1979; 17:61–8.

3. Parsons CL, Mulholland SG. Bladder surface mucin. Its antibacterial effect against various bacterial species. Am J Pathol 1978; 93:423–32.

4. Menon EB, Tan ES. Urinary tract infection in acute spinal cord injury. Singapore Med J 1992; 33:359–61.

5. O'Neill GF. Tiaprofenic acid as a cause of non-bacterial cystitis. Med J Aust 1994; 160:123–5.

6. Marsh FP, Banerjee R, Panchamia P. The relationship between urinary infection, cystoscopic appearance, and pathology of the bladder in man. J Clin Pathol 1974; 27:297–307.

7. Algaba F. Papillo-polypoid cystitis. Focal cystitis with pseudoneoplastic aspect. Actas Urol Esp 1991; 15:260–4.

8. Buck EG. Polypoid cystitis mimicking transitional cell carcinoma. J Urol 1984; 131:963.

9. Lane Z, Epstein JI. Polypoid/papillary cystitis: a series of 41 cases misdiagnosed as papillary urothelial neoplasia. Am J Surg Pathol 2008; 32:758–64.

10. Young RH. Papillary and polypoid cystitis. A report of eight cases. Am J Surg Pathol 1988; 12:542–6.

11. Delnay KM, Stonehill WH, Goldman H, Jukkola AF, Dmochowski RR. Bladder histological changes associated with chronic indwelling urinary catheter. J Urol 1999; 161:1106–8; discussion 1108–9.

12. Milles G. Catheter-induced hemorrhagic pseudopolyps of the urinary bladder. JAMA 1965; 193:968–9.

13. Ekelund P, Johansson S. Polypoid cystitis: a catheter associated lesion of the human bladder. Acta Pathol Microbiol Scand [A] 1979; 87A:179–84.

14. Ekelund P, Anderstrom C, Johansson SL, Larsson P. The reversibility of catheter-associated polypoid cystitis. J Urol 1983; 130:456–9.

15. Johnson DE, Lockatell CV, Hall-Craggs M, Warren JW. Mouse models of short- and long-term foreign body in the urinary bladder: analogies to the bladder segment of urinary catheters. Lab Anim Sci 1991; 41:451–5.

16. Cheng L, Bostwick DG. Overdiagnosis of bladder carcinoma. Anal Quant Cytol Histol 2008; 30:261–4.

17. Grignon DJ, Sakr W. Inflammatory and other conditions that can mimic carcinoma in the urinary bladder. Pathol Annu 1995; 30 (Pt 1): 95–122. 40 Inflammatory and Infectious Conditions.

18. Sarma KP. On the nature of cystitis follicularis. J Urol 1970; 104: 709–14.

19. Santamaria M, Molina I, Munoz E, Lopez A, Toro M, Pena J. Identification and characterization of a human cell line with dendritic cell features. Virchows Arch B Cell Pathol Incl Mol Pathol 1988; 56:77–83.

20. van de Merwe JP, Nordling J, Bouchelouche P, Bouchelouche K, Cervigni M, Daha LK, Elneil S, Fall M, Hohlbrugger G, Irwin P, Mortensen S, van Ophoven A, Osborne JL, Peeker R, Richter B, Riedl C, Sairanen J, Tinzl M, Wyndaele JJ. Diagnostic criteria, classification, and nomenclature for painful bladder syndrome/interstitial cystitis: an ESSIC proposal. Eur Urol 2008; 53:60–7.

21. Erickson DR, Simon LJ, Belchis DA. Relationships between bladder inflammation and other clinical features in interstitial cystitis. Urology 1994; 44:655–9.

22. Hukkanen V, Haarala M, Nurmi M, Klemi P, Kiilholma P. Viruses and interstitial cystitis: adenovirus genomes cannot be demonstrated in urinary bladder biopsies. Urol Res 1996; 24:235–8.

23. Koziol DE, Saah AJ, Odaka N, Munoz A. A comparison of risk factors for human immunodeficiency virus and hepatitis B virus infections in homosexual men. Ann Epidemiol 1993; 3:434–41.

24. MacDermott JP, Charpied GC, Tesluk H, Stone AR. Can histological assessment predict the outcome in interstitial cystitis? Br J Urol 1991; 67:44–7.

25. Ratliff TL, Klutke CG, Hofmeister M, He F, Russell JH, Becich MJ. Role of the immune response in interstitial cystitis. Clin Immunol Immunopathol 1995; 74:209–16.

26. Ratliff TL, Klutke CG, McDougall EM. The etiology of interstitial cystitis. Urol Clin North Am 1994; 21:21–30.

27. Hunner GL. A rare type of bladder ulcer in women: report of cases. Southern Med J . 1915; 8:410.

28. Messing EM, Stamey TA. Interstitial cystitis: early diagnosis, pathology, and treatment. Urology 1978; 12:381–92.

29. Lamm DL, Gittes RF. Inflammatory carcinoma of the bladder and interstitial cystitis. J Urol 1977; 117:49–51.

30. Utz DC, Zincke H. The masquerade of bladder cancer in situ as interstitial cystitis. J Urol 1974; 111:160–1.

31. Moloney PJ, Elliott GB, McLaughlin M, Sinclair AB. In situ transitional carcinoma and the non-specifically inflamed contracting bladder. J Urol 1974; 111:162–4.

32. Van de Merwe J, Kamerling R, Arendsen E, Mulder D, Hooijkaas H. Sjogren's syndrome in patients with interstitial cystitis. J Rheumatol 1993; 20:962–6.

33. Lynes WL, Flynn SD, Shortliffe LD, Lemmers M, Zipser R, Roberts LJ 2nd, Stamey TA. Mast cell involvement in interstitial cystitis. J Urol 1987; 138:746–52.

34. Bohne AW, Hodson JM, Rebuck JW, Reinhard RE. An abnormal leukocyte response in interstitial cystitis. J Urol 1962; 88:387–91.

35. Lynes WL, Flynn SD, Shortliffe LD, Stamey TA. The histology of interstitial cystitis. Am J Surg Pathol 1990; 14:969–76.

36. Wilson CB, Leopard J, Nakamura RM, Cheresh DA, Stein PC, Parsons CL. Selective type IV collagen defects in the urothelial basement membrane in interstitial cystitis. J Urol 1995; 154:1222–6.

37. Johansson SL, Fall M. Pathology of interstitial cystitis. Urol Clin North Am 1994; 21:55–62.

38. Larsen S, Thompson SA, Hald T, Barnard RJ, Gilpin CJ, Dixon JS, Gosling JA. Mast cells in interstitial cystitis. Br J Urol 1982; 54:283–6.

39. Sant GR, Theoharides TC. The role of the mast cell in interstitial cystitis. Urol Clin North Am 1994; 21:41–53.

40. Christmas TJ, Rode J. Characteristics of mast cells in normal bladder, bacterial cystitis and interstitial cystitis. Br J Urol 1991; 68:473–8.

41. Zeng Y, Wu XX, Homma Y, Yoshimura N, Iwaki H, Kageyama S, Yoshiki T, Kakehi Y. Uroplakin III-delta4 messenger RNA as a promising marker to identify nonulcerative interstitial cystitis. J Urol 2007; 178:1322–7.

42. Fowler JE Jr, Lynes WL, Lau JL, Ghosh L, Mounzer A. Interstitial cystitis is associated with intraurothelial Tamm-Horsfall protein. J Urol 1988; 140:1385–9.

43. Bushman W, Goolsby C, Grayhack JT, Schaeffer AJ. Abnormal flow cytometry profiles in patients with interstitial cystitis. J Urol 1994; 152:2262–6.

44. Neal DE Jr, Dilworth JP, Kaack MB. Tamm-Horsfall autoantibodies in interstitial cystitis. J Urol 1991; 145:37–9.

45. Rubin L, Pincus MB. Eosinophilic cystitis: the relationship of allergy in the urinary tract to eosinophilic cystitis and the pathophysiology of eosinophilia. J Urol 1974; 112:457–60.

46. Ulker V, Apaydin E, Gursan A, Ozyurt C, Kandiloglu G. Eosinophilic cystitis induced by mitomycin-C. Int Urol Nephrol 1996; 28:755–9.

47. Gregg JA, Utz DC. Eosinophilic cystitis associated with eosinophilic gastroenteritis. Mayo Clin Proc 1974; 49:185–7.

48. Constantinides C, Gavras P, Stinios J, Apostolaki C, Dimopoulos C. Eosinophilic cystitis: a rare case which presented as an invasive bladder tumor. Acta Urol Belg 1994; 62:71–3.

49. Barry KA, Jafri SZ. Eosinophilic cystitis: CT findings. Abdom Imaging 1994; 19:272–3.

50. Goldstein M. Eosinophilic cystitis. J Urol 1971; 106:854–7.

51. Hansen MV, Kristensen PB. Eosinophilic cystitis simulating invasive bladder carcinoma. Scand J Urology Nephrol 1993; 27:275–7.

52. Ladocsi LT, Sullivan B, Hanna MK. Eosinophilic granulomatous cystitis in children. Urology 1995; 46:732–5.

53. Littleton RH, Farah RN, Cerny JC. Eosinophilic cystitis: an uncommon form of cystitis. J Urol 1982; 127:132–3.

54. Rosenberg HK, Eggli KD, Zerin JM, Ortega W, Wallach MT, Kolberg H, Lebowitz RL, Snyder HM. Benign cystitis in children mimicking rhabdomyosarcoma. J Ultrasound Med 1994; 13:921–32.

55. Peterson NE. Eosinophilic cystitis. Urology 1985; 26:167–9. 41 Inflammatory and Infectious Conditions.

56. Antonakopoulos GN, Newman J. Eosinophilic cystitis with giant cells. A light microscopic and ultrastructural study. Arch Pathol Lab Med 1984; 108:728–31.

57. Brown EW. Eosinophilic granuloma of the bladder. J Urol 1960; 83:665–8.

58. Choe JM, Kirkemo AK, Sirls LT. Intravesical thiotepa-induced eosinophilic cystitis. Urology 1995; 46:729–31.

59. Castillo J Jr, Cartagena R, Montes M. Eosinophilic cystitis: a therapeutic challenge. Urology 1988; 32:535–7.

60. Mitas JA 2nd, Thompson T. Ureteral involvement complicating eosinophilic cystitis. Urology 1985; 26:67–70.

61. Hellstrom HR, Davis BK, Shonnard JW. Eosinophilic cystitis. A study of 16 cases. Am J Clin Pathol 1979; 72:777–84.

62. Estorc JJ, de La Coussaye JE, Viel EJ, Bouziges N, Ramuz M, Eledjam JJ. Teicoplanin treatment of alkaline encrusted cystitis due to Corynebacterium group D2. Eur J Med 1992; 1:183–4.

63. Young RH. Non-neoplastic epithelial abnormalities and tumor-like lesions. Pathology of the Urinary Bladder. New York: Churchill Livingstone, 1989:1–63.

64. Berney DM, Thompson I, Sheaff M, Baithun SI. Alkaline encrusted cystitis associated with malakoplakia. Histopathology 1996; 28:253–6.

65. Bailey H. Cystitis emphysematosa; 19 cases with intraluminal and interstitial collections of gas. Am J Roentgenol Radium Ther Nucl Med 1961; 86:850–62.

66. Bartkowski DP, Lanesky JR. Emphysematous prostatitis and cystitis secondary to Candida albicans. J Urol 1988; 139:1063–5.

67. Maliwan N. Emphysematous cystitis associated with Clostridium perfringens bacteremia. J Urol 1979; 121:819–20.

68. Hawtrey CE, Williams JJ, Schmidt JD. Cystitis emphysematosa. Urology 1974; 3:612–4.

69. Moncada I, Lledo E, Verdu F, Hernandez C. Re: Gangrenous cystitis: case report and review of the literature. J Urol 1994; 152:492.

70. Dao AH. Gangrenous cystitis in chronic alcohol abuse. J Tenn Med Assoc 1994; 87:51–2.

71. Devitt AT, Sethia KK. Gangrenous cystitis: case report and review of the literature. J Urol 1993; 149:1544–5.

72. Stirling WC, Hopkins G, A. Gangrene of the bladder, review of two hundred seven cases; report of two personal cases. J Urol 1934; 31:517–25.

73. Cox PJ, Abel G. Cyclophosphamide cystitis. Studies aimed at its minimization. Biochem Pharmacol 1979; 28:3499–502.

74. deVries CR, Freiha FS. Hemorrhagic cystitis: a review. J Urol 1990; 143:1–9.

75. Marshall FF, Klinefelter HF. Late hemorrhagic cystitis following low-dose cyclophosphamide therapy. Urology 1979; 14:573–5.

76. Stillwell TJ, Benson RC Jr. Cyclophosphamide-induced hemorrhagic cystitis. A review of 100 patients. Cancer 1988; 61:451–7.

77. Ambinder RF, Burns W, Forman M, Charache P, Arthur R, Beschorner W, Santos G, Saral R. Hemorrhagic cystitis associated with adenovirus infection in bone marrow transplantation. Arch Intern Med 1986; 146:1400–1.

78. Arthur RR, Shah KV, Baust SJ, Santos GW, Saral R. Association of BK viruria with hemorrhagic cystitis in recipients of bone marrow transplants. N Engl J Med 1986; 315:230–4.

79. Numazaki Y, Shigeta S, Kumasaka T, Miyazawa T, Yamanaka M, Yano N, Takai S, Ishida N. Acute hemorrhagic cystitis in children. Isolation of adenovirus type II. N Engl J Med 1968; 278:700–4.

80. Shindo K, Kitayama T, Ura T, Matsuya F, Kusaba Y, Kanetake H, Saito Y. Acute hemorrhagic cystitis caused by adenovirus type 11 after renal transplantation.

Urol Int 1986; 41:152–5.

81. Koss LG. Errors and pitfalls in cytology of the lower urinary tract. Monogr Pathol 1997:60–74.

82. Pode D, Perlberg S, Steiner D. Busulfan-induced hemorrhagic cystitis. J Urol 1983; 130:347–8.

83. Shibutani YF, Schoenberg MP, Carpiniello VL, Malloy TR. Human papillomavirus associated with bladder cancer. Urology 1992; 40:15–17.

84. Lopez-Beltran A, Munoz E. Transitional cell carcinoma of the bladder: low incidence of human papillomavirus DNA detected by the polymerase chain reaction and in situ hybridization. Histopathology 1995; 26:565–9.

85. Mininberg DT, Watson C, Desquitado M. Viral cystitis with transient secondary vesicoureteral reflux. J Urol 1982; 127:983–5.

86. Goldman RL, Warner NE. Hemorrhagic cystitis and cytomegalic inclusions in the bladder associated with cyclophosphamide therapy. Cancer 1970; 25:7–11.

87. Masukawa T, Garancis JC, Rytel MW, Mattingly RF. Herpes genitalis virus isolation from human bladder urine. Acta Cytol 1972; 16:416–28.

88. Londergan TA, Walzak MP. Hemorrhagic cystitis due to adenovirus infection following bone marrow transplantation. J Urol 1994; 151:1013–4.

89. McClanahan C, Grimes MM, Callaghan E, Stewart J. Hemorrhagic cystitis associated with herpes simplex virus. J Urol 1994; 151:152–3.

90. Murphy GF, Wood DP Jr, McRoberts JW, Henslee-Downey PJ. Adenovirus-associated hemorrhagic cystitis treated with intravenous ribavirin. J Urol 1993; 149:565–6.

91. Seftel AD, Matthews LA, Smith MC, Willis J. Polyomavirus mimicking high grade transitional cell carcinoma. J Urol 1996; 156:1764.

92. Hanash KA, Pool TL. Interstitial and hemorrhagic cystitis: viral, bacterial and fungal studies. J Urol 1970; 104:705–6.

93. Levi AW, Potter SR, Schoenberg MP, Epstein JI. Clinical significance of denuded urothelium in bladder biopsy. J Urol 2001; 166:457–60.

94. Elliott GB, Moloney PJ, Anderson GH. "Denuding cystitis" and in situ urothelial carcinoma. Arch Pathol 1973; 96:91–4.

95. Williamson SR, Montironi R, Lopez-Beltran A, MacLennan GT, Davidson DD, Cheng L. Diagnosis, 42 Inflammatory and Infectious Conditions evaluation and treatment of carcinoma in situ of the urinary bladder: the state of the art. Crit Rev Oncol Hematol 2010; 76:112–26.

96. Hodges KB, Lopez-Beltran A, Davidson DD, Montironi R, Cheng L. Urothelial dysplasia and other flat lesions of the urinary bladder: clinicopathologic and molecular features. Hum Pathol 2010; 41:155–62.

97. Antonakopoulos GN, Hicks RM, Berry RJ. The subcellular basis of damage to the human urinary bladder induced by irradiation. J Pathol 1984; 143:103–16.

98. Marks LB, Carroll PR, Dugan TC, Anscher MS. The response of the urinary bladder, urethra, and ureter to radiation and chemotherapy. Int J Radiat Oncol Biol Phys 1995; 31:1257–80.

99. Hietala SO, Winblad B, Hassler O. Vascular and morphological changes in the urinary bladder wall after irradiation. Int Urol Nephrol 1975; 7:119–29.

100. Fajardo LF, Berthrong M. Radiation injury in surgical pathology. Part I. Am J Surg Pathol 1978; 2:159–99.

101. Pazzaglia S, Chen XR, Aamodt CB, Wu SQ, Kao C, Gilchrist KW, Oyasu R, Reznikoff CA, Ritter MA. In vitro radiation-induced neoplastic progression of low grade uroepithelial tumors. Radiat Res 1994; 138:86–92.

102. Chan TY, Epstein JI. Radiation or chemotherapy cystitis with "pseudocarcinomatous" features. Am J Surg Pathol 2004; 28:909–13.

103. Spagnolo DV, Waring PM. Bladder granulomata after bladder surgery. Am J Clin Pathol 1986; 86:430–7.

104. Eble JN, Banks ER. Post-surgical necrobiotic granulomas of urinary bladder. Urology 1990; 35:454–7.

105. Helms CA, Clark RE. Post-herniorrhaphy suture granuloma simulating a bladder neoplasm. Radiology 1977; 124:56.

106. Pearl GS, Someren A. Suture granuloma simulating bladder neoplasm. Urology 1980; 15:304–6.

107. Bassi P, Milani C, Meneghini A, Garbeglio A, Aragona F, Zattoni F, Dalla Palma P, Rebuffi A, Pagano F. Clinical value of pathologic changes after intravesical BCG therapy of superficial bladder cancer. Urology 1992; 40:175–9.

108. Barlow LJ, Seager CM, Benson MC, McKiernan JM. Novel intravesical therapies for non-muscle-invasive bladder cancer refractory to BCG. Urol Oncol 2010; 28:108–11.

109. Chiong E, Esuvaranathan K. New therapies for non-muscle-invasive bladder cancer. World J Urol 2010; 28:71–8.

110. Cheng L, Davidson DD, Maclennan GT, Williamson SR, Zhang S, Koch MO, Montironi R, Lopez-Beltran A. The origins of urothelial carcinoma. Expert Rev Anticancer Ther 2010; 10:865–80.

111. Khafagy MM, el-Bolkainy MN, Mansour MA. Carcinoma of the bilharzial urinary bladder. A study of the associated mucosal lesions in 86 cases. Cancer 1972; 30:150–9.

112. Nash TE, Cheever AW, Ottesen EA, Cook JA. Schistosome infections in humans: perspectives and recent findings. NIH conference. Ann Intern Med 1982; 97:740–54.

113. Raziuddin S, Masihuzzaman M, Shetty S, Ibrahim A. Tumor necrosis factor alpha production in schistosomiasis with carcinoma of urinary bladder. J Clin Immunol 1993; 13:23–9.

114. Rosin MP, Anwar WA, Ward AJ. Inflammation, chromosomal instability, and cancer: the schistosomiasis model. Cancer Res 1994; 54:1929s–33s.

115. Rosin MP, Saad el Din Zaki S, Ward AJ, Anwar WA. Involvement of inflammatory reactions and elevated cell proliferation in the development of bladder cancer in schistosomiasis patients. Mutat Res 1994; 305:283–92.

116. Smith JH, Christie JD. The pathobiology of Schistosoma haematobium infection in humans. Hum Pathol 1986; 17:333–45.

117. Von Lichtenberg F, Edington GM, Nwabuebo I, Taylor JR, Smith JH. Pathologic effects of schistomiasis in Ibadan Western State of Nigeria. II. Pathogenesis of lesions of the bladder and ureters. Am J Trop Med Hyg 1971; 20:244–54.

118. Koraitim MM, Metwalli NE, Atta MA, el-Sadr AA. Changing age incidence and pathological

types of schistosoma-associated bladder carcinoma. J Urol 1995; 154:1714–6.

119. Dubey NK, Tavadia HB, Hehir M. Malacoplakia: a case involving epididymis and a case involving a bladder complicated by calculi. J Urol 1988; 139:359–61.

120. Long JP Jr, Althausen AF. Malacoplakia: a 25-year experience with a review of the literature. J Urol 1989; 141:1328–31.

121. Callea F, Van Damme B, Desmet VJ. Alpha–1-antitrypsin in malakoplakia. Virchows Arch A Pathol Anat Histol 1982; 395:1–9.

122. Biggar WD, Keating A, Bear RA. Malakoplakia: evidence for an acquired disease secondary to immunosuppression. Transplantation 1981; 31:109–12.

123. Baniel J, Shmueli D, Shapira Z, Sandbank Y, Servadio C. Malacoplakia presenting as a pseudotumor of the bladder in cadaveric renal transplantation. J Urol 1987; 137:281–2.

124. Feldman S, Levy LB, Prinz LM. Malacoplakia of the bladder causing bilateral ureteral obstruction. J Urol 1980; 123:588–9.

125. Damjanov I, Katz SM. Malakoplakia. Pathol Annu 1981; 16:103–26.

126. Cos LR, Cockett AT. Genitourinary tuberculosis revisited. Urology 1982; 20:111–7.

127. Walther M, Glenn JF, Vellios F. Xanthogranulomatous cystitis. J Urol 1985; 134:745–6.

128. Ash J. Epithelial tumors of the bladder. J Urol 1940; 44:135–45.

129. Bates AW, Fegan AW, Baithun SI. Xanthogranulomatous cystitis associated with malignant neoplasms of the bladder. Histopathology 1998; 33:212–5.

130. Skopelitou A, Mitselou A, Gloustianou G. Xanthoma of the bladder associated with transitional cell carcinoma. J Urol 2000; 164:1303–4.

131. Nishimura K, Nozawa M, Hara T, Oka T. Xanthoma of the bladder. J Urol 1995; 153:1912–3.

132. Elson EC, McLaughlin AP 3rd. Xanthomatous ureteral polyp. Urology 1974; 4:214–6.

133. Cyr WL, Johnson H, Balfour J. Granulomatous cystitis as a manifestation of chronic granulomatous disease of childhood. J Urol 1973; 110:357–9.43 Inflammatory and Infectious Conditions.

134. Orth RW, Weisman MH, Cohen AH, Talner LB, Nachtsheim D, Zvaifler NJ. Lupus cystitis: primary bladder manifestations of systemic lupus erythematosus. Ann Intern Med 1983; 98:323–6.

135. Betz SA, See WA, Cohen MB. Granulomatous inflammation in bladder wash specimens after intravesical bacillus Calmette-Gu`erin therapy for transitional cell carcinoma of the bladder. Am J Clin Pathol 1993; 99:244–8.

136. Jufe R, Molinolo AA, Fefer SA, Meiss RP. Plasma cell granuloma of the bladder: a case report. J Urol 1984; 131:1175–6.

137. Tammela T, Kallioinen M, Kontturi M, Hellstrom P. Sarcoidosis of the bladder: a case report and literature review. J Urol 1989; 141:608–9.

138. Kaczmarek A. Unusual complication of foreign body in the bladder. Br J Urol 1985; 57:106.

139. McKinney CD, Gaffey MJ, Gillenwater JY. Bladder outlet obstruction after multiple periurethral polytetrafluoroethylene injections. J Urol 1995; 153:149–51.

140. Goldberg PK, Kozinn PJ, Wise GJ, Nouri N, Brooks RB. Incidence and significance of candiduria. JAMA 1979; 241:582–4.

141. Patel B, Khosla A, Chenoweth JL. Bilateral fungal bezoars in the renal pelvis. Br J Urol 1996; 78:651–2.

142. Sakamoto S, Ogata J, Sakazaki Y, Ikegami K. Fungus ball formation of Aspergillus in the bladder. an unusual case report. Eur Urol 1978; 4:388–9.

143. King DT, Lam M. Actinomycosis of the urinary bladder: association with an intrauterine contraceptive device. JAMA 1978; 240:1512–3.

144. Guermazi A, de Kerviler E, Welker Y, Zagdanski AM, Desgrandchamps F, Frija J. Pseudotumoral vesical actinomycosis. J Urol 1996; 156:2002–3.

145. Ozyurt C, Yurtseven O, Kocak I, Kandiloglu G, Elmas N. Actinomycosis simulating bladder tumour. Br J Urol 1995; 76:263–4.

146. Isogai H, Isogai E, Kimura K, Fujii N, Yokota K, Oguma K. Helicobacter pylori induces inflammation in mouse urinary bladder and pelvis. Microbiol Immunol 1994; 38:331–6.

147. Henry L, Fox M. Histological findings in pseudomembranous trigonitis. J Clin Pathol 1971; 24:605–8.

148. Jost SP, Gosling JA, Dixon JS. The fine structure of human pseudomembranous trigonitis. Br J Urol 1989; 64:472–7.

149. Herman JR. Candiru: urinophilic catfish. Its gift to urology. Urology 1973; 1:265–7.

第 3 章

尿路上皮化生和增生

3.1 布氏巢 47

3.2 囊性膀胱炎 48

3.3 腺性膀胱炎和肠上皮化生 51

    3.3.1 腺性膀胱炎，普通型（经典型）51

    3.3.2 肠上皮化生（腺性膀胱炎，肠型）

        52

    3.3.3 旺炽性腺性膀胱炎 53

3.4 鳞状化生 55

3.5 肾源性化生（肾源性腺瘤） 55

3.6 尿路上皮增生 65

    3.6.1 平坦型（简单型）尿路上皮增生 65

    3.6.2 乳头状增生 66

    3.6.3 假癌样上皮增生 68

参考文献 69

3.1　布氏巢

布氏巢（von Brunn 巢）由分化良好的表面尿路上皮增生并陷入浅表黏膜内形成的实性细胞巢（图 3.1）[1]。当实性细胞巢与表面尿路上皮明显相连时，也称为"布氏芽"[2]。布氏巢很常见，在尸检的膀胱连续切片中，在任何年龄组均可见到，常与囊性膀胱炎或腺性膀胱炎相关。它们常出现在膀胱三角区，被认为是膀胱黏膜的正常变异。布氏巢的形成原因不明，其与炎症的关系存在争议。早期的报道认为它是癌前病变，但这种观点现在已被摒弃。

典型的布氏巢紧邻尿路上皮下方，有尿路上皮形成的局限性圆形细胞巢，常缺乏非典型性，其腔内可含有嗜酸性分泌物（图 3.2 和 3.3，表 3.1）。鳞状上皮化生少见。偶尔，膀胱尿路上皮癌累及布氏巢，导致布氏巢球茎样膨胀，可被误认为是黏膜固有层受侵犯。对于浸润癌的辨认，一个有用的特征是异型细胞巢或单个异型细胞不规则浸润间质并常伴间质反应 [2,3]。由于切面原因或黏膜内陷造成布氏巢位于黏膜固有层深部时，诊断比较困难；被覆上

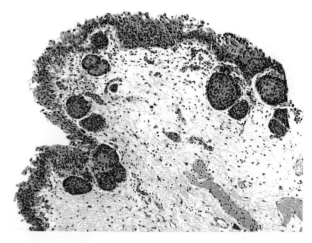

图 3.2　布氏巢

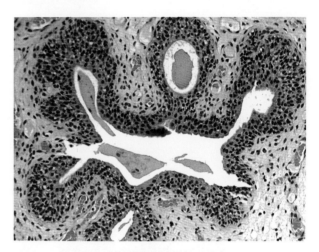

图 3.3　布氏巢。注意管腔内嗜酸性分泌物

皮的深度内陷可能导致过度诊断为癌[4]。旺炽性增生的布氏巢，可类似于内翻性乳头状瘤、内翻性乳头状癌以及膀胱尿路上皮癌的巢状变异型（见第 12 章和第 17 章）。与尿路上皮癌相比，布氏巢细胞形态温和，但是旺炽性增生的布氏巢细胞类似于表面尿路上皮，可过度增生并伴反应性非典型性，包括偶见的核分裂象。与膀胱尿路上皮癌的巢状变异型相比，旺炽性增生的布氏巢面积更大、形态更规则、间距更一致（图 3.4 和 3.5，表 3.2）。Volmar 及其同事尝试用免疫组化标志物 Ki-67（MIB1）、p53、p27 和 CK20 鉴别旺炽性增生的布氏巢和

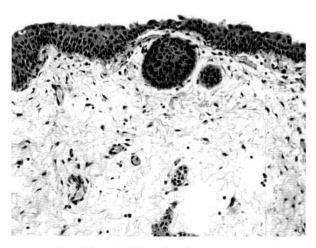

图 3.1　布氏巢位于完整的尿路上皮下

表 3.1　膀胱腺性病变及腺样病变的不同组织病理学特征

布氏巢	膀胱尿路上皮实性细胞巢；延伸至黏膜固有层中一致的深度；小叶状结构（尤其是上泌尿道）；缺乏固有肌层累及
囊性膀胱炎	布氏巢中央囊性变，囊腔面无腺性分化；延伸至黏膜固有层中一致的深度；小叶状结构（尤其是上泌尿道）；缺乏固有肌层累及
腺性膀胱炎	布氏巢中央腺性分化；腺上皮立方形或柱状，周围围绕尿路上皮；延伸至黏膜固有层中一致的深度；小叶状结构；缺乏固有肌层累及
肠上皮化生	黏膜固有层腺体增生；有大量产生黏液的杯状细胞，有时含有潘氏细胞；延伸至黏膜固有层中一致的深度；小叶状结构；缺乏固有肌层累及
尿路上皮癌微囊变型	特征性的囊，最大达 2cm；在膀胱壁浸润性生长；囊腔中可见坏死碎屑、PAS- 淀粉酶阳性的黏蛋白或空腔
小管状尿路上皮癌	小管结构为主；广泛浸润膀胱壁；缺乏肾源性腺瘤特征（管状 - 乳头状结构，立方上皮，靴钉样细胞）；PSA 和 PSAP 染色阴性
尿路上皮癌巢状变异型	浸润的癌细胞巢具有数量不等的小管腔，类似于布氏巢；浸润灶前沿局灶显著非典型性（核仁大，核染色质粗）；增殖紊乱；肿瘤与间质边界呈锯齿状；间质局灶黏液变或促结缔组织增生；广泛浸润膀胱壁（无论组织学分级）

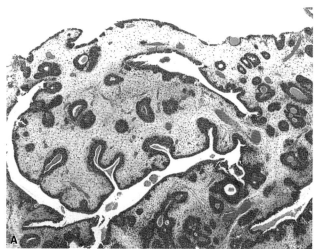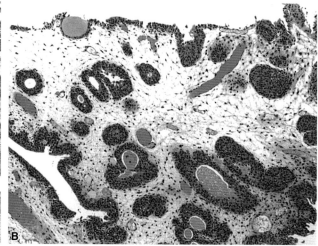

图 3.4　增生的布氏巢

尿路上皮癌巢状变异型[5]。他们发现这些标志物在染色上确实存在差别，但是差别很微小，实际工作中用处不大，因此，谨慎地应用组织病理学标准最为重要。

卡介苗治疗后，需注意仔细寻找残留的原位癌，它们可能仅存在于布氏巢中[6-8]（见第 7 章）。

3.2　囊性膀胱炎

囊性膀胱炎很可能是布氏巢中央囊性变的结果（图 3.6~3.8）。布氏巢中央囊性变形成一腺腔样结构，即为囊性膀胱炎。这种情况并不少见，在膀胱连续切片中高达 60%[2,9]，尤其多见于成

表 3.2　尿路上皮癌巢状变异型与旺炽性增生的布氏巢鉴别要点

	组织结构	管腔形态	细胞非典型性	浸润性生长	肌层侵犯
巢状变异型	密集的不规则腺体	多样	存在	存在	常有
旺炽性增生的布氏巢	大而边界规则的圆形细胞巢	多样	缺乏	缺乏	无

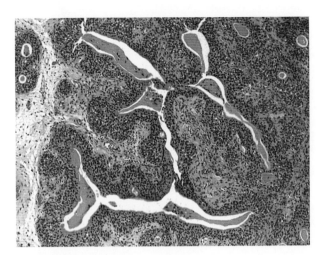

图 3.5　增生的布氏巢

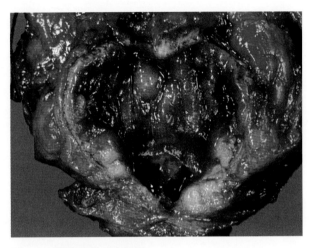

图 3.6　囊性膀胱炎肉眼观

人，儿童也常见。像腺性膀胱炎一样，囊性膀胱炎偶尔看起来像肿瘤[2,10-12]。

肉眼或膀胱镜下，囊性膀胱炎表现为黏膜内单个到多个分散的半透明颗粒或囊泡，直径2~5mm，灰白、黄褐色[2,13,14]（图 3.6），内含清亮或淡黄色液体。囊腔表面被覆立方或扁平尿路上皮[2,13]，囊腔内常充满嗜酸性液体。囊性膀胱炎不是癌前病变。

组织学上，囊性膀胱炎细胞巢由数层尿路上皮细胞组成，细胞没有明显非典型性，而且没有真正的腺性分化。

尽管这些本质上为良性的病变极为常见，偶尔还是会与巢状变异型膀胱尿路上皮癌相混淆。这种类型的癌看似良性，但临床生物学行为类似于高级别尿路上皮癌。某些囊性膀胱炎病例还需

与罕见的微囊型膀胱癌相鉴别。特别是在小活检组织，更应谨慎。总的来说，有助于鉴别诊断的组织学特征在于尿路上皮巢在黏膜固有层中的延伸深度一致，而不是浸润性的表象。在膀胱，大囊腔很常见，但是增殖的细胞团却不会深入固有肌层。有时可见轻度核非典型性，但不会有重度非典型性。这可能提示病变为囊性膀胱炎而不是膀胱原位癌。巢状型或微囊型膀胱尿路上皮癌浸润深部，癌组织可能有中度核非典型性。而微囊型膀胱癌罕见，诊断难度更大。该类型癌由大小不等的小管或囊性结构组成，细胞较温和。诊断囊性膀胱炎一个有用的特征是增生的上皮局限于黏膜浅层。但是对于浅表活检组织，诊断确实很有挑战性。

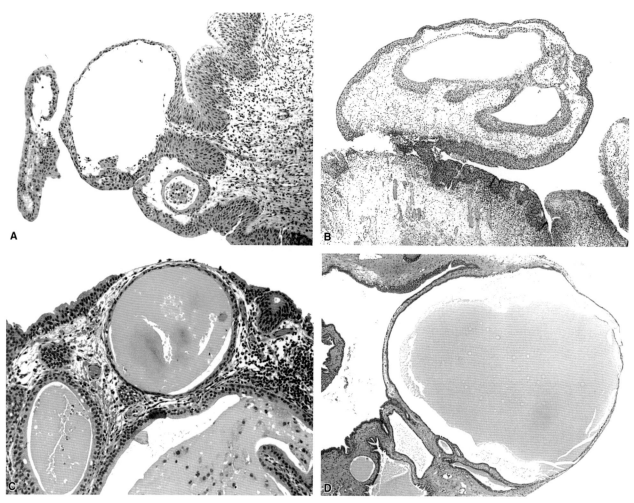

图 3.7　囊性膀胱炎（A~D）。增生的尿路上皮巢中央扩张形成囊腔

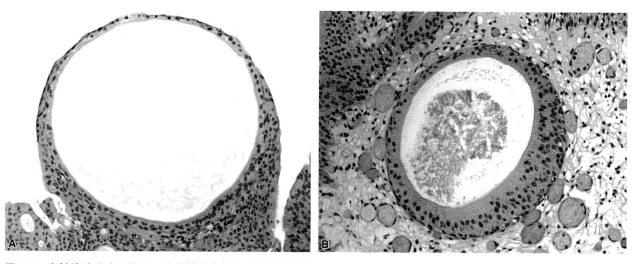

图 3.8　囊性膀胱炎（A和B）。注意管腔内粉色蛋白样分泌物

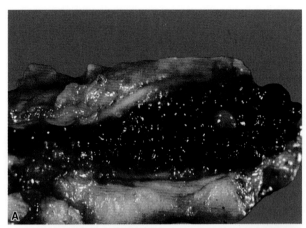

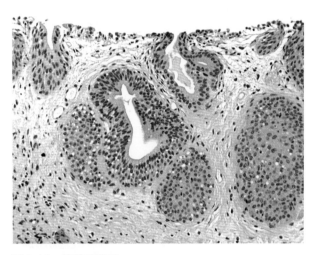

图 3.10　腺性膀胱炎

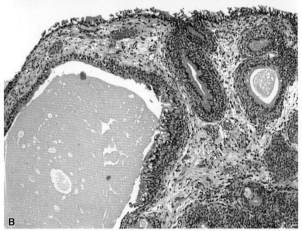

图 3.9　囊腺性膀胱炎。大体观（A）和显微镜下形态（B）

3.3　腺性膀胱炎和肠上皮化生

3.3.1　腺性膀胱炎，普通型（经典型）

与囊性膀胱炎一样，腺性膀胱炎可能是由布氏巢发展来的，常常伴膀胱刺激症状[2,9]（图3.9）。腺性膀胱炎特征性的结构是布氏巢中央腺性分化，腺腔表面被覆立方上皮细胞或柱状上皮细胞，周围围绕多层尿路上皮（图3.10和3.11）。有些作者认为，在慢性炎症或刺激下，尿路上皮发生了化生性改变，形成了腺性膀胱炎。像布氏巢一样，腺性膀胱炎很常见，在膀胱连续切片中高达71%，尤其是在膀胱三角区。它可能与某些罕见的儿童膀胱肿瘤有关[2,15]，一些

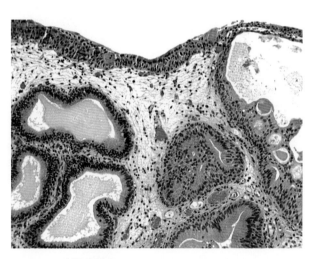

图 3.11　腺性膀胱炎

罕见病例与盆腔脂肪瘤病相关[2,16,17]。在一些神经性膀胱患者或长期留置导尿管的患者中可存在腺性膀胱炎[2,18]。

腺性膀胱炎可能有两种形式共存：普通型（经典型）和肠型，后者主要由大量的分泌黏液的杯状细胞组成。普通型腺性膀胱炎最常见，由立方上皮或柱状上皮构成腺腔，其旁围绕数层尿路上皮。Sung等指出这些病变类似于正常尿路上皮，特征性地表达CK7，不表达肠上皮分化标志物CDX-2和CK20[19]。

偶尔，长期的弥漫性腺性膀胱炎后可发生腺癌[2,20,21]。在这些病例，膀胱中常可见到各种异

常病变，包括腺体发育异常和原位腺癌[2,6]。肠上皮化生和肠型腺性膀胱炎不是膀胱腺癌的高度危险因素，尽管这一点仍有争议[2,22-28]。有时，在膀胱镜下，腺性膀胱炎特别是息肉样腺性膀胱炎看起来像恶性的。在这种情况下，由于囊性结构和管状结构的大小和形态变异很大，鉴别微囊型尿路上皮癌就颇具挑战性。传统上，当囊性膀胱炎与腺性膀胱炎共存时，使用术语"囊腺性膀胱炎"。

3.3.2 肠上皮化生（腺性膀胱炎，肠型）

肠型腺性膀胱炎由富含黏液的高柱状上皮或杯状细胞构成，类似于结肠上皮[2,27,29-31]。还可含有潘氏细胞和神经内分泌细胞。肠型腺性膀胱炎具有结肠上皮组织化学表型。肠化上皮异型性和核分裂少见。

一些研究人员试图区分腺性膀胱炎肠型（如上所述）和肠上皮化生（一种类似于肠型腺性膀胱炎的病变），将术语"化生"一词仅用于那些表面尿路上皮含有柱状细胞和杯状细胞的病例[2,32,33]。现在用"肠上皮化生"代替"腺性膀胱炎，肠型"，提示这是对一个有趣的增殖过程的更为精确的描述。

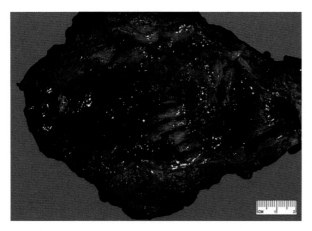

图 3.12　囊腺性膀胱炎和肠化（大体）

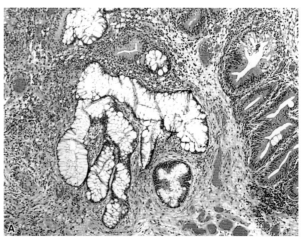

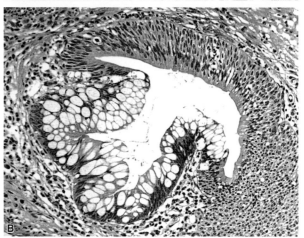

图 3.13　腺性膀胱炎中的肠上皮化生

总的来说，囊性膀胱炎和腺性膀胱炎常合并存在（图 3.12）。显微镜下，肠上皮化生表现为黏膜固有层腺体增生，类似于经典型腺性膀胱炎；但是，肠上皮化生与腺性膀胱炎不同，前者含有大量的分泌黏液的杯状细胞，而后者由立方上皮细胞或柱状上皮细胞周围围绕多层尿路上皮而成（图 3.13 和 3.14）。Sung 等发现，肠上皮化生的免疫表型与经典型腺性膀胱炎不同，表达CDX2 和CK20，不表达CK7，提示为真正的肠上皮分化[19]（图 3.15）。有时，病灶伴显著的细胞外黏液[34]，需与原发性腺癌或脐尿管癌相鉴别。这些病例称为"伴黏液外渗的旺炽性腺性膀胱炎，肠型"（图 3.16 和 3.17）。

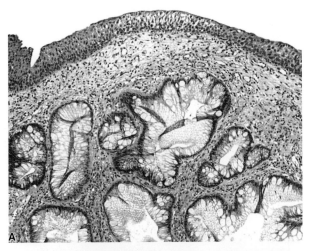

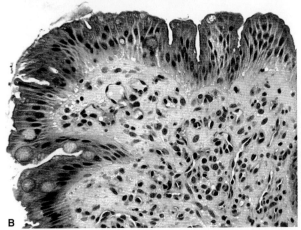

图 3.14　肠上皮化生（A 和 B）。注意表面上皮肠上皮化生（B）

肠上皮化生在膀胱腺癌中常可见到，但是否为癌前病变尚不确定。在上皮癌的发展过程中，普遍存在端粒缩短。Morton 等应用荧光原位杂交（FISH）研究端粒的长度，发现膀胱肠化细胞端粒的长度比邻近的正常尿路上皮明显缩短[35]（图 3.18）。对一组端粒缩短的病例进行 FISH 分析，发现这些病例与尿路上皮癌一样，也存在染色体异常。这些发现提示肠上皮化生实际上可能是膀胱腺癌的前驱病变。因此，作者建议对此种病变受累区域完全切除，消除各种炎性刺激并持续膀胱内镜随访。与此相反，Smith 等人则发现，无论是在膀胱癌还是良性病变标本中，腺性膀胱炎和肠上皮

化生都相当常见，这表明此类病变并不增加恶性风险[36]。

3.3.3　旺炽性腺性膀胱炎

旺炽性腺性膀胱炎通常是偶然发现的，形态上类似于腺癌，但没有间质浸润，也没有明显的细胞异型性[2,20,34,37,38]。若是在间质中或黏膜固有层深部见到扭曲的腺体，尤其是伴细胞异型性（即便是轻度异型），也应仔细评估，排除恶性。患者可能出现尿路刺激、梗阻症状或血尿。旺炽性腺性膀胱炎不具有恶性潜能。

肉眼观，腺性膀胱炎可能表现为结节状或息肉样，多见于膀胱三角区或膀胱颈。镜下，布氏巢发生腺体肠化及显著增生，增生的腺体位于黏膜固有层，腺腔表面被覆柱状细胞，可有或没有杯状细胞，部分腺体表现为腺性膀胱炎的常见类型（图 3.19~3.21）。大多数腺体被覆高柱状细胞，核位于基底，缺乏细胞非典型性；有时可见潘氏细胞。病变局限于黏膜固有层，没有明显的细胞异型性，但是有些病例很难与腺癌区分，尤其是在冰冻切片中。当黏膜固有层及固有肌层中出现没有细胞的黏液池时就更难区别了[2,34,39]。在这种病例，区分是高分化腺癌还是旺炽性腺性膀胱炎，依赖于细胞异型性的程度及异型细胞的范围。

旺炽性腺性膀胱炎的鉴别诊断包括腺癌，腺癌细胞异型性明显，呈浸润性生长，侵犯固有肌层，核分裂象易见。转移性前列腺癌看起来也与旺炽性腺性膀胱炎相似（图 3.22；见第 23 章和第 26 章）。子宫颈内膜或子宫内膜可以异位到膀胱固有肌层或黏膜固有层，但病变主要位于固有肌层。旺炽性腺性膀胱炎常可复发，需要积极治疗[2,40]。罕见情况下，旺炽性腺性膀胱炎间质中可有骨和软骨化生[2,41]。

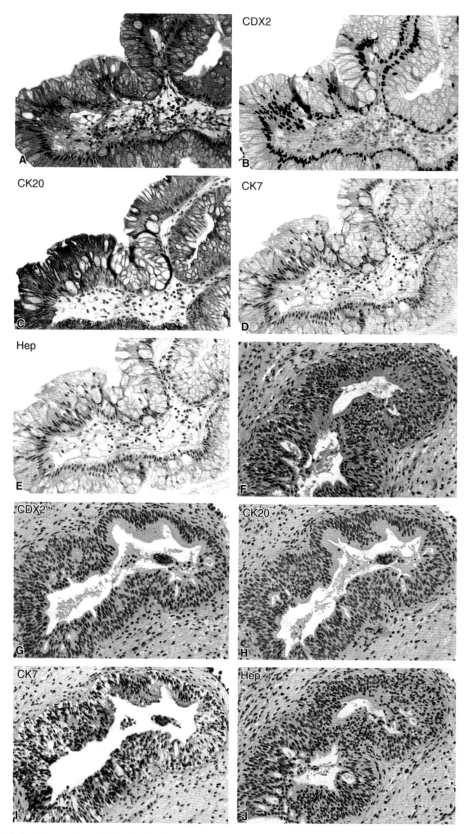

图 3.15　肠化尿路上皮（A~E）及经典型腺性膀胱炎（F~J）免疫组化染色。肠化尿路上皮（A）免疫组化：CDX2 核阳性（B），CK20 胞质阳性（C），CK7 阴性（D），Hep 阴性（E）；经典型腺性膀胱炎（F）免疫组化：CDX2、CK20、Hep 阴性（G、H、J），CK7 胞质阳性（I）

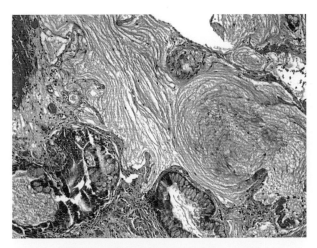

图 3.16　伴黏液外渗的旺炽性腺性膀胱炎，肠型

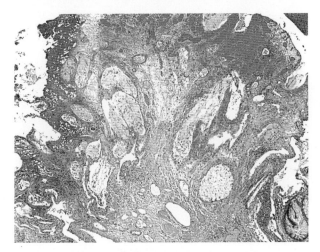

图 3.17　伴黏液外渗的旺炽性腺性膀胱炎，肠型

3.4　鳞状化生

鳞状化生分为角化型和非角化型。常见于埃及血吸虫感染、无功能的膀胱、膀胱外翻或严重慢性膀胱炎[18,42-45]。女性较男性更常见，多见于膀胱前壁[2,3,46]。一些研究指出角化型鳞状化生可能是癌前病变[2,47]。

膀胱镜下，病变黏膜增厚，呈现典型的白色或灰白色。有时病变可能非常醒目，伴不规则的角化物[2,48]（图 3.23）。显微镜下，鳞状上皮黏膜厚薄不一，表面常覆盖一层角化物（图 3.23-3.27）。细胞异型性常不明显但可能伴发育

异常或原位癌，意味着其他部位可能存在浸润性癌[2,3,49]。由于一些相互矛盾的研究发现，鳞状化生和鳞状细胞癌的关系一直存在争议[2,44,50-52]。梅奥诊所的一组数据指出，22% 的鳞状化生同时伴膀胱癌，在长达 30 年的随访中，另有 20% 的病例后来发展为癌[2,33]。从鳞状化生到发展为癌的中位间隔时间为 11 年。在膀胱血吸虫病患者，鳞状化生和鳞状细胞癌发生频率较高[2,34]。最近的一篇综述基于 54 年的经验，发现角化型鳞状化生在男性更为常见（80%），中位年龄 50 岁（13~80 岁）[47]。角化型鳞状化生被认为是膀胱挛缩、梗阻以及发展为癌的显著危险因素[2,47]。在 Khan 等的研究中，30 例中有 8 例（27%）进展为癌[47]。作者根据膀胱镜检查，将这些病例分为"局限型"和"广泛型"鳞状化生。"局限型"鳞状化生进展为癌的比率达 12%，而"广泛型"鳞状化生进展为癌的比率更高达 42%[47]。

鳞状化生需要与类似于阴道的非角化性糖原化鳞状上皮区分开，后者在育龄期及绝经女性正常膀胱三角区和膀胱颈部高达 86%[2,55,56]（图 3.28 和 3.29）。在早期的文献中，有些作者提到过膀胱三角区糖原化鳞状上皮，并命名为"膀胱三角区假膜性炎"，这一术语现已弃用。此型上皮罕见于男性，但经雌激素治疗的前列腺癌患者除外。在某些罕见病例，糖原化鳞状上皮可能非常厚[2,3]（图 3.29）。

3.5　肾源性化生（肾源性腺瘤）

肾源性化生（肾源性腺瘤，NA）非常普遍，膀胱最常见（55%），其次为尿道（41%），输尿管（4%）[2,57-64]。多发生于成年人（90%）[2,65,66]，男性更多（男：女约 2：1）。临床症状及内镜检

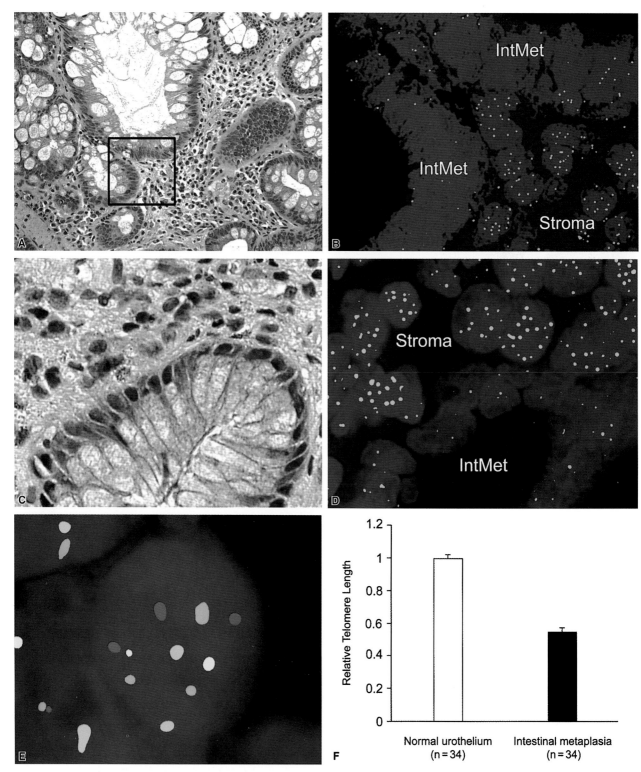

图 3.18 膀胱肠化上皮端粒缩短。（A）肠上皮化生 HE 染色，示黏膜固有层腺管结构表面衬覆柱状上皮，包括杯状细胞。（B）在（A）中插入端粒特异性探针，再用 FISH 检测，显示肠化细胞比邻近间质细胞端粒信号强度减弱。另一病例显示类似的结果（C 和 D）。（E）用一组 UroVysion 探针，含着丝粒（CEP）3、7、17 和基因座特异性探针（LSI）9p21，检测一肠化病例。杂交结果显示肠化细胞内见 3 个 CEP3 信号（红色）、3 个 CEP7 信号（绿色）、2 个 CEP17 信号（浅蓝色）和 2 个 LSI9p21 信号，表明 3 号和 7 号染色体获得。（F）正常尿路上皮和肠化上皮端粒长度的比较

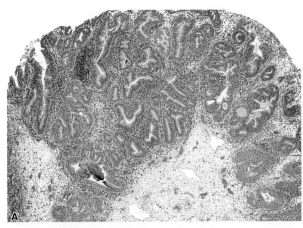

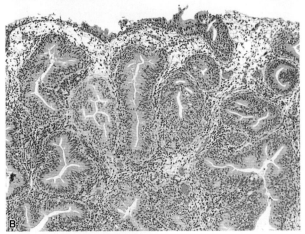

图 3.19　旺炽性腺性膀胱炎

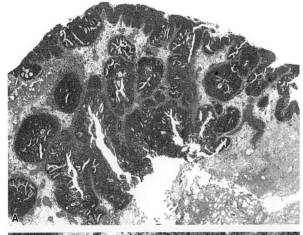

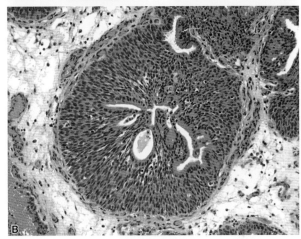

图 3.20　旺炽性布氏巢增生及腺性膀胱炎

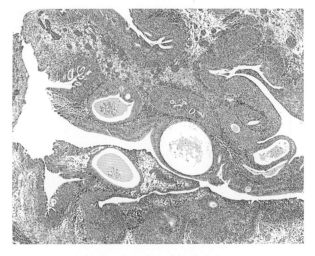

图 3.21　旺炽性布氏巢增生及腺性膀胱炎

查均不特异，可能有血尿、尿频、排尿困难[2,67]。大多数患者有手术史或一到多种刺激因素存在，如结石、创伤、膀胱炎或结核[2,68,69]。约 8% 的患者有肾移植史；在这类患者，肾性腺瘤细胞来自于供体肾的肾小管细胞而不是受体膀胱尿路上皮化生[2,62-64]。

术语"肾源性化生"和"肾源性腺瘤"为同名词，可能反映了这些病变有趣的发病机制。肾源性腺瘤可能不是新生物，而是尿路上皮对某种刺激的化生性适应（肾源性化生），因为这些病变常与各种病原微生物对黏膜的刺激有关。然而，在异性肾移植患者，采用 FISH 检测病变细胞，发现存在供体的性染色体，表明增生的细胞可能真的来源于肾[64]。至少本文认为，在供体输

尿管植入受体膀胱并术后立即留置导尿管时，肾小管上皮细胞可脱落，种植于损伤的泌尿道黏膜并增生形成肾源性腺瘤。

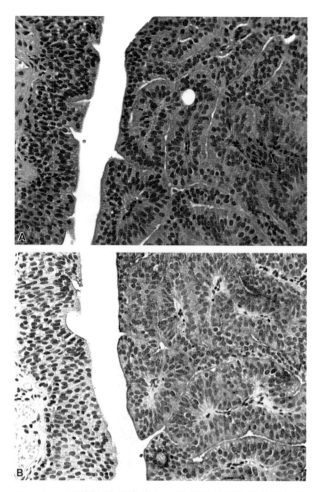

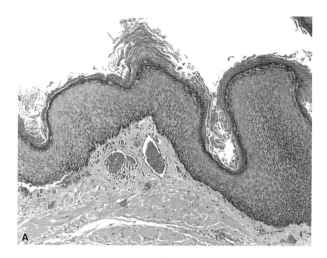

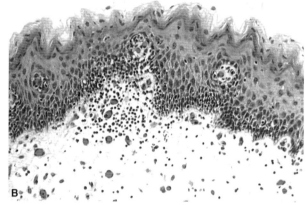

图 3.24　角化型鳞状上皮化生

图 3.22　转移性前列腺腺癌，类似于旺炽性腺性膀胱炎（A）。免疫组化示前列腺特异抗原（PSA）强阳性（B），尿路上皮（左侧）PSA 阴性

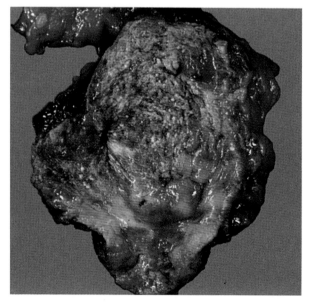

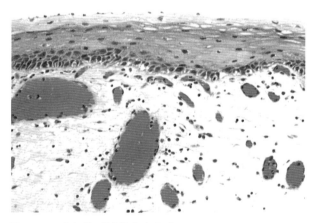

图 3.25　非角化型鳞状上皮化生

图 3.23　膀胱角化型鳞状上皮化生。表面黏膜增厚，皮革样，灰白（临床有外翻病史）

　　典型的肾源性化生常常为单个直径不超过1cm 的病灶，但偶有例外[2,70]。显微镜下，病变主要由小管组成[2,71]，也可以为乳头状、管状、囊状、管囊状、息肉样或罕见的弥漫片状（图3.30~3.37）。同一病变常可见多种生长模式混合

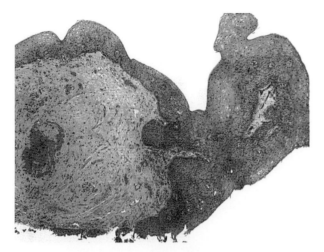

图 3.26　膀胱活检标本，非角化型鳞状化生

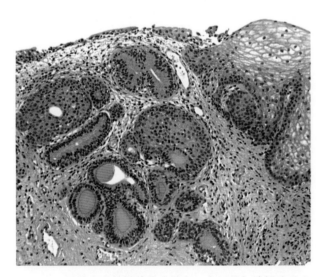

图 3.27　尿路上皮与鳞状化生移行；布氏巢与腺性膀胱炎

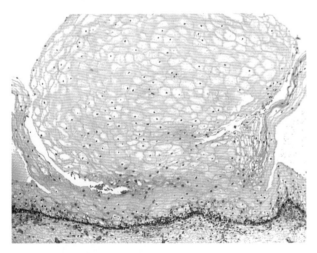

图 3.28　育龄期女性正常膀胱三角区糖原化鳞状上皮。阴道型非角化性糖原化鳞状上皮不应误认为是鳞状化生

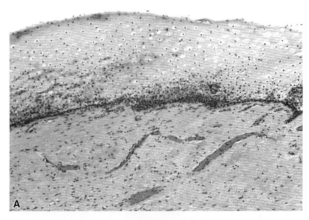

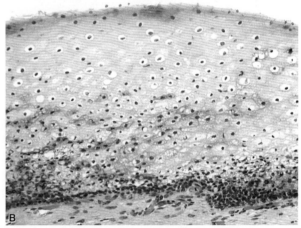

图 3.29　糖原化鳞状上皮。上皮增厚（A 和 B）

存在。肾源性腺瘤的乳头状成分看起来像尿路上皮肿瘤，但是乳头表面衬覆单层立方上皮，支持肾源性腺瘤的诊断。肾源性化生的小管为小而圆的中空腺管，类似于肾小管[2,72]。偶尔为实性巢，其周围绕以显著的基底膜样物，可用 PAS 染色显示[2,73]。小管常可扩张呈囊性，也可以几乎全部为实性巢。管腔常含有嗜酸性或嗜碱性分泌物呈弱的卡红染色。大部分小管、囊腔及乳头表面衬覆的是立方或低柱状上皮，胞质稀少，偶尔可含有大量透明胞质[2,74]。在高达 70% 的病例中小管和囊腔内表面衬附的是靴钉样细胞，大囊表面衬附的可能为扁平细胞。在肾源性腺瘤中还可看到印戒样细胞（图 3.37）。

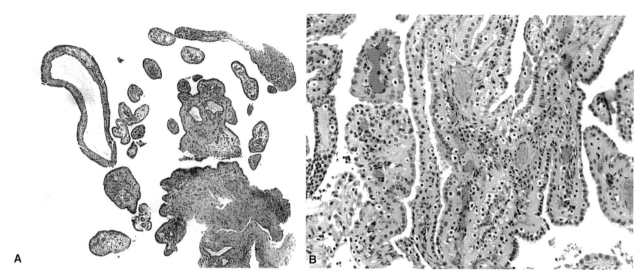

图 3.30 肾源性化生，乳头状型（A和B）

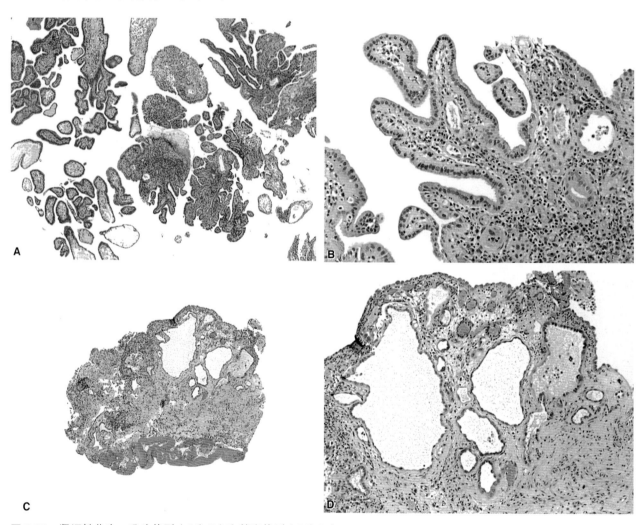

图 3.31 肾源性化生。乳头状型（A和B）和管囊状型（C和D）

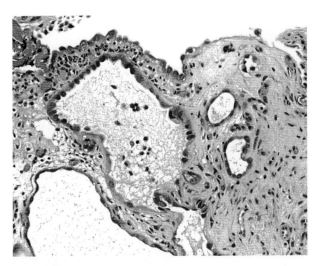

图 3.32　肾源性腺瘤，管囊状型，扩张的管腔衬附靴钉样细胞

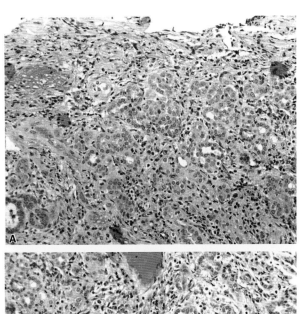

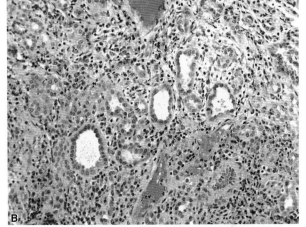

图 3.34　肾源性腺瘤，实性型和腺管型（A 和 B）

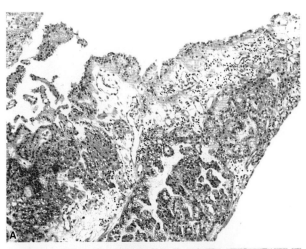

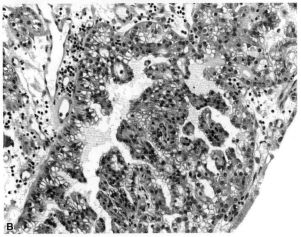

图 3.33　肾源性腺瘤，息肉样型（A 和 B）

在肾源性化生的细胞中可能有少许黏液，但基本上没有糖原。罕见核异型，若有异型，看起来像由反应性或退变引起[75]。核分裂象少或无。间质水肿，伴不等量炎性细胞浸润，有时炎性细胞非常显著。另外，间质内可能出现扩张的脉管、钙化、淀粉样物或多核巨细胞。显著的慢性膀胱炎，可能导致肾源性化生不太明显；肾源性化生可与鳞状化生和腺性化生并存。罕见情况下，肾源性化生与显著的间质钙化、软化斑或巨细胞病毒感染有关[2,76,77]。肾源性化生上皮为二倍体[2,78]，并且黏膜伴大量的肥大细胞，该细胞

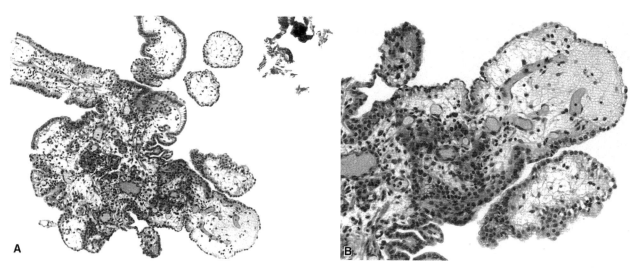

图 3.35　肾源性腺瘤，息肉样型（A和B）。类似于息肉样膀胱炎。表面仅衬附单层细胞，间质水肿、富含血管，伴少许炎性细胞浸润

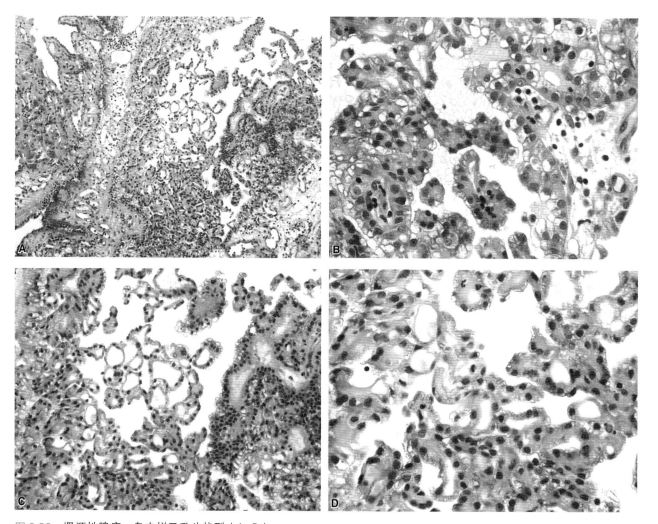

图 3.36　肾源性腺瘤，息肉样及乳头状型（A~D）

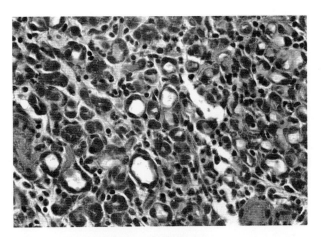

图 3.37　肾源性腺瘤伴印戒细胞特征

与 IgE 介导的变态反应有关[2,79]。

　　肾源性化生主要的鉴别诊断为腺癌和伴腺样分化的尿路上皮癌[2,12,80-84]（表 3.3；见第 13 章）。肾源性腺瘤的乳头状成分看起来像尿路上皮肿瘤；但是乳头表面衬附单层立方上皮支持肾源性腺瘤的诊断。增生的小管可能让人担心是腺癌，但缺乏明显的细胞异型性和核分裂活性，杂有腺管和乳头成分，间质水肿 / 炎性细胞浸润，这些特征更支持肾源性腺瘤而非腺癌，尤其是在有膀胱手术史的儿科患者。然而，肾源性腺瘤也可出现显著的细胞异型性（图 3.38）。这种病变称为"非典型肾源性化生"[83]。尽管细胞有非典型性，但仍为良性病变，不需要额外处理[83]。

　　基于肾源性腺瘤可能起源于肾小管上皮细胞[64]，Tong 及其同事在肾源性腺瘤、正常前列腺、尿路上皮、前列腺癌和尿路上皮癌中分别检测了肾特异性转录因子 PAX2[83]。他们发现所有肾源性腺瘤均表达 PAX2，而相应的正常上皮及前列腺 / 尿路上皮肿瘤均呈阴性表达，表明 PAX2 在这些病变的鉴别上可能是一个有用的标志物。

　　另外，还需要与透明细胞腺癌鉴别（见第 13 章）[2,82-84]。1986 年，Young 和 Scully 在 1/3 的病例中注意到了靴钉样细胞，类似于宫颈和阴道

的透明细胞腺癌[86]。肾源性腺瘤的鉴别点包括细胞异型性不明显，核分裂罕见，男性好发（而透明细胞腺癌多见于女性），小到显微镜下可见，鲜有丰富的透明胞质。在某些病例，肾源性化生的小管由含少许黏液的核被压扁的细胞衬附，类似于印戒细胞癌[2,87]。靴钉样细胞提示可能为膀胱透明细胞癌，但在肾源性化生中，约 70% 病例可出现局灶靴钉样细胞。实性小管伴透明胞质也提示可能为透明细胞癌[2,88]，但这种特征在肾源性化生少见或为局灶性[2,87,89]。支持透明细胞腺癌而非肾源性化生的组织学特点包括大量透明细胞，重度细胞异型性，显著的核分裂象，肿瘤性坏死，高增殖指数（MIB1）及 p53 强阳性[2,90]（表 3.3）。目前，最为困难的是在小标本或膀胱憩室活检组织中区分肾源性化生和透明细胞癌。如果是在前列腺尿道，肾源性化生可能被误认为前列腺腺癌。在腺癌的鉴别诊断中，Skinnider 等发现肾源性腺瘤 α- 甲基丙烯 - 辅酶 A 消旋酶（AMACR 或 P504S）可能呈阳性，这可能与前列腺腺癌混淆，特别是在前列腺尿道[91]。而且，高分子量角蛋白和 p63 缺失，更进一步被误认为是腺癌。Gupta 等报道了类似的发现，提出应仔细观察 HE 染色切片，形态学是鉴别诊断最重要的因素[92]。肾源性腺瘤重要的鉴别特征包括缺乏显著的细胞异型性 / 核分裂象，或出现管状、乳头状成分及靴钉样细胞混合、间质水肿或炎症反应。前列腺特异抗原（PSA）表达缺失可辅助诊断肾源性腺瘤。

　　Cheng 及其同事讨论了 18 例伴细胞非典型性的肾源性腺瘤（非典型肾源性化生），问题就更复杂了[83]。这些病变由于细胞出现明确的核大、深染、核仁明显，高度怀疑为恶性；但这些患者在随访 3.5 年中无一例进展为膀胱癌。作者认为

表3.3　肾源性腺瘤、透明细胞腺癌、前列腺腺癌的临床病理特征鉴别要点

肾源性腺瘤	男性好发；细胞异型性轻微（仅限于非典型NA，可有核大/深染、核仁明显）；缺乏多形性；间质水肿、炎性细胞浸润；罕见核分裂象；小到显微镜下可见；局限性生长（可能杂入浅表肌纤维中）；局限于黏膜固有层；缺乏坏死；鲜有大量的透明胞质；p53局灶阳性（非典型NA可达20%）；Ki-67计数小于14/200细胞；PAX2阳性；PSA阴性
透明细胞腺癌	女性好发；肿瘤常很大；细胞异型性较大；坏死；显著的核分裂象；p53强阳性；Ki-67计数大于32/200细胞；PSA和PSAP阴性
前列腺腺癌	男性发生；PSA和（或）PSAP阳性；缺乏NA中的管乳头状成分（前列腺导管腺癌除外）；PAX2阴性

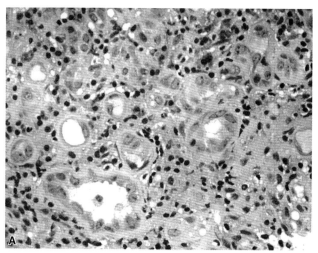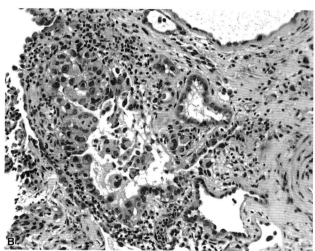

图3.38　肾源性化生伴细胞非典型性（非典型性硬化性腺病）

肾源性腺瘤的诊断特征包括病变局限于黏膜固有层，病灶小，缺乏核分裂象、坏死、核多形性，伴间质水肿和炎性细胞浸润。

Hansel及其同事描述了肾源性腺瘤的一种罕见变异型，即肾源性腺瘤混合有纤维黏液样区，该区由成纤维细胞样梭形细胞、小血管、细胞外纤维黏液样基质组成[93]（图3.39）。这种病变称为"纤维黏液样肾源性腺瘤"，看起来非常像浸润性黏液腺癌。这些患者大部分有前列腺癌或膀胱癌病史，1例没有病史，还有1例在病变周围找到了癌伴细胞外黏液分泌。作者认为，伴这种独特现象的病变，如果有典型的肾源性腺瘤形态学特征及免疫组化表型，可避免被误诊为黏液腺癌。

最后，肾源性腺瘤需与小管状/腺泡变异型膀胱尿路上皮癌鉴别，这种极罕见的尿路上皮癌主要由小管和腺泡构成[94]。在这些病例中，很可能无法区分前列腺腺癌和肾源性腺瘤。肿瘤细胞PSA和前列腺特异性酸性磷酸酶（PSAP）阴性可能支持肾源性腺瘤的诊断。形态上出现管状、乳头状结构，衬附立方上皮、低柱状上皮或偶尔为靴钉样细胞，支持诊断为肾源性腺瘤。小管状/腺泡变异型膀胱尿路上皮癌尽管组织学形态较温和，但可能广泛浸润膀胱壁。

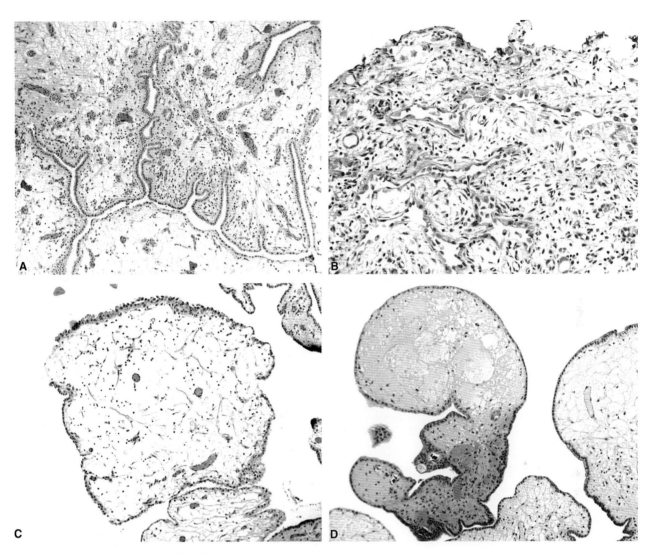

图 3.39　肾源性化生，纤维黏液样型（A~D）

3.6　尿路上皮增生

3.6.1　平坦型（简单型）尿路上皮增生

平坦型尿路上皮增生（又称为简单型尿路上皮增生或非乳头状尿路上皮增生）与膀胱炎、结石病及膀胱新生物，尤其是乳头状新生物有关[2,95,96]。

这种少见的病变可能代表了尿路上皮乳头状肿瘤发展的早期阶段。由于缺乏大范围的筛查，平坦型尿路上皮增生的发生率不清楚[2,96-98]。

组织学上，尿路上皮增生常常是局灶性的，细胞层数增多，常达 10 层或更多（图 3.40 和 3.41）。但细胞层数并不是诊断所必需的。增生的细胞异型性不大，核可能有轻度增大。细胞从基底层到表面显示明显的分化成熟现象[2,99]。在异型增生或原位癌旁黏膜组织中偶尔可看到平坦型尿路上皮增生，这种情况少见。平坦型尿路上皮增生的假乳头状生长较罕见，且缺乏特征性的纤维血管轴心。

平坦型尿路上皮增生需除外类似的形态包括挤压或切面造成的假象[2,96]，并应与尿路上皮异

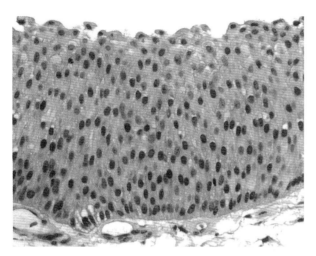

图 3.40　平坦型尿路上皮增生。成熟的尿路上皮一致性排列，不形成乳头结构，没有核非典型性；通常比正常黏膜厚

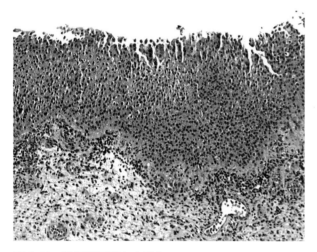

图 3.41　平坦型尿路上皮增生

型增生和原位癌鉴别（第 6 章和第 7 章进一步讨论）。

分子遗传学研究已将平坦型尿路上皮增生确定为癌前病变。兼有平坦型尿路上皮增生和低级别乳头状尿路上皮癌的病例中，两种病变都存在 9 号染色体缺失的病例约占 71%[2,97,98]。通过 FISH 检测低级别乳头状肿瘤旁平坦型尿路上皮增生和正常尿路上皮的 9q22（FACC）和 9p21（p16/CDK12），均显示存在 9 号染色体缺失。在 8% 尿路上皮增生和低级别癌中也发现 17p13 缺失。在该研究中，病变周围看似正常的尿路上皮也存在相同的染色体异常。而且，平坦型尿路上皮增生和乳头状癌并存的病例中约 50% 具有同源性[2,97]。近来的分子研究发现，在平坦型尿路上皮增生和低级别乳头状肿瘤中，均存在 9 号染色体缺失和成纤维细胞生长因子受体 3（FGFR3）突变，进一步支持这两者在遗传学上可能有关系。Majewski 等进一步在膀胱癌伴随的良性增生性病变中，发现 3q22~q24，5q22~q31，10q26，13q14 和 17p13 的杂合性缺失[100]。

总而言之，分子遗传学数据显示平坦型病变具有恶变潜能，这种潜能与细胞表型无关，表明平坦型尿路上皮增生在低级别乳头状尿路上皮癌的发生中可能起作用。但是，如果仅有平坦型病变，则没有证据证明其恶变潜能[2,99]。

3.6.2　乳头状增生

在尿路上皮增生谱系中，存在乳头状增生；大多数患者同时伴尿路上皮乳头状肿瘤。术语"乳头状尿路上皮增生"存在争议，所以很少使用。这种病变常并存于乳头状尿路上皮癌或在随访患者活检组织中发现[2,101,102]。尿路上皮黏膜增生形成波浪样乳头状增生的皱褶，缺乏细胞非典型性和特征性的纤维血管轴心（图 3.42 和 3.43）。乳头状增生虽然被认为是"增生"，但其表面仅被覆 4~7 层表观正常的尿路上皮，细胞缺乏非典型性，胞核仍维持极性。乳头皱褶基底部间质血管增多。从遗传学相关性来说，该病变被认为是乳头状尿路上皮癌的前驱病变[2,103]，但有人认为它实际上代表的是早期未被诊断的乳头状癌。

乳头状增生的临床研究非常有限。Taylor 等报道了 16 例低级别尿路上皮肿瘤同时或随后发生"典型的"乳头状增生[101]。大部分患者为男性（男性 11 例，女性 5 例），平均年龄 67.5 岁（40~

89 岁）。Swierczynski 和 Epstein 在随后的研究中，报道了 15 例伴从异型增生到平坦型原位癌（非典型

乳头状尿路上皮增生）的不同程度非典型性的乳头状尿路上皮增生[104]。该研究中大多数患者发展为高级别尿路上皮肿瘤。相比而言，之前 Taylor 等发现低级别肿瘤患者伴的乳头状增生不具有非典型性。综上所述，这些临床病理研究提示乳头状增生可能是低级别乳头状肿瘤的前驱病变，而非典型乳头状增生可能进展为原位癌及高级别乳头状癌。

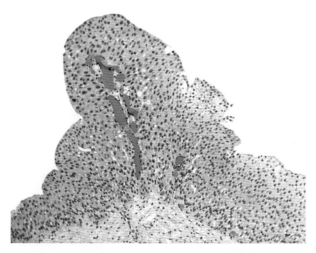

图 3.42　乳头状增生。显微镜下呈乳头状生长，没有细胞非典型性。该图代表早期乳头状瘤或乳头状增生

鉴别诊断主要包括乳头状瘤，低级别乳头状癌及息肉样膀胱炎[1,4]。与低级别乳头状肿瘤和乳头状瘤相比，乳头状增生缺乏明确的纤维血管轴心、乳头分支或分离的乳头小叶。乳头皱褶基底部间质可出现血管增多，但是不会向上延伸至乳头结构内。在弥漫性乳头状瘤病，黏膜呈广泛的细小乳

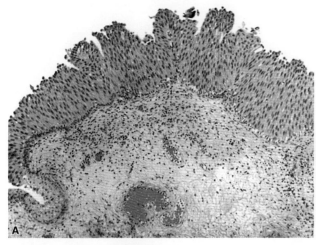

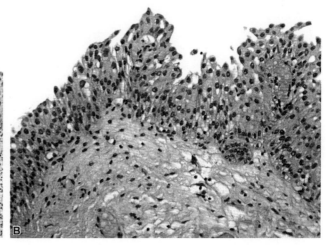

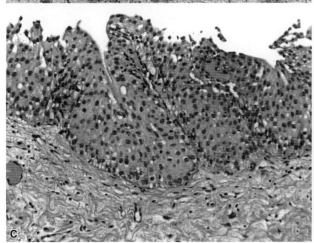

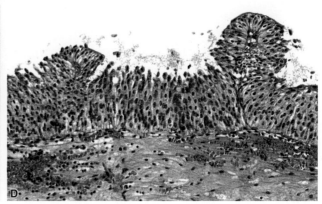

图 3.43　乳头状增生（A~D）

头状突起，膀胱镜下呈现天鹅绒般的外观（见第 5 章）。息肉样膀胱炎具有广基的蒂和炎性细胞，某些息肉样膀胱炎具有纤细的指状乳头，而乳头状增生缺乏这些特点，常常没有明显的慢性炎性细胞。

膀胱镜检查时，膀胱炎症性"乳头状增生"可能不易与癌区分；本书认为更合理的名称应该是"乳头状膀胱炎"（见第 2 章）。显微镜下，有典型的肉芽组织，伴多少不等的急性、慢性炎性细胞，偶尔乳头表面细胞脱落。这类病例在早期文献中称为"颗粒性膀胱炎（cystitis granulosa）"。

3.6.3 假癌样上皮增生

"假癌样上皮增生"（过度增生），旺炽性布氏巢的一种罕见类型，最初被认为是一种放疗或化疗相关性病变，近来的报道认为它与两者皆无关 [37,105]。组织学上，上皮巢呈假浸润性生长，有时可伴鳞状化生，其旁见扩张的血管，血管内常见纤维蛋白血栓（图 3.44 和 3.45）。这些形态不规则的上皮巢，看起来非常像浸润癌。

（王满香　译）

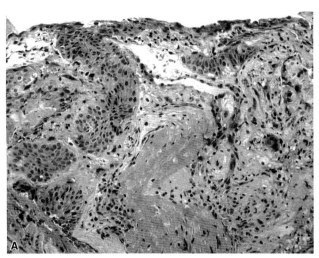
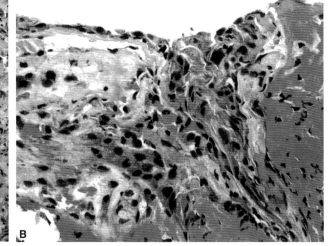

图 3.44　假癌样上皮增生（A 和 B）

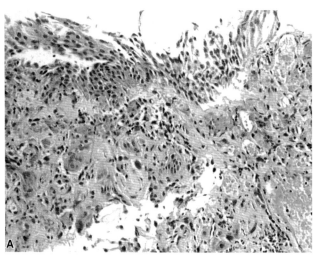
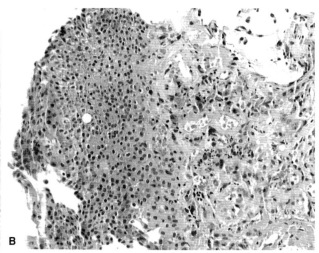

图 3.45　假癌样上皮增生（A 和 B）

参考文献

1. Young RH. Non-neoplastic disorders of the urinary bladder. In: Bostwick DG, Cheng L, eds. Urologic Surgical Pathology, 2nd ed. Philadelphia: Elsevier/Mosby, 2008; 215–58.
2. Wiener DP, Koss LG, Sablay B, Freed SZ. The prevalence and significance of Brunn's nests, cystitis cystica and squamous metaplasia in normal bladders. J Urol 1979; 122:317–21.
3. Young RH, Wick MR. Transitional cell carcinoma of the urinary bladder with pseudosarcomatous stroma. Am J Clin Pathol 1988; 90:216–9.
4. Cheng L, Bostwick DG. Overdiagnosis of bladder carcinoma. Anal Quant Cytol Histol 2008; 30:261–4.
5. Volmar KE, Chan TY, De Marzo AM, Epstein JI. Florid von Brunn nests mimicking urothelial carcinoma: a morphologic and immunohistochemical comparison to the nested variant of urothelial carcinoma. Am J Surg Pathol 2003; 27:1243–52.
6. Lopez-Beltran A, Luque RJ, Moreno A, Bollito E, Carmona E, Montironi R. The pagetoid variant of bladder urothelial carcinoma in situ. A clinicopathological study of 11 cases. Virchows Arch 2002; 441:148–53.
7. Lopez-Beltran A, Luque RJ, Oliveira PS, Aydin NE, Mazerolles C, Montironi R. Urothelial carcinoma of the bladder, lipid cell variant (UCBLCV). Immunohistochemical and clinico-pathologic findings in seven cases (abstract). Mod Pathol 2002; 15:171A.

8. Williamson SR, Montironi R, Lopez-Beltran A, MacLennan GT, Davidson DD, Cheng L. Diagnosis, evaluation and treatment of carcinoma in situ of the urinary bladder: the state of the art. Crit Rev Oncol Hematol 2010; 76:112–26.
9. Ito N, Hirose M, Shirai T, Tsuda H, Nakanishi K, Fukushima S. Lesions of the urinary bladder epithelium in 125 autopsy cases. Acta Pathol Jpn 1981; 31:545–57. 67 Urothelial Metaplasia and Hyperplasia.
10. Singh I, Ansari MS. Cystitis cystica glandularis masquerading as a bladder tumor. Int Urol Nephrol 2001; 33:635–6.
11. Montironi R, Lopez-Beltran A, Scarpelli M, Mazzucchelli R, Cheng L. Morphological classification and definition of benign, preneoplastic and non-invasive neoplastic lesions of the urinary bladder. Histopathology 2008; 53:621–33.
12. Williamson SR, Lopez-Beltran A, Montironi R, Cheng L. Glandular lesions of the urinary bladder:clinical significance and differential diagnosis. Histopathology 2011; 58:811–34.
13. Jost SP, Dixon JS, Gosling JA. Ultrastructural observations on cystitis cystica in human bladder urothelium. Br J Urol 1993; 71:28–33.
14. Parker C. Cystitis cystica and glandularis: a study of 40 cases. Proc R Soc Med 1970; 63:239–42.
15. Defoor W, Minevich E, Sheldon C. Unusual bladder masses in children. Urology 2002; 60:911.
16. Tong RS, Larner T, Finlay M,

Agarwal D, Costello AJ. Pelvic lipomatosis associated with proliferative cystitis occurring in two brothers. Urology 2002; 59:602.
17. Granados EA, Algaba F, Vicente Rodriguez J. Cystitis glandularis. Arch Esp Urol 1999; 52:119–22.
18. Delnay KM, Stonehill WH, Goldman H, Jukkola AF, Dmochowski RR. Bladder histological changes associated with chronic indwelling urinary catheter. J Urol 1999; 161:1106–8; discussion 1108–9.
19. Sung MT, Lopez-Beltran A, Eble JN, MacLennan GT, Tan PH, Montironi R, Jones TD, Ulbright TM, Blair JE, Cheng L. Divergent pathway of intestinal metaplasia and cystitis glandularis of the urinary bladder. Mod Pathol 2006; 19:1395–401.
20. Ward AM. Glandular neoplasia within the urinary tract. The aetiology of adenocarcinoma of the urothelium with a review of the literature. I. Introduction: the origin of glandular epithelium in the renal pelvis, ureter and bladder. Virchows Arch A Pathol Pathol Anat 1971; 352:296–311.
21. Wells M, Anderson K. Mucin histochemistry of cystitis glandularis and primary adenocarcinoma of the urinary bladder. Arch Pathol Lab Med 1985; 109:59–61.
22. Corica FA, Husmann DA, Churchill BM, Young RH, Pacelli A, Lopez-Beltran A, Bostwick DG. Intestinal metaplasia is not a strong risk factor for bladder cancer: study of 53 cases with long-term followup. Urology 1997; 50:427–31.

23. Bell TE, Wendel RG. Cystitis glandularis: Benign or malignant? J Urol 1968; 100:462–5.

24. Susmano D, Rubenstein AB, Dakin AR, Lloyd FA. Cystitis glandularis and adenocarcinoma of the bladder. J Urol 1971; 105:671–4.

25. Belman AB. The clinical significant of cystitis cystica in girls: results of a prospective study. J Urol 1978; 119:661–3.

26. Bullock PS, Thoni DE, Murphy WM. The significance of colonic mucosa (intestinal metaplasia) involving the urinary tract. Cancer 1987; 59:2086–90.

27. Theuring F. Cystitis glandularis of the intestinal type (= intestinal metaplasia) in the urinary bladder mucosa with functionally significant pseudotumor formation. Pathologe 1992; 13:235–40.

28. Willemen P, Van Poppel H, Baert L. Ectopic colonic epithelium of the bladder complicated by development of an adenocarcinoma. Acta Urol Belg 1992; 60:147–9.

29. Davies G, Castro JE. Cystitis glandularis. Urology 1977; 10:128–9.

30. Davis EL, Goldstein AM, Morrow JW. Unusual bladder mucosal metaplasia in a case of chronic prostatitis and cystitis. J Urol 1974; 111:767–9.

31. Lin JI, Yong HS, Tseng CH, Marsidi PS, Choy C, Pilloff B. Diffuse cystitis glandularis. Associated with adenocarcinomatous change. Urology 1980; 15:411–5.

32. Gordon A. Intestinal metaplasia of the urinary tract epithelium. J Pathol Bacteriol 1963; 85:441–4.

33. Mostofi FK. Potentialities of bladder epithelium. J Urol 1954; 71:705–14.

34. Young RH, Bostwick DG. Florid cystitis glandularis of intestinal type with mucin extravasation: a mimic of adenocarcinoma. Am J Surg Pathol 1996; 20:1462–8.

35. Morton MJ, Zhang S, Lopez-Beltran A, MacLennan GT, Eble JN, Montironi R, Sung MT, Tan PH, Zheng S, Zhou H, Cheng L. Telomere shortening and chromosomal abnormalities in intestinal metaplasia of the urinary bladder. Clin Cancer Res 2007; 13:6232–6.

36. Smith AK, Hansel DE, Jones JS. Role of cystitis cystica et glandularis and intestinal metaplasia in development of bladder carcinoma. Urology 2008; 71:915–8.

37. Young RH. Tumor-like lesions of the urinary bladder. Mod Pathol 2009; 22 Suppl 2:S37–52.

38. Heyns CF, De Kock ML, Kirsten PH, van Velden DJ. Pelvic lipomatosis associated with cystitis glandularis and adenocarcinoma of the bladder. J Urol 1991; 145:364–6.

39. Jacobs LB, Brooks JD, Epstein JI. Differentiation of colonic metaplasia from adenocarcinoma of urinary bladder. Hum Pathol 1997; 28:1152–7.

40. Sauty L, Ravery V, Toublanc M, Boccon-Gibod L. Florid glandular cystitis: study of 3 cases and review of the literature. Prog Urol 1998; 8:561–4.

41. Quilter TN. Embryoma of the urinary bladder. J Urol 1956; 76:392–5.

42. Kaufman JM, Fam B, Jacobs SC, Gabilondo F, Yalla S, Kane JP, Rossier AB. Bladder cancer and squamous metaplasia in spinal cord injury patients. J Urol 1977; 118:967–71.

43. Montgomerie JZ, Holshuh HJ, Keyser AJ, Bennett CJ, Schick DG. 28 K in squamous metaplasia of the bladder in patients with spinal cord injury. Paraplegia 1993; 31:105–10.

44. Stonehill WH, Dmochowski RR, Patterson AL, Cox CE. Risk factors for bladder tumors in spinal cord injury patients. J Urol 1996; 155:1248–50.

45. Widran J, Sanchez R, Gruhn J. Squamous metaplasia of the bladder: a study of 450 patients. J Urol 1974; 112:479–82.

46. Ozbey I, Aksoy Y, Polat O, Bicgi O, Demirel A. Squamous metaplasia of the bladder: findings in 14 patients and review of the literature. Int Urol Nephrol 1999; 31:457–61. 68 Urothelial Metaplasia and Hyperplasia.

47. Khan MS, Thornhill JA, Gaffney E, Loftus B, Butler MR. Keratinising squamous metaplasia of the bladder: natural history and rationalization of management based on review of 54 years experience. Eur Urol 2002; 42:469–74.

48. Morgan RJ, Cameron KM. Vesical leukoplakia. Br J Urol 1980; 52:96–100.

49. Locke JR, Hill DE, Walzer Y. Incidence of squamous cell carcinoma in patients with long-term catheter drainage. J Urol 1985; 133:1034–5.

50. O'Flynn JD, Mullaney J. Vesical leukoplakia progressing to carcinoma. Br J Urol 1974; 46:31–7.

51. Reece RW, Koontz WW Jr. Leukoplakia of the urinary tract: a review. J Urol 1975; 114:165–71.

52. Walts AE, Sacks SA. Squamous metaplasia and invasive epidermoid carcinoma of bladder. Urology 1977; 9:317–20.

53. Benson RC Jr, Swanson SK, Farrow GM. Relationship

of leukoplakia to urothelial malignancy. J Urol 1984; 131:507–11.

54. Khafagy MM, el-Bolkainy MN, Mansour MA. Carcinoma of the bilharzial urinary bladder. A study of the associated mucosal lesions in 86 cases. Cancer 1972; 30:150–9.

55. Long ED, Shepherd RT. The incidence and significance of vaginal metaplasia of the bladder trigone in adult women. Br J Urol 1983; 55:189–94.

56. Tyler DE. Stratified squamous epithelium in the vesical trigone and urethra: findings correlated with the menstrual cycle and age. Am J Anat 1962; 111:319–35.

57. Bhagavan BS, Tiamson EM, Wenk RE, Berger BW, Hamamoto G, Eggleston JC. Nephrogenic adenoma of the urinary bladder and urethra. Hum Pathol 1981; 12:907–16.

58. Ford TF, Watson GM, Cameron KM. Adenomatous metaplasia (nephrogenic adenoma) of urothelium. An analysis of 70 cases. Br J Urol 1985; 57:427–33.

59. Friedman NB, Kuhlenbeck H. Adenomatoid tumors of the bladder reproducing renal structures (nephrogenic adenomas). J Urol 1950; 64:657–70.

60. Molland EA, Trott PA, Paris AM, Blandy JP. Nephrogenic adenoma: a form of adenomatous metaplasia of the bladder. A clinical and electron microscopical study. Br J Urol 1976; 48:453–62.

61. Oliva E, Young RH. Nephrogenic adenoma of the urinary tract: a review of the microscopic appearance of 80 cases with emphasis on unusual features. Mod Pathol 1995; 8: 722–30.

62. Fournier G, Menut P, Moal MC, Hardy E, Volant A, Mangin P. Nephrogenic adenoma of the bladder in renal transplant recipients: A report of 9 cases with assessment of deoxyribonucleic acid ploidy and long-term followup. J Urol 1996; 156:41–4.

63. Pycha A, Mian C, Reiter WJ, Brossner C, Haitel A, Wiener H, Maier U, Marberger M. Nephrogenic adenoma in renal transplant recipients: A truly benign lesion? Urology 1998; 52:756–61.

64. Mazal PR, Schaufler R, Altenhuber-Muller R, Haitel A, Watschinger B, Kratzik C, Krupitza G, Regele H, Meisl FT, Zechner O, Kerjaschki D, Susani M. Derivation of nephrogenic adenomas from renal tubular cells in kidney-transplant recipients. N Engl J Med 2002; 347:653–9.

65. Young RH, Scully R. Clear cell adenocarcinoma of the bladder and urethra: a report of three cases and review of the literature. Am J Surg Pathol 1985; 9:816–26.

66. Heidenreich A, Zirbes TK, Wolter S, Engelmann UH. Nephrogenic adenoma: a rare bladder tumor in children. Eur Urol 1999; 36:348–53.

67. Porcaro AB, D'Amico A, Ficarra V, Balzarro M, Righetti R, Martignoni G, Cavalleri S, Malossini G. Nephrogenic adenoma of the urinary bladder: our experience and review of the literature. Urol Int 2001; 66:152–5.

68. Davis TA. Hamartoma of the urinary bladder. Northwest Med 1949; 48:182–5.

69. Muto G, Comi L, Baldini D. Nephrogenic adenoma of the bladder associated with urinary tuberculosis. Case report. Minerva Urol Nefrol 1993; 45:77–81.

70. O'Shea PA, Callaghan JF, Lawlor JB, Reddy VC. "Nephrogenic adenoma": an unusual metaplastic change of urothelium. J Urol 1981; 125:249–52.

71. Pierre-Louis ML, Kovi J, Jackson A, Ucci A, Pinn-Wiggins VW. Nephrogenic adenoma: a light and electron microscopic and immunohistochemical study. J Natl Med Assoc 1985; 77:201–5.

72. Devine P, Ucci AA, Krain H, Gavris VE, Bhagavan BS, Heaney JA, Alroy J. Nephrogenic adenoma and embryonic kidney tubules share PNA receptor sites. Am J Surg Pathol 1984; 81:728–32.

73. Emmett JL, McDonald JD. Proliferation of glands of the urinary bladder simulating malignant neoplasm. J Urol 1942; 48:257–61.

74. McIntire TL, Soloway MS, Murphy WM. Nephrogenic adenoma. Urology 1987; 29:237–41.

75. Cheng L, Leibovich BC, Cheville JC, Ramnani DM, Sebo TJ, Nehra A, Malek RS, Zincke H, Bostwick DG. Squamous papilloma of the urinary tract is unrelated to condyloma acuminata. Cancer 2000; 88:1679–86.

76. Hung SY, Tseng HH, Chung HM. Nephrogenic adenoma associated with cytomegalovirus infection of the ureter in a renal transplant patient: presentation as ureteral obstruction. Transpl Int 2001; 14:111–4.

77. Raghavaiah NV, Noe HN, Parham DM, Murphy WM. Nephrogenic adenoma of urinary bladder associated with malakoplakia. Urology 1980; 15:190–3.

78. Wiener HG, Remkes GW, Birner P, Pycha A, Schatzl G, Susani M, Breitenecker G. DNA profiles and numeric histogram classifiers in nephrogenic adenoma. Cancer 2002; 96:117–22.

79. Aldenborg F, Peeker R, Fall M, Olofsson A, Enerback L. Metaplastic transformation of urinary bladder epithelium:

effect on mast cell recruitment, distribution, and phenotype expression. Am J Pathol 1998; 153:149–57.

80. Young RH. Pseudoneoplastic lesions of the urinary bladder and urethra: a selective review with emphasis on recent information. Semin Diagn Pathol 1997; 14:133–46. 69 Urothelial Metaplasia and Hyperplasia.

81. Young RH, Oliva E, Garcia JA, Bhan AK, Clement PB. Urethral caruncle with atypical stromal cells simulating lymphoma or sarcoma—a distinctive pseudoneoplastic lesion of females. A report of six cases. Am J Surg Pathol 1996; 20:1190–5.

82. Cheng L, Lopez-Beltran A, MacLennan GT, Montironi R, Bostwick DG. Neoplasms of the urinary bladder. In: Bostwick DG, Cheng L, eds. Urologic Surgical Pathology, 2nd ed. Philadelphia: Elsevier/Mosby, 2008; 259–352.

83. Cheng L, Cheville JC, Sebo TJ, Eble JN, Bostwick DG. Atypical nephrogenic metaplasia of the urinary tract: A precursor lesion? Cancer 2000; 88:853–61.

84. Sung MT, Zhang S, MacLennan GT, Lopez-Beltran A, Montironi R, Wang M, Tan PH, Cheng L. Histogenesis of clear cell adenocarcinoma in the urinary tract: evidence of urothelial origin. Clin Cancer Res 2008; 14:1947–55.

85. Tong GX, Weeden EM, Hamele-Bena D, Huan Y, Unger P, Memeo L, O'Toole K. Expression of PAX8 in nephrogenic adenoma and clear cell adenocarcinoma of the lower urinary tract: Evidence of related histogenesis? Am J Surg Pathol 2008; 32:1380–7.

86. Young RH, Scully RE. Nephrogenic adenoma. A report of 15 cases, review of the literature, and comparison with clear cell adenocarcinoma of the urinary tract. Am J Surg Pathol 1986; 10:268–75.

87. Malpica A, Ro JY, Troncoso P, Ordonez NG, Amin MB, Ayala AG. Nephrogenic adenoma of the prostatic urethra involving the prostate gland: a clinicopathologic and immunohistochemical study of eight cases. Hum Pathol 1994; 25:390–5.

88. Schultz RE, Bloch MJ, Tomaszewski JE, Brooks JS, Hanno PM. Mesonephric adenocarcinoma of the bladder. J Urol 1984; 132:263–5.

89. Alsanjari N, Lynch MJ, Fisher C, Parkinson MC. Vesical clear cell adenocarcinoma. V. Nephrogenic adenoma: a diagnostic problem. Histopathology 1995; 27:43–9.

90. Gilcrease MZ, Delgado R, Vuitch F, Albores-Saavedra J. Clear cell adenocarcinoma and nephrogenic adenoma of the urethra and urinary bladder: a histopathologic and immunohistochemical comparison. Hum Pathol 1998; 29:1451–6.

91. Skinnider BF, Oliva E, Young RH, Amin MB. Expression of alpha-methylacyl-CoA racemase (P504S) in nephrogenic adenoma: a significant immunohistochemical pitfall compounding the differential diagnosis with prostatic adenocarcinoma. Am J Surg Pathol 2004; 28:701–5.

92. Gupta A, Wang HL, Policarpio-Nicolas ML, Tretiakova MS, Papavero V, Pins MR, Jiang Z, Humphrey PA, Cheng L, Yang XJ. Expression of alpha-methylacyl-coenzyme A racemase in nephrogenic adenoma. Am J Surg Pathol 2004; 28:1224–9.

93. Hansel DE, Nadasdy T, Epstein JI. Fibromyxoid nephrogenic adenoma: a newly recognized variant mimicking mucinous adenocarcinoma. Am J Surg Pathol 2007; 31:1231–7.

94. Huang Q, Chu PG, Lau SK, Weiss LM. Urothelial carcinoma of the urinary bladder with a component of acinar/tubular type differentiation simulating prostatic adenocarcinoma. Hum Pathol 2004; 35:769–73.

95. Ayala AG, Ro JY. Premalignant lesions of the urothelium and transitional cell tumors. Contem Issues in Surg Pathol of the Urinary Bladder 1989; 13:65–101.

96. Koss LG. Tumors of the Urinary Bladder, Fascicle 11. Washington, DC: Armed Forces Institute of Pathology, 1975.

97. Obermann EC, Junker K, Stoehr R, Dietmaier W, Zaak D, Schubert J, Hofstaedter F, Knuechel R, Hartmann A. Frequent genetic alterations in flat urothelial hyperplasias and concomitant papillary bladder cancer as detected by CGH, LOH, and FISH analyses. J Pathol 2003; 199:50–7.

98. Hartmann A, Moser K, Kriegmair M, Hofstetter A, Hofstaedter F, Knuechel R. Frequent genetic alterations in simple urothelial hyperplasias of the bladder in patients with papillary urothelial carcinoma. Am J Pathol 1999; 154:721–7.

99. Lopez-Beltran A, Cheng L, Andersson L, Brausi M, de Matteis A, Montironi R, Sesterhenn I, van det Kwast KT, Mazerolles C. Preneoplastic non-papillary lesions and conditions of the urinary bladder: an update based on the Ancona International Consultation. Virchows Arch 2002; 440:3–11.

100. Majewski T, Lee S, Jeong J, Yoon DS, Kram A, Kim MS, Tuziak T, Bondaruk J, Lee S, Park WS, Tang KS, Chung W, et al. Understanding the development of human bladder cancer by using a whole-organ genomic mapping strategy. Lab Invest 2008; 88:694–721.

101. Taylor DC, Bhagavan BS, Larsen MP, Cox JA, Epstein JI. Papillary urothelial hyperplasia. A precursor to papillary neoplasms. Am J Surg Pathol 1996; 20:1481–8.

102. Hodges KB, Lopez-Beltran A, Davidson DD, Montironi R, Cheng L. Urothelial dysplasia and other flat lesions of the urinary bladder: clinicopathologic and molecular features. Hum Pathol 2010; 41:155–62.

103. Chow NH, Cairns P, Eisenberger CF, Schoenberg MP, Taylor DC, Epstein JI, Sidransky D. Papillary urothelial hyperplasia is a clonal precursor to papillary transitional cell bladder cancer. Int J Cancer 2000; 89:514–8.

104. Swierczynski SL, Epstein JI. Prognostic significance of atypical papillary urothelial hyperplasia. Hum Pathol 2002; 33:512–7.

105. Lane Z, Epstein JI. Pseudocarcinomatous epithelial hyperplasia in the bladder unassociated with prior irradiation or chemotherapy. Am J Surg Pathol 2008; 32:92–7.

第4章

息肉及其他非肿瘤性良性病变

4.1 **膀胱息肉和息肉样病变** 75

    4.1.1 纤维上皮性息肉 75

    4.1.2 异位前列腺组织 76

    4.1.3 息肉样错构瘤 78

    4.1.4 乳头状息肉样膀胱炎 78

    4.1.5 肾源性腺瘤 78

    4.1.6 乳头状瘤 78

    4.1.7 绒毛状腺瘤 78

    4.1.8 尖锐湿疣 78

    4.1.9 鳞状上皮乳头状瘤 78

    4.1.10 内翻性乳头状瘤 78

4.2 **其他非肿瘤性的良性病变** 79

    4.2.1 憩室 79

    4.2.2 子宫颈内膜异位 79

    4.2.3 子宫内膜异位症 80

    4.2.4 输卵管内膜异位 82

    4.2.5 米勒管内膜异位 83

    4.2.6 色素性病变 83

4.3 **代谢物质的沉积** 83

    4.3.1 淀粉样变性 83

    4.3.2 Tamm-Horsfall 蛋白沉积

           （Tamm-Horsfall 假瘤） 85

4.4 **其他少见的良性病变** 85

    4.4.1 黏膜下钙化和骨化 85

    4.4.2 出血和破裂 85

参考文献 86

4.1　膀胱息肉和息肉样病变

4.1.1　纤维上皮性息肉

纤维上皮性息肉罕见，主要发生于儿童，中位年龄为 8.9 岁[1]，男性更多见[1,2]。病变累及肾盂的输尿管肾盂连接部、输尿管的上 1/3、后尿道及膀胱颈[3,4]，表现为息肉样的大肿块[5-7]。可为先天性发生（有时称为先天性后尿道息肉）[8-9]，也可为获得性[3]。3 例患者无症状或出现血尿、尿急、尿痛、腰痛和排尿迟缓[1-12]。影像学和（或）内镜鉴别诊断包括恶性肿瘤，特别是病灶体积大似乎更类似于间叶组织肿瘤[10]。

纤维上皮性息肉的生物学行为均认为是良性的，仅有一份研究发现一例中存在 4 号和 6 号染色体的易位，目前不清楚这种易位代表良性肿瘤，还是代表这个特殊病例的体质异常[12]。

组织学上，与其他部位的纤维上皮性息肉相似，膀胱的纤维上皮性息肉表现为单个息肉，蒂部宽并具有纤维或肿胀的轴心，常缺乏显著的炎症或大量细胞聚集（图 4.1~4.3）。上皮层扁平，有时增生。纤维血管轴心含血管和灶性慢性炎细胞，局部可见溃疡或糜烂。罕见间质非典型的肌成纤维细胞或黄色瘤细胞[13]。分为三种模式：①乳头状生长，轴心由纤维结缔组织和大量小圆形血管构成；②乳头状生长，具有拉长的二级分支，复杂的指样突起（二级分支）；③息肉样生长，乳头呈宽的叶状或棒状，蒂部呈非肠型腺性膀胱炎改变[3-6]。1 例与贝克威思—威德曼综合征[1] 相关[4]，另 1 例出现在憩室脓肿向阴道引流时[14]。

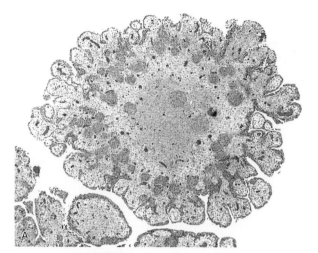

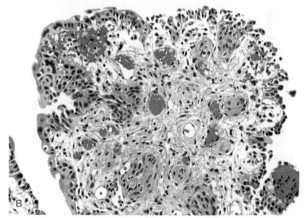

图 4.1　纤维上皮性息肉（A 和 B）

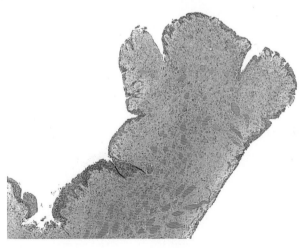

图 4.2　纤维上皮性息肉，表面衬覆扁平的嗜酸性尿路上皮

1　贝克威思—威德曼（Beckwith-Wiedemann）综合征是一种先天过度生长的疾病，通常患者在出生前即已有可能发生过度生长的情形，出生后可能发生新生儿低血糖，并伴随有巨舌、内脏肿大、半边肥大等病症，耳朵上会出现特殊的折痕及小凹陷。

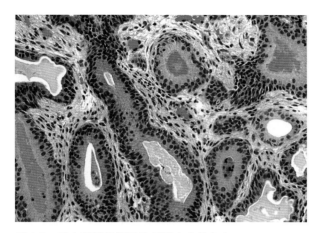

图 4.3 具有纤维性间质的纤维上皮性息肉

多数位于下尿路的病例经尿路电切术治愈；巨大纤维上皮性息肉可通过膀胱内窥镜成功切除；极少需要扩大切除[6]。

与巨细胞性膀胱炎类似的良性非典型性的间质细胞，也可在纤维上皮性息肉中出现，被认为是一种假肉瘤样的间质，可误诊为肉瘤（图 4.4）[15]。这种细胞往往很大，多核，染色质浓聚模糊；无核分裂。

诊断的关键在于将纤维上皮性息肉和尿路上皮癌分开。所幸，这些病变的患者群不一，在泌尿道中病变部位不一，影像学表现各异[16]。从尿路上皮乳头状瘤中区分纤维上皮性息肉非常困难；然而，乳头中复杂的、互相吻合和出芽的结构并不是纤维上皮性息肉的特点。纤维上皮性息肉和息肉样膀胱炎的区别在于，纤维上皮性息肉呈孤立性息肉状生长，间质纤维增生较炎症明显。虽然鉴别诊断也包括葡萄状横纹肌肉瘤，即位于膀胱颈和前列腺尿道部表现为息肉样的肿块，但纤维上皮性息肉缺乏细胞异型性、核分裂象少见、无坏死及无生发层的形成。

4.1.2 异位前列腺组织

良性的前列腺组织呈乳头状，息肉状和无蒂的

肿块，在男性膀胱罕见，与尿道部的病变类似[17-21]。这些病变可能代表了持续性的胚胎残余。可以用各种各样的术语来描述，包括异位前列腺组织、具有前列腺型上皮的良性息肉、绒毛状息肉、乳头状瘤、乳头状腺瘤、尿道腺瘤、腺性息肉、前列腺肉阜[17,22]。

异位前列腺组织常见于膀胱三角区，男性 30~84 岁之间[35,40]，平均年龄 60 岁[17]，常表现为血尿。异位前列腺组织由内衬柱状上皮的腺泡组织组成，表达 PSA、PAP 和 P501S（图 4.5 和 4.6）。34 β E12 在基底细胞阳性[23]。罕见时，异位前列腺组织的腺泡上皮部分由尿路上皮覆盖，炎症反应少。罕见病例，尿液细胞学检查

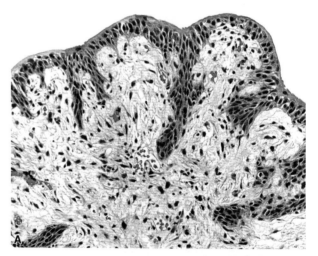

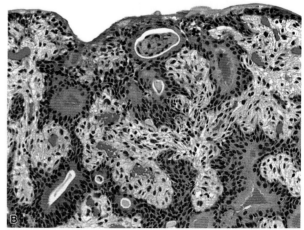

图 4.4 纤维上皮性息肉的假肉瘤样间质（A 和 B）

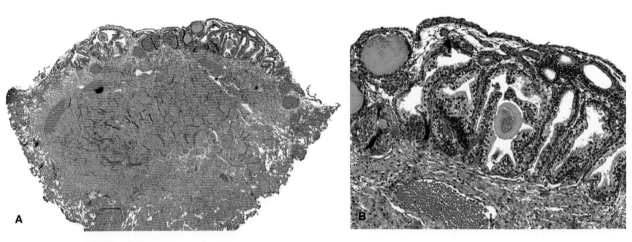

图 4.5 异位的前列腺（A 和 B）

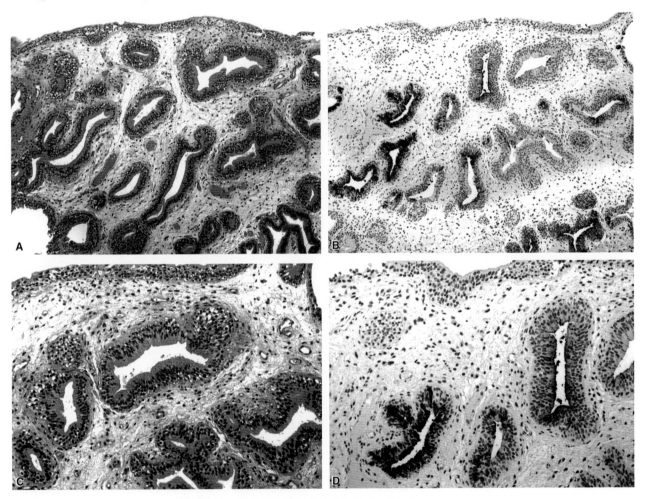

图 4.6 异位的前列腺（A~D）。前列腺特异性抗原免疫组化染色阳性（B 和 D）

可见非典型细胞。

在膀胱，主要的鉴别诊断包括囊性膀胱炎 / 腺性膀胱炎（上皮下出现腺体结构导致）。区分

两者的关键是识别异位前列腺的梅花样腺体和鉴别腺体的双细胞层的存在（柱状上皮细胞和基底细胞），囊性膀胱炎 / 腺性膀胱炎无以上组织学特

征，淀粉样小体有助于识别。之前曾经报道，异位前列腺的发生总是与囊性膀胱炎/腺性膀胱炎有关，由此表明了某种化生的机制[1,10,33]。

对尿道异位前列腺病变的大量系列性研究显示，仅 25% 病例显示囊性膀胱炎/腺性膀胱炎[17]。所有病例没有 1 例显示其他任何形式的化生，如与慢性刺激有关的肠型或鳞状化生[17]。所有病例，前列腺组织均位于黏膜下，与表面尿路上皮或囊性膀胱炎的尿路上皮无明显移行。

免疫组织化学有助于疑难病例的诊断。PSA和 PSAP 为前列腺起源组织相对特异和敏感的标志物。然而，男性[24,25]和女性[25]尿道周围腺也有报道为阳性。因此建议应与前列腺组织的其他标志物联合使用，如 P501S，一种前列腺特异的目前只在男性前列腺组织中检测到的跨膜蛋白[26,27]；CD10，公认为中肾管来源的组织标志物，为另一有助诊断的标志物。CD10 常在正常和增生的前列腺腺泡上皮及基底细胞呈现阳性，但在前列腺腺癌为阴性，其免疫组化染色的形式为上皮细胞腔面顶部一致性的表达[28]。如果以上的染色都不确定，常使用基底细胞的标志物，如 p63 和高分子量角蛋白，或一种 PIN4 的鸡尾酒式混合物来证实基底细胞和分泌上皮细胞的存在。

4.1.3 息肉样错构瘤

膀胱的错构瘤好发于 4~15 岁的儿童，常与胃肠道的错构瘤性息肉有关[29-31]，为类似于布氏巢、囊性膀胱炎和腺性膀胱炎的混合性组合。间质可以是肌性的、纤维的（图 4.7），或水肿的[32]；可伴发肠型腺性膀胱炎，有些作者认为这就是少见的旺炽性腺性膀胱炎。也有 1 例脐尿管息肉样错构瘤发生在 45 岁女性的病例报道[33]。

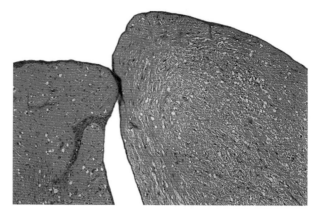

图 4.7 息肉样错构瘤

4.1.4 乳头状息肉样膀胱炎

详见第 2 章的论述。

4.1.5 肾源性腺瘤

详见第 3 章的论述。

4.1.6 乳头状瘤

详见第 5 章的论述。

4.1.7 绒毛状腺瘤

详见第 5 章的论述。

4.1.8 尖锐湿疣

详见第 14 章的论述。

4.1.9 鳞状上皮乳头状瘤

详见第 5 章和第 14 章的论述。

4.1.10 内翻性乳头状瘤

详见第 5 章和第 17 章的论述。

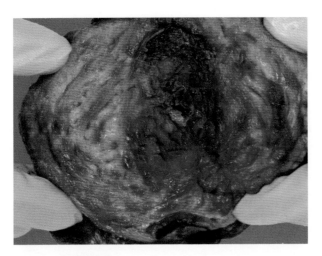

图 4.8　膀胱憩室病

4.2　其他非肿瘤性的良性病变

4.2.1　憩室

　　憩室为膀胱的囊性外凸（图 4.8 和 4.9），男性最常见（占 90%），21~90 岁均可发生，常有膀胱底出口的梗阻[34]。膀胱憩室直径从几毫米到几厘米，病灶约半数为多个。大部分为炎症伴囊壁变薄、纤维化，憩室壁上的肌纤维的缺失（图 4.10）。中性粒细胞常浸润固有层，局灶黏膜可见鳞状上皮或腺上皮的化生，可有结石。膀胱憩室比正常膀胱更容易发生肿瘤，各种间叶和上皮的良恶性肿瘤可共存[34,35]，憩室性癌预后差，与典型的膀胱癌相比，憩室性癌更可能为高级别的尿路上皮癌、鳞状细胞癌、癌肉瘤或肉瘤。

4.2.2　子宫颈内膜异位

　　膀胱子宫颈内膜异位为一种少见的腺性肿瘤样病变，好发于 31~44 岁的女性。所有报道的病灶均具有诊断的挑战性，部分被误诊为腺癌。症状包括耻骨上疼痛，排尿困难，尿频和血尿[36]。

　　大体检查，子宫颈内膜异位好发于膀胱后壁和

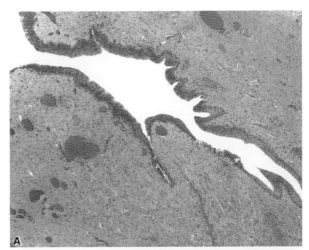

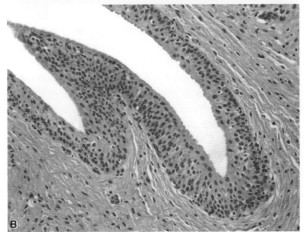

图 4.9　憩室病（A 和 B）

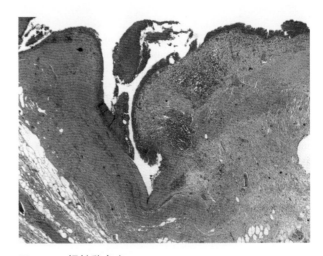

图 4.10　慢性憩室炎

后穹窿。显微镜下，不规则的形态温和的或轻度非典型性的宫颈管型的腺体广泛侵入膀胱壁，部分呈囊性扩张（图 4.11 和 4.12）。腺体周围环绕的间质

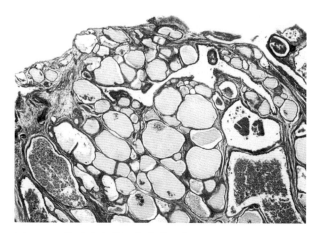

图 4.11 膀胱子宫颈子宫内膜异位

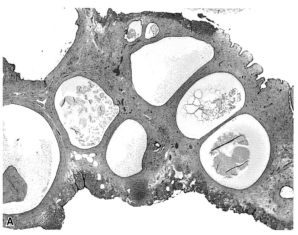

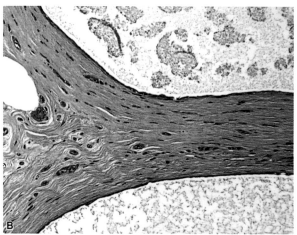

图 4.12 膀胱的子宫颈内膜异位（A 和 B）

显示一系列的改变，包括正常的平滑肌、急慢性炎症性纤维、子宫内膜型间质或弹性纤维等，但缺乏促结缔组织增生的反应有助于与腺癌的鉴别[36-38]。

Clement 和 Young 推测这些病变为苗勒管的

病变，显示了子宫颈内膜异位作为子宫内膜异位伴黏液分泌[37]。

与肠上皮化生（肠型腺性膀胱炎）的鉴别非常困难；然而，与子宫颈内膜异位累及深肌层的生长模式截然不同，腺性膀胱炎的位置表浅。肠型腺性膀胱炎的细胞一致，杯状细胞的肠道标记染色证明具有真正的肠上皮分化。脐尿管残留也内衬柱状细胞但常偶然发现，不同于有症状的呈隆起性病变的子宫颈内膜异位。然而也有报道无症状的、偶然发现的子宫颈内膜异位[39]。

当病变的鉴别诊断非常困难时，应仔细检查除外包括原发性子宫颈腺癌或分化好的膀胱腺癌[40]。临床病史特别是如果全部或至少部分宫颈已经进行病理检查缺乏原发性宫颈的病变，同时膀胱子宫颈内膜异位组织中缺乏细胞学的非典型性和核分裂象，此时有利于宫颈内膜异位的诊断。即使某些宫颈腺癌组织学形态温和，即所谓的微偏性腺癌通常也可见局部非典型性[41]。至今未见报道原发性高分化的膀胱腺癌缺乏显著的可识别的非典型性改变。

免疫组化标记也有助于证实这些起源于宫颈管的病变为良性，1 例病例报告认为 HBME-1 为宫颈管上皮细胞阳性的典型标志。与对照组比较：宫颈管组织（点灶状阳性），尿路上皮（阴性），而膀胱子宫颈内膜异位病变为强阳性[38]。雌激素受体（ER）和孕激素受体（PR）在膀胱子宫颈内膜异位病变与对照组宫颈管的染色也显示了相似强度的染色模式。DF3，一种核黏蛋白 MUC1，在病变组和对照组均为强阳性。作者也发现 Ki-67/MIB 的低增殖指数支持病变的本质为良性[38]。

4.2.3 子宫内膜异位症

膀胱为泌尿道中子宫内膜异位的好发器官

（68%~85%）（图 4.13）[41-45]。多见于生育年龄的
女性（25~40 岁），常为盆腔术后。膀胱的子宫
内膜异位症在男性罕见[46,47]。膀胱镜检查病变可
为溃疡，故可引起血尿。如果异位灶深至固有肌
层以内，出现显著的纤维反应，并形成肿块和导
致膀胱壁的变形。子宫内膜异位症的发病机制尚
不完全清楚，假说包括输卵管的逆流、子宫腺肌
症直接蔓延、淋巴 / 血行"转移"、化生、胚胎残
留、免疫紊乱、术后植入或上述的组合[44,45,48-50]。

典型的膀胱子宫内膜异位组织病理学诊
断在于同时具备子宫内膜腺体和间质（图
4.14~4.16）。有时，这些特点不清，鉴别诊断困
难[41-45,51]。病变中的腺体常类似于静止期或增生
期的子宫内膜，偶尔为分泌期。间质的组成至少
局部类似正常的子宫内膜间质，虽然它可能隐蔽
的局限在个别区域中的腺体周围。同样，间质成
分可能由于泡沫细胞或吞噬含铁血黄素的组织细
胞而不容易识别。通常，子宫内膜异位症可产生
纤维性间质，包含小的星状成纤维细胞或广泛的
平滑肌化生而形成肿块样的病变，常见到原有平
滑肌的卷入。

认识子宫内膜异位症不同的组织学改变对避

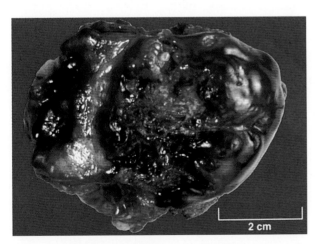

图 4.13 膀胱的子宫内膜异位。1 位要求膀胱切除的年轻
女性的广泛弥漫性子宫内膜异位

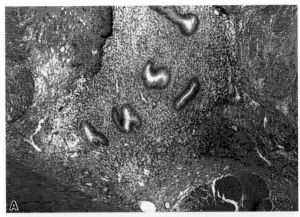
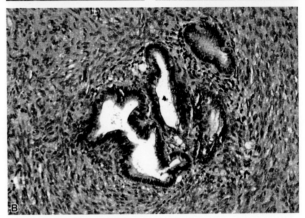

图 4.14 膀胱的子宫内膜异位（A 和 B）

免误诊具有重要意义。尽管整体而言，在泌尿道
鉴别诊断不困难，但通常，子宫内膜异位症可显
示丰富的细胞外黏液、绝经后改变或治疗相关性
改变[42]。这些特征可与腺体的恶性变相混淆，包
括子宫内膜异位症常有的和少见的与原位子宫妊
娠相关的 A-S 反应相似的细胞非典型性（轻到中
度）。值得注意的是，子宫内膜可增生，类似于
正常子宫内膜病变[45,51]。依此类推，子宫内膜
异位症也可发生恶性肿瘤。虽然这发生在泌尿
道的概率不高，实际上膀胱子宫内膜型的腺癌
罕见，诊断需基于同时存在容易识别的子宫内
膜异位症的证据，无原发肿瘤而且形态上符合
子宫内膜起源。

免疫组化有助于证实异位组织的来源，尤其
对于小的活检标本。类似于正常或肿瘤性的子

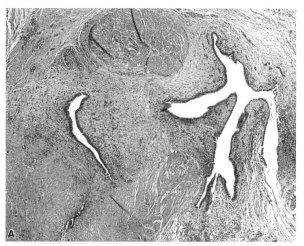

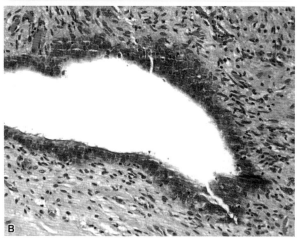

图 4.15　膀胱子宫内膜异位（A和B）

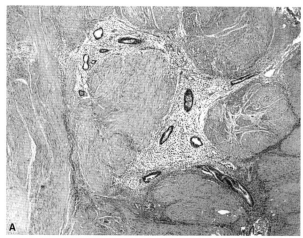

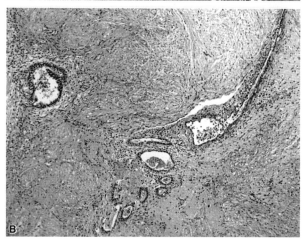

图 4.16　膀胱子宫内膜异位（A和B）

宫内膜，如果CD10阳性，尽管对子宫内膜组织并不特异[45,52]亦有助于诊断。对输尿管子宫内膜异位症的病例，al-Khawaja及其同事辨认出ER、PR、CK7明显阳性，CA125表达于上皮成分，CD10表达于间质成分，这些标志物可能有助于解决鉴别诊断中遇到的问题[45]。

　　膀胱子宫内膜异位症的发病机制不清，主要涉及胚胎学、迁移和免疫学等。胚胎发育过程表明，子宫内膜异位症可能为wolf管、苗勒管，偶尔为腹膜（体腔衍生）的化生导致。另一方面，迁移理论提出子宫内膜细胞异位的不同途径，包括经血反流、淋巴管血管的转移、直接扩散。免疫学理论认为，免疫反应欠佳可能导致子宫内膜

异位。

　　子宫内膜异位症可以根据患者的年龄、症状、梗阻的程度和保留生育功能的愿望，行药物或手术治疗。激素治疗最适合希望保留生育能力的育龄妇女。达那唑，促性腺激素释放激素激动剂、醋酸甲羟孕酮、雌激素-孕激素组合或孕激素单独。这些药物能抑制排卵和降低对异位内膜组织的刺激，减少纤维化和瘢痕的形成，也可以选择手术治疗。

4.2.4　输卵管内膜异位

　　在膀胱存在子宫内膜异位、子宫颈内膜异位和输卵管内膜异位成分的不同组合[41]，可统称为

米勒管内膜异位症。此时，输卵管型上皮可内衬低立方上皮，部分纤毛细胞，混杂楔形细胞和鞋钉细胞，与其他部位的输卵管内膜异位类似。萎缩性子宫内膜异位症（子宫内膜间质分化不明显）缺乏纤毛细胞成分，而输卵管内膜异位症存在大量纤毛细胞成分。与其他苗勒管的病变相似，肿块可以呈现一种或多种腺体类型的混合。治疗包括膀胱部分切除术及经尿道膀胱切除[53-55]。

4.2.5　米勒管内膜异位

某些与输卵管内膜异位相关的宫颈内膜异位症、子宫内膜异位症或与两者并存的病例时，建议使用米勒管内膜异位这一术语（图 4.17）[56]。

4.2.6　色素性病变

过量的脂褐素沉积是正常的老化过程，但很少在膀胱中发现，仅有少数病例报道（图 4.18 和 4.19）[57-61]，称为膀胱黑变病（膀胱脂褐素沉积症）。膀胱镜或肉眼观察见多处点、灶状黑色病灶可联想到黑色素瘤的诊断，而且黑变病和黑色素瘤可以同时出现。正常的尿路上皮似乎无黑素细胞；然而，S100 阳性的树突细胞在炎性尿路上皮、尿路上皮癌和滤泡性膀胱炎中均可出现[63]。阿霉素的毒性也可能与膀胱黑变病有关[64]。

4.3　代谢物质的沉积

4.3.1　淀粉样变性

淀粉样变性指蛋白质异常沉积在多个器官的实质、间质和血管壁的失调性病变[65]。按成因可分为原发性和继发性。大量原发性淀粉样变性的

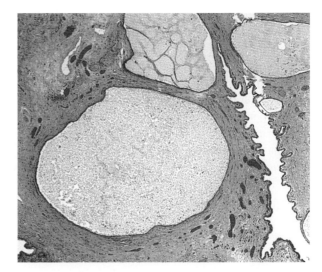

图 4.17　膀胱子宫内膜异位

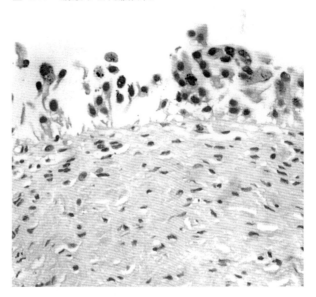

图 4.18　膀胱黑变病

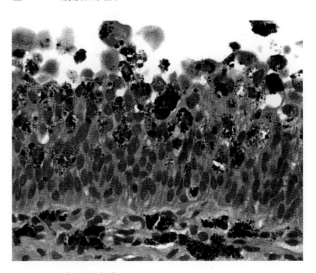

图 4.19　膀胱黑变病

患者表现为血清、尿液或者两者同时出现单克隆性IgG的异常，以及淀粉样蛋白在皮肤、舌、心脏、胃肠道和腕关节韧带的沉积。继发性淀粉样变性较常见，与慢性炎症或传染性病变相伴随，如类风湿关节炎、骨髓炎、结核、梅毒、支气管扩张或强直性脊柱炎。淀粉样变性为通用术语，指各种蛋白质的沉积，这些蛋白有一个共同的结构，即X-衍射呈β-样折叠结构。不同临床类型的淀粉样变与来自循环血清中可识别的前体蛋白密切相关。非遗传性原发性淀粉样变的患者或浆细胞恶性增生的患者中淀粉样纤维蛋白的异常，可为完整的免疫球蛋白轻链（L），也可为其可变区的一个片段（淀粉样蛋白L或AL）。泌尿生殖道局部淀粉样变其淀粉样纤维具有κ和λ的多少可提示来源的免疫细胞。与继发性淀粉样变相关的异常蛋白为非免疫球蛋白源性，随着公认为SAA的血浆蛋白在肝脏中的分解出现，形成淀粉样变A（AA）。抗AA单克隆抗体可用于识别这种类型的淀粉样变。AA也为遗传性淀粉样变的患者（家族性地中海热）异常蛋白的一员。遗传性淀粉样变（显性遗传）的其他类型与其他β折叠蛋白如正常的甲状腺素结合前蛋白的变型有关，常见于淀粉样多发性神经病，心肌病或肾病。单体和β_2微球蛋白二聚体纤维蛋白的沉积发生在长期血液透析的患者，这种纤维蛋白与淀粉样蛋白具有相同的染色性能。膀胱淀粉样变的绝大部分病例与系统失调和膀胱局部肿大无关。

原发性膀胱淀粉样变男性和女性的发病率相当，常呈无痛性血尿。男性年轻时患病的概率较女性高，常伴趾骨疼、尿频、夜尿、排尿困难和反复泌尿系统感染和输尿管梗阻等症状。原发性膀胱淀粉样变临床上酷似间质性膀胱炎，可通过膀胱镜检出，见出血性溃疡、红斑、炎症和黄色

肿胀（溃疡或坏死），偶有钙化的光滑圆形肿块或息肉[66]，局部沉积淀粉样变病灶与浸润性肿瘤相似。

原发性淀粉样变显微镜下可见嗜酸性粒细胞及无细胞的粉染无定型物，它们可引起下尿路间质和固有肌层内的动静脉管壁增厚和变形（图4.20），亦累及间质及固有层内的结缔组织。即使偶尔引起淋巴-浆细胞和巨细胞反应，但常无炎症反应。平滑肌淀粉样变性显然由肌束的外周开始，向中心发展[65]。

继发型膀胱的淀粉样变少见，与系统性失调有关，病变与原发型相似。不形成局部肿块，而出现弥漫性红斑、瘀斑或局灶坏死。血管较间质受累明显，可能出现大量自发性出血或活检后大出血的倾向[67]。

AA淀粉样变的一个独特亚型显示大量血管伴含AA蛋白的纤维浸润。HE染色的淀粉样变很难与血管壁和某些尿路上皮癌的乳头中出现的胶原玻璃样变鉴别。如果沉淀物不多，病理医师没有考虑到这种可能性，淀粉样物可能被漏诊。与胶原不同，淀粉样物在偏正光下无双折射，这种着色特性无法区分原发和继发性膀胱淀粉样变。

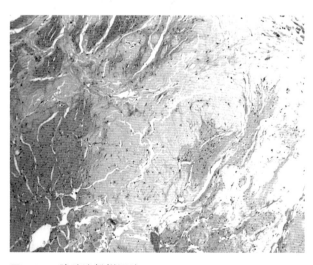

图 4.20 膀胱淀粉样沉淀

然而 β 折叠蛋白纤维常可因光（红色）变成水晶色或龙胆紫色，在经硫磺素 T 染色后发荧光，并在使用碱性刚果红色素染色和使用偏正光后呈现出明亮的苹果绿色。单克隆抗体或许可以用来进一步解释这种沉淀物。

4.3.2 Tamm-Horsfall 蛋白沉积（Tamm-Horsfall 假瘤）

Tamm-Horsfall 蛋白 (THP) 是一种高分子量糖蛋白，由正常肾脏髓襻升段和远端小管合成。病理条件下，THP 堆积于肾间质、肾周软组织或肾门淋巴结。在膀胱和输尿管中可发现 THP 沉积，45~78 岁（平均 68 岁）之间的男性更常见（男性和女性的比例为 8∶1），呈两种表现形态[68]。THP 最常表现为大的呈蜡白色或嗜酸性的肿块（图 4.21）。PAS 染色 THP 呈强阳性，Masson 三色法显色弱，超微结构由无分叉的 4nm 宽的纤维束以平行排列的方式构成。第二种模式，THP 以嗜酸性物质相互连接成链状的微粒，这些微粒由于大量邻近的纤维渗出或坏死组织而模糊不清。Masson 三色染色法和 PAS 染色对诊断帮助不大。免疫组化抗 THP 抗体在即使存在少量 THP 的情况下也能成功识别。而且有助于鉴别 THP 和淀粉样变性或玻璃样变性的胶原。通常，THP 恒定出现坏死、炎症、纤维素性渗出物、溃疡或结晶物。在膀胱组织中常检测出 THP 可能只是一种偶然的形态学上有趣的发现，而无临床意义[68]。最近，开始时与 THP 沉淀相关的两种肾盂的肿瘤，包括炎性肌纤维母性肿瘤和浸润性尿路上皮癌有所观察。

草酸钙晶体沉积很少在有膀胱结石的患者身上发现（图 4.22）。

4.4 其他少见的良性病变

4.4.1 黏膜下钙化和骨化

膀胱罕见大量钙化，与肾盂相似（图 4.23）。患者常患长期的慢性膀胱炎，常伴肾源性化生或脐尿管癌[70]。有 1 例与顽固性膀胱炎相关的患者出现大量黏膜下骨化生的报道[71]。

4.4.2 出血和破裂

上皮下出血，与肾盂的 Antopol-Goldman 的病变相似，在膀胱肿物中罕见（图 4.24）[72-74]。这种病灶也称为"上皮下的血肿"，在临床上类

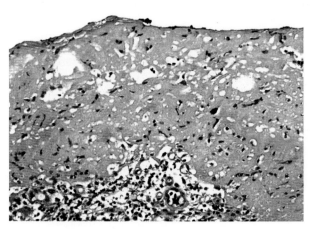

图 4.21 膀胱 Tamm-Horsfall 蛋白的沉积

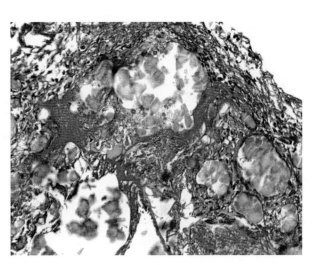

图 4.22 膀胱草酸钙结晶的沉积

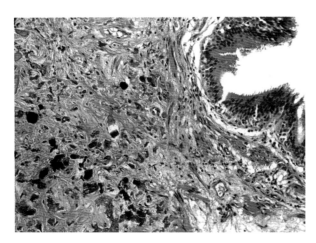

图 4.23　膀胱的异位骨化

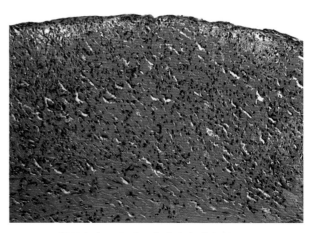

图 4.24　肾盂上皮下血肿，临床上与癌相似

似于癌。外伤性膀胱破裂治疗后可能形成假瘤。自发性膀胱破裂是放射治疗的晚期并发症[75]。输

卵管下垂至膀胱被误诊为癌仅有 1 例。

（郭　芳　译）

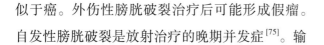

参考文献

1. Gleason PE, Kramer SA. Genitourinary polyps in children. *Urology* 1994; 44:106–9.

2. Demircan M, Ceran C, Karaman A, Uguralp S, Mizrak B. Urethral polyps in children: a review of the literature and report of two cases. *Int J Urol* 2006; 13:841–3.

3. Tsuzuki T, Epstein JI. Fibroepithelial polyp of the lower urinary tract in adults. *Am J Surg Pathol* 2005; 29:460–6.

4. Wolgel CD, Parris AC, Mitty HA, Schapira HE. Fibroepithelial polyp of renal pelvis. *Urology* 1982; 19:436–9.

5. Barzilai M, Shinawi M, Ish-Shalom N, Mecz Y, Peled N, Lurie A. A fibroepithelial urethral polyp protruding into the base of the bladder: sonographic diagnosis. *Urol Int* 1996; 57:129–31.

6. Al-Ahmadie H, Gomez AM, Trane N, Bove KE. Giant botryoid fibroepithelial polyp of bladder with myofibroblastic stroma and cystitis cystica et glandularis. *Pediatr Dev Pathol* 2003; 6:179–81.

7. Zachariou AG, Manoliadis IN, Kalogianni PA, Karagiannis GK, Georgantzis DJ. A rare case of bladder fibroepithelial polyp in childhood. *Arch Ital Urol Androl* 2005; 77:118–20.

8. Tayib AM, Al-Maghrabi JA, Mosli HA. Urethral polyp verumontanum. *Saudi Med J* 2004; 25:1115–6.

9. Fathi K, Azmy A, Howatson A, Carachi R. Congenital posterior urethral polyps in childhood. A case report. *Eur J Pediatr Surg* 2004; 14:215–7.

10. Natsheh A, Prat O, Shenfeld OZ, Reinus C, Chertin B. Fibroepithelial polyp of the bladder neck in children. *Pediatr Surg Int* 2008; 24:613–5.

11. Kumar A, Das SK, Trivedi S, Dwivedi US, Singh PB. Genito-urinary polyps: summary of the 10-year experiences of a single institute. *Int Urol Nephrol* 2008; 40:901–7.

12. Isaac J, Snow B, Lowichik A. Fibroepithelial polyp of the prostatic urethra in an adolescent. *J Pediatr Surg* 2006; 41:e29–31.

13. Elson EC, McLaughlin AP 3rd. Xanthomatous ureteral polyp. *Urology* 1974; 4:214–6.

14. Lore CE, Mobley J, Zaslau S. Fibroepithelial polyp of the ureter presenting incidentally in a patient with a diverticular abscess. *W V Med J* 2004; 100:70–1.

15. Young RH. Fibroepithelial polyp of the bladder with atypical stromal cells. *Arch Pathol Lab Med* 1986; 110:241–2.

16. Williams TR, Wagner BJ, Corse WR, Vestevich JC. Fibroepithelial polyps of the urinary tract. *Abdom Imaging* 2002; 27:217–21.

17. Halat S, Eble JN, Grignon DG,

Lacy S, Montironi R, MacLennan GT, Lopez-Beltran A, Tan PH, Baldridge LA, Cheng L. Ectopic prostatic tissue: histogenesis and histopathologic characteristics. *Histopathology* 2011; 58:750–8.

18. Remick DG Jr, Kumar NB. Benign polyps with prostatic-type epithelium of the urethra and the urinary bladder. A suggestion of histogenesis based on histologic and immunohistochemical studies. *Am J Surg Pathol* 1984; 8:833–9.

19. Morey AF, Kreder KJ, Wikert GA, Cooper G, Dresner ML. Ectopic prostate tissue at the bladder dome. *J Urol* 1989; 141:942–3.

20. Hansen BJ, Christensen SW, Eldrup J. Prostatic-type polyp in the bladder. A case report. *APMIS* 1989; 97:664–6.

21. Dogra PN, Ansari MS, Khaitan A, Safaya R, Rifat. Ectopic prostate: an unusual bladder tumor. *Int Urol Nephrol* 2002; 34:525–6.

22. Hara S, Horie A. Prostatic caruncle: a urethral papillary tumor derived from prolapse of the prostatic duct. *J Urol* 1977; 117:303–5.

23. Yajima I, Ogawa H, Yamaguchi K, Akimoto M. Ectopic prostatic tissue in the bladder. *Hinyokika Kiyo* 1993; 39:761–4.

24. Elgamal AA, Van de Voorde W, Van Poppel H, Lauweryns J, Baert L. Immunohistochemical localization of prostate-specific markers within the accessory male sex glands of Cowper, Littre, and Morgagni. *Urology* 1994; 44:84–90.

25. Frazier HA, Humphrey PA, Burchette JL, Paulson DF. Immunoreactive prostatic specific antigen in male periurethral glands. *J Urol* 1992; 147:246–8.

26. Chuang AY, Demarzo AM, Veltri RW, Sharma RB, Bieberich CJ, Epstein JI. Immunohistochemical differentiation of high grade prostate carcinoma from urothelial carcinoma. *Am J Surg Pathol* 2007; 31:1246–55.

27. Hammerich KH, Ayala GE, Wheeler TM. Application of immunohistochemistry to the genitourinary system (prostate, urinary bladder, testis, and kidney). *Arch Pathol Lab Med* 2008; 132:432–40.

28. Tawfic S, Niehans GA, Manivel JC. The pattern of CD10 expression in selected pathologic entities of the prostate gland. *Hum Pathol* 2003; 34:450–6.

29. Keating MA, Young RH, Lillehei CW, Retik AB. Hamartoma of the bladder in a 4-year-old girl with hamartomatous polyps of the gastrointestinal tract. *J Urol* 1987; 138:366–9.

30. Ota T, Kawai K, Hattori K, Uchida K, Akaza H, Harada M. Hamartoma of the urinary bladder. *Int J Urol* 1999; 6:211–4.

31. Brancatelli G, Midiri M, Sparacia G, Martino R, Rizzo G, Lagalla R. Hamartoma of the urinary bladder: case report and review of the literature. *Eur Radiol* 1999; 9:42–4.

32. McCallion WA, Herron BM, Keane PF. Bladder hamartoma. *Br J Urol* 1993; 72:382–3.

33. Park C, Kim H, Lee YB, Song JM, Ro JY. Hamartoma of the urachal remnant. *Arch Pathol Lab Med* 1989; 113:1393–5.

34. Peterson LJ, Paulson DF, Glenn JF. The histopathology of vesical diverticula. *J Urol* 1973; 110:62–4.

35. Rajan N, Makhuli ZN, Humphrey DM, Batra AK. Metastatic umbilical transitional cell carcinoma from a bladder diverticulum. *J Urol* 1996; 155:1700.

36. Nazeer T, Ro JY, Tornos C, Ordonez NG, Ayala AG. Endocervical type glands in urinary bladder: a clinicopathologic study of six cases. *Hum Pathol* 1996; 27:816–20.

37. Clement PB, Young RH. Endocervicosis of the urinary bladder. A report of six cases of a benign müllerian lesion that may mimic adenocarcinoma. *Am J Surg Pathol* 1992; 16:533–42.

38. Julie C, Boye K, Desgrippes A, Regnier A, Staroz F, Fontaine E, Franc B. Endocervicosis of the urinary bladder. Immunohistochemical comparative study between a new case and normal uterine endocervices. *Pathol Res Pract* 2002; 198:115–20.

39. Preusser S, Diener PA, Schmid HP, Leippold T. Submucosal endocervicosis of the bladder: an ectopic, glandular structure of müllerian origin. *Scand J Urol Nephrol* 2008; 42:88–90.

40. Cheng L, Bostwick DG. Overdiagnosis of bladder carcinoma. *Anal Quant Cytol Histol* 2008; 30:261–4.

41. Young RH. Tumor-like lesions of the urinary bladder. *Mod Pathol* 2009; 22 Suppl 2:S37–52.

42. Young RH. Non-neoplastic disorders of the urinary bladder. In: Bostwick DG, Cheng L, eds. Urologic Surgical Pathology, 2nd ed. Philadelphia: Elsevier/Mosby, 2008; 215–58.

43. Williamson SR, Lopez-Beltran A, Montironi R, Cheng L. Glandular lesions of the urinary bladder: clinical significance and differential diagnosis. *Histopathology* 2011; 58:811–34.

44. Vercellini P, Meschia M, De Giorgi O, Panazza S, Cortesi I, Crosignani PG. Bladder detrusor endometriosis: clinical and pathogenetic implications. *J Urol*

1996; 155:84–6.

45. Al-Khawaja M, Tan PH, MacLennan GT, Lopez-Beltran A, Montironi R, Cheng L. Ureteral endometriosis: clinicopathological and immunohistochemical study of 7 cases. *Hum Pathol* 2008; 39:954–9.

46. Schrodt GR, Alcorn MO, Ibanez J. Endometriosis of the male urinary system: a case report. *J Urol* 1980; 124:722–3.

47. Arap Neto W, Lopes RN, Cury M, Montelatto NI, Arap S. Vesical endometriosis. *Urology* 1984; 24:271–4.

48. al-Izzi MS, Horton LW, Kelleher J, Fawcett D. Malignant transformation in endometriosis of the urinary bladder. *Histopathology* 1989; 14:191–8.

49. Vara AR, Ruzics EP, Moussabeck O, Martin DC. Endometrioid adenosarcoma of the bladder arising from endometriosis. *J Urol* 1990; 143:813–5.

50. Comiter CV. Endometriosis of the urinary tract. *Urol Clin North Am* 2002; 29:625–35.

51. Clement PB. The pathology of endometriosis: a survey of the many faces of a common disease emphasizing diagnostic pitfalls and unusual and newly appreciated aspects. *Adv Anat Pathol* 2007; 14:241–60.

52. McCluggage WG, Oliva E, Herrington CS, McBride H, Young RH. CD10 and calretinin staining of endocervical glandular lesions, endocervical stroma and endometrioid adenocarcinomas of the uterine corpus: CD10 positivity is characteristic of, but not specific for, mesonephric lesions and is not specific for endometrial stroma. *Histopathology* 2003; 43:144–50.

53. Seman EI, Stewart CJ. Endocervicosis of the urinary bladder. *Aust N Z J Obstet Gynaecol* 1994; 34:496–7.

54. Bladamura S, Palma PD, Meneghini A. Paramesonephric remnants with prominent mucinous secretion, so-called endocervicosis of the urinary bladder. *J Urol Pathol* 1995; 3: 165–72.

55. Parivar F, Bolton DM, Stoller ML. Endocervicosis of the bladder. *J Urol* 1995; 153:1218–9.

56. Young RH, Clement PB. M̈ullerianosis of the urinary bladder. *Mod Pathol* 1996; 9:731–7.

57. Sanborn SL, MacLennan G, Cooney MM, Zhou M, Ponsky LE. High grade transitional cell carcinoma and melanosis of urinary bladder: case report and review of the literature. *Urology* 2009; 73:928 e13–5.

58. Gupta SR, Seidl E, Oberpenning F. An unusual and rare case of urinary bladder melanosis. *J Endourol* 2010; 24:525–6.

59. Alroy J, Ucci AA, Heaney JA, Mitcheson HD, Gavris VE, Woods W. Multifocal pigmentation of prostatic and bladder urothelium. *J Urol* 1986; 136:96–7.

60. Herrera GA, Turbat-Herrera EA, Lockard VG. Unusual pigmented vesical lesion in a middle-aged woman. *Ultrastruct Pathol* 1990; 14:529–35.

61. Henderson DW. Unusual pigmented vesical lesion in a middle-aged woman. *Ultrastruct Pathol* 1991; 15:311.

62. Kerley SW, Blute ML, Keeney GL. Multifocal malignant melanoma arising in vesicovaginal melanosis. *Arch Pathol Lab Med* 1991; 115:950–2.

63. Anichkov NM, Nikonov AA. Primary malignant melanomas of the bladder. *J Urol* 1982; 128:813–5.

64. Rothberg H, Place CH, Shteir O. Adriamycin (NSC–123127) toxicity: unusual melanotic reaction. *Cancer Chemother Rep* 1974; 58:749–51.

65. Fujihara S, Glenner GG. Primary localized amyloidosis of the genitourinary tract: immunohistochemical study on eleven cases. *Lab Invest* 1981; 44:55–60.

66. Malek RS, Greene LF, Farrow GM. Amyloidosis of the urinary bladder. *Br J Urol* 1971; 43:189–200.

67. Hinsch R, Thompson L, Conrad R. Secondary amyloidosis of the urinary bladder: a rare cause of massive haematuria. *Aust N Z J Surg* 1996; 66:127.

68. Truong LD, Ostrowski ML, Wheeler TM. Tamm-Horsfall protein in bladder tissue. Morphologic spectrum and clinical significance. *Am J Surg Pathol* 1994; 18:615–22.

69. Firstater M, Farkas A. Submucosal renal pelvic calcification simulating a pelvic stone. *J Urol* 1981; 126:802–3.

70. Lopez-Beltran A, Nogales F, Donne CH, Sayag JL. Adenocarcinoma of the urachus showing extensive calcification and stromal osseous metaplasia. *Urol Int* 1994; 53:110–3.

71. Collings CW, Welebir F. Osteoma of the bladder. *J Urol* 1941; 46:494–6.

72. Iczkowski KA, Sweat SD, Bostwick DG. Subepithelial pelvic hematoma of the kidney clinically mimicking cancer: report of six cases and review of the literature. *Urology* 1999; 53:276–9.

73. Antopol W, Goldman L. Subepithelial hemorrhage of renal pelvis simulating neoplasm. *Urol Cutaneous Rev* 1948; 52:189–95.

74. Levitt S, Waisman J, deKernion

J. Subepithelial hematoma of the renal pelvis (Antopol-Goldman lesion): a case report and review of the literature. *J Urol* 1984; 131:939–41.

75. Addar MH, Stuart GC, Nation JG, Shumsky AG. Spontaneous rupture of the urinary bladder: a late complication of radiotherapy—case report and review of the literature. *Gynecol Oncol* 1996; 62:314–6.

76. Anastasiades KD, Majmudar B. Prolapse of fallopian tube into urinary bladder, mimicking bladder carcinoma. *Arch Pathol Lab Med* 1983; 107:613–4.

第5章

良性上皮性肿瘤

5.1	膀胱乳头状瘤		91
	5.1.1	尿路上皮乳头状瘤	91
	5.1.2	弥漫性乳头状瘤病	95
5.2	内翻性乳头状瘤		95

5.3	鳞状细胞乳头状瘤	96
5.4	绒毛状腺瘤和管状绒毛状腺瘤	97
5.5	尿管腺瘤	100
参考文献		100

5.1　膀胱乳头状瘤

5.1.1　尿路上皮乳头状瘤

　　膀胱尿路上皮乳头状瘤的诊断仍然存在争议[1-8]，诊断难点及争议的关键是存在不同的诊断标准。部分学者认为乳头状瘤应包括WHO 1 级尿路上皮癌[9]，但是大部分学者并不认同[1,10-12]。此病少见，如果严格遵循 1973 年 WHO 和 1998 年 ISUP 的诊断标准，诊断尿路上皮乳头状瘤概率不超过 1%[13-15]。靠近输尿管开口和尿道的后壁和侧壁是最常见部位。男女发病比例为 1.9∶1[11,16]。尿路上皮乳头状瘤多为原发性肿瘤，但偶尔继发于已有膀胱癌临床病史的患者（继发性乳头状瘤）[12]。

　　WHO严格制定了乳头状瘤的诊断标准：病变小、单发，有 1 个或多个纤细的纤维血管轴心，表面被覆细胞学和结构均为正常的尿路上皮（无增生性改变，无核分裂象）（见第 9 章）（图 5.1 ~ 5.6）。乳头状瘤以初级或次级出芽生长，其结构从小而简单到复杂吻合。纤维血管轴心含有疏松的、纤细的纤维结缔组织，可见水肿，少见情况下也可含有扩张的淋巴管、泡沫状巨噬细胞或慢性淋巴细胞性炎症。尿路上皮细胞维持正常极性。表面细胞可出现轻度细胞学异常改变，包括胞质空泡、多核、合体样嗜酸性细胞化生、中度非典型性、黏液性化生、大汗腺细胞样化生，这些改变不能排除乳头状瘤的诊断，尤其是伴炎性浸润时[11,12,14-18]（图 5.7）。

　　乳头状瘤本身并不具有侵袭和转移的能力[19]，临床上多为良性病程，复发率很低（7.0% ~ 8.8%）[12,17]。据报道，Cheng 及其同事使用现代标准诊断了最大的一组尿路上皮乳头状瘤病例（52 例）[11]，最长随访 58 年（平均 9.8 年），仅

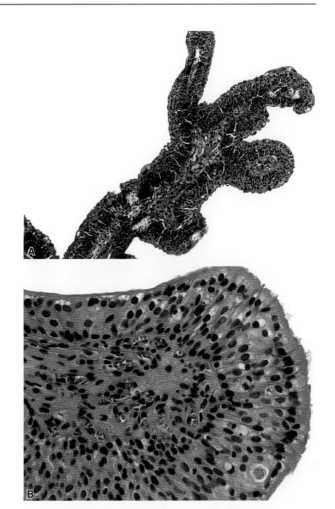

图 5.1　尿路上皮乳头状瘤。（A）55 岁女性，膀胱侧壁长约 1.1cm 的细长乳头状病变。（B）正常厚度的尿路上皮，无细胞异型性，表层细胞完整

4 例（7.6%）复发。另 1 例在初始诊断乳头状瘤 6 年后进展为低度恶性潜能的尿路上皮乳头状肿瘤（PUNLMP）（TaWHO 1 级尿路上皮乳头状癌）。没有患者发生异型增生、原位癌或浸润性尿路上皮癌，也没有死亡病例[11]。大部分病例中，基底层细胞CK5 阳性或CK20 失表达，可用于预测复发[20,21]。某些复发病例可能因活检组织太少而将 1 级或低级别乳头状癌低诊断为乳头状瘤。由于乳头状瘤具有复发潜能并偶尔进展为更高级病变（低级别癌），因而目前将其视为肿瘤。一项研究表明，中尿路上皮乳头状瘤占膀胱乳头状肿瘤的 25%，显著高于其他报道，令人质疑其诊断标准过于宽泛。正如

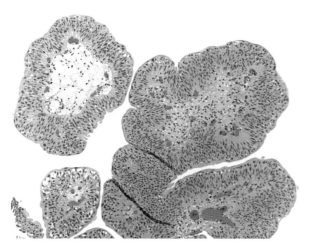

图 5.2 尿路上皮乳头状瘤。45 岁男性，膀胱内直径为 1.5cm 的单个乳头状病变。尿路上皮因斜切面而显得局部增厚，但大多数区域为正常厚度（少于 7 层）

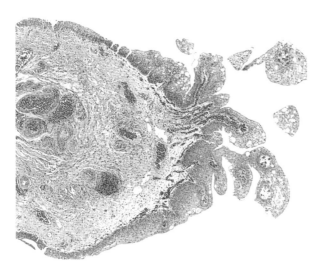

图 5.3 尿路上皮乳头状瘤

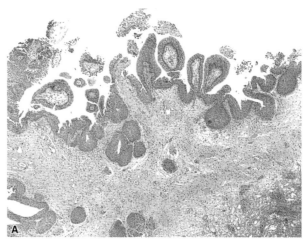

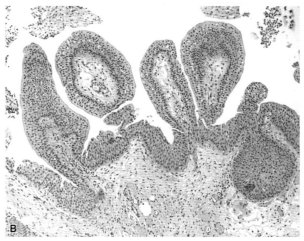

图 5.4 尿路上皮乳头状瘤（A 和 B）

预期，该研究中 3.3% 的患者进展为更高级的病变，4.4% 的患者死于尿路上皮癌[19]。在另一研究中，可能过多地诊断了乳头状瘤，100 名患者至少随访 15 年，高达 73% 的患者出现其他类型的乳头状肿瘤，高达 10% 的患者进展为浸润性癌[22,23]。另有报道，一例肾移植后免疫抑制治疗患者的尿路上皮乳头状瘤具有侵袭性[12]。尿路上皮乳头状瘤的平均诊断年龄为 57 岁（范围 22 ~ 89 岁）。

尿路上皮乳头状瘤属于二倍体，通过免疫组化检测 Ki-67/MIB1（平均 2.8%）显示具有低增

殖性，类似于 PUNLMP（平均 2.9%），低于低级别癌（平均 4.6%）[24]。CK20 表达与正常膀胱上皮完全一致，仅表达于表面（伞）细胞[21]，不表达 p53。75% 的尿路上皮乳头状瘤病例出现成纤维细胞生长因子受体 3（FGFR3）的突变，类似于 PUNLMP 和低级别癌[25]。

用于鉴别尿路上皮乳头状瘤、1 级尿路上皮癌或 PUNLMP 的组织病理学特征见表 5.1（详见第 9 章）（图 5.8）。关键区别在于乳头表面的细胞层数，尿路上皮乳头状瘤通常为 3 ~ 7 层，而 1 级尿路上皮癌通常超过 7 层。乳头状瘤也要与乳头状生长的肾源性腺瘤鉴别。肾源性腺瘤表面只有单层细胞（图 5.9），PAX2 和 PAX8 染色阳

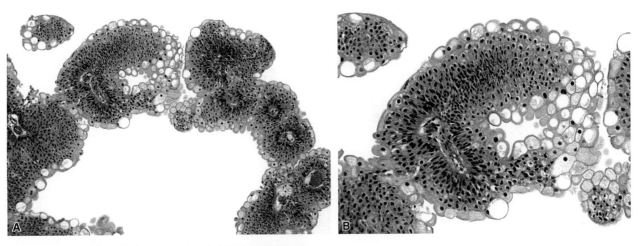

图 5.5 尿路上皮乳头状瘤（A和B）。注意显著的表面细胞

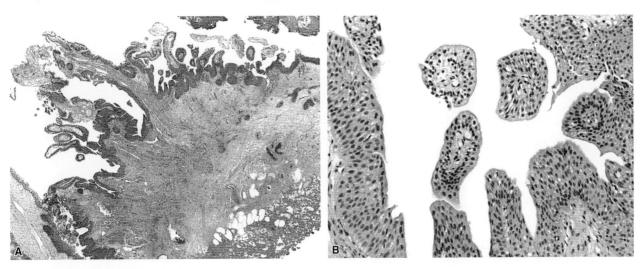

图 5.6 尿路上皮乳头状瘤（A和B）

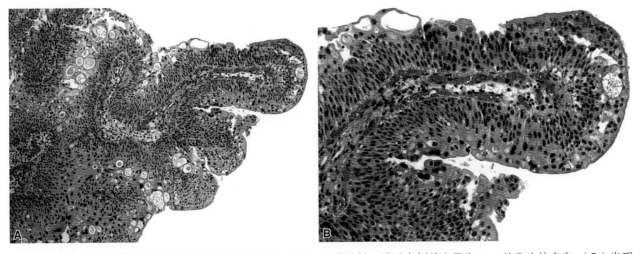

图 5.7 尿路上皮乳头状瘤伴表面细胞的核非典型性。（A）47 岁男性，膀胱左侧壁直径为 2cm 的乳头状病变。（B）出现细胞学非典型性，但仅限于表层细胞

表 5.1 尿路上皮乳头状瘤与修订后的尿路上皮癌 1 级（低级别[a]）的鉴别

	低倍镜下结构（×10）	上皮细胞层数	表层（伞）细胞	核增大	核深染	核分裂
乳头状瘤	上皮排列整齐	5~7 层或更少	出现/小[b]	无[c]	无	无
修订后的 1 级（乳头状肿瘤）	轻微变形，但总体有序	7 层或更多	出现/大小可变	轻微	轻微	无或罕见，位于基底

[a] 旧称低恶性潜能的尿路上皮乳头状肿瘤（PUNLMP），详见第 9 章膀胱癌分级。

[b] 罕见病例中，表层细胞显著和增大。

[c] 表层细胞会出现部分核增大。

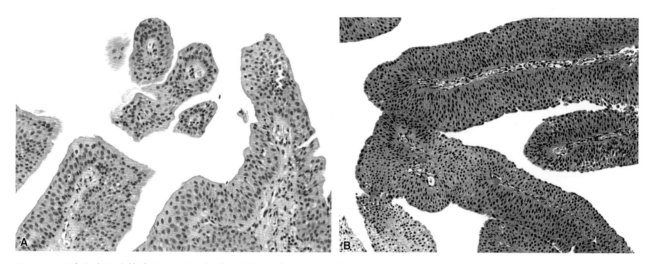

图 5.8 尿路上皮乳头状瘤（A）和 1 级非浸润性尿路上皮乳头状癌（B）。其关键区别是乳头表面的细胞层数。两者均被覆正常形态的尿路上皮，但尿路上皮乳头状瘤的细胞厚度通常为 3~7 层

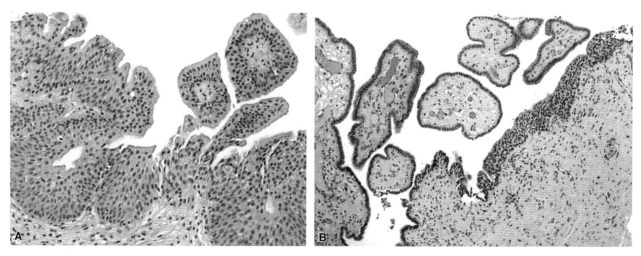

图 5.9 尿路上皮乳头状瘤（A）和肾源性腺瘤（B）。肾源性腺瘤的乳头被覆单层细胞

性。鉴别诊断中也应考虑前列腺导管腺癌，后者表达 PSA（图 5.10）。

5.1.2　弥漫性乳头状瘤病

大部分或全部的膀胱黏膜被纤细的乳头状突起取代，称为弥漫性乳头状瘤病，膀胱镜下呈"丝绒般"表现[26]。乳头状结构表面被覆尿路上皮，与正常膀胱黏膜难以区别，或有轻微细胞学改变。小乳头增生，被覆细胞有明显的嗜酸性胞质，少或无结构扭曲，少或轻度核非典型性，无核分裂象（图 5.11-5.13）。这种病常局限[15]，可见于已有膀胱乳头状肿瘤临床病史患者的随访活检。这种病变的恶性潜能尚不确定。

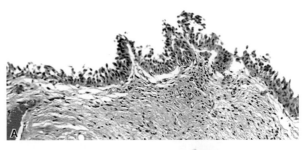

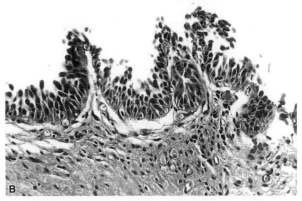

图 5.11　弥漫性乳头状瘤病。（A）46 岁男性，膀胱后壁多发性微小乳头状赘生物。（B）尿路上皮一般少于 7 层，无细胞学非典型性

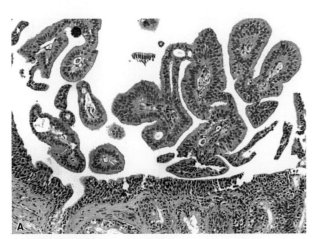

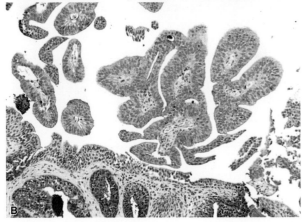

图 5.10　前列腺导管腺癌（A 和 B）。前列腺导管腺癌也可能貌似尿路上皮乳头状瘤，PSA 免疫染色能帮助确诊（B）

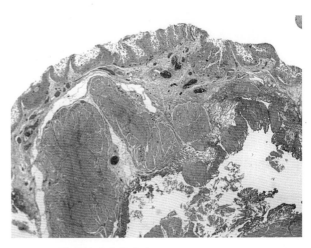

图 5.12　弥漫性乳头状瘤病

5.2　内翻性乳头状瘤

根据严格的诊断标准，内翻性乳头状瘤是一种良性尿路上皮肿瘤，与尿路上皮癌无关[27]。一般表现为血尿和阻塞性症状，复发率小于 1%[27]。

内翻性乳头状瘤是一种良性尿路上皮肿瘤，表现为内翻性生长方式，没有或仅有轻微的细胞

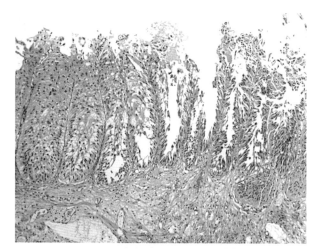

图 5.13　弥漫性乳头状瘤病

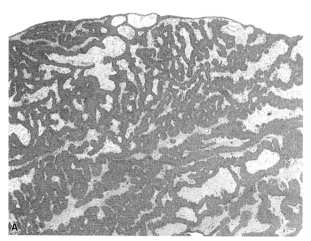

图 5.14　内翻性乳头状瘤（A 和 B）

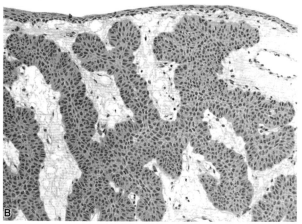

图 5.15　内翻性乳头状瘤

学非典型性[27-32]。大多数病例为孤立性结节或宽基病灶，小于 3cm，好发于膀胱三角区，也可发生于整个尿路。镜下，内翻性乳头状瘤表面光滑，被覆正常尿路上皮。内生性尿路上皮细胞条索从表面上皮向下陷入下方的黏膜固有层内，但不侵及固有肌层（图 5.14 ~ 5.16）。可出现小梁状和腺样结构，局灶非角化鳞状上皮化生和神经内分泌分化也有报道。局灶可有轻微的细胞学非典型性，但无核分裂象或非常罕见。

　　最近研究提示内翻性乳头状瘤是单克隆性病变；但很少发生杂合性缺失，支持内翻性乳头状瘤是膀胱良性肿瘤，其分子遗传学异常不同于尿路上皮癌[28,33]。

5.3　鳞状细胞乳头状瘤

　　鳞状细胞乳头状瘤是一种罕见的良性肿瘤，可能是对应尿路上皮乳头状瘤的鳞状上皮肿瘤[1,34]。本病与人乳头瘤病毒（HPV）感染无关，好发于较年长女性，临床过程良性，很少复发。组织学表现为乳头状轴心被覆良性鳞状上皮（图 5.17 和 5.18）。鳞状细胞乳头状瘤是二倍体，无或少量的

核 p53 过表达，HPV 为阴性[34]。部分病变免疫组化表达表皮生长因子受体（EGFR）蛋白[35]。

　　膀胱或尿路的鳞状上皮乳头状瘤必须与尖锐湿疣相鉴别（图 5.19），后者为非整倍体，呈 HPV

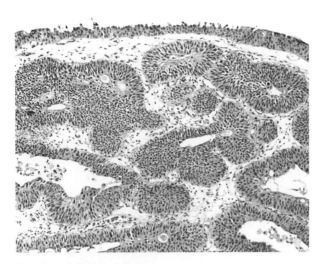

图 5.16　内翻性乳头状瘤

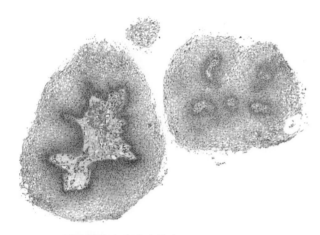

图 5.17　膀胱鳞状上皮乳头状瘤

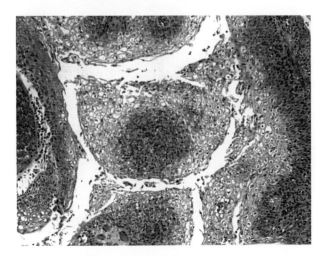

图 5.18　膀胱鳞状上皮乳头状瘤

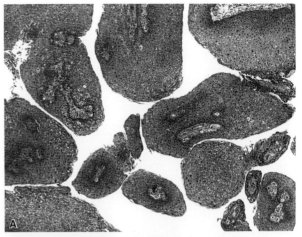

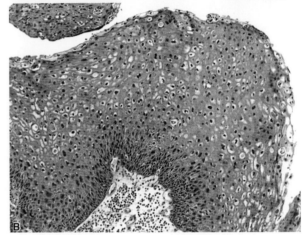

图 5.19　膀胱尖锐湿疣（A 和 B）

病变，其中尿路上皮偶然被鳞状上皮化生取代。疣状型鳞状细胞癌少见，偶尔也需要鉴别[18,34]。

详见第 14 章讨论。

5.4　绒毛状腺瘤和管状绒毛状腺瘤

目前仅有少量关于膀胱绒毛状腺瘤、管状绒毛状腺瘤、单纯管状腺瘤的报道，其组织学形态与结肠的对应病变完全相同[36]。文献中，这种疾病的命名繁多，包括"管状绒毛状腺瘤""绒毛状肿瘤""肠型绒毛状化生伴异型增生""原位乳头状腺癌"等[36-43]。此病较常见于脐尿管[44]。患者通常表现为血尿和（或）膀胱刺激症状[36,45]。膀

阳性，胞核呈 p53 和 p16 过表达。鳞状上皮乳头状瘤也要与乳头状膀胱炎鉴别，后者为常见的反应性

胱镜下，肿瘤表现为外生性乳头突起状肿块。膀胱绒毛状腺瘤多见于男性（男女比为 3 : 1），好发年龄为 52 ~ 79 岁（中位年龄 69 岁）[36,39,46]，最易发生在膀胱顶部和三角区。

光镜下，膀胱绒毛状腺瘤形态类似结肠对应的病变。肿块形成尖锐或圆钝的指状突起，表覆假复层柱状上皮（图 5.20 ~ 5.22），后者为黏液柱状上皮，并有杯状细胞。上皮细胞可出现核复层化、核拥挤、核深染，偶见大核仁和核分裂象。也可出现神经内分泌细胞[36]。

令人困惑的罕见组织学特性是间质黏液湖，并存在浸润的可能性[47]。但是无细胞的黏液湖并不能被作为膀胱恶性肿瘤的确诊依据。一些病例

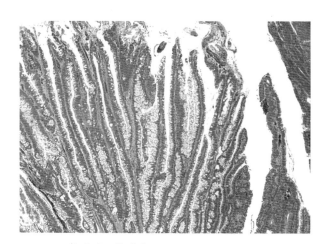

图 5.20　膀胱绒毛状腺瘤

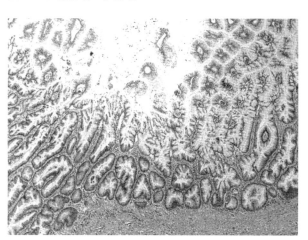

图 5.21　膀胱管状绒毛状腺瘤

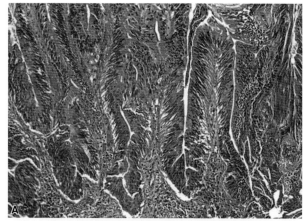

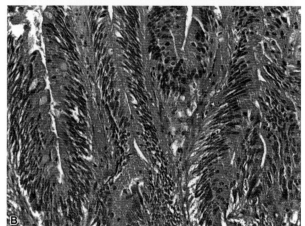

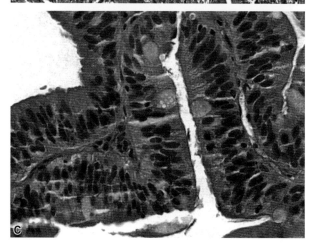

图 5.22　膀胱管状绒毛状腺瘤（A 和 B）

并发膀胱浸润性尿路上皮癌或腺癌[36,39,41,48]。

绒毛状腺瘤的鉴别诊断包括旺炽性肠型腺性膀胱炎（息肉状腺性膀胱炎）、高分化腺癌、原位腺癌、伴腺性分化的尿路上皮乳头状癌、异位前列腺伴细胞学异常，以及新近报道的绒毛状尿

路上皮乳头状癌[49,50]。膀胱极少出现含有绒毛结构的腺癌，假复层上皮常有重度异型性和浸润间质。绒毛状腺瘤可能并存原位腺癌和浸润性腺癌，因此，所有的标本均需取材以排除浸润性肿瘤。

并存腺癌的绒毛状腺瘤与转移性结肠癌很难鉴别，仅凭形态学几乎无法区分[36,51]。由于样本的局限性，活检标本可能仅显示绒毛状腺瘤的改变。经尿道膀胱电切术取出的组织碎片难以定向，也是造成诊断困难的因素之一。因此，诊断尿道的绒毛状腺瘤要有足量样本并排除转移。同样，其他部位原发性肿瘤的继发性浸润（如前列腺及女性生殖道）也需要鉴别。对于前列腺来源，前列腺特异膜抗原的特异性不如前列腺特异性抗原，前者在绒毛状腺瘤中也可能呈阳性[52]。Young 和 Johnston 报道了一例貌似原发性膀胱腺癌的子宫浆液性腺癌[53]，该例呈乳头状及腺样生长方式，很像原发性膀胱肿瘤。累及膀胱的转移癌往往浸润深层的固有肌层，并且在膀胱症状之

前先有原发癌的临床症状，因此，相关的临床病史对准确诊断十分重要。伴腺样分化的非浸润尿路上皮癌通常缺乏绒毛状腺瘤所特有的指状绒毛结构[54]。

免疫组织化学检测显示CK20（100%）、CK7（56%）和CEA（89%）阳性，它们对区分原发性绒毛状腺瘤和结肠腺癌的继发性浸润的作用有限[36]。AB/PAS染色可显示78%的病例中出现酸性黏蛋白。Das1 表达于结肠上皮，也表达于膀胱、脐尿管原发腺癌。80%的绒毛状腺瘤也表达Das1[39]，但正常尿路上皮和肿瘤性尿路上皮均不表达Das1单抗。

孤立性绒毛状腺瘤的预后极佳，可选择经尿道膀胱肿瘤切除术。平均随访 9.9 年，无一例复发，亦无进展为浸润性腺癌[36]。然而，极少数同时患有腺癌的患者会出现复发或远处转移[39,55]。

膀胱绒毛状腺瘤和管状绒毛状腺瘤均罕见，鉴别诊断时一定要考虑前列腺导管腺癌继发性累及膀胱（图 5.23）。

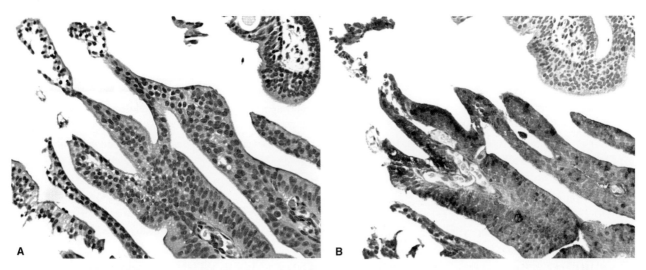

图 5.23　前列腺导管腺癌（A），前列腺特异性抗原免疫染色阳性（B）。前列腺腺癌累及膀胱远比膀胱绒毛状腺瘤更常见，鉴别诊断时一定要考虑

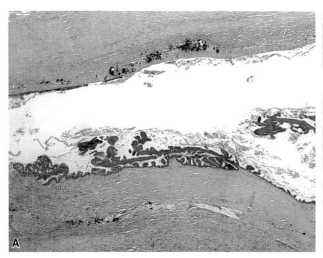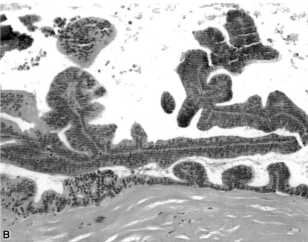

图 5.24　脐尿管的管状绒毛状腺瘤（A 和 B）

5.5　尿管腺瘤

　　脐尿管腺瘤罕见（参见第 24 章）[15,36–43,45,46,48,56–59]，通常发生在脐尿管下 1/3 处，并累及膀胱壁[57]。巨检，腺瘤呈囊性，可能多灶性发生，直径 1～8cm。囊腔通常充满黏液，黏蛋白尿是特征表现[56]。镜下，上皮由高柱状细胞和杯状细胞构成，通常与结肠腺上皮十分相似（图 5.24）。上皮可呈乳头状突起，也可能平坦，有时会混杂尿路上皮。在一些病例中，尤其是管腔结构不复杂、单层上皮排列时，多房的脐尿管囊肿和腺瘤难以区分。表浅标本可能难以评估是否存在浸润，重复活检或经尿道膀胱电切术有一定的价值。

（薛德彬　况晶　译）

参考文献

1. Cheng L, Lopez-Beltran A, MacLennan GT, Montironi R, Bostwick DG. Neoplasms of the urinary bladder. In: Bostwick DG, Cheng L, eds. Urologic Surgical Pathology, 2nd ed. Philadelphia: Elsevier/Mosby, 2008; 259–352.

2. Bostwick DG, Mikuz G. Urothelial papillary (exophytic) neoplasms. *Virchows Arch* 2002; 441:109–16.

3. Lerman R, Hutter R, Whitmore J,WF. Papilloma of the urinary bladder. *Cancer* 1970; 25:333–42.

4. Nichols JA, Marshall BF. Treatment of histologically benign papilloma of the urinary bladder by local excision and fulgation. *Cancer* 1956; 9:566–71.

5. Bostwick DG, Ramnani D, Cheng L. Diagnosis and grading of bladder cancer and associated lesions. *Urol Clin North Am* 1999; 26:493–507.

6. Cheng L, Bostwick DG. World Health Organization and International Society of Urological Pathology classification and two-number grading system of bladder tumors: reply. *Cancer* 2000; 88:1513–6.

7. Jones TD, Cheng L. Papillary urothelial neoplasm of low malignant potential: evolving terminology and concepts. *J Urol* 2006; 175:1995–2003.

8. Maclennan GT, Kirkali Z, Cheng L. Histologic grading of noninvasive papillary urothelial neoplasms. *Eur Urol* 2007; 51:889–98.

9. Murphy WM, Beckwith JB, Farrow GM. Tumors of the kidney, bladder, and related urinary structures. In: Rosai J, ed. Atlas of Tumor Pathology, 3rd ed., Fascicle 11. Washington,

DC: Armed Forces Institute of Pathology, 1994; 202–48.

10. Epstein JI, Amin MB, Reuter VR, Mostofi FK. The World Health Organization/International Society of Urological Pathology consensus classification of urothelial (transitional cell) neoplasms of the urinary bladder. Bladder Consensus Conference Committee. *Am J Surg Pathol* 1998; 22:1435–48.

11. Cheng L, Darson M, Cheville JC, Neumann RM, Zincke H, Nehra A, Bostwick DG. Urothelial papilloma of the bladder. Clinical and biologic implications. *Cancer* 1999; 86:2098–101.

12. McKenney JK, Amin MB, Young RH. Urothelial (transitional cell) papilloma of the urinary bladder: a clinicopathologic study of 26 cases. *Mod Pathol* 2003; 16:623–9.

13. Mostofi FK, Sobin LH, Torloni H. Histological Typing of Urinary Bladder Tumours, Vol. 10. Geneva: World Health Organization, 1973.

14. Epstein JL, Amin MB, Reuter VR, Mostofi FK. The Bladder Consensus Conference Committee. The World Health Organization/International Society of Urologic Pathology consensus classification of urothelial (transitional cell) neoplasms of the urinary bladder. *Am J Surg Pathol* 1998; 22:1435–38.

15. Eble JN, Young RH. Benign and low grade papillary lesions of the urinary bladder: a review of the papilloma-papillary carcinoma controversy and a report of five typical papillomas. *Sem Diagn Pathol* 1989; 6:351–71.

16. Busch C, Johansson SL. Urothelial Papilloma. In: Eble JN Sauter G, Epstein JI, Sesterhenn I, eds. World Health Organization Classification of Tumors. Pathology and Gentics of Tumors

of the Urinary System and Male Genital Organs. Lyon, France: IARCC Press, 2003.

17. Magi-Galluzzi C, Epstein JI. Urothelial papilloma of the bladder: a review of 34 de novo cases. *Am J Surg Pathol* 2004; 28:1615–20.

18. Cheng L, Bostwick DG. Overdiagnosis of bladder carcinoma. *Anal Quant Cytol Histol* 2008; 30:261–4.

19. Jordan AM, Weingarten J, Murphy WM. Transitional cell neoplasms of the urinary bladder. Can biologic potential be predicted from histologic grading? *Cancer* 1987; 60:2766–74.

20. Celis JE, Celis P, Palsdottir H, Ostergaard M, Gromov P, Primdahl H, Orntoft TF, Wolf H, Celis A, Gromova I. Proteomic strategies to reveal tumor heterogeneity among urothelial papillomas. *Mol Cell Proteomics* 2002; 1:269–79.

21. Harnden P, Mahmood N, Southgate J. Expression of cytokeratin 20 redefines urothelial papillomas of the bladder. *Lancet* 1999; 353:974–7.

22. Greene L, Hanash K, Farrow G. Benign papilloma or papillary carcinoma of the bladder. *J Urol* 1973; 110:205–7.

23. Prout GJ Jr, Barton BA, Griffin PP, Friedell GH. Treated history of noninvasive grade 1 transitional cell carcinoma. The National Bladder Cancer Group. *J Urol.* 1992; 148:1413–9.

24. Cina SJ, Lancaster-Weiss KJ, Lecksell K, Epstein JI. Correlation of Ki–67 and p53 with the new World Health Organization/International Society of Urological Pathology Classification System for Urothelial Neoplasia. *Arch Pathol Lab Med* 2001; 125:646–51.

25. van Rhijn BW, Montironi R, Zwarthoff EC, Jobsis AC, van der Kwast TH. Frequent FGFR3 mutations in urothelial papilloma. *J Pathol* 2002; 198:245–51.

26. Mostofi FK. Pathological aspects and spread of carcinoma of the bladder. *JAMA* 1968; 206:1764–9.

27. Sung MT, Maclennan GT, Lopez-Beltran A, Montironi R, Cheng L. Natural history of urothelial inverted papilloma. *Cancer* 2006; 107:2622–7.

28. Jones TD, Zhang S, Lopez-Beltran A, Eble JN, Sung MT, MacLennan GT, Montironi R, Tan PH, Zheng S, Baldridge LA, Cheng L. Urothelial carcinoma with an inverted growth pattern can be distinguished from inverted papilloma by fluorescence in-situ hybridization, immunohistochemistry, and morphologic analysis. *Am J Surg Pathol* 2007; 31:1861–7.

29. Hodges KB, Lopez-Beltran A, Maclennan GT, Montironi R, Cheng L. Urothelial lesions with inverted growth patterns: histogenesis, molecular genetic findings, differential diagnosis and clinical management. *BJU Int* 2011; 107:532–7.

30. Montironi R, Lopez-Beltran A, Scarpelli M, Mazzucchelli R, Cheng L. Morphological classification and definition of benign, preneoplastic and non-invasive neoplastic lesions of the urinary bladder. *Histopathology* 2008; 53:621–33.

31. Montironi R, Mazzucchelli R, Scarpelli M, Lopez-Beltran A, Cheng L. Morphological diagnosis of urothelial neoplasms. *J Clin Pathol* 2008; 61:3–10.

32. Montironi R, Cheng L, Lopez-Beltran A, Scarpelli M, Mazzucchelli R, Mikuz G, Kirkali Z, Montorsi F. Inverted

(endophytic) noninvasive lesions and neoplasms of the urothelium: The Cinderella group has yet to be fully exploited. *Eur Urol* 2011; 59:225–30.

33. Sung MT, Eble JN, Wang M, Tan PH, Lopez-Beltran A, Cheng L. Inverted papilloma of the urinary bladder: a molecular genetic appraisal. *Mod Pathol* 2006; 19:1289–94.

34. Cheng L, Leibovich BC, Cheville JC, Ramnani DM, Sebo TJ, Nehra A, Malek RS, Zincke H, Bostwick DG. Squamous papilloma of the urinary tract is unrelated to condyloma acuminata. *Cancer* 2000; 88:1679–86.

35. Guo CC, Fine SW, Epstein JI. Noninvasive squamous lesions in the urinary bladder: a clinicopathologic analysis of 29 cases. *Am J Surg Pathol* 2006; 30:883–91.

36. Cheng L, Montironi R, Bostwick DG. Villous adenoma of the urinary tract: a report of 23 cases, including 8 with coexistent adenocarcinoma. *Am J Surg Pathol* 1999; 23:764–71.

37. Miller DC, Gang DL, Gavris V, Alroy J, Ucci AA, Parkhurst EC. Villous adenoma of the urinary bladder: A morphologic or biologic entity? *Am J Clin Pathol* 1983; 79:728–31.

38. Trotter SE, Philp B, Luck R, Ali M, Fisher C. Villous adenoma of the bladder. *Histopathology* 1994; 24:491–3.

39. Seibel JL, Prasad S, Weiss RE, Bancila E, Epstein JI. Villous adenoma of the urinary tract: a lesion frequently associated with malignancy. *Hum Pathol* 2002; 33:236–41.

40. Adegboyega PA, Adesokan A. Tubulovillous adenoma of the urinary bladder. *Mod Pathol* 1999; 12:735–8.

41. Val-Bernal JF, Mayorga M, Garijo MF. Villous adenoma of the urinary tract: a lesion frequently associated with malignancy. *Hum Pathol* 2002; 33:1150.

42. Tamboli P, Ro JY. Villous adenoma of urinary tract: a common tumor in an uncommon location. *Adv Anat Pathol* 2000; 7:79–84.

43. Rubin J, Khanna OP, Damjanov I. Adenomatous polyp of the bladder: a rare cause of hematuria in young men. *J Urol* 1981; 126:549–50.

44. Mazzucchelli R, Scarpelli M, Montironi R. Mucinous adenocarcinoma with superficial stromal invasion and villous adenoma of urachal remnants: a case report. *J Clin Pathol* 2003; 56:465–7.

45. Husain AS, Papas P, Khatib G. Villous adenoma of the urinary bladder presenting as gross hematuria. *J Urol Pathol*. 1996; 4:299–306.

46. Billis A, Lima AC, Queiroz LS, Cia EM, Oliveira ER, Pinto W Jr. Adenoma of bladder in siblings with renal dysplasia. *Urology* 1980; 16:299–302.

47. Grignon DJ, Sakr W. Inflammatory and other conditions that can mimic carcinoma in the urinary bladder. *Pathol Annu* 1995; 30 (Pt 1):95–122.

48. West D, Orihuela E, Pow-sang M, et al. Villous adenoma-like lesions associated with invasive transitional cell carcinoma of the bladder. *J Urol Pathol* 1995; 3:263–68.

49. Williamson SR, Lopez-Beltran A, Montironi R, Cheng L. Glandular lesions of the urinary bladder: clinical significance and differential diagnosis. *Histopathology* 2011; 58:811–34.

50. Lopez-Beltran A, Jimenez RE, Montironi R, Patriarca C, Blanca A, Menendez C, Algaba F, Cheng L. Flat urothelial carcinoma in situ of the bladder with glandular differentiation. *Hum Pathol* 2011; 42:1653–9.

51. Silver SA, Epstein JI. Adenocarcinoma of the colon simulating primary urinary bladder neoplasia. A report of nine cases. *Am J Surg Pathol* 1993; 17:171–8.

52. Lane Z, Hansel DE, Epstein JI. Immunohistochemical expression of prostatic antigens in adenocarcinoma and villous adenoma of the urinary bladder. *Am J Surg Pathol* 2008; 32:1322–6.

53. Young RH, Johnston WH. Serous adenocarcinoma of the uterus metastatic to the urinary bladder mimicking primary bladder neoplasia. A report of a case. *Am J Surg Pathol* 1990; 14:877–80.

54. Miller JS, Epstein JI. Noninvasive urothelial carcinoma of the bladder with glandular differentiation: report of 24 cases. *Am J Surg Pathol* 2009; 33:1241–8.

55. Powell I, Cartwright H, Jano F. Villous adenoma and adenocarcinoma of female urethra. *Urology* 1981; 18:612–4.

56. Eble JN, Hull MT, Rowland RG, Hostetter M. Villous adenoma of the urachus with mucusuria: a light and electron microscopic study. *J Urol* 1986; 135:1240–4.

57. Hamm FC. Benign cytadenoma of the bladder probably of urachal origen. *J Urol* 1940; 44:227–30.

58. Copp HL, Wong IY, Krishnan C, Malhotra S, Kennedy WA. Clinical presentation and urachal remnant pathology: implications for treatment. *J Urol* 2009; 182:1921–4.

59. Ashley RA, Inman BA, Routh JC, Rohlinger AL, Husmann DA, Kramer SA. Urachal anomalies: a longitudinal study of urachal remnants in children and adults. *J Urol* 2007; 178:1615–8.

第6章

平坦型尿路上皮病变伴非典型和尿路上皮异型增生

6.1 尿路上皮反应性非典型增生   104

6.2 意义不明的非典型增生   106

6.3 尿路上皮异型增生   107

6.4 平坦型尿路上皮病变的分子生物学改变   112

参考文献   114

国际上对尿路上皮非乳头状（平坦型）上皮性病变的分类经过多年的演化后终于达成了共识——2001年在意大利安科纳市召开的非浸润性尿路上皮性肿瘤的诊断国际研讨会上重新定义了这一概念（表6.1）。此分类包括：尿路上皮异常（尿路上皮反应性非典型增生和平坦型尿路上皮增生）、假定的肿瘤前驱病变（角化性鳞状上皮化生、腺性化生以及恶性相关的细胞改变）、肿瘤前驱病变（异型增生）和非浸润性癌（原位癌，CIS）[1-10]。上述每种病变都有严格的形态学标准，以便向泌尿科医师提供精确的信息以指导治疗。非典型性平坦型尿路上皮病变包括尿路上皮的反应性非典型增生、意义不明的非典型增生、异型增生和原位癌。尿路上皮反应性非典型增生是一种良性病变。"意义不明的非典型增生"这一术语在外科病理诊断报告中应尽量避免使用（不同于细胞学）。推荐使用"异型增生"和"原位癌"的术语来诊断这类伴非典型的平坦型病变，它们具有进展为浸润性癌的生物学潜能[1,5,6,8-11]。不建议对异型增生分级和进一步分类。

表6.1 基于安科纳国际共识的平坦型尿路上皮病变的分类

平坦型尿路上皮增生
尿路上皮反应性非典型增生
假定的肿瘤前驱病变
角化性鳞状上皮化生
肠上皮化生
恶性相关的细胞改变
癌前病变
异型增生
非浸润性癌
原位癌

来源：根据参考文献1改编。

6.1 尿路上皮反应性非典型增生

尿路上皮发生了组织结构和细胞形态学的改变，但达不到异型增生的程度，这时定义为尿路上皮非典型增生[1,11]。就其本质而言，这一术语没有特异性。尿路上皮非典型增生在观察者之间的可重复性并不好，尽管如此，这一术语仍被广泛使用。

尿路上皮反应性非典型增生的特征：因急性、慢性炎性刺激导致尿路上皮核轻度异常（图6.1和6.2），伴非典型增生的大多数患者有囊性膀胱炎、感染、结石、膀胱腔内器械操作史或治疗史（图6.3），临床常表现为血尿或（和）膀胱刺激征，包括尿频、尿急、排尿困难。膀胱镜

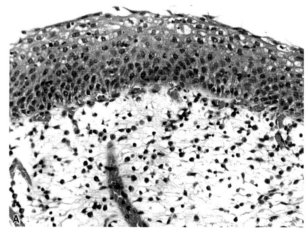

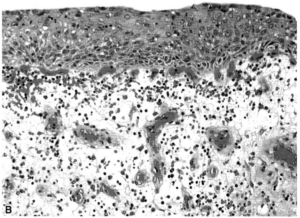

图6.1（1） 尿路上皮反应性非典型增生（A~B）

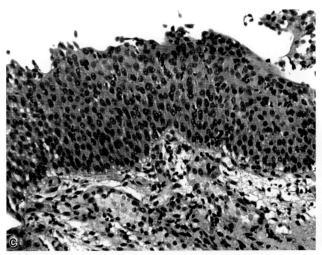

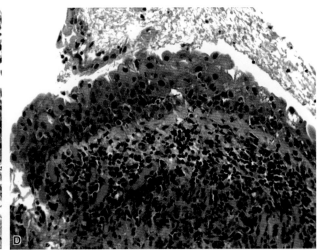

图 6.1（2）　尿路上皮反应性非典型增生（C~D）

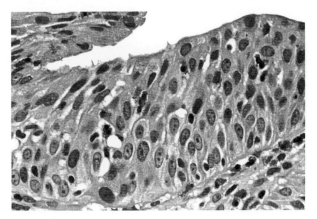

图 6.2　尿路上皮反应性非典型增生。尿路上皮层次增厚，部分细胞密集且极性消失，但细胞大小相对一致，表面有成熟现象

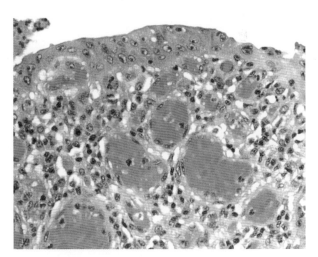

图 6.3　放射治疗后的尿路上皮反应性非典型增生

检：膀胱黏膜充血红肿[4]。

　　显微镜下：尿路上皮正常或轻度增厚，但仍保持从基底部到表层的分化成熟的极向（表 6.2）。细胞常增大，有丰富的胞质，核一致性增大，呈泡状，有明显的核仁。所有胞核的极向保留。尿路上皮的下层常可见到核分裂象（图 6.4 和 6.5）。细胞常大于正常，胞质也比正常的尿路上皮丰富，这种特征有时类似鳞状上皮。黏膜固有层有炎症反应，而且炎细胞常超出黏膜层。没有核深染、核多形或核染色质粗糙，因此，这种反应性非典型增生不

要误诊为异型增生，但需要说明的是，反应性非典型增生常与异型增生或原位癌共存。免疫组化标记 CK20、CD44 和 p53 可能对鉴别诊断有用（见尿路上皮异型增生一节）（表 6.3）[8,12,13]。

　　对反应性非典型增生的临床研究资料有限。Cheng 等研究 25 例反应性非典型增生的患者，平均随访 3.7 年，发现没有患者进展为异型增生、原位癌或尿路上皮癌（表 6.4）[4]。因此，反应性非典型增生不是一种癌前病变，是一种良性的尿路上皮病变[1,2]。

表 6.2 平坦型尿路上皮病变的形态特征

	正常尿路上皮	平坦型尿路上皮增生	尿路上皮反应性非典型增生	意义不明的非典型增生	尿路上皮异型增生
细胞层次细胞组成	4~7	10 层或以上	正常或轻度增厚	正常或轻度增厚	常正常，但可能增加或减少
细胞学	从基底到表层逐渐成熟	正常	正常	正常	基底和中间层细胞无成熟（不是全层）
核大小	小	正常	可轻度增大	可轻度增大	变异
核形状	圆形卵圆形	正常	正常	正常	变异
核染色质	光滑	正常	泡状	泡状	粗糙
核仁	无	无	明显	明显	不明显
分裂象	无	无	底层可见	底层可见	变异
伞细胞	有	有	有	有	有

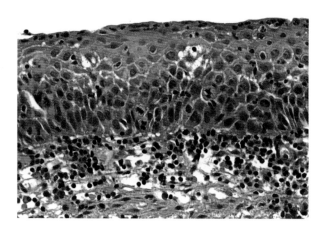

图 6.4 尿路上皮反应性非典型增生。注意尿路上皮底层细胞的核分裂象

6.2 意义不明的非典型增生

"意义不明的非典型增生"是一种描述性的诊断，在不明确这种病变是反应性还是肿瘤前驱病变时用此术语[1]。这种细胞核的改变与反应性非典型增生细胞的相似：轻于异型增生，但又重于炎症反应性增生的细胞核改变。这类患者常表现血尿或膀胱刺激症状[4]，他们（与反应性非典型增生细胞患者不同）在此之前通常诊断为尿路上皮异型增生，或接受过不同的治疗，如膀胱灌

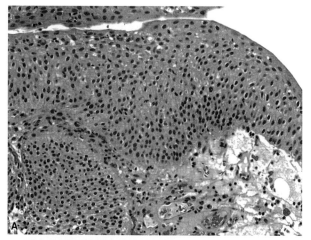

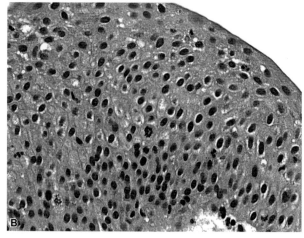

图 6.5 尿路上皮反应性非典型增生（A 和 B）。尽管黏膜增厚以及核分裂象可见，此病变仍属于反应性改变。细胞大小相对一致，表层有成熟现象。注意上皮层内出现的中性粒细胞

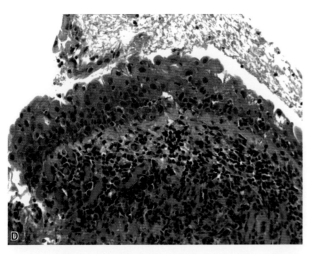

图 6.6　尿路上皮非典型增生，支持反应性改变。虽然有多个病理医师将此灶病变诊断为异型增生，但病灶有被不成熟鳞状细胞化生的细胞所累及的特征。有些病理医师可能考虑为"意义不明的非典型增生"，但并不推荐在外科手术切除的标本中用此术语，因为此名称更常用于细胞学标本的诊断中

注化疗、放疗等[1,8,15]。

显微镜下可见黏膜固有层的炎症反应和不同程度的胞核非典型（图 6.6），但胞核非典型的程度与炎症的范围不成比例。这种意义不明的非典型增生可能很难与异型增生鉴别，由于两者的治疗方式和预后大不相同，因此正确鉴别两者至关重要。对诊断困难的病例，借助免疫组化可能有用[8,13,16-18]。

一般来说，CK20 和 CD44 是鉴别意义不明的与异型增生的最有用的指标（表 6.3）。正如前文提及的研究显示 CK20 仅在正常尿路上皮的表层

细胞表达，因而 CK20 在黏膜深层细胞表达是意义不明的非典型增生的一个特征[17]。反应性尿路上皮增生的细胞显示 CD44 弥漫的完整的膜阳性，或伴随点灶状基底和中间细胞阳性。但异型增生的细胞不表达 CD44。需要指出的是，这些免疫组化染色模式不是固定不变的，因此，必须谨慎解读免疫组化结果，而且 HE 染色形态是诊断的基础。

意义不明的非典型增生不会进展为恶性肿瘤，而与反应性增生的诊断相关联。到目前为止，还没有证据支持意义不明的非典型增生具有恶性潜能。Cheng 等研究 35 例意义不明的非典型增生的患者，平均随访 3.7 年，发现没有患者进展为异型增生、原位癌或尿路上皮癌（表 6.4）[4]。由于诊断意义不明的非典型增生的临床价值不大，因此诊断这一病变令病理医师很沮丧[1,4,8]。

6.3　尿路上皮异型增生

由于对尿路上皮细胞异型增生的分类和分级的可重复性很差，因此标准化命名这一术语很困难（表 6.5）[1,4,9,11,19-32]。过去有学者把尿路上皮异型增生分成轻度、中度和重度。大多数（并非全部）学者视原位癌和高级别异型增生为同义词[33]，这是由于此两者之间的差异不明显，而且

表 6.3　平坦型尿路上皮病变的免疫组化特征

	正常尿路上皮	平坦型尿路上皮增生	尿路上皮反应性非典型增生	意义不明的非典型增生	尿路上皮异型增生
标志物					
CK20	限于伞细胞	限于伞细胞	限于伞细胞	限于伞细胞	深层细胞
CD44	限于基底细胞	限于基底细胞	全层反应性增强	全层反应性增强	无
p53	无	无	无	无	阳性

表 6.4　膀胱黏膜反应性非典型增生、意义不明的非典型增生和异型增生患者的临床表现

特征	反应性非典型增生	意义不明的非典型增生	尿路上皮异型增生
平均年龄（年）	66（39~88）	64（24~80）	69（50~85）
男女比例	4:1	2:1	4:1
主要症状	血尿或膀胱刺激征	血尿或膀胱刺激征	血尿或膀胱刺激征
膀胱镜所见	黏膜炎症、红斑、可疑肿瘤	黏膜炎症、红斑、可疑肿瘤	黏膜炎症、红斑、可疑肿瘤
平均随访时间（年）	3.6（0.1~9.9）	3.7（0.2~11.4）	3.9（0.1~13.4）
临床结局	无进展[a]	无进展	15%进展为癌（活检证实）

来源：根据参考文献 4 改编。

[a] 无进展为异型增生、原位癌或浸润性尿路上皮癌。

表 6.5　尿路上皮的平坦型（非乳头状）上皮内病变[a]

Koss 等[23]	Nagy 等[24]	Mostofi 和 Sesterhenn[25]	MUPhy[59]	CIS Workshop[26]	Koss 等[27]	Reuter 和 Melamed[28]	Amin 等[29]	Grignon[30]	WHO/ISUP[31]	WHO[32]	Cheng 等[4]	Ancona Proposal[11]	Current Proposal
非典型增生（NOS）	简单增生	-	-	-	-	-	尿路上皮非典型，反应性	-	反应性非典型性	反应性非典型性	反应性非典型性[b]	反应性非典型性	反应性非典型性
轻度异型增生	异型增生	CIS，1级	异型增生	轻度异型增生（IUN1）	IUN1	CIS，低级别	尿路上皮非典型，意义不明	低级别异型增生	意义不明的非典型性	-	-	假定的癌前病变[c]	异型增生
中度异型增生	-	CIS，2级	-	中度异型增生（IUN2）	IUN2	CIS，中级别	尿路上皮异型增生，低级别	中级别异型增生	异型增生	异型增生	异型增生	低级别 IUN（异型增生）[d]	CIS
重度异型增生	-	CIS，3级	-	重度异型增生（IUN3）	IUN3	CIS，高级别	高级别异型增生/CIS	高级别异型增生/CIS	CIS	CIS	异型增生	高级别 IUN（CIS）[e]	
CIS	-	-	CIS	CIS	CIS	CIS	增生/CIS	增生/CIS	CIS	CIS	CIS		CIS

来源：经作者允许，根据参考文献 4 改编。

[a] CIS，原位癌；IUN，上皮内瘤变；NOS，非特殊类型。

[b] 包括以前称为"意义不明的非典型性""轻度异型""扁平性尿路上皮增生"和"CIS 1 级"。

[c] 包括角化鳞状化生、腺性化生、恶性相关的细胞学改变。

[d] 轻度异型、中度异型、非典型增生、CIS2 级及其他分类中的异型增生。

[e] 其他分类中的 CIS，包括重度异型增生。

两者的一致性很高。

但是，把这些比原位癌更轻的细胞和组织结构的异型性再分成低度和中度的异型性非常困难，而且形态学的连续性也不能提供非常明确的分类标准。有作者建议分成反应性非典型、异型增生和原位癌的三级分类体系，而另外有人建议分成 2 级或 4 级的分类体系。有研究小组将所有的肿瘤性上皮病变归类为原位癌，显然是为了呼应其临床和生物学行为的不确定性，而另有作者将原位癌分成 1、2、3 级。有些作者喜欢用"低级别上皮内瘤变"和"高级别上皮内瘤变"的术语分别来诊断异型增生和原位癌，这种将重度异

型增生从原位癌中分离出来的组织学标准并不可靠，也很难将低度异型增生和中度异型增生鉴别开。正是意识到这些分类的局限性，推荐重度异型增生和原位癌合并成一种分类[14]，而且异型增生不再细分成轻度和中度异型增生了。

尿路上皮细胞异型增生的定义：不正常的尿路上皮发生细胞和组织结构的变化，但其变化程度又没达到明确诊断原位癌的标准（图 6.7~6.12）[3]。异型增生就是一种早期的形态学表现介于正常和原位癌之间的病变。异型增生的尿路上皮细胞的厚度常在正常范围，但可以出现细胞层次增加或减少的情况。常可见表面伞细胞，而且细胞学的改变常限于上皮的中层和底层（如轻于原位癌所见的全层病变），细胞的整体表现

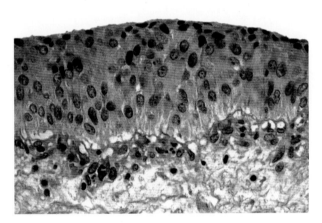

图 6.7 尿路上皮异型增生

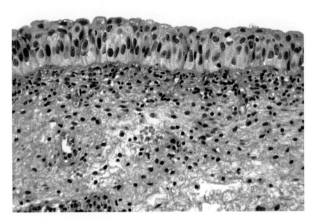

图 6.9 尿路上皮异型增生

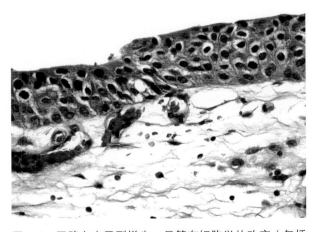

图 6.8 尿路上皮异型增生。尽管有细胞学的改变（包括细胞增大、染色质深染），尿路上皮仍然保留极性和成熟性。由于上皮缺乏共存的炎症反应，因此，有些观察者感觉此灶病变是异型增生而非反应性增生

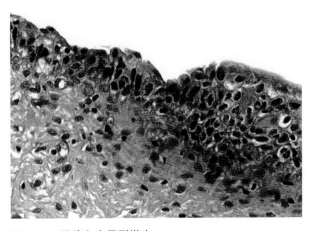

图 6.10 尿路上皮异型增生

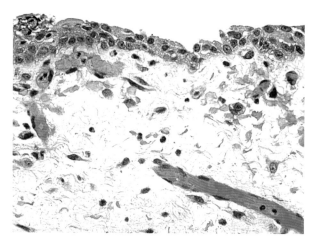

图 6.11 尿路上皮异型增生。这里所见的细胞学改变仅仅低于尿路上皮原位癌细胞的阈值

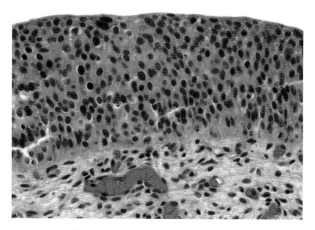

图 6.12 尿路上皮异型增生。增厚的尿路上皮被大小和形状不一的异型增生的细胞所占据

与低级别乳头状尿路上皮癌相同[3,4,12]。

尿路上皮细胞异型增生的细胞学异常包括：胞核和核仁增大，核深染、粗糙，核形状多变，核膜不规则，核切迹。

然而，如同原位尿路上皮癌一样，尿路上皮细胞异型增生没有明显的核异型，核仁通常小而模糊，但有时核仁增大。上皮细胞核极性的丢失是肿瘤性病变的早期表现[34]，这一点在尿路上皮细胞异型增生时很明显，表现为核拥挤，核沿着基底膜的长轴排列。核分裂象不易见，如果有，也仅局限于基底层。通过 CK20 和 p53 免疫组化，

这些异型增生的细胞可以显现（表 6.3）。

黏膜固有层通常未受累，这一点与尿路上皮的意义不明的非典型增生和原位癌不同（见第 7 章），黏膜固有层可见散在的炎症细胞和增加的新生的血管。正常尿路上皮与异型增生的尿路上皮之间的交界处通常模糊不清，而且异型细胞在正常上皮内成派杰样扩散。

尿路上皮异型增生主要与反应性非典型增生和原位癌鉴别（见第 7 章），对以前诊断为原位癌的患者治疗后的病变鉴别尤其困难，核和组织结构的特征是鉴别诊断的关键点。免疫组化 CK20、CD44、p53 和 Ki-67 可能有用（表 6.3）[8,13,16-18]。CK20 局限在正常尿路上皮的伞细胞中表达，异型增生时 CK20 却反常地在尿路上皮的深层表达（图 6.13 和图 6.14）。CD44 在尿路上皮的全层强表达，更常见于反应性非典

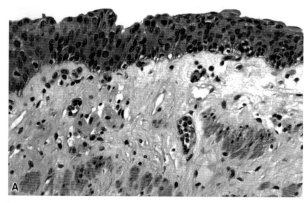

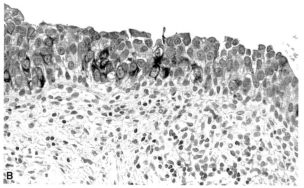

图 6.13 尿路上皮异型增生（A 和 B），细胞异常表达 CK20（B）

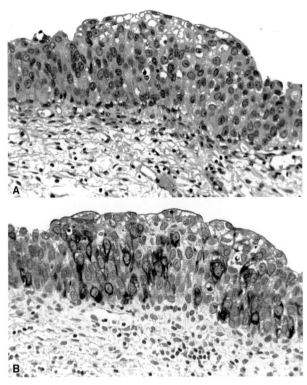

图 6.14 尿路上皮异型增生（A 和 B），细胞异常表达 CK20（B）

型增生时（与异型增生相比较而言）；p53 免疫染色也可凸显异型增生的细胞（图 6.15）。对模棱两可的病例，推荐在控制炎症的前提下，采取多次膀胱镜下活检的保守方法。

另一种重要的鉴别诊断是化疗相关的影响。系统性的环磷酰胺治疗后可见双核或多核巨细胞尿路上皮细胞，其核增大而且形态怪异。由于环磷酰胺导致细胞周期逃逸，因此，可导致细胞和核的增大。这些细胞有 1 个或 2 个核仁，核仁的边界成角不规整。关注患者的临床病史可以避免误诊。

异型增生常发生在以下两种临床情况下：①原发性（原发的或孤立性的病变）；②继发性，在以前存在的尿路上皮病变的基础上并发或继发。原发性的异型增生在普通人群的真实发病率还不清楚，这是因为目前缺乏大样本的筛查研究，也不能够在膀胱镜下确诊这些患者。Shirai 等[35]在

313 例尸体解剖系列研究中发现尿路上皮异型增生在男性中的发病率是 6.8%，女性中的发病率是 5.7%。对原发性的异型增生患者的随访研究也有限[3,4,36,37]。Cheng 等人[4]研究 26 名原发性的异型增生的患者，在平均随访的 3.9 年期间，15% 患者进展为癌（活检证实），包括原位癌和高级别浸润性癌。Cheng 等[3]对另一人群的研究确证 36 名原发性的异型增生的患者[3]，其年龄从 25~79 岁（平均 60 岁），男女比 2.6∶1；患者表现为泌尿道梗阻（11/36）、血尿（10/36）或这两种症状都有（3/36），以及一些伴随症状（1/36）；异型增生好发于膀胱后壁，7 名患者（19%）进展为癌（活检证实），包括原位癌（11%）和浸润性癌（8%）

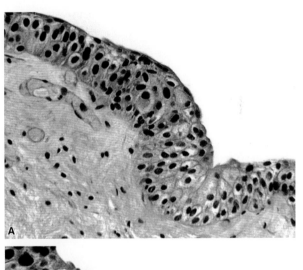

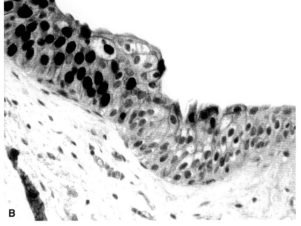

图 6.15 尿路上皮异型增生（A 和 B），p53 染色显现出异型增生的细胞（B）

（平均随访时间为 8.2 年）（表 6.6），进展为癌的平均时间为 2.5 年（0.5~8 年）。这些数据显示，尿路上皮的原发性异型增生是尿路上皮癌的一种重要危险因素（表 6.7）。推荐对这类患者进行密切随访和规律性的膀胱镜检查。

乳头状尿路上皮癌邻近的尿路上皮异型增生（继发性异型增生）与癌症复发和进展的危险度相关性增加 [26,38-41]。有研究表明，伴继发性异型增生的乳头状尿路上皮癌患者中有 87% 的复发率，而没有这种异型增生的乳头状尿路上皮癌患者复发率仅为 26%[39]。与原发性异型增生相比较而言，这种继发性异型增生更常见，有更高的进展为癌的比率（从 30%~36%）[3]。

6.4 平坦型尿路上皮病变的分子生物学改变

尿路上皮癌的发生有两条不同的遗传学通路 [1,7,42-44]，这两条通路显示不同的形态学类型与明显不同的基因不稳定性相关：①低级别非浸润性尿路上皮癌及其癌前病变；②原位尿路上皮癌和浸润性尿路上皮癌。低级别非浸润性尿路上皮癌及其癌前病变的通路涉及细胞周期依赖激酶抑制物的失活［包括 p15、p16（9p21）和 p21WAF/CIP1］，而 17p13（TP53）介导的基因不稳定性与原位癌和浸润性尿路上皮癌有关（图 6.16）。

人们研究血型族抗原、核形态、DNA 倍体和分子遗传学改变，发现异型增生的这些改变介于良性尿路上皮和原位尿路上皮癌之间，与预计的结果一样。原位尿路上皮癌时发生很多基因缺失等遗传学异常，反映出广泛的遗传学不稳定性，而癌前平坦型病变和异型增生仅表现出低频的基因缺失，后者发生 DNA 非整倍体的比率不足 50%，而前者（原位尿路上皮癌）发生 DNA 非整倍体的比率高达 90% 以上。在膀胱癌患者正常

表 6.6 膀胱原发性尿路上皮异型增生疾病的进展[a]

患者年龄	性别	临床表现	内镜表现	细胞学	异型增生部位	从诊断到进展间隔（年）	诊断[b]	癌灶部位
71	F	刺激症状	红斑	阳性	后壁	1.0	非浸润性乳头状 UC	膀胱三角
71	M	偶尔	红斑	阴性	顶部	1.4	尿路上皮原位癌	后壁
74	M	血尿	红斑	未查	膀胱颈	1.2	尿路上皮原位癌；非浸润性乳头状 UC	膀胱三角 后壁
79	M	偶尔	红斑	阴性	后壁	0.6	尿路上皮原位癌	后壁
78	M	刺激症状	可疑肿瘤	未查	后壁	8.0	浸润性 UC（T1 期）	顶部
54	M	刺激症状	可疑肿瘤	未查	右侧壁	2.2	尿路上皮原位癌；浸润性 UC（T2 期）	未指明
48	F	偶尔	可疑肿瘤	阴性	基底部	3.0	浸润性 UC（T1 期）	后壁

来源：经允许，根据参考文献 1 改编。

[a] 在平均随访时间为 8.2 年的时期内，36 例原发性尿路上皮异型增生患者中有 7 例发生进展。

[b] 诊断癌症复发或进展。

表 6.7　膀胱尿路上皮非典型增生患者的临床结局

1998 WHO/ISUP 分类	临床意义
反应性非典型增生	无进展的异型增生，原位癌或尿路上皮癌[4]
意义不明的非典型增生	无进展的异型增生，原位癌或尿路上皮癌[4]
异型增生	14%~19% 有活检证实的进展[4,60]
原位癌	15 年癌特异存活率是 74%[60]

来源：经允许，根据参考文献 4 改编。

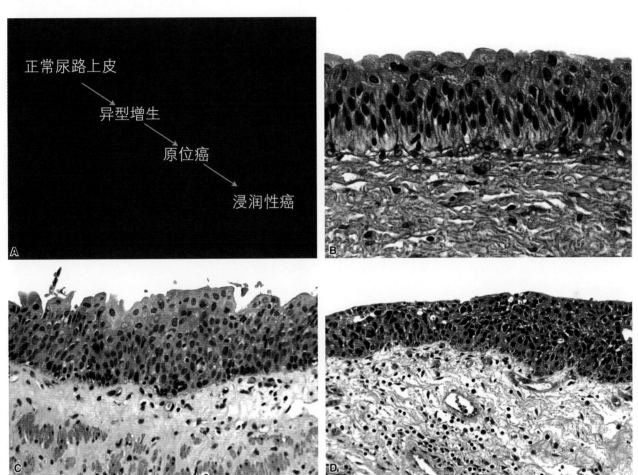

图 6.16　根据疾病连续性发展的观点，可见从正常尿路上皮经异型增生进展为原位癌的连续过程。（A）进展图；（B）正常尿路上皮；（C）尿路上皮异型增生；（D）原位癌

组织学尿路上皮中也可检测到遗传学的改变，其意义不明确[1,44-49]。

尿路上皮低级别乳头状癌及其癌前病变常见 9 号染色体上的成纤维细胞生长受体 3（FGFR3）基因的异常和突变，而 TP53 突变常见于尿路上皮原位癌[7,50-55]。仅部分异型增生的患者有 TP53 的突变，说明这部分异型增生是尿路上皮原位癌的前驱病变。在尿路上皮癌变的过程中，9 号染色体和 TP53 基因突变具有定时性，这也可以解释多种不同的平坦型病变恶变潜力的不同。9 号染色体的改变发生在尿路上皮异型增生的早期，而 p53 突变发生在原位癌。p53 基因产物在细胞周期的G1/S期调控点发挥作用[42]，而突变的TP53基因产物失去细胞周期的调控作用，这样导致广泛的基因不稳定，并可能发生进一步的遗传学改变。原位癌时发生p53基因的失活，这也就可以解释为何这种病变更易进展为浸润性癌。

近年来，全基因图谱研究[7,8,50,56,57]支持如下观点：在尿路上皮发生癌症的过程具有癌症相关细胞学改变（MACC）和局域效应。Majewski[50]等人在膀胱发生可以检测到的基因改变之前，就在3q22~24、5q22~31、9q21~22、10q26、13q14和17p13染色体区带（前驱基因）鉴定出复杂的基因改变，他们在形态正常的尿路上皮和明显的异型增生病变区域发现3个基因打击"波"，推测出的第一个波是位于3号染色体长臂（3q）的RB1等位基因的缺失，这样导致形态正常的尿路上皮发生大片的斑片状克隆性细胞增生[50]。第二个波与克隆性扩增有关：表现为异型增生最初的可观察到形态的特征；遗传学改变的第三个波发生在尿路上皮原位癌形成时。Lopez-Beltran等人最近在低级别乳头状尿路上皮肿瘤患者的正常尿路上皮活检组织中，发现位于9q32~33的DBC1基因的杂合子缺失（LOH）[58]。他们最引人关注的研究是发现正常尿路上皮的DBC1位点与肿瘤复发和进展相关[58]。在38例低级别Ta乳头状尿路上皮癌和11例相关的正常尿路上皮标本中，发现有DBC1基因缺失的12例（31.6%）表现为肿瘤复发，5例（13.1%）显示肿瘤分期的进展。

总之，这些分子遗传学的资料显示异型增生在遗传学上代表了癌前病变不稳定性的进展过程，这样增加了部分平坦型病变的患者进展为原位癌和浸润性癌的危险性。

（陈琼荣　译）

参考文献

1. Lopez-Beltran A, Cheng L, Andersson L, Brausi M, de Matteis A, Montironi R, Sesterhenn I, van det Kwast KT, Mazerolles C. Preneoplastic non-papillary lesions and conditions of the urinary bladder: an update based on the Ancona International Consultation. *Virchows Arch* 2002; 440:3–11.

2. Bostwick DG, Cheng L, eds. Urologic Surgical Pathology, 2nd ed. Philadelphia: Elsevier/Mosby, 2008.

3. Cheng L, Cheville JC, Neumann RM, Bostwick DG. Natural history of urothelial dysplasia of the bladder. *Am J Surg Pathol* 1999; 23:443–7.

4. Cheng L, Cheville JC, Neumann RM, Bostwick DG. Flat intraepithelial lesions of the urinary bladder. *Cancer* 2000; 88:625–31.

5. Cheng L, Montironi R, Davidson DD, Lopez-Beltran A. Staging and reporting of urothelial carcinoma of the urinary bladder. *Mod Pathol* 2009; 22 (Suppl 2):S70–95.

6. Bostwick DG, Ramnani D, Cheng L. Diagnosis and grading of bladder cancer and associated lesions. *Urol Clin North Am* 1999; 26:493–507.

7. Cheng L, Davidson DD, Maclennan GT, Williamson SR, Zhang S, Koch MO, Montironi R, Lopez-Beltran A. The origins of urothelial carcinoma. *Expert Rev Anticancer Ther* 2010; 10:865–80.

8. Hodges KB, Lopez-Beltran A, Davidson DD, Montironi R, Cheng L. Urothelial dysplasia and other flat lesions of the urinary bladder: clinicopathologic and molecular features. *Hum Pathol* 2010; 41: 155–62.

9. Montironi R, Lopez-Beltran A, Scarpelli M, Mazzucchelli R, Cheng L. 2004 World Health Organization classification of the noninvasive urothelial neoplasms: inherent problems and clinical reflections. *Eur Urol* 2009; Suppl 8:453–7.

10. Montironi R, Mazzucchelli R, Scarpelli M, Lopez-Beltran A, Cheng L. Morphological diagnosis of urothelial neoplasms.

J Clin Pathol 2008; 61:3–10.

11. Cheng L, Lopez-Beltran A, MacLennan GT, Montironi R, Bostwick DG. Neoplasms of the urinary bladder. In: Bostwick DG, Cheng L, eds. Urologic Surgical Pathology, 2nd ed. Philadelphia: Elsevier/Mosby, 2008; 259–352.

12. Montironi R, Lopez-Beltran A, Scarpelli M, Mazzucchelli R, Cheng L. Morphological classification and definition of benign, preneoplastic and non-invasive neoplastic lesions of the urinary bladder. *Histopathology* 2008; 53:621–33.

13. McKenney JK, Desai S, Cohen C, Amin MB. Discriminatory immunohistochemical staining of urothelial carcinoma in situ and non-neoplastic urothelium: an analysis of cytokeratin 20, p53, and CD44 antigens. *Am J Surg Pathol* 2001; 25:1074–8.

14. Epstein JL, Amin MB, Reuter VR, Mostofi FK. The bladder consensus conference committee. The World Health Organization/International Society of Urologic Pathology consensus classification of urothelial (transitional cell) neoplasms of the urinary bladder. *Am J Surg Pathol* 1998; 22:1435–8.

15. Lopez-Beltran A, Luque RJ, Mazzucchelli R, Scarpelli M, Montironi R. Changes produced in the urothelium by traditional and newer therapeutic procedures for bladder cancer. *J Clin Pathol* 2002; 55:641–7.

16. Harnden P, Eardley I, Joyce AD, Southgate J. Cytokeratin 20 as an objective marker of urothelial dysplasia. *Br J Urol* 1996; 78:870–5.

17. Kunju LP, Lee CT, Montie J, Shah RB. Utility of cytokeratin 20 and Ki–67 as markers of urothelial dysplasia. *Pathol Int*

2005; 55:248–54.

18. Sun W, Herrera GA. E-cadherin expression in urothelial carcinoma in situ, superficial papillary transitional cell carcinoma, and invasive transitional cell carcinoma. *Hum Pathol* 2002; 33:996–1000.

19. Bostwick DG. Natural history of early bladder cancer. *J Cell Biochem* 1992; 161 (Supp l):31–8.

20. Jones TD, Cheng L. Papillary urothelial neoplasm of low malignant potential: evolving terminology and concepts. *J Urol* 2006; 175:1995–2003.

21. Maclennan GT, Kirkali Z, Cheng L. Histologic grading of noninvasive papillary urothelial neoplasms. *Eur Urol* 2007; 51:889–98.

22. Grignon DJ. The current classification of urothelial neoplasms. *Mod Pathol* 2009; 22 (Suppl 2):S60–90.

23. Koss LG. Tumors of the Urinary Bladder, Fascicle 11. Washington, DC: Armed Forces Institute of Pathology, 1975.

24. Nagy G, Frable W, Murphy W. Classificiation of premalignant urothelial abnormalities: a delphi study of the national bladder cancer collaborative group A. *Pathol Annul* 1982; 17:219–33.

25. Mostofi FK, Sesterhenn IA. Pathology of epithelial tumors and carcinoma in situ of the bladder. *Prog Clin Biol Res* 1984; 162A:55–74.

26. Friedell G, Soloway M, Hilgar A, Farrow G. Summary of workshop on carcinoma in situ of the bladder. *J Urol* 1986; 136:1047–8.

27. Koss LG, Woyke S, Olszewski W. Aspiration biopsy. Cytologic Interpretation and Histologic Bases, 2nd ed. New York: Igaku Shoin, 1992.

28. Reuter VE, Melamed MR. Diagnostic Surgical Pathology. In: Sternberg SS, ed. Diagnostic Surgical Pathology. New York: Raven Press, 1989; 1355–92.

29. Amin MB, Murphy WM, Reuter VE, Ro JY, Ayala AG, Weiss MA, Eble JN, Young RH. A symposium on controversies in the pathology of transitional cell carcinomas of the urinary bladder. Part I. *Anat Pathol* 1996; 1:1–39.

30. Grignon DJ. Neoplasms of the urinary bladder. In: Bostwick DG, Eble JN, eds. Urologic Surgical Pathology. St. Louis: Mosby-Year Book, Inc, 1997:214–305.

31. Epstein JI, Amin MB, Reuter VR, Mostofi FK. The World Health Organization/International Society of Urological Pathology consensus classification of urothelial (transitional cell) neoplasms of the urinary bladder. Bladder Consensus Conference Committee. *Am J Surg Pathol* 1998; 22:1435–48.

32. Mostofi FK, Davis CJ, Sesterhenn IA. WHO Histologic Typing of Urinary Bladder Tumors. Berlin: Springer, 1999.

33. Adsay NV, Sakr WA, Grignon DJ. Flat-type transitional cell carcinoma in situ. *Pathol Case Rev* 1997; 2:115–21.

34. Chandramouly G, Abad PC, Knowles DW, Lelievre SA. The control of tissue architecture over nuclear organization is crucial for epithelial cell fate. *J Cell Sci* 2007; 120:1596–1606.

35. Shirai T, Fukushima S, Hirose M, Ohshima M, Ito N. Epithelail lesions of the urinary bladder in 313 autopsy cases. *Jpn J Cancer Res* 1987; 78:1073–80.

36. Zuk R, Rogers H, Martin J, Baithun S. Clinicopathological importance of primary dsyplasia of bladder. *J Clin Pathol* 1988;

41:1277–80.

37. Baithun S, Rogers H, martin J, Zuk R, Blandy J. Primary dysplasia of bladder. *Lancet* 1988; 1(8583):483.

38. Smith G, Elton RA, Beynon LL, Newsam JE, Chisholm GD, Hargreave TB. Prognostic significance of biopsy results of normal-looking mucosa in cases of superficial bladder cancer. *Br J Urol* 1983; 55:665–9.

39. Wolf H, Hojgaard K. Urothelial dysplasia concomitant with bladder tumours as a determinant factor for future new occurrences. *Lancet* 1983; 2:134–6.

40. Heney NM. Natural history of superficial bladder cancer: prognostic features and long-term disease course. *Urol Clin North Am* 1992; 19:429–33.

41. Kiemeney LA, Witjes JA, Heijbroek RP, Debruyne FM, Verbeek AL. Dysplasia in normal-looking urothelium increases the risk of tumour progression in primary superficial bladder cancer. *Eur J Cancer* 1994; 30A:1621–5.

42. Spruck CH 3rd, Ohneseit PF, Gonzalez-Zulueta M, Esrig D, Miyao N, Tsai YC, Lerner SP, Schmutte C, Yang AS, Cote R, et al. Two molecular pathways to transitional cell carcinoma of the bladder. *Cancer Res* 1994; 54:784–8.

43. Wu XR. Urothelial tumorigenesis: a tale of divergent pathways. *Nat Rev Cancer* 2005; 5:713–25.

44. Cheng L, Zhang S, Maclennan GT, Williamson SR, Lopez-Beltran A, Montironi R. Bladder cancer: translating molecular genetic insights into clinical practice. *Hum Pathol* 2011; 42:455–81.

45. Baithun SI, Naase M, Blanes A, Diaz-Cano SJ. Molecular and kinetic features of transitional cell carcinomas of the bladder: biological and clinical implications. *Virchows Arch* 2001; 438:289–97.

46. Baud E, Catilina P, Boiteux J-P, Bignon Y-J. Human bladder cancers and normal bladder mucosa present the same hot spot of heterozygous chromosome–9 deletion. *Int J Cancer* 1998; 77:821–4.

47. Hart KC, Robertson SC, Kanemitsu MY, Meyer AN, Tynan JA, Donoghue DJ. Transformation and stat activation by derivatives of FGFR1, FGFR3, and FGFR4. *Oncogene* 2000; 19:3309–20.

48. Jebar AH, Hurst CD, Tomlinson DC, Johnston C, Taylor CF, Knowles MA. FGFR3 and Ras gene mutations are mutually exclusive genetic events in urothelial cell carcinoma. *Oncogene* 2005; 24:5218–25.

49. Muto S, Horie S, Takahashi S, Tomita K, Kitamura T. Genetic and epigenetic alterations in normal bladder epithelium in patients with metachronous bladder cancer. *Cancer Res* 2000; 60:4021–5.

50. Majewski T, Lee S, Jeong J, Yoon DS, Kram A, Kim MS, Tuziak T, Bondaruk J, Lee S, Park WS, Tang KS, Chung W, et al. Understanding the development of human bladder cancer by using a whole-organ genomic mapping strategy. *Lab Invest* 2008; 88:694–721.

51. Hartmann A, Rosner U, Schlake G, Dietmaier W, Zaak D, Hofstaedter F, Knuechel R. Clonality and genetic divergence in multifocal low grade superficial urothelial carcinoma as determined by chromosome 9 and p53 deletion analysis. *Lab Invest* 2000; 80:709–18.

52. Hartmann A, Schlake G, Zaak D, Hungerhuber E, Hofstetter A, Hofstaedter F, Knuechel R. Occurrence of chromosome 9 and p53 alterations in multifocal dysplasia and carcinoma in situ of human urinary bladder. *Cancer Res* 2002; 62:809–18.

53. Hartmann A, Moser K, Kriegmair M, Hofstetter A, Hofstaedter F, Knuechel R. Frequent genetic alterations in simple urothelial hyperplasias of the bladder in patients with papillary urothelial carcinoma. *Am J Pathol* 1999; 154:721–7.

54. Steidl C, Simon R, Burger H, Brinkschmidt C, Hertle L, Bocker W, Terpe HJ. Patterns of chromosomal aberrations in urinary bladder tumours and adjacent urothelium. *J Pathol* 2002; 198:115–20.

55. Williamson SR, Montironi R, Lopez-Beltran A, MacLennan GT, Davidson DD, Cheng L. Diagnosis, evaluation and treatment of carcinoma in situ of the urinary bladder: the state of the art. *Crit Rev Oncol Hematol* 2010; 76:112–26.

56. Lee S, Jeong J, Majewski T, Scherer SE, Kim MS, Tuziak T, Tang KS, Baggerly K, Grossman HB, Zhou JH, Shen L, Bondaruk J, et al. Forerunner *genes* contiguous to RB1 contribute to the development of in situ neoplasia. *Proc Natl Acad Sci U S A* 2007; 104:13732–7.

57. Tuziak T, Jeong J, Majewski T, Kim MS, Steinberg J, Wang Z, Yoon DS, Kuang TC, Baggerly K, Johnston D, Czerniak B. High-resolution whole-organ mapping with SNPs and its significance to early events of carcinogenesis. *Lab Invest* 2005; 85:689–701.

58. Lopez-Beltran A, Alvarez-Kindelan J, Luque RJ, Blanca

A, Quintero A, Montironi R, Cheng L, Gonzalez-Campora R, Requena MJ. Loss of heterozygosity at 9q32–33 (DBC1 locus) in primary non-invasive papillary urothelial neoplasm of low malignant potential and low grade urothelial carcinoma of the bladder and their associated normal urothelium. *J Pathol* 2008; 215:263–72.

59. Murphy WM, ed. Atlas of Bladder Carcinoma. Chicago: American Society of Clinical Pathologists Press, 1986.

60. Cheng L, Cheville JC, Neumann RM, Leibovich BC, Egan KS, Spotts BE, Bostwick DG. Survival of patients with carcinoma in situ of the urinary bladder. *Cancer* 1999; 85:2469–74.

第7章

尿路上皮原位癌

7.1	定义、命名和组织学特征	119
7.2	临床特征	120
7.3	特殊考虑	122
	7.3.1 原发性原位癌和继发性原位癌	122
	7.3.2 前列腺导管和前列腺尿道部受累	123
7.4	组织学和诊断标准	123
7.5	尿路上皮原位癌的变异型	126
	7.5.1 大细胞原位癌	126
	7.5.2 小细胞原位癌	127
	7.5.3 剥脱性原位癌或黏附性原位癌	127
	7.5.4 派杰样原位癌	127
	7.5.5 原位癌伴鳞状或腺样分化	130

7.5.6 原位癌伴微乳头状生长方式	130
7.5.7 原位癌伴微浸润	132
7.6	鉴别诊断	133
7.7	诊断和预后标志物	135
7.8	预后	137
	7.8.1 原发性尿路上皮原位癌	137
	7.8.2 原位癌伴非浸润性膀胱癌	137
	7.8.3 原位癌伴浸润性膀胱癌	138
	7.8.4 多中心性尿路上皮原位癌	138
	7.8.5 上尿路癌和尿道原位癌受累	138
7.9	分子学特征	138
参考文献		140

7.1　定义、命名和组织学特征

膀胱的原位癌（CIS），也被称"尿路上皮原位癌"或"高级别尿路上皮内瘤变"，是指正常尿路上皮的全层或部分被癌细胞所取代，而这种癌细胞具有显微镜下以及分子生物学的特征，并局限在尿路上皮层（图 7.1）[1-5]。尿路上皮原位癌中的细胞层次可增加、正常或减少，因此，这种原位癌是一种平坦型病变，在 TNM 病理分期系统中，依据肿瘤范围、淋巴结和远处转移情况而定义为 Tis。与之相反，非浸润性乳头状尿路上皮癌被视为 Ta 病变。原位尿路上皮癌成分常与浸润性癌邻近或与之相关，这种原位癌是一种继发性病变。更少见的情况是原位癌不伴浸润性癌而与低级别上皮内瘤变（异型增生）相关，这种原位癌是一种原发性的病变。

虽然其他类型的原位癌，如原位腺癌和原位鳞癌，也可能出现在膀胱黏膜中，但某种程度上说，这类原位癌有争议，而且远不如尿路上皮原位癌多见，大多数研究者将其命名为"尿路上皮原位癌"，但也可使用"原位癌"这一称谓。尿路上皮原位癌传统上指移行细胞原位癌，这基于一种前提，即尿路上皮的特征介于复层鳞状上皮和假复层柱状上皮中间或具有两者的过渡形态。因此，近年来，用"尿路上皮"来称谓这种特化上皮的人越来越多。

1952 年，Melicow[2,6,7]意识到检查外生性肿瘤之间"肉眼正常"的膀胱黏膜组织的重要性，以此来尝试着解释膀胱癌复发率高的原因（特别是在保留功能外科手术后）。此后，Melicow

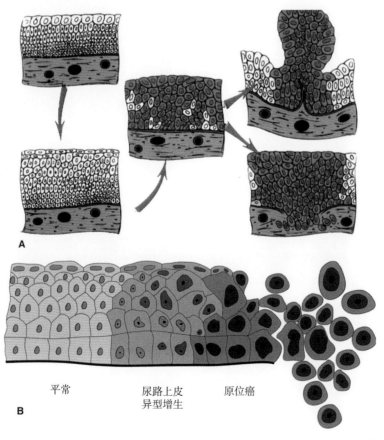

图 7.1　从平坦型原位病变到浸润性膀胱癌的演进过程（A 和 B）。此过程也可能形成乳头状肿瘤

和Hollowell[2,6,7]描述尿路上皮原位癌为"一种大体上不明显甚至看似正常，而显微镜下具有恶性形态的病变"，这种精准描述至今仍很正确。Melamed等[6-8]首次描述了尿路上皮原位癌的自然病程：被调查的25名原位癌患者在诊断后的5年内有9人（36%，9/25）进展为浸润性癌。

尿路上皮原位癌在组织学上的命名让人有点迷惑。在Melicow的原著中，把"鲍温病"和"尿路上皮内癌"当作尿路上皮原位癌的同义词在交替使用。多年来，膀胱的癌前病变有不同的称谓，包括异型增生（轻、中、重度），上皮内瘤变（低级别和高级别），尿路上皮内瘤变（1级和2级），非典型增生和明显非典型（见第6章讨论）[6-8]。尿路上皮原位癌和高级别尿路上皮内瘤变易混淆，可当作同义词交替使用。为了避免误解，推荐在外检报告中使用"尿路上皮原位癌"这一术语[3,9-15]。

存在于两种背景中：①自发性或孤立性的原位癌；②继发性原位癌（与乳头状尿路上皮癌发生有关）。自发性或孤立性的原位癌（通常称作原发性原位癌）比较少见：占所有原位癌的10%，所有膀胱肿瘤的1%~3%[16,17]。

7.2 临床特征

尿路上皮原位癌好发于老年男性，大多在60~70岁之间发病，临床表现与间质性膀胱炎相似，表现为肉眼或镜下血尿，膀胱刺激征（排尿困难、尿痛、尿频），遗尿症和无菌性脓尿[18-27]。

大约25%的患者没有症状[1-3,11,28]，Cheng等研究138名原位癌患者，其中41%的患者有镜下血尿，49%的有膀胱刺激征，26%无症状，此结果强调了这些临床症状[1]。膀胱刺激征是原发性、弥漫性原位癌患者的主要症状。

膀胱镜下观察并准确评估平坦型病变很困难。在大多数情况下原位癌的黏膜呈红色的天鹅绒样或颗粒性斑片状（图7.2~7.4），当然有时候可能无法察觉到病变[3,29,30]。"红色的天鹅绒斑片

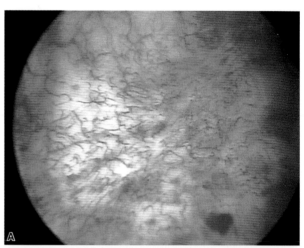

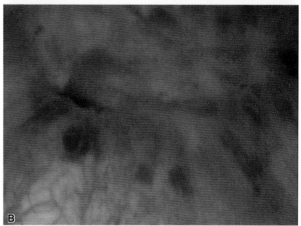

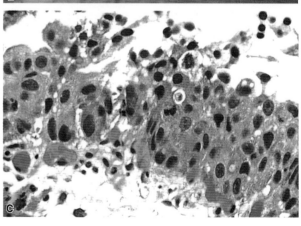

图 7.2 尿路上皮原位癌。膀胱镜下（A），大体观（B）和显微镜下（C）表现。注意紧邻尿路上皮基底膜下的血管增生很明显（C）

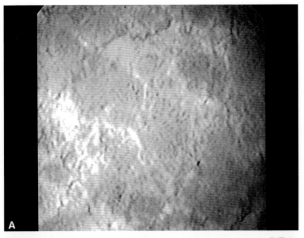

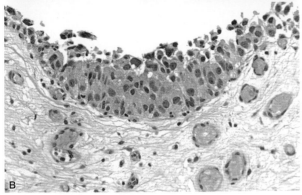

图 7.3　尿路上皮原位癌。膀胱镜（A）和显微镜下（B）表现。膀胱镜（A）下黏膜轻度隆起（发白的区域），局灶红色，易出血（A）

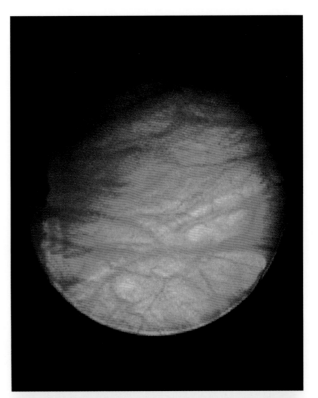

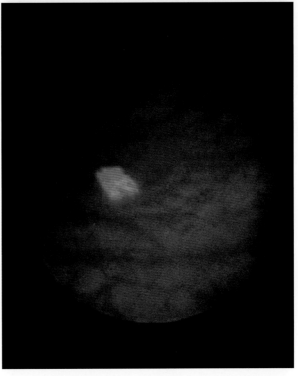

图 7.4　普通白光照射下，膀胱镜下（上图）和荧光膀胱镜下（下图）所见的尿路上皮原位癌。荧光膀胱镜下原位癌显示清晰的红色，而普通白光膀胱镜下很难看到原位癌病灶。氨基己糖氨基戊酸盐使光敏性卟啉类化合物选择性聚集在快速增生的肿瘤细胞内，聚集的卟啉类化合物在蓝光照射下发出红色的荧光

状"是其特征性病变，当然这种特征并不具有特异性。

　　原位癌常呈多灶性，50% 的病例表现为 2 个或 2 个以上相互隔离的原位癌病灶，好发于膀胱三角区、后壁和膀胱顶部。此外，还有输尿管远端、前列腺尿道部（20%~67%）、前列腺导管和腺泡（近 40%）、肾盂和输尿管近端[3]。全图研究显示膀胱全切标本的广泛的原位癌，累及前列腺尿道部和输尿管的病例分别多达 67% 和 57%[31-34]。

　　尿路上皮原位癌患者如果不接受治疗，进展为浸润性癌的可能性很高（83%）[1,3,11,35-43]。膀胱切除标本发现 34% 的尿路上皮原位癌患者有

微小浸润灶，9%的患者有肌层浸润[44]。最近有一项来自美国、加拿大和欧洲的 8 个中心的 243 名尿路上皮原位癌的大样本系列研究，这些患者接受了根治性膀胱切除治疗，研究发现 36% 的患者有更高级别的癌症，其中 11% 的患者有膀胱外扩散（pT3 或更高级别的分期），5.8% 有淋巴结转移，5 年存活率是 85%[43]。Cheng 等人[1] 的研究显示，尿路上皮原位癌诊断后到检测到进展为浸润性癌的平均间隔时间是 5 年。10 年无病存活率、癌症专项存活率以及全因素存活率分别是 63%、79% 和 55%，而 15 年的存活率分别是 59%、74% 和 40%（图 7.5）[1]。

尿路上皮原位癌常与膀胱其他区域的浸润性癌有关（称为继发性或伴发性原位癌）。原位癌发生的频率随着相关的尿路上皮肿瘤分级和分期的增加而增加。从膀胱癌 Ta 和 T1 期患者随机膀胱活检中，发现多达 24% 活检有上皮异常（包括原位癌和异型增生）。

低分期但高级别的膀胱癌患者更常伴随原位癌，而癌组织累及前列腺尿道部时也更可能合并原位癌[45]。尿路上皮原位癌与浸润性癌共存的患

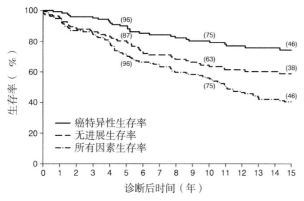

图 7.5 138 名膀胱原发性尿路上皮原位癌患者的 Kaplan - Meier 生存曲线。诊断的时候没有浸润性癌的患者，圆括号中的数字表示 5 年、10 年、15 年存活患者的数量。疾病进展定义为原位癌发展为浸润性癌、有远处转移或死于膀胱癌

者比单为原发性原位癌的患者有更高的进展风险和癌特异性死亡率[2,11]。

7.3 特殊考虑

7.3.1 原发性原位癌和继发性原位癌

原发性和继发性原位癌的定义在病理学和泌尿学文献中有些变化。Takenaka 等人[16]将这些原位癌分成如下 3 类：①原发性原位癌，发生在没有相关的尿路上皮肿瘤；②伴发性原位癌，发生在新近诊断为膀胱肿瘤的邻近区域；③继发性原位癌，是在已知的膀胱肿瘤随访的过程中诊断的一种原位癌，在诊断为原位癌时有或无伴发性原位癌。有些学者使用这种规定，并逐渐开始在相关领域内使用起来[15,46–49]。

然而，在很多实际病例中，这种分类并不明确，因此"原发性"和"继发性"即指是否有以前的肿瘤。不可否认，这可能是最重要的鉴别点，但原位癌是否与同时或异时发生的原始肿瘤有关联好像没有多少临床差别。其他的同义词有时也被人们使用，如"隔离的""孤立的""同时存在的"原位癌，但是这些术语比之于上文提及的术语更不明确[15,46–49]。

原发性（自身发生或隔离性的）原位癌很少见，占所有原位癌的不足 10%，所有膀胱肿瘤的 1%~3%[47–51]。这种原位癌发生在没有其他膀胱肿瘤的患者，几乎都是 50 岁以上的男性。原发性原位癌比继发性原位癌进展（分别为 28% 与 59%）和死亡（7% 与 45%）的比率更低[49]。然而，最近的一项由 476 名原位癌患者入组的研究显示，原发性原位癌比继发性原位癌患者的预后更差[42]。原发性原位癌患者的癌症进展率是

43%，而继发性患者是 32%[42]。多灶性病变、共存的膀胱肿瘤、前列腺尿道部受累以及治疗后复发是预示原位癌高危进展的因素。

7.3.2　前列腺导管和前列腺尿道部受累

Patel 及其同事[52]检查 308 名患者的根治性膀胱前列腺切除术标本（包括全部的前列腺成分），发现其中 121 名患者（占 39%）有前列腺尿路上皮癌，59 名患者（占 49%）有前列腺尿道部异型增生 / 原位癌，20 名（占 17%）患者有前列腺导管受侵，其余患者均为浸润性尿路上皮癌。单因素和多因素分析发现膀胱肿瘤位于膀胱三角和膀胱原位癌是全部前列腺受累的危险因素。膀胱原位癌的出现是特异性非间质受累肿瘤（即前列腺导管和尿道部的原位癌或异型增生）的唯一危险因素[52]。与膀胱中所见的瘤细胞的可移动性一样，恶性细胞也可沿着前列腺上皮或前列腺导管和腺泡上皮下如派杰样的播散，这样癌细胞如三明治一样夹在基底细胞层和上皮细胞层之间。

在 2010 年版新 TNM 分期系统[4,9]中，前列腺尿道部上皮下浸润不属于 T4a，T4a 是指膀胱癌细胞直接浸润前列腺间质。

7.4　组织学和诊断标准

尿路上皮原位癌的定义：一种尿路上皮的平坦型、非浸润性肿瘤，瘤细胞具有明显的细胞学和组织结构的异型性，但缺乏乳头状结构。大体所见：膀胱黏膜病变可能不明显，也可能呈红色的天鹅绒状、颗粒性斑片状、水肿和糜烂性病变（图 7.6）；这种病变可能邻近或远离浸润性癌灶。原位癌的诊断需要出现重度的细胞学非典型性特征（核间变），通常是全层受累（图 7.7），但尿路上皮全层是否受累并非必要条件。原位癌可能仅有一层细胞的厚度，或正常黏膜厚度（多达 7 层细胞），或增生黏膜的厚度（多于 7 层细胞）（图 7.8）。

瘤细胞排列紊乱、极向与黏附性消失是原位癌的特征性表现。可见表层伞细胞，但在黏膜全层受累的原位癌中伞细胞消失。瘤细胞体积大，多形性明显，胞质中等或丰富，但有时胞质较少而致细胞核质比增大，核染色质粗糙或凝块状。形态计量学显示细胞核区、核周径和直径均增大，至少部分细胞的核仁通常大而明显，并可有多个核仁。黏膜表层可见核分裂象并有异型性（图 7.9）。邻近的黏膜的细胞异型性要轻一些。

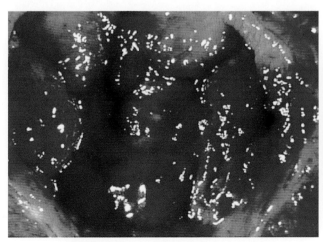
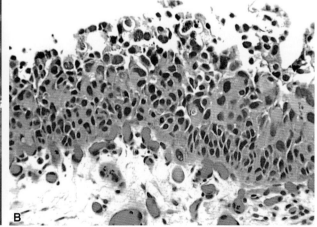

图 7.6　尿路上皮原位癌（A 和 B）。天鹅绒般的表现

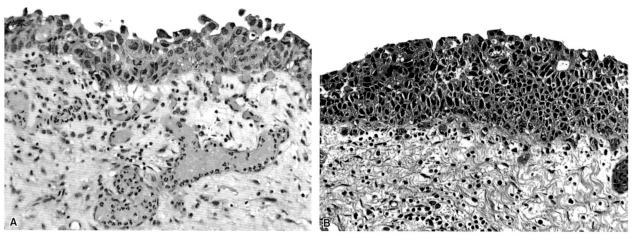

图 7.7   尿路上皮原位癌（A 和 B）。注意原位癌时尿路上皮全层受累

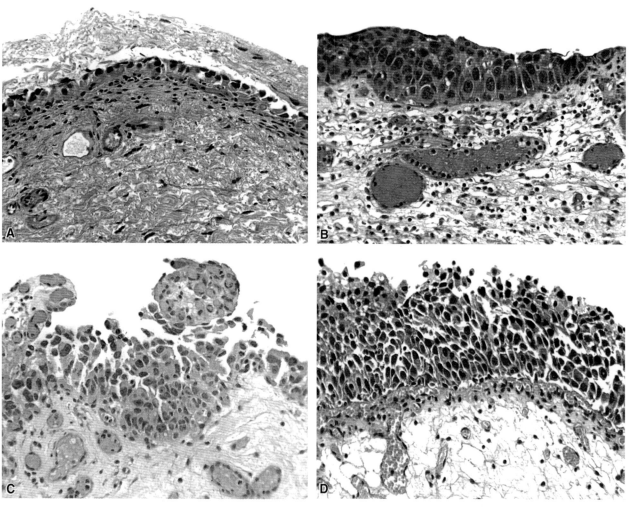

图 7.8   尿路上皮原位癌（A~D）。注意原位癌细胞层次的变化

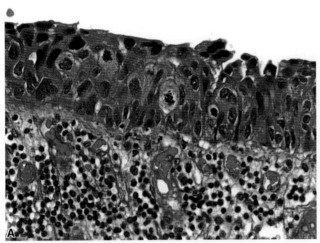
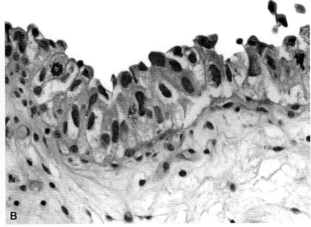

图 7.9　尿路上皮原位癌（A~B）。注意非典型的核分裂象

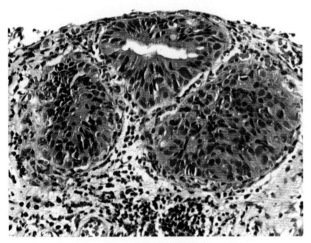

图 7.10　尿路上皮原位癌累及布氏巢。表面被覆的尿路上皮脱落

原位癌细胞体积小通常提示其细胞层次增加，其胞质稀少，核增大而深染，核染色质粗糙而且分布不均，核仁明显且扭曲成角。核分裂象常见，并常见病理性核分裂。细胞排列紊乱缺乏极性，细胞之间黏附性差，有些病例可因此而使表层细胞几乎没有可识别的上皮性细胞（这是一种类似剥脱性膀胱炎的图像）[53]。必须仔细检查活检标本中的所有黏膜组织（本来其黏膜就很少，甚至没有），以排除原位癌的剥脱性膀胱炎。

原位癌常可出现灶性基底膜不连续，黏膜固有层中常可见组织水肿、血管扩张和毛细血管增

生。部分病例黏膜固有层的浅层还可见致密的慢性炎症细胞浸润、血管扩张和毛细血管增生。在上皮剥脱的区域，残留的原位癌可累及布氏巢（图 7.10）。罕见情况下，原位癌还可表现为派杰样的生长方式，即正常的伴或不伴鳞状化生的尿路上皮、前列腺导管上皮内见体积增大的单个或小巢状瘤细胞浸润[48,54-56]。这种派杰样播散细胞的核增大，染色质粗糙，单个或多个核仁，胞质丰富，透明或嗜酸性红染（但黏液染色阴性）。必须仔细检查有无上皮下的微小浸润（常表现为单个或小巢的瘤细胞团，周围有收缩裂隙），慢性炎症反应、黏膜剥脱和间质纤维化可以掩盖微小的浸润而致其难以识别。

表 7.1　尿路上皮原位癌的变异型

大细胞原位癌
小细胞原位癌
剥脱型和黏附型原位癌
派杰样和潜挖状（贴壁型/鳞片状）原位癌
原位癌伴鳞状分化
原位癌伴腺样分化
原位癌伴微乳头状生长
原位癌伴微浸润

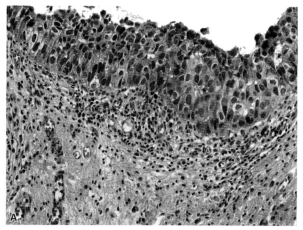

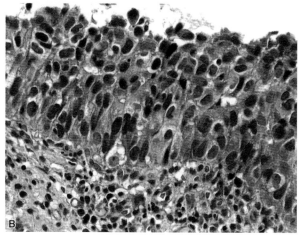

图 7.11　尿路上皮原位癌（A 和 B），大细胞变异型。原位癌细胞累及增厚的尿路上皮

7.5　尿路上皮原位癌的变异型

为了避免误诊，有必要识别多种尿路上皮原位癌的组织学变异型，如大细胞原位癌、派杰样原位癌和小细胞原位癌[3,15]。然而，这些变异型并不具有预后意义。历史上有人曾经试图将形态学分级系统应用于尿路上皮原位癌，但是目前的 WHO 和国际泌尿病理学会（WHO/ISUP）所用的分级系统中，其非典型只分 2 级，即异型增生和原位癌，不同分级的病变都有重要的临床预后价值。

多年来，人们认识了多种不同形态和生长方式的尿路上皮原位癌的变异型（表 7.1）。虽然

在外检报告中没必要一一写明这些变异型，但是在组织学上识别这些变异型有利于对原位癌做出正确诊断，因为原位癌是在治疗上和生物学行为上都很重要的一种病变[15,57]。原位癌可伴微小浸润，这种微小浸润有时候在组织学和临床上均不明显[57]。

7.5.1　大细胞原位癌

大细胞原位癌是最常见的一类原位癌，细胞的核有多形性，有间变性核特征，胞质多少不等（图 7.11）；少见病例可表现为核多形性不明显，但结构紊乱；更少见的病例是细胞巨大、核多形性明显，称之为巨细胞型原位癌（图 7.12）。

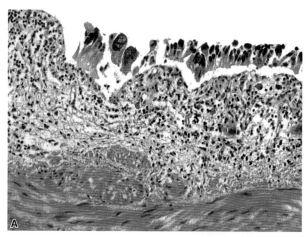

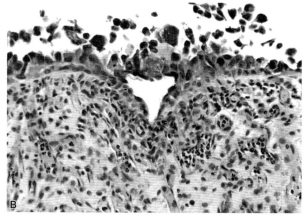

图 7.12　尿路上皮原位癌（CIS）伴多形性巨细胞（巨细胞型 CIS）（A 和 B）。原位癌细胞奇形怪状，核深染，沿基底膜分散；注意黏膜下的慢性炎（A）

7.5.2 小细胞原位癌

这种细胞原位癌指细胞体积小，可能与小细胞癌并存，但与伴神经内分泌分化的原位癌无关。细胞的异型性小，胞质稀少，核增大而深染，核质粗糙，分布不均匀（图 7.13 和 7.14）。核仁分散而明显，而且其轮廓扭曲成角。认识这种小细胞原位癌很重要，可以避免把这种原位癌误诊为基底细胞增生。这种基底细胞增生可见于卡介苗接种的患者，细胞体积小，但缺乏非典型性，也无细胞极性的丧失。

7.5.3 剥脱性原位癌或黏附性原位癌

有些尿路上皮原位癌的细胞之间缺乏黏附

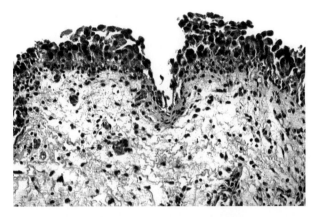

图 7.14 尿路上皮原位癌（A 和 B），小细胞变异型

性，表现为广泛的细胞脱落，这样导致活检组织表面仅有数个残留的细胞（黏附性原位癌），或表面没有残留的细胞（剥脱性膀胱炎）（图 7.15 和 7.16）[58]。这种癌细胞呈斑片状、通常为单层的非典型细胞（图 7.17 和 7.18）。对黏膜活检完全没有表层上皮的病例，原位癌可能只出现在布氏巢中。因此，仔细检查原位癌深层的组织以及其他送检的组织显得非常重要，而且推荐尿液细胞学检查以查找癌细胞。

7.5.4 派杰样原位癌

派杰样原位癌（潜行型原位癌、贴壁型原位癌）也称为尿路上皮癌化，表现为成簇或单个细胞呈派杰样播散（图 7.19 和 7.20），或潜藏在正常尿路上皮内（潜行型），或取代正常尿路上皮（贴壁型）（图 7.21 和 7.22）[15,57]。这种原位癌的特征是癌化细胞体积大，单个或小簇状在形态正常的输尿管、尿道、前列腺导管或鳞状化生的上皮内生长。派杰样播散的癌细胞核增大，染色质粗糙，胞质通常是透明的。

这种派杰样生长方式见于 15% 的原位癌中[15]，大多数患者为男性，年龄范围 31~78 岁（平均 64 岁）[15,57]。派杰样原位癌通常是一种局灶性病

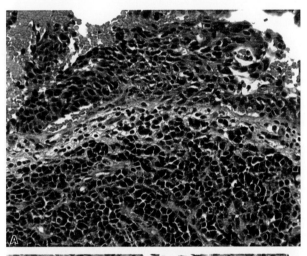

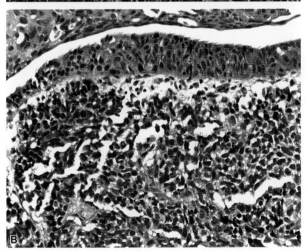

图 7.13 尿路上皮原位癌（A 和 B），小细胞变异型

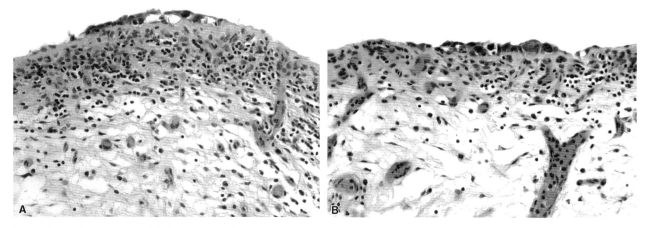

图 7.15 尿路上皮原位癌（A 和 B），剥脱型

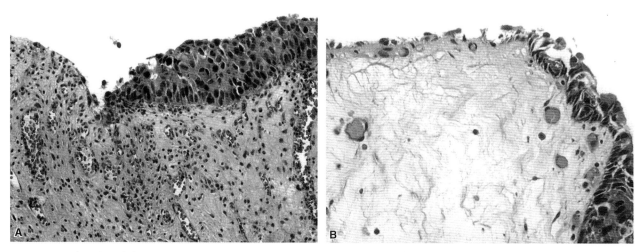

图 7.16 尿路上皮原位癌（A 和 B）。部分剥脱型；残余黏膜由异型性明显的细胞被覆

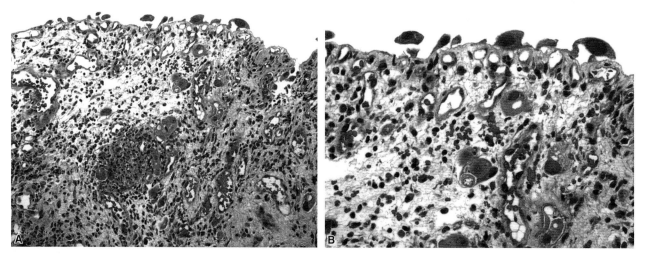

图 7.17 尿路上皮原位癌（A 和 B），剥脱型和黏附型。注意原位癌的单个细胞浸润黏膜固有层

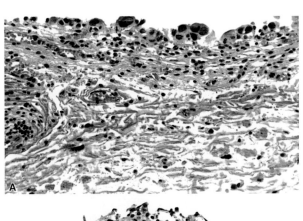

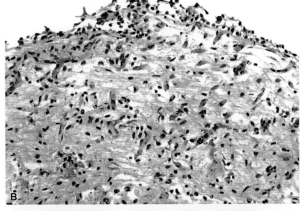

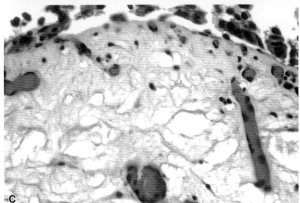

图 7.18　尿路上皮原位癌（A~C），黏附型

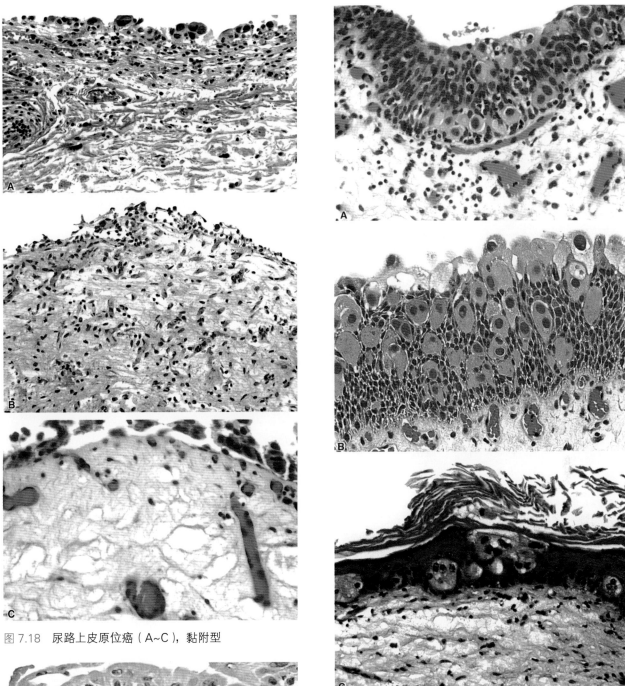

图 7.20　尿路上皮原位癌（A~C），派杰样播散

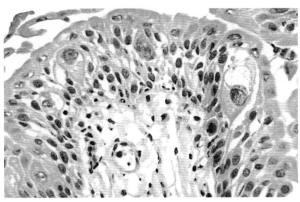

图 7.19　尿路上皮原位癌，派杰样型

变，很容易被忽视；在临床和形态学上常发生于经典的原位癌合并浸润性尿路上皮癌的背景中，而且患者的预后（包括疾病进展和生存率）与没有伴发这种派杰样原位癌的患者相同。在尿路上皮广泛脱落的病例中，派杰样原位癌可能是局灶

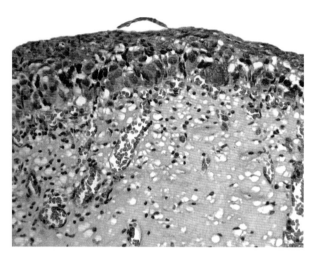

图 7.21 尿路上皮原位癌伴贴壁状生长

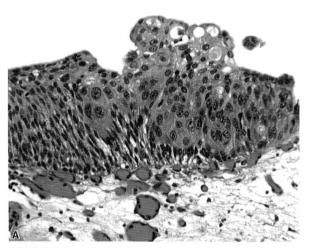

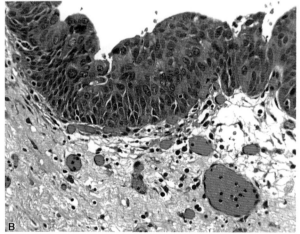

图 7.22 尿路上皮原位癌伴贴壁状生长（A 和 B）

性的、邻近看起来完全正常的尿路上皮，因此，警示病理医师仔细检查膀胱以及在其他区域发现的额外的原位癌病灶。

由于外生殖区以及肛管发生的原发性乳腺外派杰病也可以累及到膀胱，反之，某些膀胱的派杰样原位癌病例也可蔓延到输尿管、尿道和外生殖区，因此，这两类疾病之间的鉴别诊断具有很重要的预后和治疗意义。包括 CK7、CK20 和血栓调节蛋白（thrombomodulin，TM）在内的一组抗体可协助鉴别派杰样原位尿路上皮癌和乳腺外派杰病，因为后者 CK7 阳性而 CK20 阴性[15,57]。

7.5.5 原位癌伴鳞状或腺样分化

尿路上皮原位癌伴鳞状分化很少见，其特征是出现细胞间桥（图 7.23），常在与尿路上皮癌相关的病例中观察到这种伴鳞化的原位癌，表现为在癌灶之外的膀胱区域可见广泛的鳞化。

尿路上皮原位癌伴腺样分化（有形态学和免疫表型的证据）更少见（图 7.24）。有些学者认为这是一种原位腺癌，表现为乳头状、筛状或平坦的形态。当原位癌累及腺性膀胱炎（图 7.25）、囊性膀胱炎（图 7.26）或布氏巢（图 7.27 和 7.28）时，鉴别这种尿路上皮原位癌和原位腺癌将非常困难，尤其是缺乏浸润性腺癌成分时。

本书认为尿路上皮原位癌伴腺样分化是尿路上皮原位癌的罕见变异型[59]，其中一部分病例曾被报道为原位腺癌[60]，最近称为膀胱非浸润性尿路上皮癌伴腺体分化[61,62]。报道的病例均与纯粹的浸润性腺癌或绒毛状腺瘤无关，随访也未发现疾病进展[59-62]。因此，把尿路上皮原位癌伴腺样分化当作腺癌前驱病变的观点是可疑的。

7.5.6 原位癌伴微乳头状生长方式

罕见的尿路上皮原位癌病例可能伴微乳头状生长方式，但这并不预示着尿路上皮癌微乳头亚型的出现（图 7.29 和 7.30）。

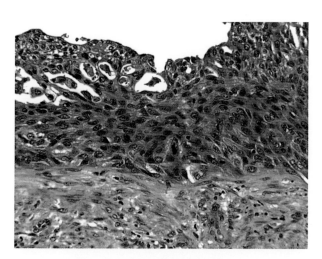

图 7.23　尿路上皮原位癌伴鳞状细胞分化

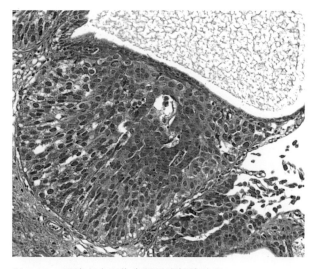

图 7.26　尿路上皮原位癌累及囊性膀胱炎

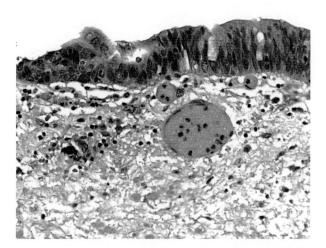

图 7.24　尿路上皮原位癌伴腺样分化。注意出现杯状细胞

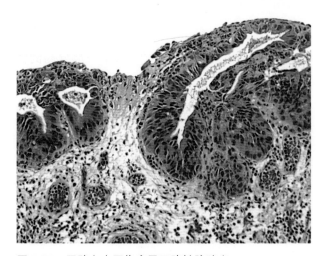

图 7.25　尿路上皮原位癌累及腺性膀胱炎

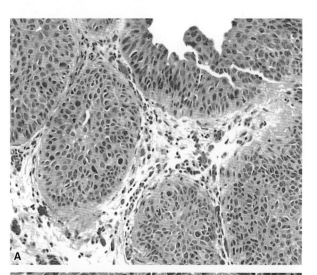

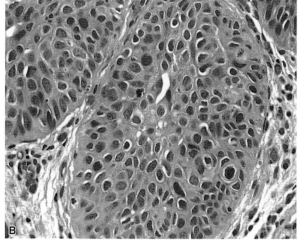

图 7.27　尿路上皮原位癌累及布氏巢（A 和 B）

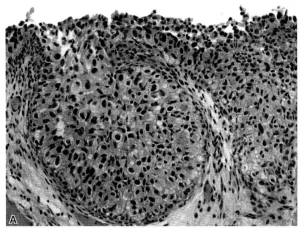

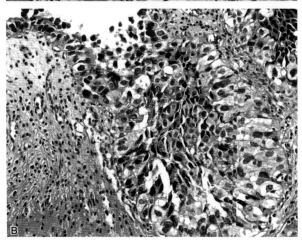

图 7.28　尿路上皮原位癌累及布氏巢（A 和 B）

7.5.7　原位癌伴微浸润

　　最早由 Farrow 和 Utz[44] 提出的原位癌伴微浸润的定义：癌细胞浸润黏膜固有层的深度（从基底膜到癌灶最深处的距离）小于或等于 5mm。Farrow 等人[25,26] 最初研究因尿路上皮原位癌而行膀胱切除术的标本时，将所有的标本全部取材制片，在这 70 例患者中，24 例有微小浸润，2 名患者死于此癌症。最近召开的一次共识会议建议，上皮和间质交界处的癌细胞超过 20 个，就要归类为浸润[15]。微浸润的表现为：从原位癌灶直接伸出的细胞呈条索状或触角状排列，或单个细胞或簇状排列（图 7.31 和 7.32）[15,57,63,64]；成簇的细胞团周围可能有人工裂隙，形态类似血管浸润；可能出现间质反应，但大多数

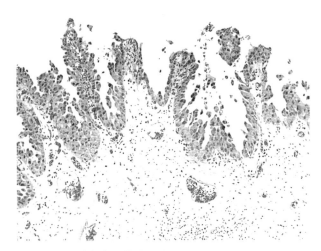

图 7.29　尿路上皮原位癌，微乳头状型

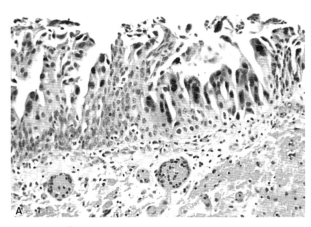

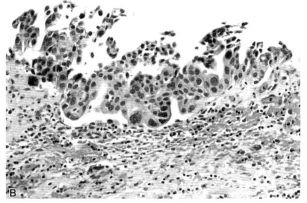

图 7.30　尿路上皮原位癌（A 和 B），微乳头状型

情况下没有。在间质炎症反应明显的病例，浸润癌细胞混杂在淋巴细胞中，使之很难辨认，这时候，选取广谱 CK（AE1/AE3）的免疫组化染色可以很好地显现浸润的癌细胞，但必须提醒的是，膀胱黏膜固有层的肌成纤维细胞也可能 pCK 阳性。

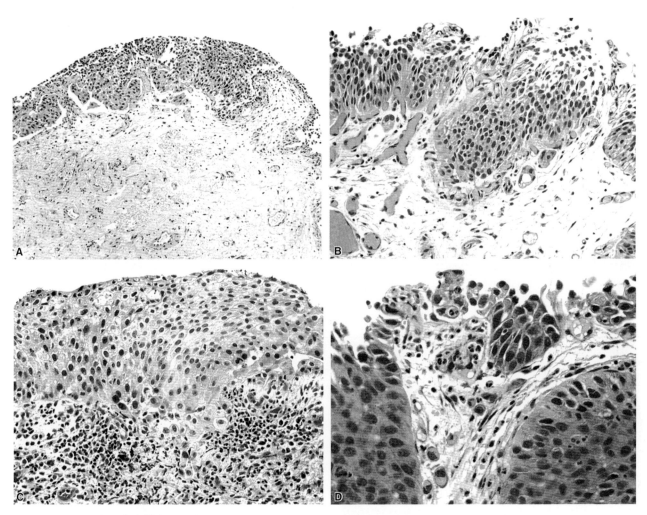

图 7.31 尿路上皮原位癌伴微小浸润（A~D）

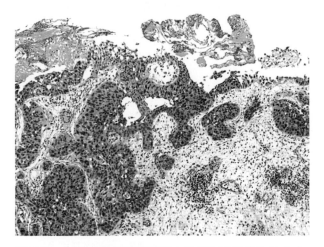

图 7.32 尿路上皮原位癌伴微小浸润和手指状生长方式。这种真正的浸润性生长方式很难与原位癌累及腺性膀胱炎和布氏巢相鉴别。这种肿瘤呈手指状突向促纤维组织增生的间质中。注意癌巢形态不规则，其轮廓也不光滑

7.6 鉴别诊断

主要的鉴别诊断包括反应性不典型增生、平坦型尿路上皮增生、异型增生以及治疗诱发的病变（表 7.2；见第 2 章、第 3 章、第 6 章和第 24 章）。平坦型尿路上皮增生的特点是细胞层次增加（常超过 7 层），但无胞核深染，也无核膜不规则和结构异常（原位癌和浸润癌所见的结构异常）。细胞的核可能轻度增大，但核大小一致。平坦型尿路上皮增生常出现在低级别乳头状尿路上皮肿瘤邻近部位，炎症性病变和膀胱结石[15,65]也可见到这种病变。

表 7.2　尿路上皮原位癌的主要鉴别诊断

	反应性非典型增生	增生	异型增生	原位癌
细胞层次	可变	>7 层	可变	可变
极像	轻度异常	正常	轻度异常	异常
胞质	空泡状	均一	均一	均一
核质比	正常或轻度增高	正常或轻度增高	轻度增高	增高
胞核				
核大小不一	正常	正常	轻度	中、重度
边界	规整光滑	规整光滑	有切迹	多形性
染色质	细腻	细腻	轻度深染	粗糙、深染
染色质分布	均匀	均匀	均匀	不均匀
核仁	大	小或无	小或无	大而明显
核分裂象	可变	缺乏	可变或罕见	常见
剥脱	可变	无	无	可变
间质微血管增生	可变	可变	不明显	某些病例明显
CK20	表面	表面	表面和深层	表面和深层

尿路上皮异型增生常在已经确诊的浸润癌的背景中出现（即继发性异型增生），也可能出现在非浸润性乳头状肿瘤的周围。然而，尿路上皮异型增生也可以原发（即原发性异型增生），并有进展的潜能（见第 6 章）。尿路上皮异型增生涵盖了细胞和组织结构异常的一个连续谱系的病变，这种病变表现为癌前病变的特征但又不够原位癌的诊断标准[23]。异型增生的细胞核增大而深染，核仁明显，核膜不规则。核拥挤，细胞排列紊乱，失去极性，但这种异型性比原位癌要轻。尿路上皮异型增生的细胞异型性主要表现为细胞拥挤、不成熟、极性消失，但这些改变通常并不在尿路上皮的全层出现（虽然异型细胞的全层受累并不是诊断原位癌的必要条件）。

反应性不典型增生细胞核的异型性比异型增生和原位癌的轻，而且这种增生改变出现在黏膜炎症性背景中[3,15]。因此，反应性不典型增生细胞核的改变是由于尿路上皮损伤后的一种修复或再生性改变。这些细胞呈泡状核，核体积增大，核仁明显，胞质丰富，而且这种病变的出现常与临床上以前的手术操作或灌注治疗史有关。

治疗相关的非典型增生可能与很多的治疗膀胱癌的措施有关，而且治疗其他癌症的药物也可能导致这种治疗相关的非典型增生，这均可与尿路上皮原位癌这类的平坦型尿路上皮增生混淆[15,66,67]，这些病例的非肿瘤性尿路上皮可具有明显的细胞和组织学的异型性。如塞替派（即三亚乙基硫代磷酰胺）和丝裂霉素 C，这些药物可能导致尿路上皮细胞从表面脱落和黏膜剥脱，其形态与剥脱性膀胱炎类似。这类药物膀胱灌洗后，伞细胞体积增大，呈泡状，可见多核细胞，增大的核内可见小而明显的核仁；这种形态可在间断的治疗结束后持续数周或数月时间。

有几种全身性使用的药物（用于治疗肿瘤或非肿瘤性疾病），如环磷酰胺，能严重损伤膀胱黏膜（图 7.33 和 7.34；见第 24 章）。系统性环磷酰胺治疗可导致反应性多瘤病毒感染，表层尿路上皮细胞核显著非典型。更罕见的情况是，免疫功能低下患者感染多瘤病毒（BK病毒）后，其膀胱黏膜很类似于原位尿路上皮癌。

相似的，放疗也可导致尿路上皮细胞增大、多核、泡状核等改变，但细胞核质比正常（图7.35）[57]。在病程长的病例中出现间质的出血、纤维素沉积和多核的间质细胞的形态，这与肿瘤样的表现很相似，甚至可能出现鳞状上皮呈结节状生长并推挤到黏膜固有层中，但并不出现真正的浸润性生长[66,68]。

意识到上述治疗相关的病变可以使病理医师避免将此病变误诊为原位癌。但不幸的是，临床医师在送检单上并没有告知这些诊断所必需的信息。

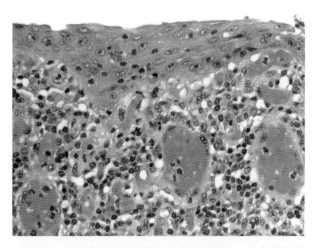

图7.35　放射线诱导的尿路上皮非典型增生，形态类似原位癌

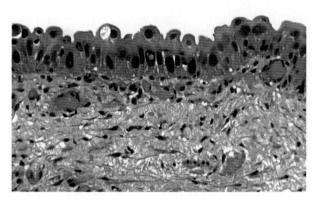

图7.33　环磷酰胺诱导的尿路上皮非典型增生，形态类似原位癌

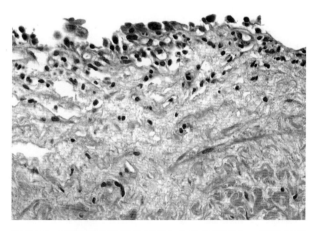

图7.34　环磷酰胺诱导的尿路上皮非典型增生，形态类似原位癌

7.7　诊断和预后标志物

疑难病例可以借助免疫组化染色来鉴别原位癌与反应性增生性病变（见第6章和第26章）。正常尿路上皮的典型表现是CK20阳性仅限于伞细胞，p53阳性仅限于基底细胞[11,27,57,69-71]。如果CK20和p53在黏膜全层阳性而CD44阴性，最好诊断为原位癌（图7.36）[57]。因此，联合检测CK20、p53和CD44可以有力地证实原位癌、原发性原位癌以及更少见的基底样或派杰样扩散的原位癌（图7.37）。在反应性增生时，尿路上皮常常CD44强阳性而CK20和p53局灶阳性。Mallofre及其同事[72]用CK20和p53的免疫组化染色也得到相似的结果，并且提议Ki-67可作为第三种阳性标志物用于诊断尿路上皮原位癌。

p53有时被称作"基因组卫士"，这种蛋白控制细胞周期从G1期向S期转变的过程，即通过诱导DNA受损细胞凋亡或延迟S期直到DNA修复完成的方式，来阻止发生DNA损伤的细胞从G1期进入S期。p53缺失或突变即意味着各种肿瘤的发生。因此，包括原位癌在内的高级别

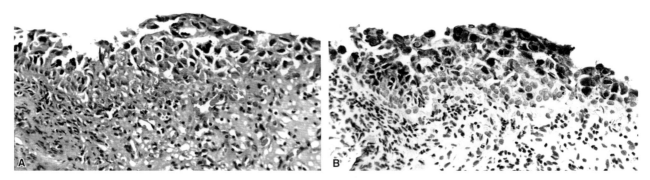

图 7.36　尿路上皮原位癌（A 和 B）。CK20 的异常表达（B），正常尿路上皮 CK20 仅在表层细胞表达

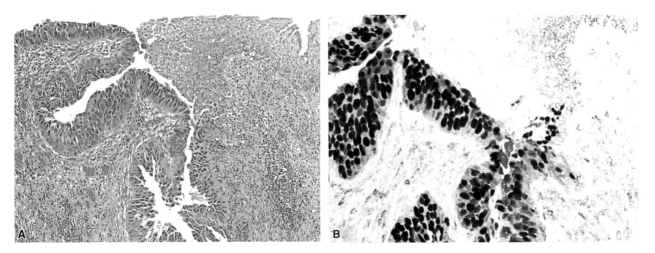

图 7.37　尿路上皮原位癌（A 和 B）。URO-3 三染（B）: CD44（蓝色）胞质着色，p53（棕色）核着色，CK20（红色）胞质着色

病变也与 p53 异常相关，这一点也不足为奇[5,73]。Ick 及其同事[74]证实卡介苗接种治疗后的患者，那些有持续 p53 阳性染色的复发性原位尿路上皮癌患者预后不良，有 75% 的患者在 2~6 个月的时间内进展为有肌层浸润的膀胱癌。Ecke 及其同事[75]通过 PCR 的方法发现 TP53 突变是非浸润性膀胱癌无进展生存率一个独立预后因素。他们还建议 TP53 突变分析可能有助于决定高级别病变患者的治疗选择。虽然有几个学者也发现相似的结果（即 p53 异常是预后不良因素），但另外的研究却发现阴性的结果，这样导致 p53 的整体预后价值存在争议[76,77]。

Shariat 等发现免疫组化检测 p21 阳性与尿路上皮原位癌和没有肌层浸润的膀胱癌患者的复发、进展有关。而且 p21 和 p53 阳性与患者复发、进展及死亡率增加有关，而两者均阴性与预后良好有关。p53 阳性而 p21 阴性的患者与双阴性患者的预后差异不明显（无统计学差异）。这些研究结果促使某些学者建议：异常 p53 发挥的作用可致正常 p21 的作用丧失[78]。

有些研究发现尿路上皮原位癌免疫组化 E-cadherin 的缺失与肿瘤复发、进展及膀胱癌特异性死亡率增加有关，这说明 E-cadherin 的缺失使细胞与细胞之间的黏附性消失，进而导致浸润的发生[79]。Sun 和 Herrera 发现原位癌强表达 E-cadherin，只有在浸润性癌中才出现

E-cadherin的表达缺失，而且发现E-cadherin阴性染色直接出现在浸润深处的病灶[80]。

7.8 预后

7.8.1 原发性尿路上皮原位癌

虽然尿路上皮原位癌被定义为一种非浸润性肿瘤，但正如前所述，这类癌前病变有20%~83%的病例可进展为浸润性癌（图7.38）[45]。Cheng等人在1999年研究80名原发性尿路上皮原位癌的患者（平均随访11年），发现15年无进展生存率、癌特异性生存率以及全因素生存率分别为54%、72%和36%[1]。同样，Utz等人对62名尿路上皮原位癌的研究，发现在5年的随访时间内，有60%患者进展为浸润性癌，39%的患者死于膀胱癌[38]。Melamed早期的研究也显示，尿路上皮原位癌的患者进展为浸润性癌的平均时间是26~33个月[8]。短期结果显示行膀胱切除的患者预后要好一些。平均随访37个月的一项研究发现，52名膀胱原位癌患者行单纯的膀胱切除术后，仅有6名进展为转移性癌[17]。

7.8.2 原位癌伴非浸润性膀胱癌

Cheng及其同事发现，孤立性尿路上皮原位癌与原位癌合并非浸润性乳头状尿路上皮癌（同时发生或在之前发生）患者之间的随访结果并没有显著性差异，此结果支持一种假说：即原位癌是一种高级别的病变，而且是两者中更恶性的一种成分[1]。Shariat等人[45]的研究显示，伴随的原位癌使非肌层浸润的膀胱癌（pT2期）行膀胱切除术后复发的风险增高；相同的是，膀胱癌

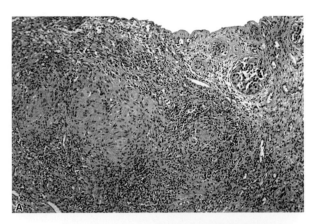

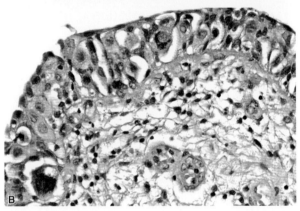

图7.38 复发性尿路上皮原位癌。卡介苗膀胱灌注治疗导致明显的肉芽肿性炎（A），但尿路上皮原位癌仍有残留（B）

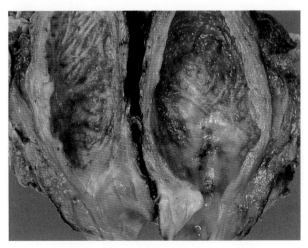

图7.39 大体标本所见的多灶性尿路上皮原位癌

特异性生存率也下降：伴随原位癌者的生存率为57%，而不伴原位癌者为87.7%（P=0.0198）。

7.8.3 原位癌伴浸润性膀胱癌

Shariat等人发现，局限在膀胱内的肌层浸润性癌（pT2）患者伴随尿路上皮原位癌时，其复发风险增高的因素持续存在；然而，在伴随或不伴随共存的原位癌的患者之间膀胱癌特异性生存率并没有统计学差异。研究发现pT3期或更高期别（并不局限在膀胱内）患者的复发率或同时发生原位癌相关的生存率也没有显著差异；这说明浸润性成分对患者整体预后的影响更大[45]。

7.8.4 多中心性尿路上皮原位癌

1999年，Cheng等人的研究显示，具有3灶或3灶以上原位癌的患者与只有1灶可识别的原位癌患者之间生存率的差异并不明显[1]（图7.39）。而Takenaka及其同事发现，原位癌病灶广泛的患者比原位癌病灶局限的患者的无进展生存率低[16]。原位癌病灶的广泛和局限之间的区别是：6个膀胱活检部位中有3个或3个以上的阳性部位定义为广泛性病灶，当然，在此研究中，活检部位的数目并不是一成不变的。另有研究发现广泛和局限性原位癌病变之间并没有差异，与Cheng等的研究结果相符。然而，不同研究结果存在的分歧很有趣，正好推动进一步的研究。需要客观、正规的系统来确认病灶的范围，这样有助于正确评估预后[81,82]。

7.8.5 上尿路癌和尿道原位癌受累

表浅（Ta、Tis和T1期）膀胱癌患者接受治疗后，其原位癌是上尿路（UUT）癌复发的一种肯定的危险因素，然而，浸润性尿路上皮癌患者接受根治性膀胱切除治疗后，原位癌是否为其上尿路癌持续存在的危险因素还不确定[83]。Solsona

等人的系统研究显示，根治性膀胱切除术后，伴随原位癌的患者其上尿路癌复发明显高于不伴原位癌的、有肌层浸润的膀胱癌患者[84]。然而，其他研究结果发现膀胱原位癌与上尿路复发之间没有相关性[83,85,86]。这种相互矛盾的结果可能是由于仅有膀胱原位癌的患者生存期很长，这些患者就有更长的生命期，进展为上尿路癌的概率就更高[83]。同样，有些学者认为，原发性膀胱原位癌比继发性膀胱原位癌具有更小进展为上尿路癌的危险性，而另外一些研究发现两者之间没有差别[81,87]。

虽然术中冰冻切片诊断常被用于评估膀胱切除标本的输尿管残端是否有癌残留，但文献认为常规情况下如此处理实属不必。输尿管残端有癌残留病例的上尿路复发率确实要高一些，但伴随发生的输尿管原位癌少见。膀胱切除术后的输尿管原位癌通常与局部发病率没有关系，因此，其临床意义还不清楚[31,88,89]。

1997年，Tobisu等人研究了52名实施了根治性膀胱前列腺切除术并全输尿管切除术的膀胱癌患者[90]，其中21名患者有弥漫型的原发性原位癌（伴或不伴镜下浸润），这21名中有4例（19%）有前尿道的异常，3例伴从前列腺和尿道膜部蔓延来的尿道球部原位癌，1例有重度异性增生。10名除了结节性或乳头状肿瘤外还伴随广泛原位癌的患者中，1人为浸润性尿路上皮癌累及阴茎尿道海绵体。然后，作者就认为弥漫型膀胱原位癌扩散到前列腺尿道是同时性前尿道受累的一个危险因素[90]。

7.9 分子学特征

非浸润性乳头状肿瘤和原位癌代表了完全不同的疾病实体，他们进展为浸润性癌的概率也不相同（图 7.40）[2,91,92]，与之相适应的是，两者具有不同的遗传学特征。相对原位癌而言，9 号染色体的杂合子缺失（LOH）更常见于乳头状肿瘤[93,94]。然而，Hartmann 等人[95]发现很多原位癌（86%）都有明显的 9 号染色体异常，引出人们对上述观点的质疑：他们发现尿路上皮中度异型

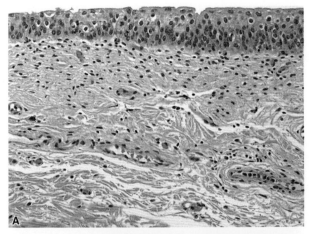
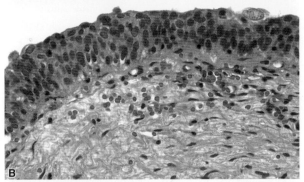
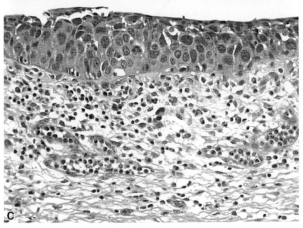

图 7.40　从尿路上皮异型增生到原位癌的形态学进展。（A）正常尿路上皮，（B）尿路上皮异型增生；（C）尿路上皮原位癌

增生的病例 9 号染色体缺失的可能性小于原位癌和高级别异型增生的病例，支持异型增生是原位癌的前驱病变的观点。此外，他们用杂合子缺失（LOH）和荧光原位杂交（FISH）的研究方法还发现 TP53 位点的 17p13.1 的缺失见于 84% 的原位癌病例以及 53% 的异型增生的病例，研究结果更加明确了 TP53 异常与高级别异型增生之间的相关性[95]。

Hopman 等人提议，原发性原位癌（命名为孤立的）和继发性原位癌（与乳头状肿瘤有关）之间存在不同的分子基础[96]。他们研究发现 9 号染色体缺失没有在原发性原位癌中出现，却常见于继发性原位癌中，此结果支持一种假说，即在原位癌进展为浸润性癌的过程中，TP53 的突变发生先于 9 号染色体畸变。相反，Hartmann 的研究[95]没有证实原发性和继发性原位癌之间的这种差异，可能是由于病例数量有限导致的，而且他们研究的病例中大部分包括同时性乳头状肿瘤。Zieger[97]等人最近的研究更深入地阐明了这个问题：他们发现获得性的 5p 染色体仅出现在原位癌中，而成纤维细胞生长因子受体 3（FGFR3）的突变仅见于乳头状肿瘤。此研究说明非浸润性乳头状肿瘤和原位癌是沿着不同的路径发生的，某些病例疾病可进展融合，就像有些乳头状肿瘤的患者最后进展成原位癌一样（见第 6 章、第 29 章和第 34 章）。这种发生路径学说与一些研究者的发现相一致，即发现原位癌患者的 9 号染色体和 TP53 基因异常有重叠[97]。

Dyrskjøt 及其同事最近用基因微阵列的方法，将原位癌与正常的尿路上皮、乳头状肿瘤伴或不伴相关的原位癌、浸润性癌相比较，将原位癌按照多基因分子分型系统进行了分类[98]。有趣的是，他们发现伴随乳头状肿瘤的原位癌病变，其

分子表型既与同时性发生的乳头状肿瘤相似，又与邻近的正常尿路上皮相似；这种相似的表型特征（甚至是与邻近正常黏膜相似），支持膀胱癌发生的"土壤"学说。乳头状肿瘤不伴同时性发生原位癌的病例，原发性乳头状肿瘤和通常的原位癌之间的分子表达谱系完全不同[98]。通常的假说认为浸润性癌起源于原位癌，结果与此相反，他们发现浸润性癌具有完全不同的分子特征。一个大样本检测证实，68 个基因联合检测对原位癌具有 80% 敏感性（36/45 例）和 68% 的特异性（71/105 例）[98,99]。总而言之，这些研究结果表明，即使通过组织活检还未检测到原位癌时，用这些分子检测技术可以提供预示将要发生原位癌的准确信息。

原位癌并不表达 A 型、B 型或 O 型的孤立血型抗原[100]，相反，正常尿路上皮通常不表达的癌胚抗原（CEA）却常见于原位癌细胞中。通过流式细胞术和图像分析系统检测的 DNA 倍体分析，发现原位癌具有高频非整倍体[101-103]。

（陈琼荣　译）

参考文献

1. Cheng L, Cheville JC, Leibovich BC, Weaver AL, Egan KS, Spotts BE, Neumann RM, Bostwick DG. Survival of patients with carcinoma in situ of the urinary bladder. *Cancer* 1999; 85:2469–74.

2. Cheng L, Davidson DD, Maclennan GT, Williamson SR, Zhang S, Koch MO, Montironi R, Lopez-Beltran A. The origins of urothelial carcinoma. *Expert Rev Anticancer Ther* 2010; 10:865–80.

3. Cheng L, Lopez-Beltran A, MacLennan GT, Montironi R, Bostwick DG. Neoplasms of the urinary bladder. In: Bostwick DG, Cheng L, eds. Urologic Surgical Pathology, 2nd ed. Philadelphia: Elsevier/Mosby, 2008; 259–352.

4. Edge SB, Byrd DR, Compton CC, Fritz AG, Greene FL, Trotti A. American Joint Committee on Cancer Staging Manual, 7th ed. New York: Springer, 2010.

5. Cheng L, Zhang S, Maclennan GT, Williamson SR, Lopez-Beltran A, Montironi R. Bladder cancer: translating molecular genetic insights into clinical practice. *Hum Pathol* 2011; 42:455–81.

6. Melicow M. Histological study of vesical urothelium intervening between gross neoplasms in total cytectomy. *J Urol* 1952; 68:261–79.

7. Melicow M, Hollowell J. Intra-urothelial cancer: carcinoma in situ, Nowens's disease of the urinary system: discussion of thirty cases. *J Urol* 1952; 68:763–72.

8. Melamed M, Voutsa N, Grabstald H. Natural history and clinical behavior of in situ carcinoma of the human urinary bladder. *Cancer* 1964; 17:1533–45.

9. Cheng L, Montironi R, Davidson DD, Lopez-Beltran A. Staging and reporting of urothelial carcinoma of the urinary bladder. *Mod Pathol* 2009; 22 (Suppl 2):S70–95.

10. Bostwick DG, Ramnani D, Cheng L. Diagnosis and grading of bladder cancer and associated lesions. *Urol Clin North Am* 1999; 26:493–507.

11. Williamson SR, Montironi R, Lopez-Beltran A, MacLennan GT, Davidson DD, Cheng L. Diagnosis, evaluation and treatment of carcinoma in situ of the urinary bladder: the state of the art. *Crit Rev Oncol Hematol* 2010; 76:112–26.

12. Hodges KB, Lopez-Beltran A, Davidson DD, Montironi R, Cheng L. Urothelial dysplasia and other flat lesions of the urinary bladder: clinicopathologic and molecular features. *Hum Pathol* 2010; 41:155–62.

13. Montironi R, Lopez-Beltran A, Scarpelli M, Mazzucchelli R, Cheng L. 2004 World Health Organization classification of the noninvasive urothelial neoplasms: Inherent problems and clinical reflections. *Eur Urol* 2009; Suppl 8:453–57.

14. Montironi R, Mazzucchelli R, Scarpelli M, Lopez-Beltran A, Cheng L. Morphological diagnosis of urothelial neoplasms. *J Clin Pathol* 2008; 61:3–10.

15. Lopez-Beltran A, Cheng L,

Andersson L, Brausi M, de Matteis A, Montironi R, Sesterhenn I, van det Kwast KT, Mazerolles C. Preneoplastic non-papillary lesions and conditions of the urinary bladder: an update based on the Ancona International Consultation. *Virchows Arch* 2002; 440:3–11.

16. Takenaka A, Yamada Y, Miyake H, Hara I, Fujisawa M. Clinical outcomes of bacillus Calmette-Gu'erin instillation therapy for carcinoma in situ of urinary bladder. *Int J Urol* 2008; 15:309–13.

17. Hassan JM, Cookson MS, Smith JA Jr, Johnson DL, Chang SS. Outcomes in patients with pathological carcinoma in situ only disease at radical cystectomy. *J Urol* 2004; 172:882–4.

18. Althausen A, Prout G, Daly J. Non-invasive papillary carcinoma of the bladder associated with carcinoma in situ. *J Urol* 1976; 116:575–80.

19. Altaffer LF 3rd, Wilkerson SY, Jordan GH, Lynch DF. Malignant inverted papilloma and carcinoma in situ of the bladder. *J Urol* 1982; 128:816–8.

20. Brawn PN. The origin of invasive carcinoma of the bladder. *Cancer* 1982; 50:515–9.

21. Prout G, Griffin P, Daly J, Heney N. carcinoma in situ of the urinary bladder with and without association vesical neoplasms. *Cancer* 1983; 52:524–32.

22. Vicente J, Laguna MP, Duarte D, Algaba F, Chechile G. Carcinoma in situ as a prognostic factor for G3pT1 bladder tumours. *Br J Urol* 1991; 68:380–2.

23. Cheng L, Cheville JC, Neumann RM, Bostwick DG. Natural history of urothelial dysplasia of the bladder. *Am J Surg Pathol* 1999; 23:443–7.

24. Farrow GM, Barlebo H, Enjoji M, Chisholm G, Friedell GH, Jackse G, Kakizoe T, Koss LG, Kotake T, Vanlensieck W. Transitional cell carcinoma in situ. *Prog Clin Biol Res* 1986; 221:85–96.

25. Farrow G, Utz D, Rife C. Morphological and clinical observations of patients with early bladder cancer treated with total cystectomy. *Cancer Res* 1976; 36:2495–501.

26. Farrow G, Utz D, Rife C, Greene L. Clinical observations on sixty-nine cases of in situ carcinoma of the urinary bladder. *Cancer Res* 1977; 37:2794–8.

27. Hodges KB, Lopez-Beltran A, Davidson DD, Montironi R, Cheng L. Urothelial dysplasia and other flat lesions of the urinary bladder: clinicopathologic and molecular features. *Hum Pathol* 2010; 41:155–62.

28. Hudson MA, Herr HW. Carcinoma in situ of the bladder. *J Uro* 1995; 153:564–72.

29. Zincke H, Utz D, Farrow G. Review of Mayo Clinic experience with carcinoma in situ. *Urology* 1985; 26:39–46.

30. Wolf H, Melsen F, Pedersen SE, Nielsen KT. Natural history of carcinoma in situ of the urinary bladder. *Scand J Urol Nephrol Suppl* 1994; 157:147–51.

31. Batista J, Palou J, Iglesias J, Sanchotene E, Da Luz P, Algaba F, Villavicencio H. Significance of urethral carcinoma in situ in speciments of cystectomy. *Eur Urol* 1994; 25:313–5.

32. Khan AU, Farrow GM, Zincke H, Utz DC, Greene LF. Primary carcinoma in situ of the ureter and renal pelvis. *J Urol* 1979; 121:681–3.

33. Koss LG, Tiamson EM, Robbins MA. Mapping cancerous and precancerous bladder changes. A study of the urothelium in ten surgically removed bladders. *JAMA* 1974; 227:281–6.

34. Mahadevia PS, Koss LG, Tar IJ. Prostatic involvement in bladder cancer. Prostate mapping in 20 cystoprostatectomy specimens. *Cancer* 1986; 58:2096–102.

35. Daly JJ. Carcinoma-in-situ of the urothelium. *Urol Clin North Am* 1976; 3:87–105.

36. Utz D, Hanash K, Farrow G. The plight of the patient with carcinoma in situ of the bladder. *J Urol* 1970; 103:160–4.

37. Utz D, Farrow G. Management of carcinoma in situ of the bladder: the case for surgical management. *Urol Clin North Am* 1980; 7:533–41.

38. Utz D, Farrow G. Carinoma in situ of the urinary tract. *Urol Clin North Am* 1984; 11:735–40.

39. Dean PJ, Murphy WM. Carcinoma in situ and dysplasia of the bladder urothelium. *World J Urol* 1987; 5:103–7.

40. Hudson MA, Herr HW. Carcinoma in situ of the bladder. *J Urol* 1995; 153:564–72.

41. Chade DC, Shariat SF, Godoy G, Savage CJ, Cronin AM, Bochner BH, Donat SM, Herr HW, Dalbagni G. Clinical outcomes of primary bladder carcinoma in situ in a contemporary series. *J Urol* 2010; 184:74–80.

42. Chade DC, Shariat SF, Adamy A, Bochner BH, Donat SM, Herr HW, Dalbagni G. Clinical outcome of primary versus secondary bladder carcinoma in situ. *J Urol* 2010; 184:464–9.

43. Tilki D, Reich O, Svatek RS, Karakiewicz PI, Kassouf W, Novara G, Ficarra V, Chade DC, Fritsche HM, Gerwens N, Izawa JI, Lerner SP, Schoenberg M, Stief CG, Skinner E, Lotan Y, Sagalowsky AI, Shariat SF. Characteristics and outcomes of

patients with clinical carcinoma in situ only treated with radical cystectomy: an international study of 243 patients. *J Urol* 2010; 183:1757–63.

44. Farrow GM, Utz DC. Observation on microinvasive transitional cell carcinoma of the urinary bladder. *Clin Oncol* 1982; 1:609–15.

45. Shariat SF, Palapattu GS, Karakiewicz PI, Rogers CG, Vazina A, Bastian PJ, Schoenberg MP, Lerner SP, Sagalowsky AI, Lotan Y. Concomitant carcinoma in situ is a feature of aggressive disease in patients with organ-confined TCC at radical cystectomy. *Eur Urol* 2007; 51:152–60.

46. Bostwick DG, Ramnani DM, Cheng L. Diagnosis and grading of bladder cancer and associated lesions. *Urol Clin North Am* 1999; 26:493–507.

47. Cheng L, Cheville JC, Neumann RM, Leibovich BC, Egan KS, Spotts BE, Bostwick DG. Survival of patients with carcinoma in situ of the urinary bladder. *Cancer* 1999; 85:2469–74.

48. Farrow G. Pathology of carcinoma in situ of the urinary bladder and related lesions. *J Cell Biochem* 1992; 161:39–43.

49. Orozco R, Martin A, Murphy W. Carcinoma in situ of the urinary bladder: clues to host involvement in human carcinogenesis. *Cancer* 1994; 74:115–22.

50. Cifuentes Delatte L, Oliva H, Navarro V. Intraepithelial carcinoma of the bladder. *Urol Int* 1970; 25:169–86.

51. Okaneya T, Ikado S, Ogawa A. [The progress pattern of carcinoma in situ of the urinary bladder]. *Nippon Hinyokika Gakkai Zasshi* 1991; 82:1227–32.

52. Patel SG, Cookson MS, Barocas DA, Clark PE, Smith JAJ, Chang SS. Risk factors for urothelial carcinoma of the prostate in patients undergoing radical cystoprostatectomy for bladder cancer. *BJU Int* 2009; 104:934–7.

53. Elliott GB, Moloney PJ, Anderson GH. "Denuding cystitis" and in situ urothelial carcinoma. *Arch Pathol* 1973; 96:91–4.

54. Begin LR, Deschenes J, Mitmaker B. Pagetoid carcinomatous involvement of the penile urethra in association with high grade transitional cell carcinoma of the urinary bladder. *Arch Pathol Lab Med* 1991; 115:632–5.

55. Orozco R, Vander Zwaag R, Murphy W. The pagetoid variant of urothelial carcinoma in situ. *Hum Pathol* 1993; 24:1199–1202.

56. Jendresen M, Kvist E, Beck B. Paget's disease in a squamous metaplasia of the urinary bladder. The first published case of a disease which is usually found in the epidermis. *Scand J Urol Nephrol* 1994; 28:327–9.

57. McKenney JK, Gomez JA, Desai S, Lee MW, Amin MB. Morphologic expressions of urothelial carcinoma in situ: a detailed evaluation of its histologic patterns with emphasis on carcinoma in situ with microinvasion. *Am J Surg Pathol* 2001; 25:356–62.

58. Owens CL, Epstein JI. Significance of denuded urothelium in papillary urothelial lesions. *Am J Surg Pathol* 2007; 31:298–303.

59. Lopez-Beltran A, Jimenez RE, Montironi R, Patriarca C, Blanca A, Menendez C, Algaba F, Cheng L. Flat urothelial carcinoma in situ of the bladder with glandular differentiation. *Hum Pathol* 2011; 42:1653–9.

60. Chan TY, Epstein JI. In situ adenocarcinoma of the bladder. *Am J Surg Pathol* 2001; 25:892–9.

61. Miller JS, Epstein JI. Noninvasive urothelial carcinoma of the bladder with glandular differentiation: report of 24 cases. *Am J Surg Pathol* 2009; 33:1241–8.

62. Lim M, Adsay NV, Grignon D, Osunkoya AO. Urothelial carcinoma with villoglandular differentiation: a study of 14 cases. *Mod Pathol* 2009; 22:1280–6.

63. Lopez-Beltran A, Cheng L. Stage pT1 bladder carcinoma: diagnostic criteria, pitfalls and prognostic significance. *Pathology* 2003; 35:484–91.

64. Benson RC Jr, Farrow GM, Kinsey JH, Cortese DA, Zincke H, Utz DC. Detection and localization of In situ carcinoma of the bladder with hematoporphyrin derivative. *Mayo Clin Proc* 1982; 57:548–55.

65. van Oers JM, Adam C, Denzinger S, Stoehr R, Bertz S, Zaak D, Stief C, Hofstaedter F, Zwarthoff EC, van der Kwast TH, Knuechel R, Hartmann A. Chromosome 9 deletions are more frequent than FGFR3 mutations in flat urothelial hyperplasias of the bladder. *Int J Cancer* 2006; 119:1212–5.

66. Chan TY, Epstein JI. Radiation or chemotherapy cystitis with "pseudocarcinomatous" features. *Am J Surg Pathol* 2004; 28:909–13.

67. Lopez-Beltran A. Bladder treatment. Immunotherapy and chemotherapy. *Urol Clin North Am* 1999; 26: 535–54.

68. Lopez-Beltran A, Luque RJ, Mazzucchelli R, Scarpelli M, Montironi R. Changes produced in the urothelium by traditional and newer therapeutic procedures for bladder cancer. *J Clin Pathol* 2002; 55:641–7.

69. Hodges KB, Lopez-Beltran A, Emerson RE, Montironi R, Cheng L. Clinical utility of immunohistochemistry in the diagnoses of urinary bladder neoplasia. *Appl Immunohistochem Mol Morphol* 2010; 18:401–10.

70. Emerson RE, Cheng L. Immunohistochemical markers in the evaluation of tumors of the urinary bladder: a review. *Anal Quant Cytol Histol* 2005; 27:301–16.

71. Harnden P, Eardley I, Joyce AD, Southgate J. Cytokeratin 20 as an objective marker of urothelial dysplasia. *Br J Urol* 1996; 78:870–5.

72. Mallofr'e C, Castillo M, Morente V, Sole M. Immunohistochemical expression of CK20, p53, and Ki–67 as objective markers of urothelial dysplasia. *Mod Pathol* 2003; 16:187–91.

73. Schrier BP, Vriesema JL, Witjes JA, Kiemeney LA, Schalken JA. The predictive value of p53, p27(Kip1), and alpha-catenin for progression in superficial bladder carcinoma. *Eur Urol* 2006; 50:76–82.

74. Ick K, Schultz M, Stout P, Fan K. Significance of p53 overexpression in urinary bladder transitional cell carcinoma in situ before and after bacillus Calmette-Gu'erin treatment. *Urology* 1997; 49:541–6; discussion 546–7.

75. Ecke TH, Sachs MD, Lenk SV, Loening SA, Schlechte HH. TP53 gene mutations as an independent marker for urinary bladder cancer progression. *Int J Mol Med* 2008; 21:655–61.

76. Salinas-Sanchez AS, Lorenzo-Romero JG, Gimenez-Bachs JM, Sanchez-Sanchez F, Donate-Moreno MJ, Rubio-Del-Campo A, Hernandez-Millan IR, Segura-Martin M, Atienzar-Tobarra M, Escribano-Martinez J. Implications of p53 gene mutations on patient survival in transitional cell carcinoma of the bladder: a long-term study. *Urol Oncol* 2008; 26:620–6.

77. Gonzalez S, Aubert S, Kerdraon O, Haddad O, Fantoni JC, Biserte J, Leroy X. Prognostic value of combined p53 and survivin in pT1G3 urothelial carcinoma of the bladder. *Am J Clin Pathol* 2008; 129:232–7.

78. Shariat SF, Kim J, Raptidis G, Ayala GE, Lerner SP. Association of p53 and p21 expression with clinical outcome in patients with carcinoma in situ of the urinary bladder. *Urology* 2003; 61:1140–5.

79. Shariat SF, Pahlavan S, Baseman AG, Brown RM, Green AE, Wheeler TM, Lerner SP. E-cadherin expression predicts clinical outcome in carcinoma in situ of the urinary bladder. *Urology* 2001; 57:60–5.

80. Sun W, Herrera GA. E-cadherin expression in urothelial carcinoma in situ, superficial papillary transitional cell carcinoma, and invasive transitional cell carcinoma. *Hum Pathol* 2002; 33:996–1000.

81. Van Gils-Gielen R, Witjes W, Caris C, Debruyne F, Witjes J, Oosterhof G. Risk factors in carcinoma in situ of the urinary bladder. *Urol* 1995; 45:581–6.

82. Terakawa T, Miyake H, Muramaki M, Takenaka A, Hara I, Fujisawa M. Risk factors for intravesical recurrence after surgical management of transitional cell carcinoma of the upper urinary tract. *Urology* 2008; 71:123–7.

83. Sanderson KM, Cai J, Miranda G, Skinner DG, Stein JP. Upper tract urothelial recurrence following radical cystectomy for transitional cell carcinoma of the bladder: an analysis of 1,069 patients with 10-year followup. *J Urol* 2007; 177:2088–94.

84. Solsona E, Iborra I, Ricos J, Dumont R, Casanova J, Calabuig C. Upper urinary tract involvement in patients with bladder carcinoma in situ (Tis): its impact on management. *Urol* 1997; 49:347–52.

85. Kenworthy P, Tanguay S, Dinney CP. The risk of upper tract recurrence following cystectomy in patients with transitional cell carcinoma involving the distal ureter. *J Urol* 1996; 155:501–3.

86. Balaji KC, McGuire M, Grotas J, Grimaldi G, Russo P. Upper tract recurrences following radical cystectomy: an analysis of prognostic factors, recurrence pattern and stage at presentation. *J Urol* 1999; 162:1603–6.

87. Talic RF, Hargreave TB, Bishop MC, Kirk D, Prescott S. Intravesical Evans bacille Calmette-Gu'erin for carcinoma in situ of the urinary bladder. Scottish Urological Oncology Group. *Br J Urol* 1994; 73:645–8.

88. Raj GV, Tal R, Vickers A, Bochner BH, Serio A, Donat SM, Herr H, Olgac S, Dalbagni G. Significance of intraoperative ureteral evaluation at radical cystectomy for urothelial cancer. *Cancer* 2006; 107:2167–72.

89. Silver D, Stroumbakis N, Russo P, Fair W, Herr H. Ureteral carcinoma in situ at radical cystectomy: Does the margin matter? *J Urol* 1997; 158:768–71.

90. Tobisu K, Kanai Y, Sakamoto M, Fujimoto H, Doi N, Horie S, Kakizoe T. Involvement of the anterior urethra in male patients with transitional cell-carcinoma of the bladder undergoing radical cystectomy with simultaneous urethrectomy. *Jpn J Clin Oncol* 1997; 27:406–9.

91. Cheng L, Zhang D. Molecular Genetic Pathology. New York: Humana Press/Springer, 2008.

92. Cheng L, Zhang S, Maclennan GT, Williamson SR, Lopez-Beltran A, Montironi R. Bladder cancer: translating molecular genetic insights into clinical practice. *Hum Pathol* 2011; 42:455–81.

93. Spruck CH 3rd, Ohneseit PF, Gonzalez-Zulueta M, Esrig D, Miyao N, Tsai YC, Lerner SP, Schmutte C, Yang AS, Cote R, et al. Two molecular pathways to transitional cell carcinoma of the bladder. *Cancer Res* 1994; 54:784–8.

94. Cheng L, Zhang S, Davidson DD, MacLennan GT, Koch MO, Montironi R, Lopez-Beltran A. Molecular determinants of tumor recurrence in the urinary bladder. *Future Oncol* 2009; 5:843–57.

95. Hartmann A, Schlake G, Zaak D, Hungerhuber E, Hofstetter A, Hofstaedter F, Knuechel R. Occurrence of chromosome 9 and p53 alterations in multifocal dysplasia and carcinoma in situ of human urinary bladder. *Cancer Res* 2002; 62:809–18.

96. Hopman AH, Kamps MA, Speel EJ, Schapers RF, Sauter G, Ramaekers FC. Identification of chromosome 9 alterations and p53 accumulation in isolated carcinoma in situ of the urinary bladder versus carcinoma in situ associated with carcinoma. *Am J Pathol* 2002; 161:1119–25.

97. Zieger K, Marcussen N, Borre M, Orntoft TF, Dyrskjot L. Consistent genomic alterations in carcinoma in situ of the urinary bladder confirm the presence of two major pathways in bladder cancer development. *Int J Cancer* 2009; 125:2095–103.

98. Dyrskjøt L, Kruhoffer M, Thykjaer T, Marcussen N, Jensen JL, Moller K, Orntoft TF. Gene expression in the urinary bladder: a common carcinoma in situ gene expression signature exists disregarding histopathological classification. *Cancer Res* 2004; 64:4040–8.

99. Dyrskjøt L, Zieger K, Real FX, Malats N, Carrato A, Hurst C, Kotwal S, Knowles M, Malmstrom PU, de la Torre M, Wester K, Allory Y, et al. Gene expression signatures predict outcome in non-muscle-invasive bladder carcinoma: a multicenter validation study. *Clin Cancer Res* 2007; 13:3545–51.

100. Coon JS, McCall A, Miller AW 3rd, Farrow GM, Weinstein RS. Expression of blood-group-related antigens in carcinoma in situ of the urinary bladder. *Cancer* 1985; 56:797–804.

101. Norming U, Tribukait B, Gustafson H, Nyman C, Wang N, Wijkstrom H. Deoxyribonucleic acid profile and tumor progression in primary carcinoma in situ of the bladder: a study of 63 patients with grade 3 lesions. *J Urol* 1992; 147:11–5.

102. Norming U, Tribukait B, Nyman CR, Nilsson B, Wang N. Prognostic significance of mucosal aneuploidy in stage Ta/T1 grade 3 carcinoma of the bladder. *J Urol* 1992; 148:1420–7.

103. Tyrkus M, Powell I, Fakr W. Cytogenetic studies of carcinoma in situ of the bladder: prognostic implications. *J Urol* 1992; 148:44–6.

第8章

膀胱癌：一般特征

8.1	流行病学和危险因素	146
8.2	遗传易感性和相关综合征	148
8.3	膀胱癌的临床特征和发展史	148
8.4	浸润性尿路上皮癌的形态学特征	151
8.5	年轻患者的尿路上皮癌	152
8.6	浸润性尿路上皮癌的预后	155
8.7	区域癌化和肿瘤多中心性	156
8.8	膀胱癌的起源	158
8.9	分子遗传学	158
8.10	针对分子学通路的靶向治疗	160
	参考文献	161

8.1 流行病学和危险因素

膀胱癌在全球最常见的癌中排名第 7，平均每年全球新增 386000 位膀胱癌患者，亦有 150200 位膀胱癌患者死亡[1-6]。在美国、加拿大和欧洲，估计膀胱癌为男性检出的仅次于前列腺癌、肺癌和结肠癌[1,2]的第 4 位新增的癌。膀胱癌形态学各异；90% 以上的膀胱癌是尿路上皮（移行细胞）癌，而原发性鳞状细胞癌、腺癌、小细胞癌及其他肿瘤少见[5,7-10]。

膀胱癌大部分表现为非肌层的浸润性疾病，高达 50%~70% 的复发率和低至 15%~25% 的进展率（图 8.1）。这种肿瘤的高复发率和低侵袭性的特点决定了对患者进行密切随访的必要。在美国，膀胱癌的医疗保险支出比其他肿瘤的医疗保险支出要高。如此高花费的部分原因在于膀胱肿瘤的高复发及进展的潜能。早期检测和鉴别癌前病变是减少成本开支和最终减少发病率和死亡率的有效措施[5-10]。

不同的国家和民族，膀胱癌的发生率、发病率和死亡率明显不同[5,10-15]。白种人患上膀胱癌的概率是非裔美国人的 2 倍，并在最近的十几年间有稳定上升的趋势。但在一些国家最近几年有下降的趋势。女性及非裔美国人患膀胱癌死亡率要比男性和白种人要高。所以，非裔美国人男性和女性高死亡风险主要集中在晚期膀胱癌[16]。Mallin 及其同事最近对国家癌症数据库中 1993~2007 年被诊断为膀胱癌的患者数据进行分析[16]，患者包括 310257 位男性白种人，102345 位女性白种人，13313 位男性非裔美国人和 7439 位女性非裔美国人患者，男女患者比率为 3∶1。非裔美国人和女性患者较白种人和男性患者患肌层浸润性肿瘤的比例高，非裔美国人患者大部分为高级别肿

瘤。值得注意的是，非裔美国人患者，尤其是女性非裔美国人患者在整个 15 年的研究期间所患的肿瘤均具较高的分期和分级（1993~2007）[16]。

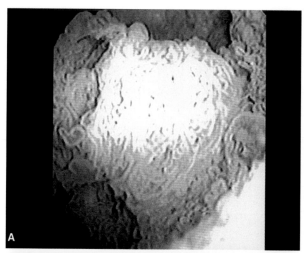

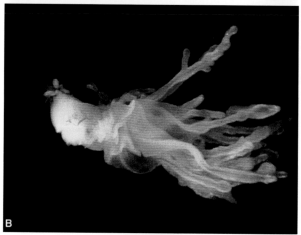

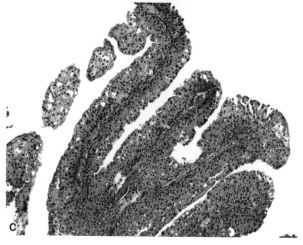

图 8.1　早期膀胱癌（pTa），膀胱镜检（A），大体（B），显微镜下（C）呈现乳头状非浸润性尿路上皮癌

1993~1997 年和 1998~2002 年期间，在种族和性别分组的所有分期的患者 5 年相对生存率无显著差异。对 1998~2002 年间的患者的数据调查显示，女性非裔美国人患者 5 年生存率为 58%，男性非裔美国人患者 5 年生存率为 72%，女性白种人患者为 78%，男性白种人患者为 84%[16]。

美国男性较女性患膀胱癌的概率高 2~5 倍，源于不同的吸烟习惯和男性职业暴露多于女性的缘故[4,11-14,17,18]。尽管膀胱癌常见于男性，但在女性中的发病率逐年上升。

膀胱癌与多种危险因素有关[12,13,19]。外因有吸烟、职业暴露、暴露于致癌物的生活方式等，都是重要的因素。吸烟者比不吸烟者患尿路上皮癌的风险高 2~4 倍，而重度吸烟者风险高 5 倍。然而，与吸烟相关的明确的致癌物仍然未知。据估计，发展为膀胱癌需要有 20 年的烟龄，并且膀胱癌的发生直接与消费的有效期内的烟草数量有关。主动吸烟发展为膀胱癌患者的相对风险与非吸烟者比率为 3：1，与既往吸烟者的比率为 1.9：1。尽管吸烟导致膀胱癌的确切机制仍未清楚，但在香烟中已经检测出大量已知的致癌物质，如丙烯醛、4- 氨基联苯、芳香胺、氧自由基等。此外，吸烟持续的时间，吸入的深度和香烟的级别都与癌的发生有显著的关系。

另一方面，戒烟几乎能立即降低患膀胱癌的风险。确诊后仍吸烟的患者比确诊后立即戒烟的患者无复发的生存率低。工作接触苯胺颜料和芳香胺，如 2- 萘胺、联苯胺是第二种膀胱癌最常见的危险因素。联苯胺，一种最能致癌的芳香胺物质，常用于染料生产及用做橡胶工业中的固化剂。因职业暴露而引起的癌变程度随工业化程度的不同而不同。在高度工业化的国家，25% 的尿路上皮癌源于职业暴露。从职业暴露至肿瘤发生

之间的潜伏期通常很长。易患上膀胱癌的人群有煤气工、油漆工和理发师，营养物质或许也有一定的影响。补充维生素 A 可以降低膀胱癌的患病风险，而摄入煎炸油腻食物则风险增加。某研究显示高的液体摄入量可以降低患膀胱癌的风险，但这一点仍有争议。对其他公认的对尿路上皮有毒性作用的水污染物的调查也正在积极进行中[12]。

在膀胱癌发生和进展中还有一些额外因素，包括镇痛药的使用；由细菌、寄生虫、真菌或病毒引起的尿路感染；泌尿结石；盆腔化疗或放疗药物，如环磷酰胺等。虽然咖啡因摄入被认为是膀胱癌的一个危险因素，但在控制烟草使用后，评估这种相关性的风险降低。同样，含有人工甜味剂糖精可诱导大鼠膀胱肿瘤，但人类流行病学研究未能建立这种关系。血吸虫（血吸虫病）和膀胱鳞状细胞癌有某种关联，在中东这种水性扁虫泛滥，膀胱鳞状细胞癌更常见。其他各种受感染的情形，如尿路感染、淋病、梅毒、其他细菌、人类乳头状瘤病毒、人类免疫缺陷病毒、单纯疱疹病毒和 BK。病毒已被作为能引起膀胱癌的潜在危险因素而进行研究[20]。

在对 30 份流行病学研究的 Meta 分析中，Zeegers 等发现喝酒的男性抽烟调整后比不喝酒的男性患病风险有小幅增加，然而，结果无统计学意义。在女性并未显示相同的关系。同样，喝咖啡很大程度上经常与抽烟有关的影响混为一谈，然而，已有调查者证实喝咖啡会使患癌风险轻度增加。

镇痛药的使用也提示与膀胱癌变有关，尤其是含硫化合物。这一发现引发对一些药物使用的关注，如对乙酰氨基酚（及其代谢物）以及非甾体类抗炎药物（NSAIDs）。相反，有研究表明，非甾体类抗炎药物，包括醋氨酚，与降低患病风险有关。

对接受膀胱扩张治疗的患者恶性转化的问题关注度持续增高,越来越多的报道证实这种外科手术为后继肿瘤发生和发展的潜在危险因素(见第 21 章)[21,22]。

8.2 遗传易感性和相关综合征

膀胱癌与某些家族性肿瘤综合征有关,如遗传性非息肉病性结直肠癌(HNPCC)综合征[23],这种综合征与错配修复基因的突变有关,包括 MLH1、MSH2、MSH6 和 PMS2。在缺陷性 DNA 错配修复的背景下,通过这样的机制,微卫星区域作为肿瘤癌变的一部分可能累积错误的速度比正常区域更快。HNPCC综合征的患者易患某些类型的结肠外肿瘤,包括子宫内膜、卵巢、小肠、胃、肝胆管、皮肤、大脑和泌尿道等。据报道,上尿路的尿路上皮肿瘤发病率较高,具有稍微年轻的中位发病年龄(56 岁)[24]。然而,这些患者患上尿路上皮肿瘤的风险增加的证据很少令人信服[24,25]。目前,正如 Wild 等对 20 岁以下的尿路上皮肿瘤患者的研究,还没有证据表明HNPCC综合征儿科患者患上上尿路上皮肿瘤的风险增加[26],在同一组患者中,确认没有家族性膀胱癌的病史[27]。

据报道,膀胱癌见于患遗传性视网膜母细胞瘤的患者,这种患者膀胱癌的出现被认为与辐射和(或)环磷酰胺治疗有关。然而,即使缺乏这样的治疗,与前述的一般人群相比,患膀胱癌的死亡数增加,暗示它的确是遗传性视网膜母细胞瘤谱的一部分[25]。

膀胱癌有时是克斯特洛综合征的一部分,后者是一种罕见的常染色体显性遗传病。这种患者有患上各种恶性肿瘤的风险,如横纹肌肉瘤、神经母细胞瘤、输尿管和膀胱的尿路上皮癌等[25,28]。这些患者在童年就患乳头状尿路上皮癌[28,29],有些患者经治疗后有复发,提示克斯特洛综合征的患者如出现血尿或其他尿路症状,应及时进行膀胱肿瘤的检查[29]。

8.3 膀胱癌的临床特征和发展史

大约 75% 的膀胱癌患者临床表现为无痛性的间歇性血尿[11-14,30,31]。据估计,约 20% 的患者被评估为肉眼血尿,随后将被诊断为膀胱癌。类似地,患者也可表现为显微镜下血尿,多于 10% 的原位癌由此诊断为膀胱癌。无痛性肉眼血尿为可疑膀胱癌的典型表现。Varkarakis 等在对 95 位有无痛性肉眼血尿的患者进行研究发现,13% 患膀胱癌[32]。Lee 和 Davis 在一份相似的研究中对 1000 名肉眼无痛性血尿的患者进行调查发现,15% 患膀胱癌[33]。仔细观察血尿出现的时间,如初始血尿、终末血尿还是全程血尿对于出血部位的判断非常重要。因此,由于膀胱癌患者肉眼血尿的发生率高,使用软性膀胱镜的检查非常必要。然而,血尿常是间歇性的,因此,以一次或两次样本的阴性结果而排除膀胱癌的意义不大。

同样,有显微镜下血尿的患者,高于 10% 的患者将被诊断为膀胱癌。膀胱癌患者的镜下血尿具有不可预测性和不一致性,因此,单一尿检阴性并不能除外肿瘤的可能。Mohr 等认为 13% 的普通人群会出现无症状的镜下血尿,在这些无症状血尿的患者中只有 0.4% 有尿路上皮肿瘤[34]。另一方面,Golin 和 Howard 发现泌尿科诊所的 246 位有无症状镜下血尿的患者中有 6.5% 患有膀胱癌[35]。对比肉眼血尿和镜下血尿的临床重要性无果,检测镜下血尿的有用价值也受到质疑[36]。检测镜下血尿对男性下尿路症状的评估没有帮助。因此,无症状血尿镜下检测的临床意义不确定。

　　虽然大部分膀胱癌以评估患者血尿作为诊断的一个结果，但是25%的膀胱癌患者会出现膀胱刺激症状，如尿急、尿频、排尿困难等，常被误认为是尿路感染[7,10,37]。

　　对疑为膀胱癌患者的最初的评估和处理措施应包括膀胱镜的检查，经尿道切除（TUR）可见肿瘤和评估未累犯的膀胱和前列腺尿道部的表面，这些部位可能存在可见的异常前列腺尿路上皮（图8.2~8.5）。若怀疑小病灶和扁平病灶为原位癌，可用冷杯活检钳取样检测，而大病灶应完整切除。此外，在进行TUR术时，应尽量取到固

有肌层。病理标本内平滑肌的出现是进行完全切除的一个重要指标[38]。很显然，在早期膀胱癌患者中超过4%的患者存在同时或随后出现上尿路肿瘤的风险[39]。有原位癌史、邻近输尿管口肿瘤或那些持续出现不明原因的细胞学检测结果阳性的患者患上尿道肿瘤或前列腺尿道部肿瘤的风险增加。

　　在出现膀胱尿路上皮癌早期症状的患者中，有将近80%的患者肿瘤局限在黏膜或黏膜下——即所谓的浅表性"非肌层浸润"膀胱癌，更适合作为Ta/T1期尿路上皮肿瘤报道[13,18,40-42]"浅表性的"膀胱肿瘤可表现出肿瘤的异质性，包括：

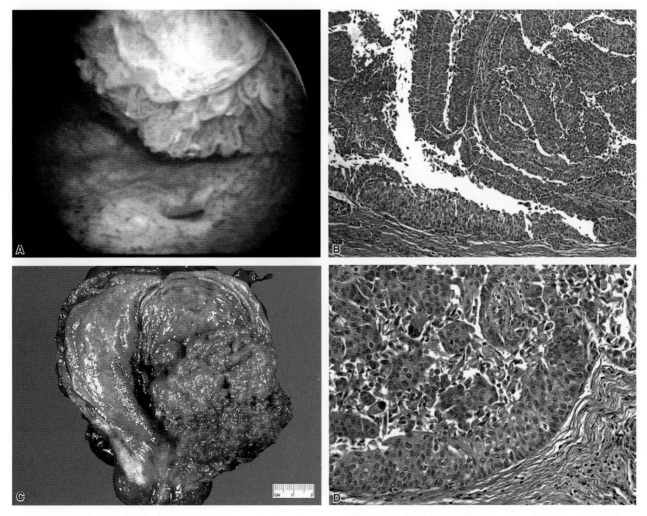

图8.2　膀胱的乳头状尿路上皮癌，膀胱镜（A）、肉眼（C）和显微镜下B和D的表现。膀胱部分被天鹅绒样的肿物填满

①乳头状生长并限于黏膜内（Ta 期）；②浸润到固有层或当有黏膜肌的时候浸润到黏膜下层（T1 期）。传统上把平坦型上皮原位癌（CIS）作为浅表性膀胱癌的一部分。余下膀胱癌患者最初出现膀胱肿瘤固有肌层或固有肌层外的浸润（分期为 T2~T4）（图 8.6~8.8）[7,38,43~47]。然而，最近的共识并未将这些病变归类到"浅表膀胱癌"的保护伞下[48]。这个"浅表性的"术语应被叫停[49]。

膀胱癌的进展过程很难预测，因为存在生物学的异质性；具有早期膀胱癌（Ta 或 T1 期）特征的特点影响疾病的复发和进展。肿瘤复发和进展的风险与多种病理因素有关，包括分期、浸润深度、多发、肿瘤大小、肿瘤形态学改变、有或无血管或淋巴管的浸润，以及有或无 CIS 及某些分子特点（表 8.1）[50]。尽管传统的检查手段提供了某些程度上的预后信息，但没有清楚地评估每个个体肿瘤的潜在恶性。这些传统的临床和组织病理学特点的缺陷促使在分子水平上更好地定义肿瘤真实的生物学潜能方面犯了明显的错误[5,51,52]。

如果只依靠单纯的 TUR 治疗，那将会有 60%~90% 的早期膀胱癌患者面临复发的风险。25% 的肿瘤复发最终会发展成浸润性肿瘤[5,6,53~55]。80% 的膀胱尿路上皮癌患者在治疗初期的 1~2 年内复发。尽管进行了根治性膀胱切除术并进行系统性治疗，但仍有 50% 浸润性肿瘤的患者死于肿瘤转移[44,46,56,57]。

一份来自瑞士的 176 位早期尿路上皮癌患者的回顾性分析，其对患者随访直至死亡或随访至少 20 年（未接受辅助治疗），洞察和记录了患者在不进行治疗时发展的自然阶段和重要阶段的看法[58]。报道此病的整体复发率为 80%，如果随访时间足够长，22% 的患者死亡：11%

的患者为 Ta 期；30% 的患者为 T1 期。报告中指出患者的死亡率和肿瘤的分期、数量以及复发的次数有关[58]。

膀胱癌具有异质性，形态和临床表现多样[43,59]。患者进行肿瘤的初期治疗后有三种主要风险：复发、进展为级别和分期更高的肿瘤及转移。疾病每个阶段的风险众所周知，但对个人风险没有足够的可量化的前瞻性的评估。临床和病理的参数被广泛用于预测临床效果，但在预测肿瘤的复发方面有限。当建议患者关于监测措施和侵袭性治疗时，选择可靠的肿瘤复发风险参数将是有价值的（详见第 29 章、第 32 章、第 33 章和第 34 章的论述）。

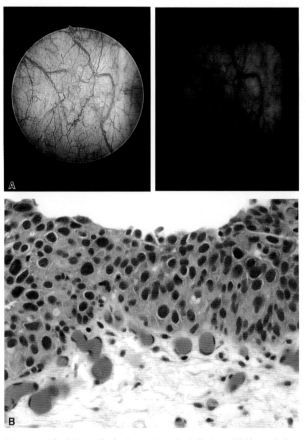

图 8.3　膀胱的原位癌（CIS），膀胱镜和显微镜下改变。标准的白光膀胱镜下的可视性的尿路上皮 CIS（A，左边）和荧光膀胱镜（A，右边）。尿路上皮层被 CIS 细胞代替，其基底层下大部分微血管增生（B）

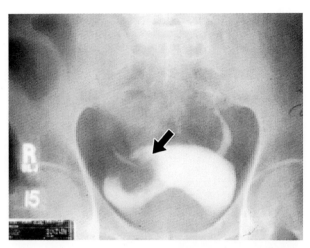

图 8.4 膀胱的尿路上皮癌。放射图片，尿路上皮癌可见充盈缺损

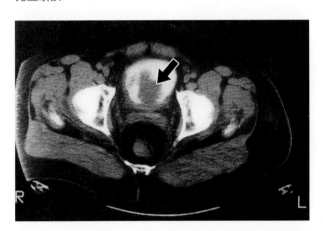

图 8.5 膀胱的尿路上皮癌。箭头所示为肿瘤。可见浅表肿瘤，膀胱壁轻微变形。CT扫描可见膀胱壁变薄

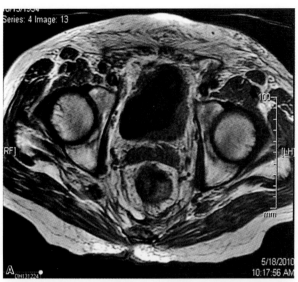

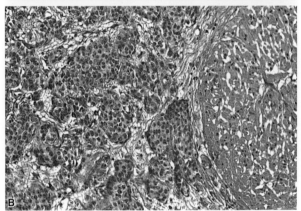

图 8.6 浸润性尿路上皮癌。磁共振显示浸润性癌（A）。肿瘤浸润膀胱壁的固有肌层（B）

8.4 浸润性尿路上皮癌的形态学特征

浸润性（或侵袭性）尿路上皮癌为浸润深度超过基底膜的尿路上皮肿瘤。浸润性癌大体包括以下一系列形态：乳头、息肉样、结节、实体、溃疡性或透壁弥漫性。可为孤立性或多灶性。浸润性尿路上皮癌组织学多样，包括pT1~T4 期（图 8.9；见第 9~11 章）[38]。浸润性尿路上皮癌可参照最新的 2004 年世界卫生组织的分类法，依照细胞核的异型性和结构的异常分为低级别和高级别两种[3]。

浸润性尿路上皮癌可表现为息肉、无蒂部息肉、溃疡或浸润性肿瘤。肿瘤细胞浸润膀胱壁可呈巢状、条索状、小梁状、小簇状或被促结缔组织增生性间质分开呈单列细胞的形式（图 8.10~8.14）。肿瘤细胞有时弥漫呈片状生长，但仍可见局部巢状和簇状结构。细胞呈中度到丰富的嗜双色性或嗜酸性胞质和大而深染的核，较大的瘤巢边缘核呈栅栏状，核呈现典型的多形性，常不规则、成角，部分细胞可见核沟。核仁在数量和形态上变化很大，有些细胞有单个或多个小核仁，别的细胞有大的嗜酸性核仁。局部可有多形性，可见奇异的和多核的肿瘤细胞。核分裂象常见，大部分为异常核分裂象。

尿路上皮癌具有多向分化的潜能，最常见的是鳞状分化，其次是腺样分化[8]（图 8.15）。肿瘤

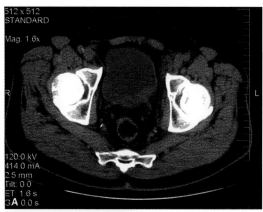

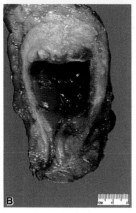

图 8.7 浸润性尿路上皮癌中增厚的膀胱壁（A 和 B）

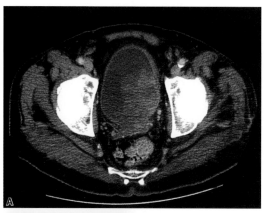

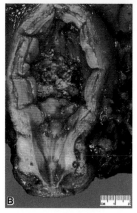

图 8.8 巨大的浸润性尿路上皮癌中增厚的膀胱壁（A 和 B）

的异质性常见，同一肿瘤具有不同组织学分级区域（图 8.16）[59]。实际上，膀胱癌的整个变异谱可以观察到不同比例的肿瘤成分，否则就是典型的尿路上皮癌。已有学者提出肉瘤样癌重现了尿路上皮癌分化的最终共同通路（见第 16 章和第 34 章）[60]。变异的和经典的尿路上皮癌的临床结局不同；因此，识别这些变异非常重要。尿路上皮癌最常见变异类型的病理特征将在第 12 章讨论。

8.5	**年轻患者的尿路上皮癌**

对"年轻"患者的年龄界定，各种研究采用的标准不一；然而，20~40 岁的尿路上皮癌患者较 40 岁以上的患者少见。大量研究发现这个年龄组的尿路上皮癌患者比真正的儿科患者（20 岁以

表 8.1　无肌层浸润的膀胱癌复发和进展的预测因素

肿瘤的数量
单个
2~7 个
多于 8 个
肿瘤大小
最大直径小于 3cm
最大直径大于 3cm
之前的复发率
1 年内复发
1 年以上复发
病理学的分期
Ta
T1
并存原位癌
组织学分级（WHO 1973）
1 级
2 级
3 级

来源：根据参考文献 50 改编

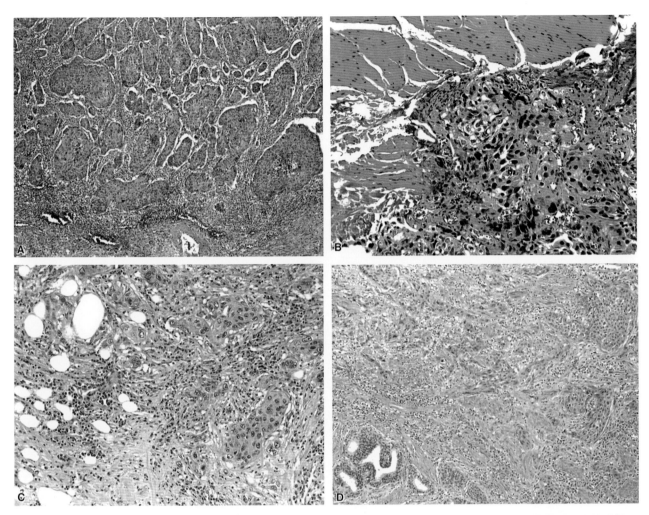

图 8.9　膀胱癌的不同分期。（A）肿瘤侵犯固有层（pT1）。（B）肿瘤侵犯固有肌层（pT2）。（C）肿瘤膀胱外脂肪的侵犯（pT3）。（D）尿路上皮癌侵犯前列腺（pT4）

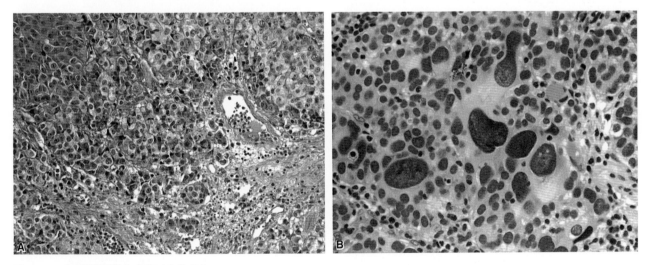

图 8.10　高级别尿路上皮癌（A 和 B）

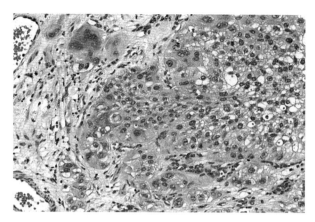

图 8.11　早期尿路上皮癌（pT1）。显示固有层小巢和单个细胞的浸润

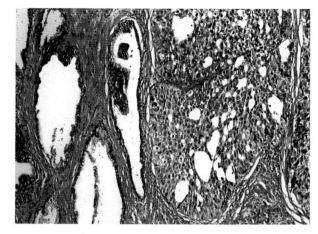

图 8.14　尿路上皮癌侵犯前列腺

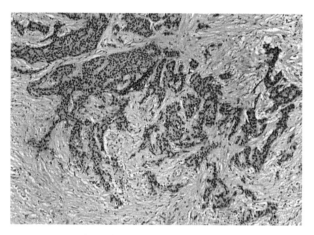

图 8.12　浸润性尿路上皮癌。触角样的间质浸润模式伴结缔组织增生

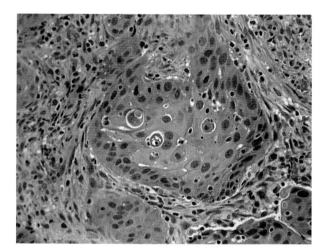

图 8.15　尿路上皮癌鳞状分化

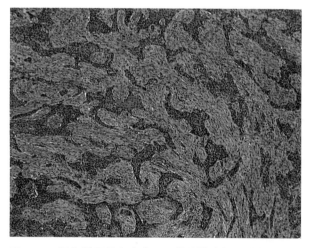

图 8.13　浸润性尿路上皮癌。显著的结缔组织增生

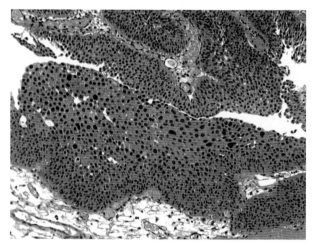

图 8.16　尿路上皮癌的肿瘤异质性。同一肿瘤中不同组织学分级的成分

下）稍微多些[22,61,62]。同样，以男性好发。

在这个年龄分组中[61,62]，虽然男性为主的年轻患者特征不太明显[63]，但当患者分组生活十年后，在第3和第4个十年之间出现肿瘤的患者与那些年纪大才出现肿瘤的患者比较，肿瘤的生物学行为更加惰性。

Yossepowitch和Dalbagni对74名年龄为40岁或更年轻的患者进行男女性别、分期分布和无病进展/Ta、Tis和T1分类的复发率的比较研究后发现，他们的临床症状和疾病的转归与年长患者基本相似[64]，尤其是那些进行了膀胱全切术的年轻患者，容易伴侵袭性的临床过程和差的转归，并有更高的远处转移率。然而，作者注意到全部的14例患者中只有1例年龄在30岁以下的分期为Ta的患者随访结束时仍无病生存[64]。相比之下，Migaldi及其同事[63]也报道了58名年龄处于20~45岁的患者的尿路上皮肿物的研究结果包括：组织学上为浅表性尿路上皮癌（86%）、肌层浸润的尿路上皮癌（2%）、尿路上皮癌（10%）。作者把50例浅表肿瘤的患者（pTa和pT1）和第二组大于55岁的浅表肿瘤的90名患者进行比较，有趣的是，当只对处于特定分期（pTa和pT1）的患者进行对比的时候发现，在患者群中，年轻患者的疾病转归明显更好，45岁以下的患者肿瘤的分级和复发明显减少，差异具有统计学意义。同样，pTa期肿瘤在"年轻"组中更常见[63]。值得注意的是，与年轻患者比较（2:1）[63]这种肿瘤更青睐于年长的男性患者（比率为7:1），这与Yossepowitch和Dalbagni的调查结果正好相反。

研究者发现小于19岁的尿路上皮肿瘤患者出现的惰性生物学行为，不会在20~30岁的年轻患者出现。这些年轻人的尿路上皮肿瘤预后

差，与典型的尿路上皮癌患者更相似[61,64]。在对15位年龄为30岁患者的调查中发现，40%的患者复发，2位2或3级的患者进展成浸润性肿瘤。1位患者死于转移，其他有肿瘤复发的患者仍存活[61]。同样的，在对一份平均年龄30岁以下的患者的调查中发现，虽然没有把20岁以上和以下的患者分开分析，但仍有11名患者复发[62]。因此，儿童和年轻人肿瘤生物学行为的差异至少为导致肿瘤复发的部分原因。

Migaldi等的研究发现，通过单因素分析表明免疫组化高Ki-67和低cyclin D1的表达与年轻患者组（年龄20~45岁）复发风险的增加有关，而与p27Kip1表达下降及p53的过表达无关。对比发现，p27Kip1的低表达与较大年龄组的患者（大于55岁的年龄组）复发风险的增加相关，提示肿瘤的发生和发展可能包含独特的分子通路[63]。

8.6 浸润性尿路上皮癌的预后

即使浸润性尿路上皮癌能治疗，但预后欠佳，5年存活率不到50%[5,37,44,46,65,66]。在对一组膀胱癌患者进行的研究发现大量的病理因素与肿瘤的复发、进展和生存相关。肿瘤的免疫反应如检测淋巴细胞和抗原提呈树突细胞的免疫组化染色有助于预测复发[67]。乳头状肿瘤的数量也能预测复发，但不能作为浸润性癌的主要决定因素[68]。

患有单个局灶为乳头状癌的患者经尿道切除术后复发率为45%；无论如何，有继发性肿瘤的患者有84%的风险可能会再患上第三种肿瘤。肿瘤直径大于5cm，肌层侵犯的风险增加[69,70]。原发肿瘤切除术后4年复发也为一种危险信号[58,71]。排除毗邻的黏膜或膀胱其他部位出现的异型增生或原位癌非常重要，因为这是复发和浸

润重要的预测因素[72-74]。

淋巴管血管的侵犯提示预后不良，根据美国病理医师协会癌症委员会的规定，这一点应该在病理报告中有所体现[65,75]。区分淋巴管血管浸润比较困难，可能与浸润性癌巢周围的人工裂隙或周围神经侵犯相混淆[65]。淋巴管血管浸润的发生率不一，有报告高达 7%。免疫组化可直接使用抗内皮细胞的抗体，采用 Ulex 欧洲美国凝集素、Ⅷ因子、CD31、CD34 对于区分淋巴管血管浸润有一定的价值，尽管只有少于 40% 的淋巴管血管浸润的病例通过常规的免疫组化证实[76]。不管肿瘤分级如何，浸润为患者转归的重要预测指标[65,77]。

尿路上皮癌侵犯前列腺很常见[38,78,79]。已发生了肌层浸润的膀胱癌患者，50% 以上的病例有前列腺的累犯，发生率甚至比有多灶膀胱原位癌的患者更高。前列腺累犯分为三种情况：①局限于前列腺尿路上皮层；②发生于导管和腺泡，但局限于基底膜；③侵入前列腺间质[80]。转移可能伴前列腺间质的浸润[78]。前列腺尿路上皮原位癌的出现暗示尿道根治手术术后复发风险高[78,79,81]。前列腺间质的浸润强有力地预测了患者生存率差（详见第 11 章的论述）[78,82]。

8.7 区域癌化和肿瘤多中心性

尿路上皮癌的高发病率和高医疗费源于自身多灶性生长和反复复发的特性，这是需要昂贵的监测和多种内镜和（或）进行膀胱内治疗造成的。同一患者多灶肿瘤的发生，无论是否为同时发生，均为尿路上皮恶变的常见特征（图 8.17和 8.18）[6,68,83-90]。通常在发现明显的临床症状之前就已经并存多个肿瘤。各个肿瘤的组织学形态可能相似或不相似。关于尿路上皮肿瘤多中心

性，有两种学说。第一种为单克隆学说，认为多个肿瘤起源于单个转化细胞，在膀胱腔内增殖或上皮内迁移，并增殖和广泛扩散至其他部位尿路上皮。第二种为区域效应理论，认为肿瘤多灶性继发于区域癌化效应。化学致癌物引起不同部位尿路上皮黏膜细胞单个转化基因的改变，导致多个非遗传性肿瘤。

多灶性尿路上皮癌组织的单克隆与寡克隆起源相对，对于早期肿瘤发生模式的理解临床意义重大，特别在制订治疗和手术策略时[5,6,23,51,83,89-94]。多灶性的起源也影响治疗后尿路样本复发或残留肿瘤的遗传检测实验的设计。目前对于哪个理论在多灶性尿路上皮癌的发生中最重要，尚未达成共识[95-106]。对于多灶性尿路上皮癌，大量研究建议采用单克隆起源学说，但其他对于一些多中心性尿路上皮肿瘤的研究使用相似的方法也显示了独立的起源证据[83,97,100,104,105,107-113]。近来的研究证实区域癌化和肿瘤的单克隆扩散在同一名患者中可以共存[83]。大部分病例的分子生物学的证据支持多灶性尿路上皮癌的寡克隆起源，与多中心性尿路上皮癌变的区域癌化理论一致。这一发现对

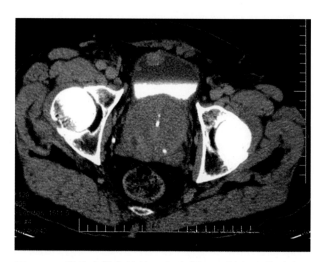

图 8.17　膀胱癌的多灶性。CT 扫描显示增大的前列腺和两个在膀胱前壁的浅表尿路上皮肿瘤

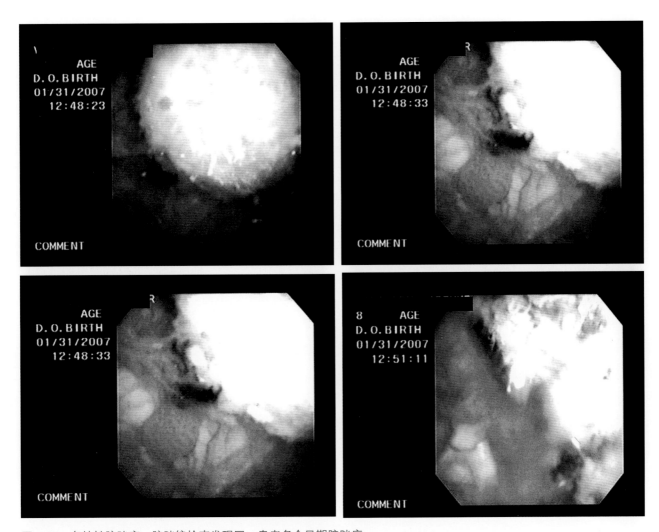

图 8.18 多灶性膀胱癌。膀胱镜检查发现同一患者多个早期膀胱癌

于了解早期肿瘤的发生有重要的临床意义，当分子诊断技术应用于检测复发或残留病变时，在制订适当的治疗和手术策略时必须将扩散因素考虑在内。

区域癌化为头颈多中心鳞状细胞癌重要的原因，假设多灶尿路上皮癌的起源途径也与之一样[5]，在区域癌化的过程中，同时或顺序出现的肿瘤是源于不同部位尿路上皮的众多独立突变事件的结果。这些独立的转化是外部致癌影响的结果。支持区域效应理论的是，在膀胱癌患者毗邻的尿路上皮中，外观正常的膀胱黏膜遗传不稳定性频繁出现[114,115]。癌前变化，如非典型增生或原位癌常在远离浸润性膀胱癌的尿路上皮黏膜中出现。

大量的基因比对和膀胱切除标本非典型性的印证，强调了寡克隆和区域癌化在多灶性尿路上皮肿瘤，特别在早期病变中的重要性。既然单克隆和寡克隆理论对尿路上皮肿瘤多灶性的解释相互并不排斥，提出各种理论和这两种机制的结合成为可能。有学者指出寡克隆在早期病变过程中更常见，随着进展级别的增加，导致了单克隆和假单克隆的过度生长[105,116]。因此，早期病变或肿瘤前病变可以伴随恶性转化的某一特定克隆各自发生，随后在尿路上皮的固有层内或上皮内扩散。大部分病例显示多灶性肿瘤似乎是寡克隆现象，部分病例支持单克隆假说[83]。

8.8 膀胱癌的起源

目前认为，癌变模型提示区域的一个或几个肿瘤干细胞（CSC）恶性克隆性扩增对局部的影响[5,6,23,51,117,118]。恶性肿瘤中的肿瘤干细胞包括1%~4%的活性细胞。这些细胞通过不对称分化增殖转化成异质性肿瘤细胞系。不对称分化意味着随着细胞分裂，一个子细胞保留再次分裂的能力，其他的子细胞具有遗传的可塑性，使后代的表型变异。当肿瘤起源于干细胞或祖细胞，一组特定的基因组、表观遗传和（或）微环境的改变对于持续的克隆扩增必不可少。因此，每一个肿瘤干细胞和它的后代拥有一套独特的基因、表观遗传和表型特征。尿路上皮的肿瘤干细胞群拥有成纤维细胞生长因子3（FGFR3）突变或TP53突变。虽然纯的膀胱肿瘤干细胞群尚未分离，许多研究者已经报道在膀胱癌中存在假定的干细胞样细胞。可以通过膀胱尿路上皮癌中肿瘤干细胞的自身特点进行辨认，如集落形成、自我更新、高的增殖率和表达干细胞相关基因[119-121]。间质体细胞的遗传改变可以适时辅助肿瘤干细胞促进肿瘤的发生和发展。肿瘤干细胞获得生长优势和发展为具有遗传变异的扩大的子细胞克隆性巢团。随后克隆的小灶逐渐代替了正常上皮并形成一小片克隆。这个过程由增殖能力增加的遗传变异的克隆单位驱动。起源于肿瘤干细胞的尿路上皮癌，分布在原发肿瘤及周边区域，而这似乎是肿瘤复发、肿瘤进展和肿瘤转移的来源[23,38,51,91,92,94,122,123]。

Chan等人用蛋白标志物的表达去分离和特化人类原发性膀胱癌亚群的肿瘤起始细胞（TIC）。这个亚群的细胞具有增强诱导体内异种移植肿瘤的能力，重现了原始肿瘤的异质性[124]。研究者分析了超过300例的膀胱癌标本，发现在TIC中致癌的激活途径（如80%Gli1、45% Stat3、10%Bmi-1和5% β-catenin）和一个由基因芯片分析识别的独特的膀胱TIC基因[124]。报道认为即使在临床和病理分期组内，因为激活致癌基因途径和TIC基因识别的异质性，不同的尿路上皮癌具有不同的临床生物学行为[124]。

肿瘤干细胞和区域致癌理论解释了尿路上皮癌的克隆性和多灶性，并为新的治疗策略提供了理论基础[23,38,125]。理解CSC/区域致癌机制可以识别新的分子标志物，对肿瘤的识别和分类非常重要，此外，对于改善靶向治疗方案方面，也可使目标不仅仅着眼于治疗已有的肿瘤也在于预防肿瘤的转移。

8.9 分子遗传学

传统的形态分析对于评估病例何时出现复发和进展是非常有限。然而，分子和遗传学分析为临床转归的预测提供了新的视角（见第29~34章）。最近的研究表明，以"区域效应"发生的尿路上皮的癌变，可以包括膀胱黏膜的任何部位[6]。越来越多的证据表明位于效应区域的固有尿路上皮的干细胞通过获得遗传变异发生克隆性扩增导致肿瘤形成，并转化为肿瘤干细胞。

初发和复发性肿瘤都来源于经由两种精细的分子途径调节的效应区域的肿瘤干细胞。这些提供了一个遗传的框架去理解尿路上皮癌的形成、复发和进展：FGFR3和TP53基因相关信号通路。这两种途径有不同的基因组、表观遗传和基因表达的改变。它们的转归与相对惰性的低级别癌和具侵袭性的高级别癌的临床和病理特点均有关，尽管二者差异显著。因此，这些分子的发现对于患者的咨询和对复发、进展风险的评估可能有用。分子的改变对于改善膀胱癌的预防和治疗策略也证实有用。

膀胱癌，尤其显示了 9 号染色体的杂合性缺失（LOH），最常见的缺失部位为 9 号染色体短臂 21 区。膀胱肿瘤最常见的基因变异是获得 1q、8p/q 和 20q，以及 8p、11p、9p 和 9q 的丢失 [5,6,23,57,60,83,89,91,97,113,122,123,126-149]。

浸润性膀胱癌常存在以下染色体的丢失：2q、5q、8p、9p、9q、10q、11p、18q 和 Y 染色体（详见第 29 章、第 32~34 章的论述）。染色体的获得包括 1q、5p、8q 和 17q。膀胱癌中的 LOH 可通过细胞遗传学、限制性片段长度多态性和微卫星多态性分析检测到 23。

一些染色体的丢失在尿路上皮癌中非常常见，最常见的是 9 号染色体短臂的丢失，出现于 50% 以上的 T1 和 T2 期肿瘤 [97,113,145]。9 号染色体的短臂和长臂都可能有肿瘤抑制基因，包括在膀胱癌变的初期 [150] 和复发时 [151]。在 pT1 肿瘤中的变异总数要比 pTa 肿瘤高 [152]。

9 号染色体短臂 21 位点的缺失常可在尿路上皮癌变的早期观察出来。增生的尿路上皮和邻近的乳头状尿路上皮癌中都有 9 号染色体的缺失，这对新生物肿瘤生成来说是非常有趣的观察结果 [5,113,148]。在原位癌的显微切除标本中进行 LOH 和荧光原位杂交（FISH）的检测比较，显示两种检测方法高度相关，9 号染色体的缺失率分别为 86% 和 75%；对于异型增生，比例分别为 84% 和 53% [113]。

低级别乳头状肿瘤是二倍体或近二倍体，表达 p16 失活和 FGFR3 的错义突变（详见第 9 章、第 29 章、第 33 章和第 34 章的论述）。低级别肿瘤也显示 CK20、CD44、p53 和 p63 的不同表达

[3]。9 号染色体的缺失和 FGFR3 基因的突变，是这些肿瘤中最常见的改变 [153]。

高级别乳头状肿瘤为非整倍体（包括 CIS 和浸润性肿瘤），显示了 TP53 和 p16 的改变 [126-128146,154]。事实上，FGFR3 和 TP53 突变可能呈反向关系，因为在分期低和低级别的肿瘤中存在 FGFR3 的突变，而 TP53 突变常常在浸润性和更具侵袭性的肿瘤中发现 [155-158]。高级别肿瘤显示 p53、HER2 或 EGFR 的过表达和 p21（CDKN1A/WAF1）或 p27（CDKN1B/kip1）（尤其是浸润性癌）的丢失 [3]。此外，LOH 的其他常见基因区域包括 14q（70%）、8p（65%）、13q（56%）、11p（54%）和 CIS 的 4q（52%）。

pT1 肿瘤有平均 6.5~9.8 个染色体失衡，而低级别的 pTa 肿瘤有平均 2.3~3.7 的染色体失衡 [137,152]。在大部分侵袭性膀胱癌中，基因的获得和扩增占据了主导地位，而不是缺失 [137,152,159]。3 号染色体长臂的扩增已发现 p63 表达减少，从而与失去肿瘤分化能力和增加肿瘤浸润的深度有关，然而研究表明，p63 的改变作为患者生存率的预后因子并无帮助 [159,160]。

有报道认为在 40% 的尿路上皮肿瘤中可以出现 15 号染色体长臂的 LOH [141]。大约 40% 的膀胱肿瘤中存在 11 号染色体短臂的 LOH，但在较高的肿瘤分期和分级中更为常见 [142,143]。13 号染色体长臂 14 位点的丢失是 RB1 基因的丢失，17 号染色体短臂的丢失是 TP53 基因的丢失 [161-163]。

常在高级别浸润性肿瘤中检测到 11 号染色体短臂的 LOH 和 17 号染色体短臂 13 位点（TP53 所在的部位）的丢失 [113,164]，而 3 号染色体等位基因的丢失仅仅在 26% 的高级别尿路上皮癌中出现 [165]。Y 染色体的缺失在尿路上皮癌中比较常见并与晚期相关，与 CIS 共存，预后差 [166]。

位于 2 号染色体长臂的 LOH 揭示了一个在高级别癌中比较常见的候选的肿瘤抑制基因——LRP1B[167]。3 号染色体短臂的 LOH 不出现在浅表性乳头状癌中，而出现在 54% 的具有肌层浸润的癌的病例中。LOH 可以在 4 号染色体短臂、长臂，5 号染色体长臂，8 号染色体短臂和 10 号染色体长臂中检测到[168]。14 号染色体长臂的丢失在浸润性膀胱癌中很常见，提示在 14 号染色体长臂 12 号位点和 32 号位点 1~2 间存在潜在的肿瘤抑制因子[169]。18 号染色体长臂的 LOH 与肌层浸润的膀胱癌关系密切[170]。在 DEL-27 的 LOH 位于 5 号染色体 p13~12 可以预测膀胱癌的进展。相比之下，LOH 位于 8 号染色体短臂 22 位点的 N-乙酰基转移酶 2，一种多态酶代谢芳香胺，与膀胱癌肿瘤进展无关。FISH 检测显示，1 号和 8 号染色多体与肌层浸润相关但与复发无关[151]。D11S490 或 D17S928 的 LOH 可预测浅表性癌的复发[172]。

全基因组核苷酸多态性分析显示，杂合 TP53 突变与高 LOH 的关系要比低 LOH 的关系密切的多[173]。GSTM1 空白基因型与膀胱癌有关[174]。组织芯片扫描揭示了 12 号染色体长臂 13~15 位点发生 3 个突变的靶基因的扩增，包括 MDM2、CDK4 和 GLI[175]。

其他的基因改变，如 DNA 甲基化的异常和微小 RNA 的丢失，在膀胱癌中都有进一步的研究（见第 29~34 章）。

8.10 针对分子学通路的靶向治疗

传统的治疗方法如手术、放疗和化疗，治疗进展期膀胱癌的成功率有限[176]。过去十年，取得的巨大进步是明确了尿路上皮癌发生的分子通路[5,6,23,51,57,60,122,130,134,148]。如 FGFR3 和 TP53 异常已被发现与肿瘤分级、复发及临床表型、预后（见第 29~34 章）有关。这些分子途径导致细胞周期调控的异常和凋亡、自我复制、血管生成的增强、对调节肿瘤的生长信号不敏感和肿瘤表型的变异[177]。近年来，众多目光都投向了开发新的对抗分子途径的靶向治疗药物，以抑制肿瘤细胞的生长。甄别这些分子的改变为新的治疗药物的发现提供了可能，这些药物可以特异性地与变化的靶点结合，当肿瘤细胞对正常组织产生一点影响的时候即可清除[6,178-183]。

作为被研究最多的尿路上皮癌受体之一，表皮生长因子受体（EGFR）在 31%~48% 的尿路上皮癌中表达，与增加侵袭和死亡的可能性有关[184,185]。该通路的功能为介导细胞的分化、增殖、迁移、血管生成和凋亡。最彻底的针对 EGFR 通路治疗策略的靶向药物包括西妥昔单抗和曲妥珠单抗这些阻断胞外配体结合域的单克隆抗体，以及吉非替尼、厄洛替尼和拉帕替尼这些细胞内酪氨酸激酶结合域的抑制剂[6,186,187]。其他抗表皮生长因子的单克隆抗体已经产生[188]。通过观察对照组老鼠，发现对有肿瘤的实验动物使用抗 EGFR 治疗能显著减慢肿瘤的生长、减少血管内皮生长因子的产生和预防肿瘤细胞淋巴结及肺的转移[6,60,189,190]。

同样，一个重要的血管生成调节因子 VEGF，与疾病分期的增高和肿瘤对肌组织的侵犯有关[191,192]。基于此，VEGF 已经作为一个潜在的治疗靶点。抑制信号通过 VEGF 通路抑制内皮细胞的增生，表现出显著的抗血管生成作用。新的抑制 VEGF 信号通路的治疗药物包括舒尼替尼、索拉非尼、帕唑帕尼和贝伐单抗[193]。值得注意的是，用顺铂、舒尼替尼和两者同时使用进行治疗的肿瘤与没有治疗的病变相比，Ki-67 表达是下降的，两种药物同时使用的效果也与单独使用顺铂的效果不同[194]。

已经证实 65% 的乳头性膀胱癌和 20% 的肌层浸润性膀胱癌中存在 FGFR3 获得功能性的突变[195]。RAS 为 FGFR3 信号通路的下游因子，与 FGFR3 相似，其突变与低级别膀胱肿瘤有关[196,197]。抗 FGFR3 单克隆抗体、R3Mab 与 FGFR3 选择性地结合，抑制了 FGFR3 依赖性肿瘤的增生[198]。尿路上皮癌变的其他主要的分子通路，细胞周期主要由 TP53 和 Rb 通路控制。TP53 基因也参与了其他重要的与肿瘤发展、进程及对治疗的反应相关的细胞过程，包括血管生成、细胞凋亡和 DNA 的修复[199-201]。将 TP53 通过病毒转移至人类膀胱癌患者，初步研究已经证实为一种安全的和潜在可行的新兴治疗方式，值得进一步研究[202]。

此外，肿瘤抑制基因启动子的甲基化是肿瘤生成的主要机制之一。脱甲基的物质，如药物折布拉林、5- 氮杂脱氧胞苷、5- 氮杂胞苷逆转了甲基化 CpG 的位点，功能性地激活了甲基化沉默的肿瘤抑制因子（见第 34 章）[203,204]。

（郭　芳　译）

参考文献

1. Jemal A, Bray F, Center MM, Ferlay J, Ward E, Forman D. Global cancer statistics. *CA Cancer J Clin* 2011; 61:69–90.

2. Siegel R, Ward E. Brawley O. Jemal A, Cancer statistics, 2011: The impact of eliminating socioeconomic and racial disparities on premature cancer death, *CA Cancer J Clin* 2011; 61:212–36.

3. Eble JN, Sauter G, Epstein JI, Sesterhenn IA. eds. World Health Organization Classification of Tumours: Pathology and Genetics of Tumours of the Urinary System and Male Genital Organs. Lyon, France: IARC Press, 2004.

4. Kaufman DS, Shipley WU, Feldman AS. Bladder cancer. *Lancet* 2009; 374:239–49.

5. Cheng L, Davidson DD, Maclennan GT, Williamson SR, Zhang S, Koch MO, Montironi R, Lopez-Beltran A. The origins of urothelial carcinoma. *Expert Rev Anticancer Ther* 2010; 10:865–80.

6. Cheng L, Zhang S, Maclennan GT, Williamson SR, Lopez-Beltran A, Montironi R. Bladder cancer: translating molecular genetic insights into clinical practice. *Hum Pathol* 2011; 42:455–81.

7. Cheng L, Lopez-Beltran A, MacLennan GT, Montironi R, Bostwick DG. Neoplasms of the urinary bladder. In: Bostwick DG, Cheng L, eds. Urologic Surgical Pathology, 2nd ed. Philadelphia: Elsevier/Mosby, 2008; 259–352.

8. Lopez-Beltran A, Cheng L. Histologic variants of urothelial carcinoma: differential diagnosis and clinical implications. *Hum Pathol* 2006; 37:1371–88.

9. Bostwick DG, Ramnani D, Cheng L. Diagnosis and grading of bladder cancer and associated lesions. *Urol Clin North Am* 1999; 26:493–507.

10. Lopez-Beltran A. Bladder cancer: clinical and pathological profile. *Scand J Urol Nephrol Suppl* 2008:95–109.

11. Hartge P, Harvey EB, Linehan WM, Silverman DT, Sullivan JW, Hoover RN, Fraumeni JF. Unexplained excess risk of bladder cancer in men. *J Natl Cancer Inst* 1990; 82:1636–40.

12. Kirkali Z, Chan T, Manoharan M, Algaba F, Busch C, Cheng L, Kiemeney L, Kriegmair M, Montironi R, Murphy WM, Sesterhenn IA, Tachibana M, Weider J. Bladder cancer: epidemiology, staging and grading, and diagnosis. *Urology* 2005; 66:4–34.

13. Zeegers MP, Kellen E, Buntinx F, van den Brandt PA. The association between smoking, beverage consumption, diet and bladder cancer: a systematic literature review. *World J Urol* 2004; 21:392–401.

14. Cohen SM, Shirai T, Steineck G. Epidemiology and etiology of premalignant and malignant urothelial changes. *Scand J Urol Nephrol Suppl* 2000; S205:105–15.

15. Ferlay J, Bray F, Pisani P, Parkin DM. GLOBOCAN 2000:

Cancer Incidence, Mortality and Prevalence Worldwide. France: Lyon,IARC Press, 2001.

16. Mallin K, David KA, Carroll PR, Milowsky MI, Nanus DM. Transitional cell carcinoma of the bladder: racial and gender disparities in survival (1993 to 2002), stage and grade (1993 to 2007). *J Urol*; 185:1631–6.

17. Dinney CP, McConkey DJ, Millikan RE, Wu X, Bar-Eli M, Adam L, Kamat AM, Siefker-Radtke AO, Tuziak T, Sabichi AL, Grossman HB, Benedict WF, Czerniak B. Focus on bladder cancer. *Cancer Cell* 2004; 6:111–6.

18. Johansson SL, Cohen SM. Epidemiology and etiology of bladder cancer. *Semin Surg Oncol* 1997; 13:291–8.

19. Cheng L, MacLennan GT, Lopez-Beltran A. Histologic grading of urothelial carcinoma: A reapraisal. *Hum Pathol* 2012 (in press).

20. Escudero AL, Luque RJ, Quintero A, Alvarez-Kindelan J, Requena MJ, Montironi R, Lopez-Beltran A. Association of human herpesvirus type 6 DNA with human bladder cancer. *Cancer Lett* 2005; 230:20–4.

21. Sung MT, Zhang S, Lopez-Beltran A, Montironi R, Wang M, Davidson DD, Koch MO, Cain MP, Rink RC, Cheng L. Urothelial carcinoma following augmentation cystoplasty: an aggressive variant with distinct clinicopathological characteristics and molecular genetic alterations. *Histopathology* 2009; 55:161–73.

22. Williamson SR, Lopez-Beltran A, Maclennan GT, Montironi R, Cheng L. Unique clinicopathologic and molecular characteristics of urinary bladder tumors in children and young adults. *Urol Oncol* 2012 (in

press).

23. Cheng L, Zhang D. Molecular Genetic Pathology. New York: Humana Press/Springer, 2008.

24. Roupret M, Hupertan V, Yates DR, Comperat E, Catto JW, Meuth M, Lackmichi A, Ricci S, Lacave R, Gattegno B, Richard F, Hamdy FC, Cussenot O. A comparison of the performance of microsatellite and methylation urine analysis for predicting the recurrence of urothelial cell carcinoma, and definition of a set of markers by Bayesian network analysis. *BJU Int* 2008; 101: 1448–53.

25. Mueller CM, Caporaso N, Greene MH. Familial and genetic risk of transitional cell carcinoma of the urinary tract. *Urol Oncol* 2008; 26:451–64.

26. Wild PJ, Giedl J, Stoehr R, Junker K, Boehm S, van Oers JM, Zwarthoff EC, Blaszyk H, Fine SW, Humphrey PA, Dehner LP, Amin MB, Epstein JI, Hartmann A. Genomic aberrations are rare in urothelial neoplasms of patients 19 years or younger. *J Pathol* 2007; 211:18–25.

27. Fine SW, Humphrey PA, Dehner LP, Amin MB, Epstein JI. Urothelial neoplasms in patients 20 years or younger: a clinicopathological analysis using the World Health Organization 2004 bladder consensus classification. *J Urol* 2005; 174:1976–80.

28. Franceschini P, Licata D, Di Cara G, Guala A, Bianchi M, Ingrosso G, Franceschini D. Bladder carcinoma in Costello syndrome: report on a patient born to consanguineous parents and review. *Am J Med Genet* 1999; 86:174–9.

29. Urakami S, Igawa M, Shiina H, Shigeno K, Kikuno N, Yoshino

T. Recurrent transitional cell carcinoma in a child with the Costello syndrome. *J Urol* 2002; 168:1133–4.

30. Esrig D, Freeman JA, Stein JP, Skinner DG. Early cystectomy for clinical stage T1 transitional cell carcinoma of the bladder. *Semin Urol Oncol* 1997; 15:154–60.

31. Jemal A, Siegel R, Ward E, Hao Y, Xu J, Thun MJ. Cancer statistics, 2009. *CA Cancer J Clin* 2009; 59:225–49.

32. Varkarakis MJ, Gaeta J, Moore RH, Murphy GP. Superficial bladder tumor. Aspects of clinical progression. *Urology* 1974; 4: 414–20.

33. Lee LW, Davis E Jr. Gross urinary hemorrhage: a symptom, not a disease. *J Am Med Assoc* 1953; 153:782–4.

34. Mohr DN, Offord KP, Owen RA, Melton LJ 3rd. Asymptomatic microhematuria and urologic disease. A population-based study. *JAMA* 1986; 256:224–9.

35. Golin AL, Howard RS. Asymptomatic microscopic hematuria. *J Urol* 1980; 124:389–91.

36. Malmstrom PU. Time to abandon testing for microscopic haematuria in adults? *BMJ* 2003; 326:813–5.

37. Droller MJ. Bladder cancer: State-of-the-art care. *CA Cancer J Clin* 1998; 48:269–84.

38. Cheng L, Montironi R, Davidson DD, Lopez-Beltran A. Staging and reporting of urothelial carcinoma of the urinary bladder. *Mod Pathol* 2009; 22 (Suppl 2):S70–95.

39. Hoglund M. On the origin of synand metachronous urothelial carcinomas. *Eur Urol* 2007; 51:1185–93; discussion 93.

40. Melamed M, Voutsa N, Grabstald H. Natural history and clinical behavior of in situ carcinoma

of the human urinary bladder. *Cancer* 1964; 17:1533–45.

41. Melicow M. Histological study of vesical urothelium intervening between gross neoplasms in total cytectomy. *J Urol* 1952; 68:261–79.

42. Lopez-Beltran A, Cheng L, Andersson L, Brausi M, de Matteis A, Montironi R, Sesterhenn I, van det Kwast KT, Mazerolles C. Preneoplastic non-papillary lesions and conditions of the urinary bladder: an update based on the Ancona International Consultation. *Virchows Arch* 2002; 440:3–11.

43. Cheng L, Neumann RM, Weaver AL, Cheville JC, Leibovich BC, Ramnani DM, Scherer BG, Nehra A, Zincke H, Bostwick DG. Grading and staging of bladder carcinoma in transurethral resection specimens. Correlation with 105 matched cystectomy specimens. *Am J Clin Pathol* 2000; 113:275–9.

44. Cheng L, Neumann RM, Weaver AL, Spotts BE, Bostwick DG. Predicting cancer progression in patients with stage T1 bladder carcinoma. *J Clin Oncol* 1999; 17:3182–7.

45. Cheng L, Weaver AL, Bostwick DG. Predicting extravesical extension of bladder carcinoma: a novel method based on micrometer measurement of the depth of invasion in transurethral resection specimens. *Urology* 2000; 55:668–72.

46. Cheng L, Weaver AL, Leibovich BC, Ramnani DM, Neumann RM, Scherer BG, Nehra A, Zincke H, Bostwick DG. Predicting the survival of bladder carcinoma patients treated with radical cystectomy. *Cancer* 2000; 88:2326–32.

47. Cheng L, Weaver AL, Neumann RM, Scherer BG, Bostwick DG. Substaging of T1 bladder carcinoma based on the depth of invasion as measured by micrometer. A new proposal. *Cancer* 1999; 86:1035–43.

48. Epstein JI, Amin MB, Reuter VR, Mostofi FK. The World Health Organization/International Society of Urological Pathology consensus classification of urothelial (transitional cell) neoplasms of the urinary bladder. Bladder Consensus Conference Committee. *Am J Surg Pathol* 1998; 22:1435–48.

49. Soloway MS. It is time to abandon the "superficial" in bladder cancer. *Eur Urol* 2007; 52:1564–5.

50. van Rhijn BW, Burger M, Lotan Y, Solsona E, Stief CG, Sylvester RJ, Witjes JA, Zlotta AR. Recurrence and progression of disease in non-muscle-invasive bladder cancer: from epidemiology to treatment strategy. *Eur Urol* 2009; 56:430–42.

51. Cheng L, Zhang S, Davidson DD, MacLennan GT, Koch MO, Montironi R, Lopez-Beltran A. Molecular determinants of tumor recurrence in the urinary bladder. *Future Oncol* 2009; 5:843–57.

52. Lopez-Beltran A, Jimenez RE, Montironi R, Patriarca C, Blanca A, Menendez C, Algaba F, Cheng L. Flat urothelial carcinoma in situ of the bladder with glandular differentiation. *Hum Pathol* 2011; 42:1653–9.

53. Bostwick DG, Cheng L, eds. Urologic Surgical Pathology, 2nd ed. Philadelphia: Elsevier/Mosby, 2008.

54. Raghavan D, Shipley WU, Garnick MB, Russell PJ, Richie JP. Biology and management of bladder cancer. *N Engl J Med* 1990; 322:1129–38.

55. Grossman HB, Soloway M, Messing E, Katz G, Stein B, Kassabian V, Shen Y. Surveillance for recurrent bladder cancer using a point-of-care proteomic assay. *JAMA* 2006; 295:299–305.

56. Black PC, Brown GA, Dinney CP. Molecular markers of urothelial cancer and their use in the monitoring of superficial urothelial cancer. *J Clin Oncol* 2006; 24:5528–35.

57. Wu XR. Urothelial tumorigenesis: a tale of divergent pathways. *Nat Rev Cancer* 2005; 5:713–25.

58. Holmang S, Hedelin H, Anderstrom C, Johansson SL. The relationship among multiple recurrences, progression and prognosis of patients with stages Ta and T1 transitional cell cancer of the bladder followed for at least 20 years. *J Urol* 1995; 153:1823–7.

59. Cheng L, Neumann RM, Nehra A, Spotts BE, Weaver AL, Bostwick DG. Cancer heterogeneity and its biologic implications in the grading of urothelial carcinoma. *Cancer* 2000; 88:1663–70.

60. Cheng L, Zhang S, Alexander R, MacLennan GT, Hodges KB, Harrison BT, Lopez-Beltran A, Montironi R. Sarcomatoid carcinoma of the urinary bladder: the final common pathway of urothelial carcinoma dedifferentiation. *Am J Surg Pathol* 2011; 35:e34–46.

61. Madgar I, Goldwasser B, Nativ O, Hanani Y, Jonas P. Long-term followup of patients less than 30 years old with transitional cell carcinoma of bladder. *J Urol* 1988; 139:933–4.

62. McCarthy JP, Gavrell GJ, LeBlanc GA. Transitional cell carcinoma of bladder in patients under thirty years of age. *Urology* 1979; 13:487–9.

63. Migaldi M, Rossi G, Maiorana A, Sartori G, Ferrari P, De

Gaetani C, Cittadini A, Trentini GP, Sgambato A. Superficial papillary urothelial carcinomas in young and elderly patients: a comparative study. *BJU Int* 2004; 94:311–6.

64. Yossepowitch O, Dalbagni G. Transitional cell carcinoma of the bladder in young adults: presentation, natural history and outcome. *J Urol* 2002; 168:61–6.

65. Lopez JI, Angulo JC. The prognostic significance of vascular invasion in stage T1 bladder cancer. *Histopathology* 1995; 27:27–33.

66. Lopez-Beltran A, Cheng L, Mazzucchelli R, Bianconi M, Blanca A, Scarpelli M, Montironi R. Morphological and molecular profiles and pathways in bladder neoplasms. *Anticancer Res* 2008; 28:2893–900.

67. Lopez-Beltran A, Morales C, Reymundo C, Toro M. T-zone histiocytes and recurrence of papillary urothelial bladder carcinoma. *Urol Int* 1989; 44:205–9.

68. Lutzeyer W, Rubben H, Dahm H. Prognostic parameters in superficial bladder cancer: an analysis of 315 cases. *J Urol* 1982; 127:250–52.

69. Heney NM, Ahmed S, Flanagan MJ, Frable W, Corder MP, Hafermann MD, Hawkins IR. Superficial bladder cancer: progression and recurrence. *J Urol* 1983; 130:1083–6.

70. Reading J, Hall RR, Parmar MK. The application of a prognostic factor analysis for Ta.T1 bladder cancer in routine urological practice. *Br J Urol* 1995; 75:604–7.

71. Morris SB, Gordon EM, Shearer RJ, Woodhouse CR. Superficial bladder cancer: For how long should a tumour-free patient have check cystoscopies? *Br J Urol* 1995; 75:193–6.

72. Coloby PJ, Kakizoe T, Tobisu K, Sakamoto M. Urethral involvement in female bladder cancer patients: mapping of 47 consecutive cysto-urethrectomy specimens. *J Urol* 1994; 152:1438–42.

73. Kiemeney LA, Witjes JA, Heijbroek RP, Debruyne FM, Verbeek AL. Dysplasia in normal-looking urothelium increases the risk of tumour progression in primary superficial bladder cancer. *Eur J Cancer* 1994; 30A:1621–5.

74. Thrasher JB, Frazier HA, Robertson JE, Dodge RK, Paulson DF. Clinical variables which serve as predictors of cancer-specific survival among patients treated by radical cystectomy for transitional cell carcinoma of the bladder and prostate. *Cancer* 1994; 73:1708–15.

75. Hammond EH, Henson DE. Practice protocol for the examination of specimens removed from patients with carcinoma of the urinary bladder, ureter, renal pelvis, and urethra. *Arch Pathol Lab Med* 1996; 120:1103–10.

76. Deen S, Ball RY. Basement membrane and extracellular interstitial matrix components in bladder neoplasia—evidence of angiogenesis. *Histopathology* 1994; 25:475–81.

77. Jaeger TM, Weidner N, Chew K, Moore DH, Kerschmann RL, Waldman FM, Carroll PR. Tumor angiogenesis correlates with lymph node metastases in invasive bladder cancer. *J Urol* 1995; 154:69–71.

78. Solsona E, Iborra I, Ricos JV, Monros JL, Casanova JL, Almenar S. The prostate involvement as prognostic factor in patients with superficial

bladder tumors. *J Urol* 1995; 154:1710–3.

79. Sakamoto N, Tsuneyoshi M, Naito S, Kumazawa J. An adequate sampling of the prostate to identify prostatic involvement by urothelial carcinoma in bladder cancer patients. *J Urol* 1993; 149:318–21.

80. Hardeman SW, Soloway MS. Transitional cell carcinoma of the prostate: diagnosis, staging, and management. *World J Urol* 1998; 6:170–4.

81. Tobisu K, Tanaka Y, Mizutani T, Kakizoe T. Transitional cell carcinoma of the urethra in men following cystectomy for bladder cancer: multivariate analysis for risk factors. *J Urol* 1991; 146:1551–3; discussion 1553–4.

82. Cheville JC, Dundore PA, Bostwick DG, Lieber MM, Batts KP, Sebo TJ, Farrow GM. Transitional cell carcinoma of the prostate: clinicopathologic study of 50 cases. *Cancer* 1998; 82:703–7.

83. Jones TD, Wang M, Eble JN, MacLennan GT, Lopez-Beltran A, Zhang S, Cocco A, Cheng L. Molecular evidence supporting field effect in urothelial carcinogenesis. *Clin Cancer Res* 2005; 11:6512–9.

84. Koss LG, Tiamson EM, Robbins MA. Mapping cancerous and precancerous bladder changes. A study of the urothelium in ten surgically removed bladders. *JAMA* 1974; 227:281–6.

85. Weinstein RS. Origin and dissemination of human urinary bladder carcinoma. *Semin Oncol* 1979; 6:149–56.

86. Kiemeney LA, Witjes JA, Heijbroek RP, Verbeek AL, Debruyne FM. Predictability of recurrent and progressive disease in individual patients with primary superficial bladder

cancer. *J Urol* 1993; 150:60–4.

87. Mazzucchelli R, Barbisan F, Stramazzotti D, Montironi R, Lopez-Beltran A, Scarpelli M. Chromosomal abnormalities in macroscopically normal urothelium in patients with bladder pT1 and pT2a urothelial carcinoma: a fluorescence in situ hybridization study and correlation with histologic features. *Anal Quant Cytol Histol* 2005; 27:143–51.

88. Cheng L, Cheville JC, Neumann RM, Bostwick DG. Flat intraepithelial lesions of the urinary bladder. *Cancer* 2000; 88:625–31.

89. Cheng L, MacLennan GT, Pan CX, Jones TD, Moore CR, Zhang S, Gu J, Patel NB, Kao C, Gardner TA. Allelic loss of the active X chromosome during bladder carcinogenesis. *Arch Pathol Lab Med* 2004; 128:187–90.

90. Davidson DD, Cheng L. Field cancerization in the urothelium of the bladder. *Anal Quant Cytol Histol* 2006; 28:337–8.

91. Jones TD, Carr MD, Eble JN, Wang M, Lopez-Beltran A, Cheng L. Clonal origin of lymph node metastases in bladder carcinoma. *Cancer* 2005; 104:1901–10.

92. Cheng L, Gu J, Ulbright TM, MacLennan GT, Sweeney CJ, Zhang S, Sanchez K, Koch MO, Eble JN. Precise microdissection of human bladder carcinomas reveals divergent tumor subclones in the same tumor. *Cancer* 2002; 94:104–10.

93. Cheng L, Cheville JC, Neumann RM, Bostwick DG. Natural history of urothelial dysplasia of the bladder. *Am J Surg Pathol* 1999; 23:443–7.

94. Paterson RF, Ulbright TM, MacLennan GT, Zhang S, Pan CX, Sweeney CJ, Moore CR, Foster RS, Koch MO, Eble JN, Cheng L. Molecular genetic alterations in the laser-capture-microdissected stroma adjacent to bladder carcinoma. *Cancer* 2003; 98:1830–6.

95. Sidransky EA, Frost P, von Eschenbach A, Oyasu R, Preisinger AC, Vogelstein B. Clonal origin of bladder cancer. *N Engl J Med* 1992; 326:737–40.

96. Habuchi T, Takahashi R, Yamada H, Kakehi Y, Sugiyama T, Yoshida O. Metachronous multifocal development of urothelial cancers by intraluminal seeding. *Lancet* 1993; 342:1087–8.

97. Miyao N, Tsai YC, Lerner SP, Olumi AF, Spruck CHI, Go~nzalez-Zulueta M, Nichols PW, Skinner DG, Jones PA. Role of chromosome 9 in human bladder cancer. *Cancer Res* 1993; 53:4066–70.

98. Xu X, Stower MJ, Reid IN, Garner RC, Burns PA. Molecular screening of multifocal transitional cell carcinoma of the bladder using p53 mutations as biomarkers. *Clin Cancer Res* 1996; 2:1795–800.

99. Chern HD, Becich MJ, Persad RA, Romkes M, Smith P, Collins C, Li YH, Branch RA. Clonal analysis of human recurrent superficial bladder cancer by immunohistochemistry of p53 and retinoblastoma proteins. *J Urol* 1996; 156:1846–9.

100. Takahashi T, Kakehi Y, Mitsumori K, Akao T, Terachi T, Kato T, Ogawa O, Habuchi T. Distinct microsatellite alterations in upper urinary tract tumors and subsequent bladder tumors. *J Urol* 2001; 165:672–7.

101. Takahashi T, Habuchi T, Kakehi Y, Mitsumori K, Akao T, Terachi T, Yoshida O. Clonal and chronological genetic analysis of multifocal cancers of the bladder and upper urinary tract. *Cancer Res* 1998; 58:5835–41.

102. Li M, Cannizzaro LA. Identical clonal origin of synchronous and metachronous low grade, noninvasive papillary transitional cell carcinomas of the urinary tract. *Hum Pathol* 1999; 30:1197–1200.

103. Fadl-Elmula I, Gorunova L, Mandahl N, Elfving P, Lundgren R, Mitelman F, Heim S. Cytogenetic monoclonality in multifocal uroepithelial carcinomas: evidence of intraluminal tumour seeding. *Br J Cancer* 1999; 81:6–12.

104. Hartmann A, Rosner U, Schlake G, Dietmaier W, Zaak D, Hofstaedter F, Knuechel R. Clonality and genetic divergence in multifocal low grade superficial urothelial carcinoma as determined by chromosome 9 and p53 deletion analysis. *Lab Invest* 2000; 80:709–18.

105. Hafner C, Knuechel R, Zanardo L, Dietmaier W, Blaszyk H, Cheville J, Hofstaedter F, Hartmann A. Evidence for oligoclonality and tumor spread by intraluminal seeding in multifocal urothelial carcinomas of the upper and lower urinary tract. *Oncogene* 2001; 20:4910–5.

106. Simon R, Eltze E, Schafer KL, Burger H, Semjonow A, Hertle L, Dockhorn-Dworniczak B, Terpe HJ, Bocker W. Cytogenetic analysis of multifocal bladder cancer supports a monoclonal origin and intraepithelial spread of tumor cells. *Cancer Res* 2001; 61:355–62.

107. Goto K, Konomoto T, Hayashi K, Kinukawa N, Naito S, Kumazawa J, Tsuneyoshi M. p53 mutations in multiple urothelial carcinomas: a molecular analysis of the development of multiple

carcinomas. *Mod Pathol* 1997; 10:428–37.

108. Spruck CH 3rd, Ohneseit PF, Gonzalez-Zulueta M, Esrig D, Miyao N, Tsai YC, Lerner SP, Schmutte C, Yang AS, Cote R, et al. Two molecular pathways to transitional cell carcinoma of the bladder. *Cancer Res* 1994; 54:784–8.

109. Petersen I, Ohgaki H, Ludeke BI, Kleihues P. p53 mutations in phenacetin-associated human urothelial carcinomas. *Carcinogenesis* 1993; 14:2119–22.

110. Hartmann A, Moser K, Kriegmair M, Hofstetter A, Hofstaedter F, Knuechel R. Frequent genetic alterations in simple urothelial hyperplasias of the bladder in patients with papillary urothelial carcinoma. *Am J Pathol* 1999; 154:721–7.

111. Yoshimura I, Kudoh J, Saito S, Tazaki H, Shimizu N. p53 gene mutation in recurrent superficial bladder cancer. *J Urol* 1995; 153:1711–5.

112. Stoehr R, Hartmann A, Hiendlmeyer E, Murle K, Wieland W, Knuechel R. Oligoclonality of early lesions of the urothelium as determined by microdissection-supported genetic analysis. *Pathobiology* 2000; 68:165–72.

113. Hartmann A, Schlake G, Zaak D, Hungerhuber E, Hofstetter A, Hofstaedter F, Knuechel R. Occurrence of chromosome 9 and p53 alterations in multifocal dysplasia and carcinoma in situ of human urinary bladder. *Cancer Res* 2002; 62:809–18.

114. Cianciulli AM, Leonardo C, Guadagni F, Marzano R, Iori F, De Nunzio C, Franco G, Merola R, Laurenti C. Genetic instability in superficial bladder cancer and adjacent mucosa: an interphase cytogenetic study. *Hum Pathol* 2003; 34:214–21.

115. Junker K, Boerner D, Schulze W, Utting M, Schubert J, Werner W. Analysis of genetic alterations in normal bladder urothelium. *Urology* 2003; 62:1134–8.

116. Hafner C, Knuechel R, Stoehr R, Hartmann A. Clonality of multifocal urothelial carcinomas: 10 years of molecular genetic studies. *Int J Cancer* 2002; 101:1–6.

117. Cheng L, Alexander RE, Zhang S, Pan CX, MacLennan GT, Lopez-Beltran A, Montironi R. Clinical and therapeutic implications of cancer stem cell biology. *Exp Rev Anticancer Ther* 2011; 11:1131–43.

118. Cheng L, Zhang S, Davidson DD, Montironi R, Lopez-Beltran A. Implications of cancer stem cells for cancer therapy. In: Bagley R, G, Teicher BA, eds. Cancer Drug Discovery and Develepment: Stem Cells and Cancer. New York: Humana Press/Springer, 2009; 252–62.

119. Yang YM, Chang JW. Bladder cancer initiating cells (BCICs) are among EMA-CD44v6+ subset: novel methods for isolating undetermined cancer stem (initiating) cells. *Cancer Invest* 2008; 26:725–33.

120. Ben-Porath I, Thomson MW, Carey VJ, Ge R, Bell GW, Regev A, Weinberg RA. An embryonic stem cell-like gene expression signature in poorly differentiated aggressive human tumors. *Nat Genet* 2008; 40:499–507.

121. Sanchez-Carbayo M, Socci ND, Lozano J, Saint F, Cordon-Cardo C. Defining molecular profiles of poor outcome in patients with invasive bladder cancer using oligonucleotide microarrays. *J Clin Oncol* 2006; 24:778–89.

122. Sung MT, Wang M, MacLennan GT, Eble JN, Tan PH, Lopez-Beltran A, Montironi R, Harris JJ, Kuhar M, Cheng L. Histogenesis of sarcomatoid urothelial carcinoma of the urinary bladder: evidence for a common clonal origin with divergent differentiation. *J Pathol* 2007; 211:420–30.

123. Cheng L, Jones TD, McCarthy RP, Eble JN, Wang M, MacLennan GT, Lopez-Beltran A, Yang XJ, Koch MO, Zhang S, Pan CX, Baldridge LA. Molecular genetic evidence for a common clonal origin of urinary bladder small cell carcinoma and coexisting urothelial carcinoma. *Am J Pathol* 2005; 166:1533–9.

124. Chan KS, Espinosa I, Chao M, Wong D, Ailles L, Diehn M, Gill H, Presti J Jr, Chang HY, van de Rijn M, Shortliffe L, Weissman IL. Identification, molecular characterization, clinical prognosis, and therapeutic targeting of human bladder tumor-initiating cells. *Proc Natl Acad Sci U S A* 2009; 106:14016–21.

125. Braakhuis BJ, Tabor MP, Kummer JA, Leemans CR, Brakenhoff RH. A genetic explanation of Slaughter's concept of field cancerization: evidence and clinical implications. *Cancer Res* 2003; 63:1727–30.

126. Dalbagni G, Presti J, Reuter V, Fair WR, Cordon-Cardo C. Genetic alterations in bladder cancer. *Lancet* 1993; 342:469–71.

127. Knowles MA, Elder PA, Williamson M, Cairns JP, Shaw ME, Law MG. Allelotype of human bladder cancer. *Cancer Res* 1994; 54:531–8.

128. Rosin MP, Cairns P, Epstein JI, Schoenberg MP, Sidransky D. Partial allelotype of carcinoma in situ of the human bladder. *Cancer Res* 1995; 15:5213–6.

129. Cheng L, MacLennan GT, Zhang S, Wang M, Pan CX, Koch MO.

Laser capture microdissection analysis reveals frequent allelic losses in papillary urothelial neoplasm of low malignant potential of the urinary bladder. *Cancer* 2004; 101:183–8.

130. Sung MT, Lopez-Beltran A, Eble JN, MacLennan GT, Tan PH, Montironi R, Jones TD, Ulbright TM, Blair JE, Cheng L. Divergent pathway of intestinal metaplasia and cystitis glandularis of the urinary bladder. *Mod Pathol* 2006; 19:1395–401.

131. Sung MT, Maclennan GT, Lopez-Beltran A, Zhang S, Montironi R, Cheng L. Primary mediastinal seminoma: a comprehensive assessment integrated with histology, immunohistochemistry, and fluorescence in situ hybridization for chromosome 12p abnormalities in 23 cases. *Am J Surg Pathol* 2008; 32:146–55.

132. Jones TD, Zhang S, Lopez-Beltran A, Eble JN, Sung MT, MacLennan GT, Montironi R, Tan PH, Zheng S, Baldridge LA, Cheng L. Urothelial carcinoma with an inverted growth pattern can be distinguished from inverted papilloma by fluorescence in-situ hybridization, immunohistochemistry, and morphologic analysis. *Am J Surg Pathol* 2007; 31:1861–7.

133. Cheng L, Bostwick DG, Li G, Zhang S, Vortmeyer AO, Zhuang Z. Conserved genetic findings in metastatic bladder cancer: a possible utility of allelic loss of chromosomes 9p21 and 17p13 in diagnosis. *Arch Pathol Lab Med* 2001; 125:1197–9.

134. Sung MT, Eble JN, Wang M, Tan PH, Lopez-Beltran A, Cheng L. Inverted papilloma of the urinary bladder: a molecular genetic appraisal. *Mod Pathol* 2006; 19:1289–94.

135. Houskova L, Zemanova Z, Babjuk M, Melichercikova J, Pesl M, Michalova K. Molecular cytogenetic characterization and diagnostics of bladder cancer. *Neoplasma* 2007; 54:511–6.

136. Prat E, Bernues M, Caballin MR, Egozcue J, Gelabert A, Miro R. Detection of chromosomal imbalances in papillary bladder tumors by comparative genomic hybridization. *Urology* 2001; 57:986–92.

137. Simon R, Burger H, Brinkschmidt C, Bocker W, Hertle L, Terpe HJ. Chromosomal aberrations associated with invasion in papillary superficial bladder cancer. *J Pathol* 1998; 185:345–51.

138. Richter J, Wagner U, Schraml P, Maurer R, Alund G, Knonagel H, Moch H, Mihatsch MJ, Gasser TC, Sauter G. Chromosomal imbalances are associated with a high risk of progression in early invasive (pT1) urinary bladder cancer. *Cancer Res* 1999; 59:5687–91.

139. Simon R, Burger H, Semjonow A, Hertle L, Terpe HJ, Bocker W. Patterns of chromosomal imbalances in muscle invasive bladder cancer. *Int J Oncol* 2000; 17:1025–9.

140. Bruch J, Wohr G, Hautmann R, Mattfeldt T, Bruderlein S, Moller P, Sauter S, Hameister H, Vogel W, Paiss T. Chromosomal changes during progression of transitional cell carcinoma of the bladder and delineation of the amplified interval on chromosome arm 8q. *Genes Chromosomes Cancer* 1998; 23:167–74.

141. Natrajan R, Louhelainen J, Williams S, Laye J, Knowles MA. High-resolution deletion mapping of 15q13.2-q21.1 in transitional cell carcinoma of the bladder. *Cancer Res* 2003; 63:7657–62.

142. Shaw ME, Knowles MA. Deletion mapping of chromosome 11 in carcinoma of the bladder. *Genes Chromosomes Cancer* 1995; 13:1–8.

143. Tsai YC, Nichols PW, Hiti AL, Williams Z, Skinner DG, Jones PA. Allelic losses of chromosomes 9, 11, and 17 in human bladder cancer. *Cancer Res* 1990; 50:44–7.

144. Sandberg AA, Berger CS. Review of chromosome studies in urological tumors. II. Cytogenetics and molecular genetics of bladder cancer. *J Urol* 1994; 151:545–60.

145. Seripa D, Parrella P, Gallucci M, Gravina C, Papa S, Fortunato P, Alcini A, Flammia G, Lazzari M, Fazio VM. Sensitive detection of transitional cell carcinoma of the bladder by microsatellite analysis of cells exfoliated in urine. *Int J Cancer* 2001; 95:364–9.

146. Cairns P, Shaw ME, Knowles MA. Initiation of bladder cancer may involve deletion of a tumor suppressor gene on chromosome 9. *Oncogene* 1993; 8:1083–5.

147. Linnenbach AJ, Pressler LB, Seng BA, Kimmel BS, Tomaszewski JE, Malkowicz SB. Characterization of chromosome 9 deletions in transitional cell carcinoma by microsatellite assay. *Hum Mol Genet* 1993; 2:1407–11.

148. Lacy S, Lopez-Beltran A, MacLennan GT, Foster SR, Montironi R, Cheng L. Molecular pathogenesis of urothelial carcinoma: the clinical utility of emerging new biomarkers and future molecular classification of bladder cancer. *Anal Quan Cytol Histol* 2009; 31:5–16.

149. Hartmann A, Zanardo L, Bocker-Edmonston T, Blaszyk H, Dietmaier W, Stoehr R, Cheville JC, Junker K, Wieland

W, Knuechel R, Rueschoff J, Hofstaedter F, Fishel R. Frequent microsatellite instability in sporadic tumors of the upper urinary tract. *Cancer Res* 2002; 62:6796–802.

150. Simoneau AR, Spruck CH 3rd, Gonzalez-Zulueta M, Gonzalgo ML, Chan MF, Tsai YC, Dean M, Steven K, Horn T, Jones PA. Evidence for two tumor suppressor loci associated with proximal chromosome 9p to q and distal chromosome 9q in bladder cancer and the initial screening for GAS1 and PTC mutations. *Cancer Res* 1996; 56:5039–43.

151. Edwards J, Duncan P, Going JJ, Watters AD, Grigor KM, Bartlett JM. Identification of loci associated with putative recurrence genes in transitional cell carcinoma of the urinary bladder. *J Pathol* 2002; 196:380–5.

152. Richter J, Jiang F, Gorog JP, Sartorius G, Egenter C, Gasser TC, Moch H, Mihatsch MJ, Sauter G. Marked genetic differences between stage pTa and stage pT1 papillary bladder cancer detected by comparative genomic hybridization. *Cancer Res* 1997; 57:2860–4.

153. Fadl-Elmula I, Gorunova L, Mandahl N, Elfving P, Lundgren R, Mitelman F, Heim S. Karyotypic characterization of urinary bladder transitional cell carcinomas. *Genes Chromosomes Cancer* 2000; 29:256–65.

154. Ruppert JM, Tokino K, Sidransky D. Evidence for two bladder cancer suppressor loci on human chromosome 9. *Cancer Res* 1993; 53:5093–5.

155. Bakkar AA, Wallerand H, Radvanyi F, Lahaye JB, Pissard S, Lecerf L, Kouyoumdjian JC, Abbou CC, Pairon JC, Jaurand MC, Thiery JP, Chopin DK, de Medina SG. FGFR3 and TP53 gene mutations define two distinct pathways in urothelial cell carcinoma of the bladder. *Cancer Res* 2003; 63:8108–12.

156. van Rhijn BW, van der Kwast TH, Vis AN, Kirkels WJ, Boeve ER, Jobsis AC, Zwarthoff EC. FGFR3 and p53 characterize alternative genetic pathways in the pathogenesis of urothelial cell carcinoma. *Cancer Res* 2004; 64:1911–4.

157. Lamy A, Gobet F, Laurent M, Blanchard F, Varin C, Moulin C, Andreou A, Frebourg T, Pfister C. Molecular profiling of bladder tumors based on the detection of FGFR3 and TP53 mutations. *J Urol* 2006; 176:2686–9.

158. Mhawech-Fauceglia P, Cheney RT, Fischer G, Beck A, Herrmann FR. FGFR3 and p53 protein expressions in patients with pTa and pT1 urothelial bladder cancer. *Eur J Surg Oncol* 2006; 32:231–7.

159. Richter J, Beffa L, Wagner U, Schraml P, Gasser TC, Moch H, Mihatsch MJ, Sauter G. Patterns of chromosomal imbalances in advanced urinary bladder cancer detected by comparative genomic hybridization. *Am J Pathol* 1998; 153:1615–21.

160. Koga F, Kawakami S, Fujii Y, Saito K, Ohtsuka Y, Iwai A, Ando N, Takizawa T, Kageyama Y, Kihara K. Impaired p63 expression associates with poor prognosis and uroplakin III expression in invasive urothelial carcinoma of the bladder. *Clin Cancer Res* 2003; 9:5501–7.

161. Helpap B, Schmitz-Drager BJ, Hamilton PW, Muzzonigro G, Galosi AB, Kurth KH, Lubaroff D, Waters DJ, Droller MJ. Molecular pathology of non-invasive urothelial carcinomas (part I). *Virchows Arch* 2003; 442:309–16.

162. Chatterjee SJ, Datar R, Youssefzadeh D, George B, Goebell PJ, Stein JP, Young L, Shi SR, Gee C, Groshen S, Skinner DG, Cote RJ. Combined effects of p53, p21, and pRb expression in the progression of bladder transitional cell carcinoma. *J Clin Oncol* 2004; 22:1007–13.

163. Malats N, Bustos A, Nascimento CM, Fernandez F, Rivas M, Puente D, Kogevinas M, Real FX. P53 as a prognostic marker for bladder cancer: a meta-analysis and review. *Lancet Oncol* 2005; 6:678–86.

164. Olumi AF, Tsai YC, Nichols PW, Skinner DG, Cain DR, Bender LL, Jones PA. Allelic loss of chromosome 17p distinguishes high grade from low grade transitional cell carcinomas of the bladder. *Cancer Res* 1990; 50:7081–3.

165. Li M, Zhang ZF, Reuter VE, Cordon-Cardo C. Chromosome 3 allelic losses and microsatellite alterations in transitional cell carcinoma of the urinary bladder. *Am J Pathol* 1996; 149:229–35.

166. Sidransky D, Messing E. Molecular genetics and biochemical mechanisms in bladder cancer. Oncogenes, tumor suppressor genes, and growth factors. *Urol Clin North Am* 1992; 19:629–39.

167. Langbein S, Szakacs O, Wilhelm M, Sukosd F, Weber S, Jauch A, Lopez Beltran A, Alken P, Kalble T, Kovacs G. Alteration of the LRP1B gene region is associated with high grade of urothelial cancer. *Lab Invest* 2002; 82:639–43.

168. Cappellen D, Gil Diez de Medina S, Chopin D, Thiery JP, Radvanyi F. Frequent loss of heterozygosity on chromosome 10q in muscle-

invasive transitional cell carcinomas of the bladder. *Oncogene* 1997; 14: 3059–66.

169. Chang F, Syrjanen S, Syrjanen K. Implications of the p53 tumor-suppressor gene in clinical oncology. *J Clin Oncol* 1995; 13:1009–22.

170. Brewster SF, Gingell JC, Browne S, Brown KW. Loss of heterozygosity on chromosome 18q is associated with muscle-invasive transtional cell carcinoma of the bladder. *Br J Cancer* 1994; 70:697–700.

171. Bohm M, Kirch H, Otto T, Rubben H, Wieland I. Deletion analysis at the DEL–27, APC and MTS1 loci in bladder cancer: LOH at the DEL–27 locus on 5p13–12 is a prognostic marker of tumor progression. *Int J Cancer* 1997; 74:291–5.

172. Edwards J, Duncan P, Going JJ, Grigor KM, Watters AD, Bartlett JM. Loss of heterozygosity on chromosomes 11 and 17 are markers of recurrence in TCC of the bladder. *Br J Cancer* 2001; 85:1894–9.

173. Celis JE, Celis P, Palsdottir H, Ostergaard M, Gromov P, Primdahl H, Orntoft TF, Wolf H, Celis A, Gromova I. Proteomic strategies to reveal tumor heterogeneity among urothelial papillomas. *Mol Cell Proteomics* 2002; 1:269–79.

174. Lee YL, Shih MC, Wu WJ, Chou YH, Huang CH. Clinical and urographic presentation of transitional cell carcinoma of the ureter in a blackfoot disease endemic area in southern Taiwan. *Kaohsiung J Med Sci* 2002; 18:443–9.

175. Simon R, Struckmann K, Schraml P, Wagner U, Forster T, Moch H, Fijan A, Bruderer J, Wilber K, Mihatsch MJ, Gasser T, Sauter G. Amplification pattern of 12q13-q15 genes (MDM2, CDK4, GLI) in urinary bladder cancer. *Oncogene* 2002; 21:2476–83.

176. Jacobs BL, Lee CT, Montie JE. Bladder cancer in 2010: How far have we come? *CA Cancer J Clin* 2010; 60:244–72.

177. Hanahan D, Weinberg RA. The hallmarks of cancer. *Cell* 2000; 100:57–70.

178. Wallerand H, Bernhard JC, Culine S, Ballanger P, Robert G, Reiter RE, Ferriere JM, Ravaud A. Targeted therapies in non-muscle-invasive bladder cancer according to the signaling pathways. *Urol Oncol* 2011; 29:4–11.

179. Iyer G, Milowsky MI, Bajorin DF. Novel strategies for treating relapsed/refractory urothelial carcinoma. *Expert Rev Anticancer Ther* 2010; 10:1917–32.

180. Pan CX, Zhang H, Lara PN, Cheng L. Small-cell carcinoma of the urinary bladder: diagnosis and management. *Expert Rev Anticancer Ther* 2006; 6:1707–13.

181. Black PC, Agarwal PK, Dinney CP. Targeted therapies in bladder cancer—an update. *Urol Oncol* 2007; 25:433–8.

182. Chen M, Cassidy A, Gu J, Delclos GL, Zhen F, Yang H, Hildebrandt M, Lin J, Ye Y, Chamberlain RM, Dinney CP, Wu X. Genetic variations in PI3K-AKT-mTOR pathway and bladder cancer risk. *Carcinogenesis* 2009.

183. Pant-Purohit M, Lopez-Beltran A, Montironi R, MacLennan GT, Cheng L. Small cell carcinoma of the urinary bladder. *Histol Histopathol* 2010; 25:217–21.

184. Chow NH, Chan SH, Tzai TS, Ho CL, Liu HS. Expression profiles of ErbB family receptors and prognosis in primary transitional cell carcinoma of the urinary bladder. *Clin Cancer Res* 2001; 7:1957–62.

185. Turkeri LN, Erton ML, Cevik I, Akdas A. Impact of the expression of epidermal growth factor, transforming growth factor alpha, and epidermal growth factor receptor on the prognosis of superficial bladder cancer. *Urology* 1998; 51:645–9.

186. Dominguez-Escrig JL, Kelly JD, Neal DE, King SM, Davies BR. Evaluation of the therapeutic potential of the epidermal growth factor receptor tyrosine kinase inhibitor gefitinib in preclinical models of bladder cancer. *Clin Cancer Res* 2004; 10:4874–84.

187. Nutt JE, Lazarowicz HP, Mellon JK, Lunec J. Gefitinib ('Iressa', ZD1839) inhibits the growth response of bladder tumour cell lines to epidermal growth factor and induces TIMP2. *Br J Cancer* 2004; 90:1679–85.

188. Prewett M, Rockwell P, Rockwell RF, Giorgio NA, Mendelsohn J, Scher HI, Goldstein NI. The biologic effects of C225, a chimeric monoclonal antibody to the EGFR, on human prostate carcinoma. *J Immunother Emphasis Tumor Immunol* 1996; 19:419–27.

189. Mendelsohn J. Targeting the epidermal growth factor receptor for cancer therapy. *J Clin Oncol* 2002; 20:1S–13S.

190. Cheng L, Zhang S, Alexander R, Yao Y, Maclennan GT, Pan CX, Huang J, Wang M, Montironi R, Lopez-Beltran A. The landscape of EGFR pathways and personalized management of non-small-cell lung cancer. *Future Oncol* 2011; 7:519–41.

191. Birkhahn M, Mitra AP, Williams AJ, Lam G, Ye W, Datar RH, Balic M, Groshen S, Steven KE, Cote RJ. Predicting recurrence

and progression of noninvasive papillary bladder cancer at initial presentation based on quantitative gene expression profiles. *Eur Urol* 2009; 57:12–20.

192. Xia G, Kumar SR, Hawes D, Cai J, Hassanieh L, Groshen S, Zhu S, Masood R, Quinn DI, Broek D, Stein JP, Gill PS. Expression and significance of vascular endothelial growth factor receptor 2 in bladder cancer. *J Urol* 2006; 175:1245–52.

193. Youssef RF, Mitra AP, Bartsch G Jr, Jones PA, Skinner DG, Cote RJ. Molecular targets and targeted therapies in bladder cancer management. *World J Urol* 2009; 27:9–20.

194. Sonpavde G, Jian W, Liu H, Wu MF, Shen SS, Lerner SP. Sunitinib malate is active against human urothelial carcinoma and enhances the activity of cisplatin in a preclinical model. *Urol Oncol* 2009; 27:391–9.

195. Knowles MA. Novel therapeutic targets in bladder cancer: mutation and expression of FGF receptors. *Future Oncol* 2008; 4:71–83.

196. Fitzgerald JM, Ramchurren N, Rieger K, Levesque P, Silverman M, Libertino JA, Summerhayes IC. Identification of H-ras mutations in urine sediments complements cytology in the detection of bladder tumors. *J Natl Cancer Inst* 1995; 87:129–33.

197. Boulalas I, Zaravinos A, Karyotis I, Delakas D, Spandidos DA. Activation of RAS family genes in urothelial carcinoma. *J Urol* 2009; 181:2312–9.

198. Qing J, Du X, Chen Y, Chan P, Li H, Wu P, Marsters S, Stawicki S, Tien J, Totpal K, Ross S, Stinson S, Dornan D, French D, Wang QR, Stephan JP, Wu Y, Wiesmann C, Ashkenazi A. Antibody-based targeting of FGFR3 in bladder carcinoma and t(4; 14)-positive multiple myeloma in mice. *J Clin Invest* 2009; 119:1216–29.

199. Shariat SF, Chade DC, Karakiewicz PI, Ashfaq R, Isbarn H, Fradet Y, Bastian PJ, Nielsen ME, Capitanio U, Jeldres C, Montorsi F, Lerner SP, Sagalowsky AI, Cote RJ, Lotan Y. Combination of multiple molecular markers can improve prognostication in patients with locally advanced and lymph node positive bladder cancer. *J Urol* 2010; 183:68–75.

200. Shariat SF, Youssef RF, Gupta A, Chade DC, Karakiewicz PI, Isbarn H, Jeldres C, Sagalowsky AI, Ashfaq R, Lotan Y. Association of angiogenesis related markers with bladder cancer outcomes and other molecular markers. *J Urol* 2010; 183:1744–50.

201. Bentley J, L'Hote C, Platt F, Hurst CD, Lowery J, Taylor C, Sak SC, Harnden P, Knowles MA, Kiltie AE. Papillary and muscle invasive bladder tumors with distinct genomic stability profiles have different DNA repair fidelity and KU DNA-binding activities. *Genes Chromosomes Cancer* 2009; 48:310–21.

202. Kuball J, Wen SF, Leissner J, Atkins D, Meinhardt P, Quijano E, Engler H, Hutchins B, Maneval DC, Grace MJ, Fritz MA, Storkel S, Thuroff JW, Huber C, Schuler M. Successful adenovirus-mediated wild-type p53 gene transfer in patients with bladder cancer by intravesical vector instillation. *J Clin Oncol* 2002; 20:957–65.

203. Cheng JC, Matsen CB, Gonzales FA, Ye W, Greer S, Marquez VE, Jones PA, Selker EU. Inhibition of DNA methylation and reactivation of silenced genes by zebularine. *J Natl Cancer Inst* 2003; 95:399–409.

204. Cote RJ, Laird PW, Datar RH. Promoter hypermethylation: a new therapeutic target emerges in urothelial cancer. *J Clin Oncol* 2005; 23:2879–81.

第9章

膀胱癌的分级

9.1 尿路上皮癌的病理学分类和分级：概述 172

9.2 1973 版 WHO 分类的组织学分级　174

  9.2.1 尿路上皮乳头状瘤　174

  9.2.2 尿路上皮癌 1 级　174

  9.2.3 尿路上皮癌 2 级　175

  9.2.4 尿路上皮癌 3 级　176

9.3 1998 版 ISUP/2004 版 WHO 分类的
    组织学分级　177

  9.3.1 尿路上皮乳头状瘤　177

  9.3.2 低度恶性潜能的乳头状尿路上
      皮肿瘤　177

  9.3.3 低级别尿路上皮癌　178

  9.3.4 高级别尿路上皮癌　178

9.4 1999 版 WHO 分类的组织学分级　179

9.5 是否应该放弃 PUNLMP　179

  9.5.1 构成癌的是什么？　179

  9.5.2 PUNLMPs 的复发和进展　180

9.5.3 观察者之间的差异　181

9.5.4 上泌尿道是否存在 PUNLMP　182

9.5.5 PUNLMP 和泌尿道细胞病理学　182

9.5.6 PUNLMP 的遗传学　182

9.5.7 PUNLMP 治疗和随访　183

9.6 尿路上皮癌组织学分级：目前提议　184

  9.6.1 尿路上皮乳头状瘤　187

  9.6.2 尿路上皮癌 1 级（低级别）　187

  9.6.3 尿路上皮癌 2 级（低级别）　189

  9.6.4 尿路上皮癌 3 级（高级别）　190

  9.6.5 尿路上皮癌 4 级（高级别）　190

9.7 浸润性膀胱癌的分级　192

9.8 肿瘤异质性　192

9.9 分子学分级　195

9.10 未来展望　198

参考文献　199

9.1 尿路上皮癌的病理学分类和分级：概述

膀胱尿路上皮癌是泌尿生殖系统第 2 位最常见的恶性肿瘤，仅次于前列腺癌[1,2]。它代表了一组不同的疾病，具有不同的形态和生物学特征（图 9.1）。膀胱尿路上皮癌根据间质侵犯的有无而分为 2 种主要的诊断分类：非浸润性乳头状尿路上皮癌和浸润性尿路上皮癌。大多数膀胱癌为相对惰性和低级别肿瘤，局限于膀胱浅表黏膜。虽然这些肿瘤具有相对惰性的特征，但其复发率可高达 70%，因而需要长期随访[3,4]。另外，大约 1/3 复发肿瘤最终会进展到高级别或高分期肿瘤。进展的最重要预测因子是组织学分级、肿瘤的多灶性、早期复发和肿瘤大小。肿瘤邻近存在异型增生或原位癌是一种特别不佳的特征（见第 6~7 章）[3-13]。

非浸润性乳头状肿瘤的分类和分级问题一直存在争议[14-17]。1973 版 WHO 分类由于病理诊断结果可以在不同的临床中心进行比较而被一些学者偏爱使用。该分类是膀胱肿瘤病理分类中一种稳定的、临床证实和广泛使用的、经过时间检验、重复性相当好的分类，因而到目前仍然被推荐应用。1998 版 WHO/ISUP 分类主要因为没有得到验证、重复性和转化研究而存在争议[16,18-32]。特别是 2004 版 WHO 分类系统中的 2 种新分类，即低度恶性潜能乳头状尿路上皮肿瘤（PUNLMP）和低级别尿路上皮癌诊断的一致性非常低[15-17,33,34]。1973 版和 2004 版 WHO 分类（以前的 1998 版 WHO/ISUP）均推荐使用[5,15,17,19,35]。本章节中根据累积的资料，结合 1973 版和 2004 版 WHO 分级系统的特征而提出一种新分级方案（目前提议）（图 9.2，表 9.1）。

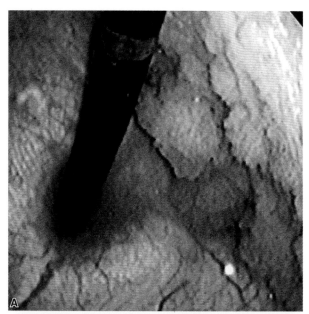

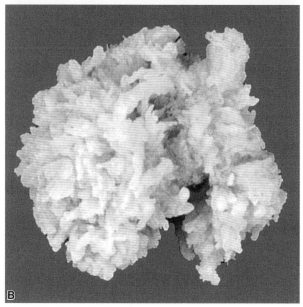

图 9.1 非浸润性乳头状尿路上皮癌。注意膀胱镜下（A）和大体上（B）广基的肿瘤

由于组织学分级存在一定的主观性，有些人提议，尿路上皮肿瘤的分级最好采取更好的描述性形态学和标准[36]。生物学标志物表达情况和分子学发现与组织学分级相结合，可为临床结局提供更加客观和定量的评估。成纤维细胞生长因子受体 3（FGFR3）突变通常见于低级别乳头状癌，而高级别尿路上皮癌则表现为 TP53 突变。

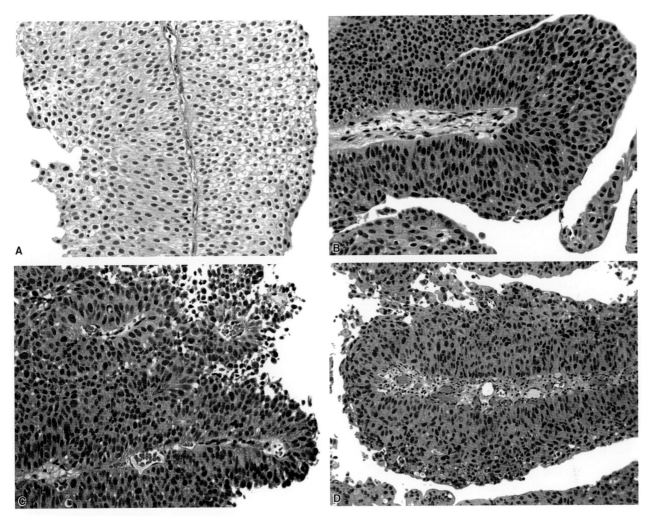

图 9.2 新提议的分级系统（1~4 级）。（A）尿路上皮癌 1 级（低级别）;（B）尿路上皮癌 2 级（低级别）;（C）尿路上皮癌 3 级（高级别）;（D）尿路上皮癌 4 级（高级别）

表 9.1 膀胱尿路上皮癌的分级[a]

1973 版 WHO	1998 版 WHO/ISUP	1999 版 WHO	2004 版 WHO	新分级方案（目前提议）
乳头状瘤	乳头状瘤	乳头状瘤	乳头状瘤	乳头状瘤
1 级	PUNLMP	PUNLMP	PUNLMP	1 级（低级别）
2 级	低级别	1 级	低级别	2 级（低级别）
		2 级		3 级（高级别）
3 级	高级别	3 级	高级别	4 级（高级别）

[a] 所有分级系统本质上都有观察者内和观察者间差异。不同分级系统之间没有准确的相关性。

TP53 突变几乎总是与 FGFR3 突变相互排斥，有可能成为膀胱癌分子分级的新方法（见第 29 章和第 34 章）[4,6,37]。

9.2　1973 版 WHO 分类的组织学分级

组织学分级是膀胱癌最重要的预后因素。乳头状尿路上皮肿瘤最广泛使用的分级系统是 1973 版 WHO 分类，它将尿路上皮肿瘤分为 4 种类型：乳头状瘤、尿路上皮癌 1 级、尿路上皮癌 2 级和尿路上皮癌 3 级[38]。组织学分级是根据细胞的间变程度来进行，尿路上皮癌 1 级具有符合恶性诊断的最轻程度的间变，而尿路上皮癌 3 级则有最重程度的间变[38]。分级的形态学标准详见最初的 1973 版 WHO 分类。1973 版 WHO 分类对间变的定义：细胞密度增加、核拥挤、细胞极性紊乱、从基底到表面的分化丧失、核多形性、细胞不规则、核形状和染色质不一、移位或异常的核分裂和巨细胞[38]。

9.2.1　尿路上皮乳头状瘤

尿路上皮乳头状瘤是一种良性外生性肿瘤，由纤细的纤维血管轴心及其表面衬覆的正常表现的尿路上皮组成（图 9.3；见第 5 章）[22]。表面（伞）细胞通常明显。核分裂象缺乏，如存在则位于基底细胞层。间质可表现为水肿和炎细胞浸润[22]。乳头状瘤是多倍体，低增殖活性，罕有 p53 表达，FGFR3（75%）突变常见。CK20 表达如正常尿路上皮一样局限于表面（伞）细胞。乳头状瘤发生率占所有膀胱肿瘤不足 1%，男女比例为 1.9：1。临床主要症状为血尿。大多数乳头状瘤是单个，发生于年轻人（平均年龄 46 岁），

邻近于输尿管口。尿路上皮乳头状瘤可复发，但不会进展。

9.2.2　尿路上皮癌 1 级

乳头状尿路上皮癌 1 级由轻度结构异常和核非典型性的尿路上皮组成，细胞排列整齐，衬覆于纤细乳头上（图 9.4~9.6）。通常可见核沟。虽然可有一些复杂和融合的乳头，但通常不明显。尿路上皮的厚度常超过 7 层，呈正常成熟和黏附性，浅表细胞层完整。胞核虽可有一些增大和拉长，但大小和分布较一致。染色质细颗粒状，无核仁增大。核分裂象罕见，位于基底部。尿路上皮癌 1 级应与尿路上皮乳头状瘤区分，后者是良

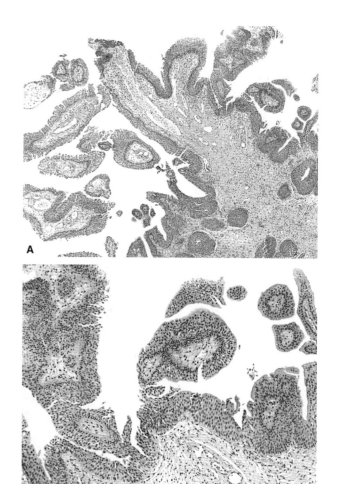

图 9.3　尿路上皮乳头状瘤（A 和 B）

性病变，无浸润潜能或进展风险（见第5章）。

尿路上皮癌1级好发于输尿管口。在一项研究中，69%尿路上皮癌1级集中于输尿管口附近，但其余可见于膀胱其他部位。尿路上皮癌1级患者的局部复发、进展和死亡的风险增加。如果患者有足够的随访时间，发病率和死亡率与尿路上皮癌1级明显相关[39-52]。Holmang等[41]通过20年随访发现14%非浸润性尿路上皮癌1级（pTaG1）患者死于膀胱癌。最近Leblanc等对152例Ta期尿路上皮癌1级患者的研究发现，83例（55%）患者肿瘤复发，包括37%患者发生肿瘤进展[43]。

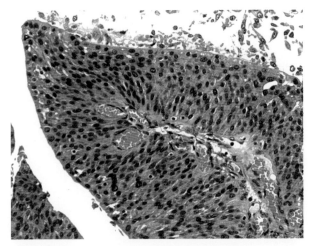

图9.6 尿路上皮癌1级，1973版WHO分类

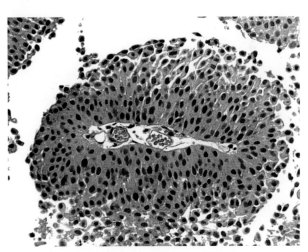

图9.7 尿路上皮癌2级，1973版WHO分类

1年内无肿瘤的患者仍然有43%的概率发生晚期复发。在Greene等对100例尿路上皮癌1级患者的研究中，10例（10%）患者在15年后死于膀胱癌，73例患者复发，其中22例为高级别肿瘤[53]。从诊断到进展为浸润性癌的平均间隔时期为8年。Jordan等研究91例1级乳头状尿路上皮癌，发现40%患者复发，20%复发的患者进展为高级别癌（3级），4例（4%）死于膀胱癌[51]。建议对于乳头状尿路上皮癌1级患者应长期随访。

9.2.3 尿路上皮癌2级

尿路上皮癌2级是一组形态学改变较广泛的

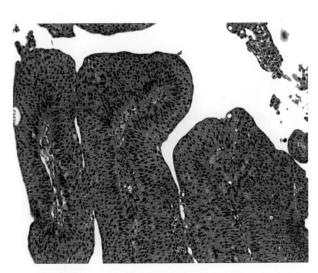

图9.4 尿路上皮癌1级，1973版WHO分类

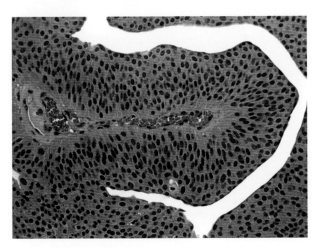

图9.5 尿路上皮癌1级，1973版WHO分类

肿瘤，包含一系列细胞学有非典型改变和伴非典型特征的细胞相对比例发生变异的肿瘤。尿路上皮癌 2 级虽然部分保留了尿路上皮癌 1 级的成熟性，但在低倍镜下细胞极性、胞核形态和染色质结构至少也存在中度的差异（图 9.7~9.9）。尿路上皮癌 2 级中细胞学存在不同程度异常，表现为中度的核拥挤、中度细胞极性丧失、中度核深染、中度胞核改变和轻度核仁增大。核分裂象虽然通常局限于尿路上皮的下 1/2，但可局灶性向上。表面细胞通常存在，尿路上皮细胞主要表现为黏附型，但可有黏附型差异。有些肿瘤的肿瘤细胞排列非常有序，类似于尿路上皮癌 1 级，仅有小灶性明显紊乱或非典型性。这些肿瘤被认为是尿路上皮癌 2 级，这是由于肿瘤的分级是基于异常细胞的最高级别来确定的。

尿路上皮癌 2 级患者的预后明显比较低级别乳头状癌患者的预后差[18,54,55]。非浸润性尿路上皮癌患者复发的风险为 45%~67%[18,54,55]。近 20% 患者可发生浸润，癌特异性死亡率在手术治疗后预计为 13%~20%。伴尿路上皮癌 2 级和固有层浸润的患者处于较高的风险，复发率为 67%~80%，21%~49% 患者可进展为肌

层浸润性癌，手术治疗后癌特异性死亡率为 17%~51%[18,54,55]。有些学者将核多形性和核分裂象作为尿路上皮癌 2 级的标准（2A 和 2B 级），并且发现它们具有不同的结局[14,56-59]。然而，尿路上皮癌 2 级由于存在明显的观察者间变异而不被推荐。

9.2.4 尿路上皮癌 3 级

尿路上皮癌 3 级是任何乳头状尿路上皮癌中核异常表现最为明显的肿瘤，类似于尿路上皮原位癌（CIS）（图 9.10~9.12，同时见第 7 章）。低倍镜下即可见到明显的尿路上皮紊乱和极性丧失。表面细胞层部分或全部缺乏，尿路上皮癌 3 级伴随着明显的细胞失黏附性。正常的结构和细胞极性明显丧失，常见非典型核分裂象。细胞间变作为尿路上皮癌 3 级的特征，表现为细胞密度增加、核拥挤、细胞极性紊乱、缺乏正常的黏膜分化、核多形性、细胞大小不规则、核形状变异、染色质杂乱，核分裂象常增加和偶见肿瘤性巨细胞[38]。非浸润性尿路上皮癌 3 级患者的复发风险为 65%~85%，20%~52% 患者发生浸润，手术治疗后癌特异性死亡率达到 35%[54,60]。在伴尿

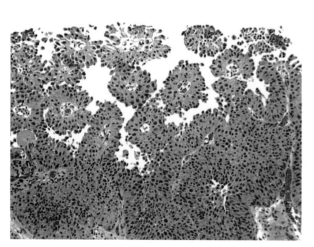

图 9.8　尿路上皮癌 2 级，1973 版 WHO 分类

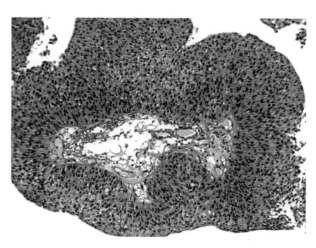

图 9.9　尿路上皮癌 2 级，1973 版 WHO 分类

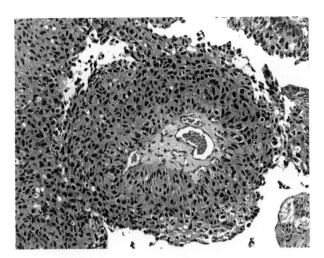

图 9.10　尿路上皮癌 3 级，1973 版 WHO 分类

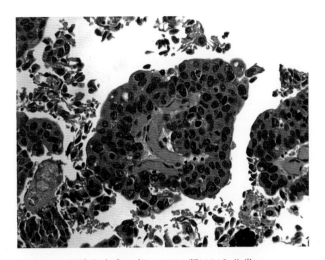

图 9.11　尿路上皮癌 3 级，1973 版 WHO 分类

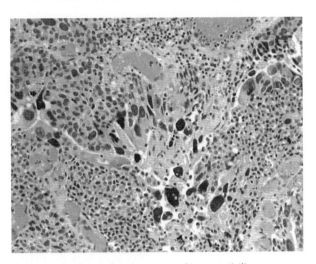

图 9.12　尿路上皮癌 3 级，1973 版 WHO 分类

路上皮癌 3 级和固有层浸润且经外科治疗的患者中，46%~71% 可复发，24%~48% 进展为肌层浸润性癌，25%~71% 死亡，这些结果强调对尿路上皮癌 3 级患者需要进行激进治疗[18,19,55]。

9.3　1998 版 ISUP/2004 版 WHO 分类的组织学分级

乳头状尿路上皮肿瘤首次被广泛接受的分级系统是 1973 版 WHO 分类系统[38]。1998 年提出了膀胱非浸润性乳头状尿路上皮肿瘤分类的修改系统[21]，后被 2004 版 WHO 分类正式接收采纳[61]。它将非浸润性乳头状尿路上皮癌分成 4 类：乳头状瘤、PUNLMP、低级别癌和高级别癌。2004 版 WHO 分类中的建议反映了泌尿病理医师工作组 2002 年 12 月在法国里昂举办的编辑和共识会议达成的观点，是泌尿系统肿瘤研究中的一大进展[61]。

9.3.1　尿路上皮乳头状瘤

尿路上皮乳头状瘤的诊断标准和定义与 1973 版 WHO 分类相同[22,38]（见前面章节和第 5 章）。

9.3.2　低度恶性潜能的乳头状尿路上皮肿瘤

低度恶性潜能的乳头状尿路上皮肿瘤（PUNLMP）是一种具有乳头状结构且复发和进展发生率低的低级别尿路上皮肿瘤[15,16,19,62-65]。该病变组织学上被 2004 版 WHO 分类系统定义为类似于外生性尿路上皮乳头状瘤的乳头状尿路上皮肿瘤，但细胞增生的程度超过了正常尿路上皮的厚度（图 9.13）。所有这样的肿瘤在 1973 版 WHO 分级系统中被分类为尿路上皮癌 1 级。肿瘤细胞无或轻度的非典型性，结构轻度异常，但极性存在。核分裂象少见，通常局限于基底层。

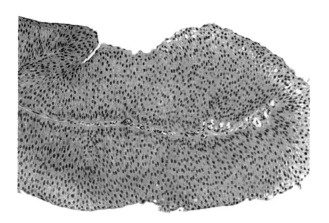

图 9.13　低度恶性潜能乳头状尿路上皮肿瘤，2004 版 WHO 分类

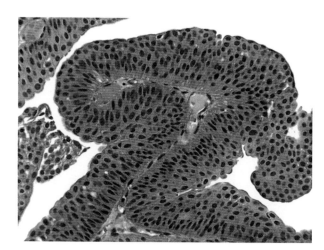

图 9.14　低级别尿路上皮癌，2004 版 WHO 分类

临床上，这些肿瘤好发于男性（3∶1），发病年龄平均 65 岁[66]。它们常在肉眼或镜下血尿检查中发现。膀胱镜下，病变最大直径常为 1~2cm，位于膀胱侧壁或近输尿管口[66]。外观上病变常被描述为"海洋中的海藻"。

下文将进一步讨论。

9.3.3　低级别尿路上皮癌

低级别尿路上皮癌表现为乳头状突起在结构和细胞学上存在可辨别的差异（图 9.14）[19,61]。肿瘤由常有分支的细长乳头组成，胞核极性有差异。核增大和不规则，染色质空泡状，常见核仁。核分裂象可见于任何水平。这样的病例在 1973 版 WHO 分类系统中被分类为尿路上皮癌 1 级或 2 级。常见 CK20、CD44、p53 和 p63 表达改变。虽然有些肿瘤是多倍体，但大多数为异倍体。可有 FGFR3 突变，且突变频率与 PUNLMP 一样[19,61]。男女比例为 2.9∶1，平均年龄是 70 岁（28~90 岁）。大多数患者表现为血尿，膀胱镜下显示膀胱后壁或侧壁单个病灶。然而，22% 患者有 2 个或更多肿瘤。肿瘤复发、分期、进展和肿瘤相关的死亡率分别为 50%、

10%、13% 和 5%。在一项 215 例低级别非浸润性乳头状尿路上皮癌患者的研究中，17 例（8%）有级别和分期进展，1 例（0.5%）患者死于膀胱癌[67]。另一项研究发现分别有 18% 和 7% 患者发生分级和分期进展[68]。

9.3.4　高级别尿路上皮癌

在乳头状高级别尿路上皮癌中，衬覆乳头的细胞显示明显的结构紊乱和细胞学非典型性（图 9.15 和 9.16）。所有肿瘤在 1973 版 WHO 分类中被分类为 3 级。一些在 1973 版 WHO 分类中分类为 2 级的肿瘤在 2004 版 WHO 分类中被认为是高级别癌。乳头通常融合，在低倍镜下即可识别结构和细胞学异常。胞核多形性，核仁明显，极性改变。核分裂象常见[19]。尿路上皮的厚度变异较大。邻近黏膜常可见到 CIS。CK20、p53 和 p63 表达变化和异倍体比低级别病变常见。这些肿瘤的分子改变与浸润性癌一样，包括 p53、HER2 或 EGFR 过表达，p21Waf1 或 p27Kip1 失表达。遗传学上，高级别非浸润性病变（pTaG3）类似于浸润性癌[19,61]。比较基因组杂交研究显示肿瘤存在 2q、5q、10q 和 18q 缺失以及 5p 和 20q 的获得[69]。临床最常见

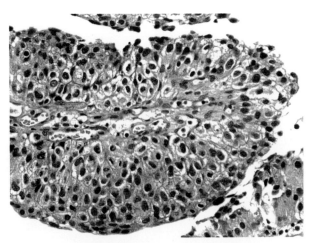

图 9.15　高级别尿路上皮癌，2004 版 WHO 分类

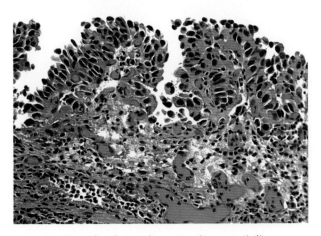

图 9.16　高级别尿路上皮癌，2004 版 WHO 分类

表现为血尿，膀胱镜下肿瘤表现从乳头状到结节状或呈实性。肿瘤可单个或多个。分期进展和疾病死亡可见于 65% 的患者[19,61]。

9.4　1999 版 WHO 分类的组织学分级

　　1999 版 WHO 分类保留了 3 级分级系统（1级癌、2 级癌和 3 级癌）。然而，1973 版 WHO 分类中的 1 级肿瘤被重新分类为 PUNLMP 和 1 级肿瘤（表 9.1）。不同于 1998 版 WHO/ISUP 和 1973 版 WHO 分类，1999 版 WHO 分类将膀胱乳头状肿瘤分为乳头状瘤、PUNLMP、乳头状尿路上皮癌

（1 级、2 级和 3 级）。乳头状瘤的定义在所有分级系统中相同，定义为乳头状肿瘤伴纤细的纤维血管间质，乳头衬覆细胞学和结构上正常的尿路上皮，而没有细胞密度增加或核分裂象[71]。

9.5　是否应该放弃 PUNLMP

　　对于 2004 版 WHO/ISUP 分类系统争议的最大问题是 PUNLMP 的诊断[14,18,55,72-75]。有些学者认为 PUNLMP 本质上是一种良性肿瘤，进展率可忽略不计。然而，其他人认为 PUNLMP 术语增加了组织学分级的复杂性，不能准确反映其生物学潜能。由于 PUNLMP 是一种低级别乳头状尿路上皮肿瘤伴相对高的复发率，以及与低级别尿路上皮癌相似的低进展率，有些学者认为它们应当归入 1973 版 WHO 分级系统中的尿路上皮癌 1 级。

9.5.1　构成癌的是什么？

　　大量关于膀胱肿瘤合适的组织学分级的困惑或争议是来自于一种实际情况，即术语"癌"在膀胱这个器官中常规用于描述非浸润性肿瘤。而且，术语"癌"或"腺癌"在其他器官系统中也被用于描述没有浸润表现的肿瘤。对尿路上皮肿瘤的 1973 版 WHO 分类的另一种批评是将低进展率、非常低级别的尿路上皮肿瘤打上"癌"记号，这样客观上导致了这些患者在得到了癌的诊断后引起对癌的恐惧以及财政和保险上的负担。的确，对这些患者做出 PUNLMP 的诊断可使患者心理负担部分解除。然而，正如上面讨论的，文献报道的 PUNLMP 复发率达到 60%，进展率近8%[25,27,28,72,76]。这样，正如 2004 版 WHO/ISUP 分类系统定义，PUNLMP 的诊断具有与低级别非浸

润性尿路上皮癌相似的不佳的临床结局。

在 Cheng 等[77]研究中，从 PUNLMP 开始诊断到进展为浸润性癌的平均间隔时间为 13.3 年（10~14 年）。因此，应在足够长的随访情况下才可得出 PUNLMP 是良性的结论。另一方面，有些非浸润性乳头状尿路上皮癌（低级别和高级别）在去除后可不再复发和进展。当这些肿瘤具有惰性的生物学行为时，它们在 2004 版 WHO/ISUP 分类系统中为什么还被做出"癌"的诊断？对尿路上皮肿瘤遗传学和临床诊断应用的深入理解可最终明确哪些遗传学改变与侵袭性生物学行为密切相关。分子预后详细信息将允许病理医师分类出哪种非浸润性肿瘤应称为"癌"。然而，无论何时，将 PUNLMP 作为低级别非浸润性尿路上皮癌治疗似乎需要谨慎，对这些患者应密切随访。在 Samaratunga 等[76]研究中，PUNLMP 进展率为 8%，明显低于非浸润性低级别尿路上皮癌（13%）。然而，根据文献报道诊断 PUNLMP 存在高度的观察者不一致性（见下文），对于这些低级别尿路上皮肿瘤特别建立一个独特的诊断分类，也许是没有必要性或临床合理性的。累积的资料显示 PUNLMP 应该按照低级别非浸润性癌的相同方式治疗。的确，关于 PUNLMP 患者的临床处理还没有共识建议。泌尿科医师认为 1973 版 WHO 分类中 1 级非浸润性肿瘤预后非常好，然而，对这些患者定期随访是必要的。决定临床随访时间长短和膀胱镜监测频率的应当是这些低级别肿瘤随时间而改变的临床行为，而不是单独由组织学分级来确定[78]。早期复发、生长快和出现进展迹象的肿瘤应经常进行膀胱镜检查。那么，在没有独特的临床处理的情况下建立一个诊断分类，目的是什么？

9.5.2 PUNLMPs 的复发和进展

一些研究显示 2004 版 WHO/ISUP 分类将非浸润性乳头状尿路上皮肿瘤分为几个不同的预后组别[27,79]。当将该分类应用于经尿道切除的膀胱肿瘤标本中时，研究发现该分类系统也可预测相对应的膀胱切除术的肿瘤病理分期[80]。然而，文献报道的复发率和进展率存在矛盾，有些研究显示 2004 版 WHO/ISUP 系统的预后价值有限[27,72]。在对 112 例诊断为 PUNLMP 且随访时间达 35 年（平均大于 12 年）的患者的研究中，29% 的患者发生肿瘤复发[77]。75% 肿瘤复发患者的肿瘤分级较高（如根据 2004 版 WHO/ISUP 分类为低级别或高级别尿路上皮癌）。分期进展率为 4%[77]。这项研究受到一些学者的批评，因为这项研究开始于 1998 版 WHO/ISUP 出版之前[76]。然而，WHO/ISUP 原稿在其出版前一直在参加会议的专家之间传阅。在另一项研究中，Samaratunga 等发现 PUNLMP 和低级别尿路上皮癌的进展率分别为 8% 和 13%[76]。在最近的一项研究中，PUNLMP 的复发率和进展率分别为 18% 和 2%[81]。

相似的复发率和分期进展率随后在其他的研究中得到进一步发现。Holmang 等[82]和 Pich 等[83]报道 PUNLMP 诊断后的肿瘤复发率分别为 35% 和 47%。Holmang 等认为相较于高级别尿路上皮癌，PUNLMP 与低级别癌具有相似的进展风险[82]。Fujii 等对 53 例 PUNLMP 进行平均随访时间长达 11.7 年的随访后，结果发现肿瘤复发率为 60%，其中 34% 进展到低级别尿路上皮癌，8% 进展为浸润性癌（T1 期）[28]。Oosterhuis 等[72]研究了 322 例患者，平均随访时间 6.6 年，结果发现肿瘤复发和疾病进展在 PUNLMP 和低级别尿路上皮癌之间没有明显差异，他们认为没有足够的数据来支持PUNLMP应作为一种新的诊断分类和采用不同的临床处理。Samaratunga等[76]研究了Johns Hopkins医院134例非浸润性乳头状尿路上皮肿瘤，结果发现1973版WHO分类和2004版WHO/ISUP分级系统均可预测患者的预后（P=0.003和P=0.002），然而，他们报道的PUNLMP进展到浸润性癌的比率是所有文献报道中最高的[15,16]。在该项研究中，平均随访时间为56个月，他们发现1973版WHO分级为1级的肿瘤进展率为11%，而2004版WHO/ISUP中的PUNLMP进展率为8%[76]。这些研究提示PUNLMP不是一种良性肿瘤，而是具有复发和进展的明显风险，因此，对这类患者应进行长期的临床随访。

9.5.3　观察者之间的差异

分级系统总会存在一定程度的主观性，这会影响观察者之间的重复性。Coblentz等研究结果明确显示出膀胱肿瘤分级存在本质上的主观性，他们发现18%诊断为尿路上皮癌的病例在病理诊断、分期、分级或肿瘤组织学类型上与会诊医师存在明显差异[30]。由于分级系统的重复性检查通常在曾经共事或培训的少数病理医师之间进行，因此国际系统常比单位分级系统存在更大的观察者之间的差异。2004版WHO/ISUP分类的一个主要目的就是建立一种可重复性的分类系统，而且每种诊断分类的组织学标准都有详细的注释。非浸润性乳头状尿路上皮肿瘤，1973版WHO分类中分为尿路上皮癌1级、2级和3级，现在根据新的三级分级系统归类并使用新的术语。虽然2004版WHO/ISUP分级系统提出了详细的组织学诊断标准，但当使用该分类系统或1973版WHO分类时，观察者内及观察者之间的

差异并没有明显不同。事实上，Mikuz证实1973版WHO分类的观察者之间的一致性比2004版WHO/ISUP分类或1999版WHO分类更好[31]。

Yorukoglu等在一项研究中让6名泌尿科病理医师独立复习30张非浸润性尿路上皮肿瘤的切片，然后评估他们应用2004版WHO/ISUP分类和1973版WHO分类的观察者内和观察者之间的重复性，结果发现较新的分类系统并不增加重复性[32]。虽然使用这两个系统存在中等和明确的观察者内和观察者间的重复性，但没有达到统计学意义（P>0.05）[32]。对于PUNLMP病例，52%存在诊断不一致，重复性低于2004版WHO/ISUP分类和1973版WHO分类中的低级别肿瘤[32]。同样的结果见于Muphy等[33]的研究，他们发现病理医师在区分PUNLMP和低级别乳头状尿路上皮癌时，即使经过一段时间的有组织的病理医师培训，仍然有50%的不一致性。

最近Bol等研究发现对于PUNLMP的诊断，3个有经验的病理医师对其诊断的一致性为0[74]。应用1999版WHO分类系统，3名不同的病理医师在第二次阅片后对乳头状瘤，PUNLMP，尿路上皮癌1级、2级和3级的分布是0.8%、0、50.8%、25.4%和23%[74]。考虑到膀胱癌是一种常见的疾病，对于长期暴露于致癌物的患者，进展到高级别癌是一种常见的事实，Oyasu等认为新的术语"PUNLMP"不应该用于膀胱肿瘤分类中[8,73]。

2004版WHO/ISUP分类采用另一种3级系统取代1973版WHO分级系统，重复性不会明显不同是可以理解的。Lipponen等使用形态计量法证实2级分级系统可提高诊断的重复性[84]。2级分级系统由Muphy及其他研究者提出，但这些系统没有得到病理医师和泌尿科医师认可。也许对于

那些不能明确分为高级别或低级别的病例，主观的分级系统需要一个中间的分类。

9.5.4 上泌尿道是否存在PUNLMP

大约 5% 尿路上皮肿瘤发生于上泌尿道[85]。肾盂和输尿管尿路上皮肿瘤的分类传统上与膀胱尿路上皮肿瘤的分类相同。2004 版 WHO/ISUP 分类系统指出上泌尿道尿路上皮肿瘤的分级系统与膀胱尿路上皮肿瘤相同，同时指出 PUNLMP 也可发生于上泌尿道[75]。文献报道 1973 版 WHO 分级 1 级的尿路上皮癌在上泌尿道的发生率约为 9.3%[86]，这就提示根据 2004 版 WHO/ISUP 分类，至少有些病变将归类为 PUNLMP。然而，几个大的系列研究显示 PUNLMP 并不见于上泌尿道中[87,88]。Genega 等研究了 102 例肾盂尿路上皮肿瘤，没有发现 1 例 PUNLMP[87]。同样，Olgac 等检查了 130 例肾盂尿路上皮肿瘤，也没有发现 1 例 PUNLMP[88]。发生于上泌尿道的尿路上皮肿瘤，大多为高级别癌[87,88]。PUNLMP 罕见于上泌尿道提示上泌尿路上皮在某些方面与膀胱尿路上皮存在本质上的不同，或者这些病变通常不引起临床症状，从而没有进行相应的临床检查。另外，低级别尿路上皮肿瘤明显的观察者间差异和主观性可能是上述文献未见 PUNLMP 报道的原因。还有可能就是这些病变仅在它们的分级和分期上出现进展时才引起临床注意，这也意味着发生于上泌尿道的低级别肿瘤可能具有侵袭性的生物学行为。虽然没有研究，但是上泌尿道 PUNLMP 也有可能比膀胱 PUNLMP 更常发生进展和进展更快。上泌尿道 PUNLMP 非常罕见（或不存在）的原因虽然不清楚，但可以看到当该名称应用于该区域时，其临床和病理的关联性非常低。

9.5.5 PUNLMP和泌尿道细胞病理学

2004 版 WHO/ISUP 分类和 PUNLMP 诊断对泌尿道细胞病理学的影响已有一些研究。有人认为随着 2004 版 WHO/ISUP 分类系统的出现，尿液细胞学对低级别尿路上皮癌诊断的敏感性将提高。2004 版 WHO/ISUP 分类的作者认为由于 PUNLMP 细胞学轻度非典型性，该病变很难通过细胞学进行诊断，而 2004 版 WHO/ISUP 分类中大多数低级别尿路上皮癌可能通过这种方法诊断[21]。Whisnant 等研究了 86 例经尿道外科活检的各种乳头状尿路上皮肿瘤和相对应的尿液细胞学标本，结果显示尿液细胞学在对 PUNLMP 和低级别乳头状尿路上皮癌诊断上没有明显差异（$P>0.05$）[89]。Curry 和 Wojcik[90] 检查了 100 例膀胱活检和相应的尿液标本，结果发现低级别尿路上皮癌的细胞学诊断低于预期。当 2004 版 WHO/ISUP 分级系统应用于相应的活检标本中时，尿液细胞学诊断低级别病变的敏感性没有提高，准确性也没有差异[90]。尿沉渣 DNA 样本中检测 FGFR3 基因突变对低级别尿路上皮肿瘤筛查来说可以作为细胞学的一个有益的补充[91]。尿液细胞病理学中不能区分 PUNLMP 和低级别癌可能是未来分类系统中除去 PUNLMP 这个诊断术语的另一个原因。

9.5.6 PUNLMP的遗传学

尿路上皮癌的进展涉及一系列连续的致癌基因改变。早期事件可能是由肿瘤抑制基因的分子改变引起的，这是因为这些肿瘤多个染色体位点常有杂合性缺失（LOH）。在一项 26 例 PUNLMP 研究中，LOH 分析发现 21 例（81%）显示 5 个染色体位点上至少有一个等位缺失[29]。另外，

PUNLMP中常可见到参与尿路上皮癌的多个染色体位点的并发性等位性缺失。PUNLMP中LOH的发生和染色体位点与尿路上皮癌一样。需要另外的研究来确定PUNLMP中这些遗传学改变是否会影响这些肿瘤的生物学行为、疾病进展和复发的风险，以及对治疗的反应。

9.5.7 PUNLMP治疗和随访

由于PUNLMP具有较高的疾病复发率（达60%）和进展率（近8%[28,76]），大多数泌尿科医师对该疾病的治疗和随访与低级别非浸润性尿路上皮癌相同。PUNLMP和非浸润性低级别癌通常经尿道切除治疗并随后定期随访。经常性随访膀胱镜检查费用较高[92]。Soloway等研究发现小的复发性低级别尿路上皮癌生长缓慢，可以先观察，而不是重复性经尿道切除[93]。基于PUNLMP的复发和进展率低，大多数研究者建议对这种患者进行长期临床随访[27,28,72,76,77]。由于PUNLMP的治疗方案与低级别非浸润性尿路上皮癌相同，因此从临床角度上来看，诊断PUNLMP与非浸润性低级别尿路上皮癌没有不同。

由于经常随访性膀胱镜检查具有一定的风险和费用，各种侵袭性更小和费用较低的替代方法被应用。然而，PUNLMP的低级别特征导致在无膀胱镜和活检情况下很难做出复发的诊断。正如上面提及，尿液细胞学检查被用于随访。然而，这种技术对于监测高级别病变更有效。虽然剥脱的尿路上皮细胞过表达LewisX抗原和p53蛋白被认为有助于尿液细胞学检查，然而，这些标志物缺乏特异性。对低级别病变来说，剥脱的肿瘤细胞流式细胞仪和图像分析技术同样被发现是不敏感的技术，因为DNA异倍体对高级别肿瘤更具有特征性。尿路上皮肿瘤相关的可溶性物质如

膀胱肿瘤抗原、核基质蛋白、纤维素/纤维原降解产物、端粒酶和透明质酸/透明质酸酶的尿液分析也被用于监测肿瘤的复发。荧光原位杂交技术（FISH）可用于尿液细胞学标本中，而且将浅表性膀胱癌患者分为复发或进展低风险和高风险组具有较好的结果。另外研究需要确定这些技术对低级别肿瘤如PUNLMP的监测是否有价值。Lotan和Roehrbon推荐一种改良的随访方案，该方案将尿液肿瘤标志物检测交替与膀胱镜或细胞学检测相结合。这种方法是否有效还需要前瞻性随机研究来证实[94]。目前，可弯曲的膀胱软镜检查仍然是患有膀胱低级别非浸润性乳头状肿瘤患者检测的主要方法。

最近由Mariappan和Smith[95]对115例1973版WHO分级为1级Ta期患者进行的长达19.4年的研究发现，3个月时的肿瘤情况是复发的最重要的预后因素。在5年随访时间后无复发的患者中，98.3%患者20年内仍然未见肿瘤复发，因此，他们认为5年后仍无肿瘤复发的患者可能非常安全，不需要另外的膀胱镜检查。Holmang和Johansson研究发现68%首次随访性膀胱镜检查无肿瘤者在随后的5年随访期内仍然无肿瘤复发[96]。其他人建议对于无肿瘤复发的患者至少进行10年的包括膀胱镜检查的尿液细胞学随访[28]。需要其他的研究来证实Mariappan和Smith或Holmang和Johansson的发现。这样的研究或许决定了低级别非浸润性尿路上皮肿瘤，包括PUNLMP患者的一种最佳的监测方案。基于文献报道的PUNLMP发展到浸润性癌的平均间隔时间为13年，对这些患者确定随访时间的最佳长度及频率的临床研究将特别重要[77]。Thompson等研究显示对浅表性低级别尿路上皮癌尽管进行了认真监测和长期的休眠期，但其仍可能进展为肌

层浸润性尿路上皮癌[97]。这种情况的总频率和发生原因仍不清楚。

由于一致的分级系统将允许不同中心对膀胱癌的治疗效果进行有效的比较，2004版WHO/ISUP分类系统的出版是朝治疗和随访方案标准化方向迈出的第一步。由于PUNLMP术语没有改变1973版WHO分类系统中的低级别非浸润性尿路上皮癌的临床处理，而且PUNLMP仍具有高复发率和进展率、观察者之间的差异，以及与良性乳头状瘤和非浸润性低级别尿路上皮癌存在交叉等事实，导致这一诊断术语对泌尿科医师、病理科医师和肿瘤科医师认识上的混乱。另外，PUNLMP治疗和随访方案与低级别非浸润性尿路上皮癌并无本质上的不同，这就有必要在临床处理上进一步缩小与PUNLMP的区分。

建议在膀胱肿瘤分类中放弃"低度恶性潜能乳头状尿路上皮肿瘤（PUNLMP）"这一术语（见下文）。

9.6 尿路上皮癌组织学分级：目前提议

尿路上皮肿瘤的组织学分级是最好的预测因素之一。非浸润性乳头状尿路上皮肿瘤的病理学分级标准多年来一直成为争议的焦点[98]。虽然提出了许多分类系统，但最广泛接受和使用的是1973版WHO分类[38]。对该分类系统最主要的批评是对肿瘤分级的形态学标准模糊，缺乏精确。由于1973版WHO分类中不同级别之间没有明确的界限，对于非浸润性尿路上皮肿瘤，特别是无法归类为1级和2级的肿瘤进行合适的分级存在很大的争议，这就导致了不少病例被归类为尿路上皮癌2级，使其报道的发生率范围较宽，为13%~69%[18]。当不同的研究使用1973版WHO

分类系统时，分级内不可避免存在异质性。

1998年WHO/ISUP提出一种新的共识分类系统，目的是对分级提供较好的形态学标准，达到更好的标准化，对复发和进展非常低的肿瘤避免使用"癌"的术语[21]。为了达到这个目的，WHO/ISUP提出了PUNLMP这个诊断名称。1999年WHO再次回到1973版WHO分类的3级分类法，但保留了PUNLMP作为最低风险的诊断分类。根据上面关于PUNLMP的生物学行为和分子特征的讨论，一些证据显示PUNLMP是一种通常称为"癌"、但具有惰性的变异型。PUNLMP的诊断意味着该患者实际上可能具有不利临床结局，与2004版WHO分类中低级别尿路上皮癌无法区分。在一项504例非浸润性尿路上皮癌患者的研究中，Schned及其同事发现2004版WHO分类并不优于1973版WHO分类[99]。在平均7.2年随访时间（3~11年）内，PUNLMP的5年生存率为94%，与低级别尿路上皮癌（93%）基本相同（图9.17）[99]。患者被诊断为癌的心理负担推断尚未证实。对于在新的2004版WHO分类中保留非浸润性尿路上皮癌的3个诊断分类的依据不仅难以让大家接受，而且还出现了一些新的和不熟悉的名称。虽然根据许多标准，将第三个分类（PUNLMP）限定为"癌"是有争议的，但将癌分为两类又有什么益处呢？

在目前提议的新分级方案中，将非浸润性乳头状尿路上皮肿瘤分为5类：乳头状瘤、尿路上皮癌1级（低级别）、尿路上皮癌2级（低级别）、尿路上皮癌3级（高级别）和尿路上皮癌4级（高级别）（表9.1~9.3，图9.18~9.20）。PUNLMP归类为"尿路上皮癌1级（低级别）"。

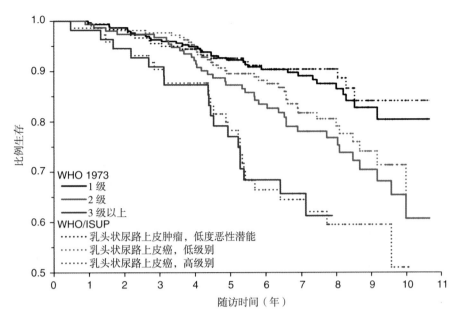

图 9.17　504 例膀胱癌患者 Kaplan–Meier 生存概率曲线：WHO（1973）和 WHO/ISUP 分类方案的比较。实线为 WHO（1973）分类的生存曲线，虚线为 WHO/ISUP 生存曲线。注意有 WHO 分类中 1 级和 2 级肿瘤组成的分类，即 LGPUC 的生存曲线，1 级和 2 级肿瘤生存曲线之间正如预期一样下降。随访时间定义为诊断日期到患者死亡或最后随访的时间

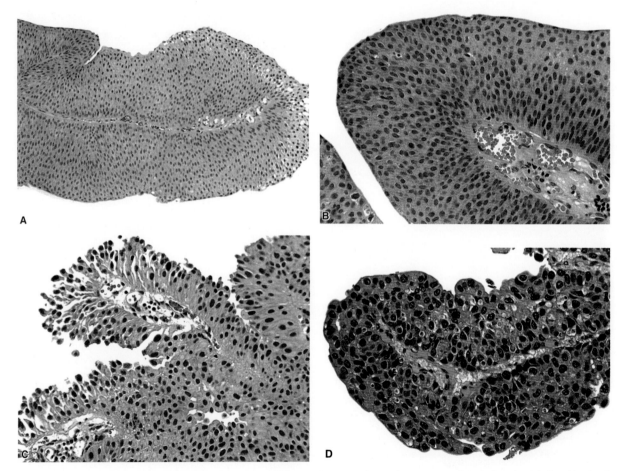

图 9.18　新提议的尿路上皮癌的组织学分级。（A）尿路上皮癌 1 级（低级别）；（B）尿路上皮癌 2 级（低级别）；（C）尿路上皮癌 3 级（高级别）；（D）尿路上皮癌 4 级（高级别）

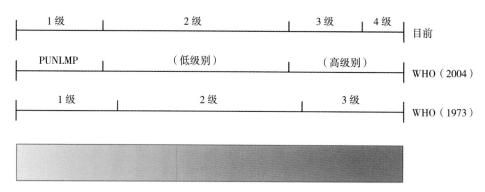

图 9.19　膀胱尿路上皮癌 1973 版和 2004 版 WHO 分类系统与目前提议的分类系统的比较。1973 版 WHO 分类系统中的尿路上皮癌 1 级中，部分归为 PUNLMP，部分为低级别尿路上皮癌。同样，1973 版 WHO 分类系统中的尿路上皮癌 2 级中，部分为低级别癌，其他为高级别癌。所有 1973 版 WHO 分类系统中的尿路上皮癌 3 级归为高级别癌。目前提议分类系统中，PUNLMP 和低级别癌分别归为尿路上皮癌 1 级和 2 级，2004 版 WHO 分类系统中的高级别癌归为目前提议分类系统中的尿路上皮癌 3 级和 4 级

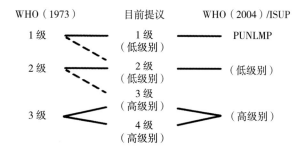

图 9.20　各种分级系统的比较。1973 版 WHO 分类系统中的尿路上皮癌 1 级中，部分归为 PUNLMP，部分为低级别尿路上皮癌。同样，1973 版 WHO 分类系统中的尿路上皮癌 2 级中，部分为低级别癌，其他为高级别癌。所有 1973 版 WHO 分类系统中的尿路上皮癌 3 级归为高级别癌。目前提议分类系统中，PUNLMP 归类为 1 级，2004 版低级别尿路上皮癌归为尿路上皮癌 2 级，2004 版高级别尿路上皮癌分为尿路上皮癌 3 级和 4 级。尿路上皮癌 4 级常伴浸润

表 9.2　新提议的膀胱尿路上皮癌分级系统的诊断标准

特征	1 级（低级别）[a]	2 级（低级别）	3 级（高级别）	4 级（高级别）
细胞层次增加（>7）	是	不一	不一	不一
浅表伞细胞	有	常有	常有	常缺乏
极性/总体结构	正常	轻度变形	中度变形	重度变形
透亮胞质	可见	可见	通常缺乏	缺乏
胞核大小	正常或轻度增加	轻度增加	中度增加	重度增加
核极性	正常到轻度异常	异常	异常	缺乏
核多形性	一致，轻度拉长到卵圆形	轻度，圆形到卵圆形，形状和轮廓轻度差异	中度	重度
核深染	轻微	轻度	中度	重度
核沟	存在	存在	缺乏	缺乏
核仁	缺乏或不明显	不明显	增大，常明显	多个明显核仁
核分裂象	无/罕见，位于基底	任何位置可见	常见	明显，通常为非典型
间质侵犯	罕见	少见	可见	常见

[a] 这些肿瘤在 2004 版 WHO 分类系统中归为 PUNLMP，即低度恶性潜能尿路上皮乳头状肿瘤

表 9.3　尿路上皮乳头状瘤和 1 级（低级别）尿路上皮癌的鉴别诊断[a]

	尿路上皮乳头状瘤	1 级（低级别）尿路上皮癌
年龄	年轻人	老年人
性别（男女比）	2：1	3：1
大小	小，通常 <2cm	典型性大于乳头状瘤
镜下特征		
形态完好的乳头	存在	存在，罕见融合
尿路上皮的厚度	≤ 7 层	> 7 层
表面伞细胞	存在	常存在
细胞学	轻度或缺乏	轻度
核增大	罕见或无	无或轻度增大
核深染	罕见或无	轻度或少量
染色质	细腻	细腻，轻度颗粒状
核仁增大	缺乏	缺乏或不明显
核多形性	缺乏	缺乏
核分裂象	无	罕见或位于基底
间质侵犯	无	罕见

[a] 新提议分级系统中的 1 级（低级别）尿路上皮癌对应于 2004 版 WHO 分类系统中的 "低度恶性潜能的尿路上皮乳头状肿瘤"

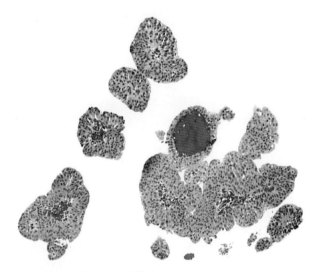

图 9.21　尿路上皮乳头状瘤

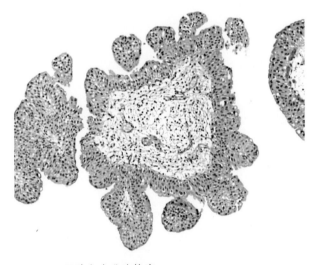

图 9.22　尿路上皮乳头状瘤

9.6.1　尿路上皮乳头状瘤

尿路上皮乳头状瘤的诊断标准和术语与 1973 版和 2004 版 WHO 分类的定义相同（图 9.21 和 9.22）[38]。详见第 5 章的论述。

9.6.2　尿路上皮癌 1 级（低级别）

尿路上皮癌 1 级（低级别）的诊断标准与 1998 版 WHO/ISUP 和 2004 版 WHO 分类对 PUNLMP 的诊断标准相同[20,21]。建议将 PUNLMP

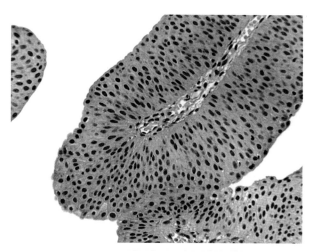

图 9.23　尿路上皮癌 1 级（低级别），目前提议

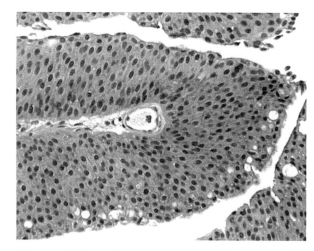

图 9.25　尿路上皮癌 1 级（低级别），目前提议

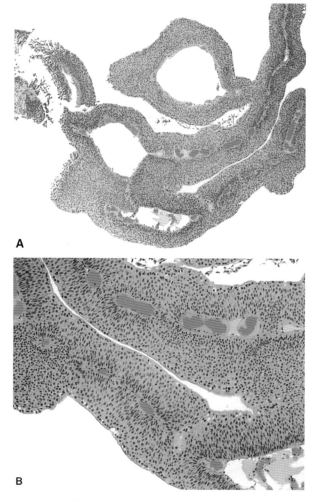

图 9.24　尿路上皮癌 1 级（低级别），目前提议（A 和 B）

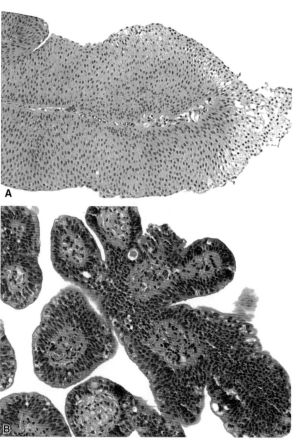

图 9.26　尿路上皮癌 1 级（低级别）（A）和尿路上皮乳头状瘤（B）比较。关键区别是衬覆乳头状瘤中的乳头细胞层次少

修改为"尿路上皮癌 1 级（低级别）"（图 9.23~9.25；也见 9.5 是否应该放弃 PUNLMP 一

节）。乳头状瘤和尿路上皮癌 1 级（低级别）的主要区别是被覆乳头的上皮层次（图 9.26，表 9.2 和 9.3）[66]。

9.6.3 尿路上皮癌 2 级（低级别）

尿路上皮癌 2 级（低级别）的诊断标准与1998 版 WHO/ISUP 和 2004 版 WHO 分类中低级别尿路上皮癌相同[20,21]。这类肿瘤整体上结构正常，但低倍镜下局部区域存在结构和细胞学上的差异（图 9.27~9.31）。它们根据易识别的细胞学非典型性，如细胞极性、核大小、形状和染色质结构不一，而容易与尿路上皮癌 1 级（低级别）区分。核分裂象少见，可见于尿路上皮的任何位置。

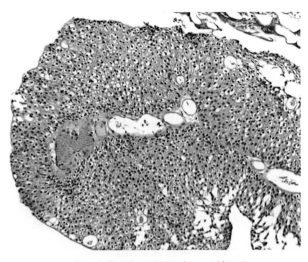

图 9.29　尿路上皮癌 2 级（低级别），目前提议

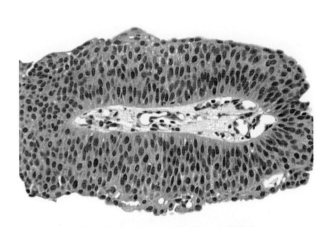

图 9.27　尿路上皮癌 2 级（低级别），目前提议

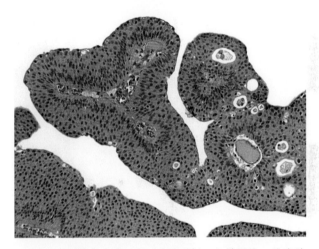

图 9.30　尿路上皮癌 2 级（低级别），目前提议，注意胞质内腔形成

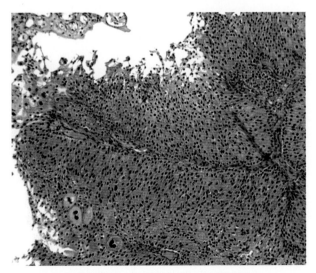

图 9.28　尿路上皮癌 2 级（低级别），目前提议

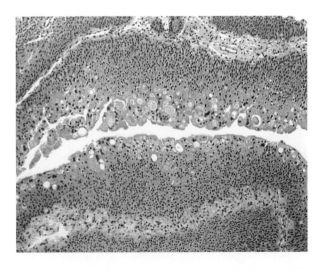

图 9.31　尿路上皮癌 2 级（低级别），目前提议，注意表层伞细胞的 "牛眼" 样特征

9.6.4 尿路上皮癌 3 级（高级别）

2004 版 WHO 分类中高级别尿路上皮癌形态学变化谱非常宽，需要对这些肿瘤进一步分类。尿路上皮癌 3 级（高级别）表现为介于尿路上皮癌 2 级（低级别）和尿路上皮癌 4 级（高级别）之间的结构和细胞学异常（图 9.32~9.35）。表现为肿瘤结构紊乱明显，乳头分支和桥接。但仍可见到一定程度细胞极性和核不一致。这类肿瘤缺乏严重间变。大多数尿路上皮癌 3 级（高级别）归类为 1973 版 WHO 分类中的尿路上皮癌 2 级。

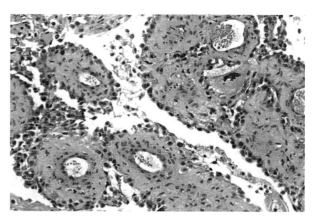

图 9.34　尿路上皮癌 3 级，目前提议，注意透明变性的纤维血管轴心

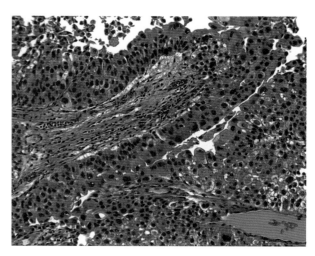

图 9.35　尿路上皮癌 3 级，目前提议，注意胞质嗜酸性

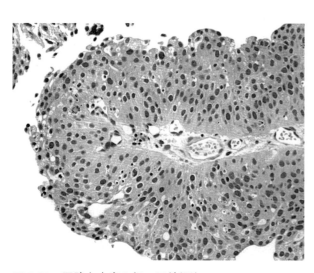

图 9.32　尿路上皮癌 3 级，目前提议

9.6.5 尿路上皮癌 4 级（高级别）

尿路上皮癌 4 级（高级别）诊断标准与 1973 版和 1999 版 WHO 分类中的尿路上皮癌 3 级相同[38,70]。这类肿瘤整体表现为结构完全丧失，极性丧失，浅表伞细胞缺失和所有核参数变异（图 9.36~9.38）。常可见到多个不规则分布的核分裂象（图 9.39 和 9.40）[38,70]。肿瘤细胞核间变的病例应归类为目前提议的分类中的尿路上皮癌 4 级（图 9.40~9.42）。这类肿瘤通常伴间质浸润和进展期膀胱癌。

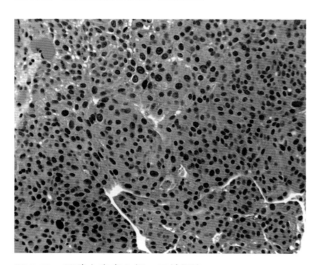

图 9.33　尿路上皮癌 3 级，目前提议

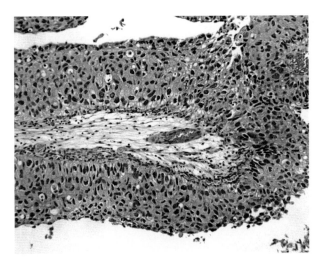

图 9.36 尿路上皮癌 4 级（高级别），目前提议

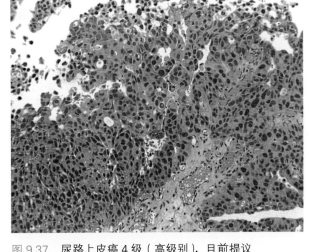

图 9.37 尿路上皮癌 4 级（高级别），目前提议

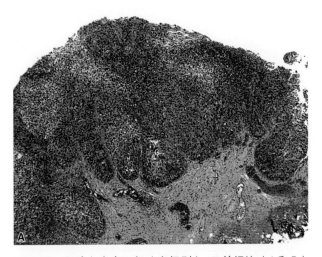

图 9.38 尿路上皮癌 4 级（高级别），目前提议（A 和 B）

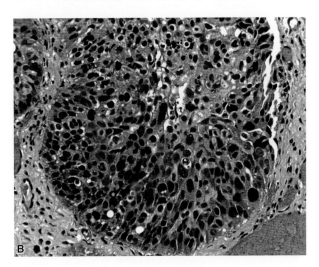

图 9.39 尿路上皮癌 4 级（高级别），目前提议，注意非典型核分裂象

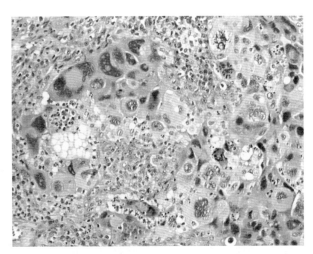

图 9.40 尿路上皮癌 4 级（高级别），目前提议，注意非典型核分裂象和核间变

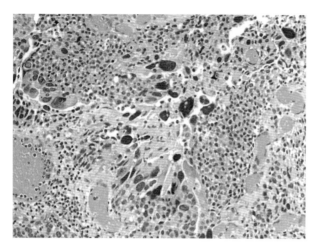

图 9.41　尿路上皮癌 4 级（高级别），目前提议，注意核间变

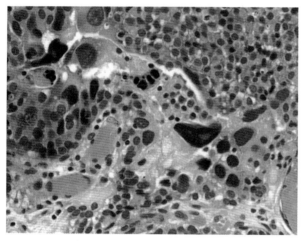

图 9.42　尿路上皮癌 4 级（高级别），目前提议，注意核间变

9.7　浸润性膀胱癌的分级

浸润性肿瘤通常是高级别（目前分类中的 3 级或 4 级）（图 9.43）。虽然低级别（2 级）尿路上皮癌可有浸润（图 9.44），但有些病例也显示明显间变和局灶性巨细胞形成（图 9.40~9.42）。有些浸润性尿路上皮癌显示血管侵犯（见第 10 章、第 11 章和第 25 章）。进展期膀胱癌最重要的基于形态学的预后因素是肿瘤分期和淋巴结转移。为了确定可用于评估膀胱癌预后的新的参数，Jimenez 等[100]最近提出了一种新的浸

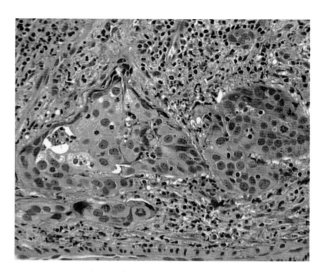

图 9.43　浸润性尿路上皮癌 4 级（高级别），目前提议，注意非典型核分裂象

润性膀胱癌形态学分类，该分类将肿瘤的生长方式分为 3 类（结节状、小梁状和浸润性）（图 9.45~9.47），伴浸润性生长的肿瘤比呈结节和小梁状生长方式者预后差。

9.8　肿瘤异质性

2004 版 WHO/ISUP 系统虽然对每种诊断分类提供了明确的组织学诊断标准，但尿路上皮肿瘤常表现为 1 种级别以上的组织学特征（图 9.47 和 9.48）。乳头状尿路上皮肿瘤的分级通常基于肿瘤中最差级别。然而，肿瘤异质性对患者的预后有明显的影响。Cheng 等[79]检查了 164 例 Ta 期尿路上皮肿瘤患者，发现约 1/3 肿瘤存在 1 种以上组织学级别的区域，他们根据 2004 版 WHO/ISUP 诊断标准将主要和次要生长方式分级为 PUNLMP、低级别癌、高级别癌，分别评分为 1 分、2 分和 3 分，然后每例肿瘤通过一个组合的评分系统来评分为 2~6 分。所有患者平均随访 9.2 年，结果发现组合评分为 6 分（整个肿瘤由高级别癌组成）的患者预后明显比组合评分为

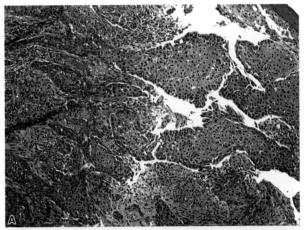

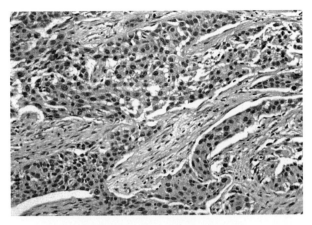

图 9.46　浸润性尿路上皮癌，小梁状生长方式

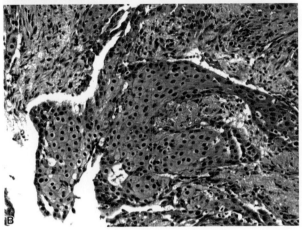

图 9.44　浸润性尿路上皮癌 2 级（低级别），目前提议（A 和 B）

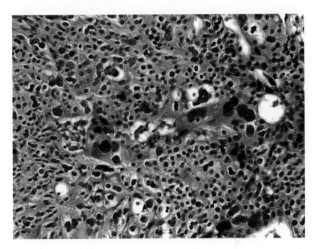

图 9.47　浸润性尿路上皮癌实性生长方式。注意这一区域有不同程度的分化

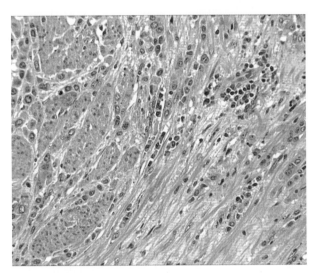

图 9.45　浸润性尿路上皮癌，浸润性生长方式

（图 9.49 和 9.50）[79]。评分为 5 分和 6 分的组膀胱癌明显的生存差异证明了在合适的背景下对不同评分的膀胱癌应采取不同的处理策略。随后的研究证实了组合的评分系统在膀胱肿瘤的分级中或许有价值[101]。由于应用了主要和次要分级后增加了预后的准确性，因而分级应该将肿瘤的异质性考虑进来[79]。

　　2004 版 WHO/ISUP 和 1973 版 WHO 系统均没有考虑肿瘤的异质性，然而，1973 版 WHO 系统允许较大程度的诊断可伸缩性，因为肿瘤常被分类为 1/2 和 2/3 级。这种增加的诊断弹性或许实际上更加准确地反映了肿瘤组织学，而不是试图将

5 分（肿瘤由低级别和高级别癌组成）者差（10 年无进展生存率分别为 26% 和 68%，P=0.02）

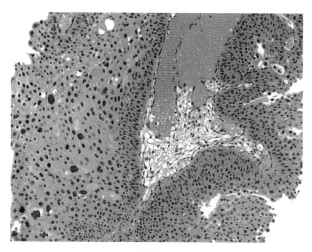

图 9.48　组织学级别的异质性。注意这一区域有不同程度的分化

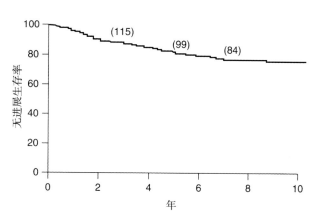

图 9.49　164 名膀胱非浸润性乳头状尿路上皮癌（Ta）患者的 Kaplan - Meier 生存曲线。注意患者先前没有也无并存的尿路上皮原位癌或浸润癌。进展定义为形成浸润性癌、远处转移或死于膀胱癌。括号内数字表示 3 年、5 年和 7 年观察的患者数

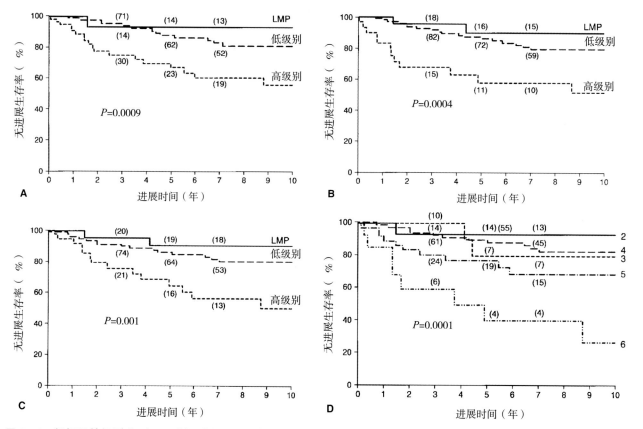

图 9.50　根据最差级别（A）、原发级别（B）、继发级别（C）和原发与继发组合级别（D）而制作的 164 名膀胱非浸润性乳头状尿路上皮癌（Ta）患者的 Kaplan - Meier 生存曲线。根据最新提议的 WHO/ISUP 分级系统进行组织学分级。对每一肿瘤评估原发（最常见）级别和继发（次常见）级别，综合原发和继发级别进行合并评分。PUNLMP、低级别尿路上皮癌和高级别尿路上皮癌分别评为 1 分、2 分和 3 分。括号内数字表示 3 年、5 年和 7 年观察的患者数

某一病变硬性归入一种诊断分类中。未来的研究需要全面阐明肿瘤异质性对临床预后的影响。

9.9　分子学分级

文献中提出了几种膀胱肿瘤的分子分类，目前的遗传学研究支持两种主要通路，分别对应于两种形态学明确的分类（见第29~34章）[4,6]。遗传学稳定的膀胱肿瘤包括低级别（1973版WHO分类系统中的1级和一些2级肿瘤）非浸润性乳头状肿瘤[16,18,19,22-32]。遗传学不稳定的膀胱肿瘤包括高级别（1973版WHO分类系统中的一些2级和3级肿瘤）非浸润性CIS和浸润性生长的癌（T1~T4期）。非浸润性低级别膀胱肿瘤虽有一些基因组改变，但应看作遗传学稳定的肿瘤。

尿路上皮肿瘤的自然病程提示膀胱癌实际上是2种疾病。第一种是以前归类为1级的低级别乳头状非浸润性尿路上皮肿瘤（PUNLMP和低级别），该类肿瘤主要特征为遗传学上的稳定性，同时常伴9号染色体改变和FGFR3突变[31,32]，该肿瘤易于复发，但罕见浸润和转移。第二种是起源于尿路上皮异型增生和CIS的高级别病变或高级别非浸润性乳头状癌（1973版WHO分类中的一些2级和3级肿瘤），该类肿瘤常有TP53和RB肿瘤抑制基因的突变。这2种类型的肿瘤可同时或先后发生于同一名患者。

参与肿瘤发生的分子事件影响了膀胱癌的形态学分级。适用于膀胱癌分级的形态学标准在过去的几十年不断得到更新。目前的膀胱癌分类综合了分子遗传学和病理学改变。2004版WHO分类中的大多数肿瘤成功地得到了基因表达和基因组表达谱的验证，以及独特的遗传学改变的确定。

FGFR3和TP53基因突变在浅表性乳头状和浸润性或扁平尿路上皮癌中明确了2种独立和独特的通路[4,6,102,103]。具有这2种通路的肿瘤具有明显不同的生物学行为和临床结局。FGFR3基因活化性点突变存在于多种恶性肿瘤中，包括尿路上皮癌[104]和各种骨骼肌异常。一些研究探讨了FGFR3基因突变对尿路上皮癌的重要性[102,104]，结果发现FGFR3突变最常见于非浸润性乳头状肿瘤（Ta期），包括乳头状瘤、PUNLMP和低级别癌，且这种突变与患者预后好有关[102]。van Rhijn等发现FGFR3基因突变状态比分期和分级更能预测疾病复发的风险（$P=0.008$）[105]。他们的研究结果提示对于FGFR3突变的膀胱肿瘤患者可以减少随访性膀胱镜复查频率。

在Lamy等的一项研究中，他们发现54%尿路上皮癌1级和85%尿路上皮癌2级可有FGFR3突变，而尿路上皮癌3级中仅有20%有FGFR3突变。他们同时发现TP53突变分别见于26%尿路上皮癌1级或2级和44%尿路上皮癌3级中[106]。这项研究结果提示单独的病理学分级可能不能准确预测肿瘤的生物学行为。

Burger等回顾性研究了221例尿路上皮癌中Ki-67表达和FGFR3突变状态，病理分级分别根据2004版和1973版WHO分类系统，分子分级采用FGFR3突变状态和Ki-67表达水平。结果显示尿路上皮癌1级中，FGFR3基因突变率为67%，高Ki-67指数阳性率仅为6%；尿路上皮癌2级中FGFR3基因突变率为67%，高Ki-67指数阳性率为35%；而尿路上皮癌3级中，仅分别有9%和16%显示FGFR3基因突变和高Ki-67指数。多因素分析中，1973版或2004版WHO分级系统是统计学上明显和独立的疾病进展预测因子[107]。

对相同病理分级的膀胱癌患者，分子分级

可能用于区分低风险和高风险患者（图 9.51 和 9.52）[3,4,6,108]。形态学结合分子分级标志物可更好地对膀胱癌患者进行分层。van Rhinj 等对 286 例原发性膀胱癌患者进行了 FGFR3 基因突变状态和 3 种分子标志物（Ki-67、p53 和 p27）的表达研究，他们确定了病理分级和分子改变的重复性，结果显示 FGFR3 基因突变发生于 88% 尿路上皮癌 1 级中，而尿路上皮癌 3 级仅有 16%。相反，Ki-67、p53 和 p27 的异常表达在尿路上皮癌 1 级中分别为 5%、2% 和 3%，而在尿路上皮癌 3 级中分别为 85%、60% 和 56%。根据研究结果，作者提出了 3 种分子分级（mG）：mG1 为 FGFR3 基因突变和正常 Ki-67 表达，提示预后较好；mG2 表现为 FGFR3 基因突变或高 Ki-67，临床结局介于 mG1 和 mG3 之间；mG3 表现为野生型 FGFR3 和 Ki-67 高表达，临床结局差[109]。分子改变比病理分级重复性更高（分子改变：85%~100% 重复性；形态学分级：47%~61%）。分子分级对膀胱癌患者提供了一种新的、简单的、重复性高的临床处理工具。

不同的基因表达谱也可用于膀胱癌的分级[108]。在低级别和高级别尿路上皮癌患者的膀胱冲洗液中，微阵列资料显示可以明确区分低级别和高级别尿路上皮癌[110]。Catto 等研究了 78 例正常和恶性尿路上皮病变中的 322 个 miRNA 的表达谱，结果发现 miRNA 改变具有肿瘤表型特异性[111]。高级别尿路上皮癌表现为 miRNA 上调，包括具有抑制 p53 功能的 miRNA-21，相反，低级别尿路上皮癌则表现为 miRNA-99a 和 miRNA-100 下调，它们甚至在 FGFR3 突变前使其上调[111]。

一项回顾性研究评估了染色体改变在复发尿路上皮癌中的变化，结果发现无论采用 1973 版还是 2004 版 WHO 分级系统，染色体改变在不同级别之间存在明显差异[112]。最常见的染色体获得位于染色体 19p、7q、16、19q、8q、12q 和 20 上，而最常见的染色体丢失位于染色体 9、13q、5q、8p、11p 和 18q 上。染色体改变与每种分级系统具有很好的相关性。高级别癌常显示一组高级别染色体组（1p+、16p+、-2 和 -5q）和差的临床结局。采用 FISH 检测方法获得的 17 号染色体多倍体并不见于尿路上皮癌 1 级中，而分别见于 8/29 例尿路上皮癌 2 级和 29/29 例尿路上皮癌 3 级[113]。

浅表性乳头状尿路上皮癌和扁平浸润性尿路上皮癌的独特分子通路目前已得到研究。分子标志物可有效区分低级别和高级别尿路上皮癌[3,102]。

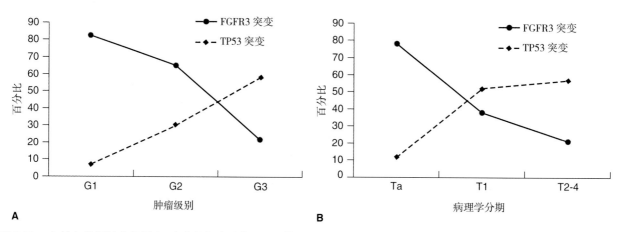

图 9.51 文献中根据肿瘤级别（A）和组织学分期（B）获知的 FGFR3 和 TP53 突变

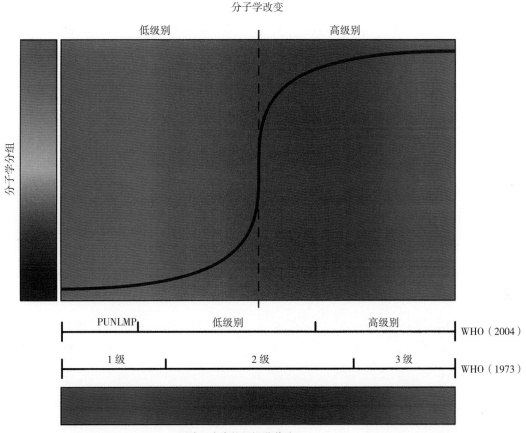

图 9.52　尿路上皮癌的分子学分级。尿路上皮癌的分子学分级和组织学分级均为连续的谱系。组织学分级基于异型性严重程度，在水平方向由绿至红进展；分子学分级反映分子学改变的严重程度，在垂直方向由蓝至红显示。蓝色曲线表示肿瘤内显现形态学特征的显义分子学改变的可能性，等同于沿着分级谱系中每个点的结构异型性和细胞学异型性（级别）的程度。蓝色曲线先于从绿至红区域，可能更准确地定义肿瘤的生物学行为

低级别（1 级和 2 级）尿路上皮癌除了存在 9 号染色体缺失和 FGFR3 活化突变外，其所涉及的分子改变很少。然而，11p 丢失和 TP53 失活更多见于高级别尿路上皮癌中[102]。

　　一些研究检测了 CK20 在尿路上皮肿瘤和尿路上皮异型增生中的表达。CK20 免疫组化染色被认为是尿路上皮异型增生诊断中 HE 染色的一种有价值的辅助方法，可预测低级别尿路上皮肿瘤的恶性潜能[114]。Alsheikh 等研究了 49 例 Ta 期膀胱乳头状肿瘤（20 例 PUNLMP 和 29 例低级别癌）中 CK20 的表达，结果发现具有正常 CK20 表达的膀胱肿瘤患者，其复发率明显低于有异常

CK20 表达者[92]。然而，一部分伴正常 CK20 表达的 PUNLMP（20%）复发[92]。因此，CK20 免疫组织化学染色不能作为一种可靠的方法来用于识别低复发肿瘤，从而改变推荐的临床处理。

　　一些研究证实 p53 免疫组化表达或 TP53 突变与肿瘤分级和分期密切相关。同样，增殖活性标志物 Ki-67 表达也与尿路上皮癌的生长速度、肿瘤分级和肿瘤分期呈正相关。Yin 和 Leong 分析了 84 例非浸润性尿路上皮癌中 CK20、p53 和 Ki-67 表达，他们发现每种标志物表达和肿瘤复发概率在 2004 版 WHO/ISUP 和 1973 版 WHO 分类系统中明显不同[115]。相反，Karakok 等当采用

2004 版 WHO/ISUP 分类系统时，p53 表达与分级之间无关[117]。

已有针对许多其他免疫标志物和分子标记在尿路上皮肿瘤分级中的价值进行的研究。评估基底细胞的 34βE12、p21/WAF 表示、组合型 CK20 和 CD44 表达、pRb 表达、PCNA 表达、DNA 含量和倍体、细胞凋亡和核型分析等曾被研究认为可作为尿路上皮癌分级的辅助方法，但结果喜忧参半。另外，核形态学参数、核分裂象、细胞计数和图像分析等均用于肿瘤的分级。虽然有这些研究，但经典的形态学仍然是评估肿瘤分级的基础并可预测肿瘤的进展或复发。

最近应用单链构象多态性分析、DNA 测序和全基因组表达技术确定了浅表性膀胱肿瘤中一些特异性分子标志物和 45 个基因分子标签。这些新的技术可能会促进尿路上皮癌的分子分级和有可能早期确定那些具有疾病进展高风险的患者[117]。不可能仅根据肿瘤形态学来区分哪些非浸润性膀胱乳头状肿瘤患者将复发或进展。因此，如果能够选择出不复发或进展的膀胱肿瘤患者，那么这些患者就可以避免过度治疗。其他具有许多不良标志物的膀胱肿瘤尽管采用了标准的治疗方法，但生物学行为仍然保持着侵袭性。分子和免疫组化方法可有助于预测肿瘤的生物学行为。一旦这些方法的临床价值和重复性得到了确立，那它们最终会包括在肿瘤的分级系统中。然而，直到那时，基于形态学的膀胱肿瘤诊断和分级仍将继续应用。

9.10 未来展望

非浸润性乳头状尿路上皮癌的临床生物学行为与局限于尿路上皮内的肿瘤细胞的结构、细胞学和分子改变直接相关。2004 版 WHO/ISUP分类是朝尿路上皮癌分级标准化迈出的重要一步。"PUNLMP"名称的使用是乳头状膀胱肿瘤 2004 版 WHO/ISUP 分类中最有争议的方面。研究显示这个术语或许不能反映其真正的临床生物学行为，尽管有详细的形态学诊断标准，但做出这个诊断的观察者之间存在较大的差异。另外，2004 版 WHO/ISUP 分类中尿液细胞学似乎不能有效区分 PUNLMP 和低级别癌。从实际情况出发，PUNLMP 患者的处理措施应该与低级别非浸润性尿路上皮癌相同。无论 1973 版还是 2004 版 WHO 分级系统的使用还存在许多问题。4 级分级系统（1~4 级）用以取代目前已经存在的分级系统。该分级系统整合了 1973 版和 2004 版 WHO 分级系统的优点。该分级系统在日常工作中应用简单，可操作性强。在一个分级系统中采用数字（1~4 级）和分类（低级别与高级别）分级将更适合研究目的的分层和有利于临床处理。关于非浸润性乳头状尿路上皮肿瘤有许多分类处理方法，如何时进行膀胱内抗肿瘤药物灌注、何时重复膀胱镜检查、是否采用电灼或活检小的肿瘤。可以预见确定高级别和低级别尿路上皮癌将有助于临床选择治疗方案。

寻找作为肿瘤标志物的预后和预测分子基因表达谱全基因组研究显示出令人激动的结果。GeneChip 技术和蛋白质组学技术未来可有助于将患者分成不同的预后组别。几种新的生物标志物和分子检测可客观地将患者划分为不同风险的临床结局。当这些标志物的临床价值得到了肯定后，它们或许最终将整合到未来的分级系统中。这些肿瘤的分子分级的最新进展或许最终会取代传统的形态学分类，允许更加精确或客观评估肿瘤的生物学行为。

（黄文斌 译）

参考文献

1. Siegel R, Ward E, Brawley O, Jemal A. Cancer statistics, 2011: The impact of eliminating socioeconomic and racial disparities on premature cancer death CA. *Cancer J Clin* 2011; 61:212–36.

2. Cheng L, MacLennan GT, Lopez-Beltran A. Histologic grading of urothelial carcinoma: A reapraisal. *Hum Pathol* 2012 (in press).

3. Cheng L, Zhang S, Davidson DD, MacLennan GT, Koch MO, Montironi R, Lopez-Beltran A. Molecular determinants of tumor recurrence in the urinary bladder. *Future Oncol* 2009; 5:843–57.

4. Cheng L, Zhang S, Maclennan GT, Williamson SR, Lopez-Beltran A, Montironi R. Bladder cancer: translating molecular genetic insights into clinical practice. *Hum Pathol* 2011; 42:455–81.

5. Cheng L, Lopez-Beltran A, MacLennan GT, Montironi R, Bostwick DG. Neoplasms of the urinary bladder. In: Bostwick DG, Cheng L, eds. Urologic Surgical Pathology, 2nd ed. Philadelphia: Elsevier/Mosby, 2008:259–352.

6. Cheng L, Davidson DD, Maclennan GT, Williamson SR, Zhang S, Koch MO, Montironi R, Lopez-Beltran A. The origins of urothelial carcinoma. *Expert Rev Anticancer Ther* 2010; 10:865–80.

7. Cheng L, Cheville JC, Leibovich BC, Weaver AL, Egan KS, Spotts BE, Neumann RM, Bostwick DG. Survival of patients with carcinoma in situ of the urinary bladder. *Cancer* 1999; 85:2469–74.

8. Cheng L, Cheville JC, Neumann RM, Bostwick DG. Natural history of urothelial dysplasia of the bladder. *Am J Surg Pathol* 1999; 23:443–7.

9. Cheng L, Cheville JC, Neumann RM, Bostwick DG. Flat intraepithelial lesions of the urinary bladder. *Cancer* 2000; 88:625–31.

10. Cheng L, Neumann RM, Scherer BG, Weaver AL, Nehra A, Zincke H, Bostwick DG. Tumor size predicts the survival of patients with pathologic stage T2 bladder carcinoma: a critical evaluation of the depth of muscle invasion. *Cancer* 1999; 85:2638–47.

11. Cheng L, Neumann RM, Weaver AL, Spotts BE, Bostwick DG. Predicting cancer progression in patients with stage T1 bladder carcinoma. *J Clin Oncol* 1999; 17:3182–7.

12. van Rhijn BW, Burger M, Lotan Y, Solsona E, Stief CG, Sylvester RJ, Witjes JA, Zlotta AR. Recurrence and progression of disease in non-muscle-invasive bladder cancer: from epidemiology to treatment strategy. *Eur Urol* 2009; 56:430–42.

13. Montironi R, Lopez-Beltran A, Scarpelli M, Mazzucchelli R, Cheng L. Morphological classification and definition of benign, preneoplastic and non-invasive neoplastic lesions of the urinary bladder. *Histopathology* 2008; 53:621–33.

14. Cheng L, Bostwick DG. World Health Organization and International Society of Urological Pathology classification and two-number grading system of bladder tumors: reply. *Cancer* 2000; 88:1513–6.

15. Maclennan GT, Kirkali Z, Cheng L. Histologic grading of noninvasive papillary urothelial neoplasms. *Eur Urol* 2007; 51:889–98.

16. Jones TD, Cheng L. Papillary urothelial neoplasm of low malignant potential: evolving terminology and concepts. *J Urol* 2006; 175:1995–2003.

17. Montironi R, Lopez-Beltran A, Scarpelli M, Mazzucchelli R, Cheng L. 2004 World Health Organization classification of the noninvasive urothelial neoplasms: inherent problems and clinical reflections. *Eur Urol* 2009; Suppl 8:453–7.

18. Bostwick DG, Mikuz G. Urothelial papillary (exophytic) neoplasms. *Virchows Arch* 2002; 441:109–16.

19. Lopez-Beltran A, Montironi R. Non-invasive urothelial neoplasms: according to the most recent WHO classification. *Eur Urol* 2004; 46:170–6.

20. Eble JN, Sauter G, Epstein JI, Sesterhenn IA, eds. WHO Classification of Tumours: Pathology and Genetics. Tumours of the Urinary and Male Reproductive System. Lyon, France: IARC Press, 2004.

21. Epstein JI, Amin MB, Reuter VR, Mostofi FK. The World Health Organization/International Society of Urological Pathology consensus classification of urothelial (transitional cell) neoplasms of the urinary bladder. Bladder Consensus Conference Committee. *Am J Surg Pathol* 1998; 22:1435–48.

22. Cheng L, Darson M, Cheville JC, Neumann RM, Zincke H, Nehra

A, Bostwick DG. Urothelial papilloma of the bladder. Clinical and biologic implications. *Cancer* 1999; 86:2098–101.

23. Pich A, Chiusa L, Formiconi A, Galliano D, Bortolin P, Comino A, Navone R. Proliferative activity is the most significant predictor of recurrence in noninvasive papillary urothelial neoplasms of low malignant potential and grade 1 papillary carcinomas of the bladder *Cancer* 2002; 95:784–90.

24. Oosterhuis JSR, Janssen-Heijnen ML, Pauwels RP, Newling DW, ten Kate F. Histological grading of papillary urothelial carcinoma of the bladder: prognostic value of the 1998 WHO/ISUP classification system and comparison with conventional grading systems. *J Clin Pathol.* 2002; 55:900–5.

25. Pich A, Chiusa L, Formiconi A, Galliano D, Bortolin P, Navone R. Biologic differences between noninvasive papillary urothelial neoplasms of low malignant potential and low grade (grade 1) papillary carcinomas of the bladder. *Am J Surg Pathol* 2001; 25:1528–33.

26. Samaratunga H, Makarov DV, Epstein JI. Comparison of WHO/ISUP and WHO classification of noninvasive papillary urothelial neoplasms for risk of progression. *Urology* 2002; 60:315–9.

27. Holmang S, Hedelin H, Anderstrom C, Holmberg E, Busch C, Johansson SL. Recurrence and progression in low grade papillary urothelial tumors. *J Urol* 1999; 162:702–7.

28. Fujii Y, Kawakami S, Koga F, Nemoto T, Kihara K. Long-term outcome of bladder papillary urothelial neoplasms of low malignant potential. *BJU Int* 2003; 92:559–62.

29. Cheng L, MacLennan GT, Zhang S, Wang M, Pan CX, Koch MO. Laser capture microdissection analysis reveals frequent allelic losses in papillary urothelial neoplasm of low malignant potential of the urinary bladder. *Cancer* 2004; 101:183–8.

30. Coblentz TR, Mills SE, Theodorescu D. Impact of second opinion pathology in the definitive management of patients with bladder carcinoma. *Cancer* 2001; 91:1284–90.

31. Mikuz G. The reliability and reproducibility of the different classifications of bladder cancer. In: Hauptmann S, Dietel M, Sorbino-Simoes M. Surgical pathology update 2001 Berlin: ABW-Wissenschaftsverlag, 2001:114–5.

32. Yorukoglu K, Tuna B, Dikicioglu E, Duzcan E, Isisag A, Sen S, Mungan U, Kirkali Z. Reproducibility of the 1998 World Health Organization/International Society of Urologic Pathology classification of papillary urothelial neoplasms of the urinary bladder. *Virchows Arch* 2003; 443:734–40.

33. Murphy WM, Takezawa K, Maruniak NA. Interobserver discrepancy using the 1998 World Health Organization/International Society of Urologic Pathology classification of urothelial neoplasms: practical choices for patient care. *J Urol* 2002; 168:968–72.

34. Bol MG, Baak JP, Buhr-Wildhagen S, Kruse AJ, Kjellevold KH, Janssen EA, Mestad O, Ogreid P. Reproducibility and prognostic variability of grade and lamina propria invasion in stages Ta, T1 urothelial carcinoma of the bladder. *J Urol* 2003; 169:1291–4.

35. Cheng L, Montironi R, Davidson DD, Lopez-Beltran A. Staging and reporting of urothelial carcinoma of the urinary bladder. *Mod Pathol* 2009; 22 (Suppl 2):S70–95.

36. Harnden P, Southgate J. Revised classification of urothelial neoplasms. *Am J Surg Pathol* 2000; 24:160–2.

37. Wu XR. Urothelial tumorigenesis: a tale of divergent pathways. *Nat Rev Cancer* 2005; 5:713–25.

38. Mostofi FK, Sobin LH, Torloni H. Histological Typing of Urinary Bladder Tumours, Vol. 10. Geneva: World Health Organization, 1973.

39. Malmstrom PU, Bush C, Norlen BJ. Recurrence, progression, and survival in bladder cancer. A retrspective analysis of 232 patients with greater than or equal to 5-year followup. *Scand J Urol Nephrol* 1987; 21:185–95.

40. Prout Jr, Barton BA, Griffin PP, Friedell GH. Treated history of noninvasive grade 1 transitional cell carcinoma. The National Bladder Cancer Group. *J Urol.* 1992; 148:1413–9.

41. Holmang S, Hedelin H, Anderstrom C, Johansson SL. The relationship among multiple recurrences, progression and prognosis of patients with stages Ta and T1 transitional cell cancer of the bladder followed for at least 20 years. *J Urol* 1995; 153:1823–7.

42. England HR, Paris AM, Blandy JP. The correlation of T1 bladder tumour history with prognosis and followup requirements. *Br J Urol* 1981; 53:593–7.

43. Leblanc B, Duclos AJ, Benard F, Cote J, Valiquette L, Paquin JM, Mauffette F, Faucher R, Perreault JP. Long-term followup of initial Ta grade 1 transitional cell

carcinoma of the bladder. *J Urol* 1999; 162:1946–60.

44. Pocock RD, Ponder BA, O'Sullivan JP, Ibrahim SK, Easton DF, Shearer RJ. Prognostic factors in non-infiltrating carcinoma of the bladder: a preliminary report. *Br J Urol* 1982; 54:711–5.

45. Gilbert HA, Logan JL, Kagan AR, Friedman HA, Cove JK, Fox M, Muldoon TM, Lonni YW, Rowe JH, Cooper JF, Nussbaum H, Chan P, Rao A, Starr A. The natural history of papillary transitional cell carcinoma of the bladder and its treatment in any unselected population on the basis of histologic grading. *J Urol* 1978; 119:488–92.

46. Heney NM, Ahmed S, Flanagan MJ, Frable W, Corder MP, Hafermann MD, Hawkins IR. Superficial bladder cancer: progression and recurrence. *J Urol* 1983; 130:1083–6.

47. Fitzpatrick JM, West AB, Butler MR, Lane V, O'Flynn JD. Superficial bladder tumors (stage pTa, grades 1 and 2): the importance of recurrence pattern following initial resection. *J Urol* 1986; 135:920–2.

48. Prout G, Bassil B, Griffin P. The treated histories of patients with Ta grade 1 transitional-cell carcinoma of the bladder. *Arch Surg* 1986; 121:1463–8.

49. Hemstreet GP 3rd, Rollins S, Jones P, Rao JY, Hurst RE, Bonner RB, Hewett T, Smith BG. Identification of a high risk subgroup of grade 1 transitional cell carcinoma using image analysis based deoxyribonucleic acid ploidy analysis of tumor tissue. *J Urol* 1991; 146:1525–9.

50. Mufti GR, Virdi JS, Singh M. "Solitary" Ta-T1 G1 bladder tumour—history and long-term prognosis. *Eur Urol* 1990; 18:101–6.

51. Jordan AM, Weingarten J, Murphy WM. Transitional cell neoplasms of the urinary bladder. Can biologic potential be predicted from histologic grading? *Cancer* 1987; 60:2766–74.

52. Fitzpatrick JM. Superficial bladder carcinoma. *World J Urol* 1993; 11:142–7.

53. Greene L, Hanash K, Farrow G. Benign papilloma or papillary carcinoma of the bladder. *J Urol* 1973; 110:205–07.

54. Bostwick DG. Natural history of early bladder cancer. *J Cell Biochem* 1992; 161 (Suppl):31–8.

55. Bostwick DG, Ramnani D, Cheng L. Diagnosis and grading of bladder cancer and associated lesions. *Urol Clin North Am* 1999; 26:493–507.

56. Pauwels RP, Schapers RF, Smeets AW, Debruyne FM, Geraedts JP. Grading in superficial bladder cancer: morphological criteria. *Br J Urol* 1988; 61:129–34.

57. Schapers RF, Pauwels RP, Wijnen JT, Arends JW, Thunnissen FB, Coebergh JW, Smeets AW, Bosman FT. A simplified grading method of transitional cell carcinoma of the urinary bladder: reproducibility, clinical significance and comparison with other prognostic parameters. *Br J Urol* 1994; 73:625–31.

58. Carbin B, Ekman P, Gustafson H, Christensen NJ, Sandstedt B, Silfversward C. Grading of human urothelial carcinoma based on nuclear atypia and mitotic frequency. I. Histological description. *J Urol* 1991; 145:968–71.

59. Lipponen PK, Eskelinen MJ, Kiviranta J, Pesonen E. Prognosis of transitional cell bladder cancer: a multivariate prognostic score for improved prediction. *J Urol* 1991; 146:1535–40.

60. Bostwick DG, Lopez-Beltran A. Bladder Biopsy Interpretation. Washington DC: United Pathologists Press, 1999.

61. Eble JN, Sauter G, Epstein JI, Sesterhenn IA, eds. World Health Organization Classification of Tumours: Pathology and Genetics of Tumours of the Urinary System and Male Genital Organs. Lyon, France: IARC Press, 2004.

62. Alsheikh A, Mohamedali Z, Jones E, Masterson J, Gilks CB. Comparison of the WHO/ISUP classification and cytokeratin 20 expression in predicting the behavior of low grade papillary urothelial tumors. World/Health Organization/Internattional Society of Urologic Pathology. *Mod Pathol* 2001; 14:267–72.

63. Alvarez KJ, Lopez-Beltran A, Anglada CF, Moreno AP, Carazo CJL, Regueiro LJC, Leva VM, Prieto CR, Requena TMJ. Clinico-pathologic differences between bladder neoplasm with low malignant potential and low grade carcinoma. *Actas Urol Esp* 2001; 25:645–50.

64. Montironi R, Lopez-Beltran A. The 2004 WHO Classification of Bladder Tumors: a summary and commentary. *Int J Surg Pathol* 2005; 13:143–53.

65. Montironi R, Lopez-Beltran A, Mazzucchelli R, Bostwick DG. Classification and grading of the non-invasive urothelial neoplasms: recent advances and controversies. *J Clin Pathol* 2003; 56:91–5.

66. Cheng L, Neumann RM, Bostwick DG. Papillary urothelial neoplasms of low malignant potential. Clinical and biologic implications. *Cancer* 1999; 86:2102–8.

67. Herr HW, Donat SM, Reuter VE. Management of low grade papillary bladder tumors. *J Urol* 2007; 178:1201–5; discussion 1205.

68. Miyamoto H, Brimo F, Schultz L, Ye H, Miller JS, Fajardo DA, Lee TK, Epstein JI, Netto GJ. Low grade papillary urothelial carcinoma of the urinary bladder: a clinicopathologic analysis of a post-World Health Organization/International Society of Urological Pathology classification cohort from a single academic center. *Arch Pathol Lab Med* 2010; 134:1160–3.

69. Habuchi T, Ogawa O, Kakehi Y, Ogura K, Koshiba M, Hamazaki S, Takahashi R, Sugiyama T, Yoshida O. Accumulated allelic losses in the development of invasive urothelial cancer. *Int J Cancer* 1993; 53:5093–5.

70. Mostofi FK, Davis CJ, Sesterhenn IA. WHO Histologic Typing of Urinary Bladder Tumors. Berlin: Springer, 1999.

71. Cheng L, Darson M, Cheville JC, Neumann RM, Zincke Z, Nehra A, Bostwick DG. Urothelial papilloma of the bladder: clinical and biologic implications. *Cancer* 1999; 86:2098–101.

72. Oosterhuis JW, Schapers RF, Janssen-Heijnen ML, Pauwels RP, Newling DW, ten Kate F. Histological grading of papillary urothelial carcinoma of the bladder: prognostic value of the 1998 WHO/ISUP classification system and comparison with conventional grading systems. *J Clin Pathol* 2002; 55:900–5.

73. Oyasu R. World Health Organization and International Society of Urological Pathology Classification and two-number grading system of bladder tumors. *Cancer* 2000; 88:1509–12.

74. Bol MG, Baak JP, Buhr-Wildhagen S, Kruse AJ, Kjellevold KH, Janssen EA, Mestad O, 稀reid P. Reproducibility and prognostic variability of grade and lamina propria invasion in stages Ta, T1 urothelial carcinoma of the bladder. *J Urol* 2003; 169:1291–4.

75. Eble JN, Sauter G, Epstein JI, Sesterhenn IAE. World Health Organization Classification of Tumours: Pathology and Genetics of Tumours of the Urinary System and Male Genital Organs. Lyon, France: IARC Press, 2004.

76. Samaratunga H, Makarov DV, Epstein JI. Comparison of WHO/ISUP and WHO classification of noninvasive papillary urothelial neoplasms for risk of progression. *Urology* 2002; 60:315–9.

77. Cheng L, Neumann RM, Bostwick DG. Papillary urothelial neoplasms of low malignant potentia: clinical and biological implications. *Cancer* 1999; 86:2102–8.

78. Haukaas S, Daehlin L, Maartmann-Moe H, Ulvik NM. The long-term outcome in patients with superficial transitional cell carcinoma of the bladder: a single-institutional experience. *BJU Int* 1999; 83:957–63.

79. Cheng L, Neumann RM, Nehra A, Spotts BE, Weaver AL, Bostwick DG. Cancer heterogeneity and its biologic implications in the grading of urothelial carcinoma. *Cancer* 2000; 88:1663–70.

80. Cheng L, Neumann RM, Weaver AL, Cheville JC, Leibovich BC, Ramnani DM, Scherer BG, Nehra A, Zincke H, Bostwick DG. Grading and staging of bladder carcinoma in transurethral resection specimens. Correlation with 105 matched cystectomy specimens. *Am J Clin Pathol* 2000; 113:275–9.

81. Pan CC, Chang YH, Chen KK, Yu HJ, Sun CH, Ho DM. Prognostic significance of the 2004 WHO/ISUP classification for prediction of recurrence, progression, and cancer-specific mortality of non-muscle-invasive urothelial tumors of the urinary bladder: a clinicopathologic study of 1,515 cases. *Am J Clin Pathol* 2010; 133:788–95.

82. Holmang S, Andius P, Hedelin H, Wester K, Busch C, Johansson SL. Stage progression in Ta papillary urothelial tumors: relationship to grade, immunohistochemical expression of tumor markers, mitotic frequency and DNA ploidy. *J Urol* 2001; 165:1124–8; discussion 1128–30.

83. Pich A, Chiusa L, Formiconi A, Galliano D, Bortolin P, Comino A, Navone R. Proliferative activity is the most significant predictor of recurrence in noninvasive papillary urothelial neoplasms of low malignant potential and grade 1 papillary carcinomas of the bladder. *Cancer* 2002; 95:784–90.

84. Lipponen P, Simpanen H, Pesonen E, Eskelinen M, Sotarauta M, Collan Y. Potential of morphometry in grading transitional cell carcinoma of the urinary bladder. *Path Res Pract* 1989; 185:617–20.

85. Genega EM, Porter CR. Urothelial neoplasms of the kidney and ureter. An epidemiologic, pathologic, and clinical review. *Am J Clin Pathol* 2002; 117 (Suppl):S36–48.

86. Hall MC, Womack S, Sagalowsky AI, Carmody T, Erickstad MD, Roehrborn CG. Prognostic factors, recurrence, and survival in transitional cell carcinoma of the upper urinary tract: a 30-year experience in 252 patients. *Urology* 1998; 52:594–601.

87. Genega EM, Kapali M, Torres-Quinones M, Huang WC, Knauss JS, Wang LP, Raghunath PN, Kozlowski C, Malkowicz SB, Tomaszewski JE. Impact of the 1998 World Health Organization/ International Society of Urological Pathology classification system for urothelial neoplasms of the kidney. *Mod Pathol* 2005; 18:11–18.

88. Olgac S, Mazumdar M, Dalbagni G, Reuter VE. Urothelial carcinoma of the renal pelvis: a clinicopathologic study of 130 cases. *Am J Surg Pathol* 2004; 28:1545–52.

89. Whisnant RE, Bastacky SI, Ohori NP. Cytologic diagnosis of low grade papillary urothelial neoplasms (low malignant potential and low grade carcinoma) in the context of the 1998 WHO/ISUP classification. *Diagn Cytopathol* 2003; 28:186–90.

90. Curry JL, Wojcik EM. The effects of the current World Health Organization/International Society of Urologic Pathologists bladder neoplasm classification system on urine cytology results. *Cancer* 2002; 96:140–5.

91. Rieger-Christ KM, Mourtzinos A, Lee PJ, Zagha RM, Cain J, Silverman M, Libertino JA, Summerhayes IC. Identification of fibroblast growth factor receptor 3 mutations in urine sediment DNA samples complements cytology in bladder tumor detection. *Cancer* 2003; 98:737–44.

92. Alsheikh A, Mohamedali Z, Jones E, Masterson J, Gilks CB. Comparison of the WHO/ISUP classification and cytokeratin 20 expression in predicting the behavior of low grade papillary urothelial tumors. World/Health Organization/ Internattional

Society of Urologic Pathology. *Mod Pathol* 2001; 14:267–72.

93. Soloway MS, Bruck DS, Kim SS. Expectant management of small, recurrent, noninvasive papillary bladder tumors. *J Urol* 2003; 170:438–41.

94. Lotan Y, Roehrborn CG. Cost-effectiveness of a modified care protocol substituting bladder tumor markers for cystoscopy for the followup of patients with transitional cell carcinoma of the bladder: a decision analytical approach. *J Urol* 2002; 167:75–9.

95. Mariappan P, Smith G. A surveillance schedule for G1Ta bladder cancer allowing efficient use of check cystoscopy and safe discharge at 5 years based on a 25-year prospective database. *J Urol* 2005; 173:1108–11.

96. Holmang S, Johansson SL. Stage Ta-T1 bladder cancer: the relationship between findings at first followup cystoscopy and subsequent recurrence and progression. *J Urol* 2002; 167:1634–7.

97. Thompson RA Jr, Campbell EW Jr, Kramer HC, Jacobs SC, Naslund MJ. Late invasive recurrence despite long-term surveillance for superficial bladder cancer. *J Urol* 1993; 149:1010–11.

98. Eble JN, Young RH. Benign and low grade papillary lesions of the urinary bladder: A review of the papilloma-papillary carcinoma controversy, and a report of five typical papillomas. *Semin Diag Pathol* 1989; 6:351–71.

99. Schned AR, Andrew AS, Marsit CJ, Zens MS, Kelsey KT, Karagas MR. Survival following the diagnosis of noninvasive bladder cancer: WHO/International Society of Urological Pathology versus WHO classification

systems. *J Urol* 2007; 178:1196–1200.

100. Jimenez RE, Gheiler E, Oskanian P, Tiguert R, Sakr W, Wood DP Jr, Pontes JE, Grignon DJ. Grading the invasive component of urothelial carcinoma of the bladder and its relationship with progression-free survival. *Am J Surg Pathol* 2000; 24:980–7.

101. Bircan S, Candir O, Serel TA. Comparison of WHO 1973, WHO/ISUP 1998, WHO 1999 grade and combined scoring systems in evaluation of bladder carcinoma. *Urol Int* 2004; 73:201–8.

102. van Rhijn BW, van der Kwast TH, Vis AN, Kirkels WJ, Boeve ER, Jobsis AC, Zwarthoff EC. FGFR3 and P53 characterize alternative genetic pathways in the pathogenesis of urothelial cell carcinoma. *Cancer Res* 2004; 64:1911–4.

103. Bakkar AA, Wallerand H, Radvanyi F, Lahaye JB, Pissard S, Lecerf L, Kouyoumdjian JC, Abbou CC, Pairon JC, Jaurand MC, Thiery JP, Chopin DK, de Medina SG. FGFR3 and TP53 gene mutations define two distinct pathways in urothelial cell carcinoma of the bladder. *Cancer Res* 2003; 63:8108–12.

104. Gomez-Roman JJ, Saenz P, Molina M, Cuevas Gonzalez J, Escuredo K, Santa Cruz S, Junquera C, Simon L, Martinez A, Gutierrez Banos JL, Lopez-Brea M, Esparza C, Val-Bernal JF. Fibroblast growth factor receptor 3 is overexpressed in urinary tract carcinomas and modulates the neoplastic cell growth. *Clin Cancer Res* 2005; 11:459–65.

105. van Rhijn BW, Lurkin I, Radvanyi F, Kirkels WJ, van der Kwast TH, Zwarthoff EC. The fibroblast growth factor receptor

3 (FGFR3) mutation is a strong indicator of superficial bladder cancer with low recurrence rate. *Cancer Res* 2001; 61:1265–8.

106. Lamy A, Gobet F, Laurent M, Blanchard F, Varin C, Moulin C, Andreou A, Frebourg T, Pfister C. Molecular profiling of bladder tumors based on the detection of FGFR3 and TP53 mutations. *J Urol* 2006; 176:2686–9.

107. Burger M, van der Aa MN, van Oers JM, Brinkmann A, van der Kwast TH, Steyerberg EC, Stochr R, Kirkels WJ, Denzinger S, Wild PJ, Wieland WF, Hofstaedter F, Hartmann A, Zwarthoff EC. Prediction of progression of non-muscle-invasive bladder cancer by WHO 1973 and 2004 grading and by FGFR3 mutation status: a prospective study. *Eur Urol* 2008; 54:835–43.

108. Lauss M, Ringner M, Hoglund M. Prediction of stage, grade, and survival in bladder cancer using genome-wide expression data: a validation study. *Clin Cancer Res* 2010; 16:4421–33.

109. van Rhijn BW, Vis AN, van der Kwast TH, Kirkels WJ, Radvanyi F, Ooms EC, Chopin DK, Boeve ER, Jobsis AC, Zwarthoff EC. Molecular grading of urothelial cell carcinoma with fibroblast growth factor receptor 3 and MIB–1 is superior to pathologic grade for the prediction of clinical outcome. *J Clin Oncol* 2003; 21:1912–21.

110. Mengual L, Burset M, Ars E, Lozano JJ, Villavicencio H, Ribal MJ, Alcaraz A. DNA microarray expression profiling of bladder cancer allows identification of noninvasive diagnostic markers. *J Urol* 2009; 182:741–8.

111. Catto JW, Miah S, Owen HC, Bryant H, Myers K, Dudziec E, Larre S, Milo M, Rehman I, Rosario DJ, Di Martino E, Knowles MA, Meuth M, Harris AL, Hamdy FC. Distinct microRNA alterations characterize high- and low grade bladder cancer. *Cancer Res* 2009; 69:8472–81.

112. Brunner A, Schonhuber G, Waldner M, Schaefer G, Mikuz G, Verdorfer I. Chromosomal aberrations in urothelial carcinoma of the bladder and the World Health Organization 2004 grading system. *Anal Quant Cytol Histol* 2008; 30:297–305.

113. Simonetti S, Russo R, Ciancia G, Altieri V, De Rosa G, Insabato L. Role of polysomy 17 in transitional cell carcinoma of the bladder: immunohistochemical study of HER2/neu expression and fish analysis of c-erbB–2 gene and chromosome 17. *Int J Surg Pathol* 2009; 17:198–205.

114. Harnden P, Mahmond N, Southgate J. Expression of cytokeratin 20 defines urothelial papillomas of the bladder. *Lancet* 1999; 353:974–7.

115. Yin H, Leong AS. Histologic grading of noninvasive papillary urothelial tumors: validation of the 1998 WHO/ISUP system by immunophenotyping and followup. *Am J Clin Pathol* 2004; 121:679–87.

116. Karakok M, Aydin A, Bakir K, Ucak R, Korkmaz C. AgNOR/p53 expression compared with different grades in bladder carcinoma. *Int Urol Nephrol* 2001; 33:353–5.

117. Dyrskjot L, Zieger K, Kruhoffer M, Thykjaer T, Jensen JL, Primdahl H, Aziz N, Marcussen N, Moller K, Orntoft TF. A molecular signature in superficial bladder carcinoma predicts clinical outcome. *Clin Cancer Res* 2005; 11:4029–36.

pT1 期尿路上皮癌

10.1　固有层侵犯（pT1 期）的诊断　206

　　10.1.1　组织学分级　206

　　10.1.2　间质 - 上皮界面　206

　　10.1.3　浸润性上皮　208

　　10.1.4　间质反应　208

10.2　固有层侵犯的少见组织学构型　211

　　10.2.1　原位癌伴微浸润（CISmic）211

　　10.2.2　乳头状尿路上皮癌伴微浸润 213

　　10.2.3　乳头状尿路上皮癌伴轴心

　　　　　　侵犯　213

　　10.2.4　伴欺骗温和细胞学的浸润性

　　　　　　尿路上皮癌亚型　213

　　10.2.5　伴内翻性生长的尿路上皮癌的

　　　　　　浸润　215

10.3　pT1 期尿路上皮癌诊断的陷阱　215

　　10.3.1　横切乳头和结构破碎难以

　　　　　　定位　215

　　10.3.2　灼伤　217

　　10.3.3　炎症反应　217

　　10.3.4　原位癌累及布氏巢　218

　　10.3.5　尿路上皮癌伴内翻性或宽前沿

　　　　　　生长方式　218

　　10.3.6　良性增生性尿路上皮病变的

　　　　　　假浸润细胞巢　219

　　10.3.7　不确定平滑肌类型的平滑肌

　　　　　　侵犯　219

10.4　尿路上皮癌的亚分期　220

10.5　 pT1 期尿路上皮癌中的淋巴血管侵犯224

参考文献　225

2010 年肿瘤、淋巴结和转移（TNM）分期系统定义膀胱 pT1 期肿瘤为肿瘤侵犯固有层，但未侵犯肌层（图 10.1 和 10.2）[1,2]。识别尿路上皮癌侵犯固有层是外科病理诊断中最具挑战性的问题，病理医师在评估侵犯固有层应遵循严格的标准（表 10.1）[2,3]。pT1 期膀胱癌的临床处理由 Soloway 进行了广泛的综述[4]。与初诊为 Ta 或 CIS 患者相比，原发性 T1 期尿路上皮癌患者具有更高风险的疾病进展[5]。然而，较早期研究显示原发性 T1 期膀胱癌患者比非原发性 pT1 期膀胱癌患者具有更高的进展率[6]。

表 10.1 用于诊断间质侵犯的组织学特点

组织学级别
浸润性癌细胞通常为高级别核
侵犯的上皮
不规则形细胞巢
单个细胞浸润
不规则或缺乏基底膜
触角样突起
反常分化
血管淋巴管侵犯
间质反应
促纤维增生性或纤维性间质
退缩假象
炎症
黏液样间质
假肉瘤样间质

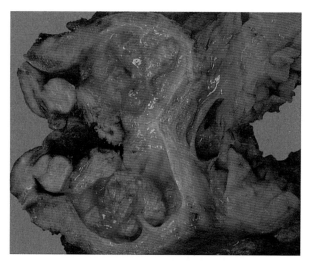

图 10.1 乳头状尿路上皮癌伴固有层侵犯（pT1 期癌）

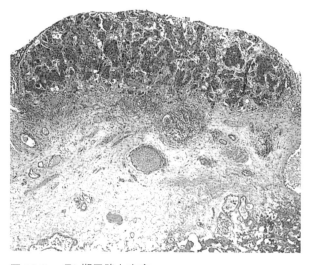

图 10.2 pT1 期尿路上皮癌

10.1 固有层侵犯（pT1 期）的诊断

10.1.1 组织学分级

大多数浸润性尿路上皮癌是高级别肿瘤（图 10.3 和 10.4）。虽然浸润并不是低级别肿瘤中一个偶然发现（图 10.5），但其更常见于高级别肿瘤中，在一些系列研究中可达到 96%[2,3]。另外，经尿道切除（TUR）标本中的组织学级别与膀胱切除术的病理分期密切相关[7]。

10.1.2 间质－上皮界面

正切面的切片上，紧密排列的非浸润性乳头状肿瘤显示光滑和规则的间质－上皮界面。当存在真性浸润时，很可能看到大小不一和形状不规则的细胞巢或单个肿瘤细胞，这些提示肿瘤细胞侵入间质（图 10.6~10.10）。当标本包含有非浸润性肿瘤的正切面或当尿路上皮癌累及布氏巢时，基底膜保持了规则性的轮廓，而在真性浸润的病例中基底膜常缺乏或破坏。间质－上皮界面

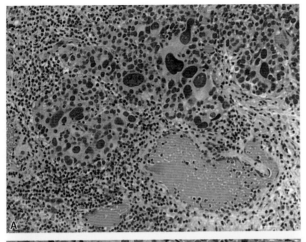

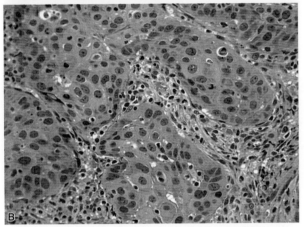

图 10.3　pT1 期尿路上皮癌（A 和 B）。大多数 pT1 期癌是高级别癌（新分类中 3~4 级癌，见第 9 章）

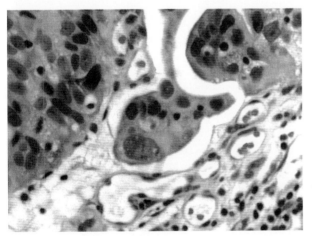

图 10.4　pT1 期尿路上皮癌。注意高级别肿瘤细胞和退缩假象，它们在早期浸润性膀胱癌中相对常见

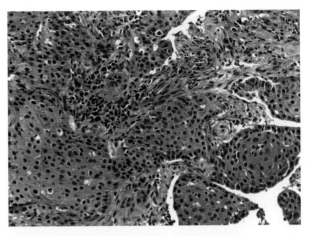

图 10.5　2 级（低级别）尿路上皮癌

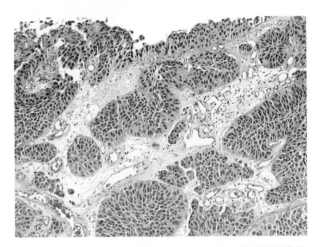

图 10.6　pT1 期尿路上皮癌。注意大小不一的肿瘤细胞巢

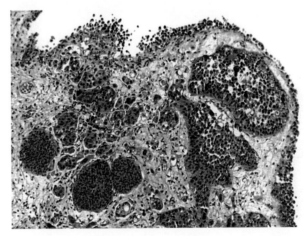

图 10.7　pT1 期尿路上皮癌。注意大小不一的肿瘤细胞巢和浸润性单个肿瘤细胞

的光滑性在 HE 染色的切片上可以进行评估。然而，有些病例的其他特征对浸润的判断可有帮

助，如薄壁的血管均匀平行排列于非浸润性癌巢的基底膜下。在浸润性肿瘤中则缺乏这种特征。

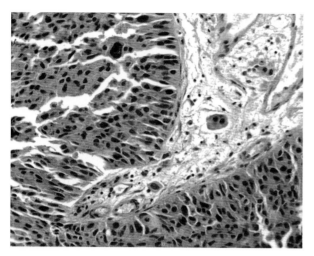

图 10.8　pT1 期尿路上皮癌。注意浸润性单个肿瘤细胞和退缩假象

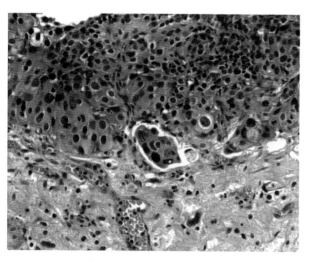

图 10.9　pT1 期尿路上皮癌。退缩假象对识别早期间质浸润是最有帮助的一个特征

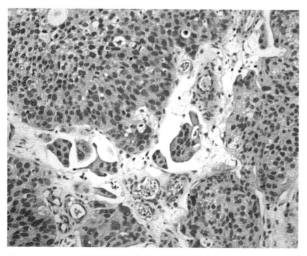

图 10.10　pT1 期尿路上皮癌。注意退缩假象

10.1.3　浸润性上皮

肿瘤浸润性前沿可显示几个特征中的一个。最常见的为肿瘤以单个细胞或不规则形肿瘤细胞巢侵犯其下的间质（图 10.11 和 10.12）。有时可见触角样或指状突起起源于乳头状肿瘤的基底部（图 10.13）。通常浸润的肿瘤细胞巢细胞学不同于非浸润肿瘤成分的细胞。浸润的肿瘤细胞常有较丰富的胞质和较高程度的核多形性。有些病例，特别是在微浸润性癌中，浸润性肿瘤细胞可有丰富的嗜酸性胞质。低到中倍镜下，这些微浸润细胞似乎比其上方非浸润细胞分化更好，这种特征称为反常分化（图 10.14~10.16）。

10.1.4　间质反应

浸润性癌的间质反应不总是见于浸润性尿路上皮癌中，浸润的诊断或许更多依赖于浸润性上皮的典型特征。与肿瘤浸润相关的固有层间质反应可为炎症性（图 10.17~10.19）、黏液样（图 10.20 和 10.21）或纤维性（图 10.22 和 10.23）。评估间质生长方式差异是对间质侵犯诊断的一个

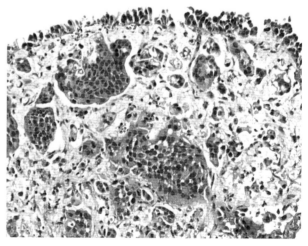

图 10.11　pT1 期尿路上皮癌。注意单个细胞和不规则形肿瘤细胞巢

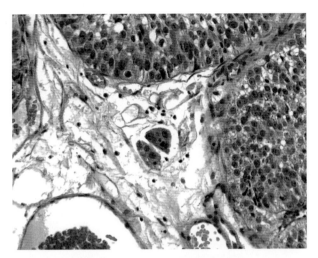

图 10.12　pT1 期尿路上皮癌。注意退缩假象

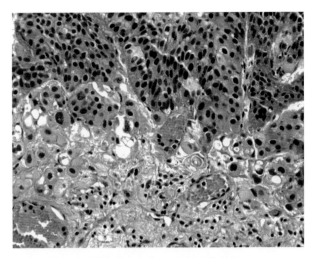

图 10.14　pT1 期尿路上皮癌。注意反常分化

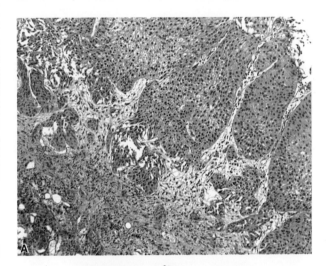

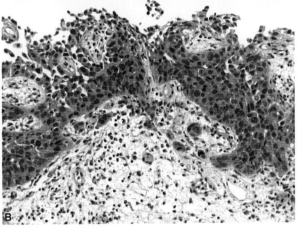

图 10.13　pT1 期尿路上皮癌（A 和 B）。注意早期浸润性尿路上皮癌的触角样或指状突起

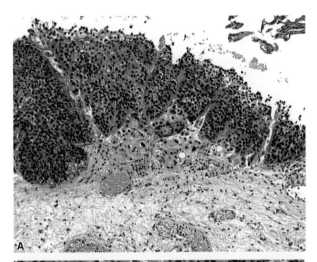

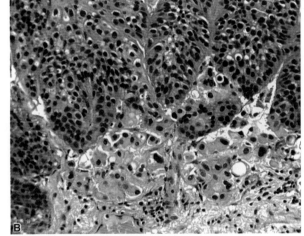

图 10.15　pT1 期尿路上皮癌（A 和 B）。注意反常分化

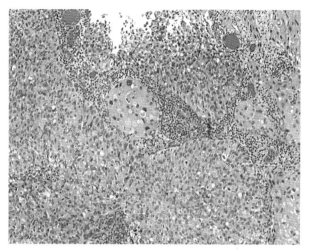

图 10.16 pT1 期尿路上皮癌。注意反常分化

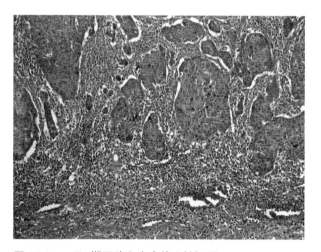

图 10.17 pT1 期尿路上皮癌伴炎性间质

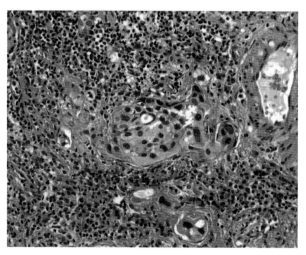

图 10.18 pT1 期尿路上皮癌伴炎性间质

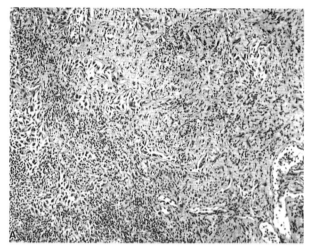

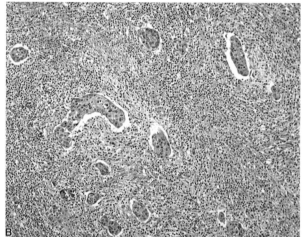

图 10.19 pT1 期尿路上皮癌伴炎性间质（A 和 B）

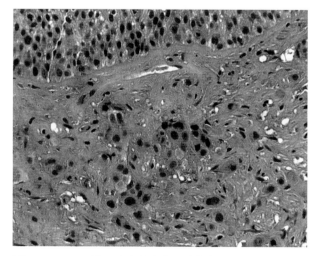

图 10.20 pT1 期尿路上皮癌伴黏液样间质

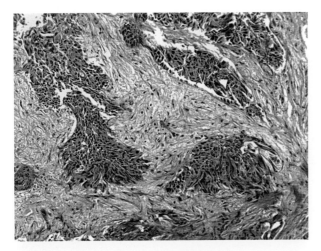

图 10.21　pT1 期尿路上皮癌伴黏液样间质

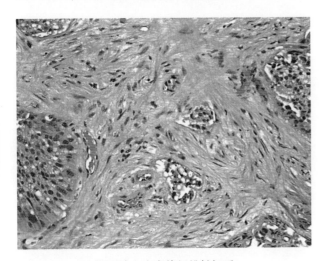

图 10.22　pT1 期尿路上皮癌伴纤维性间质

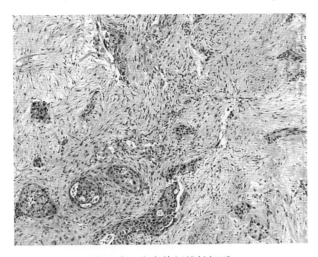

图 10.23　pT1 期尿路上皮癌伴纤维性间质

重要线索。虽然大多数伴明确固有层侵犯的肿瘤显示一些类型的间质侵犯反应，但微浸润性癌通常则无或难以识别这些间质反应。有些病例中，浅表浸润性单个肿瘤细胞的退缩假象可类似于淋巴血管侵犯。这种形态常为局灶性，本身可能就是固有层侵犯的一个早期特征。

固有层侵犯可引起明显的炎症反应。固有层大量炎细胞常掩盖上皮和间质之间的界面，这样导致小的肿瘤细胞巢或单个细胞难以辨认。疑难病例使用 CK 免疫染色可有帮助（图 10.24 和 10.25）。

浸润性尿路上皮癌可有伴梭形成纤维细胞和不同程度胶原化的富于细胞性间质或伴黏液样背景的少细胞性间质（图 10.26 和 10.27）。罕见情况下，肿瘤可引起成纤维细胞的旺炽性增生，细胞显示类似于巨细胞膀胱炎的令人警惕的细胞学非典型性。这种改变，尽管对间质侵犯有帮助，但不应误诊为肉瘤样尿路上皮癌的梭形细胞成分。虽然有些肌成纤维细胞也可表达角蛋白，但 CK 免疫染色在疑难病例中仍有帮助[9]。增生的间质通常为非膨胀性，局限于肿瘤的周围区域，由变性或污秽形态的细胞组成。

10.2　固有层侵犯的少见组织学构型

10.2.1　原位癌伴微浸润（CISmic）

浸润可见于尿路上皮原位癌中（图 10.28 和 10.29）。基于 Ancona 国际会诊最新提议，从上皮 – 间质界面开始测量，浸润的癌细胞不超过 20 个时为原位癌伴微浸润（CISmic）。熟悉一些 CISmic 的形态学特征是非常有价值的，这些特征包括单个细胞浸润、群集的浸润癌细胞伴退缩假象和触角样延伸[2]。

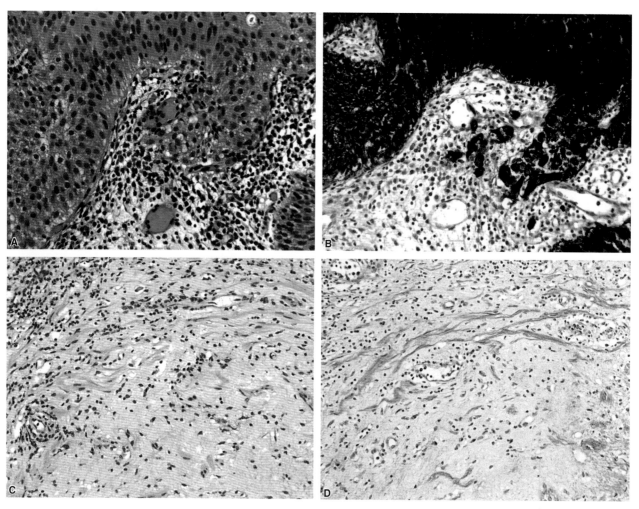

图 10.24　pT1 期尿路上皮癌。（A）间质－上皮界面明显的炎症可掩盖单个癌细胞和小巢状浸润性癌；（B）CK 免疫染色可突出显示肿瘤细胞；（C 和 D）肌成纤维细胞和平滑肌细胞可表达 CK，然而，其阳性强度为弱阳性，胞核小，染色质不清

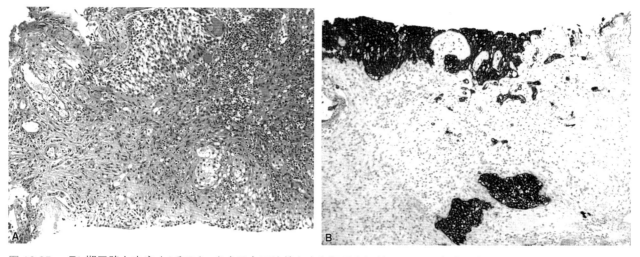

图 10.25　pT1 期尿路上皮癌（A 和 B）。炎症反应可掩盖上皮和间质之间的界面，CK 免疫染色可显示浸润的肿瘤细胞（B）

表 10.2　固有层侵犯的少见组织学构型

原位癌伴微浸润
乳头状尿路上皮癌伴微浸润
乳头状尿路上皮癌伴轴心浸润
伴欺骗温和细胞学特征的浸润性尿路上皮癌亚型
伴内翻性生长的尿路上皮癌浸润

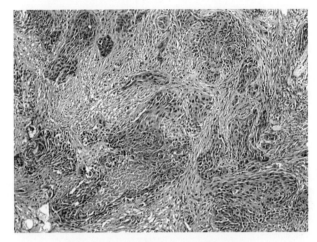

图 10.26　浸润性尿路上皮癌伴假肉瘤样间质

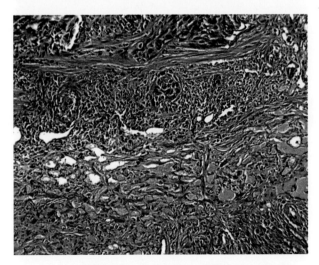

图 10.27　浸润性尿路上皮癌伴假肉瘤样和黏液样间质

10.2.2　乳头状尿路上皮癌伴微浸润

乳头状尿路上皮癌伴微浸润定义为其形态学特征类似于 CISmic，应在病理报告中注明其存在（图 10.30~10.32）[10]。微浸润范围也需要通过测微器准确测量[11-13]。

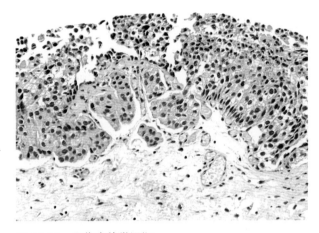

图 10.28　原位癌伴微浸润

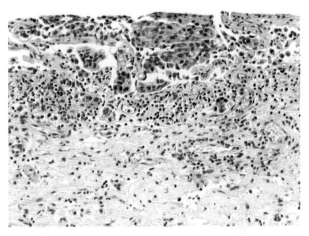

图 10.29　原位癌伴微浸润

10.2.3　乳头状尿路上皮癌伴轴心侵犯

乳头状尿路上皮癌侵犯乳头的轴心较少见（图 10.33）。对这种结构的辨认需要整个乳头状肿瘤的极佳定位，而这可能不容易做到，尤其是在 TUR 标本中。

10.2.4　伴欺骗温和细胞学的浸润性尿路上皮癌亚型

一些浸润性尿路上皮癌，形态学非常温和，具有欺骗性，在小的活检标本中做出 pT1 期膀胱癌的诊断非常困难（见第 12 章）[2,14]。如微囊亚型尿路上皮癌可类似于囊性膀胱炎和腺性膀胱

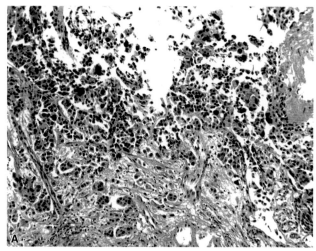

图 10.30 乳头状尿路上皮癌伴早期浸润（A和B）

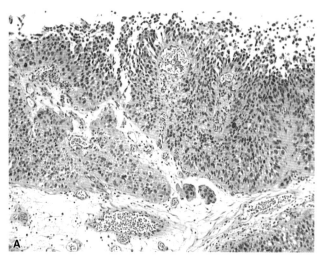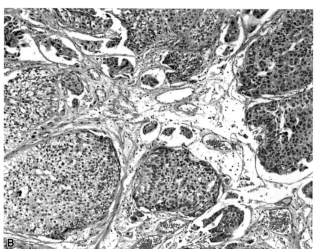

图 10.31 乳头状尿路上皮癌伴早期浸润（A和B）

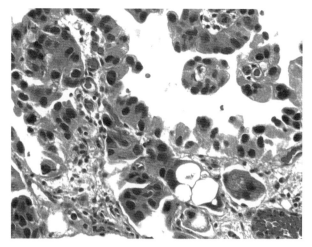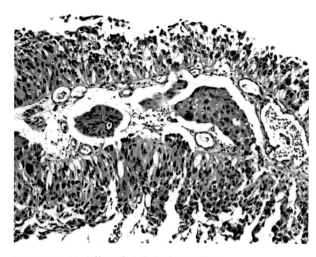

图 10.32 乳头状尿路上皮癌伴早期浸润　　图 10.33 乳头状尿路上皮癌伴轴心侵犯

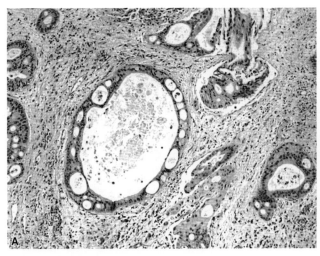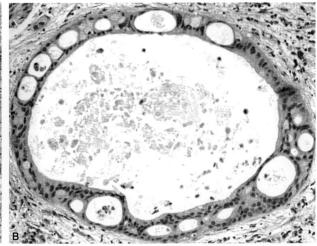

图 10.34　微囊亚型尿路上皮癌（A 和 B）

炎（图 10.34）。巢状亚型尿路上皮癌可与布氏
巢增生混淆，特别在有限的浅表活检标本中（图
10.35 和 10.36）[2,15]。在评价浸润时应注意总体
特征，如细胞学非典型性、浸润性结构、促纤维
增生和结构的复杂性，病理医师应了解这些特征
在浅表活检中可很轻微。

10.2.5　伴内翻性生长的尿路上皮癌的浸润

浸润的一种较难的结构特征为大的乳头状肿
瘤伴明显的内翻性生长（图 10.37 和 10.38）。这

些癌常以推挤性方式浸润固有层，非常类似于皮
肤和黏膜的疣状癌。采用严格的间质侵犯诊断的
形态学标准应该可减少病理医师之间的诊断差异
（见第 17 章）。

10.3　pT1 期尿路上皮癌诊断的陷阱

10.3.1　横切乳头和结构破碎难以定位

TUR 切除的标本常呈碎片状，肿瘤结构常破

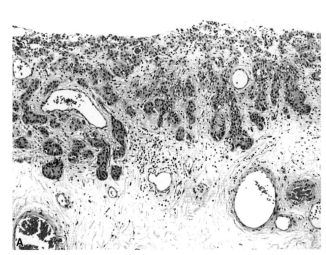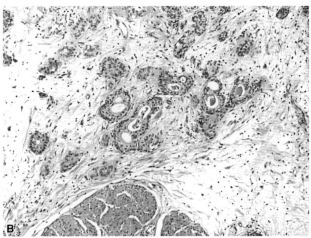

图 10.35　巢状亚型尿路上皮癌（A 和 B）

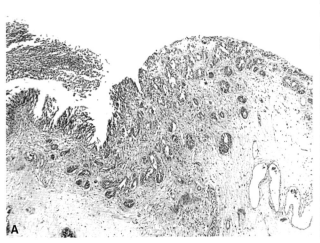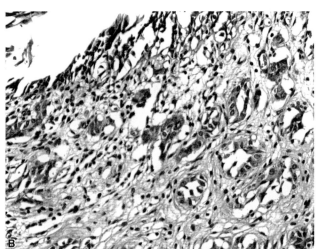

图 10.36　巢状亚型尿路上皮癌（A 和 B）

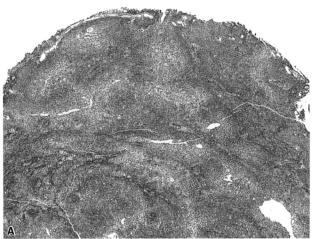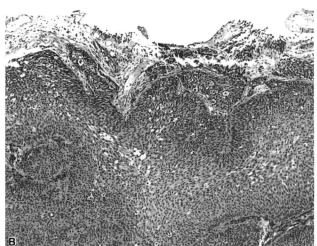

图 10.37　内翻性亚型尿路上皮癌（A 和 B）

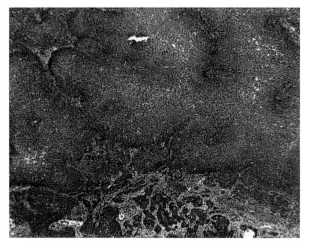

图 10.38　内翻性亚型尿路上皮癌伴浸润

表 10-3　pT1 期尿路上皮癌的诊断陷阱

斜切面，包埋定向不佳

热损伤

炎症遮盖

尿路上皮原位癌累及 Brunn 巢

内翻性或宽前沿生长方式的尿路上皮癌

良性增生性尿路上皮病变的假浸润巢

不确定平滑肌类型的平滑肌侵犯（固有肌层还是黏膜肌层）

碎，这样难以定位乳头及细胞界面。而且，由于它们结构复杂，乳头状肿瘤不可避免在多个平面被横断切片，导致结缔组织内存在孤立的非浸润性肿瘤细胞巢。光滑、圆形和规则性轮廓支持横断切面，而不规则、锯齿状细胞巢随意排列支持间质侵犯。

10.3.2　灼伤

灼伤或烧灼假象可造成 TUR 标本内细胞形态严重变形（图 10.39~10.41），是病理医师诊断困难的常见原因[16,17]。不幸的是，虽然深切偶尔可显示结构保留较好的区域，但病理医师无法控制

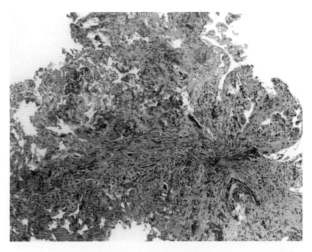

图 10.40　经尿道切除标本内的烧灼假象。该标本无法解释

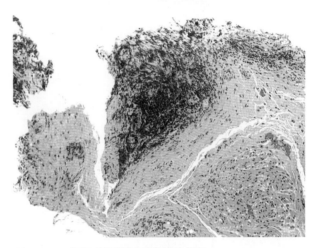

图 10.41　经尿道切除标本的烧灼假象

这个问题。有些病例也可使用 CK 免疫组织化学染色而得到明确诊断[17]。当由于灼伤效应使上述方法无效而不能做出明确诊断时，应在病理报告中明确注明。

10.3.3　炎症反应

乳头状肿瘤在肿瘤–间质界面可显示不同程度、常常明显的炎症反应（图 10.42 和 10.43）。这种炎症反应可掩盖孤立浸润或小巢状肿瘤细胞。这些病例中肿瘤浸润可通过 CK 免疫组织化学染色确定。

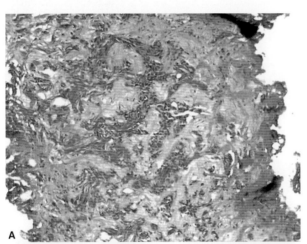

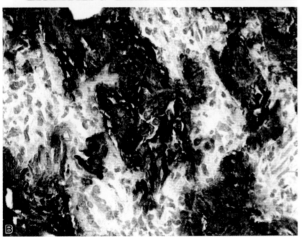

图 10.39　伴烧灼假象的经尿道切除标本显示固有层内浸润挤压的肿瘤细胞巢（A）。AE1/AE3 免疫组织化学染色可明显显示浸润肿瘤细胞巢的上皮性特征（B）

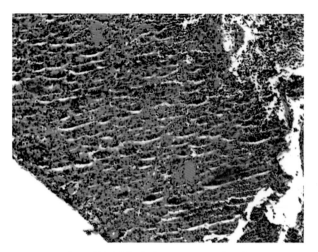

图 10.42　经尿道切除标本内的严重的炎症反应

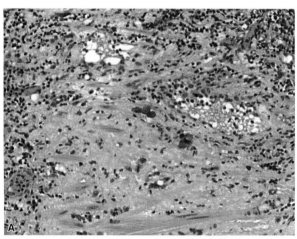

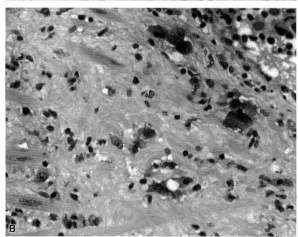

图 10.43　炎性间质内奇异的间质细胞（A 和 B）。这些非典型间质细胞可类似于浸润性肿瘤细胞。疑难病理 CK 免疫染色可有帮助。这些间质细胞 CK 染色阴性（未显示）

10.3.4　原位癌累及布氏巢

肿瘤细胞累及布氏巢也可类似于固有层侵犯（图 10.44 和 10.45）。当布氏巢明显或当他们因炎症或烧灼假象而扭曲时，这个问题特别明显（见第 7 章）。

10.3.5　尿路上皮癌伴内翻性或宽前沿生长方式

间质侵犯的严格诊断标准应该适用于伴内翻性或宽前沿生长方式的尿路上皮癌。对于组织结

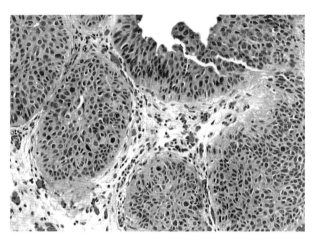

图 10.44　尿路上皮原位癌累及布氏巢。光滑的轮廓保留，未见浸润

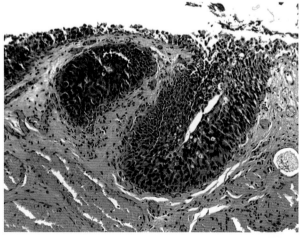

图 10.45　尿路上皮原位癌累及腺囊性膀胱炎和布氏巢，未见浸润

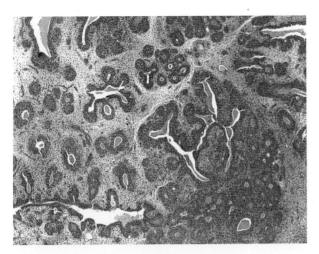

图 10.46　旺炽性布氏巢增生和腺性膀胱炎

构保存或定位欠佳的疑难病例，承认不能明确浸润是比较合适的。

10.3.6　良性增生性尿路上皮病变的假浸润细胞巢

罕见情况下，良性增生性尿路上皮病变如旺炽性布氏巢增生、旺炽性腺性膀胱炎、内翻性乳头状瘤和肾源性化生可在固有层内表现为假浸润细胞巢（图 10.46 和 10.47）。这种情况因组织缺乏好的定位和烧灼假象而变得复杂。假癌性上皮增生，通常与放疗和化疗有关，在其他情况下也可发生。明显的炎症背景提醒病理医师可能存在这种类似于浸润性癌的良性增生（图 10.48 和 10.49；见第 3 章和第 24 章）。

10.3.7　不确定平滑肌类型的平滑肌侵犯

有些病例中，浸润性肿瘤紧邻平滑肌，但由于模糊因素（如炎症、横断切面、烧灼假象、促纤维反应或定位差），很难确定这些平滑肌是黏膜肌层还是固有肌层（逼尿肌）（图 10.50~10.53）。黏膜肌层常位于固有层，由薄和波浪状平滑肌束组成，常伴大管径血管（见第 1

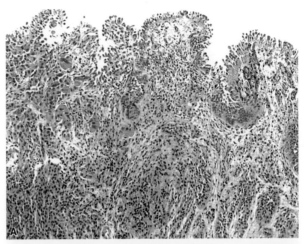

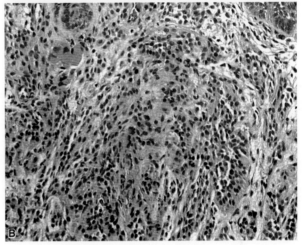

图 10.47　旺炽性布氏巢增生（A 和 B）

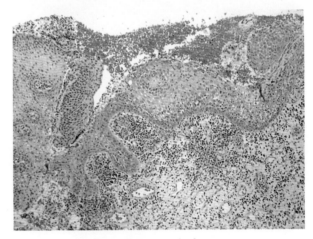

图 10.48　假癌性上皮增生

章）[2,7,20]。偶尔，黏膜肌层平滑肌束发生肥大，导致与固有肌层区分非常困难。平滑肌细胞分化特异性抗原（smoothelin，SM）是一种新近被认

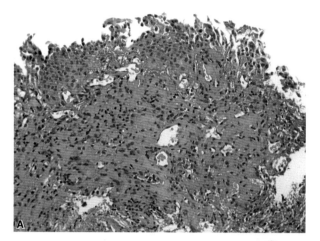

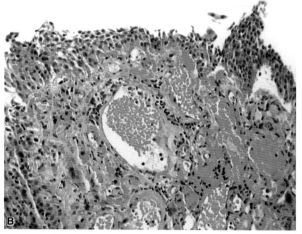

图 10.49 假癌性上皮增生（A 和 B）

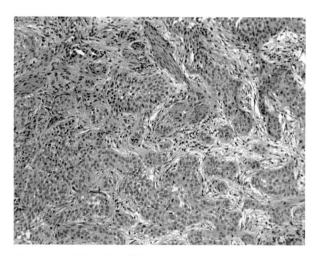

图 10.50 尿路上皮癌侵犯黏膜肌层

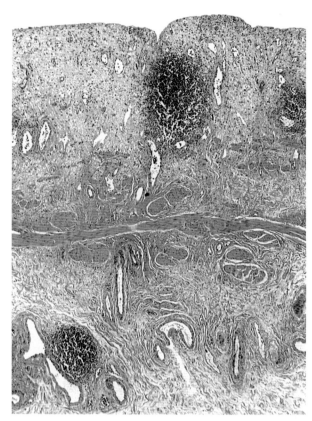

图 10.51 黏膜肌层可肥大，在小的活检标本且定位差的情况下难以与固有肌层区分

10.4 尿路上皮癌的亚分期

pT1 期肿瘤的复发和进展率差异非常明显[2,3,11,12,24,25]，这部分是由于在评估是否有浸润以及浸润范围时存在固有的困难。需要一个准确、容易使用、可重复性的亚分期系统将 pT1 期患者分为不同的预后组别。一些研究探讨了浸润性肿瘤与膀胱黏膜肌层的空间关系对 pT1 期肿瘤亚分类的价值[2,26-32]。另一些研究者将 pT1 期肿瘤分为累及乳头间质轴心和侵犯固有层组。最近 Cheng 等提出基于测微器来测量浸润深度，进而将 pT1 期肿瘤进行亚分类[11,33]。

大多数情况下，膀胱上皮下结缔组织可被薄层的平滑肌纤维（也称为黏膜肌层）分开（图 10.54）。这样上皮下层可分为表面到黏膜肌层的

识的生物标志物，可用于区分黏膜肌层和固有肌层。固有肌层典型显示强 SM 染色，而黏膜肌层则为弱阳性或阴性[21-23]。

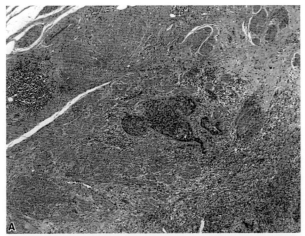

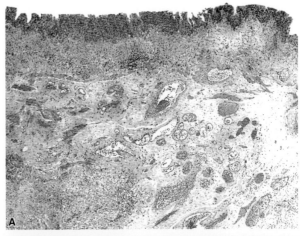

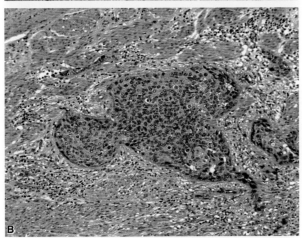

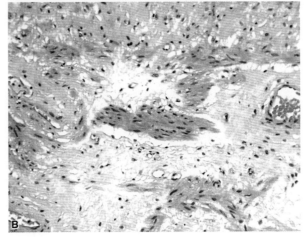

图 10.52　膀胱切除标本中的固有肌层侵犯。肿瘤侵犯到固有肌壁的外层（pT2b）（A）。平滑肌纤维常为碎片状和不连续（B）。在有限的活检标本中，很难区分是黏膜肌层侵犯还是固有肌层（逼尿肌）侵犯

图 10.54　膀胱黏膜肌层（A 和 B）

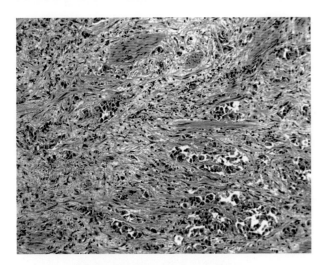

图 10.53　黏膜肌层侵犯还是固有肌层侵犯？

固有层和黏膜肌层与固有肌层之间的黏膜下层。pT1 期肿瘤亚分期中特别强调识别黏膜肌层的重要性[26-32]。镜下，黏膜肌纤维通常纤细和不连续，呈波浪束状排列，且和管径大的血管密切相关，周围为疏松结缔组织[34,35]。94% 膀胱切除标本和近 83% 活检或 TUR 标本内可见到黏膜肌层[11,26-31,34-37]。

Younes 等研究发现肿瘤侵犯位于黏膜肌层或以上者 5 年生存率为 75%，而那些侵犯黏膜肌层以下者则为 11%[31]。在该项研究中，他们发现 pT1c 期（如侵犯超越黏膜肌层）患者 5 年生存率与 pT2 期患者相当（分别为 14% 和 20%）[31]。同样，Hasui 等[27]、Angulo 等[26] 和 Holmang 等[29] 研究结果显示肿瘤侵犯到黏膜肌层以上和黏膜肌层

以下者具有不同的疾病进展率、5 年生存率和癌特异性生存率。Hermann 等[28]研究发现肿瘤侵犯至黏膜肌层以下者的预后差于侵犯到肿瘤乳头轴心和黏膜肌层以上者，且多因素分析显示浸润深度是预测预后的唯一有意义的参数。这种 pT1 期肿瘤亚分期方法的主要问题正如上面提到的，黏膜肌层不是膀胱肿瘤切除标本中一个恒定的组织学特征。当黏膜肌束不存在时，上面提及的大多数学者使用黏膜下大的血管作为黏膜肌层替代的标记，从而至少部分克服了这个问题（图 10.55）[30]。如 Angulo 等发现其研究的病例中有 39% 可见到黏膜肌层，26% 病例使用了血管作为黏膜肌层的标志[26]，这样，该研究中有 35% 病例不能进行分期。Platz 等发现仅有 33% 病例可见到黏膜肌层[30]，而且，当他们对剩余病例使用血管作为替

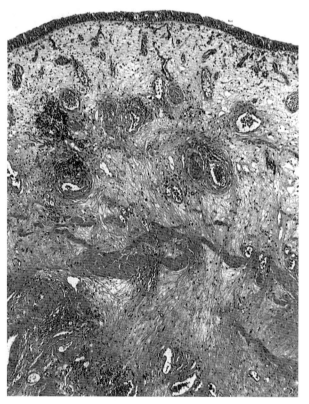

图 10.55　膀胱黏膜肌层。黏膜肌层常伴厚壁血管，然而，厚壁血管不应作为黏膜肌层的替代物，有些厚壁血管紧邻于浅表固有层

代的解剖标志时，在 pT1 期肿瘤亚分期中他们没有发现任何预后意义[30]。最近 Kondylis 等采用黏膜肌层侵犯作为 pT1a 和 pT1b 亚分期，研究病例平均随访时间为 71 个月，结果发现 pT1a 和 pT1b 期患者之间疾病复发和进展率没有明显差异。pT1a和 pT1b 期的癌症进展率分别为 78% 和 71%[38]。而且，他们研究还发现膀胱不同区域的黏膜肌层存在明显差异[39]。这些实际问题使得近来对基于黏膜肌层的 pT1 期亚分期是否是最好的系统的质疑声渐高。争议的结果是基于黏膜肌层侵犯的 pT1期亚分期不应该被提倡[40]。

Cheng 等使用测微器测量肿瘤浸润上皮下结缔组织的深度，然后以此为基础将 pT1 期肿瘤进行亚分期（图 10.56 和 10.57）[11,33]。他们研究了 55 例 TUR 标本上诊断为 pT1 期尿路上皮癌并最终行膀胱切除术治疗的患者[33]，使用目镜测微尺测量肿瘤从黏膜基底膜浸润的深度，结果发现TUR 标本中浸润深度与膀胱切除术后最终的病理分期明显相关。浸润深度为 1.5mm 可有效预测膀胱切除术肿瘤处于进展期，敏感性为 81%，特异性为 83%，阳性和阴性预测值分别为 95% 和56%。他们对 83 例连续诊断为 pT1 期膀胱癌的患者应用同样的标准进行分析，结果发现肿瘤浸润深度大于 1.5mm 的膀胱癌患者 5 年无疾病进展生存率为 67%，而那些肿瘤浸润深度小于 1.5mm者则为 93%（图 10.56 和 10.57）[11]。

pT1 期膀胱肿瘤的亚分期可通过 CK 免疫组化染色而明确。Mhawech 等发现当标本定位差和组织假象阻碍准确诊断时，这种方法非常有价值。93 例 pT1 期膀胱肿瘤标本中有 76 例（82%）HE 染色和免疫组化染色一致，应用免疫组化染色方法有 7 例分期下降，4 例分期上升，仅 5%病例无法亚分期[41]。

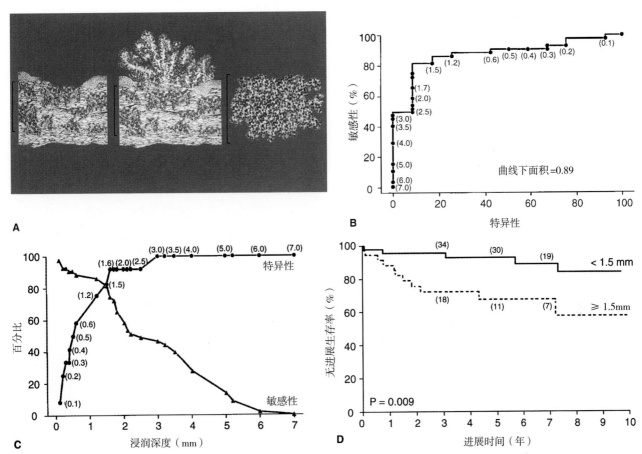

图 10.56　基于测微器测量的浸润深度的 pT1 期膀胱癌亚分期。pT1 期尿路上皮癌中浸润深度是临床预后的一种强有力的预测因子。(A)无论病变是扁平(A Ⅰ)还是乳头状(A Ⅱ),经尿道切除或活检标本中间质浸润的深度是应用目镜测微尺测量从膀胱黏膜基底膜到最深浸润的癌细胞。当组织碎片含有癌,不伴邻近基底膜或当标本无法定位,浸润深度是完整肿瘤碎片的最短距离,以避免过估浸润深度(A Ⅲ)。(B)浸润深度 ROC 分析作为进展期(大于等于 T2)膀胱癌的预测因子。ROC 曲线下的面积为 0.89。(C)浸润深度敏感性和特异性作为进展期(大于等于 T2)膀胱癌的预测因子。预测进展期膀胱癌的敏感性和特异性最大值的最适浸润深度是 1.5mm。(D)经尿道切除标本中浸润深度小于 1.5mm 和大于等于 1.5mm 的膀胱癌无癌症进展生存曲线比较。疾病进展包括肌层侵犯或更晚期癌、远处转移或死于膀胱癌

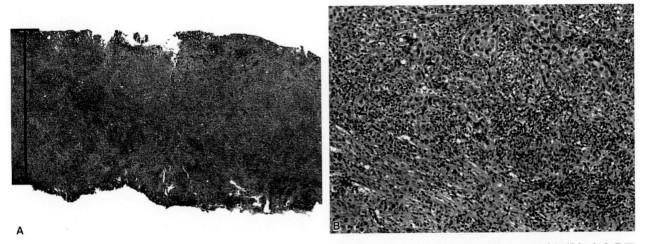

图 10.57(1)　同一患者经尿道切除(TUR)(A 和 B)和膀胱切除标本(C~F)中的尿路上皮癌。经尿路切除标本中见不到固有肌层(A 和 B)。TUR 标本中浸润深度是 5.1mm。基于浸润深度,患者进行了膀胱切除术,术后为 pT3N2。应该注意的是当肿瘤呈膨胀性或推挤式生长时,TUR 或活检标本中不总是可能显示有固有肌层侵犯

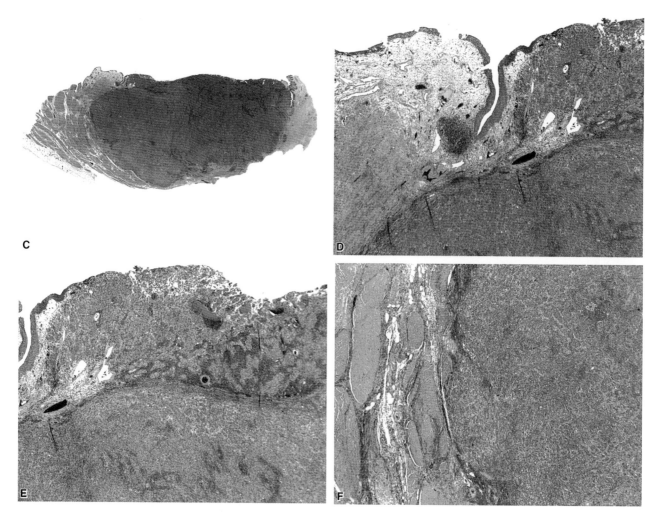

图 10.57（2） 同一患者经尿道切除（TUR）（A 和 B）和膀胱切除标本（C~F）中的尿路上皮癌。经尿路切除标本中见不到固有肌层（A 和 B）。TUR 标本中浸润深度是 5.1mm。基于浸润深度，患者进行了膀胱切除术，术后为 pT3N2。应该注意的是当肿瘤呈膨胀性或推挤式生长时，TUR 或活检标本中不总是可能显示有固有肌层侵犯

综合资料表明，浸润水平无论是通过评估肿瘤与黏膜肌层关系还是直接进行测微器测量，都可以确定一部分预后较差的 pT1 期膀胱癌患者。建议在病理报告中注明评估固有层浸润深度的方法。在 pT1 期尿路上皮癌中使用 1.5mm 作为截断值来评价浸润深度似乎是合理的。

10.5 pT1 期尿路上皮癌中的淋巴血管侵犯

pT1 期尿路上皮癌中淋巴血管侵犯的发生率不一，据报道为 5%~28%（图 10.58~10.60）[2,42-44]。淋巴血管侵犯在较大（大于 5cm）和高级别而无乳头形成的肿瘤中较常见，且与预后差密切相关。对 170 例 pT1 期尿路上皮癌研究发现，无血管侵犯的 pT1 期尿路上皮癌中 5 年生存率为 81%，而伴血管侵犯者只有 44%。淋巴血管侵犯似乎是独立于肿瘤分级之外的一个独立的预后差的预测因子。因此，病理报告中应注明淋巴血管侵犯（见第 2 章）[3]。

血管/淋巴管侵犯的识别可能比较困难，在普通 HE 染色切片上易与浸润性癌巢周围的人为

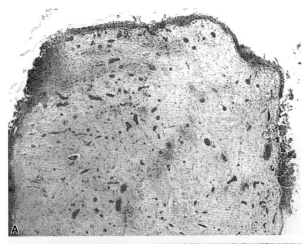

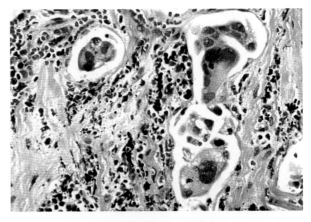

图 10.59　pT1 期膀胱癌内淋巴血管侵犯

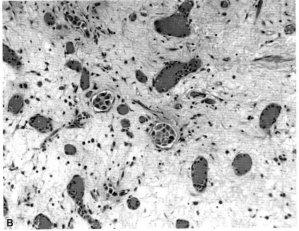

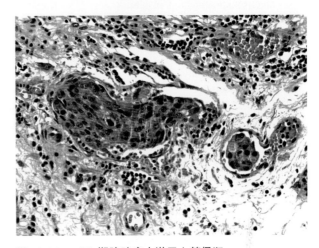

图 10.60　pT1 期膀胱癌内淋巴血管侵犯

图 10.58　pT1 期膀胱癌内淋巴血管侵犯

裂隙混淆。对于有疑问病例，可以使用 CD31 或 CD34 免疫染色。然而，淋巴血管侵犯与肿瘤细胞人为腔隙内陷的区分在有些病例或许无法做

到，对于这种情况，应将这些病例作为淋巴血管侵犯不确定比较适合。

（黄文斌　译）

参考文献

1. Edge SB, Byrd DR, Compton CC, Fritz AG, Greene FL, Trotti A. American Joint Committee on Cancer Staging Manual, 7th ed. New York: Springer, 2010.

2. Lopez-Beltran A, Cheng L. Stage pT1 bladder carcinoma: diagnostic criteria, pitfalls and prognostic significance. *Pathology* 2003; 35:484–91.

3. Cheng L, Montironi R, Davidson DD, Lopez-Beltran A. Staging and reporting of urothelial carcinoma of the urinary bladder. *Mod Pathol* 2009; 22(Suppl 2):S70–95.

4. Soloway MS, Sofer M, Vaidya A. Contemporary management of stage T1 transitional cell carcinoma of the bladder. *J Urol* 2002; 167:1573–83.

5. Alkhateeb SS, Van Rhijn BW, Finelli A, van der Kwast T, Evans A, Hanna S, Vajpeyi R, Fleshner NE, Jewett MA, Zlotta AR. Nonprimary pT1 nonmuscle invasive bladder cancer treated with bacillus Calmette-Gu'erin is associated with higher risk of progression compared to primary

T1 tumors. *J Urol* 2010; 184:81–6.

6. Kwak C, Ku JH, Park JY, Lee E, Lee SE, Lee C. Initial tumor stage and grade as a predictive factor for recurrence in patients with stage T1 grade 3 bladder cancer. *J Urol* 2004; 171:149–52.

7. Cheng L, Neumann RM, Weaver AL, Cheville JC, Leibovich BC, Ramnani DM, Scherer BG, Nehra A, Zincke H, Bostwick DG. Grading and staging of bladder carcinoma in transurethral resection specimens. Correlation with 105 matched cystectomy specimens. *Am J Clin Pathol* 2000; 113:275–9.

8. Jimenez RE, Keany TE, Hardy HT, Amin MB. pT1 Urothelial carcinoma of the bladder: criteria for diagnosis, pitfalls, and clionical implications. *Adv Anat Pathol* 2000; 7:13–25.

9. Tamas EF, Epstein JI. Detection of residual tumor cells in bladder biopsy specimens: pitfalls in the interpretation of cytokeratin stains. *Am J Surg Pathol* 2007; 31:390–7.

10. Lopez-Beltran A, Cheng L, Andersson L, Brausi M, de Matteis A, Montironi R, Sesterhenn I, van det Kwast KT, Mazerolles C. Preneoplastic non-papillary lesions and conditions of the urinary bladder: an update based on the Ancona International Consultation. *Virchows Arch* 2002; 440:3–11.

11. Cheng L, Neumann RM, Weaver AL, Spotts BE, Bostwick DG. Predicting cancer progression in patients with stage T1 bladder carcinoma. *J Clin Oncol* 1999; 17:3182–7.

12. Cheng L, Bostwick DG. Progression of T1 bladder tumors: better staging or better biology. *Cancer* 1999; 86:910–2.

13. Cheng L, Weaver AL, Bostwick DG. Predicting extravesical extension of bladder carcinoma: a novel method based on micrometer measurement of the depth of invasion in transurethral resection specimens. *Urology* 2000; 55:668–72.

14. Eble JN, Young RH. Carcinoma of the urinary bladder: a review of its diverse morphology. *Semin Diagn Pathol* 1997; 14:98–108.

15. Drew PA, Furman J, Civantos F, Murphy WM. The nested variant of transitional cell carcinoma: an aggressive neoplasm with innocuous histology. *Mod Pathol* 1996; 9:989–94.

16. Lopez-Beltran A. Bladder treatment. Immunotherapy and chemotherapy. *Urol Clin North Am* 1999; 26:535–54.

17. Lopez-Beltran A, Luque RJ, Mazzucchelli R, Scarpelli M, Montironi R. Changes produced in the urothelium by traditional and newer therapeutic procedures for bladder cancer. *J Clin Pathol* 2002; 55:641–7.

18. Young RH. Non-neoplastic disorders of the urinary bladder. In: Bostwick DG, Cheng L, eds. Urologic Surgical Pathology, 2nd ed. Philadelphia: Elsevier/Mosby, 2008; 215–58.

19. Young RH. Tumor-like lesions of the urinary bladder. *Mod Pathol* 2009; 22Suppl 2:S37–52.

20. Lopez-Beltran A, Sauter G, Gasser T, Hartmann A, Schmitz-Dr¨ager BJ, Helpap B, Ayala AG, Tamboli P, Knowles MA, Sidransky D, Cordon-Cardo C, Jones PA, Cairns P, Simon R, Amin MB. Urothelial tumors: infiltrating urothelial carcinoma. In: Eble JN, Sauter G, Epstein JI, Sesterhenn I, eds. World Health Organization Classification of Tumors. Pathology and Gentics of Tumors of the Urinary System and Male Genital Organs Lyon, France: IARC Press, 2004.

21. Paner GP, Shen SS, Lapetino S, Venkataraman G, Barkan GA, Quek ML, Ro JY, Amin MB. Diagnostic utility of antibody to smoothelin in the distinction of muscularis propria from muscularis mucosae of the urinary bladder: a potential ancillary tool in the pathologic staging of invasive urothelial carcinoma. *Am J Surg Pathol* 2009; 33:91–8.

22. Council L, Hameed O. Differential expression of immunohistochemical markers in bladder smooth muscle and myofibroblasts, and the potential utility of desmin, smoothelin, and vimentin in staging of bladder carcinoma. *Mod Pathol* 2009; 22:639–50.

23. Miyamoto H, Sharma RB, Illei PB, Epstein JI. Pitfalls in the use of smoothelin to identify muscularis propria invasion by urothelial carcinoma. *Am J Surg Pathol* 2010; 34:418–22.

24. Nieder AM, Brausi M, Lamm D, O'Donnell M, Tomita K, Woo H, Jewett MA. Management of stage T1 tumors of the bladder: International Consensus Panel. *Urology* 2005; 66:108–25.

25. Quintero A, Alvarez-Kindelan J, Luque RJ, Gonzalez-Campora R, Requena MJ, Montironi R, Lopez-Beltran A. Ki–67 MIB1 labelling index and the prognosis of primary TaT1 urothelial cell carcinoma of the bladder. *J Clin Pathol* 2006; 59:83–8.

26. Angulo JC, Lopez JI, Grignon DJ, Sanchez-Chapado M. Muscularis mucosae differentiates two populations with different prognosis in stage T1 bladder cancer. *Urology* 1995; 45:47–53.

27. Hasui Y, Osada Y, Kitada S, Nishi S. Significance of invasion to

the muscularis mucosae on the progression of superficial bladder cancer. *Urology* 1994; 43:782–6.

28. Hermann GG, Horn T, Steven K. The influence of the level of lamina propria invasion and the prevalence of p53 nuclear accumulation on survival in stage T1 transitional cell bladder cancer. *J Urol* 1998; 159:91–4.

29. Holmang S, Hedelin H, Anderstrom C, Holmberg E, Johansson SL. The importance of the depth of invasion in stage T1 bladder carcinoma: a prospective cohort study. *J Urol* 1997; 157:800–4.

30. Platz CE, Cohen MB, Jones MP, Olson DB, Lynch CF. Is microstaging of early invasive cancer of the urinary bladder possible or useful? *Mod Pathol* 1996; 11:1035–9.

31. Younes M, Sussman J, True LD. The usefulness of the level of the muscularis mucosae in the staging of invasive transitional cell carcinoma of the urinary bladder. *Cancer* 1990; 66:543–8.

32. Sozen S, Akbal C, Sokmensuer C, Ekici S, Ozen H. Microstaging of pT1 transitional cell carcinoma of the bladder: Does it really differentiate two populations with different prognoses? *Urol Int* 2002; 69:200–6.

33. Cheng L, Weaver AL, Neumann RM, Scherer BG, Bostwick DG. Substaging of T1 bladder carcinoma based on the depth of invasion as measured by micrometer. A new proposal. *Cancer* 1999; 86:1035–43.

34. Dixon JS, Gosling JA. Histology and fine structure of the muscularis mucosae of the human urinary bladder. *J Anat* 1983; 136:265–71.

35. Ro JY, Ayala AG, el-Naggar A. Muscularis mucosae of urinary bladder. Importance for staging and treatment. *Am J Surg Pathol* 1987; 11:668–73.

36. Keep JC, Piehl M, Miller A, Oyasu R. Invasive carcinomas of the urinary bladder. Evaluation of tunica muscularis mucosae involvement. *Am J Clin Pathol* 1989; 91:575–9.

37. Engel P, Anagnostaki L, Braendstrup O. The muscularis mucosae of the human urinary bladder. *Scand J Urol Nephrol* 1992; 26:249–52.

38. Kondylis FI, Demirci S, Ladaga L, Kolm P, Schellhammer PF. Outcomes after intravesical bacillus Calmette-Gu′erin are not affected by substaging of high grade T1 transitional cell carcinoma. *J Urol* 2000; 163:1120–3.

39. Paner GP, Ro JY, Wojcik EM, Venkataraman G, Datta MW, Amin MB. Further characterization of the muscle layers and lamina propria of the urinary bladder by systematic histologic mapping: implications for pathologic staging of invasive urothelial carcinoma. *Am J Surg Pathol* 2007; 31:1420–9.

40. Epstein JI, Amin MB, Reuter VR, Mostofi FK. The World Health Organization/International Society of Urological Pathology consensus classification of urothelial (transitional cell) neoplasms of the urinary bladder. Bladder Consensus Conference Committee. *Am J Surg Pathol* 1998; 22:1435–48.

41. Mhawech P, Iselin C, Pelte MF. Value of immunohistochemistry in staging T1 urothelial bladder carcinoma. *Eur Urol* 2002; 42:459–63.

42. Cho KS, Seo HK, Joung JY, Park WS, Ro JY, Han KS, Chung J, Lee KH. Lymphovascular invasion in transurethral resection specimens as predictor of progression and metastasis in patients with newly diagnosed T1 bladder urothelial cancer. *J Urol* 2009; 182:2625–30.

43. Andius P, Johansson SL, Holmang S. Prognostic factors in stage T1 bladder cancer: tumor pattern (solid or papillary) and vascular invasion more important than depth of invasion. *Urology* 2007; 70:758–62.

44. Lopez JI, Angulo JC. The prognostic significance of vascular invasion in stage T1 bladder cancer. *Histopathology* 1995; 27:27–33.

第 11 章

膀胱癌分期

11.1 pT0 期癌   229

11.2 pTa 期癌   231

11.3 pT1 期癌   232

11.4 pT2 期癌   232

11.5 pT3 期癌   236

11.6 pT4 期癌   239

11.7 淋巴血管侵犯和神经周围侵犯   242

11.8 淋巴结分类（N 分期）   242

11.9 远处转移   244

11.10 TNM 描述语   244

参考文献   246

病理分期是膀胱癌治疗和预后的最重要的决定性因素[1-8]。一个理想的分期系统应当能够准确反映这个部位癌症的自然病程,描述总的肿瘤负荷,评估诊断时肿瘤扩散程度(图11.1~11.3),以及将患者按照不同预后分组以制定相应的治疗计划。采用统一的分期系统,有利于不同机构之间治疗方法的比较。膀胱癌分期推荐使用美国癌症联合委员会/国际抗癌联盟(AJCC/UICC)2010 年修订版 TNM 分期系统(表11.1 和 11.2)。

11.1 pT0 期癌

pT0 期肿瘤是指先前活检或经尿道切除(TUR)标本确诊为癌而行膀胱切除的标本未见癌组织残留的膀胱癌。pT0 期膀胱癌的发病率为5%~10%[7,10-15]。pT0 期患者的临床结局不一,在一项 120 例 pT0 期膀胱癌患者的大宗研究中,患者 5 年无复发生存率、癌特异性生存率和总体生存率分别为 84%、88% 和 84%[11]。多因素分析显示 TUR 标本内淋巴血管侵犯和原位癌(CIS)是临床结局不良的独立预后因素[11]。伴淋巴血管侵犯患者的 5 年总体生存率为 70%,而无淋巴血管侵犯者则为 89%[11]。pT0 期患者淋巴结转移的发生率为 3%~8%[10,13,15]。

新近 Tilki 及其同事报道了最大宗的 pT0 期膀胱癌的研究报道,该项研究共收集了 4430 例来自美国、加拿大和欧洲等 12 个中心行根治性膀胱切除且无新辅助化疗的膀胱癌病例[15]。pT0 期膀胱癌的发病率为 5.1%,17 例(7.5%)有区域淋巴结转移。在平均 48 个月随访时间内,15 例(6.6%)患者死于膀胱癌。5 年无复发率和癌特异性生存率约为 90%(95% 的置信区间:85.3~93.1)和 93%。多因素分析显示淋巴结转移和女性性别是无复发生存率和癌特异性生存率的独立预后因素[15]。

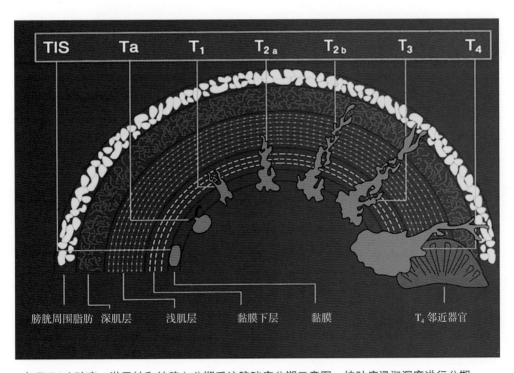

图 11.1　2002 年 TNM(肿瘤、淋巴结和转移)分期系统膀胱癌分期示意图。按肿瘤浸润深度进行分期

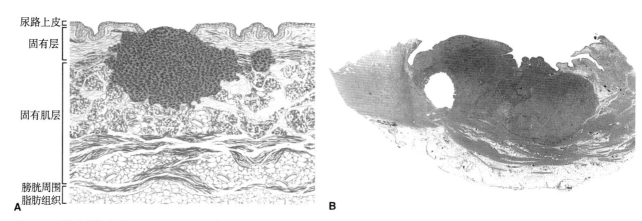

尿路上皮
固有层
固有肌层
膀胱周围脂肪组织
A
B

图 11.2 膀胱的解剖图（A 和 B）。膀胱由尿路上皮、固有层、固有肌层和膀胱周围脂肪组织组成。脂肪组织也可见于固有层和固有肌层。目前的膀胱癌分期系统是基于肿瘤浸润深度。图中显示肿瘤浸润固有肌层（即膀胱逼尿肌）

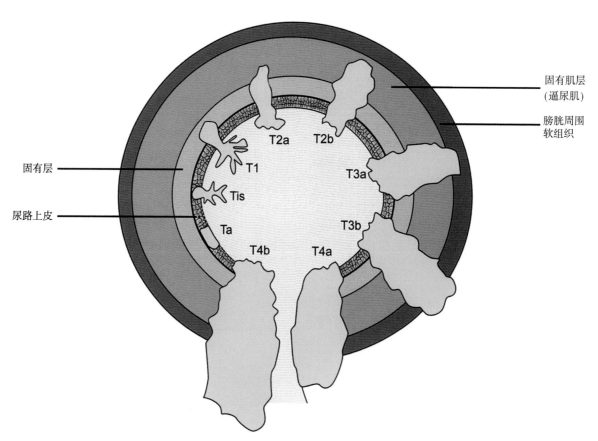

固有肌层
(逼尿肌)

膀胱周围
软组织

固有层

尿路上皮

T2a T2b
T1
T3a
Tis
Ta T3b
T4b T4a

图 11.3 依据 2002 年 TNM（肿瘤、淋巴结和转移）分期系统的膀胱癌分期示意图

表 11.1　膀胱癌分期（2010 年修订版）

原发肿瘤（T）

　　TX 原发肿瘤无法评估

　　T0 无原发肿瘤的证据

　　Ta 非浸润性乳头状癌

　　Tis　原位癌

　　T1 肿瘤侵犯上皮下结缔组织（固有层）

　　T2 肿瘤侵犯膀胱壁固有肌层

　　　　T2a　肿瘤侵犯浅表固有肌层（内 1/2）

　　　　T2b　肿瘤侵犯深部固有肌层（外 1/2）

　　T3 肿瘤侵犯膀胱周围组织

　　　　T3a　显微镜下可见

　　　　T3b　肉眼可见（膀胱外肿块）

　　T4 肿瘤侵犯下列任何组织：前列腺、子宫、阴道、骨盆壁以及腹壁

　　　　T4a　肿瘤侵犯前列腺间质、子宫、阴道

　　　　T4b　肿瘤侵犯腹壁或骨盆壁

区域淋巴结（N）

　　NX　区域淋巴结无法评估

　　N0　区域淋巴结无转移

　　N1　真性盆腔内单个区域淋巴结转移（髂内、闭孔、髂外或骶前淋巴结）

　　N2　真性盆腔内多个区域淋巴结转移

　　N3　髂总淋巴结转移

远处转移（M）

　　M0　无远处转移

　　M1　有远处转移

表 11.2　TNM 分期分组

0a 期	Ta	N0	M0
0is 期	Tis	N0	M0
I 期	T1	N0	M0
II 期	T2a	N0	M0
	T2b	N0	M0
III 期	T3a	N0	M0
	T3b	N0	M0
	T4a	N0	M0
IV 期	T4b	N0	M0
	任何 T	N1、2、3	M0
	任何 T	任何 N	M1

aM0 定义为"无远处转移"。

11.2　pTa 期癌

　　pTa 期膀胱癌由 2010 年 TNM 分期系统定义为非浸润性乳头状尿路上皮癌[9]（图 11.4）。pTa 期膀胱癌根据黏膜固有层无浸润而与 pT1 期膀胱癌区分开。认识黏膜固有层、黏膜肌层或固有肌层侵犯的诊断陷阱对膀胱肿瘤的评估非常重要[16]。

　　历史上，术语"浅表性膀胱癌"用于描述没有侵犯固有肌层的膀胱肿瘤，它包括非浸润性乳头状尿路上皮癌（pTa）、CIS（pTis）和侵犯黏膜固有层的肿瘤（pT1 期）。该术语仍然被许多

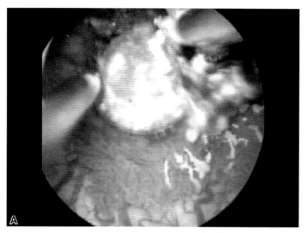

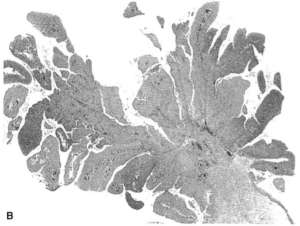

图 11.4　低级别非浸润性乳头状尿路上皮癌

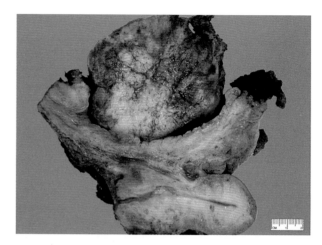

图 11.5　T2 期膀胱癌。巨大肿块突入膀胱腔内

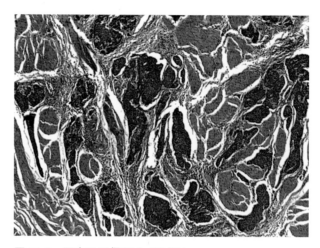

图 11.6　固有肌层侵犯（pT2 期）

临床泌尿科医师使用，但现在建议把"浅表性"这个词从膀胱肿瘤名称中完全去除[17,18]。

组织学分级是 pTa 期膀胱肿瘤中一个最重要的预后因素（见第 9 章）[19-22]。

11.3　pT1 期癌

详见第 10 章和第 25 章的论述。

11.4　pT2 期癌

pT2 期癌定义为肿瘤侵犯固有肌层（图 11.5~11.12）。2010 版 TNM 分期系统将 pT2 分成两类：癌组织侵犯固有肌层深度小于 1/2（pT2a）

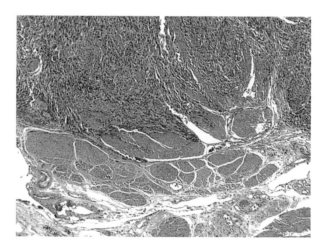

图 11.7　pT2b 膀胱癌。肿瘤侵犯膀胱壁固有肌层外 1/2。T2 亚分期仅可在膀胱切除标本进行

和癌组织侵犯肌壁厚度大于 1/2[9]。pT2 期肿瘤亚分期的临床应用价值受到质疑[23]。

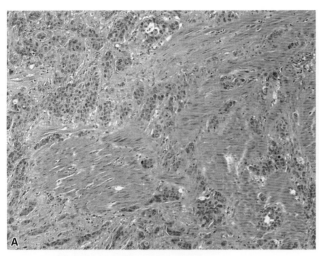
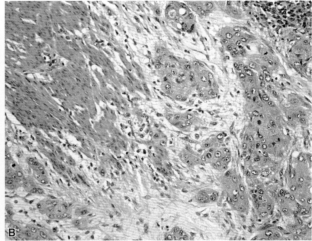

图 11.8　固有肌层侵犯（pT2）（A 和 B）

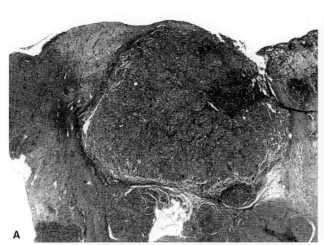
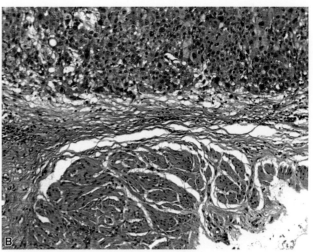

图 11.9　pT2b 期膀胱癌。肿瘤侵犯膀胱壁固有肌层外 1/2，呈膨胀性生长（A）。肿瘤未穿透固有肌层（B）。在活检标本难以确定固有肌层侵犯

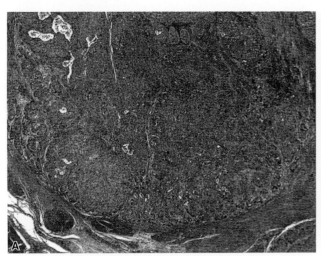
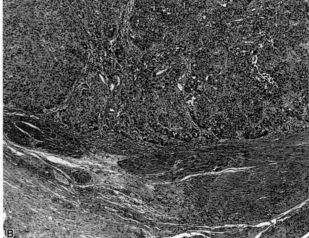

图 11.10　pT2b 期膀胱癌伴膨胀性生长（A 和 B）

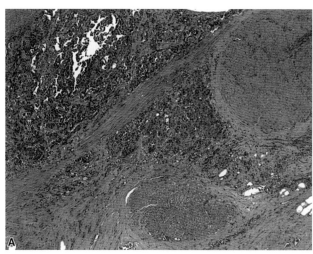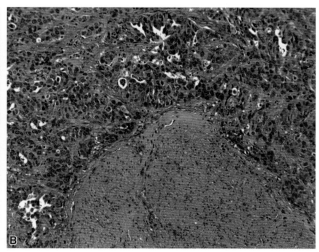

图 11.11　pT2b 期膀胱癌（A 和 B）。肿瘤围绕固有肌层。注意促纤维性间质

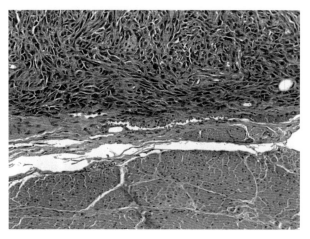

图 11.12　pT2 期膀胱癌。另一例膨胀性生长的肿瘤，肿瘤没有直接穿透黏膜肌层。在 TUR 或活检标本中固有肌层侵犯并不总是明确。推荐采用浸润性尿路上皮癌中描述的测微计测量肿瘤浸润深度（见第 10 章）

目前 T2 期膀胱癌的亚分期是以 Jewett[24] 在 1952 年的工作作为基础。对 18 例伴肌层浸润 [T2a（B1）期 5 例，T2b（B2）期 13 例] 的膀胱癌研究发现，80% 的 T2a 期患者生存，而 T2b 期仅有 8% 患者生存[24]。自这篇文章发表之后的 47 年时间内积累的数据显示并不支持根据肿瘤浸润固有肌层的深度来对 T2 期进行亚分期（表 11.3）[7,24–58]。然而，最新的一项多中心研究表明对 pT2 期膀胱癌进行亚分期可有利于区分不同风险组患者人群[59]。

根据梅奥诊所的数据，Cheng 等[57] 对 pT2 期膀胱癌进行了平均随访时间为 8.3 年的随访后发现 pT2a 期和 pT2b 期癌在生存时间上没有明显差异。pT2a 期和 pT2b 期膀胱癌患者的 10 年癌特异性生存率分别为 82% 和 81%[57]。相反，肿瘤大小（肿瘤最大径）是肌层浸润性膀胱癌患者无远处转移和癌特异性生存的预测因素[57]。肿瘤最大直径小于 3cm 和大于等于 3cm 患者的 10 年癌特异性生存率分别为 94% 和 73%（图 11.13）[57]。最近 Yu 等对 311 例 pT2 期膀胱癌进行研究发现，在控制了淋巴结状况后，pT2a 期和 pT2b 期膀胱癌患者的临床预后没有显著差异[53]。无淋巴结转移的 pT2a 期和 pT2b 期膀胱癌患者的 10 年无复发生存率分别为 84% 和 72%，而伴淋巴结转移的 pT2a 期和 pT2b 期膀胱癌患者的 10 年无复发生存率分别为 50% 和 48%[53]。

Jewett 于 1978 年说道："我们 30 年前武断地以浸润肌层的一半作为分界线将膀胱肿瘤分为 B1（pT2a）期和 B2（pT2b）期的做法现在看来可能太肤浅了[60]。"依据肿瘤浸润固有肌层的深度将 T2 期膀胱癌进行亚分期，对患者进行不同预后组别分层的价值有限，应该在将来的 TNM

表 11.3　T2a 期和 T2b 期膀胱癌临床预后比较

文献	年份	例数 （T2a 和 T2b）	5 年生存率（%）	
			T2a	T2b
Jewett[24]	1952	18	80	8
Bowles 和 Cordonnier[32]	1963	40	52	50
Cox 等[33]	1968	75	45	40
Sorensen 等[46]	1969	38	7	0
Pomerase[40]	1972	46	15	29
Utz 等[47]	1975	73	47	40
Cordonnier[37]	1974	76	52	40
Richie 等[42]	1975	58	40	40
Pearse 等[50]	1978	26	64	50
Prout 等[41]	1976	112	31	31
Boileau 等[34]	1980	57	38	52
Bredael 等[36]	1980	61	54	48
Mathur 等[38]	1981	18	86	64
Skinner 等[55]	1982	33	53	39
Beahrs 等[35]	1984	61	42	35
Montie 等[51]	1984	27	62	63
Pagano 等[52]	1991	95	63	50
Roehrborn 等[44]	1991	145	65	61
Wishnow 等[49]	1992	35	75	78
Pollack 等[39]	1995	140	78	77
Cuesta 等[56]	1997	50	73	67
Cheng 等[59]	1999	64	62	56
Dalbagni 等[7]	2001	58	62	58
Girgin 等[54]	2005	75	84	66
Yu 等[53]	2006	242[a]	87	75
		69[b]	50	50
Tokgoz 等[58]	2007	57	44	43

[a] 淋巴结阴性患者

[b] 淋巴结阳性患者

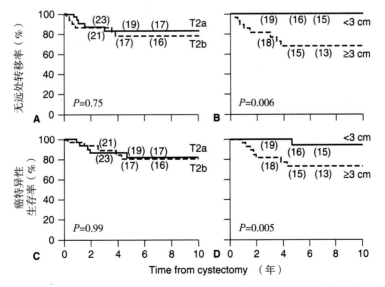

图 11.13　pT2 期尿路上皮癌亚分期。pT2 期尿路上皮癌患者无远处转移率（A 和 B）和癌特异性生存率（C 和 D）。肿瘤大小（B 和 D）比 pT2 亚分期（pT2a 与 pT2b）（A 和 C）更有临床价值

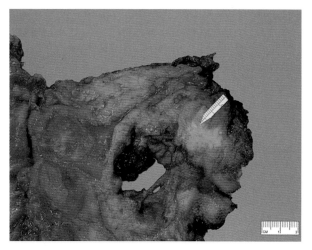

图 11.14 pT3b 期膀胱癌。大体见肿瘤侵犯膀胱周围软组织（箭头）

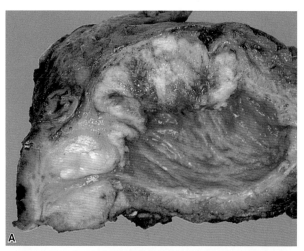

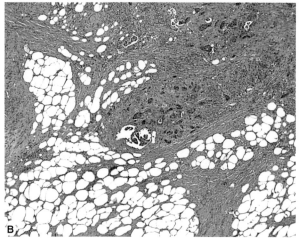

图 11.15 pT3b 期膀胱癌。肿瘤侵犯膀胱周围脂肪组织（A 和 B）

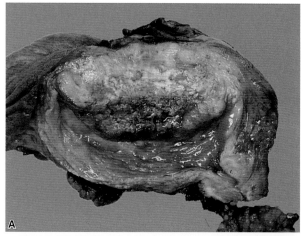

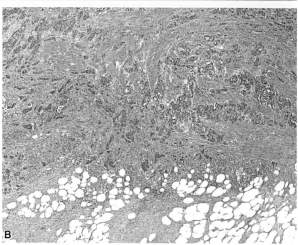

图 11.16 pT3b 期膀胱癌。肿瘤侵犯膀胱周围脂肪组织（A 和 B）

分期系统中去除。而肿瘤大小可能是 T2 期膀胱癌进一步分期的相关性参数[57]。

11.5 pT3 期癌

pT3 期膀胱癌定义为肿瘤侵犯膀胱周围软组织（图 11.14~11.18）。膀胱壁内存在脂肪组织已经得到充分的证实（图 11.19）[61,62]。因此在活检或经尿道切除的标本中出现脂肪组织侵犯，并不一定提示为浸润性 pT3 期癌。因此，活检或经尿道切除的标本不适合用于诊断 pT3 期膀胱癌。

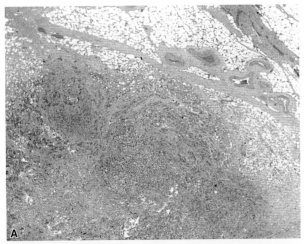

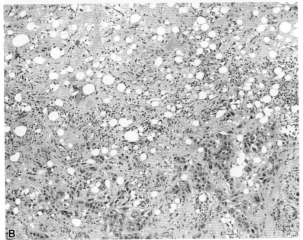

图 11.17　pT3 期膀胱癌。肿瘤侵犯膀胱周围脂肪组织（A 和 B）

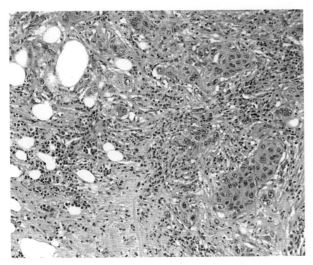

图 11.18　pT3 期膀胱癌。肿瘤侵犯膀胱周围软组织

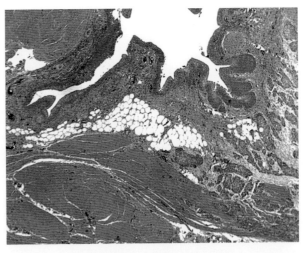

图 11.19　pT2 期膀胱癌。注意黏膜固有层存在脂肪组织。在 TUR 和活检标本看到脂肪组织侵犯不是诊断 pT3 期癌症的指标

将 pT3 期癌细分为 pT3a 期（显微镜下膀胱壁外扩散）和 pT3b 期（肉眼可见的膀胱壁外扩散）是有争议的。Quek 等对 236 例 pT3 期膀胱癌进行了 8.9 年中位随访，结果发现复发和生存率在 pT3a 期和 pT3b 期肿瘤患者之间无差别。在该项研究中发现仅有淋巴结转移和手术切缘状况会显著影响患者预后[63]。然而，一项新近研究发现大体检查时肉眼可见的膀胱周围脂肪组织侵犯（pT3b）与癌症复发和癌症死亡的风险增加相关[64]。在一项有 808 例 pT3 期膀胱癌患者的多中心研究中，发现 pT3 期癌分为镜下（pT3a）和大体上膀胱周围脂肪侵犯并不是复发和癌特异性生存的明显预后因素[65]。仅年龄、软组织手术切缘状况、淋巴管侵犯和淋巴结转移是预测患者预后的独立因素。然而，在一些除外淋巴结转移的 pT3 期淋巴结阴性患者中，pT3 期亚分期有明显的预测价值[65]。因此，需要在报告中注明是否存在肉眼膀胱周围脂肪组织侵犯。

目前，在 TUR 或活检标本中还没有可靠的方法来预测膀胱外侵犯（pT3）。在活检或 TUR

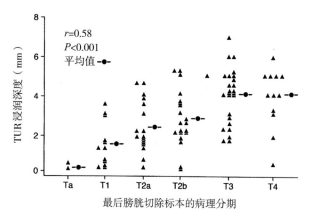

图 11.20 TUR 标本中肿瘤浸润深度与最后膀胱切除标本的病理分期密切相关（Spearman 相关系数，r = 0.58，P < 0.001）。膀胱切除标本伴膀胱周围侵犯患者（大于等于 T3）的平均浸润深度为 4.0mm，而不伴膀胱周围侵犯患者的平均浸润深度为 2.2mm。在活检标本浸润深度大于 4mm 的患者中，100% 为进展期（大于等于 pT2）膀胱癌，81% 为 pT3 或 pT4 期膀胱癌

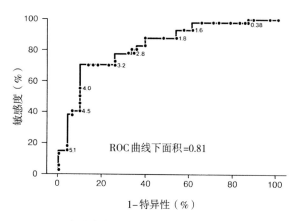

图 11.21 膀胱癌患者膀胱外侵犯的预测因素。以浸润深度作为膀胱外侵犯预测因子的受试者工作特征曲线。图中数字（mm）表示在 TUR 标本中用测微计测量的浸润深度

标本中存在脂肪组织侵犯不能认定为 pT3 期癌。Cheng 及其同事分析了 90 例 TUR 标本中诊断的浸润性膀胱癌病例[65]，用目镜测微尺测量 TUR 标本的浸润深度。这些患者均行根治性膀胱切除术，从经尿道切除至根治性膀胱切除的平均间隔时间为 44 天。在膀胱切除标本中有膀胱外侵犯（大于等于 T3）者为 39 例（43%）。作者发现肿瘤浸润深度与最后的病理分期密切相关（秩相关系数 r=0.58，P < 0.001）[66]。通过测量受试者工作特征（ROC）曲线下面积，浸润深度预测膀胱外侵犯的总准确度为 0.81（标准差 0.045）（图 11.20~11.21）。在膀胱癌切除标本中，伴膀胱外侵犯的平均浸润深度为 4.0mm，而无膀胱外侵犯的平均浸润深度为 2.2mm。基于 4.0mm 分界点来判断膀胱外侵犯的敏感性、特异性、阳性预测值和阴性预测值分别为 54%、90%、81%、和 72%（表 11.4）。活检标本中浸润深度超过 4mm 的患者，100% 为进展期（大于等于 pT2 期）膀胱癌，81% 为 pT3 或 pT4 期膀胱癌。作者认为在 TUR 标本中，应用目镜测微尺测量浸润深度超过 4mm 的膀胱癌患者，可能有膀胱外侵犯，需要考虑更积极的治疗[66]。

表 11.4 在 TUR 标本中用测微计测量的浸润深度预测膀胱外侵犯[a]

浸润深度（mm）	膀胱切除术（患者人数）						总数
	Ta	T1	T2a	T2b	T3	T4	
≤ 4.0	2	12	15	17	11	7	64
> 4.0	0	0	2	3	15	6	26
总数	2	12	17	20	26	13	90

来源：引自参考文献 66，已获授权。

[a] 以 4.0mm 作为分界点来判断膀胱切除标本膀胱外侵犯（大于等于 T3 期）的敏感性、特异性、阳性预测值和阴性预测值分别为 54%、90%、81% 和 72%。活检标本中浸润深度超过 4mm 的患者，100% 为进展期（大于等于 pT2 期）膀胱癌，81% 为 pT3 或 pT4 期膀胱癌。

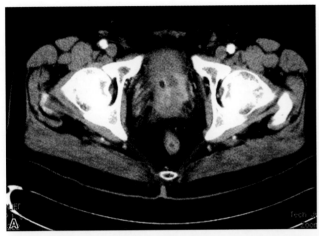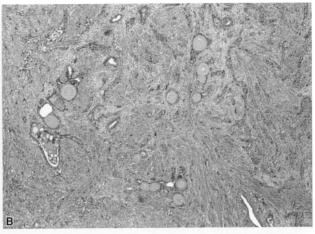

图 11.22　pT4 期膀胱癌。肿瘤浸润前列腺。CT扫描（A）和镜下表现（B）

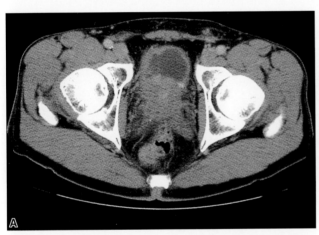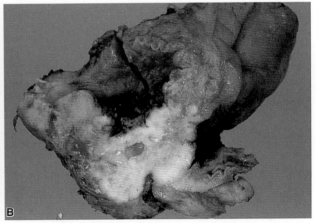

图 11.23　pT4 期膀胱癌。肿瘤侵犯前列腺和直肠，CT扫描（A）和大体表现（B）

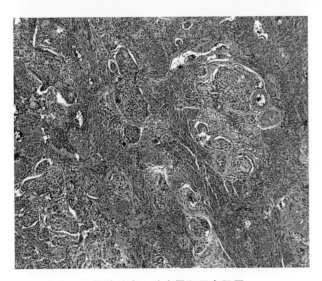

图 11.24　pT4 期膀胱癌。肿瘤侵犯子宫肌层

11.6　pT4 期癌

　　pT4 期膀胱癌定义为肿瘤侵犯一个邻近的器官，包括子宫、阴道、前列腺间质、盆腔壁或腹壁（图 11.22~11.24）。在 2010 年 AJCC/UICC 膀胱癌 TNM 分期指南中，pT4a 期表示肿瘤侵犯前列腺、子宫或阴道，pT4b 期提示肿瘤侵犯盆腔壁或腹壁。2010 年 TNM 分期的主要修改是阐明了 pT4 期癌。在男性患者，T4 期癌是指膀胱癌直接侵犯前列腺间质（图 11.25~11.28），前列腺尿道部上皮下侵犯不再是 T4 期癌。

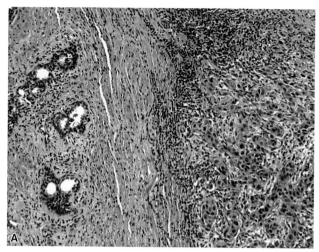
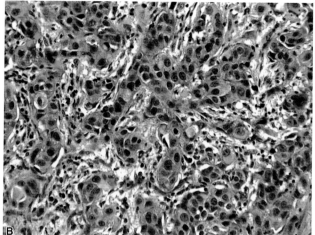

图 11.25 pT4 期膀胱癌。肿瘤侵犯前列腺（A和B）

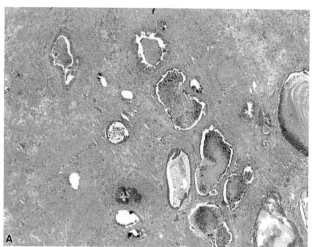
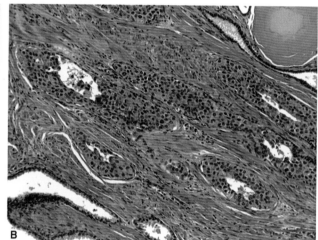

图 11.26 pT4 期膀胱癌。肿瘤侵犯前列腺（A和B）

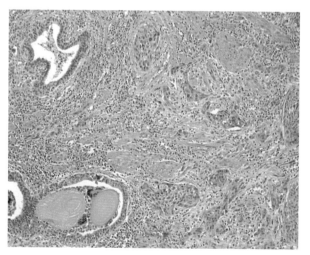
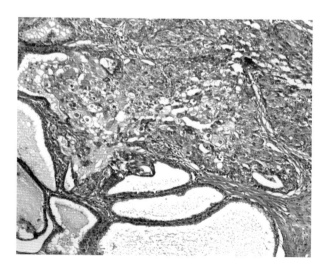

图 11.27 pT4 期膀胱癌。肿瘤侵犯前列腺

图 11.28 pT4 期膀胱癌。肿瘤侵犯前列腺

　　将膀胱癌侵犯前列腺定为 pT4 期癌存在争议[67]。Donat 等发现尿路上皮癌侵犯前列腺间质有 3 种途径[68]。包括经膀胱外、经尿道和经膀胱颈侵犯[68]。然而，通过这 3 种不同途径侵犯前列腺间质的预后意义还不清楚。Esrig 等研究了 143 例伴前列腺累及的膀胱癌，并将它们分成两组。Ⅰ组为癌组织穿透膀胱壁全层并侵犯前列腺，Ⅱ组为癌组织经前列腺尿道部侵犯前列腺[69]。结果发现Ⅰ组和Ⅱ组 5 年总体生存率分别为 21% 和 55%。Ⅱ组患者中，存在前列腺间质侵犯的膀胱癌患者预后比尿路上皮癌仅局限于尿道部黏膜的预后差[69]。同样，Pagano 等发现Ⅰ组患者的 5 年生存率仅为 7%，而Ⅱ组则为 46%[70]。在Ⅱ组患者中，所有仅累及尿道部黏膜的膀胱癌患者均无癌存活，而伴前列腺间质侵犯的患者为 40%~50%[70]。在一项 214 例尿路上皮癌侵犯前列腺的膀胱前列腺根治性切除标本的详细映射研究中，发现 26% 浸润性膀胱癌直接侵犯前列腺，剩余 74% 的尿路上皮癌是经前列腺尿道部蔓延至前列腺[71]。最近，Montironi 等[72]应用全标本包埋技术对 248 例肌层浸润性膀胱癌行膀胱前列腺切除术的前列腺标本进行详细组织病理学分析，发现 38% 的前列腺有膀胱癌累及。50% 前列腺标本中可见偶发的前列腺癌，其中 81% 的前列腺癌没有临床意义[72]。这些研究强调对因膀胱癌行膀胱前列腺切除的前列腺标本进行全面取材和组织学评估的重要性。

　　肿瘤直接侵犯膀胱周累及精囊腺与预后差密切相关，类似于 pT4b 期膀胱癌（图 11.29）[73,74]。这些患者 5 年总生存率仅为 10%，类似于 pT4b 期癌（7%）。前列腺间质侵犯的膀胱癌患者 5 年总生存率为 38%[73]。但是，癌组织从前列腺经上皮内蔓延至精囊腺的预后意义还不确定，需要独立报道[75]。

　　不同的前列腺累及模式的预后意义还不清楚。尿路上皮癌可累及前列腺尿道部，伴或不伴间质侵犯。原位癌累及前列腺尿道部不应归为 pT4a 期癌。同样，尿路上皮癌可累及前列腺导管和腺泡而不伴间质侵犯。前列腺间质侵犯常与预后差相关，需要明确说明。肿瘤通过膀胱周围侵犯并累及精囊腺是一种预后不良的指征[73,74]。

　　基于一项 1988~2006 年诊断的、来自于 17 个 SEER 数据库登记的 2043 例 pT4 期膀胱癌患者进行的分析，Liberman 及其同事发现 pT4b 期患者癌特异性死亡率比 pT3 期高 2.3 倍（$P < 0.001$），pT4a 期患者比 pT3 期高 1.1 倍（$P=0.002$），pT4a 期患者比 pT4b 期高 2.0 倍[76]。在淋巴结转移阴性的患者中，pT4b 期患者癌特异性死亡率比 pT3 期高 2.3 倍（$P < 0.001$），pT4b 期比 pT4a 期高 2.1 倍（$P < 0.001$）。有趣的是，pT4a 期患者癌特异性死亡率与 pT3 期相同（$P=0.1$）。这些结果支持对 pT4 期膀胱癌进行分层具有临床实用性[76]。

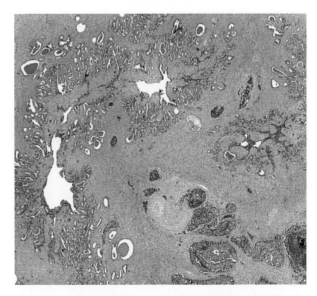

图 11.29　pT4 期膀胱癌。肿瘤侵犯前列腺的精囊腺。这些肿瘤较那些仅侵犯前列腺间质者更具有侵袭性

11.7 淋巴血管侵犯和神经周围侵犯

详见第 25 章的论述（图 11.30 和 11.31）。

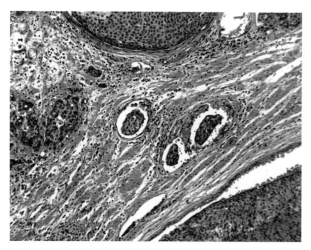

图 11.30 淋巴管侵犯

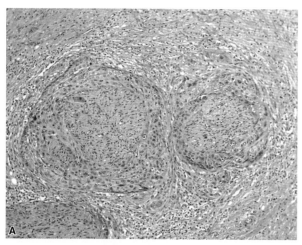

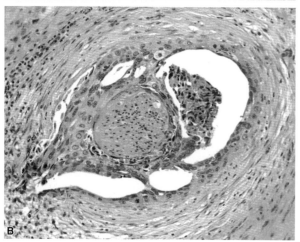

图 11.31 神经侵犯（A 和 B）

11.8 淋巴结分类（N 分期）

2010 年 TNM 分期系统根据阳性淋巴结的数目及其部位对淋巴结状况进行分类（图 11.32~11.35；表 11.1）[9]。N1 定义为首站引流区内有一个阳性淋巴结，N2 定义为首站引流区内有多个阳性淋巴结转移，N3 定义为髂总淋巴结累及。先前根据转移淋巴结的大小（以 2cm 和 5cm 为界限）进行的 N 亚分类已经废弃[77]。

最近的研究强调淋巴结密度对淋巴结分期的重要性[78-82]。淋巴结密度定义为阳性淋巴结占所有送检淋巴结的比例。Kassouf 等分析了 248 例阳性淋巴结转移的病例，发现淋巴结密度是肿瘤生存的独立预测因素[79]。5 年癌特异性生存率在淋巴结密度大于 20% 的患者为 15%，而淋巴结密度小于等于 20% 的患者则为 55%[79]。然而，最少需要送检多少淋巴结才可评估最佳淋巴结密度还不清楚。而且，淋巴结密度的最佳截断值在系统性分析中也未确定。在一项 101 例淋巴结阳性膀胱癌患者的多因素分析中，使用 20% 作为截断值，结果发现淋巴结密度不是生存的一个明

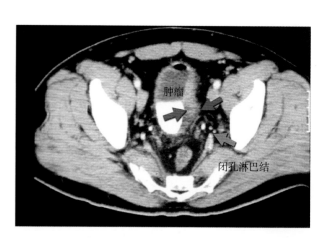

图 11.32 肿瘤播散和淋巴结转移的影像学评估。这例膀胱壁增厚在 CT 扫描时也得到证实。CT 扫描预测肿瘤局部扩散的效果较差。行 CT 和 MRI 盆腔扫描以排除盆腔淋巴结转移。最常见的播散部位是位于髂外动静脉后方的闭孔淋巴结

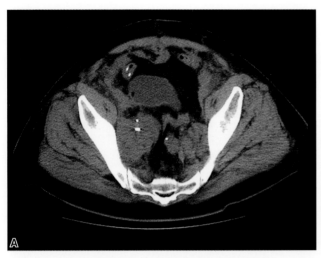

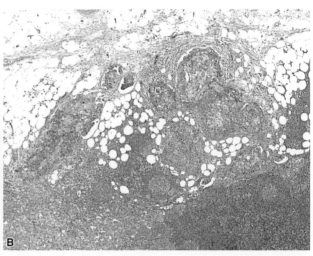

图 11.33 淋巴结转移。1 例膀胱癌患者CT扫描显示广泛的淋巴结肿大（A）。行淋巴结清扫术，镜下显示淋巴结几乎完全被膀胱癌取代。注意转移淋巴结的结外播散（B）

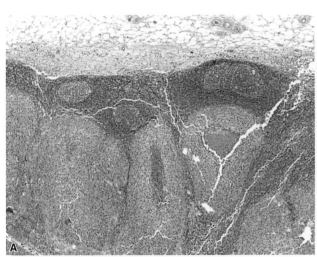

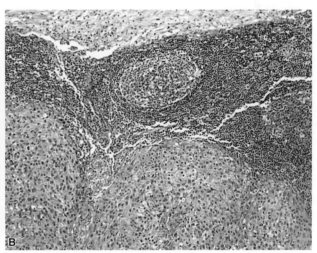

图 11.34 淋巴结转移（A和B）

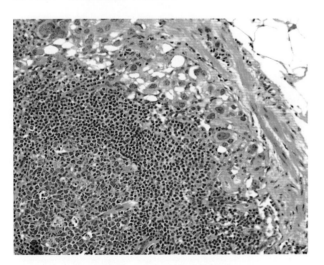

图 11.35 淋巴结转移。注意被膜下微转移

显的预测因素[83]。在另一项 154 例淋巴结阳性的膀胱癌患者的研究中发现，仅阳性淋巴结的数目是生存的一个独立预测因素。每增加一个阳性淋巴结，癌症死亡的风险性增加 20%[84]。

另外，一些其他因素如转移淋巴结的最大直径、淋巴结外扩散以及阳性淋巴结的解剖部位可能也起着重要作用[83]。Fleischmann 等发现淋巴结外扩散是临床预后的强烈预测因子[83]。101 例伴盆腔淋巴结转移患者中，淋巴结外扩散的发生率为 58%[83]。在 21 个月的中位随访时间内，伴淋巴结外扩散患者比无淋巴结外扩散患者具有更

差的无复发生存期和总生存期（前者中位数分别为 12 个月和 16 个月，后者均为 60 个月）[85]。

隐匿性淋巴结转移可存在但常规 HE 染色方法不能检出。应用分子方法来检测淋巴结微转移在解决 HE 染色不足时是一项值得期待的技术。应用 RT-PCR 方法检测 UP Ⅱ 诊断淋巴结微转移比 CK20 更敏感[86]。在 66 例组织学未发现转移的盆腔淋巴结标本中，UP Ⅱ 在 6 例中被检出（10%），而 CK20 无 1 例检出[86]。Seraj 等应用 RT-PCR 检测 27 例组织学阴性淋巴结中的 UP Ⅱ mRNA，结果发现 UP Ⅱ 阳性率为 25%[87]。Copp 等在形态学未证实淋巴结转移的盆腔淋巴结切除标本中发现 UP Ⅱ RNA 转录子的阳性率为 33%[88]。研究者发现仅 5% 组织学和 RT-PCR 淋巴结均阴性的患者癌症复发。而 91% 组织学和 RT-PCR 淋巴结阳性的患者在平均随访 6 个月后复发[88]。应用实时定量 RT-PCR 方法，Marin-Aguilera 等发现 21% 的组织学阴性淋巴结 RT-PCR 结果阳性[89]。然而在 35 个月平均随访时间中，未发现 RT-PCR 阳性组与 RT-PCR 阴性组存在生存差别[89]。应用 CK 免疫组化方法检测隐匿性淋巴结转移似乎没有实用价值[90]。

11.9 远处转移

存在远处转移者命名为 M1。远处转移常见部位包括肝、肺、骨、肾上腺和胃肠道（图 11.36~11.41）[1,22]。骨转移通常表现为椎骨的溶骨性病变。转移至卵巢、皮肤和软组织者也有报道。

11.10 TNM 描述语

病理分期依赖于癌症解剖范围的病理学记

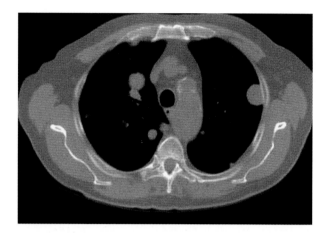

图 11.36 远处转移。CT 扫描显示膀胱癌肺转移

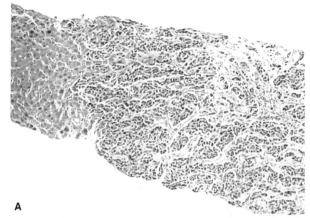

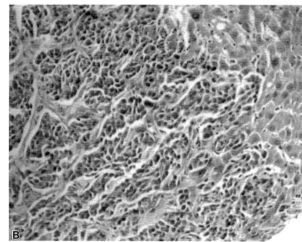

图 11.37 原发性膀胱癌的远处转移（肝脏）（A 和 B）

录，而不论原发肿瘤是否完整切除。TNM 分期信息应该包含在最终的病理报告中（见第 25 章）。根据 AJCC/UICC 规定，"T" 是指先前未经过治疗的原发肿瘤。符号 "p" 指的是 TNM 的病理分

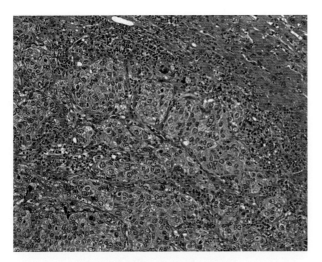

图 11.38　原发性膀胱癌的远处转移（肝脏）

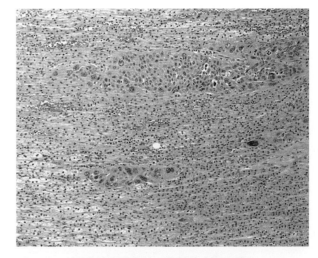

图 11.40　原发性膀胱癌的远处转移（肾上腺）

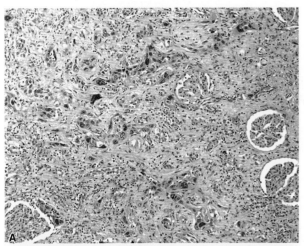

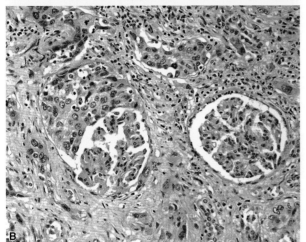

图 11.39　原发性膀胱癌的远处转移（肾脏）（A 和 B）

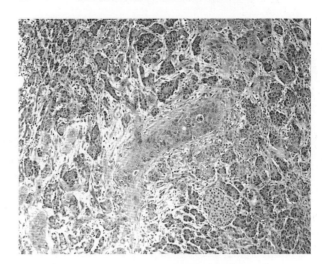

图 11.41　原发性膀胱癌的远处转移（胰腺）

类，不同于临床分类，是根据大体和镜下观察而确定的（见表 11.5）。pT 指的是切除的原发肿瘤或活检组织足以评估肿瘤最高分期，pN 是指切除的淋巴结足以证实淋巴结的转移，pM 是指远处病变的镜下检查。临床分期（cTNM）常常由临床医师对患者进行初步评估或当病理分期不能获得且在治疗之前做出。后缀"is"可附加于任何 T 表示伴随有原位癌。

　　为了识别 TNM 或 pTNM 分期的特殊病例，会辅以后缀"m"及前缀"y"和"r"（见表 11.5）。后缀"m"应加在合适的 T 分类以表示一个部位存在

表 11.5　选择用来辅助TNM分期的符号

原发肿瘤（T）

　　C　分期由患者的临床检查提供，前缀"c"
　　　　暗示缺少前缀为"p"的分期

　　P　通过外科手术标本的病理学检查提供

　　M　表示多个原发肿瘤

　　R　在记录的无瘤期后的复发肿瘤

　　Y　新辅助化疗后（治疗后）评估的分期

R分类

　　RX　不能确定是否存在残余肿瘤

　　R0无残余肿瘤

　　R1镜下残余肿瘤

　　R2肉眼残余肿瘤

多个原发肿瘤，并记录在括号中：pT（m）NM。前缀"y"是指那些病例的分期在最初的多学科治疗（如新辅助化疗、放疗或放化疗）期间或之后做出。在这种情况下，cTNM或pTNM的分期是通过前缀"y"来限定。ycTNM或ypTNM限定了病理检查时肿瘤实际存在的范围。发生于无瘤期后复发肿瘤的分期，用前缀"r"加以识别：rTNM。

当残余肿瘤（r）被使用时，可应用附加的描述语。当患者接受以治愈为目的的治疗（如治愈性手术切除）后有肿瘤残留，可应用R分级系统进行分类（表11.5）。对外科医师来说，R分级可以有效地评估根治性外科手术的既定效果或预期状态。

（赵有财　译）

参考文献

1. Cheng L, Montironi R, Davidson DD, Lopez-Beltran A. Staging and reporting of urothelial carcinoma of the urinary bladder. *Mod Pathol* 2009; 22(Suppl 2):S70–95.

2. Droller MJ. Bladder cancer: State-of-the-art care. *CA Cancer J Clin* 1998; 48:269–84.

3. Cheng L, Neumann RM, Nehra A, Spotts BE, Weaver AL, Bostwick DG. Cancer heterogeneity and its biologic implications in the grading of urothelial carcinoma. *Cancer* 2000; 88:1663–70.

4. Cheng L, Neumann RM, Weaver AL, Cheville JC, Leibovich BC, Ramnani DM, Scherer BG, Nehra A, Zincke H, Bostwick DG. Grading and staging of bladder carcinoma in transurethral resection specimens. Correlation with 105 matched cystectomy specimens. *Am J Clin Pathol* 2000; 113:275–9.

5. Cheng L, Weaver AL, Leibovich BC, Ramnani DM, Neumann RM, Scherer BG, Nehra A, Zincke H, Bostwick DG. Predicting the survival of bladder carcinoma patients treated with radical cystectomy. *Cancer* 2000; 88: 2326–32.

6. Stein JP, Lieskovsky G, Cote R, Groshen S, Feng AC, Boyd S, Skinner E, Bochner B, Thangathurai D, Mikhail M, Raghavan D, Skinner DG. Radical cystectomy in the treatment of invasive bladder cancer: long-term results in 1,054 patients. *J Clin Oncol* 2001; 19:666–75.

7. Dalbagni G, Genega E, Hashibe M, Zhang ZF, Russo P, Herr H, Reuter V. Cystectomy for bladder cancer: a contemporary series. *J Urol* 2001; 165:1111–6.

8. Shariat SF, Karakiewicz PI, Palapattu GS, Lotan Y, Rogers CG, Amiel GE, Vazina A, Gupta A, Bastian PJ, Sagalowsky AI, Schoenberg MP, Lerner SP. Outcomes of radical cystectomy for transitional cell carcinoma of the bladder: a contemporary series from the Bladder Cancer Research Consortium. *J Urol* 2006; 176:2414–22.

9. Edge S, B, Byrd DR, Compton CC, Fritz AG, Greene FL, Trotti A. American Joint Committee on Cancer Staging Manual, 7th ed. New York: Springer, 2010.

10. Palapattu GS, Shariat SF, Karakiewicz PI, Bastian PJ, Rogers CG, Amiel G, Lotan Y, Vazina A, Gupta A, Sagalowsky AI, Lerner SP, Schoenberg MP. Cancer specific outcomes in patients with pT0 disease following radical cystectomy. *J*

Urol 2006; 175:1645–9.

11. Kassouf W, Spiess PE, Brown GA, Munsell MF, Grossman HB, Siefker-Radtke A, Dinney CP, Kamat AM. P0 stage at radical cystectomy for bladder cancer is associated with improved outcome independent of traditional clinical risk factors. *Eur Urol* 2007; 52:769–74.

12. Thrasher JB, Frazier HA, Robertson JE, Paulson DF. Does of stage pT0 cystectomy specimen confer a survival advantage in patients with minimally invasive bladder cancer? *J Urol* 1994; 152:393–6.

13. Volkmer BG, Kuefer R, Bartsch G Jr, Straub M, de Petriconi R, Gschwend JE, Hautmann RE. Effect of a pT0 cystectomy specimen without neoadjuvant therapy on survival. *Cancer* 2005; 104:2384–91.

14. Yiou R, Patard JJ, Benhard H, Abbou CC, Chopin DK. Outcome of radical cystectomy for bladder cancer according to the disease type at presentation. *BJU Int* 2002; 89:374–8.

15. Tilki D, Svatek RS, Novara G, Seitz M, Godoy G, Karakiewicz PI, Kassouf W, Fradet Y, Fritsche HM, Sonpavde G, Izawa JI, Ficarra V, et al. Stage pT0 at radical cystectomy confers improved survival: an international study of 4,430 patients. *J Urol* 2010; 184:888–94.

16. Lopez-Beltran A, Cheng L. Stage pT1 bladder carcinoma: diagnostic criteria, pitfalls and prognostic significance. *Pathology* 2003; 35:484–91.

17. Soloway MS. It is time to abandon the "superficial" in bladder cancer. *Eur Urol* 2007; 52:1564–5.

18. Nieder AM, Soloway MS. Eliminate the term "superficial" bladder cancer. *J Urol* 2006;

175:417–8.

19. Maclennan GT, Kirkali Z, Cheng L. Histologic grading of noninvasive papillary urothelial neoplasms. *Eur Urol* 2007; 51:889–98.

20. Montironi R, Lopez-Beltran A, Scarpelli M, Mazzucchelli R, Cheng L. 2004 World Health Organization classification of the noninvasive urothelial neoplasms: Inherent problems and clinical reflections. *Eur Urol* 2009; Suppl 8:453–7.

21. Bostwick DG, Ramnani D, Cheng L. Diagnosis and grading of bladder cancer and associated lesions. *Urol Clin North Am* 1999; 26:493–507.

22. Cheng L, Lopez-Beltran A, MacLennan GT, Montironi R, Bostwick DG. Neoplasms of the urinary bladder. In: Bostwick DG, Cheng L, eds. Urologic Surgical Pathology, 2nd ed. Philadelphia: Elsevier/Mosby, 2008:259–352.

23. Cheng L, Neumann RM, Weaver AL, Spotts BE, Bostwick DG. Predicting cancer progression in patients with stage T1 bladder carcinoma. *J Clin Oncol* 1999; 17:3182–7.

24. Jewett HJ. Carcinoma of the bladder: Influence of depth of infiltration on the 5-year results following complete extirpation of the primary growth. *J Urol* 1952; 67:672–80.

25. Bayraktar Z, Gurbuz G, Tasci AI, Sevin G. Staging error in the bladder tumor: the correlation between stage of TUR and cystectomy. *Int J Urol Nephrol* 2002; 33:627–9.

26. Herr HW. Staging invasive bladder tumors. *J Surg Oncol* 1992; 51:217–20.

27. Herr HW. A propsed simplified staging system of invasive bladder tumors. *Urol Int* 1993;

50:17–20.

28. Hall RR, Prout GR. Staging of bladder cancer: Is the tumor, node, metastasis system adequate? *Semin Oncol* 1990; 17:517–23.

29. Skinner DG. Current state of classification and staging of bladder cancer. *Cancer Res* 1977; 37:2838–42.

30. Skinner DG. Current perspectives in the management of high grade invasive bladder cancer. *Cancer* 1980; 45:1866–74.

31. Cummings KB, Barone JG, Ward WS. Diagnosis and staging of bladder cancer. *Urol Clin North Am* 1992; 19:455–65.

32. Bowles WT, Cordonnier JJ. Total cystectomy for carcinoma of the bladder. *J Urol* 1963; 90:731–5.

33. Cox CE, Cass AS, Boyce WH. Bladder cancer: a 26-year review. *Trans Am Assoc Genitourin Surg* 1968; 60:22–30.

34. Boileau MA, Johnson DE, Chan RC, Gonzales MO. Bladder carcinoma. Results with preoperative radiation therapy and radical cystectomy. *Urology* 1980; 16:569.

35. Beahrs JR, Fleming TR, Zincke H. Risk of local urethral recurrence after radical cystectomy for bladder cancer. *J Urol* 1984; 131:264–66.

36. Bredael JJ, Croker BP, Glenn JF. The curability of invasive bladder cancer treated by radical cystectomy. *Eur Urol* 1980; 6:206–10.

37. Cordonnier JJ. Simple cystectomy in the management of bladder carcinoma. *Arch Surg* 1974; 108:190–91.

38. Mathur VK, Krahn HP, Ramsey EW. Total cystectomy for bladder cancer. *J Urol* 1981; 125:784–6.

39. Pollack A, Zagars GK, Cole CJ, Dinney CPN, Swanson DA,

Grossman HB. The relationship of local control to distant metastasis in muscle invasive bladder cancer. *J Urol* 1995; 154:2059–64.

40. Pomerance A. Pathology and prognosis following total cystectomy for carcinoma of bladder. *Br J Urol* 1972; 44:451–8.

41. Prout GR Jr. The surgical management of bladder carcinoma. *Urol Clin North Am* 1976; 3:149–75.

42. Richie JP, Skinner DG, Kaufman JJ. Radical cystectomy for carcinoma of the bladder: 16 years of experience. *J Urol* 1975; 113:186–9.

43. Richie JP, Skinner DG, Kaufman JJ. Carcinoma of the bladder: treatment by radical cystectomy. *J Surg Res* 1975; 18:271–5.

44. Roehrborn CG, Sagalowsky AI, Peters PC. Long-term patient survival after cystectomy for regional metastatic transitional cell carcinoma of the bladder. *J Urol* 1991; 146:36–9.

45. Skinner DG. Management of invasive bladder cancer: a meticulous pelvic node dissection can make a difference. *J Urol* 1982; 128:34–6.

46. Sorensen BL, Ohlsen AS, Barlebo H. Carcinoma of the urinary bladder. Clinical staging and histologic grading in relation to survival. *Scand J Urol Nephrol* 1969; 3:189–92.

47. Utz DC, Schmitz SE, Fugelso PD, Farrow GM. A clinicopathologic evaluation of partial cystectomy for carcinoma of the urinary bladder. *Cancer* 1975; 32:1075–7.

48. Whitemore WF. Management of invasive bladder Nnoplasms. *Semin Urol* 1983; 1:34–41.

49. Wishnow KI, Levinson AK, Johnson DE, Tenney DM, Grignon DJ, Ro JY, Ayala AJ, Logothetis CJ, Babaian RJ, von Eschenbach AC. Stage B (P 2/3A/N0) transitional cell carcinoma of bladder highly curable by radical cystectomy. *Urology* 1992; 39:12–16.

50. Pearse HD, Reed RR, Hodges CV. Radical cystectomy for bladder cancer. *J Urol* 1978; 119:216–18.

51. Montie JE, Straffon RA, Stewart BH. Radical cystectomy without radiation therapy for carcinoma of the bladder. *J Urol* 1984; 131:477–82.

52. Pagano F, Bassi P, Galetti TP, Meneghini A, Milani C, Artibani W, A G. Results of contemporary radical cystectomy for invasive bladder cancer: a clinicopathological study with an emphasis on the inadequacy of the tumor, nodes and metastases classification. *J Urol* 1991; 145:45–50.

53. Yu RJ, Stein JP, Cai J, Miranda G, Groshen S, Skinner DG. Superficial (pT2a) and deep (pT2b) muscle invasion in pathological staging of bladder cancer following radical cystectomy. *J Urol* 2006; 176:493–9.

54. Girgin C, Sezer A, Delibas M, Sahin O, Oder M, Dincel C. Impact of the level of muscle invasion in organ-confined bladder cancer. *Urol Int* 2007; 78:145–9.

55. Skinner DG, Tift JP, Kaufman JJ. High dose, short course preoperative radiation therapy and immediate single stage radical cystectomy with pelvic node dissection in the management of bladder cancer. *J Urol* 1982; 127:671–4.

56. Cuesta JA, Chapado MS, Cid MG, Corral NF, Pontes EJ, Grignon DJ. Survival of patiens with stage T2-T3a baldder cancer treated by radical cystectomy. *Arch Esp De Urol* 1997; 50:17–25.

57. Cheng L, Neumann RM, Scherer BG, Weaver AL, Nehra A, Zincke H, Bostwick DG. Tumor size predicts the survival of patients with pathologic stage T2 bladder carcinoma: a critical evaluation of the depth of muscle invasion. *Cancer* 1999; 85:2638–47.

58. Tokgoz H, Turkolmez K, Resorlu B, Kose K, Tulunay O, Beduk Y. Pathological staging of muscle invasive bladder cancer. Is substaging of pT2 tumors really necessary? *Int Braz J Urol* 2007; 33:777–83.

59. Tilki D, Reich O, Karakiewicz PI, Novara G, Kassouf W, Ergun S, Fradet Y, Ficarra V, Sonpavde G, Stief CG, Skinner E, Svatek RS, Lotan Y, Sagalowsky AI, Shariat SF. Validation of the AJCC TNM substaging of pT2 bladder cancer: deep muscle invasion is associated with significantly worse outcome. *Eur Urol* 2010; 58:112–7.

60. Jewett HJ. Editorial: Comments on the staging of invasive bladder cancer two B's or not to B's: That is the question. *J Urol* 1978; 119:39.

61. Bochner BH, Nichols PW, Skinner DG. Overstaging of transitional cell carcinoma: clinical significance of lamina propria fat within the urinary bladder. *Urology* 1995; 45:528–31.

62. Philip AT, Amin MB, Tamboli P, Lee TJ, Hill CE, Ro JY. Intravesical adipose tissue: a quantitative study of its presence and location with implications for therapy and prognosis. *Am J Surg Pathol* 2000; 24:1286–90.

63. Quek ML, Stein JP, Clark PE, Daneshmand S, Miranda G, Cai J, Groshen S, Cote RJ,

Lieskovsky G, Quinn DI, Skinner DG. Microscopic and gross extravesical extension in pathological staging of bladder cancer. *J Urol* 2004; 171:640–5.

64. Bastian PJ, Hutterer GC, Shariat SF, Rogers CG, Palapattu GS, Lotan Y, Vazina A, Amiel GE, Gupta A, Sagalowsky AI, Lerner SP, Schoenberg MP, Karakiewicz PI, Bladder Cancer Research Consortium. Macroscopic, but not microscopic, perivesical fat invasion at radical cystectomy is an adverse predictor of recurrence and survival. *BJU Int* 2008; 101:450–4.

65. Tilki D, Svatek RS, Karakiewicz PI, Novara G, Seitz M, Sonpavde G, Gupta A, Kassouf W, Fradet Y, Ficarra V, Skinner E, Lotan Y, Sagalowsky AI, Stief CG, Reich O, Shariat SF. pT3 Substaging is a prognostic indicator for lymph node negative urothelial carcinoma of the bladder. *J Urol* 2010; 184:470–4.

66. Cheng L, Weaver AL, Bostwick DG. Predicting extravesical extension of bladder carcinoma: a novel method based on micrometer measurement of the depth of invasion in transurethral resection specimens. *Urology* 2000; 55:668–72.

67. Palou J, Baniel J, Klotz L, Wood D, Cookson M, Lerner S, Horie S, Schoenberg M, Angulo J, Bassi P. Urothelial carcinoma of the prostate. *Urology* 2007; 1 (Suppl):50–61.

68. Donat SM, Genega EM, Herr HW, Reuter VE. Mechanisms of prostatic stromal invasion in patients with bladder cancer: clinical significance. *J Urol* 2001; 165:1117–20.

69. Esrig D, Freeman JA, Elmajian DA, Stein JP, Chen SC, Groshen S, Simoneau A, Skinner EC, Lieskovsky G, Boyd SD, Cote RJ, Skinner DG. Transitional cell carcinoma involving the prostate with a proposed staging classification for stromal invasion. *J Urol* 1996; 156:1071–6.

70. Pagano F, Bassi P, Ferrante GL, Piazza N, Abatangelo G, Pappagallo GL, Garbeglio A. Is stage pT4a (D1) reliable in assessing transitional cell carcinoma involvement of the prostate in patients with a concurrent bladder cancer? A necessary distinction for contiguous or noncontiguous involvement. *J Urol* 996; 155:244–7.

71. Shen SS, Lerner SP, Muezzinoglu B, Truong LD, Amiel G, Wheeler TM. Prostatic involvement by transitional cell carcinoma in patients with bladder cancer and its prognostic significance. *Hum Pathol* 2006; 37:726–34.

72. Montironi R, Cheng L, Mazzucchelli R, Scarpelli M, Kirkali Z, Montorsi F, Lopez-Beltran A. Critical evaluation of the prostate from cystoprostatectomies for bladder cancer: insights from a complete sampling with the whole mount technique. *Eur Urol* 2009; 55:1305–9.

73. Daneshmand S, Stein JP, Lesser T, Quek ML, Nichols PW, Miranda G, Cai J, Groshen S, Skinner EC, Skinner DG. Prognosis of seminal vesicle involvement by transitional cell carcinoma of the bladder. *J Urol* 2004; 2004:81–4.

74. Volkmer BG, K¨ufer R, Maier S, Bartsch G, Bach D, Hautmann R, Gschwend JE. Outcome in patients with seminal vesicle invasion after radical cystectomy. *J Urol* 2003; 169:1299–1302.

75. Murphy WM, Crissman JD, Johansson SL, Ayala AG. Recommendations for the reporting of urinary bladder specimens that contain bladder neoplasms. *Mod Pathol* 1996; 9:796–8.

76. Liberman D, Alasker A, Sun M, Ismail S, Lughezzani G, Jeldres C, Budaus L, Thuret R, Shariat SF, Widmer H, Perrotte P, Graefen M, Montorsi F, Karakiewicz PI. Radical cystectomy for patients with pT4 urothelial carcinoma in a large population-based study. *BJU Int* 2011; 107:905–11.

77. Greene FL, Page DL, Fleming ID, Fritz AG, Balch CM, Haller DG, Morrow M. American Joint Committee on Cancer Staging Manual, 6th ed. New York: Springer, 2002.

78. Herr HW. Superiority of ratio based lymph node staging for bladder cancer. *J Urol* 2003; 169:943–5.

79. Kassouf W, Agarwal PK, Herr HW, Munsell MF, Spiess PE, Brown GA, Pisters L, Grossman HB, Dinney CP, Kamat AM. Lymph node density is superior to TNM nodal status in predicting disease-specific survival after radical cystectomy for bladder cancer: analysis of pooled data from MDACC and MSKCC. *J Clin Oncol* 2008; 26:121–6.

80. Stein JP, Cai J, Groshen S, Skinner DG. Risk factors for patients with pelvic lymph node metastases following radical cystectomy with en bloc pelvic lymphadenectomy: concept of lymph node density. *J Urol* 2003; 170:35–41.

81. Kassouf W, Leibovici D, Munsell MF, Dinney CP, Grossman HB, Kamat AM. Evaluation of the relevance of lymph node density in a contemporary series of patients undergoing radical cystectomy. *J Urol* 2006; 176:53–7.

82. May M, Herrmann E, Bolenz C, Tiemann A, Brookman-May S, Fritsche HM, Burger M, Buchner A, Gratzke C, Wulfing C, Trojan L, Ellinger J, et al. Lymph node density affects cancer-specific survival in patients with lymph node-positive urothelial bladder cancer following radical cystectomy. *Eur Urol* 2011; 59:712–8.

83. Fleischmann A, Thalmann GN, Markwalder R, Studer UE. Extracapsular extension of pelvic lymph node metastases from urothelial carcinoma of the bladder is an independent prognostic factor. *J Clin Oncol* 2005; 23:2358–65.

84. Frank I, Cheville JC, Blute ML, Lohse CM, Nehra A, Weaver AL, Karnes RJ, Zincke H. Transitional cell carcinoma of the urinary bladder with regional lymph node involvement treated by cystectomy: clinicopathologic features associated with outcome. *Cancer* 2003; 97:2425–31.

85. Fleischmann A, Thalmann GN, Markwalder R, Studer UE. Prognostic implications of extracapsular extension of pelvic lymph node metastases in urothelial carcinoma of the bladder. *Am J Surg Pathol* 2005; 29:89–95.

86. Wu X, Kakehi Y, Zeng Y, Taoka R, Tsunemori H, Inui M. Uroplakin II as a promising marker for molecular diagnosis of nodal metastases from bladder cancer: comparison with cytokeratin 20. *J Urol* 2005; 174:2138–43.

87. Seraj MJ, Thomas AR, Chin JL, Theodorescu D. Molecular determination of perivesical and lymph node metastasis after radical cystectomy for urothelial carcinoma of the bladder. *Clin Cancer Res* 2001; 7:1516–22.

88. Copp HL, Chin JL, Conaway M, Theodorescu D. Prospective evaluation of the prognostic relevance of molecular staging for urothelial carcinoma. *Cancer* 2006; 107:60–6.

89. Marin-Aguilera M, Mengual L, Burset M, Oliver A, Ars E, Ribal MJ, Colomer D, Mellado B, Villavicencio H, Algaba F, Alcaraz A. Molecular lymph node staging in bladder urothelial carcinoma: impact on survival. *Eur Urol* 2008; 54:1363–72.

90. Yang XJ, Lecksell K, Epstein JI. Can immunohistochemistry enhance the detection of micrometastases in pelvic lymph nodes from patients with high grade urothelial carcinoma of the bladder? *Am J Clin Pathol* 1999; 112:649–53.

第12章

尿路上皮癌的组织学亚型

12.1　伴鳞状分化的尿路上皮癌　252

12.2　伴腺性分化的尿路上皮癌　253

　12.2.1　伴绒毛腺性分化的尿路上皮癌　256

12.3　尿路上皮癌，巢状亚型　257

12.4　尿路上皮癌，微乳头亚型　262

12.5　尿路上皮癌，微囊亚型　267

12.6　尿路上皮癌，内翻亚型
　　　（内翻性生长的尿路上皮癌）　268

12.7　尿路上皮癌，脂质细胞亚型　268

12.8　尿路上皮癌，浆细胞样亚型　270

12.9　淋巴上皮瘤样癌　272

12.10　尿路上皮癌，透明细胞
　　　　（富于糖原）亚型　274

12.11　肉瘤样癌　275

12.12　大细胞未分化癌　276

12.13　富于破骨细胞的未分化癌　277

12.14　多形性巨细胞癌　278

12.15　膀胱癌中其他形态学亚型　278

　12.15.1　伴脊索样特征的尿路上皮癌
　　　　　279

　12.15.2　伴小管/腺泡的尿路上皮癌　280

　12.15.3　伴合体滋养巨细胞的尿路上皮癌
　　　　　281

　12.15.4　伴失黏附性生长的尿路上皮癌
　　　　　282

　12.15.5　伴横纹肌样特征的尿路上皮癌
　　　　　283

12.16　伴多种组织学类型的尿路上皮癌　284

　12.16.1　伴小细胞癌成分的尿路上皮癌
　　　　　284

12.17　伴肿瘤相关间质反应的尿路上皮癌　285

　12.17.1　伴假肉瘤样间质反应的
　　　　　尿路上皮癌
　　　　　285

　12.17.2　尿路上皮癌伴骨和软骨化生
　　　　　285

　12.17.3　伴破骨细胞样巨细胞反应的尿
　　　　　路上皮癌　286

　12.17.4　伴显著淋巴反应的尿路上皮癌
　　　　　287

参考文献　290

尿路上皮癌的形态学变化多端。同一肿瘤的组织结构可有显著的多样性，其中有些形态可能类似其他恶性肿瘤。尿路上皮癌的某些变异型似乎代表着同一疾病过程的独特形态学特征；因此，在临床行为上无法区分。而其他变异型中，肿瘤生物学行为比显现的组织学特征更具有侵袭性，因此，做出正确的诊断至关重要（表 12.1 和 12.2）。异向分化可见于 25% 的尿路上皮癌中，而且总的来说，异向分化出现似乎意味着预后更差。因此，认识这些成分或其他变异型对避免误诊或与其他良性病变混淆非常重要。

12.1　伴鳞状分化的尿路上皮癌

尿路上皮癌伴混合性分化包括伴鳞状分化和（或）腺性分化尿路上皮癌（图 12.1~12.3）。尿路上皮癌混合性分化的精确生物学意义尚未明确定论。有些研究者报道具有鳞化或腺性分化的尿路上皮癌的治疗效果没有单纯性尿路上皮癌好[1]。Jozwicki 等研究了 38 例膀胱癌，发现普通型尿路上皮分化超过 80% 的尿路上皮癌似乎有更好的临床过程[2]。然而，在一项 448 例膀胱癌的较大型研究中，单因素或多因素分析均显示混合性分化的存在不能预测疾病特异性生存率[3]。为了进一步确定这些混合性分化的预后价值，应该对鳞状和腺性分化分别独立报告。

鳞状分化定义为存在细胞间桥或角化，发生于约 20% 的膀胱尿路上皮癌中[1]，但在高级别和进展期膀胱癌中其发生率常会增加到 40%，与肾盂癌具有相似的发生率。总之，伴鳞状或腺性成分的尿路上皮癌的治疗效果不如单纯性尿路上皮癌[4-7]。

在对转移癌患者的研究中，46% 伴鳞状细胞分化（鳞状细胞癌）混合性成分的尿路上皮癌患者虽然进行了强烈化疗，但病情依然进展，而不到 30% 单纯性尿路上皮癌患者发生进展[4]。低级别尿路上皮癌伴灶性鳞状分化也有较高的复发率。

鳞状成分的比例差异较大，有些病例仅有尿路上皮原位癌成分作为唯一的尿路上皮成分。角化和非角化性鳞状上皮分化的形态学特征包括①宽的细胞巢和细胞索，显示角化不全、细胞间桥和角化珠；②小灶显示细胞间桥而不是角化不

表 12.1　尿路上皮癌组织学亚型

伴鳞状上皮分化的尿路上皮癌
伴腺性分化的尿路上皮癌
伴绒毛腺性分化的尿路上皮癌
尿路上皮癌，巢状亚型
尿路上皮癌，微乳头亚型
尿路上皮癌，微囊亚型
尿路上皮癌，内翻亚型
尿路上皮癌，脂质细胞亚型
尿路上皮癌，浆细胞样亚型
淋巴上皮瘤样癌
尿路上皮癌，透明细胞（富于糖原）亚型
肉瘤样癌
大细胞未分化癌
富于破骨细胞性未分化癌
多形性巨细胞癌
膀胱癌其他形态学变异型
伴脊索样特征的尿路上皮癌
伴小管/腺泡的尿路上皮癌
伴合体滋养巨细胞的尿路上皮癌
伴失黏附生长的尿路上皮癌
伴横纹肌样特征的尿路上皮癌
伴多种组织学结构的尿路上皮癌
伴小细胞癌成分的尿路上皮癌
伴肿瘤相关间质反应的尿路上皮癌
伴假肉瘤样间质反应的尿路上皮癌
伴骨和软骨化生的尿路上皮癌
伴破骨细胞样巨细胞反应的尿路上皮癌
伴显著淋巴细胞反应的尿路上皮癌

表 12.2　可能有临床意义的尿路上皮膀胱癌病理亚型

浸润性膀胱癌病理亚型及潜在陷阱	需要鉴别的主要病变和肿瘤
呈假良性特征的尿路上皮癌	
尿路上皮癌，巢状亚型	布氏巢和增生
尿路上皮癌，内翻亚型	内翻性乳头状瘤
尿路上皮癌，微囊亚型	腺囊性膀胱炎，子宫颈内膜异位症
伴小管的尿路上皮癌	肾源性化生，布氏巢，腺性膀胱炎，前列腺癌
与膀胱转移性肿瘤的鉴别诊断	
尿路上皮癌，微乳头亚型	卵巢浆液性癌；其他部位的微乳头状癌
尿路上皮癌，浆细胞样亚型	浆细胞瘤
尿路上皮癌，透明细胞（富于糖原）亚型	肾或其他部位的透明细胞癌
大细胞未分化癌	来源于肺等部位的转移癌
复杂的治疗方法	
尿路上皮癌，淋巴上皮瘤样亚型	化疗，其他部位来源的转移癌
小细胞癌	化疗，肺来源的转移癌
误诊为原发或继发性绒毛膜癌	
伴合体滋养巨细胞的尿路上皮癌	原发或继发性绒毛膜癌
误诊为肌成纤维细胞增生	
肉瘤样癌	炎性肌纤维母性肿瘤；伴假肉瘤样间质反应的尿路上皮癌
误诊为原发性或继发性鳞状细胞癌或腺癌	
伴鳞状上皮和（或）腺性分化的尿路上皮癌	鳞状细胞癌，腺癌
误诊为其他类型的肿瘤	
尿路上皮癌，脂质细胞亚型	伴异源成分的肉瘤样癌
伴假肉瘤样间质的尿路上皮癌	肉瘤样癌
伴间质骨化生或软骨化生的尿路上皮癌	癌肉瘤/肉瘤样癌，异源型
伴破骨细胞样巨细胞的尿路上皮癌	反应肉芽肿性病变
伴显著淋巴细胞浸润的尿路上皮癌	淋巴瘤
失黏附性生长方式的尿路上皮癌	印戒细胞腺癌，乳腺小叶癌

全或角化珠的鳞状细胞巢在常规阅片时易被忽略；③提示挖空细胞病变的其他特征；④在鳞状分化的细胞巢中偶见但局灶明显的胞质内腔；⑤罕见病例中，细胞非常透亮，形成大小不等的细胞巢，与共存的尿路上皮癌界限清楚[6]。基底样或透明细胞型鳞状上皮分化很罕见。Mac387、CK14、L1 抗原和微囊蛋白 -1 作为鳞状分化的免疫标志物已有报道[8-10]。

伴鳞状上皮分化的尿路上皮癌应与单纯性鳞状细胞癌区分开来。在膀胱，鳞状细胞癌这一术语应该专属于仅含有鳞状细胞成分的肿瘤。含有任何尿路上皮成分的肿瘤应该归类为伴鳞状分化的尿路上皮癌，同时应评估鳞状成分的百分比并在报告中注明[1,11-16]。

12.2　伴腺性分化的尿路上皮癌

腺性分化比鳞状分化少，其发生率取决于组

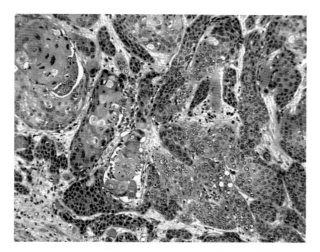

图 12.1 尿路上皮癌伴鳞状分化

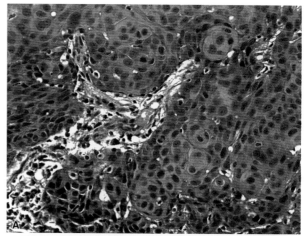

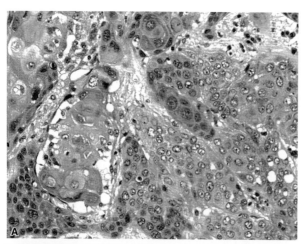

图 12.2 尿路上皮癌伴鳞状分化（A和B）

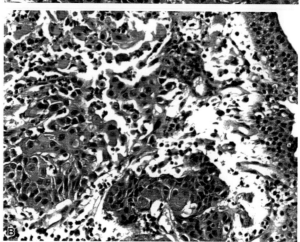

图 12.3 尿路上皮癌伴鳞状分化（A和B）

织学分级，可见于 6%~18% 的膀胱尿路上皮癌中[1,3,6,17,18]。腺性分化较常见于高级别尿路上皮癌中，且与预后不良有关[1,3,4]。91 例伴转移的膀胱癌患者中，尽管给予了强烈的化疗，但有 83% 伴混合性腺癌的患者发生了癌症进展，而单纯性尿路上皮癌者癌症进展率低于 30%[4]。

腺性分化定义为肿瘤内出现真正的腺腔结构。这些腺性分化可为分泌黏液的管状或肠型腺体（图 12.4~12.6）。然而相当比例的典型的尿路上皮癌中可见胞质中含黏液的单个细胞，这些细胞不被认为是真正的腺性分化。有时可见到胶样－黏液结构，特征性表现为巢状细胞漂浮在细胞外黏液池中，偶尔可出现印戒细胞。14%~63% 典型的尿路上皮癌可见胞质中含有黏液的细胞，但这些不代表腺性分化[19,20]。罕见情况下，腺性成分具有肝样或透明细胞腺癌的形态。低级

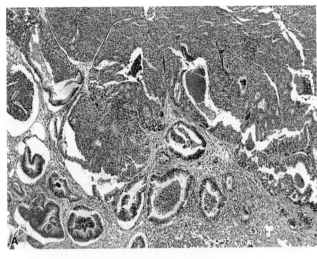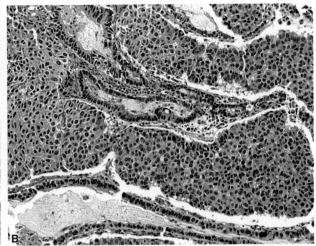

图 12.4　尿路上皮癌伴腺性分化（A和B）

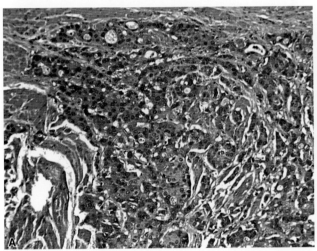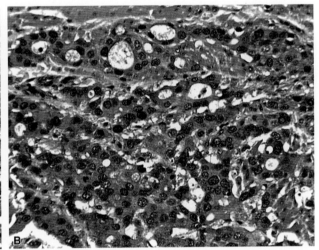

图 12.5　尿路上皮癌伴腺性分化（A和B）。注意伴黏液的腺腔

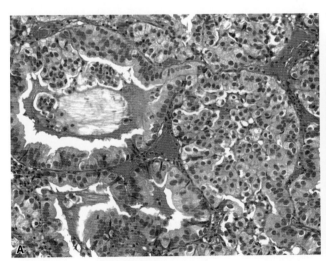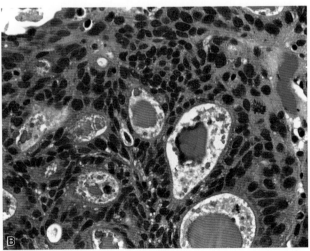

图 12.6　尿路上皮癌伴腺性分化（A和B）。注意伴黏液和蛋白性分泌物的腺腔

别非浸润性乳头状癌偶尔可出现腺性分化[18]。

膀胱扩大成形术后的尿路上皮癌常显示腺性分化；然而，其预后比其他背景下发生的伴混合性分化的尿路上皮癌差[21]。Wasco 等报道伴混合性分化的尿路上皮癌中，其 3 年疾病特异性生存率为 69%[3]。这比 Sung 等的报道预后好，Sung 等发现所有接受膀胱扩大成形系列手术后发生癌的患者在数月内均死于广泛的转移[21]。生物学行为上这种显著差异提示膀胱扩大成形术后的尿路上皮癌是一种独特的亚型，而不是传统型尿路上皮癌伴混合性分化（见第 21 章）。

鉴别诊断包括绒毛状腺瘤、伴腺性分化的原位癌和膀胱腺癌（见第 5 章和第 13 章）。膀胱腺癌的诊断仅保留于单纯性肿瘤中。MUC5AC 作为一种免疫标志物可有助于尿路上皮肿瘤伴普通型腺性分化的诊断[19]。一个特别重要的问题是膀胱原发性和继发性腺癌的鉴别诊断，此时免疫组织化学染色可有价值。伴腺性分化的尿路上皮癌与结肠腺癌的鉴别在于前者 CK7 阳性、CK20 阳性和 villin 阴性，而后者 CK20 阳性、villin 阳性和 CK7 阴性。CDX2 和 villin 表达阴性提示为原发性膀胱腺癌（见第 13 章和第 23 章）。一般来说，膀胱原发性腺癌少见。UP、凝血调节蛋白、p63、CK7、CK20 和高分子量 CK 在证实尿路上皮起源中可有价值。来自于其他部位的腺癌应该排除，TTF-1 在肺腺癌的鉴别诊断中有价值。

12.2.1 伴绒毛腺性分化的尿路上皮癌

最近 Lim 等确定了 14 例伴绒毛腺性分化的乳头状尿路上皮癌，即该肿瘤既有腺性分化成分，又有类似绒毛状腺瘤的绒毛状结构（图 12.7~12.9）[22]。患者平均年龄 70 岁，男女比例为 5 : 1。根据定义，这些病例包含了浸润性尿

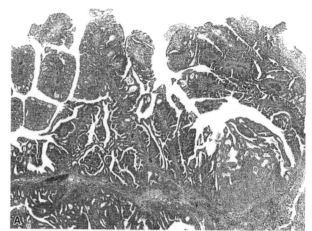

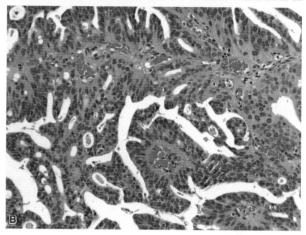

图 12.7　尿路上皮癌伴绒毛腺性分化（A 和 B）

路上皮癌或尿路上皮原位癌成分，此重要特征有助于该肿瘤与绒毛状腺瘤的鉴别。相反，1999 年 Cheng 及其同事对膀胱绒毛状腺瘤的研究发现一部分肿瘤伴发膀胱腺癌而不是尿路上皮癌[23]。

镜下，肿瘤是由浅表指状、绒毛状结构组成，其衬覆上皮含有真性腺腔，有时伴筛状形态。这些肿瘤混有其他成分，包括伴或不伴腺性分化的典型尿路上皮癌、微乳头和浆细胞样变异型以及小细胞癌。21% 病例并发囊性和腺性膀胱炎[22]。主要鉴别诊断前列腺导管腺癌累及膀胱（图 12.10）。

临床结局数据有限。基于该肿瘤通常有不同分化和临床生物学行为的研究，这种亚型可能具有侵袭性。

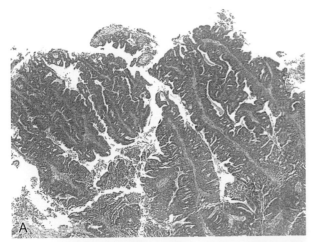

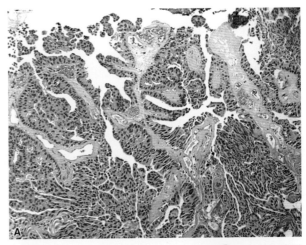

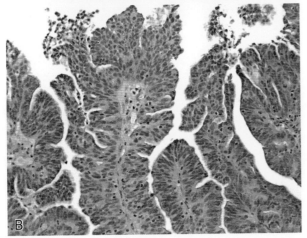

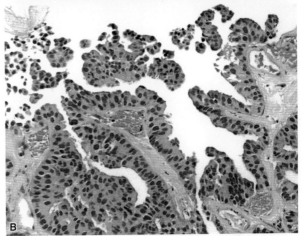

图 12.8　尿路上皮癌伴绒毛腺性分化（A 和 B）

图 12.9　尿路上皮癌伴绒毛腺性分化（A 和 B）

12.3　尿路上皮癌，巢状亚型

巢状亚型罕见，起初被描述为具有"欺骗良性"形态的肿瘤，非常类似于浸润固有层的布氏巢[24]。该肿瘤具有高度侵袭性，应该作为高级别癌（图 12.11 和 12.13）[24-30]。好发于男性，许多患者（70%）尽管进行了治疗但仍在诊断后 4~40个月内死亡[24,26]。

这种亚型含有不同比例的浸润性细胞巢（图12.14~12.18）。有些细胞巢含有小的管腔。细胞核通常轻度或无异型性，但肿瘤内总是含有明确的癌灶，核仁增大和染色质粗糙。这种特征在癌的浸润深部最明显。因此，巢状亚型尿路上皮癌的鉴

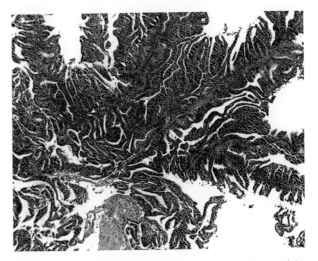

图 12.10　前列腺导管腺癌类似于尿路上皮癌伴绒毛腺性分化。PSA 染色呈强阳性（未显示）

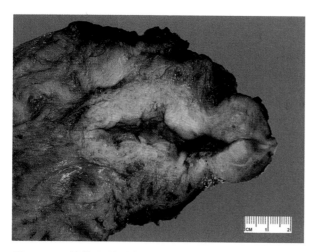

图 12.11 巢状亚型尿路上皮癌，巢状亚型（大体表现）。肿瘤也侵犯前列腺（pT4 期癌）

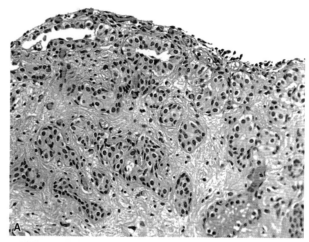

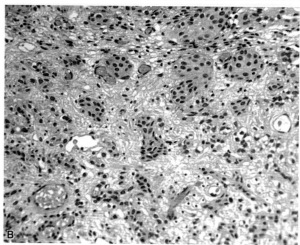

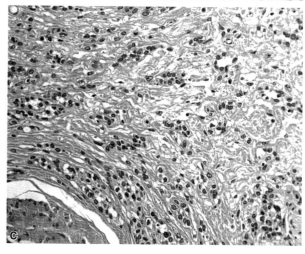

图 12.12 尿路上皮癌，巢状亚型（A~C）。肿瘤与其上的尿路上皮密切相连（A）。浅表上皮巢内细胞呈欺骗良性形态掩饰了该病变的恶性特征（B 和 C）

别诊断包括明显的布氏巢、囊性膀胱炎、腺性膀胱炎或内翻性乳头状瘤。识别这种病变为恶性的有价值特征包括病变深部细胞的间变明显增加、浸润性生长、细胞散在紊乱性增生、大小不等的小巢或小管，以及常见肌层浸润（图 12.19）[24,28,31]。局灶黏液样或促纤维增生性间质可见（图 12.20）。然而在许多病例中间质的反应很轻微，这进一步加大了该疾病的诊断难度。

　　巢状亚型尿路上皮癌无论是单纯性还是伴普通型尿路上皮癌成分，其预后均较差。在一项 30 例单纯性或以巢状形态为主的尿路上皮癌的研究中，患者年龄为 41 ~ 83 岁（平均年龄 63 岁），男女比例为 2.3：1[29]。巢状结构占所研究肿瘤的 50% ~ 100%，有些病例同时伴典型 / 普通型尿路上皮癌或尿路上皮原位癌成分。巢状癌结构形态多样，有散在的、小的、大小不一细胞巢不规则性增生（90%），也有局灶区域呈融合巢状（40%）、条索状生长（37%）、囊性膀胱炎样区域（33%）和小管状生长（13%）。深部的肿瘤间质界面总是（100%）呈锯齿状和浸润性。尽管肿瘤细胞形态总体温和，但可见局灶

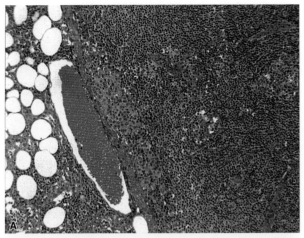

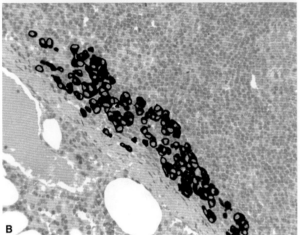

图 12.13　来自于图 12.12 同一病例的淋巴结转移（A 和 B）。CK 免疫染色突出了肿瘤细胞（B）

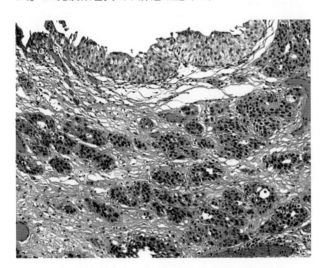

图 12.14　尿路上皮癌，巢状亚型。注意完整的尿路上皮与癌分隔

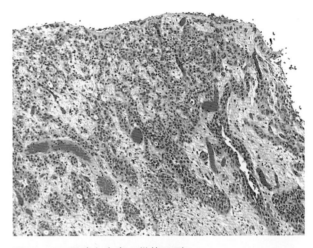

图 12.15　尿路上皮癌，巢状亚型

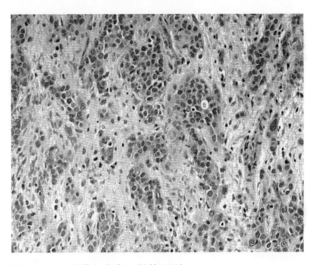

图 12.16　尿路上皮癌，巢状亚型

性随机分布的细胞学非典型性（90%）和肿瘤基底部内局灶性高级别细胞学非典型性（40%）。肿瘤的间质从轻微的间质反应到局灶性促纤维间质增生和黏液样变。63% 病例中可见到普通性尿路上皮癌成分。这些学者发现巢状结构代表着高度不良的特征，如肌层浸润、膀胱外病变以及比普通尿路上皮癌更易发生转移[29]。与单纯性高级别尿路上皮癌相比，巢状尿路上皮癌在经尿道切除术时常伴肌层浸润（30% 对70%），膀胱切除术时发生膀胱外病变（33% 对83%）以及转移性病变（19% 对 67%）[29]。29 例（97%）患者获得随访，随访时间中位数是 12 个

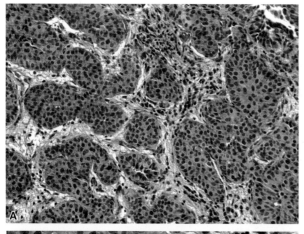

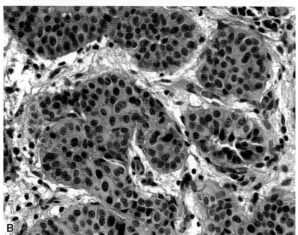

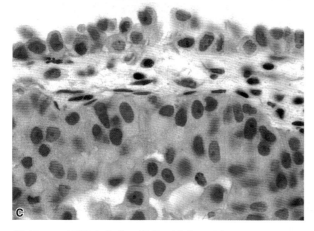

图 12.17　尿路上皮癌，巢状亚型（A~C）

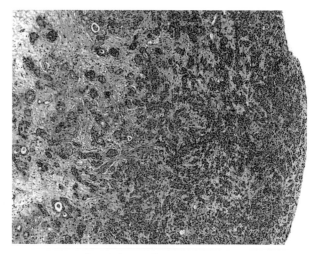

图 12.18　尿路上皮癌，巢状亚型

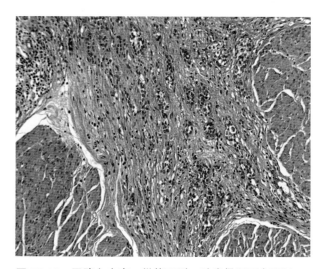

图 12.19　尿路上皮癌，巢状亚型。肿瘤侵犯固有肌层

月（1~31 个月），3 例（10%）死于肿瘤，16 例（55%）存活但有持续性或复发性疾病，10 例（34%）无病存活。15 例患者中只有 2 例（13%）对新辅助化疗有反应。

　　巢状亚型尿路上皮癌免疫组化特征类似于高级别尿路上皮癌，通常表现为 p27 失表达和 Ki-67 增殖指数高[25]，肿瘤细胞常表达高分子量 CK（92%）、CK7（93%）、p63（92%）。不同程度表达 CK20（68%）[29]。

　　巢状亚型尿路上皮癌的鉴别诊断包括显著的布氏巢、囊性和腺性膀胱炎、内翻性乳头状瘤、肾源性腺瘤、副神经节组织、副神经节瘤和伴巢状特征的尿路上皮癌（表 12.3）[31,32]。在旺炽性布氏巢与巢状亚型尿路上皮癌的鉴别诊断中，CK20 免疫组化染色没有明显价值，但与旺炽性布氏巢相比，巢状亚型尿路上皮癌明显高表达

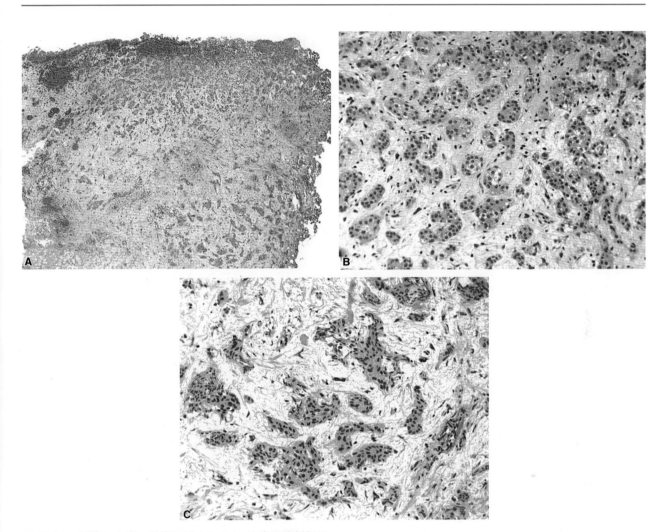

图 12.20　尿路上皮癌，巢状亚型（A~C）。注意黏液样间质

表 12.3　巢状亚型尿路上皮癌的鉴别要点

	腺腔形成	深部显著的细胞异型性	浸润性基底部	肌层浸润	免疫组化
巢状亚型	有，不定	有，常见	有，常见	有，常见	p27 低表达，高增殖
旺炽性布氏巢	有，不定	无	无	无	不定
肾源性化生	有，常伴乳头状成分	无	有，常见	有，罕见	PAX2 和 PAX8+
囊性膀胱炎腺性膀胱炎	有	无	无	无	不定
副神经节组织和副神经节瘤	无，伴明显的血管网	无	无	有	神经内分泌标志物+

Ki-67 和 p53。只有癌中可见超过 7% 肿瘤细胞表达 Ki-67 和超过 3% 肿瘤细胞表达 p53[33]。鉴别癌和良性增生最有价值的特征是深部浸润，核异型性也有鉴别意义。紧密排列和不规则分布的小的肿瘤细胞巢支持癌的诊断。内翻性乳头状瘤缺乏巢状结构。肾源性腺瘤通常呈混合性结构，包括小管状、乳头状以及其他结构，罕见尿道深部肌肉浸润。巢状亚型尿路上皮癌可类似于副神经节瘤，但副神经节瘤中围绕单个细胞巢的显著血管网有别于癌[8,34,35]。

12.4 尿路上皮癌，微乳头亚型

微乳头亚型应作为尿路上皮癌的一种独特的亚型，预后差[1,36-38]。男性好发，男女比例为5：1。患者年龄为 50～90 岁，平均 66 岁。最常见症状是血尿。

微乳头成分可见于非浸润性乳头状尿路上皮癌，其形态学上由纤细的丝状突起或小的乳头状肿瘤细胞簇伴明显人工收缩（裂隙）组成；当微乳头成分出现于浸润性癌时，它是由浸润性、紧密群集的微乳头组成，常聚集于腔隙内（图 12.21～12.25）。值得注意的是，人工收缩或明显的裂隙也可见于普通性尿路上皮癌中；因此，微乳头状癌的诊断可能需要其他的特征。常见血管/淋巴管侵犯，大多数病例显示肌层或更深层的浸润并常伴转移。与卵巢浆液性乳头状癌不同，砂砾体少见。对于膀胱癌患者，若膀胱活检标本中见有表浅微乳头结构是一种预后不良的特征（图 12.26 和 12.27），更深的组织活检将有利于判断肌层浸润的程度。

25% 的病例可有腺性分化，导致一些研究者认为其是腺癌的一种亚型[39]。微乳头癌可能表

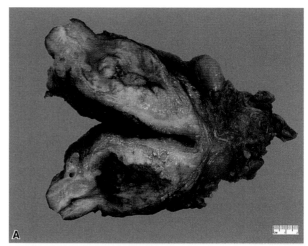

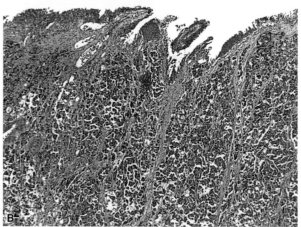

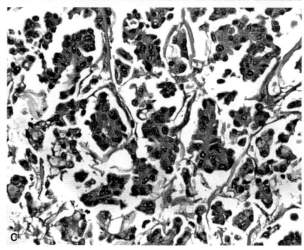

图 12.21　尿路上皮癌，微乳头亚型。大体（A）和镜下特征（B 和 C）

达 CA-125，支持了该表型是腺性分化的一种类型的假说[40]。Lopez-Beltran 等最近报道了 13 例浸润性微乳头癌[41]。微乳头成分占肿瘤标本的

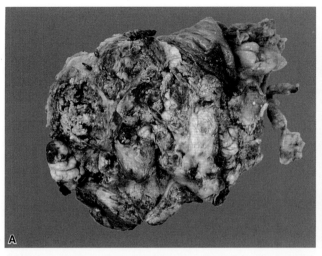
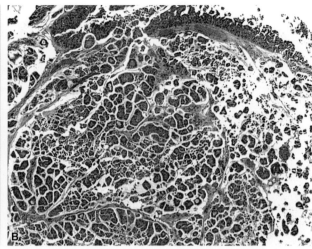

图 12.22　尿路上皮癌，微乳头亚型。大体（A）和镜下特征（B）

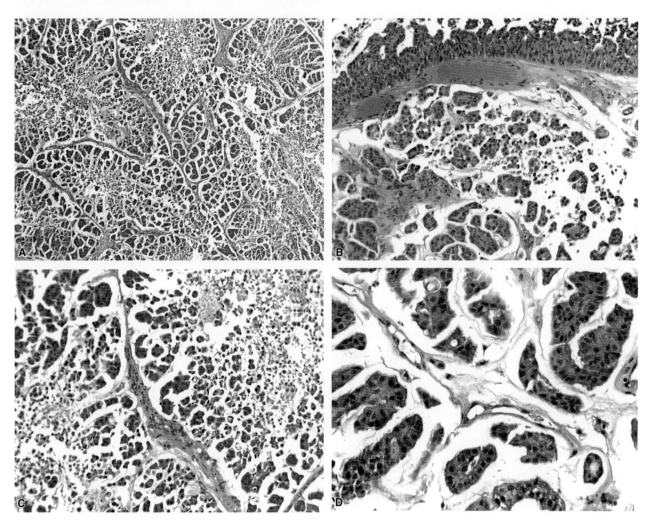

图 12.23　尿路上皮癌，微乳头亚型（A~D）

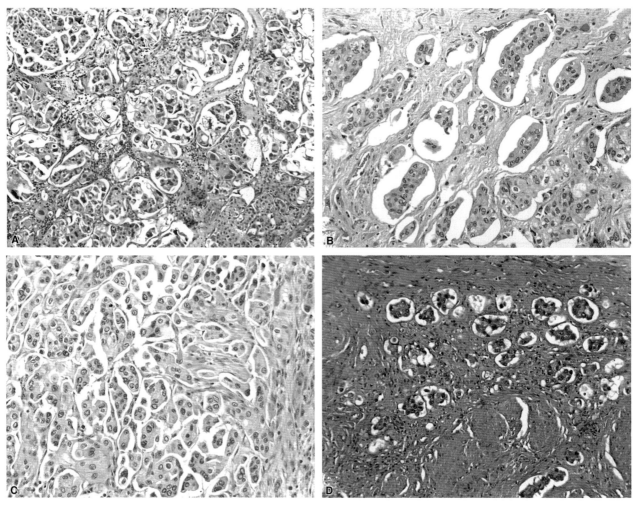

图 12.24 尿路上皮癌，微乳头亚型（A~D）

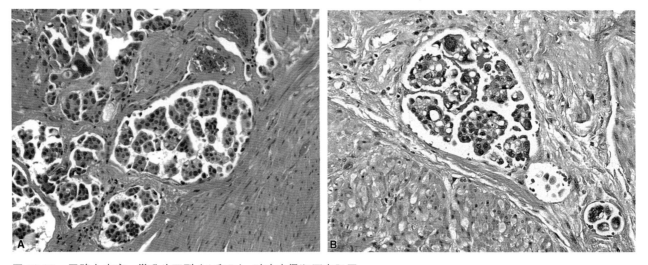

图 12.25 尿路上皮癌，微乳头亚型（A和B）。肿瘤也侵犯固有肌层

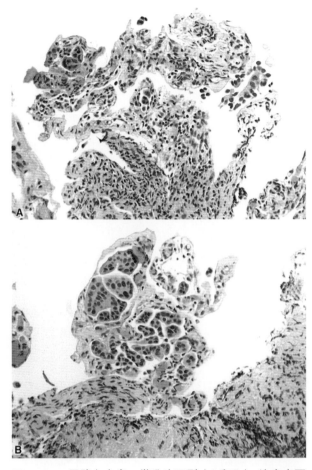

图 12.26　尿路上皮癌，微乳头亚型（A 和 B）。注意表面累及

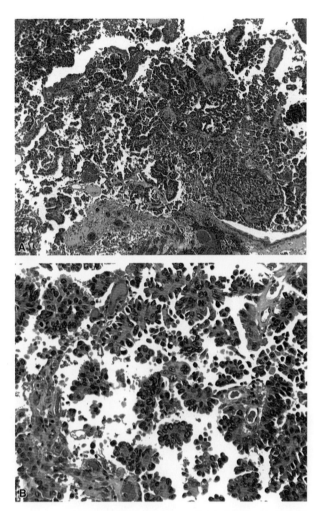

图 12.27　尿路上皮癌，微乳头亚型（A 和 B）。注意表面累及

50% ~ 100%，10 例微乳头成分超过 70%，其中 5 例为单纯性微乳头癌。肿瘤的结构多样，从组织收缩腔隙内的实性膨胀性生长的细胞巢伴细长乳头，到明显环样结构的假腺样生长（2 例，15%），伴鳞状分化的浸润性微乳头癌（2 例，15%），以及 2 例中微乳头型癌呈有序的实性结构（15%）。肿瘤细胞胞质丰富嗜酸性，核仁明显，染色质分布不均，核分裂象常见。大多数肿瘤细胞核呈低到中级别，偶见核呈多形性。8 例混合性病例分别有 3 例和 1 例同时伴发普通性高级别尿路上皮癌伴鳞状分化或腺性分化。所有患者为进展期癌（大于 pT2 期），8 例有淋巴结转移（62%）[41]。在平均 10 个月的随访时间内，11 例

（85%）死于膀胱癌，从诊断到癌症死亡平均间隔时间为 6.2 个月。

免疫组化对 20 例微乳头癌研究显示微乳头癌表达 EMA、CK7、CK20 和 LeuM1（CD15）[39]。Samaratunga 和 Khoo 证实了以上结果，并且他们注意到微乳头癌和普通尿路上皮癌中均表达 CK7、CK20、EMA、癌胚抗原（CEA）以及 34 β E12（图 12.28）[40]。在此研究中，CA125 仅见于 43% 微乳头癌中。在最近另一系列的研究中，微乳头癌和伴随的普通性尿路上皮癌表达 MUC1、MUC2、CK7、PTEN、p53、UP、CA125、CK20、34 β E12 和 p16[41]。所有微乳头

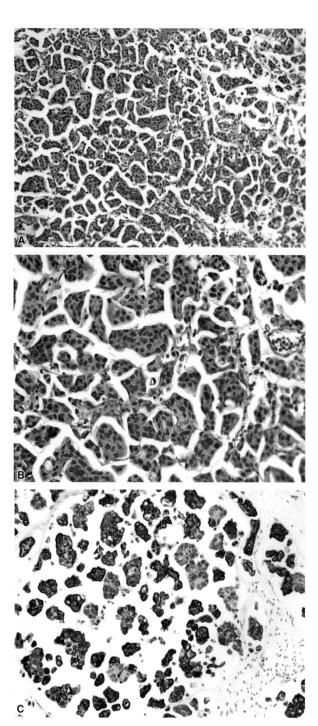

图 12.28 尿路上皮癌，微乳头亚型（A~C）。CK7 染色强阳性

癌均不表达 MUC5A、MUC6 和 CDX2[41]。

在浸润性癌的微乳头结构中，MUC1 的表达仅限于面向间质的表面基底细胞，而普通的尿路上皮癌 MUC1 主要表达于细胞胞质顶端、胞质内或细胞间[42]。MUC1 主要表达于面向间质的细胞表面，在表面形成一条独特的条带而突出微乳头状轮廓[42]。MUC1 这种反向表达模式支持了细胞极性的逆转是浸润性微乳头癌发病机制中一个重要因素的假说。由于 MUC1 被认为参与了腺腔的形成和对细胞-间质间的相互作用具有抑制效应，所以它可能在细胞从间质脱离、导致肿瘤细胞容易扩散中扮演着重要的角色。

微乳头状癌的鉴别诊断包括女性浆液性卵巢癌或男女均可发生的间皮瘤[43]。伴微乳头结构的癌在肺、乳腺、胰腺和涎腺中均有报道。通常需结合临床，但是如在其他部位无明显的原发肿瘤则提示可能为膀胱原发。混合有更加典型的尿路上皮癌形态或免疫组化（CK7、CK20 和 UP Ⅲ 阳性）有助于鉴别膀胱原发性与转移性微乳头状癌[44]。

微乳头状癌被认为是尿路上皮癌中一种恶性度很高的组织学亚型，非常类似于卵巢的浆液性乳头状癌[45]。Kamat 等研究发现与其他亚型相比，该亚型具有较高比例的非肌层浸润；44% 为 pT1 期[46]。这些研究者建议不应进行膀胱内治疗。患者接受了 bacillus Calmette－Guérin（BCG）或膀胱内化疗，但病情可能会恶化，而且在随后的膀胱切除术后预后会更差。在膀胱内治疗失败后行膀胱切除术的患者，其中位生存期是 62 个月。初次行膀胱切除术的患者，在长达 15 年的随访后其中位生存期仍未达到[46]。Samaratunga 和 Khoo 发现微乳头状癌患者预后与微乳头成分所占比例及位置有关[40]。那些伴中等到广泛微乳头成分的病例，诊断时疾病处于进展期的风险非常高。那些微乳头成分少于 10% 和含表面微乳头成分的病例在早期检出的机会较高。

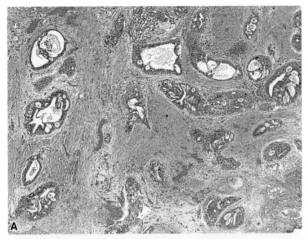

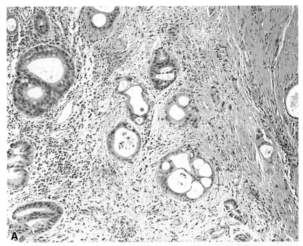

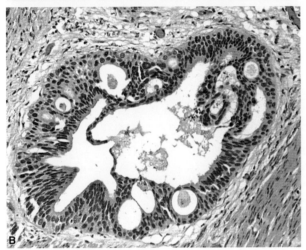

图 12.29　尿路上皮癌，微囊亚型（A和B）

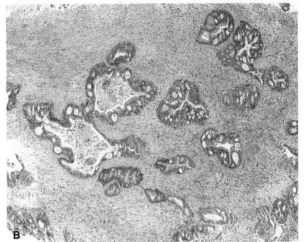

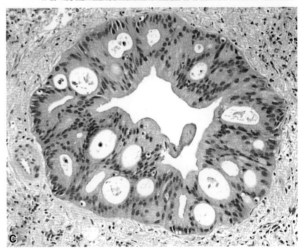

图 12.30　尿路上皮癌，微囊亚型（A~C）

12.5　尿路上皮癌，微囊亚型

微囊亚型罕见，其特征为微囊、巨囊或小管状结构形成，从镜下可见到直径达 2cm 大小者（图 12.29 和 12.30）[47-49]。囊腔和小管内中空或含有坏死性碎屑或经淀粉酶消化后 PAS 染色阳性的黏蛋白。据报道这种形态学亚型与肾盂癌有关。

这种亚型的尿路上皮癌可与良性增生如旺炽性息肉状囊腺性膀胱炎和肾源性化生混淆[48,50]，这意味着存在潜在的陷阱。有价值的诊断特征为囊腔大小不一以及整个膀胱壁的浸润性生长方式。相反，囊性/腺性膀胱炎可显示类似的小管增生，但不会侵及膀胱壁。微囊亚型尿路上皮癌需与巢状亚型尿路上皮癌和伴小管的尿路上皮癌相鉴别[27,50]。最近报道了 1 例伴微囊成分的膀胱尿路上皮癌类似于 Gleason 分级 3 级的前列腺癌[51]。免疫组化结

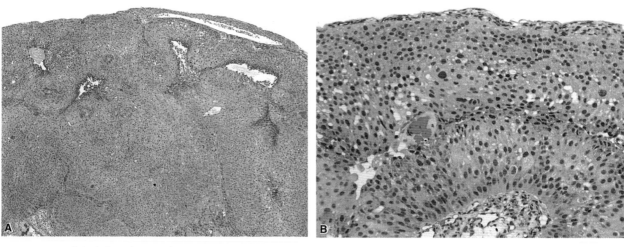

图 12.31 尿路上皮癌，内翻亚型（A~C）。注意细胞学的非典型性

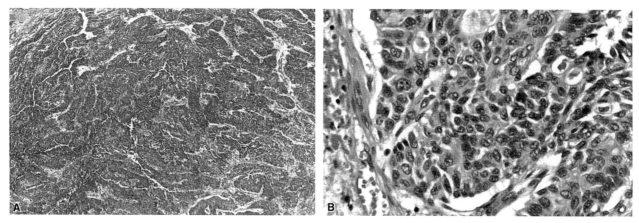

图 12.32 尿路上皮癌，内翻亚型（A 和 B）。注意细胞学的非典型性

果显示肿瘤的腺泡/小管成分不表达 PSA 和 PSAP，而表达 CK7、CK20、34β E12 以及凝血调节蛋白。

12.6 尿路上皮癌，内翻亚型（内翻性生长的尿路上皮癌）

内翻性生长的尿路上皮癌最近引起人们的兴趣是因为其容易误诊为良性内翻性乳头状瘤（图 12.31 和 12.32）[52]。内翻亚型尿路上皮癌虽有可能显示不同程度细胞学和结构上异常，但恒定出现较高核分裂象和 Ki-67 标记的细胞增殖，p53 高表达，异常 CK20 表达和染色体 3、7、17 号多体以及 9p21 缺失[53]，这些表达谱在与内翻性乳

头状瘤的鉴别诊断中非常有用。

详见第 17 章的论述。

12.7 尿路上皮癌，脂质细胞亚型

脂质细胞亚型罕见，WHO 将其定义为一种细胞类似于印戒样脂母细胞的尿路上皮癌（图 12.33 和 12.34），临床常见症状是肉眼血尿[54]。脂质细胞亚型尿路上皮癌常伴进展期高级别尿路上皮癌，预后差，与伴发的普通性尿路上皮癌克隆性相关。

最近基于 27 例脂质细胞亚型尿路上皮癌的报道显示脂质细胞成分占肿瘤的 10%～50% 不等，其中 11 例脂质细胞成分超过 30%[55]。诊

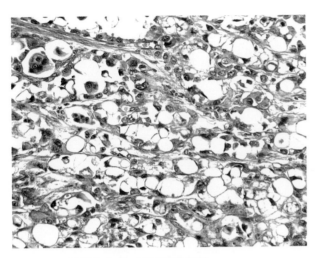

图 12.33 尿路上皮癌，脂质细胞亚型

断时的病理分期为 Ta（n=1）、T1（n=2）、T2（至少 n=7）、T3a（n=4）、T3b（n=8）以及 T4a（n=5）。16 例患者在 16~58 个月（平均 33 个月）内死于该病，8 例在 8~25 个月（平均 22 个月）内带病存活，另外 3 例在 6~15 个月（平均 10 个月）内死于其他原因。

肿瘤结构呈实性膨胀性到浸润性巢状。肿瘤细胞呈上皮样，体积大，核偏位，胞质内可见大量空泡类似于印戒样脂母细胞。所有病例黏液染色阴性，可见高级别普通性尿路上皮癌的典型特征，其中分别有 2 例和 1 例伴微乳头或浆细胞样癌；另外 2 例见广泛的鳞状或腺性分化。大多数肿瘤细胞核呈中等级别，偶尔核呈多形性。

免疫组化染色证实脂质细胞成分表达 CK7、CK20、CAM5.2、34βE12、AE1/AE3、EMA 以及凝血调节蛋白，vimentin 和 S100 呈阴性。采用四种多态微卫星标记（D9S171、D9S177、IFNA 和 TP53）对 8 例患者进行 LOH 分析，结果 6 例存在 LOH（至少一种标记）。LOH 结果在脂质细胞亚型和普通性尿路上皮癌中是相同的。2 例行电子显微镜观察支持肿瘤细胞内为脂质成分[55]。

在有限的活检标本中，脂质细胞亚型尿路

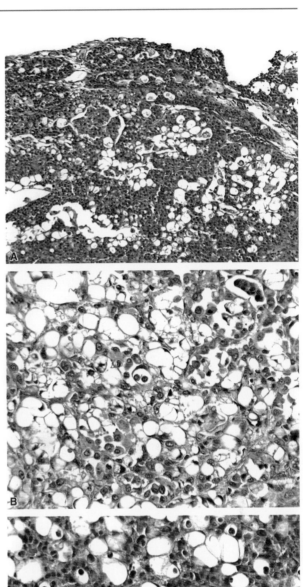

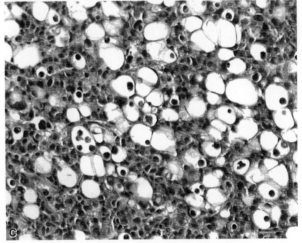

图 12.34 尿路上皮癌，脂质细胞亚型（A~C）

上皮癌可误诊为脂肪肉瘤、伴脂肪肉瘤样成分的肉瘤样癌（癌肉瘤）或印戒细胞癌。在这种情况下，脂质细胞的上皮标志物免疫染色非常有价值。

12.8 尿路上皮癌，浆细胞样亚型

浆细胞样亚型是罕见的侵袭性亚型，预后差。患者典型的表现为血尿和处于进展期（图 12.35 ~ 12.40）[1,56-65]。

Zukerberg 等描述了 2 例膀胱癌，肿瘤细胞弥漫浸润膀胱壁，形态单一，类似于淋巴瘤[66]。肿瘤细胞中等大小，胞质嗜酸性，核偏位，形成浆细胞样形态。其中 1 例可见典型的尿路上皮癌。CK 和 CEA 免疫反应阳性、淋巴细胞标记阴性证实其为恶性上皮来源。伴明显浆细胞样形态的膀胱肿瘤可出现头皮转移，类似于多发性骨髓瘤[58]。

根据近来 11 例浆细胞样亚型尿路上皮癌的报道，浆细胞样成分占肿瘤标本的 30% ~ 100%，其中 8 例浆细胞样成分大于 50%，2 例为单纯性浆细胞样癌[59]。9 例混合性癌中 7 例伴发普通型高级别尿路上皮癌，剩余 2 例显示巢状或微乳头亚型尿路上皮癌特征。所有患者为进展期癌（大于 pT3 期），8 例（73%）出现淋巴结转移。随访结果显示 9 例（82%）在 2 ~ 11 个月内死于该病，2 例带病生存 8 个月和 16 个月。

肿瘤结构从实性膨胀性巢状伴失黏附细胞到混合性实性或腺泡状生长，另外 2 例出现条纹状失黏附性结构（18%）。罕见情况下可出现黏液样结构。组织学上，单个的肿瘤细胞核偏位，胞质嗜酸性，类似于浆细胞。大多数肿瘤细胞有低到中等级别的细胞核，偶尔可见核多形性。所有病例可不同程度见到小的胞质内空泡。所有病例免疫组化证实浆细胞样细胞和伴随的普通型尿路上皮癌表达 CK7、CK20、AE1/AE3 和 EMA，3 例表达 CD138（图 12.41）。

鉴别诊断主要包括淋巴细胞反应性增生、淋巴瘤、多发性骨髓瘤、伴横纹肌样特征的尿路

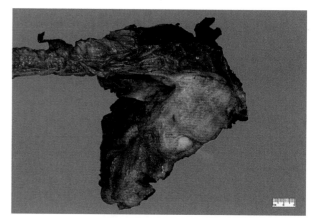

图 12.35 尿路上皮癌，浆细胞亚型。肿瘤侵犯直肠，累及直肠黏膜，也侵犯前列腺

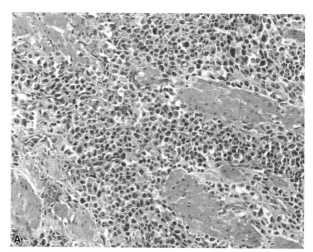

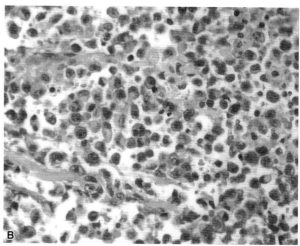

图 12.36 尿路上皮癌，浆细胞亚型（A 和 B）

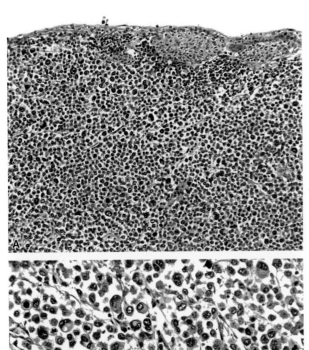

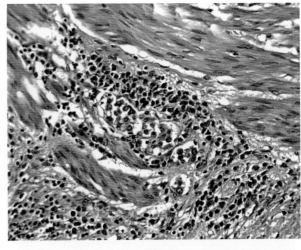

图 12.39　尿路上皮癌，浆细胞亚型，肿瘤侵犯固有肌层

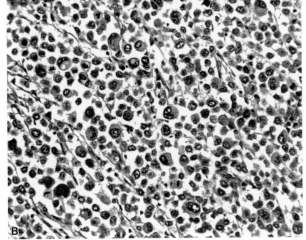

图 12.37　尿路上皮癌，浆细胞亚型（A和B）

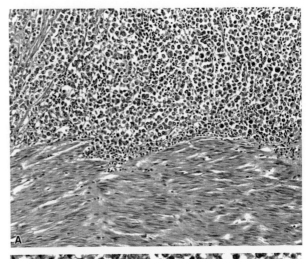

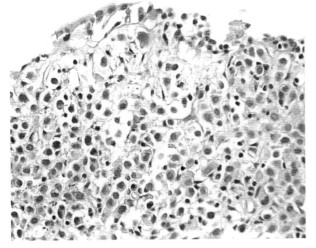

图 12.38　尿路上皮癌，浆细胞亚型

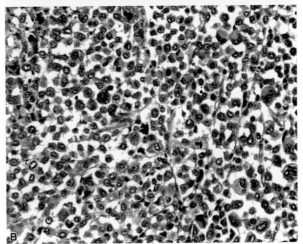

图 12.40　尿路上皮癌，浆细胞亚型（A和B）。肿瘤侵犯固有肌层

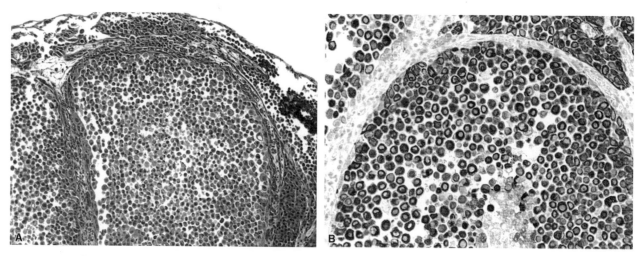

图 12.41 尿路上皮癌，浆细胞亚型（A 和 B）。注意肿瘤细胞呈 CK20 弥漫强阳性

表 12.4 伴浆细胞样特征的膀胱肿瘤主要鉴别特征

	细胞学特征			免疫组织化学特征									
	核形	核仁	胞质	Pan-CK	Vim	CK7	CK20	S100	LCA	HMB45	Syn	CD138	Desmin
浆细胞样癌	圆形	±	嗜酸性/嗜双色	+	−	+	+	−	−	−	−	±	−
横纹肌样癌	圆形	+	嗜酸性	±	+	±	±	−	−	−	−	−	−
印戒细胞癌	凹入	±	嗜双色/透亮	+	−	+	+	−	−	−	−	−	−
淋巴瘤/浆细胞瘤	圆形	±	嗜酸性/嗜双色	±	+	−	−	−	+	−	−	+	−
副神经节瘤/神经内分泌癌	圆形	+	嗜双色/透亮	±	+	±	−	+	−	−	+	−	−
黑素瘤	圆形	+	嗜酸性	±	+	−	−	+	−	+	−	−	−
横纹肌肉瘤	圆形/梭形	±	少/嗜酸性	±	+	−	−	−	−	−	±	−	+

上皮癌、印戒细胞腺癌、副神经节瘤、神经内分泌癌、黑素瘤和横纹肌肉瘤（表 12.4）。免疫组织化学表达上皮性标志物可证实该诊断。应用CD45（LCA）和 CK 对诊断很有帮助。在有限的标本中，它可误诊为慢性膀胱炎或浆细胞瘤，尤其当肿瘤细胞表达 CD138（浆细胞的标志）的病例更容易误诊。鉴别其他伴浆细胞样形态的恶性肿瘤对临床处理非常重要（表 12.4）。

12.9 淋巴上皮瘤样癌

组织学上类似于鼻咽部淋巴上皮瘤的膀胱癌文献报道不足 100 例（图 12.42 ~ 12.45）[67–74]。这种亚型男性比女性更常见（男：女 =2.8∶1），常发生于老年人（54 ~ 84 岁，平均 70 岁）[67]。大多数患者临床表现为血尿，肿瘤呈孤立性，常累及膀胱顶部、后壁或三角区，为广基的生长模式。

组织学上，肿瘤可为单纯性或与普通尿路上皮癌混合。伴普通性尿路上皮癌成分的病例在输尿管和肾盂中已有报道。可见腺性和鳞状分化。上皮成分由巢状、片状和条索状未分化细胞组成，核大、多形性、核仁明显。细胞胞质界限不清，呈现合胞体样外观。背景由明显多克隆淋巴样间质组成，后者包括 T 淋巴细胞、B 淋巴细胞、浆细胞和组织细胞，偶尔为中性粒细胞或嗜酸性粒细胞，常侵入上皮细胞巢。EB 病毒感染虽然

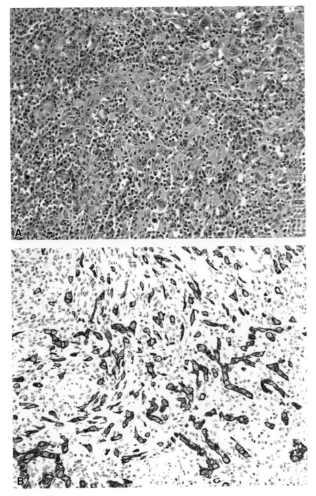

图 12.42　膀胱淋巴上皮瘤样癌（A 和 B）。34βE12 免疫染色可突出显示肿瘤细胞

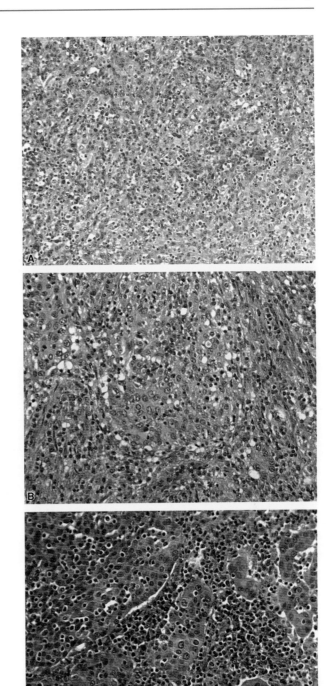

图 12.43　膀胱淋巴上皮瘤样癌（A~C）

在头颈部区常见，但膀胱淋巴上皮瘤样癌尚未发现。该肿瘤上皮细胞表达几种 CK 标志物，包括 AE1/AE3、CK7 和 CK8，CK20 罕见阳性，当该肿瘤为单纯性时化疗有效[70,73]。

大部分报道的膀胱病例中，当肿瘤为单纯性淋巴上皮瘤样癌或淋巴上皮瘤样癌为主要成分时则预后较好，但如果淋巴上皮瘤样癌成分仅局灶性见于其他典型的尿路上皮癌中，则其肿瘤的生物学行为如同相同分级和分期的普通型尿路上皮癌。大多数报道的肿瘤为肌层浸润癌（pT2 期或更高）。有些研究显示以淋巴上皮瘤样癌成分为主要成分的肿瘤比那些仅有局灶性该组织学成分

的肿瘤预后好。在一项大的系列研究中发现，采用膀胱切除术的膀胱癌病例 5 年实际生存率为 59%（单纯型为 62%，混合型为 57%），与肌层浸润性膀胱癌行膀胱切除术后 5 年无复发率相

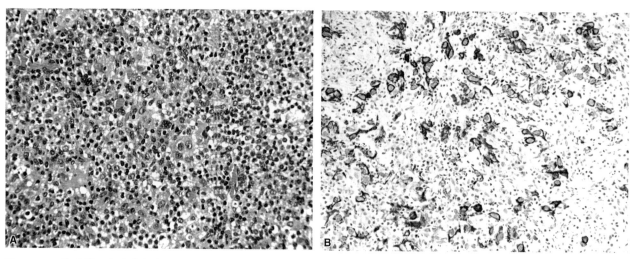

图 12.44 膀胱淋巴上皮瘤样癌（A和B）。肿瘤细胞表达CK7（B）

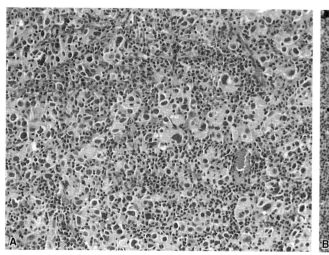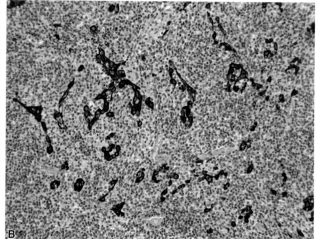

图 12.45 膀胱淋巴上皮瘤样癌（A和B）。CK染色阳性（B）

似，后者为 65% ~ 68%[74]。

　　膀胱淋巴上皮瘤样癌的主要鉴别诊断包括伴淋巴样间质的差分化尿路上皮癌、低分化鳞状细胞癌和淋巴瘤。存在易识别的尿路上皮癌或鳞状细胞癌不能排除淋巴上皮瘤样，相反，该亚型的诊断需要存在类似于鼻咽部的淋巴上皮瘤成分。淋巴上皮瘤样癌与淋巴瘤可能难以鉴别，但存在大的合体样恶性细胞伴致密的多形性淋巴样细胞背景是一个重要的诊断线索。免疫组化显示恶性细胞表达CK证实其为上皮来源。在炎性膀胱黏膜背景中可能忽略恶性细胞，从而易将该病变误诊为旺炽性慢性膀胱炎。淋巴上皮瘤样癌的临床意义在于其具有明显的化疗敏感性。

12.10 尿路上皮癌，透明细胞（富于糖原）亚型

　　近 2/3 的尿路上皮癌可有灶性富于糖原的透明细胞。最近报道的尿路上皮癌的富于糖原的透明细胞"亚型"似乎是一个形态学谱系的另一端，主要或完全由伴丰富透明胞质的细胞组成，免疫组化显示这些细胞表达CK7（图 12.46 和

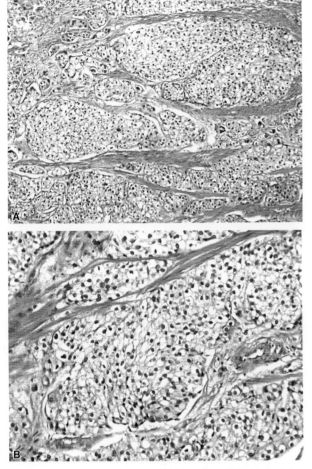

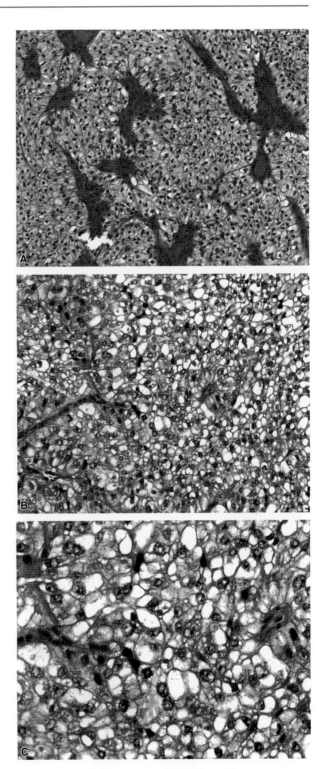

图 12.46　尿路上皮癌，透明细胞（富于糖原）亚型（A和 B）

12.47）[75-78]。认识这种亚型可避免与膀胱透明细胞腺癌以及肾或其他部位来源的转移性透明细胞癌相混淆[79]。而且，近来描述的膀胱副神经节瘤的一种亚型由于其浸润性生长和肿瘤细胞呈透明细胞形态，在经尿道切除术的标本中可误诊为尿路上皮癌[80]。副神经节瘤细胞特征性表达 CgA 和 S100 蛋白[35]。

图 12.47　尿路上皮癌，透明细胞（富于糖原）亚型（A~C），胞质空泡化，含有丰富糖原

12.11　肉瘤样癌

见第 16 章（图 12.48）。

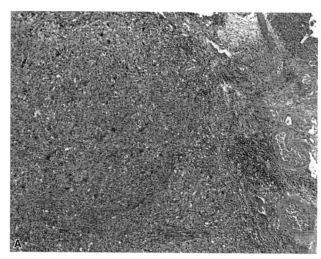
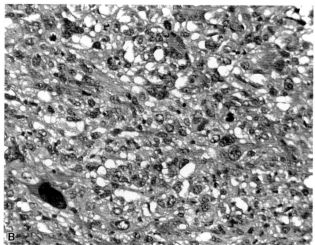

图 12.48 肉瘤样癌（A和B）

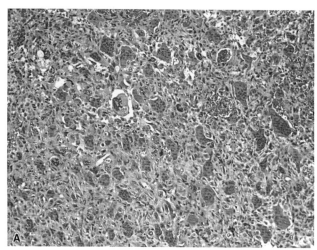
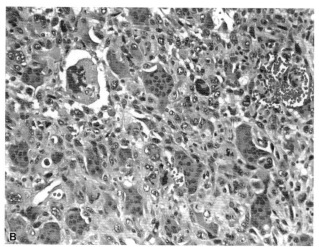

图 12.49 大细胞未分化癌（A和B）

12.12 大细胞未分化癌

大细胞未分化癌更常见于肺，但作为一种罕见且侵袭性强的疾病也可发生于其他器官（图12.49）。膀胱大细胞未分化癌指的是肿瘤由片状或孤立性的未分化细胞组成，但形态学不符合尿路上皮癌、鳞癌、腺癌以及任何其他已知类型的膀胱癌。该肿瘤罕见，如果发生于转移部位，其组织学特征无法提示尿路上皮来源[81]。

Lopez-Beltran 等最近报道了 8 例膀胱大细胞未分化癌的临床病理特征[81]。这些肿瘤特征性地

由大的多角形或圆形细胞组成，呈实性片状分布，胞质中等到丰富，细胞边界清楚。大细胞未分化成分占肿瘤成分的比例为 90% ~ 100%，其中 5 例为单纯性肿瘤。肿瘤结构从浸润性生长到实性膨胀性巢状，2 例伴灶性（小于 5%）失黏附性生长。

免疫组化染色证实大细胞未分化癌表达 AE1/AE3 和 CK7，其中有 6 例、3 例、3 例和 2 例分别表达 CAM2.5、CK20、凝血调节蛋白和 UP Ⅲ。而其他用于鉴别诊断的免疫标志物如 α-AFP、β-hCG、PSA、vimentin、Syn 和 CgA 均为阴性。Ki-67 增殖指数为 50% ~ 90%，p53 阳性率为

40% ~ 90%。

大细胞未分化癌是尿路上皮癌的一种侵袭性亚型，诊断时处于进展期且预后差。在一项 8 例患者的研究中，所有患者都为进展期（大于等于 pT3），7 例（88%）有淋巴结转移[81]。6 例患者在 5 ~ 26 个月内死于癌症，2 例患者分别在 6 个月和 14 个月发生转移。大细胞未分化癌与同分期的普通型尿路上皮癌的预后有明显差异（P=0.0004）[81]。

12.13 富于破骨细胞的未分化癌

富于破骨细胞的"巨细胞肿瘤"或"破骨细胞瘤样巨细胞肿瘤"发生于胰腺、胆囊、肝脏、乳腺、唾液腺、甲状腺、皮肤、肺、肠、喉以及女性生殖道已有报道。膀胱具有同样形态的病例报道不足 20 例，且大多数为病例报道[56,82,83]。在一项 6 例患者的研究中，5 例患者获得随访，4 例死于癌症，3 例有转移[84]。有长期随访的病例报道中，显示大多数患者转移或死于癌症。

肿瘤由不同比例的单个核细胞（上皮标志物常呈阳性），破骨细胞样巨细胞（CD68、CD51和 CD54 阳性）以及可识别的普通型尿路上皮肿瘤（原位癌、乳头状或浸润性癌）组成（图 12.50 ~ 12.52）[84]。

肿瘤有些区域可完全由组织学类似于骨巨细胞瘤的成分组成，然而，其他区域可显示单个或聚集的单个核细胞，这些单个核细胞具有不同程度的非典型性，包括明显多形性和不同于破骨细胞样巨细胞的核。这些单个核细胞表达 CK、EMA、CAM2.5 和 CK7，罕见表达 S100、actin、desmin 和 p53[84]。虽然这些肿瘤可有发生于骨的巨细胞瘤的相同的组织学特征，包括类似于动脉瘤样骨囊肿的充满血液的囊腔，但由于这些肿瘤

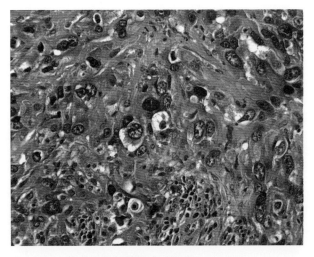

图 12.50 富于破骨细胞的未分化癌

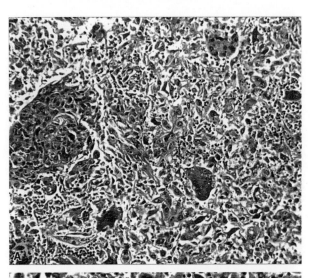

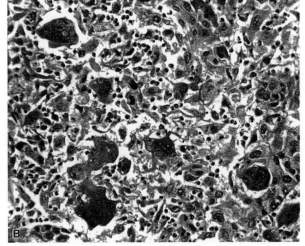

图 12.51 富于破骨细胞的未分化癌（A 和 B）

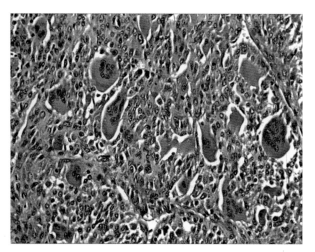

图 12.52　富于破骨细胞的未分化癌

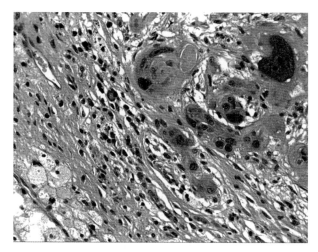

图 12.53　多形性巨细胞癌

CK 阳性、伴发高级别尿路上皮癌、单个核细胞和尿路上皮癌细胞 p53 阳性程度相当，以及具有该组织学形态的肿瘤预后差等，而代表着真正的未分化癌[84]。这些肿瘤需与含合体滋养巨细胞的尿路上皮癌以及伴破骨巨细胞型巨细胞反应的尿路上皮癌相鉴别（见下文）。

12.14　多形性巨细胞癌

多形性巨细胞癌是目前 WHO 泌尿系统肿瘤分类中确定的一种罕见类型的膀胱癌[54]，侵袭性强，预后差，一旦发现即是晚期[85,86]。

最近对 8 例多形性巨细胞癌研究显示多形性巨细胞成分占肿瘤标本的比例为 20%~100%，其中 2 例多形性巨细胞成分大于 50%，1 例为单纯性多形性巨细胞癌[85]。该肿瘤的结构特征从伴奇异性巨细胞的多形性浸润性肿瘤到伴失黏附性生长的实性膨胀性巢状结构；2 例（25%）可见少细胞的促纤维增生的间质反应，且硬化的间质内有单个细胞[85]。

组织学上，所有病例中均可见到巨大的、奇异的和间变性的细胞，典型或非典型核分裂象常见（图 12.53 ~ 12.55）。7 例混合性病例同时伴发普通型高级别尿路上皮癌；2 例出现微乳头或淋巴上皮瘤样尿路上皮癌的特征。2 例胞质内见有大小不等的空泡。所有患者均处于晚期（大于 pT3 期），6 例（75%）有淋巴结转移。免疫组化染色证实多形性巨细胞癌和伴随的普通型尿路上皮癌表达 CK7、CAM5.2、AE1/AE3 和 EMA，分别有 6 例、3 例和 2 例表达 p63、血栓调节蛋白和 UP Ⅲ。随访结果显示 5 例患者在 6 ~ 17 个月内死于癌症，2 例患者在 11 个月和 19 个月时出现转移，1 例患者在 74 个月时未见癌。

主要鉴别诊断为肺或其他少见部位来源的巨细胞癌，这目前需要依据临床来确定。巨细胞表达 CK 和 vimentin。其他鉴别诊断为产 hCG 的巨细胞的膀胱肿瘤、破骨细胞型巨细胞癌、伴少数多形性巨细胞的肉瘤样癌。在有限的标本中，多形性巨细胞癌可误诊为肉瘤，这种诊断上的陷阱对临床治疗非常重要。

12.15　膀胱癌中其他形态学亚型

尿路上皮癌中可见多种形态学上的变异，它

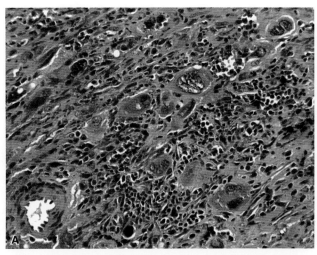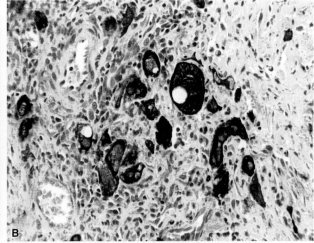

图 12.54　多形性巨细胞癌（A 和 B）。巨细胞强阳性表达 CK（B）

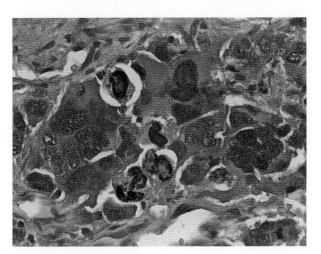

图 12.55　多形性巨细胞癌

们常与高级别尿路上皮癌同时存在。

12.15.1　伴脊索样特征的尿路上皮癌

　　这是最近描述的一种类型，肿瘤呈独特的脊索样形态，特征为细胞呈明显的条索状伴黏液样间质基质，此结构形态与骨外黏液样软骨肉瘤非常相似（图 12.56 和 12.57）[87]。伴脊索样特征的尿路上皮癌具有尿路上皮癌的形态学结构，可类似伴黏液样或黏液性成分的膀胱原发肿瘤和非膀胱肿瘤。这些癌保留了尿路上皮癌的免疫表型，且常表现为高分期疾病[87]。

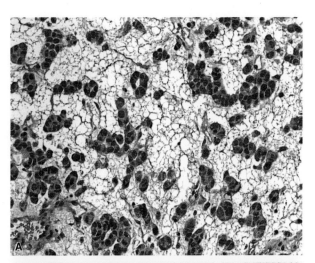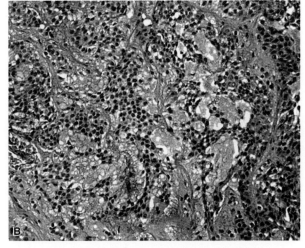

图 12.56　伴脊索样特征的尿路上皮癌（A 和 B）

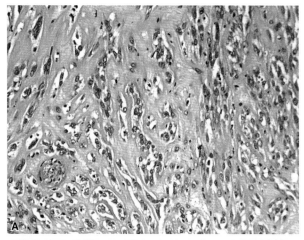

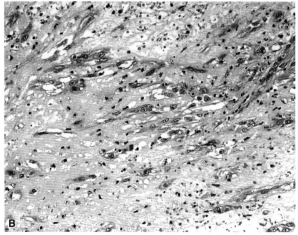

图 12.57　伴脊索样特征的尿路上皮癌（A 和 B）

在 Cox 报道的 12 例伴脊索样特征的尿路上皮癌中，患者年龄为 50 ~ 85 岁（平均 68 岁）；男性 8 例，女性 4 例。5 例为膀胱切除术标本，6 例为经尿道切除术标本，1 例为前盆腔内脏剜除术伴右肾输尿管全切术标本。形态学上，每例至少局灶含有癌细胞相关的无细胞的黏液样间质。当分化较好时，肿瘤细胞有少量嗜酸性胞质，排列成条索状，非常类似于骨外黏液样软骨肉瘤、脊索瘤、软组织混合瘤/肌上皮瘤和卵黄囊瘤。伴脊索样形态成分占肿瘤的百分比为 5% ~ 95%（平均 39%，中位数 25%）。任何病例中均未见普通型肉瘤样分化，无胞质内黏液，无腺腔形成。所有 12 例均至少可见局灶性典型的尿路上皮癌，常见尿

路上皮癌向脊索样结构移行现象[87]。

免疫表型上，肿瘤细胞强阳性表达 p63（核阳性）和 CK34βE12（胞质阳性）。CK20、calponin、GFAP、癌胚蛋白 glypican-3 和 brachyury 在所研究的 7 例中均呈阴性，而 S100 蛋白仅在 1 例中呈局灶阳性（小于 5%）。黏液样间质成分呈弥漫性胶体铁染色和爱辛蓝染色阳性；所有 8 例 PAS 染色均阴性，而 8 例中仅有 2 例黏液卡红染色灶性阳性。大多数病例为高分期（pT4 期：5 例，pT3 期：4 例，pT2 期：2 例和 pT1 期：1 例），8 例中有 6 例（75%）已发生淋巴结转移，其中 1 例淋巴结转移灶有脊索样形态。12 例患者中有 9 例获得随访，2 例死于癌症（分别为 1 个月和 10 个月内），4 例带病存活（5 ~ 8 个月），其中 3 例有远处转移，另外 3 例截止最后的随访时间（2 ~ 120 个月）均无病生存[87]。

12.15.2　伴小管/腺泡的尿路上皮癌

虽然明显的小管成分可伴随于巢状亚型尿路上皮癌，但有些尿路上皮癌可能几乎完全由小到中等大小、圆形到拉长的小管组成，可误诊为肾源性腺瘤或腺性膀胱炎（图 12.58 和 12.59）[27,31,51]。然而，尿路上皮癌中的小管衬覆变薄的尿路上皮，与之相反，肾源性腺瘤的小管内衬覆立方、柱状以及偶尔扁平的细胞。伴小管的尿路上皮癌虽然形态温和，但可广泛浸润。鉴于这种病例少见，具有该特征的生物学意义仍不清楚，但有些病例与巢状结构同时存在，且广泛侵袭，诊断时已处于高分期，预后差。与巢状亚型一样，认识这种尿路上皮癌形态亚型的主要目的是在表浅活检中不要将其误诊为良性腺性增生性病变。有些学者认为，伴小管的尿路上皮癌应归为巢状亚型癌的谱系内。应常考虑到与前列腺癌侵犯膀胱的鉴别，但通过免疫组化易于鉴别

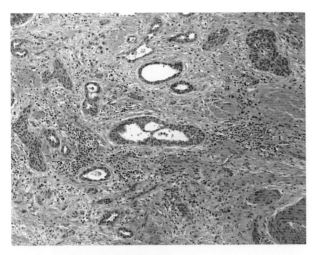

图 12.58　伴小管的尿路上皮癌

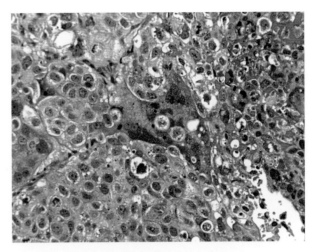

图 12.60　伴合体滋养巨细胞的尿路上皮癌

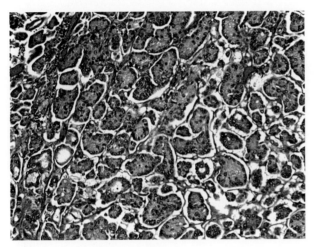

图 12.59　伴腺泡的尿路上皮癌

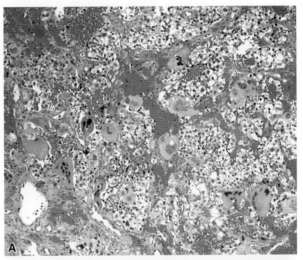

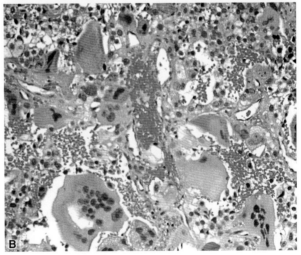

图 12.61　伴合体滋养巨细胞的尿路上皮癌（A 和 B）

（前列腺癌 PSA 和 PSAP 阳性；50% 以上尿路上皮癌表达 CK20、34βE12 和 p63）[51]。

12.15.3　伴合体滋养巨细胞的尿路上皮癌

合体滋养巨细胞可见于近 12% 的尿路上皮癌中，这些细胞产生大量的 β–hCG（图 12.60 ~ 12.64）[88-94]。β–hCG 免疫反应细胞的数量与肿瘤分级呈负相关[95,96]。β–hCG 分泌入血可能与其对放疗不敏感有关[97]。

最重要的鉴别诊断是绒毛膜癌。以前报道的大多数膀胱原发性绒毛膜癌实际上是伴合体滋养细胞的尿路上皮癌[98]。膀胱单纯性绒毛膜癌罕

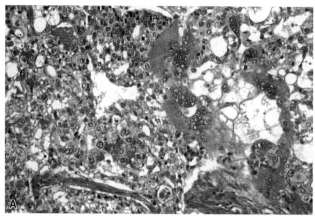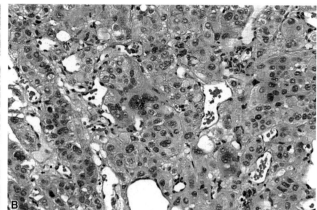

图 12.62 伴合体滋养巨细胞的尿路上皮癌（A和B）

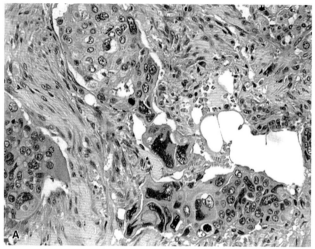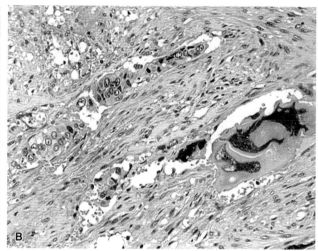

图 12.63 伴合体滋养巨细胞的尿路上皮癌（A和B）

见，文献报道不足 10 例[98]。Hanna 等报道了 1 例发生于 19 岁男性的膀胱原发性绒毛膜癌，肿瘤显示 12p 等臂染色体的高拷贝数，支持其为生殖细胞分化[99]。

最近有 1 例伴滋养细胞分化的微乳头状癌报道[94]，该例滋养细胞样区域表达 β-hCG 和人胎盘催乳素，而肿瘤所有成分皆表达 CK20 和 34βE12，提示滋养细胞样成分为尿路上皮来源。据报道，膀胱肉瘤样癌也可见滋养细胞分化（见第 16 章）。

12.15.4 伴失黏附性生长的尿路上皮癌

Baldwin 等描述了 10 例伴显著失黏附性生长的尿路上皮癌，其形态学特征非常类似于乳腺浸润性小叶癌和胃的弥漫性癌（图 12.65 和 12.66）[100]。其中男性 8 例，女性 2 例。诊断时平均年龄 67 岁（52～77 岁）。所有病例都由大小一致的细胞组成，细胞呈失黏附性生长，单个、弥漫性浸润性。有些区域肿瘤细胞呈单行线性排列（印度列兵样），而另一些区域，肿瘤细胞呈非黏附性实性片状排列。所有病例中，部分肿瘤细胞显示明显的胞质内空泡。除此之外，4 例出现典型的移行细胞癌或原位癌。肿瘤细胞表达 CK20，但不表达 ER。认识这种形态特别重要，尤其在小的活检标本中需避免误诊为印戒细胞癌和乳腺转移

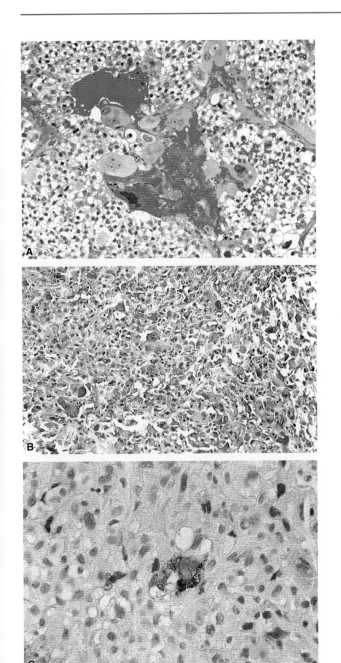

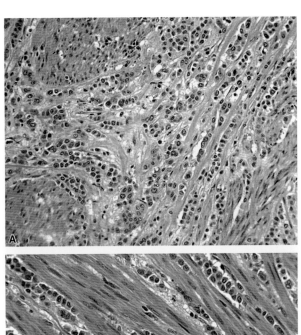

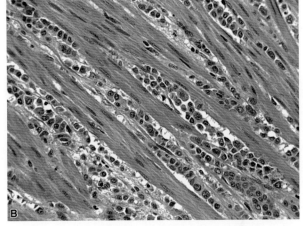

图 12.65　伴失黏附性生长的尿路上皮癌（A 和 B）

图 12.64　伴合体滋养巨细胞的尿路上皮癌（A~C）。尿路上皮癌呈 AE1/AE3 强阳性（B），散在的合体滋养细胞表达 β–hCG（C）

性小叶癌。具有特征性的单个细胞（印度列兵样）继发性累及膀胱的肿瘤，如乳腺小叶癌或胃的低分化癌，是伴失黏附性生长的尿路上皮癌的主要鉴别诊断对象。

还不确定伴失黏附性生长的尿路上皮癌是否为浆细胞样尿路上皮癌的一种特殊亚型。

12.15.5　伴横纹肌样特征的尿路上皮癌

罕见情况下，膀胱癌可伴横纹肌样特征（图 12.67）[101]。最近报道的 6 例伴横纹肌样特征的尿路上皮癌，所有患者均为男性，年龄 53 ~ 86 岁（平均年龄 66.5 岁）[102]。患者开始表现为血尿或尿路梗阻症状。病变部位包括膀胱（n=4）和肾盂（n=2）。除了横纹肌样成分，还可见多种混合存在的组织成分，包括尿路上皮原位癌和高级别乳头状尿路上皮癌（n=2）、低分化癌伴小细胞特征（n=1）、肉瘤样（n=2）和黏液样成分（n=2）。该文献报道的所有病例局灶或弥漫阳性表达 1 个或多个上皮性标志物（EMA、CAM5.2、AE1/AE3）。6 例中，2 例在 1 个月内死亡，第 3

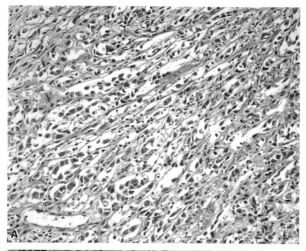

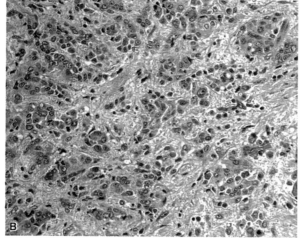

图 12.66 伴失黏附性生长的尿路上皮癌（A和B）

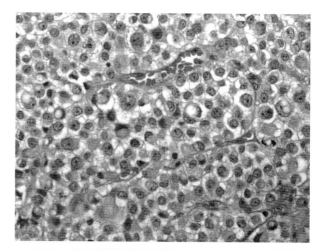

图 12.67 伴横纹肌样特征的尿路上皮癌

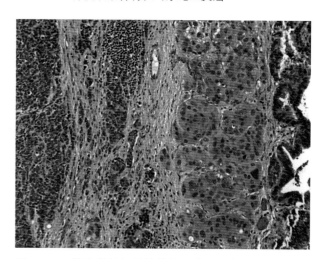

图 12.68 伴多种组织学结构的尿路上皮癌。膀胱癌的组织学异质性相对常见。同一区域内可见不同成分（小细胞癌、尿路上皮癌和腺癌）

例在 4 个月内死亡，剩余 3 例分别在确诊后 3 个月、3 个月和 9 个月内存活。

12.16 伴多种组织学类型的尿路上皮癌

当诊断尿路上皮癌时需要注意的一个问题是偶尔肿瘤可具有多向（异常）分化，同一个肿瘤内可显示多种组织学结构，如肉瘤样、小细胞、微乳头、鳞状以及腺性分化，事实上，上述描述的所有亚型都可以存在（图 12.68）[1]。当存在多种组织学形态时，建议在病理报告中注明每种不同成分的相对比例，如浸润性高级别尿路上皮癌

（50%），伴鳞状分化（20%）、腺性分化（10%）和微乳头亚型（10%）。

12.16.1 伴小细胞癌成分的尿路上皮癌

当尿路上皮癌伴小细胞癌成分时，即便是灶性的，也提示预后不良（图 12.69；见第 15 章）[103]。病理医师应仔细检查尿路上皮癌所有切片以排除这种可能性，因为小细胞癌是一种重要发现，通常意味着治疗方式的不同。不同于常被认为是组织学上新类型的其他混合性癌，小细胞癌由于其

临床重要性，当其为主要成分时应突出该诊断。病理医师应在病理报告中估计小细胞癌成分所占的百分比。

12.17 伴肿瘤相关间质反应的尿路上皮癌

尿路上皮癌可伴各种间质反应，类似肉瘤或炎症。

12.17.1 伴假肉瘤样间质反应的尿路上皮癌

尿路上皮癌及其他肿瘤可伴富于细胞的肉瘤

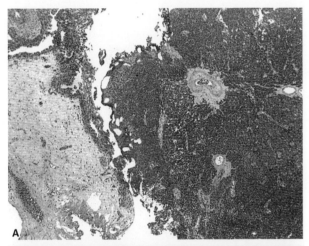

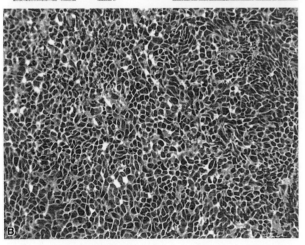

图 12.69 膀胱小细胞癌（A 和 B）。膀胱小细胞癌常伴其他成分，如普通型尿路上皮癌（A）

样间质，罕见情况下细胞密度高、细胞学非典型性和梭形细胞增生，易误认为肉瘤样癌（图 12.70 ~ 12.73）[1,104,105]。间质形态多样，可为黏液样或排列成梭形细胞束状，常有星形细胞或多核细胞穿插[106]。间质细胞免疫组化显示成纤维细胞和肌成纤维细胞分化，角蛋白往往阴性。膀胱鳞状细胞癌也可有假肉瘤样间质[107]。

主要鉴别诊断包括肉瘤样癌伴明显黏液样和硬化性间质、炎性肌纤维母性肿瘤以及术后梭形细胞结节（见第 16 章、第 19 章和第 26 章）。最近的泌尿外科手术史对术后梭形细胞结节的诊断非常重要。存在裂隙样血管，缺乏非典型核分裂和肿瘤性坏死支持病变为良性病变。

12.17.2 尿路上皮癌伴骨和软骨化生

骨化生可见于一些尿路上皮癌及其转移灶中[108,109]，这应与骨肉瘤鉴别。骨化生见于转移性尿路上皮癌中[109]。化生的骨组织学上是良性的，有正常的板层状结构，常邻近于出血区（图 12.74 和 12.75）[110]。邻近间质中的细胞呈良性形态[108]。

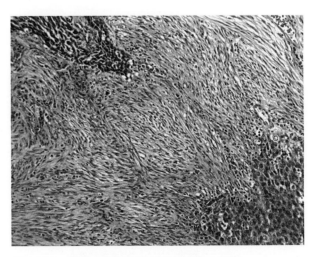

图 12.70 伴假肉瘤样间质反应的尿路上皮癌

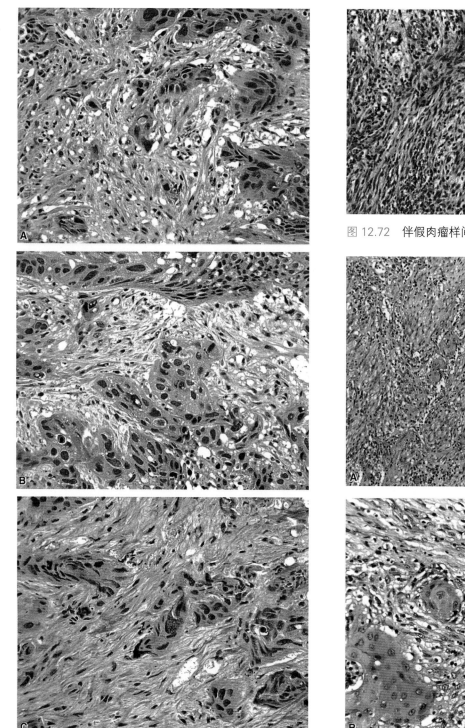

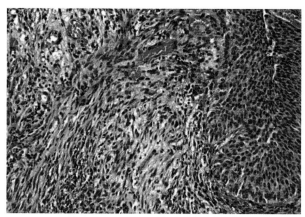

图 12.72　伴假肉瘤样间质反应的尿路上皮癌

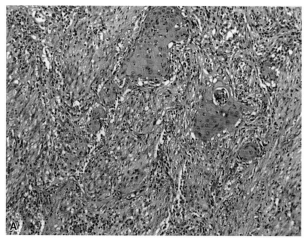

图 12.71　伴假肉瘤样间质反应的尿路上皮癌（A~C）

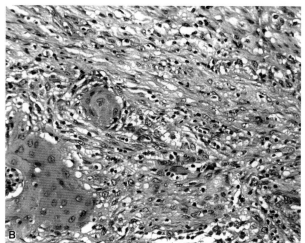

图 12.73　鳞状细胞癌伴假肉瘤样间质（A和B）

12.17.3　伴破骨细胞样巨细胞反应的尿路上皮癌

Zukerberg及其同事[66]报道了2例含肉瘤样

梭形细胞成分的浸润性高级别尿路上皮癌中存在破骨样巨细胞。这种巨细胞有丰富的嗜酸性胞质和多个小的、圆形和规则的细胞核，表达

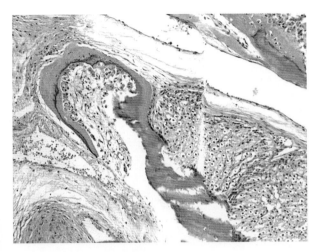

图 12.74　尿路上皮癌伴骨化生

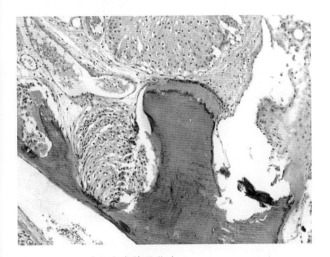

图 12.75　尿路上皮癌伴骨化生

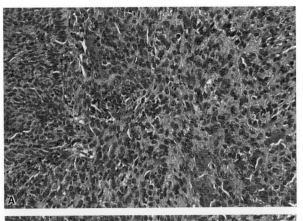

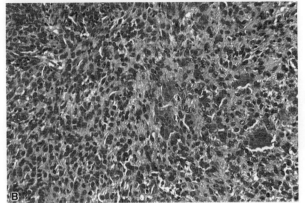

图 12.76　尿路上皮癌相关的破骨细胞样巨细胞反应（A 和 B）

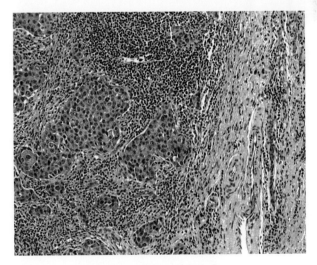

图 12.77　伴显著淋巴反应的尿路上皮癌

vimentin、CD68 和耐酒石酸性磷酸酶，不表达上皮标志——这是该肿瘤与富于破骨细胞型未分化癌区分的一个重要特征。

　　破骨细胞型巨细胞反应可见于低级别尿路上皮癌中，提示这可能是一个非特异性的表现（图 12.76）。破骨细胞样巨细胞与预后无关，巨细胞可能是间质对肿瘤的一种反应。

12.17.4　伴显著淋巴反应的尿路上皮癌

　　浸润性肿瘤邻近间质内出现炎细胞反应较常见[66,111-114]。其中以淋巴细胞浸润最常见，同时伴数量不等的浆细胞（图 12.77 和 12.78）。通常

情况下，这种细胞反应呈轻到中度，但偶尔重度。有时可见中性粒细胞反应，伴或不伴大量嗜酸性粒细胞浸润，提示在缺乏细胞反应情况下，癌可能具有更强的侵袭性。嗜酸性粒细胞的数量可能

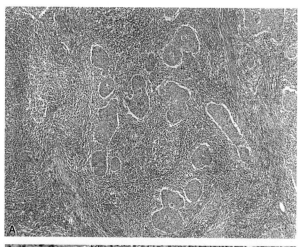

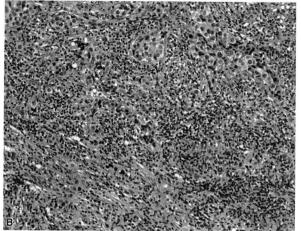

图 12.78　伴显著淋巴反应的尿路上皮癌（A和B）

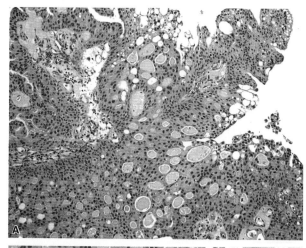

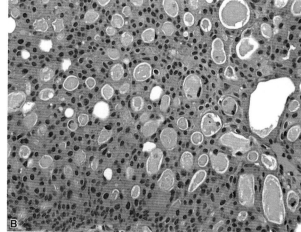

图 12.80　尿路上皮癌伴明显管腔形成（A和B）。注意嗜酸性蛋白分泌物

是癌特异性生存率的一个有价值的预测指标[112]。间质伴广泛炎症的癌与膀胱淋巴上皮样癌的鉴别诊断带有一定主观性[67]。

　　其他少见的结构也可见于尿路上皮癌（图 12.79 ~ 12.83）。遇到实性或巢状生长的肿瘤时，一定要排除前列腺腺癌（图 12.84 ~ 12.86）。

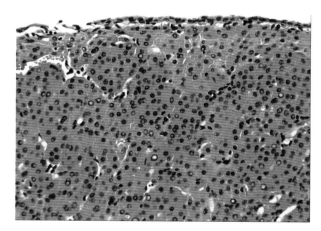

图 12.79　尿路上皮癌伴明显嗜酸性胞质。肿瘤呈巢状生长

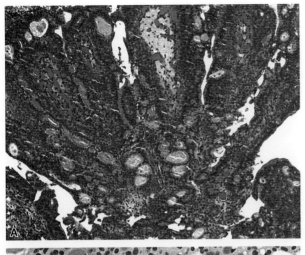

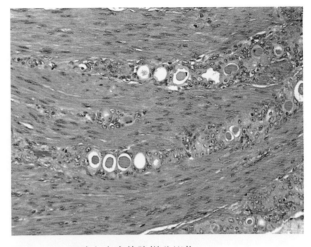

图 12.83　尿路上皮癌伴胶样分泌物

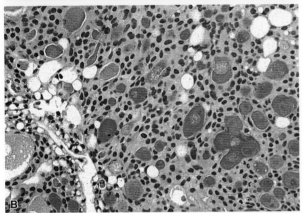

图 12.81　尿路上皮癌伴明显管腔形成，腔内充满蛋白性分泌物（A 和 B）

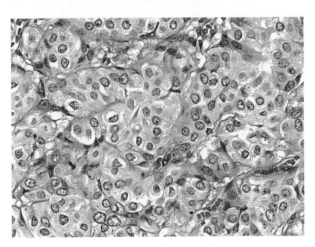

图 12.84　尿路上皮癌伴实性和巢状生长

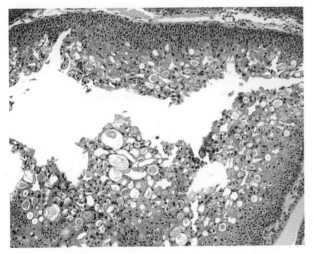

图 12.82　尿路上皮癌伴明显的浅层伞细胞。有些非典型伞细胞呈牛眼样

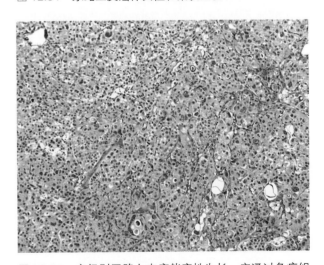

图 12.85　高级别尿路上皮癌伴实性生长。应通过免疫组化排除前列腺癌，前列腺癌表达 PSA、PSAP 和 P501s，不表达 CK20、34βE12 和 p63；而尿路上皮癌通常表达 34βE12，不表达 PSA、PSAP 和 P501s。尿路上皮癌通常呈 CK20 阳性

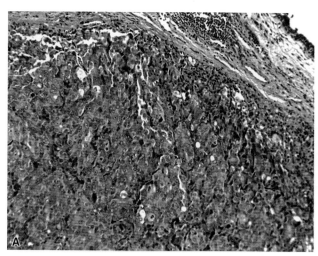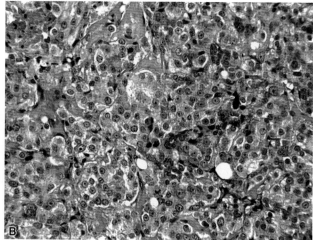

图 12.86 前列腺癌累及膀胱（A和B）。PSA免疫标志强阳性（未显示）

（汪亦品 译）

参考文献

1. Lopez-Beltran A, Cheng L. Histologic variants of urothelial carcinoma: differential diagnosis and clinical implications. *Hum Pathol* 2006; 37:1371–88.
2. Jozwicki W, Domaniewski J, Skok Z, Wolski Z, Domanowska E, Jozwicka G. Usefulness of histologic homogeneity estimation of muscle-invasive urinary bladder cancer in an individual prognosis: a mapping study. *Urology* 2005; 66:1122–6.
3. Wasco MJ, Daignault S, Zhang Y, Kunju LP, Kinnaman M, Braun T, Lee CT, Shah RB. Urothelial carcinoma with divergent histologic differentiation (mixed histologic features) predicts the presence of locally advanced bladder cancer when detected at transurethral resection. *Urology* 2007; 70:69–74.
4. Ro JY, Staerkel GA, Ayala AG. Cytologic and histologic features of superficial bladder cancer. *Urol Clin North Am* 1992; 19:435–53.
5. Akdas A, Turkeri L. The impact of squamous metaplasia in transitional cell carcinoma of the bladder. *Int Urol Nephrol* 1991; 23:333–6.
6. Lopez-Beltran A, Martin J, Garcia J, Toro M. Squamous and glandular differentiation in urothelial bladder carcinomas. Histopathology, histochemistry and immunohistochemical expression of carcinoembryonic antigen. *Histol Histopathol* 1988; 3:63–8.
7. Ayala AG, Ro JY. Premalignant lesions of urothelium and transitional cell tumors. In: Young RH, ed. Contemporary Issues in Surgical Pathology: Pathology of the Urinary Bladder. New York, NY: Churchill Livingstone, 1989; 65–101.
8. Lopez-Beltran A, Luque RJ, Quintero A, Requena MJ, Montironi R. Hepatoid adenocarcinoma of the urinary bladder. *Virchows Arch* 2003; 442:381–7.
9. Fong A, Garcia E, Gwynn L, Lisanti MP, Fazzari MJ, Li M. Expression of caveolin-1 and caveolin-2 in urothelial carcinoma of the urinary bladder correlates with tumor grade and squamous differentiation. *Am J Clin Pathol* 2003; 120:93–100.
10. Lopez-Beltran A, Requena MJ, Alvarez-Kindelan J, Quintero A, Blanca A, Montironi R. Squamous differentiation in primary urothelial carcinoma of the urinary tract as seen by MAC387 immunohistochemistry. *J Clin Pathol* 2007; 60:332–5.
11. Montironi R, Mazzucchelli R, Scarpelli M, Lopez-Beltran A, Cheng L. Morphological diagnosis of urothelial neoplasms. *J Clin Pathol* 2008; 61:3–10.
12. Montironi R, Lopez-Beltran A, Scarpelli M, Mazzucchelli

R, Cheng L. Morphological classification and definition of benign, preneoplastic and non-invasive neoplastic lesions of the urinary bladder. *Histopathology* 2008; 53:621–33.

13. Montironi R, Lopez-Beltran A, Scarpelli M, Mazzucchelli R, Cheng L. 2004 World Health Organization classification of the noninvasive urothelial neoplasms: inherent problems and clinical reflections. *Eur Urol* 2009; Suppl 8:453–7.

14. Montironi R, Lopez-Beltran A, Mazzucchelli R, Bostwick DG. Classification and grading of the non-invasive urothelial neoplasms: recent advances and controversies. *J Clin Pathol* 2003; 56:91–5.

15. Cheng L, Lopez-Beltran A, MacLennan GT. Neoplasms of the Urinary Bladder. Philadelphia: Elsevier/Mosby, 2008.

16. Cheng L, Montironi R, Davidson DD, Lopez-Beltran A. Staging and reporting of urothelial carcinoma of the urinary bladder. *Mod Pathol* 2009; 22 (Suppl 2):S70–95.

17. Al-Khawaja M, Tan PH, MacLennan GT, Lopez-Beltran A, Montironi R, Cheng L. Ureteral endometriosis: clinicopathological and immunohistochemical study of 7 cases. *Hum Pathol* 2008; 39:954–9.

18. Miller JS, Epstein JI. Noninvasive urothelial carcinoma of the bladder with glandular differentiation: report of 24 cases. *Am J Surg Pathol* 2009; 33:1241–8.

19. Kunze E, Francksen B, Schulz H. Expression of MUC5AC apomucin in transitional cell carcinomas of the urinary bladder and its possible role in the development of mucus-secreting adenocarcinomas. *Virchows Arch* 2001; 439:609–15.

20. Kunze E, Francksen B. Histogenesis of nonurothelial carcinomas of the urinary bladder from pre-existent transitional cell carcinomas. A histopathological and immunohistochemical study. *Urol Res* 2002; 30:66–78.

21. Sung MT, Zhang S, Lopez-Beltran A, Montironi R, Wang M, Davidson DD, Koch MO, Cain MP, Rink RC, Cheng L. Urothelial carcinoma following augmentation cystoplasty: an aggressive variant with distinct clinicopathological characteristics and molecular genetic alterations. *Histopathology* 2009; 55:161–73.

22. Lim M, Adsay NV, Grignon D, Osunkoya AO. Urothelial carcinoma with villoglandular differentiation: a study of 14 cases. *Mod Pathol* 2009; 22:1280–6.

23. Cheng L, Montironi R, Bostwick DG. Villous adenoma of the urinary tract: a report of 23 cases, including 8 with coexistent adenocarcinoma. *Am J Surg Pathol* 1999; 23:764–71.

24. Talbert ML, Young RH. Carcinomas of the urinary bladder with deceptively benign-appearing foci. A report of three cases. *Am J Surg Pathol* 1989; 13:374–81.

25. Lin O, Cardillo M, Dalbagni G, Linkov I, Hutchinson B, Reuter VE. Nested variant of urothelial carcinoma: a clinicopathologic and immunohistochemical study of 12 cases. *Mod Pathol* 2003; 16: 1289–98.

26. Drew PA, Furman J, Civantos F, Murphy WM. The nested variant of transitional cell carcinoma: an aggressive neoplasm with innocuous histology. *Mod Pathol* 1996; 9:989–94.

27. Young RH, Oliva E. Transitional cell carcinomas of the urinary bladder that may be underdiagnosed. A report of four invasive cases exemplifying the homology between neoplastic and non-neoplastic transitional cell lesions. *Am J Surg Pathol* 1996; 20:1448–54.

28. Murphy WM, Deanna DG. The nested variant of transitional cell carcinoma: a neoplasm resembling proliferation of Brunn's nests. *Mod Pathol* 1992; 5:240–3.

29. Wasco MJ, Daignault S, Bradley D, Shah RB. Nested variant of urothelial carcinoma: a clinicopathologic and immunohistochemical study of 30 pure and mixed cases. *Hum Pathol* 2010; 41:163–71.

30. Holmang S, Johansson SL. The nested variant of transitional cell carcinoma—a rare neoplasm with poor prognosis. *Scand J Urol Nephrol* 2001; 35:102–5.

31. Young RH. Tumor-like lesions of the urinary bladder. *Mod Pathol* 2009; 22 Suppl 2:S37–52.

32. Patriarca C, Colecchia M, Lopez Beltran A, Sirugo G, Bollito E, di Pasquale M. Nest-like features in bladder, simulating the nested variant of urothelial carcinoma. *Int J Surg Pathol* 2009.

33. Volmar KE, Chan TY, De Marzo AM, Epstein JI. Florid von Brunn nests mimicking urothelial carcinoma: a morphologic and immunohistochemical comparison to the nested variant of urothelial carcinoma. *Am J Surg Pathol* 2003; 27:1243–52.

34. Cheng L, Cheville JC, Sebo TJ, Eble JN, Bostwick DG. Atypical nephrogenic metaplasia of the urinary tract: a precursor lesion? *Cancer* 2000; 88:853–61.

35. Cheng L, Leibovich B, Cheville J, Ramnani D, Sebo T, Neumann R, Nascimento A, Zincke H,

Bostwick D. Paraganglioma of the urinary bladder: Can biologic potential be predicted? *Cancer* 2000; 88:844–52.

36. Dominici A, Nesi G, Mondaini N, Amorosi A, Rizzo M. Skin involvement from micropapillary bladder carcinoma as the first clinical manifestation of metastatic disease. *Urol Int* 2001; 67:173–4.

37. Hong SP, Park SW, Lee SJ, Chung JP, Song SY, Chung JB, Kang JK, Cho NH. Bile duct wall metastasis from micropapillary variant transitional cell carcinoma of the urinary bladder mimicking primary hilar cholangiocarcinoma. *Gastrointest Endosc* 2002; 56: 756–60.

38. Amin MB. Histological variants of urothelial carcinoma: diagnostic, therapeutic and prognostic implications. *Mod Pathol* 2009; 22 Suppl 2:S96–S118.

39. Johansson SL, Borghede G, Holmang S. Micropapillary bladder carcinoma: a clinicopathological study of 20 cases. *J Urol* 1999; 161:1798–1802.

40. Samaratunga H, Khoo K. Micropapillary variant of urothelial carcinoma of the urinary bladder; a clinicopathological and immunohistochemical study. *Histopathology* 2004; 45:55–64.

41. Lopez-Beltran A, Montironi R, Blanca A, Cheng L. Invasive micropapillary urothelial carcinoma of the bladder. *Hum Pathol* 2010; 41:1159–64.

42. Nassar H, Pansare V, Zhang H, Che M, Sakr W, Ali-Fehmi R, Grignon D, Sarkar F, Cheng J, Adsay V. Pathogenesis of invasive micropapillary carcinoma: role of MUC1 glycoprotein. *Mod Pathol*

2004; 19:1045–50.

43. Amin MB, Ro JY, el-Sharkawy T, Lee KM, Troncoso P, Silva EG, Ordonez NG, Ayala AG. Micropapillary variant of transitional cell carcinoma of the urinary bladder. Histologic pattern resembling ovarian papillary serous carcinoma. *Am J Surg Pathol* 1994; 18:1224–32.

44. Parker DC, Folpe AL, Bell J, Oliva E, Young RH, Cohen C, Amin MB. Potential utility of uroplakin III, thrombomodulin, high molecular weight cytokeratin, and cytokeratin 20 in noninvasive, invasive, and metastatic urothelial (transitional cell) carcinomas. *Am J Surg Pathol* 2003; 27:1–10.

45. Black PC, Brown GA, Dinney CP. The impact of variant histology on the outcome of bladder cancer treated with curative intent. *Urol Oncol* 2009; 27:3–7.

46. Kamat AM, Gee JR, Dinney CP, Grossman HB, Swanson DA, Millikan RE, Detry MA, Robinson TL, Pisters LL. The case for early cystectomy in the treatment of nonmuscle invasive micropapillary bladder carcinoma. *J Urol* 2006; 175:881–5.

47. Eble JN, Young RH. Carcinoma of the urinary bladder: a review of its diverse morphology. *Semin Diagn Pathol* 1997; 14:98–108.

48. Leroy X, Leteurtre E, De La Taille A, Augusto D, Biserte J, Gosselin B. Microcystic transitional cell carcinoma: a report of 2 cases arising in the renal pelvis. *Arch Pathol Lab Med* 2002; 126:859–61.

49. Young RH, Zukerberg LR. Microcystic transitional cell carcinomas of the urinary bladder. A report of four cases. *Am J Clin Pathol* 1991; 96:635–9.

50. Williamson SR, Lopez-Beltran A, Montironi R, Cheng L. Glandular lesions of the urinary bladder:clinical significance and differential diagnosis. *Histopathology* 2011; 58:811–34.

51. Huang Q, Chu PG, Lau SK, Weiss LM. Urothelial carcinoma of the urinary bladder with a component of acinar/tubular type differentiation simulating prostatic adenocarcinoma. *Hum Pathol* 2004; 35:769–73.

52. Cheng L, Bostwick DG. Overdiagnosis of bladder carcinoma. *Anal Quant Cytol Histol* 2008; 30:261–4.

53. Jones TD, Zhang S, Lopez-Beltran A, Eble JN, Sung MT, MacLennan GT, Montironi R, Tan PH, Zheng S, Baldridge LA, Cheng L. Urothelial carcinoma with an inverted growth pattern can be distinguished from inverted papilloma by fluorescence in-situ hybridization, immunohistochemistry, and morphologic analysis. *Am J Surg Pathol* 2007; 31:1861–7.

54. Eble JN, Sauter G, Epstein JI, Sesterhenn IA, eds. World Health Organization Classification of Tumours: Pathology and Genetics of Tumours of the Urinary System and Male Genital Organs. Lyon, France: IARC Press, 2004.

55. Lopez-Beltran A, Amin MB, Oliveira PS, Montironi R, Algaba F, McKenney JK, de Torres I, Mazerolles C, Wang M, Cheng L. Urothelial carcinoma of the bladder, lipid cell variant: clinicopathologic findings and LOH analysis. *Am J Surg Pathol* 2010; 34:371–6.

56. Zukerberg LR, Armin AR, Pisharodi L, Young RH. Transitional cell carcinoma of the urinary bladder with osteoclast-type giant cells: a report of two

cases and review of the literature. *Histopathology* 1990; 17:407–11.

57. Tamboli P, Amin MB, Mohsin SK, Ben-Dor D, Lopez-Beltran A. Plasmocytoid variant of non-papillary urothelial carcinoma (Abstract). *Mod Pathol* 2000; 13:107A.

58. Sahin AA, Myhre M, Ro JY, Sneige N, Dekmezian RH, Ayala AG. Plasmacytoid transitional cell carcinoma. Report of a case with initial presentation mimicking multiple myeloma. *Acta Cytologica* 1991; 35:277–80.

59. Lopez-Beltran A, Requena MJ, Montironi R, Blanca A, Cheng L. Plasmacytoid urothelial carcinoma of the bladder. *Hum Pathol* 2009; 40:1023–8.

60. Coyne JD, Sim E. Urothelial neoplasia with plasmacytoid morphology. *Histopathology* 2006; 48:200–1.

61. Fritsche HM, Burger M, Denzinger S, Legal W, Goebell PJ, Hartmann A. Plasmacytoid urothelial carcinoma of the bladder: histological and clinical features of 5 cases. *J Urol* 2008; 180:1923–7.

62. Kohno T, Kitamura M, Akai H, Takaha M, Kawahara K, Oka T. Plasmacytoid urothelial carcinoma of the bladder. *Int J Urol* 2006; 13:485–6.

63. Nigwekar P, Tamboli P, Amin MB, Osunkoya AO, Ben-Dor D. Plasmacytoid urothelial carcinoma: detailed analysis of morphology with clinicopathologic correlation in 17 cases. *Am J Surg Pathol* 2009; 33:417–24.

64. Ro JY, Shen SS, Lee HI, Hong EK, Lee YH, Cho NH, Jung SJ, Choi YJ, Ayala AG. Plasmacytoid transitional cell carcinoma of urinary bladder: a clinicopathologic study of 9

cases. *Am J Surg Pathol* 2008; 32:752–7.

65. Mai KT, Park PC, Yazdi HM, Saltel E, Erdogan S, Stinson WA, Cagiannos I, Morash C. Plasmacytoid urothelial carcinoma of the urinary bladder report of seven new cases. *Eur Urol* 2006; 50:1111–4.

66. Zukerberg LR, Harris NL, Young RH. Carcinomas of the urinary bladder simulating malignant lymphoma. A report of five cases. *Am J Surg Pathol* 1991; 15:569–76.

67. Williamson SR, Zhang S, Lopez-Beltran A, Shah RB, Montironi R, Tan PH, Wang M, Baldridge LA, MacLennan GT, Cheng L. Lymphoepithelioma-like carcinoma of the urinary bladder: clinicopathologic, immunohistochemical, and molecular features. *Am J Surg Pathol* 2011; 35:474–83.

68. Amin MB, Ro JY, Lee KM, Ordonez NG, Dinney CP, Gulley ML, Ayala AG. Lymphoepithelioma-like carcinoma of the urinary bladder. *Am J Surg Pathol* 1994; 18:466–73.

69. Young RH, Eble JN. Unusual forms of carcinoma of the urinary bladder. *Hum Pathol* 1991; 22:948–65.

70. Lopez-Beltran A, Luque RJ, Vicioso L, Anglada F, Requena MJ, Quintero A, Montironi R. Lymphoepithelioma-like carcinoma of the urinary bladder: a clinicopathologic study of 13 cases. *Virchows Arch* 2001; 438:552–7.

71. Holmang S, Borghede G, Johansson SL. Bladder carcinoma with lymphoepithelioma-like differentiation: a report of 9 cases. *J Urol* 1998; 159:779–82.

72. Dinney CP, Ro JY, Babaian RJ, Johnson DE. Lymphoepithelioma of the bladder: a

clinicopathological study of 3 cases. *J Urol* 1993; 149:840–1.

73. Gulley ML, Amin MB, Nicholls JM, Banks PM, Ayala AG, Srigley JR, Eagan PA, Ro JY. Epstein-Barr virus is detected in undifferentiated nasopharyngeal carcinoma but not in lymphoepithelioma-like carcinoma of the urinary bladder. *Hum Pathol* 1995; 26:1207–14.

74. Tamas EF, Nielsen ME, Schoenberg MP, Epstein JI. Lymphoepithelioma-like carcinoma of the urinary tract: a clinicopathological study of 30 pure and mixed cases. *Mod Pathol* 2007; 20:828–34.

75. Amin MB, Young RH. Primary carcinomas of the urethra. *Semin Diagn Pathol* 1997; 14:147–60.

76. Braslis KG, Jones A, Murphy D. Clear-cell transitional cell carcinoma. *Aust N Z J Surg* 1997; 67:906–8.

77. Kotliar SN, Wood CG, Schaeffer AJ, Oyasu R. Transitional cell carcinoma exhibiting clear cell features. A differential diagnosis for clear cell adenocarcinoma of the urinary tract. *Arch Pathol Lab Med* 1995; 119:79–81.

78. Oliva E, Amin MB, Jimenez R, Young RH. Clear cell carcinoma of the urinary bladder: a report and comparison of four tumors of müllerian origin and nine of probable urothelial origin with discussion of histogenesis and diagnostic problems. *Am J Surg Pathol* 2002; 26:190–7.

79. Bates AW, Baithun SI. The significance of secondary neoplasms of the urinary and male genital tract. *Virchows Arch* 2002; 440:640–7.

80. Zhou M, Epstein JI, Young RH. Paraganglioma of the urinary bladder: a lesion that may be misdiagnosed as urothelial

carcinoma in transurethral resection specimens. *Am J Surg Pathol* 2004; 28:94–100.

81. Lopez-Beltran A, Cheng L, Comperat E, Roupret M, Blanca A, Menendez CL, Montironi R. Large cell undifferentiated carcinoma of the urinary bladder. *Pathology* 2010; 42:364–8.

82. Amir G, Rosenmann E. Osteoclast-like giant cell tumour of the urinary bladder. *Histopathology* 1990; 17:413–8.

83. Kruger S, Mahnken A, Kausch I, Feller AC. P16 immunoreactivity is an independent predictor of tumor progression in minimally invasive urothelial bladder carcinoma. *Eur Urol* 2005; 47:463–7.

84. Baydar D, Amin MB, Epstein JI. Osteoclast-rich undifferentiated carcinomas of the urinary tract. *Mod Pathol* 2006; 19:161–71.

85. Lopez-Beltran A, Blanca A, Montironi R, Cheng L, Regueiro JC. Pleomorphic giant cell carcinoma of the urinary bladder. *Hum Pathol* 2009; 40:1461–6.

86. Serio G, Zampatti C, Ceppi M. Spindle and giant cell carcinoma of the urinary bladder: a clinicopathological light microscopic and immunohistochemical study. *Br J Urol* 1995; 75:167–72.

87. Cox RM, Schneider AG, Sangoi AR, Clingan WJ, Gokden N, McKenney JK. Invasive urothelial carcinoma with chordoid features: a report of 12 distinct cases characterized by prominent myxoid stroma and cordlike epithelial architecture. *Am J Surg Pathol* 2009; 33:1213–9.

88. Campo E, Algaba F, Palacin A, Germa R, Sole-Balcells FJ, Cardesa A. Placental proteins in high grade urothelial neoplasms. An immunohistochemical study of human chorionic gonadotropin, human placental lactogen, and pregnancy-specific beta-1-glycoprotein. *Cancer* 1989; 63:2497–504.

89. Fowler AL, Hall E, Rees G. Choriocarcinoma arising in transitional cell carcinoma of the bladder. *Br J Urol* 1992; 70:333–4.

90. Grammatico D, Grignon DJ, Eberwein P, Shepherd RR, Hearn SA, Walton JC. Transitional cell carcinoma of the renal pelvis with choriocarcinomatous differentiation. Immunohistochemical and immunoelectron microscopic assessment of human chorionic gonadotropin production by transitional cell carcinoma of the urinary bladder. *Cancer* 1993; 71:1835–41.

91. Seidal T, Breborowicz J, Malmstrom P. Immunoreactivity to human chorionic gonadotropin in urothelial carcinoma: correlation with tumor grade, stage, and progression. *J Urol Pathol* 1993; 1:397–410.

92. Shah VM, Newman J, Crocker J, Chapple CR, Collard MJ, O'Brien JM, Considine J. Ectopic beta-human chorionic gonadotropin production by bladder urothelial neoplasia. *Arch Pathol Lab Med* 1986; 110:107–11.

93. Bastacky S, Dhir R, Nangia AK, et al. Choriocarcinomatous differentiation in a high grade urothelial carcinoma of the urinary bladder: case report and litterature review. *J Urol Pathol* 1997; 6:223–34.

94. Regalado JJ. Mixed micropapillary and trophoblastic carcinoma of bladder: report of a first case with new immunohistochemical evidence of urothelial origin. *Hum Pathol* 2004; 35:382–4.

95. Yamase HT, Wurzel RS, Nieh PT, Gondos B. Immunohistochemical demonstration of human chorionic gonadotropin in tumors of the urinary bladder. *Ann Clin Lab Sci* 1985; 15:414–7.

96. Oyasu R, Nan L, Smith P, Kawamata H. Human chorionic gonadotropin β-subunit synthesis by undifferentiated urothelial carcinoma with syncytiotrophoblastic differentiation. *Arch Pathol Lab Med* 1994; 118:715–17.

97. Martin JE, Jenkins BJ, Zuk RJ, Oliver RT, Baithun SI. Human chorionic gonadotrophin expression and histological findings as predictors of response to radiotherapy in carcinoma of the bladder. *Virchows Arch A Pathol Anat Histopathol* 1989; 414:273–7.

98. Cho JH, Yu E, Kim KH, Lee I. Primary choriocarcinoma of the urinary bladder—a case report. *J Korean Med Sci* 1992; 7:369–72.

99. Hanna NH, Ulbright TM, Einhorn LH. Primary choriocarcinoma of the bladder with the detection of isochromosome 12p. *J Urol* 2002; 167:1781.

100. Baldwin L, Lee AH, Al-Talib RK, Theaker JM. Transitional cell carcinoma of the bladder mimicking lobular carcinoma of the breast: a discohesive variant of urothelial carcinoma. *Histopathology* 2005; 46:50–6.

101. Kumar S, Kumar D, Cowan DF. Transitional cell carcinoma with rhabdoid features. *Am J Surg Pathol* 1992; 16:515–21.

102. Parwani AV, Herawi M, Volmar K, Tsay SH, Epstein JI. Urothelial carcinoma with rhabdoid features: report of 6 cases. *Hum Pathol* 2006; 37:168–72.

103. Cheng L, Pan C, Yang XJ, Lopez-Beltran A, MacLennan GT, Lin H,

Kuzel TM, Papavero V, Tretiakova M, Nigro K, Koch MO, Eble JN. Small cell carcinoma of the urinary bladder: a clinicopathologic analysis of 64 patients. *Cancer* 2004; 101:957–62.

104. Bannach G, Grignon D, Shum D. Sarcomatoid transitional cell carcinoma vs pseudosarcomatous stromal reaction in bladder carcinoma: an immunohistolchemical study. *J Urol Pathol* 1993; 1:105–13.

105. Mahadevia PS, Alexander JE, Rojas-Corona R, Koss LG. Pseudosarcomatous stromal reaction in primary and metastatic urothelial carcinoma. A source of diagnostic difficulty. *Am J Surg Pathol* 1989; 13:782–90.

106. Roth JA. Reactive pseudosarcomatous response in urinary bladder. *Urology* 1980;

16:635–7.

107. Kobayashi M, Hashimoto S, Hara Y, Kobayashi Y, Nakamura S, Tokue A, Shimizu H. [Squamous carcinoma with pseudosarcomatous stroma of the renal pelvis and ureter: a case report]. *Hinyokika Kiyo* 1994; 40:55–9.

108. Eble JN, Young RH. Stromal osseous metaplasia in carcinoma of the bladder. *J Urol* 1991; 145:823–5.

109. Kinouchi T, Hanafusa T, Kuroda M, Usami M, Kotake T. Ossified cystic metastasis of bladder tumor to abdominal wound after partial cystectomy. *J Urol* 1995; 153:1049–50.

110. Lam KY. Chondroid and osseous metaplasia in carcinoma of the bladder. *J Urol Pathol* 1995; 3:255–62.

111. Sarma KP. The role of lymphoid reaction in bladder cancer. *J Urol* 1970; 104:843–9.

112. Flamm J. Tumor-associated tissue inflammatory reaction and eosinophilia in primary superficial bladder cancer. *Urology* 1992; 40:180–5.

113. Feeney D, Quesada ET, Sirbasku DM, Kadmon D. Transitional cell carcinoma in a tuberculous kidney: case report and review of the literature. *J Urol* 1994; 151:989–91.

114. Lipponen PK, Eskelinen MJ, Jauhiainen K, Harju E, Terho R. Tumour infiltrating lymphocytes as an independent prognostic factor in transitional cell bladder cancer. *Eur J Cancer* 1992; 29A:69–75.

第13章

腺癌及其潜在的前驱病变及亚型

13.1　潜在的前驱病变　　　　　　297

　13.1.1　肠上皮化生　　　　　297

　13.1.2　绒毛状腺瘤和管状绒毛状腺瘤

　　　　　　　　　　　　　　297

　13.1.3　原位腺癌（原位癌伴腺样分化）

　　　　　　　　　　　　　　297

13.2　腺癌　　　　　　　　　298

　13.2.1　腺癌，非特殊型　　　298

　13.2.2　伴结肠形态的腺癌（肠型腺癌）

　　　　　　　　　　　　　　301

　13.2.3　黏液腺癌（胶样腺癌）　301

　13.2.4　印戒细胞癌　　　　　301

　13.2.5　腺癌伴肝样形态（肝样腺癌）

　　　　　　　　　　　　　　303

　13.2.6　透明细胞腺癌　　　　304

　13.2.7　混合型腺癌　　　　　311

13.3　脐尿管腺癌　　　　　　311

参考文献　　　　　　　　　　314

13.1 潜在的前驱病变

尽管膀胱腺癌常伴随一些腺样病变，但是如结直肠腺癌那样的明确发病机制还未阐明。直观上，肠化生进展为异型增生再进展为膀胱腺癌似乎合理，然而在膀胱内这种相关性仍然缺失[1-3]。

13.1.1 肠上皮化生

最新分子病理学研究提示肠上皮化生可能与膀胱腺癌的发生相关（图 13.1；见第 3 章）[4,5]。Morton 及其同事发现在其他器官中肠上皮化生具有相关前驱病变的遗传学异常。与邻近正常尿路上皮细胞相比，肠上皮化生中端粒酶明显缩短[4]。应用 UroVysion FISH 方法，一些伴端粒酶缩短的病例也是尿路上皮癌中常见的染色体异常[4]。这些研究结果提示肠上皮化生可能确实是腺癌发生的前驱病变[4b]。

13.1.2 绒毛状腺瘤和管状绒毛状腺瘤

绒毛状腺瘤和管状绒毛状腺瘤是膀胱非常少见的呈外生性生长的良性腺上皮肿瘤，常与腺癌共存（图 13.2；见第 5 章）[6]。组织学上，这些病变与结肠相同的病变一样，表现为柱状黏液性细胞和杯状细胞衬覆在纤细的纤维血管轴心上，胞核复层、拥挤和深染。这些病变是否为膀胱腺癌的前驱病变尚有争议[7]。

13.1.3 原位腺癌（原位癌伴腺样分化）

这是一种有争议的疾病实体。组织学上，该病变与非浸润性乳头状尿路上皮癌伴腺样分化（图 13.3）、绒毛状腺瘤和尿路上皮原位癌伴腺样分化有重叠。实际上，该病变不可能与尿路上皮原位癌伴腺样分化或非浸润性尿路上皮癌伴腺样

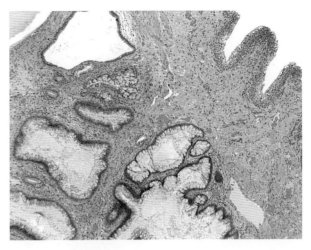

图 13.1 肠上皮化生

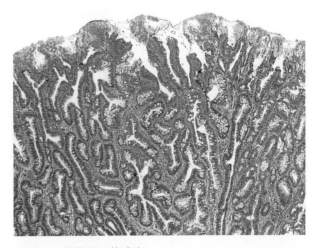

图 13.2 管状绒毛状腺瘤

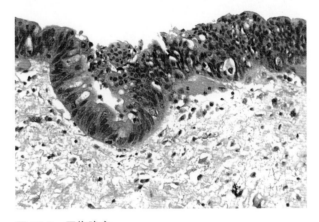

图 13.3 原位腺癌

分化区分[6,8,9]。

Chan 和 Epstein 描述了原位腺癌的乳头状、筛状或扁平状结构，这些结构均证实有腺样分

化伴非典型柱状上皮和顶端胞质[10]。不同于绒毛状腺瘤,原位腺癌常为小的、局灶性病变,而不是明显肿块。同样,虽然乳头状型原位腺癌结构上类似于乳头状尿路上皮癌,但前者缺乏绒毛状、指状突起。扁平型原位腺癌虽也可与典型的尿路上皮原位癌相似,但可见到明显的腺样分化,不同于一些尿路上皮原位癌中见到的小的、含有黏液、无柱状上皮的腔隙,即所谓的"腺样腔隙"。

原位腺癌应与尿路上皮原位癌累及布氏巢鉴别,缺乏真正的柱状腺样分化可有助于两者的鉴别。由于存在明显的形态学重叠,缺乏可靠的诊断标准和缺乏原位腺癌与腺癌相关的可信服数据,本书推荐使用"原位癌伴腺样分化"代替"原位腺癌",除非有其他证据表明该病变与膀胱腺癌有关。

13.2 腺癌

膀胱原发性腺癌占膀胱癌的 0.5%~2%,需与脐尿管发生的腺癌鉴别(见第 27 章)[1,11-13]。原发性腺癌可发生在任何年龄,但常见于 50 岁以上者,男性多见,男女发病比例 2.5:1[1]。临床典型表现为血尿、膀胱刺激症状、黏蛋白尿。膀胱原发性腺癌常为进展期,40% 患者诊断时已发生转移[12]。67% 患者同时存在肠上皮化生,并且膀胱外翻发生的癌大多数为腺癌[14]。偶尔,腺癌可发生于膀胱憩室内[15]。腺癌相关的其他因素包括盆腔脂肪瘤病和埃及血吸虫感染。

腺癌肉眼可表现为外生性、乳头状、实性、无蒂、溃疡或浸润性肿块。印戒细胞亚型常表现为膀胱壁弥漫增厚,形成革囊胃样表现[16]。尿路上皮的冷杯钳活检可能见不到病变。

表 13.1 膀胱腺癌组织学类型

腺癌,非特殊型
肠型腺癌
黏液(胶样)腺癌
印戒细胞腺癌
伴肝样形态的腺癌(肝样腺癌)
透明细胞腺癌
混合型腺癌

膀胱腺癌的定义是指起源于尿路上皮,病理学证实仅有一种腺性成分的肿瘤。本章讨论中排除了含有任何尿路上皮癌成分的病例,并将这样的病例归为尿路上皮癌伴腺样分化(见第 12章),这种区分可能只是语义上和学术上的。

膀胱腺癌有六种主要的组织学形态(表13.1)。肠型腺癌非常类似于结肠腺癌[17],而没有特异性腺样生长结构时可称为"腺癌,非特殊型(NOS)"。当肿瘤伴大量细胞外黏液、其间漂浮肿瘤细胞簇时称为黏液(胶样)型,类似于乳腺和(或)其他器官相同类型的肿瘤。肿瘤根据腺样分化的程度和核的多形性进行分类,类似于其他部位发生的腺癌。

非脐尿管腺癌使用标准的 AJCC TNM 分期系统[18]。与其他泌尿道肿瘤一样,分期是最重要的预后因素。

13.2.1 腺癌,非特殊型

"腺癌,非特殊型(NOS)"是指不适合其他分类中任一种的癌(图 13.4 和 13.5)。值得注意的是,这种类型和肠型腺癌是膀胱腺癌的最常见类型。

膀胱腺癌的鉴别诊断很多(表 13.2~13.4)。需要排除的良性病变包括旺炽性囊性膀胱炎和伴黏液外渗的腺性膀胱炎[19]。这些病变虽可形成假

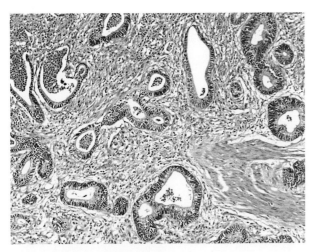

图 13.4　腺癌，非特殊型

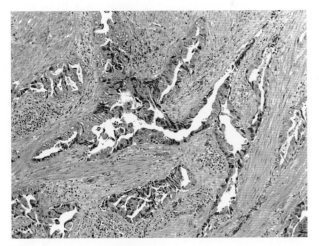

图 13.5　腺癌，非特殊型

表 13.2　膀胱腺性或腺样病变
伴腺性或腺样分化的良性病变和类似病变
囊性膀胱炎
腺性膀胱炎（普通型/经典型）
肾源性化生
脐尿管残余
子宫内膜异位症
宫颈内膜异位症
输卵管内膜异位症
假定的前驱病变
肠上皮化生（肠型腺性膀胱炎）
绒毛状腺瘤
伴腺样分化的尿路上皮原位癌（原位腺癌）
非脐尿管腺癌
脐尿管腺癌
伴腺性或腺样分化的尿路上皮癌亚型
尿路上皮癌伴腺样分化
尿路上皮癌伴绒毛腺样分化
微乳头型尿路上皮癌
微囊型尿路上皮癌
伴小管形成的尿路上皮癌
巢状型尿路上皮癌
脂质细胞型尿路上皮癌
尿路上皮癌伴脊索样特征

乳头或息肉样病变，但被覆的细胞呈良性形态和缺乏浸润是鉴别要点。少数情况下可有细胞外黏液，此时需要认真评估细胞的良恶性。而且，了解这些貌似恶性的良性病变在膀胱内发生的位置也很重要，肠型腺性膀胱炎常发生于膀胱颈或膀胱三角区。旺炽性腺性膀胱炎伴广泛肠上皮化生或黏液外渗的病例罕有报道，这样的病例很难与腺癌鉴别[19,20]。然而腺癌的细胞学和结构的非典型性远远超过了旺炽性腺性膀胱炎。腺癌通常表现为明显的固有层破坏。胶样癌中，恶性细胞簇漂浮在黏液池中，这一特征可排除广泛肠上皮化生伴黏液外渗的诊断。

绒毛状腺瘤罕见于膀胱，细胞学和结构异常呈腺瘤样特征，但无间质侵犯。肾源性化生应与腺癌鉴别，特别是透明细胞形态（见后文），在小的或变形的浅表组织活检标本中两者的鉴别较为困难。膀胱宫颈内膜异位症在小活检标本中与膀胱腺癌鉴别也较困难，但前者缺乏腺癌的细胞非典型性。

膀胱腺癌与结肠腺癌由于可有相似的免疫表型而使它们的鉴别特别有挑战性[21,22]。大多数膀胱腺癌 CK7 表达不一，但 CK20 表达阳性[17]。虽然核转录因子 CDX2 常作为肠上皮分化的标志物，然而其在原发性和继发性腺癌鉴别诊

表 13.3　细胞学温和的腺性或腺样膀胱病变的鉴别要点

布氏巢	尿路上皮细胞的实性细胞巢；延伸入固有层的深度一致；小叶状结构（尤其是在上泌尿道）；不累及固有肌层
囊性膀胱炎	布氏巢中央囊性变，不伴顶端腺性分化；延伸入固有层的深度一致；小叶状结构（尤其是在上泌尿道）；不累及固有肌层
腺性膀胱炎	布氏巢内顶端腺性分化；中心为立方或柱状上皮，周围绕以尿路上皮；延伸入固有层的深度一致；小叶状结构；不累及固有肌层
肠上皮化生	固有层内腺体增生；大量分泌黏液的杯状细胞，有时可有潘氏细胞；延伸入固有层的深度一致；小叶状结构；不累及固有肌层
微囊型尿路上皮癌	囊腔大小不等，最大 2cm；整个膀胱壁浸润性生长；腔内含有坏死性碎屑、PASD 阳性的黏液
尿路上皮癌伴小管形成	小管结构为主；广泛侵犯至膀胱壁；缺乏肾源性化生的特征（管状-乳头状结构，立方上皮，鞋钉样细胞）；不表达 PSA、PSAP 和 AMACR
巢状型尿路上皮癌	浸润性尿路上皮细胞巢伴不同比例的小管腔形成，类似布氏巢；肿瘤浸润深部可见局灶明显的非典型性（核仁大，染色质粗糙）；增生紊乱；锯齿状肿瘤-间质界面；局灶黏液样变或促纤维性间质；与组织学级别不相符的膀胱壁广泛浸润

表 13.4　膀胱腺样病变中的免疫组化标记

	阳性	阴性
腺性膀胱炎，普通型	CK7	CDX2，CK20
肠上皮化生（腺性膀胱炎，肠型）	CDX2，CK20	CK7
肾源性化生	AMACR，PAX2	p63，34βE12
子宫内膜异位症	CD10（间质） CK7，CA-125，ER，PR（上皮）	
宫颈内膜异位症	HBME-1，ER，PR	
原发性膀胱腺癌	CDX2，CK20，villin，CK7（不一） β-catenin（胞质）	PSA，PSAP
尿路上皮癌伴腺样分化	CK7，CK20	Villin
结直肠腺癌（不一）	34βE12，UP，TM CK20，villin，β-catenin（核）	TM，CK7
前列腺腺癌	PSA，PSAP，Leu 7，AMACR	UP，TM，34βE12，PAX2

断中的价值不高，因为如同膀胱肠化生一样，膀胱腺癌和结肠腺癌均可表达 CDX2[5,21,23]。事实上，组织芯片研究发现 2% 尿路上皮癌表达 CDX2[24]。Villin 是一种上皮细胞刷状缘相关的肌动-结合蛋白，其在结肠腺癌和肠型膀胱腺癌中均阳性，但在伴腺样分化的尿路上皮癌呈阴性[25]。β-catenin 核表达在结直肠腺癌累及膀胱和膀胱腺癌的鉴

别诊断中可能有价值，81% 结直肠腺癌累及膀胱可见 β-catenin 核表达，而膀胱原发性腺癌 β-catenin 呈细胞膜或细胞质表达（表 13.4）[26]。

鉴别诊断还需考虑到前列腺腺癌直接侵犯或转移到膀胱。这样的病例中，基底细胞标志物如 34βE12、p63（前列腺癌中阴性），以及 PSA、PSAP 的免疫染色有助于证实肿瘤为前列

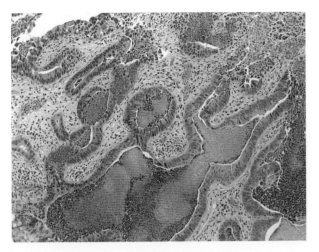

图 13.6　肠型腺癌。注意肿瘤中央粉刺样坏死

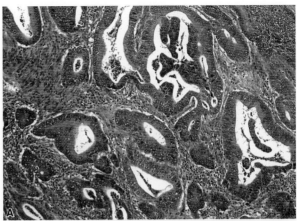

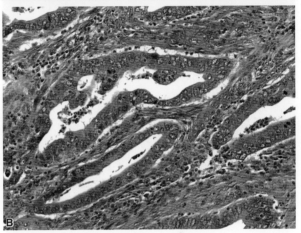

图 13.7　肠型腺癌（A 和 B）

来源（见第 23 章）。

13.2.2　伴结肠形态的腺癌（肠型腺癌）

肠型腺癌具有典型的结肠腺癌特征，即腺体由假复层柱状上皮组成，中间常伴坏死（图 13.6 ~ 13.8）。可见潘氏细胞和嗜银细胞[27]。与旺炽性腺性膀胱炎的鉴别取决于二者之间的结构和细胞学差异，但这些差异可能很轻微。

13.2.3　黏液腺癌（胶样腺癌）

黏液腺癌（胶样腺癌）特征是单个或成簇的肿瘤细胞漂浮在细胞外黏液中（图 13.9 和 13.10）。这种类型单独存在少见，常与肠型腺癌共存[19]。旺炽性腺性膀胱炎伴黏液外渗曾经被误诊为黏液癌[19]。虽然外渗的黏液内或周围完全缺乏非典型细胞会强烈支持良性诊断，但在小的或有限的标本中还需要谨慎[20]。宫颈内膜异位症是另一种貌似癌的良性病变，很少出现黏液池，常伴炎性反应，这些特征在黏液腺癌中少见。

13.2.4　印戒细胞癌

膀胱印戒细胞癌是由累及膀胱壁、弥漫浸润

的形态特殊的细胞组成[1,16,28-33]。该类型的诊断需要至少可见局灶性弥漫性革囊胃样生长方式的成分，并且无尿路上皮癌成分[16]。镜下显示肿瘤细胞为单个印戒样、伴单个胞质空泡或泡沫状多泡的细胞巢弥漫性浸润（图 13.11 ~ 13.14）。有些病例胞质淡染和嗜酸性，胞核受压位于一端，类似于单核细胞样。伴神经源性膀胱病例罕见[31]。印戒细胞癌预后非常差，5 年生存率不足 13%，然而混合型（尿路上皮细胞和印戒细胞混合）者 5 年生存率为 33%[16]。Torenbeek 及其同事发现 77% 膀胱印戒细胞癌患者死于该病，平均生存期为 20 个月[32]。放疗和全身化疗对大多数患者无效[30]。

印戒细胞亚型非常罕见，占膀胱恶性肿瘤约 0.24%[32]。然而，印戒细胞型腺癌继发性累及

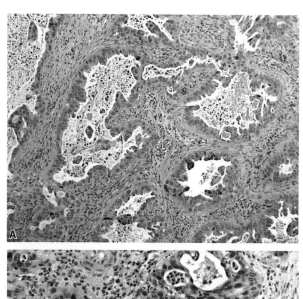

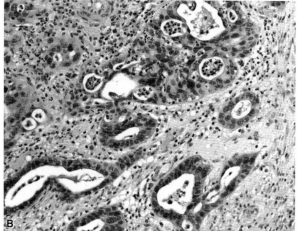

图 13.8　肠型腺癌（A和B）

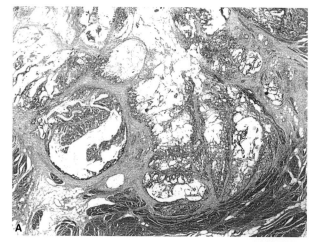

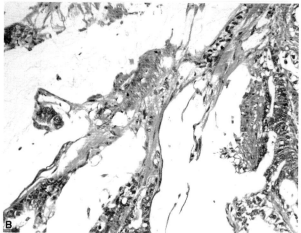

图 13.10　胶样腺癌（A和B）

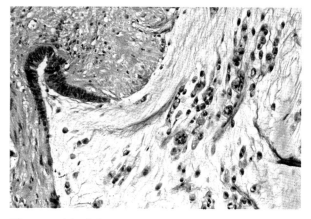

图 13.9　胶样腺癌。膀胱黏液（胶样）腺癌黏液池中可见癌细胞

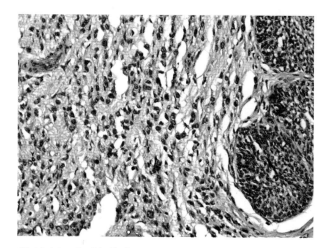

图 13.11　印戒细胞癌

膀胱更常见，在没有完整的临床信息和足够的组织标本情况下，原发和继发性印戒细胞癌可能难以鉴别。胃、结肠、乳腺、胰腺、肺和前列腺都

可发生印戒细胞癌，且比膀胱更常见[34]。膀胱原发性印戒细胞癌可由弥漫浸润的单个细胞组成或由腺性和印戒细胞成分混合；然而，单纯性印戒

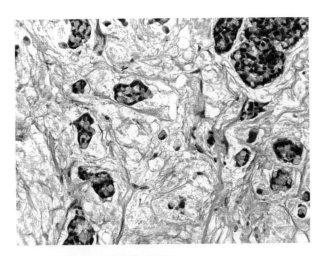

图 13.12 印戒细胞癌伴黏液池

细胞癌预后差。与绒毛状腺瘤一样，黏液卡红染色、PAS染色和阿辛蓝染色可证实酸性黏蛋白存在[16,34]。值得注意的是，脂质细胞亚型尿路上皮癌可表现为类似的印戒细胞样形态，但经特殊染色空泡内未见真性黏液成分[35]。

免疫组化上，Thomas 等发现CK20、CDX-2、E-cadherin 和 β-catenin 在印戒细胞癌中表达低于结肠型膀胱腺癌[33]。尤其是参与细胞黏附的 E-cadherin 表达更低，这也与印戒细胞黏附性差的本质相对应。相反，该研究发现villin-1可在印戒细胞癌区域表达[33]。

13.2.5 腺癌伴肝样形态（肝样腺癌）

胃、卵巢、胰腺、Vater乳头和肾盂均可发生肝样腺癌，近来膀胱也发现肝样腺癌（图13.15 和 13.16）[1,36-38]。肝样腺癌严格的形态学标准包括血窦分隔的条索状多角形细胞或有胆汁分泌和胆小管形成。所有报道的病例至少局灶性表达AFP和弥漫表达 α_1-抗胰蛋白酶和白蛋白；约一半的病例表达CEA，其中有些病例表达模式为胆小管。临床上，老年患者最常见，肿瘤侵袭性强，常伴淋巴结转移[36]。

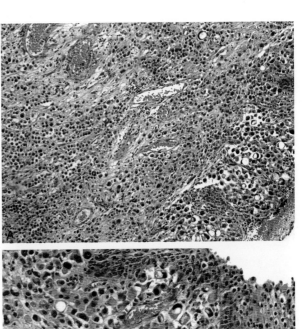

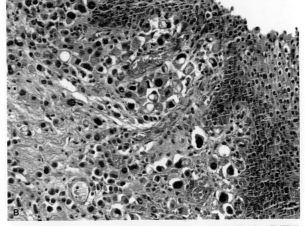

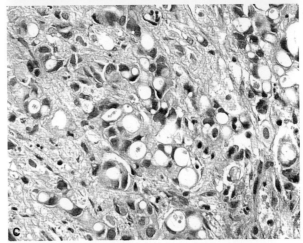

图 13.13 印戒细胞癌（A~C）。肿瘤细胞黏附性差，可有浆细胞样特征

镜下肿瘤细胞大、多边形、分化差，排列成实性片状、巢状、梁状，局灶形成腺体。细胞可出现明显透明胞质，但有些为颗粒状嗜酸性胞质。大多数肿瘤细胞含有一个大的、嗜酸性核

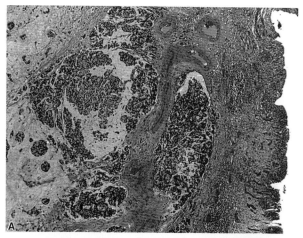

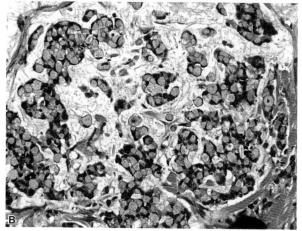

图 13.14　印戒细胞癌伴黏液分泌

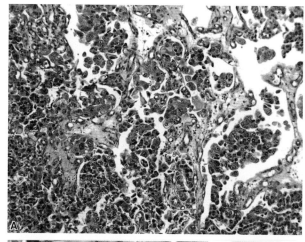

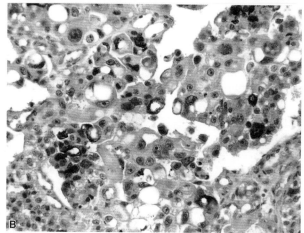

图 13.15　肝样腺癌（A和B）。AFP免疫染色阳性（B）

仁。癌细胞局灶显示胞质内 PAS 阳性、耐淀粉酶消化的透明小滴和胆汁分泌。

肿瘤细胞表达 AFP、CAM5.2、α_1-抗胰蛋白酶、白蛋白、HepPar-1 和 EMA，可证实肝细胞表型。CEA胆小管染色阳性和非同位素原位杂交证实有白蛋白mRNA，这均提示有真正的肝细胞分化[36]。

肝样腺癌的主要鉴别诊断包括产生 AFP 的腺癌、伴肝样区域的生殖细胞肿瘤和转移性肝细胞癌。产生 AFP 的腺癌如果其不能满足上述提到的严格诊断标准就不能诊断为肝样腺癌。有些病例，包括产生 AFP 的非肝样脐尿管腺癌，通常弱阳性表达 AFP，CEA 免疫反应不在胆小管而是在细胞膜[39]。卵黄囊瘤内也可有肝样区域，但膀胱卵黄囊瘤还未有报道。肝细胞癌转移到膀胱几乎总是伴全身播散性癌，通过临床检查就能够排除。

13.2.6　透明细胞腺癌

膀胱透明细胞腺癌由乳头状和管状结构组成，细胞学特征类似于女性生殖道的透明细胞腺癌[40-43]。透明细胞腺癌发生于膀胱非常罕见，略多见于尿道。女性患者多见，表现为血尿或排尿困难。偶尔，透明细胞腺癌与子宫内膜异位或苗勒系统疾病相关；偶尔发生于膀胱憩室。最近分子遗传学研究提示膀胱透明细胞腺癌可能起源于尿路上皮[40]。

大体上，透明细胞腺癌常呈实性、结节状

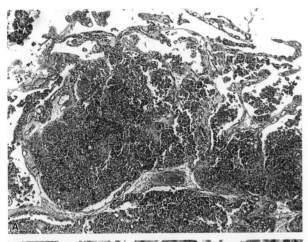

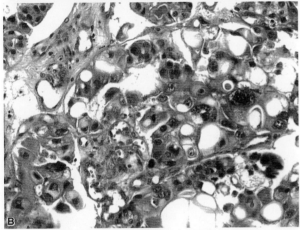

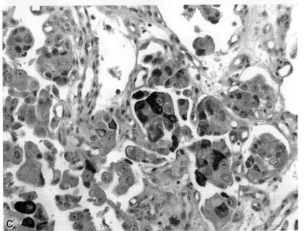

图 13.16　肝样腺癌（A和B）。AFP免疫染色阳性（C）

或乳头状，位于膀胱三角区或膀胱后壁（图
13.17）。镜下，该肿瘤常有小管结构和伴囊性扩
张（图 13.17～13.22）。囊壁衬覆的细胞为扁平、
立方形或柱状，至少局灶出现特征性的鞋钉样细

胞。胞核明显多形性，核分裂象常见。胞质由于
含大量糖原而透明，局灶胞质和腔内含有黏液。

透明细胞腺癌显示独特的组织学特征，形态
结构多样，包括管状囊样结构、乳头状结构或弥
漫性实性片状结构。小管大小不一，可含有嗜碱
或嗜酸性分泌物。乳头通常较小，纤维血管轴心
可广泛透明变性。肿瘤细胞呈扁平、立方或柱
状，胞质可透亮或嗜酸性。胞质常含有糖原。常
见鞋钉样细胞。细胞学非典型性常为中到重度，
核分裂象易见。有些病例伴尿路上皮癌，罕见伴
非特殊型腺癌。

透明细胞腺癌的主要鉴别诊断是肾源性化生

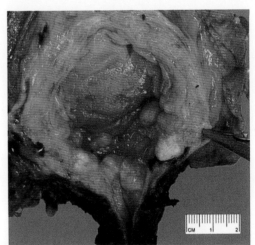

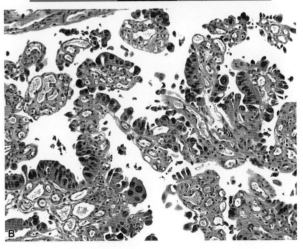

图 13.17　膀胱透明细胞腺癌，大体（A）和镜下表现（B）

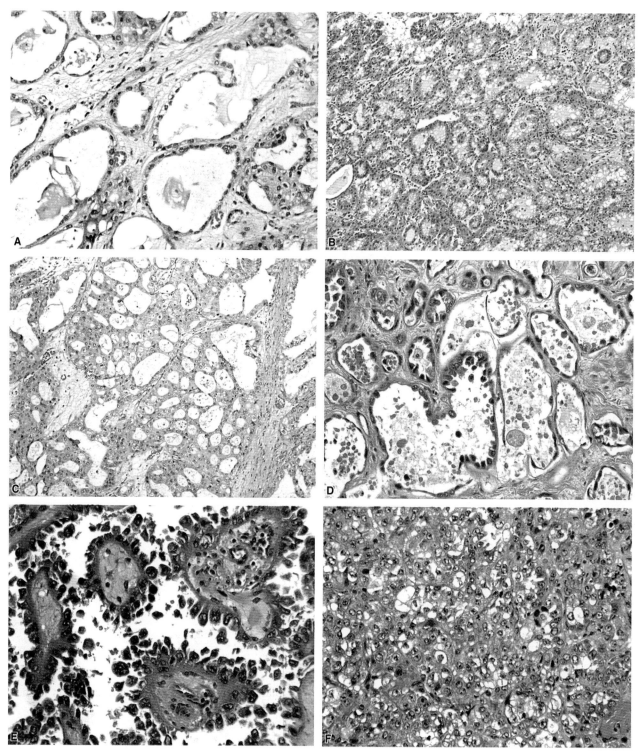

图 13.18　透明细胞腺癌。可见各种结构，包括囊性（A）、小管状（B）、微囊性（C）、管状囊性（D）、乳头状（E）和实性（F）

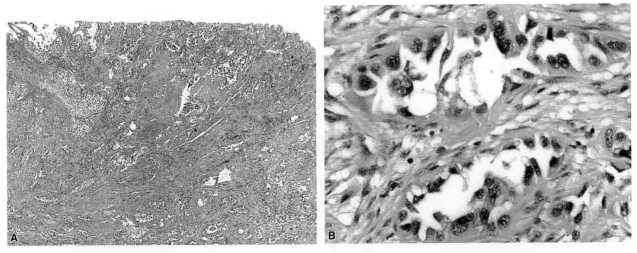

图 13.19　透明细胞腺癌（A 和 B）。肿瘤呈小管状排列，浸润至膀胱壁（A）。小管内衬鞋钉样细胞（B）

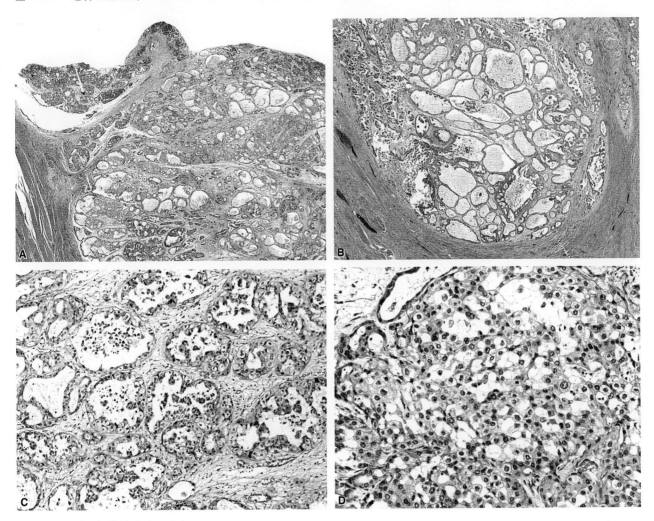

图 13.20　透明细胞腺癌（A~D）

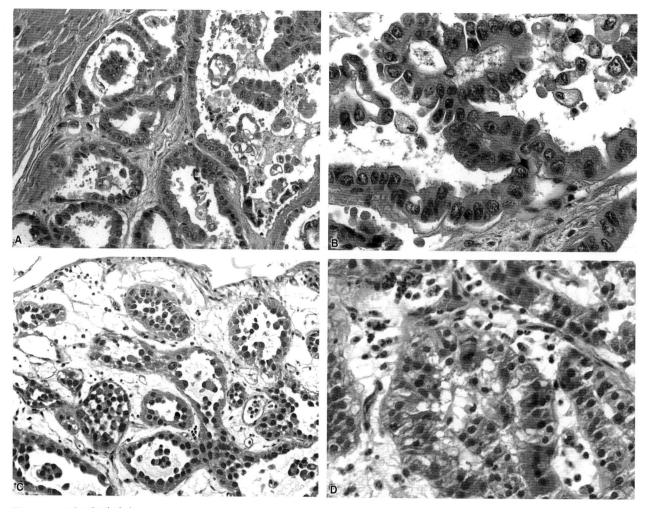

图 13.21 透明细胞腺癌（A~D）

（肾源性腺瘤）（图 13.23，表 13.5）。肾源性化生病灶小，由乳头状和小管状增生组成，细胞轻度非典型性。文献中报道了一些伴细胞非典型性的肾源性化生亚型[44]。外伤和器械检查的病史可能有助于鉴别肾源性化生。透明细胞腺癌和肾源性化生的免疫组化鉴别，似乎仅 p53 和 MIB1 有价值。肾源性化生中 p53 染色最多为局灶性，MIB1 计数为每 200 个细胞中少于 14 个，而在透明细胞腺癌中，p53 表达强阳性，MIB1 计数为每 200 个细胞中大于 32 个[45]。但是在非典型肾源性化生中也可见到 p53 核阳性（达 20%），MIB1 指数增高（达 5%）和异倍体 DNA[44]。所有非典型肾

源性化生病例均表达高分子角蛋白（34 β E12）、CK7 和 EMA[44]。与非典型肾源性化生相反，透明细胞腺癌异型性更明显，核分裂象更多，坏死明显[45]。泌尿道透明细胞腺癌表达 CK7 和 CK20[40]。α‐甲基化‐辅酶 A 消旋酶（AMACR/P504S）在透明细胞腺癌和肾源性化生中均可表达[40,46]。透明细胞腺癌中 CD10 呈局灶阳性[40]。

透明细胞癌还需与透明细胞亚型尿路上皮癌、转移性透明细胞肾细胞癌和女性生殖道转移性透明细胞癌以及男性前列腺腺癌累及膀胱等进行鉴别（图 13.24，表 13.6）。肾细胞癌很少转移到膀胱，但应该要排除；肾细胞癌具有典型的血窦样

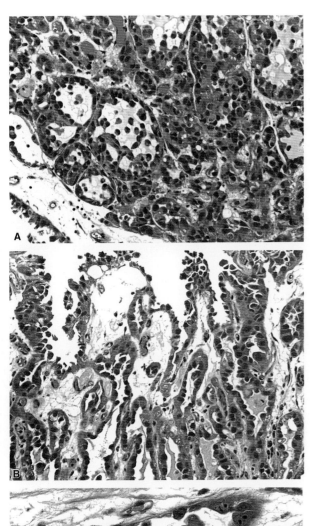

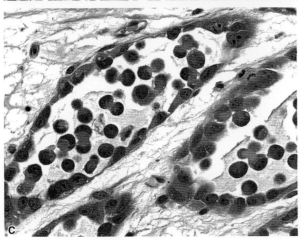

图 13.22　透明细胞腺癌（A~C）

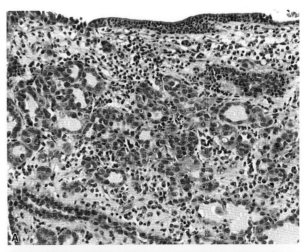

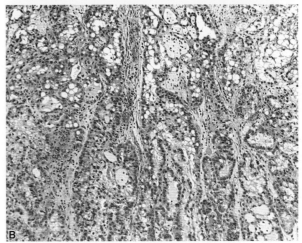

图 13.23　透明细胞腺癌。透明细胞腺癌的小管样结构可类似于肾源性化生（A）。同一肿瘤浸润的深部表现出典型的透明细胞腺癌形态（B）

结构，缺乏小管状分化和黏液以及临床特征等可能有助于鉴别两者。除了前文提及的免疫染色外，透明细胞腺癌还表达 CEA 和 CD15（LeuM1），但 ER 和 PR 表达阴性，这些免疫组化特征有助于

鉴别两者。值得注意的是，常用于诊断前列腺癌的 AMACR（P504S）也可在透明细胞腺癌中表达，这是潜在的陷阱。同样，肾源性化生也可表达 AMACR（P504S）（表 13.5 和 13.6）[40,46]。因此，了解这些免疫标记结果可避免错误诊断。

膀胱透明细胞腺癌的组织学发生还不清楚。Sung 等采用 FISH 和 X 染色体失活等分子遗传学技术，结合普通的形态学和免疫组织化学检查分析了 12 例泌尿道透明细胞腺癌[47]。其中有 6 例（50%）伴尿路上皮癌或尿路上皮原位癌，4 例（33%）局灶可见腺性膀胱炎（图 13.25）。所

表 13.5　非典型肾源性化生和透明细胞腺癌的鉴别诊断[a]

特征	非典型肾源性化生	透明细胞腺癌
性别	男性多发（男女比例为 3 : 1）	女性多发（男女比例为 1 : 2）
平均年龄（岁）	62	58
临床表现	血尿及排尿症状	血尿及排尿症状
生物学行为	良性	侵袭性
部位	无明显好发部位	好发于尿道
大小	小	大
镜下特征		
坏死	无	常见（53%）
核分裂	无或少见	常见
间质水肿	常见	少见
腔内黏液	常见	常见
透明细胞改变	可见	常见
鞋钉样细胞	常见	常见
侵袭性生长	通常缺乏	有
砂砾体	无	可见
炎症反应	总有	可有
细胞非典型性		
核增大	有	有
核深染	有	有
核仁明显	有	有
核多形性	轻微	有
免疫标记		
PSA	阴性	阴性
34βE12	阳性	阳性（偶尔阴性）
CK7	阳性	阳性
CK20	阴性	阳性
EMA	阳性	阳性
AMACR（P504S）	常阳性	常阳性
MIB 标记指数	< 5%	常 > 15%
p53	偶尔阳性	阳性
DNA 倍体	可见异倍体	不清楚

经允许，根据参考文献 44 修改

[a] 核多形性在透明细胞腺癌更加明显

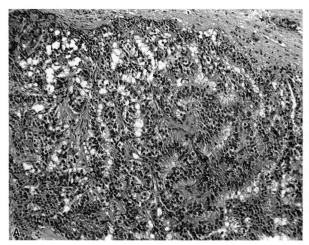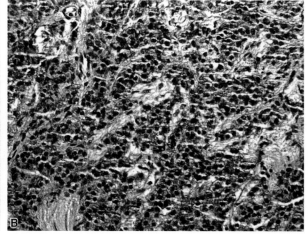

图 13.24　前列腺腺癌累及膀胱可能类似透明细胞腺癌（A）。PSA 免疫标记强阳性（B）

表 13.6　肾源性腺瘤（肾源性化生）、透明细胞腺癌和前列腺腺癌的鉴别要点[a]

肾源性腺瘤（NA）	男性好发；细胞轻度异型性（局限于非典型 NA 中的核增大/核深染和明显核仁）；缺乏多形性；水肿、炎性间质；核分裂象罕见；病变小，有时镜下才可见；肿瘤边界清楚（可与浅表肌纤维混杂）；局限于固有层内；无坏死；少见丰富透明胞质；p53 局灶弱阳性（非典型 NA 小于 20%）；Ki-67 指数小于 5%；PAX2 阳性，PSA 阴性
透明细胞腺癌	女性好发；肿瘤体积大；异型性更明显；坏死；核分裂明显；p53 强阳性；Ki-67 指数大于 15%；PSA 和 PSAP 阴性
前列腺腺癌	男性，PSA 和（或）PSAP 阳性；缺乏 NA 中混合性管状 – 乳头状结构（前列腺导管腺癌除外）；PAX2 阴性

[a] 注意，AMACR/P504S 在这 3 种病变中均可表达。

有病例均未见肠上皮化生和苗勒系统成分。12 例中有 10 例（83%）肿瘤细胞 AMACR 胞质阳性（图 13.26）。所有病例中度至弥漫阳性表达 CK7（100%），而仅有 3 例（25%）CK20 表达阳性，6 例（50%）局灶表达 UP Ⅲ。5 例（42%）局灶至中度阳性表达 CD10。OCT4 和 CDX-2 在所有病例均为阴性。UroVysion FISH 检测结果显示所有肿瘤都有染色体改变，且这些改变在尿路上皮癌中也常见（图 13.26）。非随机 X 染色体失活在 2 例女性混合性透明细胞腺癌和尿路上皮肿瘤中均存在（图 13.27）。这些研究结果支持大多数泌尿道透明细胞腺癌起源于尿路上皮，尽管其形态与女性生殖道苗勒系统肿瘤相似[47]。

13.2.7　混合型腺癌

混合型腺癌是指由两种或两种以上结构组成的腺癌。这些特殊类型应在病理学报告中注明。

13.3　脐尿管腺癌

脐尿管残余来自于胚胎性尿囊蒂，连接脐带和膀胱，该处有时可发生腺癌（图 13.28）。

虽然脐尿管腺癌特征性伴脐尿管残余，但该肿瘤仅为原发性膀胱腺癌的一种类型，与尿路上皮癌相比较为罕见[48-57]。脐尿管残余最常发生于膀胱顶部或后壁，脐尿管腺癌最常见于 50 ~ 60 岁，比膀胱其他原发性腺癌发病年龄小 10 岁。

脐尿管腺癌略多见于男性，男女比例为 2∶1。临床症状包括血尿、膀胱刺激征、腹痛、耻骨上肿块，偶见蛋白尿。

大体上，脐尿管腺癌体积大，浸润膀胱壁肌层，并向上延伸至 Retzius 腔隙内的腹壁。肿块可呈胶样，这取决于产生黏液的数量，黏膜面常见溃疡形成。肿瘤可部分或广泛钙化。大体上，黏液产生可较明显。镜下，肿瘤总体上与膀胱腺癌一样进行分类，如印戒细胞型、黏液型和非特殊型等等[57]。最常见类型为黏液腺癌。

脐尿管腺癌可伴发囊性膀胱炎和腺性膀胱炎。囊性膀胱炎或腺性膀胱炎必须没有异型增生改变；当存在黏膜的异型增生改变或出现异型增生的肠上皮化生时，通常倾向于排除脐尿管来源[19]。脐尿管腺癌也应该与结直肠癌直接侵犯或转移进行鉴别（见第 13 章、第 23 章和第 27 章）。

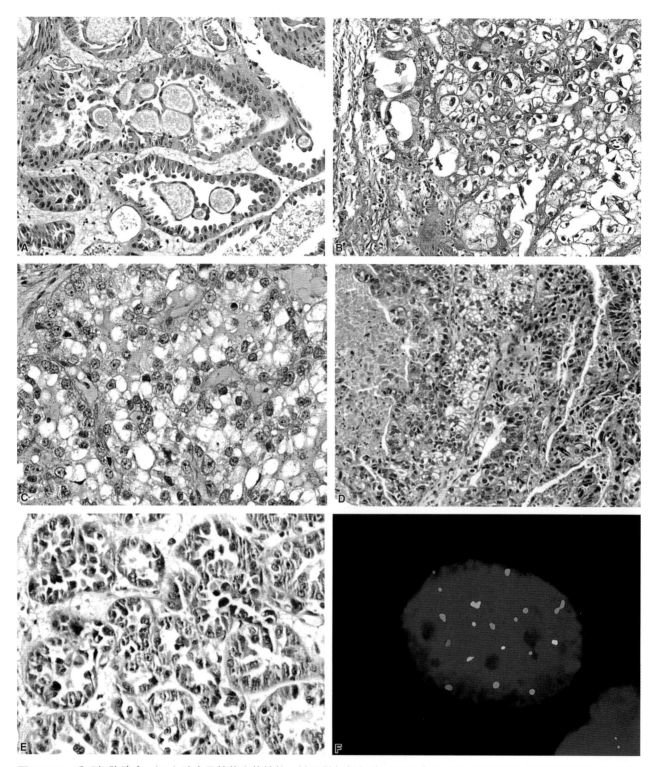

图 13.25 　透明细胞腺癌。（A）肿瘤呈管状囊状结构，被覆鞋钉样细胞。（B）多角形肿瘤细胞显示丰富的透亮胞质。（C）透明细胞腺癌实性弥漫性生长，表现为明显的细胞多形性，核仁明显和核分裂象多见。（D）囊腔内可见肿瘤坏死。实性或管状肿瘤成分显示胞质透亮或嗜酸性。（E）典型的小管样结构，内衬多形性肿瘤细胞。（F）FISH检测证实膀胱透明细胞腺癌具有染色体异常。肿瘤细胞显示 7 号（绿色）和 17 号（浅绿色）染色体获得，但 3 号染色体（红色）和 9p21（黄色）为正常的拷贝数

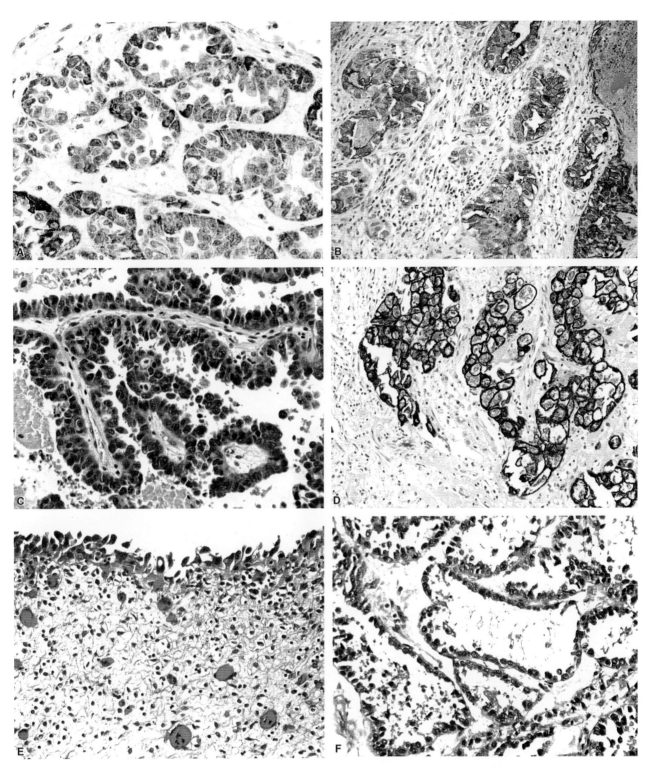

图 13.26　透明细胞腺癌。（A）管状成分的肿瘤细胞 AMACR 胞质表达。（B）胞膜和胞质弥漫阳性表达 CD10。（C）透明细胞腺癌中 UP Ⅲ 阳性表达。（D）CK7 强阳性表达。（E 和 F）一女性患者同时患有尿路上皮原位癌（E）和透明细胞腺癌（F）

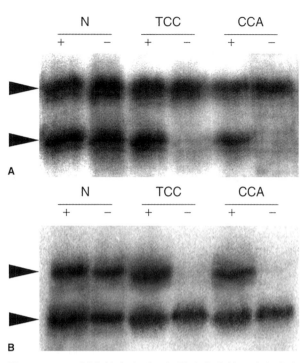

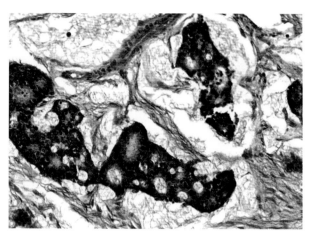

图 13.28 脐尿管腺癌，胶样型

（田智丹 译）

图 13.27 2 例女性患者透明细胞腺癌合并尿路上皮癌（A）或尿路上皮原位癌（B）的X染色体失活分析结果。X染色体非随机性失活在 2 例患者的 2 种成分（透明细胞腺癌和尿路上皮癌）表现一致。箭头，等位基因谱带；N，正常组织；TCC，尿路上皮（移行细胞）癌成分；CIS，尿路上皮原位癌成分；CCA，透明细胞腺癌成分。−，未用 Hha1 核酸内切酶消化；+，指用 Hha1 核酸内切酶消化后

参考文献

1. Williamson SR, Lopez-Beltran A, Montironi R, Cheng L. Glandular lesions of the urinary bladder: clinical significance and differential diagnosis. *Histopathology* 2011; 58:811–34.

2. Lopez-Beltran A, Cheng L, Andersson L, Brausi M, de Matteis A, Montironi R, Sesterhenn I, van det Kwast KT, Mazerolles C. Preneoplastic non-papillary lesions and conditions of the urinary bladder: an update based on the Ancona International Consultation. *Virchows Arch* 2002; 440:3–11.

3. Cheng L, Lopez-Beltran A, MacLennan GT. Neoplasms of the Urinary Bladder. Philadelphia: Elsevier/Mosby, 2008.

4. Morton MJ, Zhang S, Lopez-Beltran A, MacLennan GT, Eble JN, Montironi R, Sung MT, Tan PH, Zheng S, Zhou H, Cheng L. Telomere shortening and chromosomal abnormalities in intestinal metaplasia of the urinary bladder. *Clin Cancer Res* 2007; 13:6232–6. 4b. Corica FA, Husmann DA, Churchill BM, Young RH, Pacelli A, Lopez-Beltran A, Bostwick DG. Intestinal metaplasia is not a strong risk factor for bladder cancer: study of 53 cases with long-term follow-up. *Urology* 1997; 50:427–31.

5. Sung MT, Lopez-Beltran A, Eble JN, MacLennan GT, Tan PH, Montironi R, Jones TD, Ulbright TM, Blair JE, Cheng L. Divergent pathway of intestinal metaplasia and cystitis glandularis of the urinary bladder. *Mod Pathol* 2006; 19:1395–1401.

6. Cheng L, Montironi R, Bostwick DG. Villous adenoma of the urinary tract: a report of 23 cases, including 8 with coexistent adenocarcinoma. *Am J Surg Pathol* 1999; 23:764–71.

7. Guo CC, Fine SW, Epstein JI. Noninvasive squamous lesions in the urinary bladder: a clinicopathologic analysis of 29

cases. *Am J Surg Pathol* 2006; 30:883–91.

8. Lopez-Beltran A, Jimenez RE, Montironi R, Patriarca C, Blanca A, Menendez C, Algaba F, Cheng L. Flat urothelial carcinoma in situ of the bladder with glandular differentiation. *Hum Pathol* 2011; 42:1653–9.

9. Miller JS, Epstein JI. Noninvasive urothelial carcinoma of the bladder with glandular differentiation: report of 24 cases. *Am J Surg Pathol* 2009; 33:1241–8.

10. Chan TY, Epstein JI. In Situ adenocarcinoma of the bladder. *Am J Surg Pathol* 2001; 25:892–9.

11. Cheng L, Lopez-Beltran A, MacLennan GT, Montironi R, Bostwick DG. Neoplasms of the urinary bladder. In: Bostwick DG, Cheng L, eds. Urologic Surgical Pathology, 2nd ed. Philadelphia: Elsevier/Mosby, 2008:259–352.

12. Grignon DJ, Ro JY, Ayala AG, Johnson DE, Ordonez NG. Primary adenocarcinoma of the urinary bladder. A clinicopathologic analysis of 72 cases. *Cancer* 1991; 67:2165–72.

13. Lopez-Beltran A, Croghan GA, Croghan I, Matilla A, Gaeta JF. Prognostic factors in bladder cancer. A pathologic, immunohistochemical, and DNA flow-cytometric study. *Am J Clin Pathol* 1994; 102:109–14.

14. Bullock PS, Thoni DE, Murphy WM. The significance of colonic mucosa (intestinal metaplasia) involving the urinary tract. *Cancer* 1987; 59:2086–90.

15. Lam KY, Ma L, Nicholls J. Adenocarcinoma arising in a diverticulum of the urinary bladder. *Pathology* 1992; 24:40–2.

16. Grignon DJ, Ro JY, Ayala AG, Johnson DE. Primary signet-ring cell carcinoma of the urinary

bladder. *Am J Clin Pathol* 1991; 95:13–20.

17. Bollito ER, Pacchioni D, Lopez-Beltran A, Volante M, Terrone C, Casetta G, Mari M, DePompa R, Cappia S, Papotti M. Immunohistochemical study of neuroendocrine differentiation in primary glandular lesions and tumors of the urinary bladder. *Anal Quant Cytol Histol* 2005; 27:218–24.

18. Edge SB, Byrd DR, Compton CC, Fritz AG, Greene FL, Trotti A. American Joint Committee on Cancer Staging Manual, 7th ed. New York: Springer, 2010.

19. Young RH, Bostwick DG. Florid cystitis glandularis of intestinal type with mucin extravasation: a mimic of adenocarcinoma. *Am J Surg Pathol* 1996; 20:1462–8.

20. Jacobs LB, Brooks JD, Epstein JI. Differentiation of colonic metaplasia from adenocarcinoma of urinary bladder. *Hum Pathol* 1997; 28: 1152–7.

21. Emerson RE, Cheng L. Immunohistochemical markers in the evaluation of tumors of the urinary bladder: a review. *Anal Quant Cytol Histol* 2005; 27:301–16.

22. McKenney JK, Amin MB. The role of immunohistochemistry in the diagnosis of urinary bladder neoplasms. *Semin Diagn Pathol* 2005; 22:69–87.

23. Werling RW, Yaziji H, Bacchi CE, Gown AM. CDX2, a highly sensitive and specific marker of adenocarcinomas of intestinal origin: and immunohistochemical survey fo 476 primary and metastatic carcinomas. *Am J Surg Pathol* 2003; 27:303–10.

24. Kaimaktchiev V, Terracciano L, Tornillo L, Spichtin H, Stoios D, Bundi M, Korcheva V, Mirlacher M, Loda M, Sauter G, Corless CL. The homeobox

intestinal differentiation factor CDX2 is selectively expressed in gastrointestinal adenocarcinomas. *Mod Pathol* 2004; 17:1392–9.

25. Tamboli P, Mohsin SK, Hailemariam S, Amin MB. Colonic adenocarcinoma metastatic to the urinary tract versus primary tumors of the urinary tract with glandular differentiation: a report of 7 cases and investigation using a limited immunohistochemical panel. *Arch Pathol Lab Med* 2002; 126:1057–63.

26. Wang HL, Lu DW, Yerian LM, Alsikafi N, Steinberg G, Hart J, Yang XJ. Immunohistochemical distinction between primary adenocarcinoma of the bladder and secondary colorectal adenocarcinoma. *Am J Surg Pathol* 2001; 25:1380–7.

27. Fish DE, Rose DS, Adamson A, Goldin RD, Witherow RO. Neoplastic Paneth cells in a mucinous adenocarcinoma of the bladder. *Br J Urol* 1994; 73:105–6.

28. Muthuphei MN. Primary signet-ring cell carcinoma of the bladder. A case report. *S Afr J Surg* 1994; 32:107–8.

29. Yorukoglu K, Gencbay A, Cakalagaoglu F, Kirkali Z. Primary signet-ring cell carcinoma of the bladder. *Br J Urol* 1994; 73:210–1.

30. Holmang S, Borghede G, Johansson SL. Primary signet ring cell carcinoma of the bladder: a report on 10 cases. *Scand J Urol Nephrol* 1997; 31:145–8.

31. Weiss AM, Jeandel R, Lugagne-Delpon PM, Kamalodine T, Barbanel C. [Primary signet ring adenocarcinoma of a diverted neurogenic bladder]. *Ann Pathol* 1995; 15:131–3.

32. Torenbeek R, Koot RA, Blomjous CE, De Bruin PC, Newling DW,

Meijer CJ. Primary signet-ring cell carcinoma of the urinary bladder. *Histopathology* 1996; 28:33–40.

33. Thomas AA, Stephenson AJ, Campbell SC, Jones JS, Hansel DE. Clinicopathologic features and utility of immunohistochemical markers in signet-ring cell adenocarcinoma of the bladder. *Hum Pathol* 2009; 40: 108–16.

34. Del Sordo R, Bellezza G, Colella R, Mameli MG, Sidoni A, Cavaliere A. Primary signet-ring cell carcinoma of the urinary bladder: a clinicopathologic and immunohistochemical study of 5 cases. *Appl Immunohistochem Mol Morphol* 2009; 17:18–22.

35. Lopez-Beltran A, Amin MB, Oliveira PS, Montironi R, Algaba F, McKenney JK, de Torres I, Mazerolles C, Wang M, Cheng L. Urothelial carcinoma of the bladder, lipid cell variant: clinicopathologic findings and LOH analysis. *Am J Surg Pathol* 2010; 34:371–6.

36. Lopez-Beltran A, Luque RJ, Quintero A, Requena MJ, Montironi R. Hepatoid adenocarcinoma of the urinary bladder. *Virchows Arch* 2003; 442:381–7.

37. Sinard J, Macleay L Jr, Melamed J. Hepatoid adenocarcinoma in the urinary bladder. Unusual localization of a newly recognized tumor type. *Cancer* 1994; 73:1919–25.

38. Yamada K, Fujioka Y, Ebihara Y, Kiriyama I, Suzuki H, Akimoto M. Alpha-fetoprotein producing undifferentiated carcinoma of the bladder. *J Urol* 1994; 152:958–60.

39. Lertprasertsuke N, Tsutsumi Y. Neuroendocrine carcinoma of the urinary bladder: case report and review of the literature. *Jpn J Clin Oncol* 1991; 21:203–10.

40. Sung MT, Zhang S, MacLennan GT, Lopez-Beltran A, Montironi R, Wang M, Tan PH, Cheng L. Histogenesis of clear cell adenocarcinoma in the urinary tract: evidence of urothelial origin. *Clin Cancer Res* 2008; 14:1947–55.

41. Schultz RE, Bloch MJ, Tomaszewski JE, Brooks JS, Hanno PM. Mesonephric adenocarcinoma of the bladder. *J Urol* 1984; 132:263–5.

42. Young RH, Scully R. Clear cell adenocarcinoma of the bladder and urethra: a report of three cases and review of the literature. *Am J Surg Pathol* 1985; 9:816–26.

43. Meis JM, Ayala AG, Johnson DE. Adenocarcinoma of the urethra in women. A clinicopathologic study. *Cancer* 1987; 60:1038–52.

44. Cheng L, Cheville JC, Sebo TJ, Eble JN, Bostwick DG. Atypical nephrogenic metaplasia of the urinary tract: a precursor lesion? *Cancer* 2000; 88:853–61.

45. Gilcrease MZ, Delgado R, Vuitch F, Albores-Saavedra J. Clear cell adenocarcinoma and nephrogenic adenoma of the urethra and urinary bladder: a histopathologic and immunohistochemical comparison. *Hum Pathol* 1998; 29:1451–6.

46. Gupta A, Wang HL, Policarpio-Nicolas ML, Tretiakova MS, Papavero V, Pins MR, Jiang Z, Humphrey PA, Cheng L, Yang XJ. Expression of alpha-methylacyl-coenzyme A racemase in nephrogenic adenoma. *Am J Surg Pathol* 2004; 28:1224–9.

47. Sung MT, Zhang S, MacLennan GT, Lopez-Beltran A, Montironi R, Wang M, Tan PH, Cheng L. Histogenesis of clear cell adenocarcinoma in the urinary tract: evidence of urothelial origin. *Clin Cancer Res* 2008; 14:1947–55.

48. Loening SA, Jacobo E, Hawtrey CE, Culp DA. Adenocarcinoma of the urachus. *J Urol* 1978; 119:68–71.

49. Sheldon CA, Clayman RV, Gonzalez R, Williams RD, Fraley EE. Malignant urachal lesions. *J Urol* 1984; 131:1–8.

50. Ghazizadeh M, Yamamoto S, Kurokawa K. Clinical features of urachal carcinoma in Japan: review of 157 patients. *Urol Res* 1983; 11: 235–8.

51. Mattelaer P, Wolff JM, Jung P, W IJ, Jakse G. Adenocarcinoma of the urachus: 3 case reports and a review of the literature. *Acta Urol Belg* 1997; 65:63–7.

52. Gopalan A, Sharp DS, Fine SW, Tickoo SK, Herr HW, Reuter VE, Olgac S. Urachal carcinoma: a clinicopathologic analysis of 24 cases with outcome correlation. *Am J Surg Pathol* 2009; 33:659–68.

53. Wright JL, Porter MP, Li CI, Lange PH, Lin DW. Differences in survival among patients with urachal and nonurachal adenocarcinomas of the bladder. *Cancer* 2006; 107:721–8.

54. Ashley RA, Inman BA, Sebo TJ, Leibovich BC, Blute ML, Kwon ED, Zincke H. Urachal carcinoma: clinicopathologic features and long-term outcomes of an aggressive malignancy. *Cancer* 2006; 107:712–20.

55. Herr HW, Bochner BH, Sharp D, Dalbagni G, Reuter VE. Urachal carcinoma: contemporary surgical outcomes. *J Urol* 2007; 178:74–8.

56. Lopez-Beltran A, Nogales F, Donne CH, Sayag JL. Adenocarcinoma of the urachus showing extensive calcification and stromal osseous metaplasia. *Urol Int* 1994; 53:110–13.

57. Johnson DE, Hodge GB, Abdul-Karim FW, Ayala AG. Urachal carcinoma. *Urology* 1985; 26:218–21.

第14章

鳞状细胞癌及其他鳞状细胞病变

14.1　鳞状细胞癌　　　　　　　　　318

14.1.1　鳞状细胞癌流行病学、临床特征

　　　　和危险因素　　　　　318

14.1.2　预后特征　　　　　　　318

14.1.3　大体特征　　　　　　　318

14.1.4　镜下特征　　　　　　　318

14.2　鳞状细胞癌亚型　　　　　　320

14.2.1　血吸虫病相关性鳞状细胞癌　320

14.2.2　疣状鳞状细胞癌　　　　323

14.2.3　基底细胞样鳞状细胞癌　　324

14.3　其他鳞状细胞病变　　　　　326

14.3.1　角化鳞状化生　　　　　326

14.3.2　鳞状细胞原位癌　　　　326

14.3.3　鳞状细胞乳头状瘤　　　327

14.3.4　尖锐湿疣　　　　　　　328

参考文献　　　　　　　　　　　332

14.1 鳞状细胞癌

14.1.1 鳞状细胞癌流行病学、临床特征和危险因素

膀胱鳞状细胞癌少见[1-12]，其发病率在全世界范围内不尽相同，最高发地区为血吸虫病流行地区，占这些国家膀胱癌病例的近73%。在非流行地区如美国和欧洲，膀胱鳞癌发病率仅为1%～7%。膀胱鳞状细胞癌的发病年龄为30～90岁（平均66岁）；当伴血吸虫病时发病年龄可较轻。鳞状细胞癌男性发病多于女性，男女比例约为2∶1。膀胱鳞状细胞癌发生的危险因素包括吸烟、慢性非特异性尿路感染和血吸虫病[13-18]。

患者主要临床症状是血尿和下泌尿道刺激症状，大多数就诊时已处于进展期。患者常有因感染、结石、留置导尿管、间歇性自我导尿训练或者尿潴留而致的长期膀胱刺激史。部分患者患有神经源性膀胱或膀胱憩室[19-22]。角化鳞状化生可能是鳞状细胞癌最重要的危险因素。在鳞状上皮化生诊断后3个月～30年可发生鳞癌（平均12年）[23]。17%～60%不伴血吸虫病的病例中，鳞状上皮化生见于鳞状细胞癌邻近上皮[23]。罕见情况下，鳞状细胞癌可诱发高钙血症[24]。

一些形态学变化被发现似乎可增加鳞状细胞癌发生的风险。其中最具特征性的改变包括角化鳞状上皮化生、鳞状上皮异型增生和膀胱黏膜鳞状细胞原位癌[25]，以及膀胱壁内血吸虫虫卵。最近，文献报道了另外一些黏膜发生的变化，它们可见于鳞状细胞癌发生的同时或之前[7,26]。多个研究证实疣状鳞状上皮增生是膀胱鳞状细胞癌发生的一个潜在的癌前病变。形态学上，该病变与口腔疣状鳞状上皮增生相似，表现为黏膜反复上挑，类似于"教堂尖顶"，角化过度、角化不全和钉突延伸[7,26]。

14.1.2 预后特征

膀胱鳞状细胞癌最重要的预后因子是病理分期。膀胱鳞状细胞癌像尿路上皮癌一样，采用美国联合委员会的肿瘤、淋巴结和转移系统（AJCC TNM）[27]进行病理分期。Eldobky等研究了154例患者，5年总生存率为56%；其中肿瘤局限于器官者（pT1期，pT2期）5年生存率为67%，而非局限于器官者（pT3期，pT4期）则为19%[28]。

膀胱鳞状细胞癌的生物学行为与尿路上皮癌有所不同。大部分患者死于局部复发，而不是转移，转移的病例多转移至骨[8,29-31]。外科手术后5年生存率为35%～48%。接受根治性手术患者比放疗和（或）化疗者预后好。鳞状细胞癌对放疗和化疗的反应比尿路上皮癌差。

14.1.3 大体特征

大体上，鳞状细胞癌虽可呈扁平状、不规则、溃烂或浸润，但其体积常较大，息肉样、实性和坏死，常充满膀胱腔（图14.1和14.2）。肿瘤表面常有坏死物和角化碎片。好发于膀胱侧壁和三角区。

14.1.4 镜下特征

鳞状细胞癌定义为一种显示单纯鳞状细胞表型的恶性肿瘤[12]。膀胱浸润性鳞状细胞癌显示不同程度分化，从高分化到低分化。组织学形态表现为从明确的具有角化、明显的细胞间桥和轻度核多形性的鳞状细胞集到肿瘤显示明显核多形性和仅有局灶性鳞状分化。

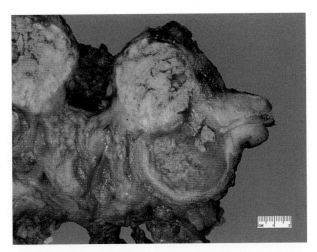

图 14.1　膀胱鳞状细胞癌，像尿路上皮癌一样，采用美国联合委员会的 AJCC TNM 系统进行病理分期

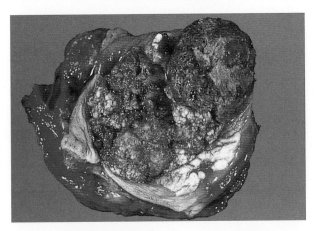

图 14.2　膀胱鳞状细胞癌

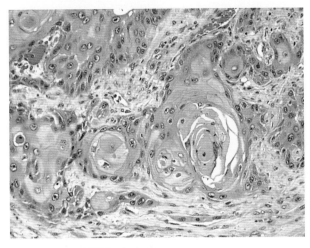

图 14.3　膀胱鳞状细胞癌

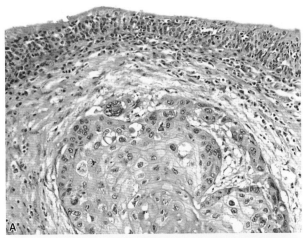

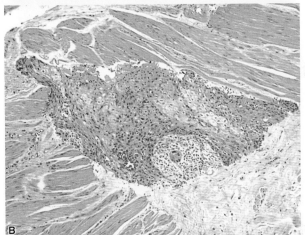

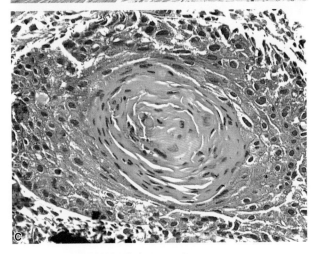

图 14.4　膀胱鳞状细胞癌（A~C）

组织学分级与其他部位的鳞状细胞癌相同，根据角化和细胞核多形性程度分为三个级别（1

级、2 级和 3 级）（图 14.3 ~ 14.6）[8,10,32]。1 级、2 级和 3 级鳞状细胞癌分别对应于高分化、中分化和低分化癌。高分化鳞状细胞癌是由广泛角化、细胞间桥明显、轻度核多形性、境界清楚的

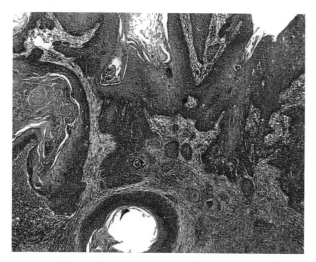

图 14.5　膀胱鳞状细胞癌

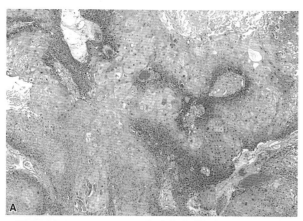

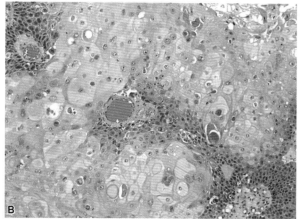

图 14.6　膀胱鳞状细胞癌（A 和 B）

鳞状细胞岛组成。低分化鳞状细胞癌显示明显的核多形性和局灶性鳞状分化；中分化鳞状细胞癌介于高分化和低分化鳞状细胞癌之间。病理分级与病理分期和患者预后相关。一项研究发现 1

级、2 级和 3 级鳞状细胞癌相对应的 5 年生存率分别是 62%、52% 和 35%[8]。

一些形态学亚型可见于部分病例中，这些形态学亚型包括透明细胞变、梭形细胞形态、大的鳞状细胞巢形成伴中央坏死、奇异非典型性常伴肿瘤性巨细胞[7]。与浸润性鳞状细胞癌相关的常见改变包括肿瘤周围促纤维增生反应、针对角蛋白的巨细胞反应、神经周围侵犯和淋巴血管侵犯[7]。疣状癌和基底细胞样鳞癌是罕见和独特的亚型（见后文）。鳞状细胞癌也可发生于憩室（图 14.7）。也可见到肉瘤样转化（图 14.8；见第 16 章）。

鳞状细胞癌主要鉴别诊断是伴广泛鳞状分化的尿路上皮癌（图 14.9；见第 12 章）。膀胱鳞状细胞癌的诊断仅限于单一鳞状细胞表型的肿瘤。在血吸虫病非流行地区，对这样的病例应该仔细观察有无尿路上皮成分，包括尿路上皮原位癌；如果发现有，最好归为伴鳞化的尿路上皮癌。存在角化鳞状上皮化生，尤其是如果伴异型增生，则支持鳞状细胞癌的诊断。尖锐湿疣也需要鉴别诊断，但通常因明显的挖空细胞改变而容易识别[33]。膀胱鳞状细胞乳头状瘤极其罕见。

宫颈或其他相邻部位原发的鳞状细胞癌继发性累及膀胱的情况应该排除。虽然鳞状细胞癌是宫颈癌最常见的组织学类型，但原发性膀胱尿路上皮癌也常伴鳞状成分。临床和病理特征相结合非常重要，在任何有争议的病例都具有决定性作用（见第 23 章）[34]。

14.2　鳞状细胞癌亚型

14.2.1　血吸虫病相关性鳞状细胞癌

目前已经证明膀胱鳞状细胞癌与血吸虫病密

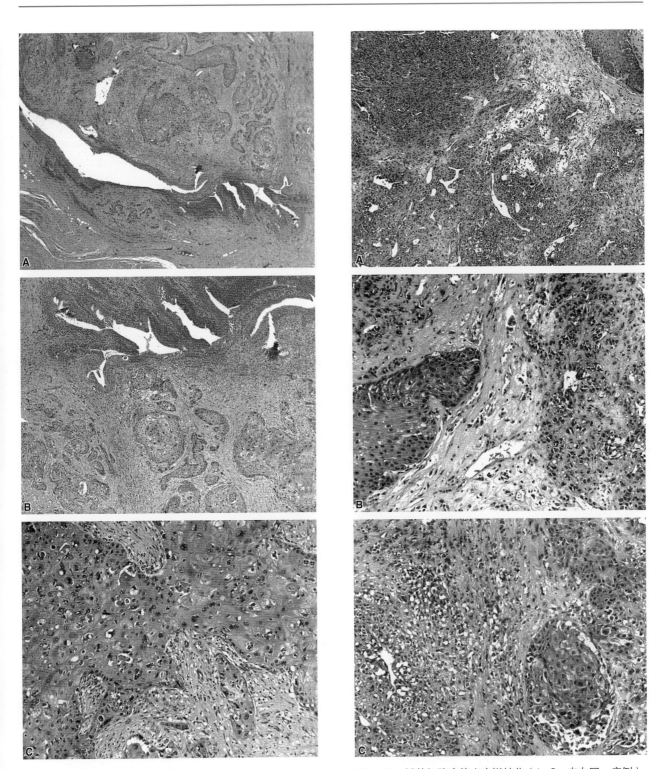

图 14.7　鳞状细胞癌发生于憩室（A~C）

图 14.8　鳞状细胞癌伴肉瘤样转化（A~C，来自同一病例）

切相关（图 14.10 和 14.11）。血吸虫病相关性鳞状细胞癌通常体积较大，常充满整个膀胱腔，呈息肉状或实性伴明显坏死和角质碎屑，其他则呈

溃疡型浸润性癌。组织学上，肿瘤邻近的扁平上皮常可见到角化鳞状上皮化生，可伴异型增生或原位癌。膀胱鳞状细胞癌伴随鳞状上皮化生的发

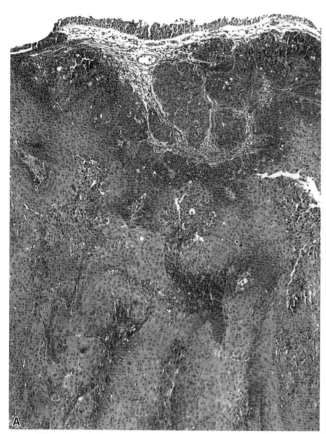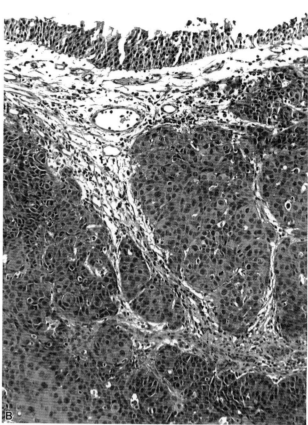

图 14.9 尿路上皮癌伴鳞状分化（A和B）

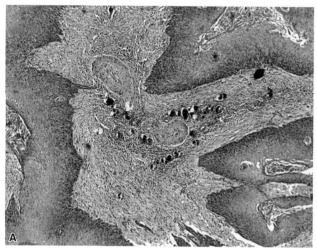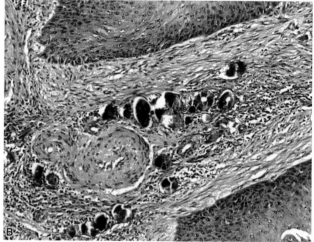

图 14.10 血吸虫病相关性鳞状细胞癌。这种肿瘤常为低级别（A）。注意大量血吸虫卵（B）

生率为 17%～60%，且与患者的地理位置分布密切相关。与非血吸虫病相关的鳞状细胞癌一样，肿瘤可从高分化到低分化，但通常是具有明显角化、细胞间桥和轻度核多形性的高分化鳞癌。病

理分期和淋巴结转移是重要的预后预测因子，根据角化程度和核多形性大小而确定的病理分级也被认为是一个重要的预后指标。目前最广泛使用的治疗方法是根治性外科手术切除。有报道称新

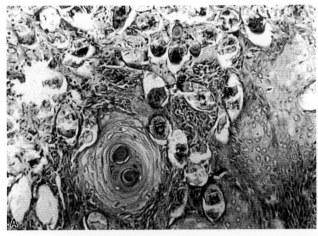
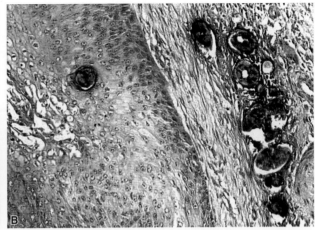

图 14.11　血吸虫病相关性鳞状细胞癌（A和B）

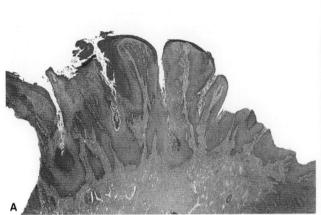
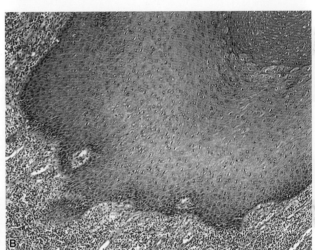

图 14.12　疣状鳞癌。肿瘤表现为鳞状上皮呈宽的外生性叶状结构（A）。上皮分化非常好，有挖空细胞改变。与间质交界处有慢性炎症（B）

辅助放疗可提高这种侵袭性肿瘤的生存率。

14.2.2　疣状鳞状细胞癌

　　疣状鳞状细胞癌是一种罕见的低级别、临床生物学行为显示为惰性的鳞状细胞癌，虽然该类型肿瘤常报道与血吸虫病感染相关，但也有报道发生在非血吸虫病流行区[29,33,35-38]。该肿瘤发生的易感因素包括复发性膀胱炎、膀胱憩室，尤其是血吸虫病[38]。形态学上与其他部位发生的疣状鳞癌，包括口腔疣状鳞癌一样。肿瘤大体上表现为外生性和乳头状，或表现为疣状肿块。

　　疣状鳞癌是由高分化的鳞状上皮组成，伴复杂的乳头状、外生性和内生性生长（图14.12 ~ 14.15）。肿瘤常呈球根样，推挤性宽沿样浸润。有些鳞状细胞癌具有疣状特征，但又有浸润性成分；根据 2004 版 WHO 分类建议不要将这样的病例诊断为疣状癌，而应诊断为普通性鳞状细胞癌。

　　少数病例可有皮脂腺分化，表现为 CEA 免疫染色阳性的透明细胞聚集伴基底部特有的腺腔形成[39]。

　　膀胱疣状鳞状细胞癌无论是否伴发血吸虫

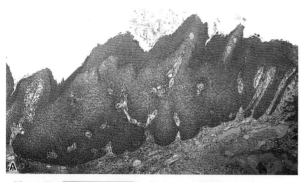

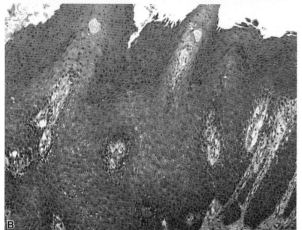

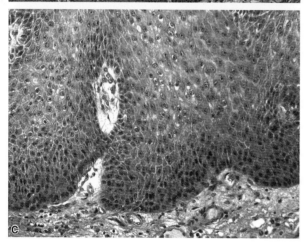

图 14.13　疣状鳞癌（A~C）

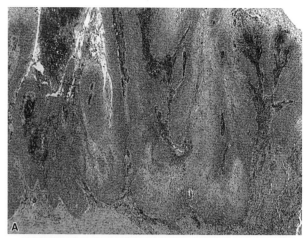

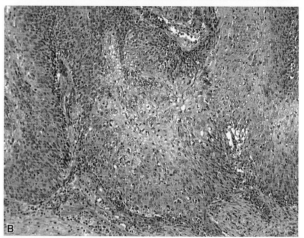

图 14.14　疣状鳞癌

病，其疾病进展的风险低。与人类乳头状瘤病毒（HPV）感染的关系还未明确[33]。疣状癌常局部复发，但不会发生早期局部淋巴结转移。疣状鳞癌在放疗后可转化为侵袭性强的间变性癌，因此，应避免放疗。

　　膀胱疣状鳞癌最常见和最重要的鉴别诊断是尖锐湿疣（表 14.1）。尖锐湿疣是一种鳞状上皮乳头状生长的病变，常显示 HPV 感染的特征性的挖空细胞。Cheng 等[40]比较了 3 例疣状鳞癌和 3 例尖锐湿疣，发现尖锐湿疣含有 HPV DNA，所有疣状鳞癌 HPV DNA 阴性，提示 HPV 感染在疣状鳞癌的发生中没有起到关键作用。临床病史有助于二者的鉴别，膀胱尖锐湿疣几乎总是伴外生殖道病变。

14.2.3　基底细胞样鳞状细胞癌

　　膀胱基底细胞样鳞癌最近有 1 例报道[41]。患者有长期反复的尿路感染病史。大体上，肿瘤为无蒂的多分叶状棕褐色肿块，位于膀胱后壁。组

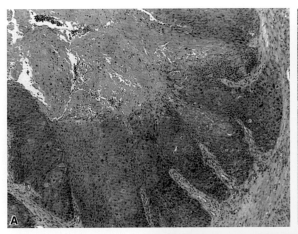
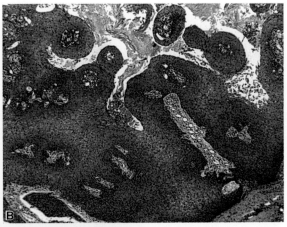
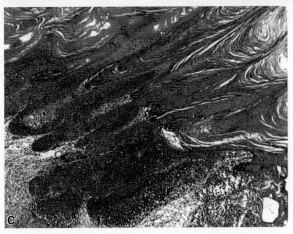

图 14.15　疣状鳞癌（A~C）

表 14.1　膀胱鳞状细胞乳头状瘤、尖锐湿疣和疣状鳞癌的鉴别诊断[a]

	鳞状细胞乳头状瘤	尖锐湿疣	疣状鳞癌
年龄（岁）	62（范围：32 ~ 82）	40（范围：17 ~ 76）	66（范围：43 ~ 83）
性别（男：女）	1：6	1：1.6	1.2：1
临床病史	非特异性	外生殖器湿疣状改变或有免疫抑制史	非特异性
临床表现	膀胱刺激症状	膀胱刺激症状	膀胱刺激症状
生物学行为	很少复发	侵袭性	侵袭性
部位	无偏好	无偏好	无偏好
程度	小，单发	多发，广泛	弥漫，广泛
组织学改变			
结构特征	乳头状	乳头状	外生性或内生性
推挤样边界	无	无	有
细胞异型性	无或小的异型性	无或小的异型性	明显
间质浸润	无	无	有
p53	-/+	+	+
HPV病毒检测	-	+	-
DNA倍体	二倍体	非整倍体	非整倍体

[a] +，通常阳性；+/-，染色结果不确定；-，通常阴性

织学上，肿瘤由小的基底样细胞巢组成，细胞质少，周围呈栅栏状排列（图 14.16~14.17）。细胞学上，肿瘤细胞有高的核质比和致密深染的细胞核。局灶可见伴中央坏死的大细胞巢和假腺样排列的小细胞巢。肿瘤间质为促纤维性间质。核分裂象和凋亡小体常见。报道的病例也可见少量尿路上皮癌伴鳞状分化区域。膀胱其他部位，除了异型增生和鳞状细胞原位癌外，还可见到鳞状上皮化生。根据其他部位基底细胞样鳞癌的经验提示该肿瘤是一种比普通鳞状细胞癌侵袭性更强、预后更差的恶性肿瘤[41]。在出现更多资料之前，一般认为这种肿瘤应归为尿路上皮癌伴鳞状细胞分化（基底样型）。

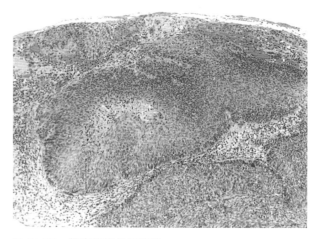

图 14.17　基底样鳞状细胞癌

14.3　其他鳞状细胞病变

14.3.1　角化鳞状化生

角化鳞状化生被认为是鳞状细胞癌的一种潜在的癌前病变（图 14.18）。它可见于膀胱鳞状细胞癌邻近上皮，常显示异型增生和（或）原位癌的全部谱系（图 14.19~14.21）[9]。

详见第 3 章的论述。

14.3.2　鳞状细胞原位癌

文献中仅有少数膀胱鳞状细胞原位癌的报道

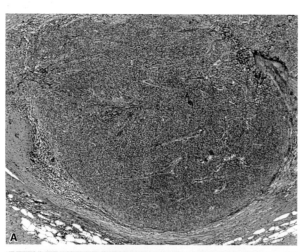

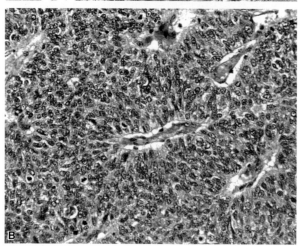

图 14.16　基底样鳞状细胞癌（A 和 B）

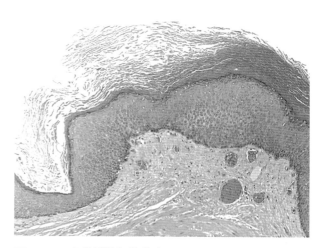

图 14.18　角化鳞状细胞化生

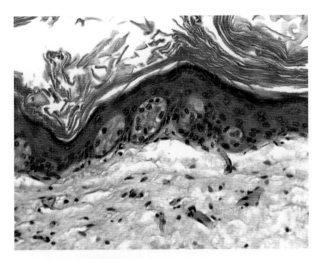

图 14.19　角化鳞状细胞化生内原位癌的 Paget 样扩散

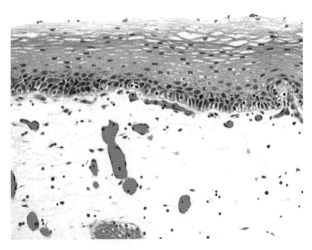

图 14.21　非角化鳞状细胞化生

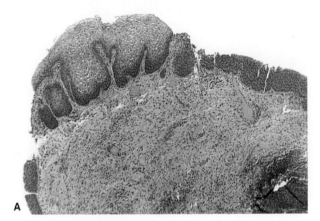

图 14.20　非角化鳞状细胞化生（A 和 B），注意正常尿路上皮与鳞状细胞化生的变化

（图 14.22 ~ 14.24）[12,26,42]。组织学上，与其他器官发生的鳞状细胞原位癌一样。膀胱原位鳞状细胞癌常见于浸润性鳞状细胞癌（图 14.25），且常随后发生或同时伴浸润性尿路上皮癌伴鳞状分

化。在最近报道的 11 例患者中，1 例患者在第 8 个月时无疾病生存；1 例患者在第 10 个月时有残留的鳞状细胞原位癌；1 例患者在 6 个月后重复活检诊断为高级别尿路上皮癌（非特殊型）；3 例患者分别在第 2、3、4 个月内诊断为浸润性鳞状细胞癌；1 例患者在第 12 个月行膀胱切除术后发现有浸润性尿路上皮癌伴鳞状特征[26]。1 例患者检测出有高危型 HPV DNA。这些膀胱鳞状上皮病变内均存在表皮生长因子受体（EGFR）高表达，提示对于不能采用外科手术治疗的患者，EGFR 可作为一个治疗靶点。

14.3.3　鳞状细胞乳头状瘤

膀胱鳞状细胞乳头状瘤非常罕见，发生于老年女性，具有良性的临床过程，很少复发。该肿瘤是二倍体，无或少量 p53 核表达和 HPV 阴性[33]。组织学上，该肿瘤呈乳头状结构，乳头表面被覆良性的鳞状上皮（图 14.26 和 14.27）。一些研究证实其表达 EGFR 蛋白[26]。在膀胱或尿道，膀胱鳞状细胞乳头状瘤需要与尖锐湿疣鉴别，后者是一种异倍体的良性病变，HPV 阳性，p53 核表达增加，有明显的挖空细胞改变。膀胱鳞状细胞乳

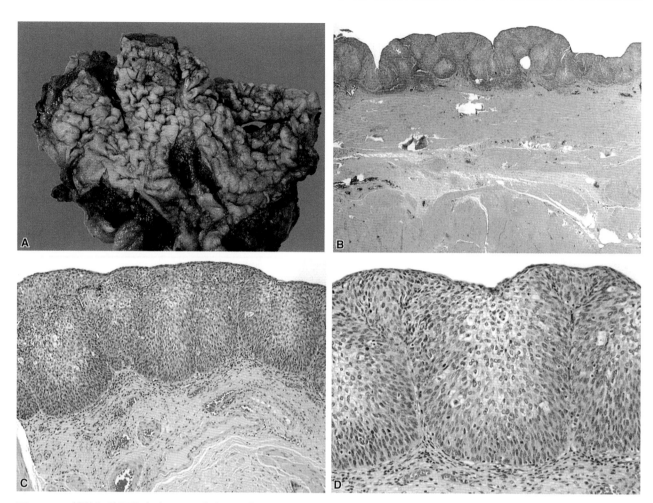

图 14.22　鳞状细胞原位癌（A~D，来自同一病例）

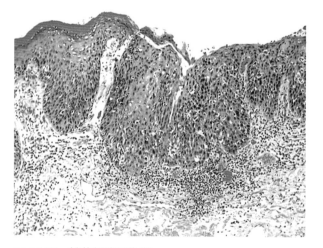

图 14.23　鳞状细胞原位癌

头状瘤也需要与乳头状膀胱炎鉴别，后者是一种常见的反应性病变，尿路上皮偶尔可被化生的鳞状上皮代替[33]。

详见第 5 章的论述。

14.3.4　尖锐湿疣

病毒性膀胱炎偶尔伴 HPV 病毒感染[43]，但一般相当少见（见第 2 章）[44]。

膀胱尖锐湿疣与 HPV 病毒感染相关，女性多于男性（比例 2∶1），虽然大多数发生于 50 岁以下，但任何年龄均可发生[33,45]。它常常发生于尿道、外阴、阴道、肛门或会阴患有尖锐湿疣的患者，但也有发生孤立性膀胱尖锐湿疣的报道。有些病例与人类免疫缺陷病毒（HIV）感染相关[46,47]。膀胱镜下典型的尖锐湿疣是单发的，但弥漫生长也有报道[48]。它通常发生在膀胱颈和三角区，呈外生性乳头状肿块，主要与乳头状尿路

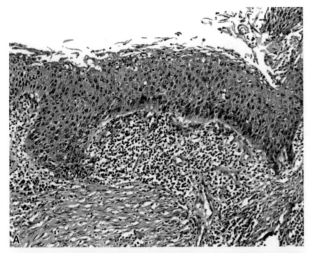

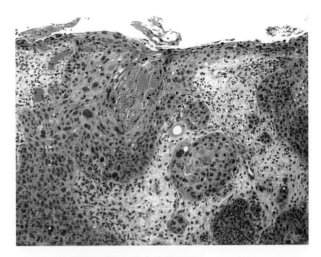

图 14.25　鳞状细胞原位癌伴微浸润

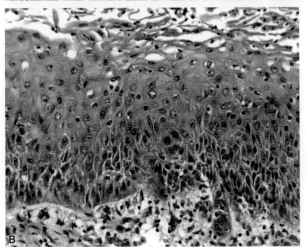

图 14.24　鳞状细胞原位癌（A 和 B）

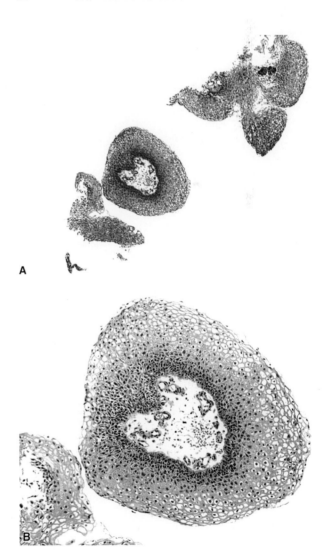

图 14.26　膀胱乳头状瘤（A 和 B）

上皮癌鉴别（图 14.28）。

　　显微镜下，其特征与其他部位发生的尖锐湿疣一样，具有典型的挖空细胞，胞质丰富透亮和深染皱缩的细胞核伴核周空晕（图 14.29 ~ 14.31）[49]。膀胱尖锐湿疣与其他部位一样可发生恶变[50]，这或许可通过 HPV 类型来预测[44]。尿路上皮癌可含有灶性挖空细胞，但这非常少见。虽然有学者认为尖锐湿疣是膀胱鳞状细胞乳头状瘤的同义词[51]，但大多数学者认为，就像其他器官发生的尖锐湿疣一样，这不是一种独立的疾病。胞质空泡化可见于各种尿路病变，由于膀胱尖锐湿疣非常少见，如要做出该疾病的诊

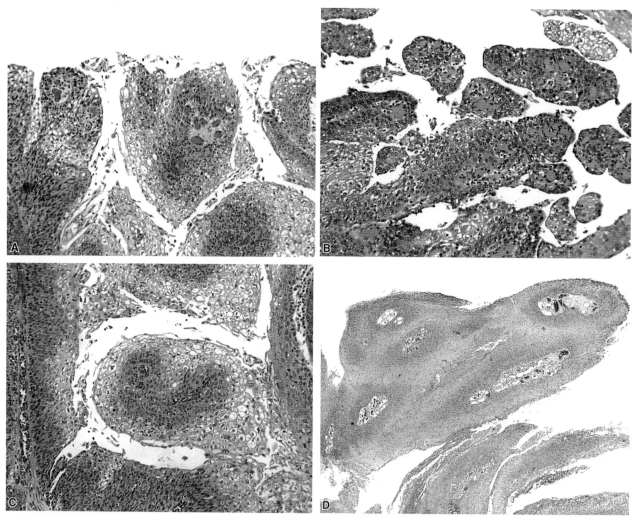

图 14.27 乳头状瘤（A~D）

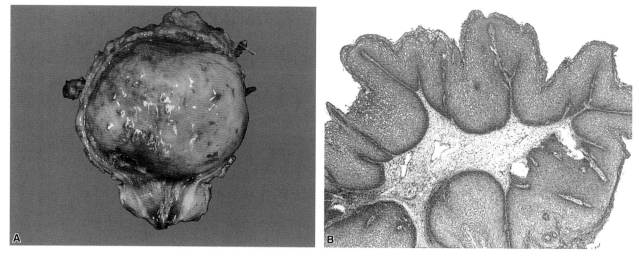

图 14.28 膀胱尖锐湿疣。尖锐湿疣位于膀胱左侧底部（A）。显示特征性息肉样结构（B）

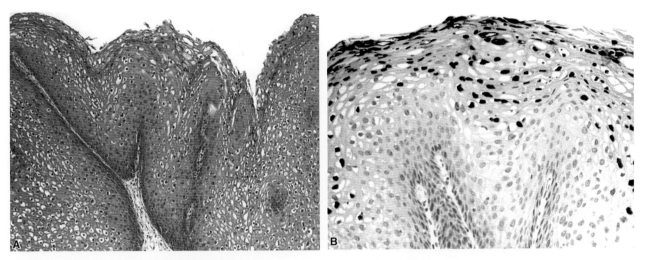

图 14.29　膀胱尖锐湿疣。注意明显的非典型性挖空细胞（A）。HPV 免疫标记阳性（B）

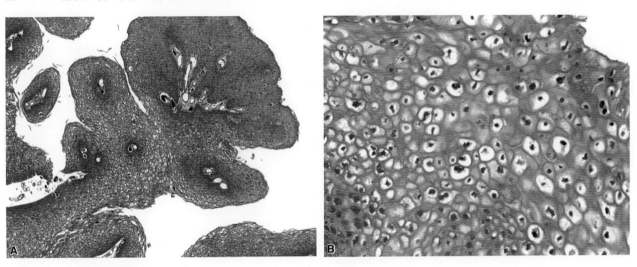

图 14.30　膀胱尖锐湿疣（A 和 B）

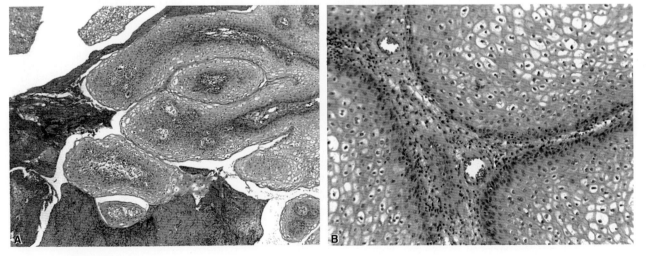

图 14.31　膀胱尖锐湿疣（A 和 B）

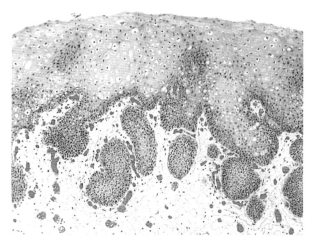

图 14.32　鳞状上皮化生伴胞质空泡化，类似于HPV病毒感染的非典型性挖空细胞

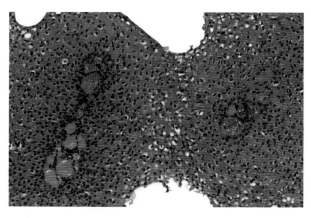

图 14.33　低级别乳头状尿路上皮癌伴明显的胞质空泡化，类似于非典型性挖空细胞

断一定要谨慎。膀胱尖锐湿疣的鉴别诊断包括鳞状上皮化生（图 14.32）、鳞状细胞乳头状瘤、乳头状尿路上皮癌（图 14.33）和疣状鳞状细胞癌[33]。

（田智丹　译）

参考文献

1. Shokeir AA. Squamous cell carcinoma of the bladder: pathology, diagnosis and treatment. *BJU Int* 2004; 93:216–20.

2. Ghoneim MA, Abdel-Latif M, el-Mekresh M, Abol-Enein H, Mosbah A, Ashamallah A, el-Baz MA. Radical cystectomy for carcinoma of the bladder: 2,720 consecutive cases 5 years later. *J Urol* 2008; 180:121–7.

3. Kassouf W, Spiess PE, Siefker-Radtke A, Swanson D, Grossman HB, Kamat AM, Munsell MF, Guo CC, Czerniak BA, Dinney CP. Outcome and patterns of recurrence of nonbilharzial pure squamous cell carcinoma of the bladder: a contemporary review of The University of Texas M. D. Anderson Cancer Center experience. *Cancer* 2007; 110:764–9.

4. Guo CC, Gomez E, Tamboli P, Bondaruk JE, Kamat A, Bassett R, Dinney CP, Czerniak BA. Squamous cell carcinoma of the urinary bladder: a clinicopathologic and immunohistochemical study of 16 cases. *Hum Pathol* 2009; 40:1448–52.

5. Rogers CG, Palapattu GS, Shariat SF, Karakiewicz PI, Bastian PJ, Lotan Y, Gupta A, Vazina A, Gilad A, Sagalowsky AI, Lerner SP, Schoenberg MP. Clinical outcomes following radical cystectomy for primary nontransitional cell carcinoma of the bladder compared to transitional cell carcinoma of the bladder. *J Urol* 2006; 175:2048–53.

6. Badr KM, Nolen JD, Derose PB, Cohen C. Muscle invasive schistosomal squamous cell carcinoma of the urinary bladder: frequency and prognostic significance of p53, BCL–2, HER2/neu, and proliferation (MIB–1). *Hum Pathol* 2004; 35:184–9.

7. Lagwinski N, Thomas A, Stephenson AJ, Campbell S, Hoschar AP, El-Gabry E, Dreicer R, Hansel DE. Squamous cell carcinoma of the bladder: a clinicopathologic analysis of 45 cases. *Am J Surg Pathol* 2007; 31:1777–87.

8. Sharfi AR, el Sir S, Beleil O. Squamous cell carcinoma of the urinary bladder. *Br J Urol* 1992; 69:369–71.

9. Bessette PL, Abell MR, Herwig KR. A clinicopathologic study of squamous cell carcinoma of the bladder. *J Urol* 1974; 112:66–7.

10. Faysal MH. Squamous cell carcinoma of the bladder. *J Urol* 1981; 126:598–9.

11. Sarma KP. Squamous cell carcinoma of the bladder. *Int Surg* 1970; 53:313–9.

12. Cheng L, Lopez-Beltran A, MacLennan GT, Montironi R, Bostwick DG. Neoplasms of the urinary bladder. In: Bostwick DG, Cheng L, eds. Urologic Surgical Pathology, 2nd ed. Philadelphia: Elsevier/Mosby, 2008:259–352.

13. Brennan P, Bogillot O, Cordier S, Greiser E, Schill W, Vineis P, Lopez-Abente G, Tzonou A, Chang-Claude J, Bolm-Audorff U, Jockel KH, Donato F, Serra C, Wahrendorf J, Hours M, T'Mannetje A, Kogevinas M, Boffetta P. Cigarette smoking and bladder cancer in men: a pooled analysis of 11 case-control studies. *Int J Cancer* 2000; 86:289–94.

14. Fortuny J, Kogevinas M, Chang-Claude J, Gonzalez CA, Hours M, Jockel KH, Bolm-Audorff U, Lynge E, t Mannetje A, Porru S, Ranft U, Serra C, Tzonou A, Wahrendorf J, Boffetta P. Tobacco, occupation and non-transitional-cell carcinoma of the bladder: an international case-control study. *Int J Cancer* 1999; 80:44–6.

15. Cheever AW. Schistosomiasis and neoplasia. *J Natl Cancer Inst* 1978; 61:13–8.

16. IARC. IARC Monographs on the Evaluation of Carcinogenic Risks to Humans. Schistosomes, Liver Flukes, and *Helicobacter Pylori*. Lyon, France: IARC Press, 1994.

17. IARC. IARC Monographs on the Evaluation of Carcinogenic Risks to Humans. Tobacco Smoke and Involuntary Smoking. Lyon, France: IARC Press, 2004.

18. Mostafa MH, Helmi S, Badawi AF, Tricker AR, Spiegelhalder B, Preussmann R. Nitrate, nitrite and volatile N-nitroso compounds in the urine of *Schistosoma haematobium* and *Schistosoma mansoni* infected patients. *Carcinogenesis* 1994; 15:619–25.

19. Bickel A, Culkin DJ, Wheeler JS Jr. Bladder cancer in spinal cord injury patients. *J Urol* 1991; 146:1240–2.

20. Kaye MC, Levin HS, Montague DK, Pontes JE. Squamous cell carcinoma of the bladder in a patient on intermittent self-catheterization. *Cleve Clin J Med* 1992; 59:645–6.

21. Golijanin D, Yossepowitch O, Beck SD, Sogani P, Dalbagni G. Carcinoma in a bladder diverticulum: presentation and treatment outcome. *J Urol* 2003; 170:1761–4.

22. Tamas EF, Stephenson AJ, Campbell SC, Montague DK, Trusty DC, Hansel DE. Histopathologic features and clinical outcomes in 71 cases of bladder diverticula. *Arch Pathol Lab Med* 2009; 133:791–6.

23. Benson RC Jr, Swanson SK, Farrow GM. Relationship of leukoplakia to urothelial malignancy. *J Urol* 1984; 131:507–11.

24. Yoshida T, Suzumiya J, Katakami H, Kimura N, Hisano S, Kikuchi M, Okumura M. Hypercalcemia caused by PTH-rP associated with lung metastasis from urinary bladder carcinoma: an autopsied case. *Intern Med* 1994; 33:673–6.

25. Khan MS, Thornhill JA, Gaffney E, Loftus B, Butler MR. Keratinising squamous metaplasia of the bladder: natural history and rationalization of management based on review of 54 years experience. *Eur Urol* 2002; 42:469–74.

26. Guo CC, Fine SW, Epstein JI. Noninvasive squamous lesions in the urinary bladder: a clinicopathologic analysis of 29 cases. *Am J Surg Pathol* 2006; 30:883–91.

27. Edge S, B, Byrd DR, Compton CC, Fritz AG, Greene FL, Trotti A. American Joint Committee on Cancer Staging Manual, 7th ed. New York: Springer, 2010.

28. Elsobky E, El-Baz M, Gomha M, Abol-Enein H, Shaaban AA. Prognostic value of angiogenesis in schistosoma-associated squamous cell carcinoma of the urinary bladder. *Urology* 2002; 60:69–73.

29. Horner SA, Fisher HAG, Barada JH, Eastman AY, Migliozzi J, Ross JS. Verrucous carcinoma of the bladder. *J Urol* 1991; 145:1261–3.

30. Utz DC, Schmitz SE, Fugelso PD, Farrow GM. Proceedings: a clinicopathologic evaluation of partial cystectomy for carcinoma of the urinary bladder. *Cancer* 1973; 32:1075–7.

31. Richie JP, Waisman J, Skinner DG, Dretler SP. Squamous carcinoma of the bladder: treatment by radical cystectomy. *J Urol* 1976; 115:670–2.

32. Newman DM, Brown JR, Jay AC, Pontius EE. Squamous cell carcinoma of the bladder. *J Urol* 1968; 100:470–3.

33. Cheng L, Leibovich BC, Cheville JC, Ramnani DM, Sebo TJ, Nehra A, Malek RS, Zincke H, Bostwick DG. Squamous papilloma of the urinary tract is unrelated to condyloma acuminata. *Cancer* 2000; 88:1679–86.

34. Morichetti D, Mazzucchelli R, Lopez-Beltran A, Cheng L, Scarpelli M, Kirkali Z, Montorsi F, Montironi R. Secondary neoplasms of the urinary system and male genital organs. *BJU Int* 2009; 104:770–6.

35. Oida Y, Yasuda M, Kajiwara H,

Onda H, Kawamura N, Osamura RY. Double squamous cell carcinomas, verrucous type and poorly differentiated type, of the urinary bladder unassociated with bilharzial infection. *Pathol Int* 1997; 47:651–4.

36. Boxer RJ, Skinner DG. Condylomata acuminata and squamous cell carcinoma. *Urology* 1977; 9:72–8.

37. El Sebai I, Sherif M, El Bolkainy MN, Mansour MA, Ghoneim MA. Verrucous squamous carcinoma of bladder. *Urology* 1974; 4:407–10.

38. El-Bolkainy MN, Mokhtar NM, Ghoneim MA, Hussein MH. The impact of schistosomiasis on the pathology of bladder carcinoma. *Cancer* 1981; 48:2643–8.

39. Michal M, Sulc M, Mukensnabl P. Verrucous carcinoma of the urinary bladder associated with sebaceous differentiation. *J Urol Pathol* 1997; 6:153–8.

40. Cheng L, Leibovich B, Cheville J, Ramnani D, Sebo T, Nehra A, Malek R, Zincke H, Bostwick D. Squamous papilloma of the urinary tract is unrelated to condyloma acuminata. *Cancer* 2000; 88:1679–86.

41. Vakar-L'opez F, Abrams J. Basaloid squamous cell carcinoma occurring in the urinary bladder. *Arch Pathol Lab Med* 2000; 124:455–9.

42. Pierangeli T, Grifoni R, Marchi P, Montironi R, Stefano S. Verrucous carcinoma in situ of the bladder, not associated with urinary schistosomiasis. *Int Urol Nephrol* 1989; 21:597–602.

43. Shibutani YF, Schoenberg MP, Carpiniello VL, Malloy TR. Human papillomavirus associated with bladder cancer. *Urology* 1992; 40:15–17.

44. Lopez-Beltran A, Munoz E. Transitional cell carcinoma of the bladder: low incidence of human papillomavirus DNA detected by the polymerase chain reaction and in situ hybridization. *Histopathology* 1995; 26:565–9.

45. Farrow GM. Significant nonmalignant proliferative and neoplastic lesions of the urinary bladder. *Monogr Pathol* 1992:54–76.

46. Asvesti C, Delmas V, Dauge-Geffroy MC, Grossin M, Boccon-Gibod L, Bocquet L. Multiple condylomata of the urethra and bladder disclosing HIV infection.

Ann Urol (Paris) 1991; 25:146–9.

47. Jimenez Lasanta JA, Mariscal A, Tenesa M, Casas D, Gallart A, Olazabal A. Condyloma acuminatum of the bladder in a patient with AIDS: radiological findings. *J Clin Ultrasound* 1997; 25:338–40.

48. Bruske T, Loch T, Thiemann O, Wirth B, Janig U. Panurothelial condyloma acuminatum with development of squamous cell carcinoma of the bladder and renal pelvis. *J Urol* 1997; 157:620–1.

49. Keating MA, Young RH, Carr CP, Nikrui N, Heney NM. Condyloma acuminatum of the bladder and ureter: Case report and review of the literature. *J Urol* 1985; 133:465–7.

50. Libby JM, Frankel JM, Scardino PT. Condyloma acuminatum of the bladder and associated urothelial malignancy. *J Urol* 1985; 134:134–6.

51. Murphy WM. Diseases of urinary bladder, urethra, ureters, and renla pelves. In: Murphy WM, ed. Urological Pathology. Philadelphia: W.B. Saunders, 1989:34–146.

第 15 章

神经内分泌肿瘤

15.1　　**小细胞癌**　　336

　　15.1.1　流行病学和临床特征　　336

　　15.1.2　病理学发现　　336

　　15.1.3　超微结构特征　　340

　　15.1.4　免疫组化　　340

　　15.1.5　鉴别诊断　　343

　　15.1.6　组织起源　　344

　　15.1.7　分子遗传学　　347

　　15.1.8　预后因素　　348

　　15.1.9　分期、治疗和临床结局　　350

15.2　　**类癌**　　351

15.3　　**大细胞神经内分泌癌**　　352

15.4　　**原始神经外胚层肿瘤**　　352

15.5　　**恶性外周神经鞘肿瘤**　　355

15.6　　**副神经节瘤**　　355

15.7　　**神经纤维瘤**　　359

15.8　　**神经鞘瘤**　　361

15.9　　**继发性神经内分泌癌**　　361

参考文献　　361

15.1　小细胞癌

15.1.1　流行病学和临床特征

膀胱小细胞癌是罕见的高度侵袭性恶性肿瘤，它在所有膀胱肿瘤中所占比例小于1%[1-21]。根据人口统计学，多数患者为男性，其中大多数患者为60～70岁。最近Cheng等研究了64例膀胱小细胞癌的临床病理特征，诊断时平均年龄66岁，范围是36～85岁，男性为主（男性与女性比值为3.3∶1）[1]。许多患者有吸烟史。

临床表现包括部位特异性和系统性症状。部位特异性的症状相似于尿路上皮癌。肉眼血尿伴或不伴排尿困难是最常见的症状。在Cheng等的研究中，88%的患者有血尿症状[1]。其他患者有膀胱刺激症状，如排尿困难、夜尿、尿频、尿路梗阻症状，或局限性腹部（盆部）疼痛。系统性症状无特异性，包括食欲减退和体重减轻。偶尔，患者有副肿瘤综合征、高血钙、低血磷，或异位分泌的促肾上腺皮质激素（ACTH）[13-15]。

有患有异位ACTH分泌和Cushing综合征[7]的报道。

膀胱小细胞癌的总体预后差，中位生存期为1～2年，但少数患者可长期生存[1]。在Cheng等报道的64例中，癌特异性5年生存率为16%（图15.1），这与梅奥诊所的Choong等报道相似（14%）[7]。总体中位生存期为1.7年[7]。将来如果能发现新的分子标志物，并用于早期诊断和研发新的靶向治疗药物，可能会改善生存情况[21,22]。

15.1.2　病理学发现

肉眼检查

膀胱小细胞癌最常表现为巨大的实性息肉状肿块，也可能表现为宽基肿块和溃疡（图15.2）。肿瘤可能广泛地浸润膀胱壁。膀胱侧壁和膀胱顶部为最常见发病部位，但是罕见病例可能发生于憩室。

显微镜检查

膀胱小细胞癌的形态学类似于肺小细胞癌。通常兼有上皮性分化和神经内分泌分化。然而，

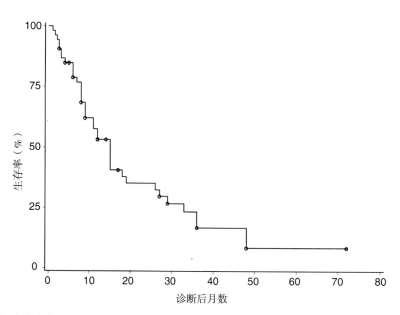

图15.1　64名膀胱小细胞癌患者的Kaplan-Meier生存曲线

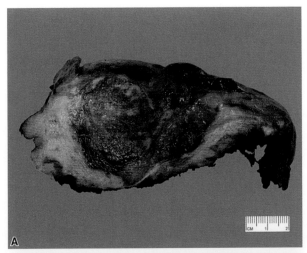

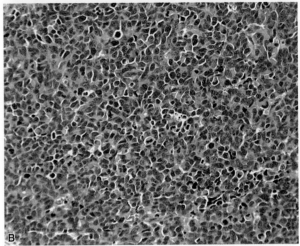

图 15.4　膀胱小细胞癌（A 和 B）。表面尿路上皮完整（A，右上方）

图 15.2　膀胱小细胞癌（A 和 B）。大体表现（A）和显微镜下表现（B）

即使不能检测到神经内分泌分化，仅凭典型的形态学特征就能诊断为小细胞癌。

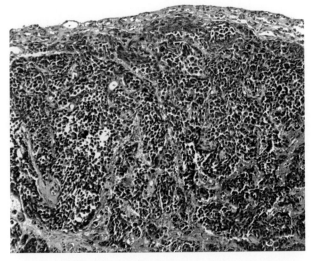

　　肿瘤由成片的或成巢的小或中等大小细胞组成，核铸型（核拥挤、镶嵌排列），胞质稀少，核仁不明显，染色质均匀分布，呈"椒盐样"（图 15.3～15.10）。核分裂活性非常活跃。常见点状坏死或地图样坏死。血管壁可能有 DNA 沉积（Azzopardi 现象）。偶尔可见菊形团。肿瘤常见脉管浸润。多数肿瘤广泛地浸润逼尿肌。常见挤压假象，可能导致活检标本诊断困难。

图 15.3　膀胱小细胞癌。肿瘤由成片、成巢或条索状小细胞组成，胞质稀少，核深染伴核拥挤重叠。表面尿路上皮完整。注意挤压假象，常见于神经内分泌癌

　　根据不同的研究，12%~61% 的病例并存非小细胞癌成分，包括尿路上皮原位癌、尿路上皮癌、腺癌、鳞状细胞癌或肉瘤样癌（图

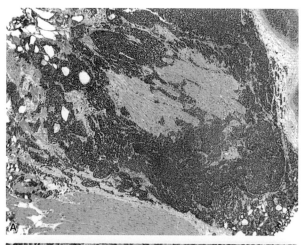

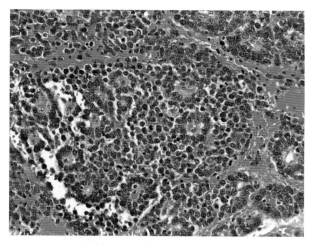

图 15.7 小细胞癌，有菊形团样结构

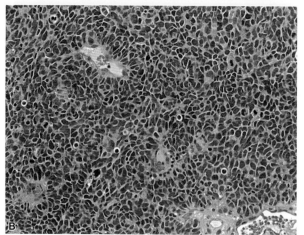

图 15.5 膀胱小细胞癌（A 和 B）。肿瘤浸润固有肌层

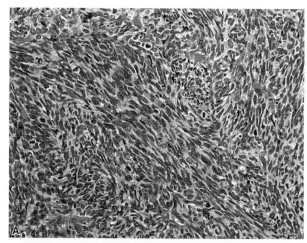

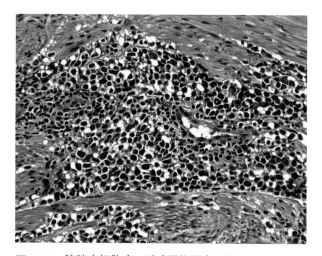

图 15.6 膀胱小细胞癌。肿瘤浸润固有肌层

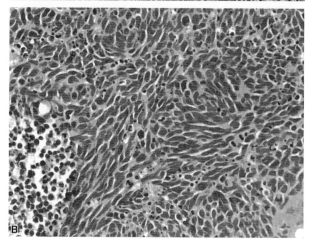

图 15.8 小细胞癌，有梭形细胞（A 和 B）

15.11 ~ 15.16）。在 Cheng 等研究的 64 例中，32% 为纯粹的小细胞癌；44 例（68%）由小细胞癌及其他组织学类型混合组成（尿路上皮癌 35 例，腺癌 4 例，肉瘤样尿路上皮癌 2 例，兼有腺癌和尿路上皮癌 3 例）[1]。在另一项研究中，仅 12% 的病例为纯粹的小细胞癌，而混合性小细胞癌和

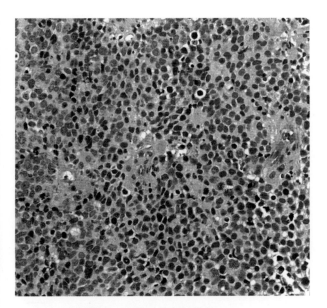

图 15.9　小细胞癌，有明显的血管结构

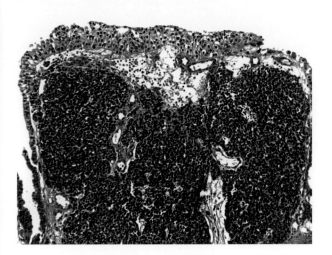

图 15.10　膀胱小细胞癌，呈息肉状病变

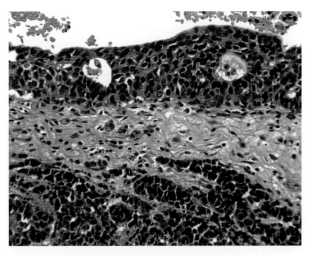

图 15.11　小细胞癌与尿路上皮原位癌并存

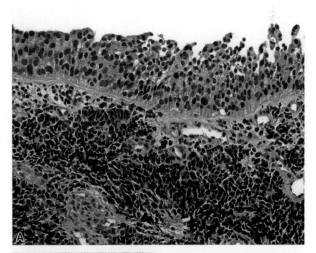

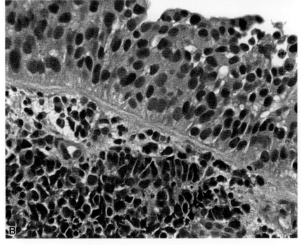

图 15.12　小细胞癌与尿路上皮原位癌并存（A 和 B）

尿路上皮癌有 36 例（70%），混合性小细胞癌和腺癌有 4 例（8%），混合性小细胞癌和鳞状细胞癌有 5 例（10%）[5]。

　　与以小细胞癌为次要成分的混合性肿瘤相比，以小细胞癌为主的肿瘤是否预后更差，尚未明确。目前的研究数据并未发现纯粹的小细胞癌与混合性肿瘤具有不同的生存期[1,7]。

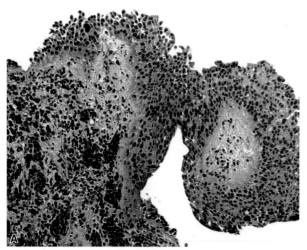

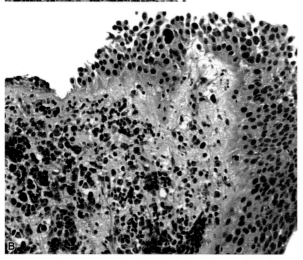

图 15.13　小细胞癌与尿路上皮原位癌和乳头状尿路上皮癌并存（A和B）

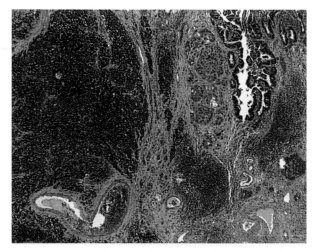

图 15.14　小细胞癌（左）与尿路上皮癌（中）和腺癌并存（右）

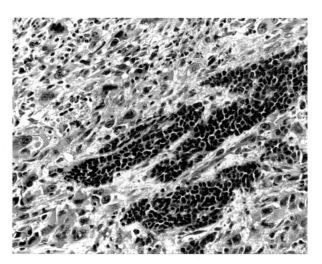

图 15.15　小细胞癌与肉瘤样癌并存

15.1.3　超微结构特征

超微结构显示，肿瘤细胞核不规则，染色质粗糙，胞质稀少伴稀疏的细胞器，包括多聚核糖体、短片段的粗面内质网、线粒体和少数高尔基体。有重要诊断意义的发现是存在膜被覆圆形致密核心颗粒，其直径范围从 150～250nm，几乎见于所有已检测的病例[6,19]。部分病例也存在张力丝和树突样突起。

15.1.4　免疫组化

膀胱小细胞癌的免疫组化表达谱已有广泛研究（表 15.1）[5,6,22-29]。在小细胞癌中，有助于证实神经内分泌分化的标志物包括神经特异性烯醇化酶（NSE）、嗜铬素（CgA）、突触素（Syn）、Leu 7（CD57）、蛋白质基因产物 9.5（PGP9.5）、血清素和血管活性肠肽（VIP），等。在不同的研究中使用多种标志物，30%～100% 病例的小细胞癌检测到神经内分泌分化。CgA 似乎是敏感性较差的标志物，但特异性很高，仅 1/3 的病例检测到免疫组化表达（图 15.17，表 15.1）。

大约 60% 的病例呈 CK7 阳性[6,17,25,28,30]。膀胱小细胞癌不表达 CK20 和 UP Ⅲ[25,31-33]。在大约

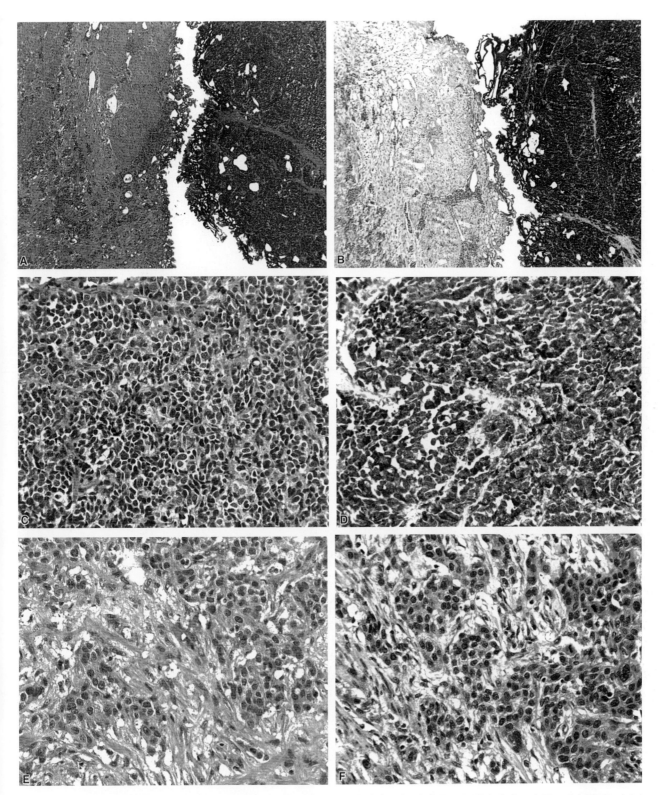

图 15.16　小细胞癌与尿路上皮癌并存，神经内分泌标志物（CgA）染色。（A）左图，尿路上皮癌；右图，小细胞癌；（B）CgA 染色；（C）小细胞癌；（D）小细胞癌成分显示CgA呈胞质染色阳性；（E）尿路上皮癌；（F）尿路上皮癌成分呈CgA阴性

表 15.1 膀胱小细胞癌免疫组化

标志物	病例染色/%
神经特异性烯醇化酶（NSE）	90
神经丝（NF）	84
人乳脂球蛋白（HMFG）	67
上皮膜抗原（EMA）	63
角蛋白（AE1/AE3；CAM5.2）	61
癌胚抗原（CEA）	50
突触素（Syn）	46
CD15	43
嗜铬素（CgA）	41
甲状腺转录因子（TTF-1）	40
血清素（5-HT）	38
Leu 7（CD57）	35
S100（S100P）	34
血管活性肠肽（VIP）	17
波形蛋白（Vimentin）	17
促肾上腺皮质激素（ACTH）	9

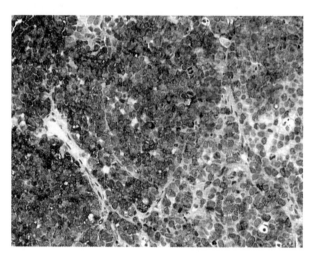

图 15.17 膀胱小细胞癌呈 CgA 免疫组化染色强阳性

2/3 的病例中，CAM5.2 呈强而局灶性细胞质点状着色[5,23]。40% 的病例呈 CK 34 β E12 阳性[31]，大约 78% 的病例呈上皮膜抗原（EMA）阳性[6,28]。52% 的病例过表达 p53[27]。据报道，Ki-67 表达率从 15%～80% 不等[31,32]。

CD44v6 可能有助于区分低分化尿路上皮癌或小细胞癌。CD44 是跨膜糖蛋白家族的成员之一，介导细胞-细胞和细胞-基质黏附，后者是

通过结合透明质酸的受体而实现的。CD44v6 剪接变体有转移潜能，被认为与一些癌症的侵袭性行为有关。在 60% 的尿路上皮癌病例中可检测到 CD44v6 免疫反应，而小细胞癌的阳性率仅有 7%[34,35]。

甲状腺转录因子 1（TTF-1）能可靠地区分肺原发性腺癌和肺外原发性腺癌，并能区分肺小细胞癌和 Merkel 细胞癌。Jones 等[25] 发现大约 40% 的膀胱小细胞癌病例显示 TTF-1 染色阳性（图 15.18 和 15.19）。因此，对于原发部位不明的转移性小细胞癌病例，TTF-1 免疫染色不能可靠地区分肺或膀胱原发。

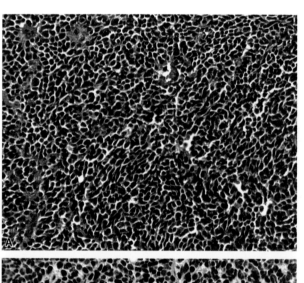

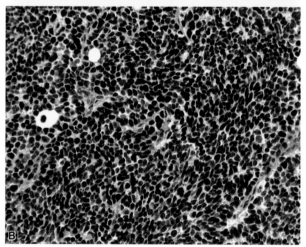

图 15.18 膀胱小细胞癌（A 和 B），TTF-1 免疫组化染色呈细胞核强阳性（B）

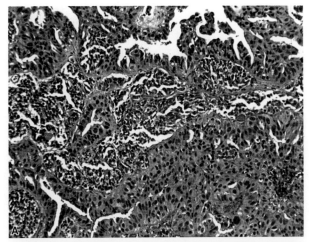

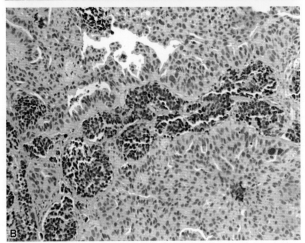

图 15.19 小细胞癌与尿路上皮原位癌并存（A）。小细胞癌成分呈 TTF-1 细胞核染色（B）

15.1.5 鉴别诊断

膀胱小细胞癌必须与其他膀胱原发性恶性肿瘤区分，如恶性淋巴瘤、淋巴上皮瘤样癌、浆细胞样癌、大细胞神经内分泌癌、低分化尿路上皮癌、低分化鳞状细胞癌及其他部位的小细胞癌转移至膀胱。辅助研究，特别是免疫组化染色，对这些肿瘤的区分很有帮助（见上文讨论）。

有时由于固定不佳和标本处理不正确，可能导致黏附松散的假象，使得小细胞癌的肿瘤细胞貌似恶性淋巴瘤。免疫组化显示，淋巴瘤呈白细胞共同抗原（LCA）阳性，角蛋白和神经内分泌标志物阴性，而小细胞癌通常表达角蛋白和神经内

内分泌标志物。浆细胞样癌、低分化尿路上皮癌和鳞状细胞癌不表达神经内分泌标志物，如 Syn 和 CgA，而小细胞癌表达神经内分泌标志物[36]。大细胞神经内分泌癌的形态学特征是肿瘤细胞体积大，核/质比低，染色质粗糙，常有核仁，核分裂活性高，伴坏死区域。免疫组化和电子显微镜检查均可证实神经内分泌分化（下文将进一步讨论）。

如果没有适当的临床信息，转移至膀胱的小细胞癌与膀胱原发性小细胞癌可能难以区分。TTF-1 基本上无法区分肺原发性或肺外原发性小细胞癌[25,37]。因此，为了正确诊断累及膀胱的转移性小细胞癌，需要适当的临床信息。免疫组化共同表达 TTF-1 和 p63 可能提示膀胱原发性小细胞癌。偶尔观察到膀胱小细胞癌伴分化更成熟的、类似非典型类癌的表型。

然而，值得注意的是，几乎所有 Merkel 细胞癌为 CK20 阳性，而大多数其他部位（包括膀胱）发生的小细胞癌为 CK20 阴性[38]。因此，CK20 似乎有助于区分 Merkel 细胞癌与其他部位原发的小细胞癌。

前列腺和膀胱的小细胞癌可能很难区分，特别是不伴前列腺腺癌或尿路上皮癌的活检小标本[39]。最近在前列腺癌中识别了频繁的 ETS 转录因子基因之间的基因融合，特别是 ERG 和 TMPRSS2 基因的融合。因而，分子学方法可能有助于明确小细胞癌的原发部位。最近的一项研究中，Williamson 及其同事检测了 30 例前列腺小细胞癌和 25 例膀胱小细胞癌，发现 47%（14/30）的前列腺小细胞癌有 TMPRSS2-ERG 基因融合（图 15.20 和 15.21）[39]。膀胱小细胞癌无 TMPRSS2-ERG 基因融合。小细胞癌存在 TMPRSS2-ERG 基因融合证明了前列腺起源[39]。

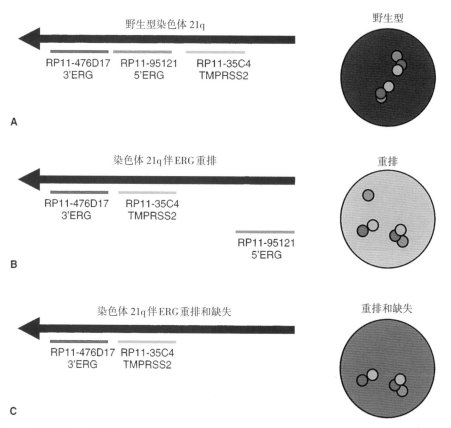

图 15.20　使用三色 FISH 技术检测前列腺小细胞癌中 ERG 重排识别的示意图。红色探针与 ERG 的 3'序列杂交，绿色探针与 ERG 的 5'序列杂交浅蓝色探针与 TMPRSS2 杂交。（A）在 21q22 位点发现的野生型（正常）显示红、绿与浅蓝色信号的三重叠加，浅蓝色信号与成对红 – 绿色信号的距离不等。（B）伴 ERG–TMPRSS2 重排的细胞显示成对红 – 绿色信号是裂开的（分离的），伴 1 个等位基因上红 – 浅蓝色信号融合。（C）伴重排的一组病例显示 1 个等位基因上对应的绿色信号缺失，提示 57ERG 缺失

15.1.6　组织起源

为了解释膀胱小细胞癌的组织起源，提出了数种假说[1,21]。干细胞理论认为小细胞癌起源于多潜能未分化干细胞。支持干细胞理论的依据是观察到小细胞癌频繁地并存其他组织学类型的膀胱癌（主要是尿路上皮癌，偶尔为腺癌或鳞状细胞癌）[1,2,6,20,40]。在分子水平，使用激光捕获显微切割技术和 5 种多形态微卫星标志物，Cheng 及其同事发现在小细胞癌和并存的尿路上皮癌中存在几乎相同的等位基因缺失模式，提示它们为共同的克隆性起源（图 15.22 ~ 15.24）[2]。

另一种理论认为，小细胞癌起源于正常或化生性尿路上皮中的神经内分泌细胞。膀胱可发生纯粹的类癌，提示膀胱的神经内分泌细胞可能具有肿瘤性[41]。部分学者推测，尿路上皮可能存在 Kultschitzky 型肿瘤干细胞，并可能形成神经内分泌肿瘤，如小细胞癌[42]。其他学者提出，膀胱小细胞癌可能来自尚未充分认识的黏膜下神经嵴起源的细胞群，膀胱的副神经节瘤和神经纤维瘤也是起源于这种细胞群。

由于常常发现膀胱的腺上皮化生、腺癌和鳞状细胞癌，Cramer 等[14]提出，膀胱小细胞癌起源于尿路上皮，是化生的结果。而且，很多小细胞癌并存局灶性尿路上皮癌[1,15,19]。对生物学上和

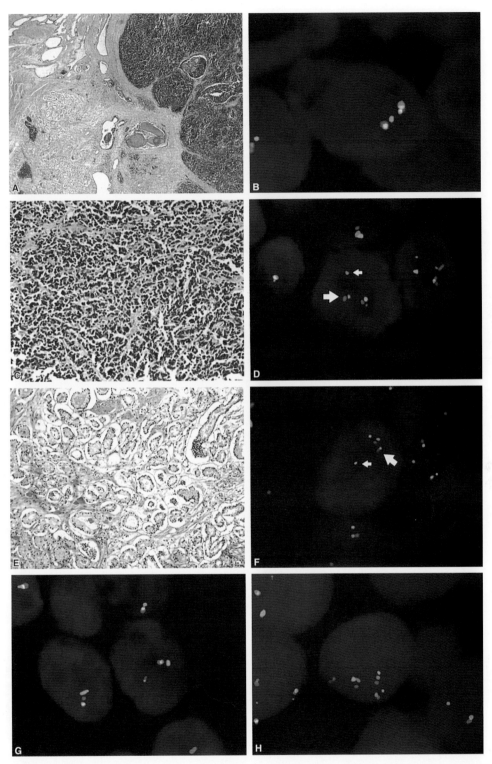

图 15.21　前列腺小细胞癌和腺癌，形态学和 FISH 检测 ERG 基因重排。（A）低倍显示小细胞癌和并发的前列腺腺泡腺癌相混杂。（B）野生型（正常）的 ERG 模式，显示 ERG3'（红色）和 ERG5'（绿色）信号贴近或融合，TMPRSS2（浅蓝色）与成对的红色－绿色信号接近或略分离。（C）小细胞癌的肿瘤细胞排列成条索状、巢状或片状，核深染、镶嵌排列，点状小核仁，显著的核分裂活性。（E）相比之下，典型的前列腺腺癌成分具有特征性小而圆的腺体。FISH 检测，小细胞癌（D）和腺癌成分均发现 ERG 基因重排（F）。在典型的重排中，绿色信号（ERG5'，小箭符号）与红色信号分离，而红色和浅蓝色信号贴近（ERG3'-TMPRSS2 融合，大箭符号，D 和 F）。在其他病例，重排呈红色－浅蓝色信号偶联，而对应的绿色信号缺失（G）。一部分伴和不伴重排的病例显示染色体 21q22 位点拷贝数增加（H）

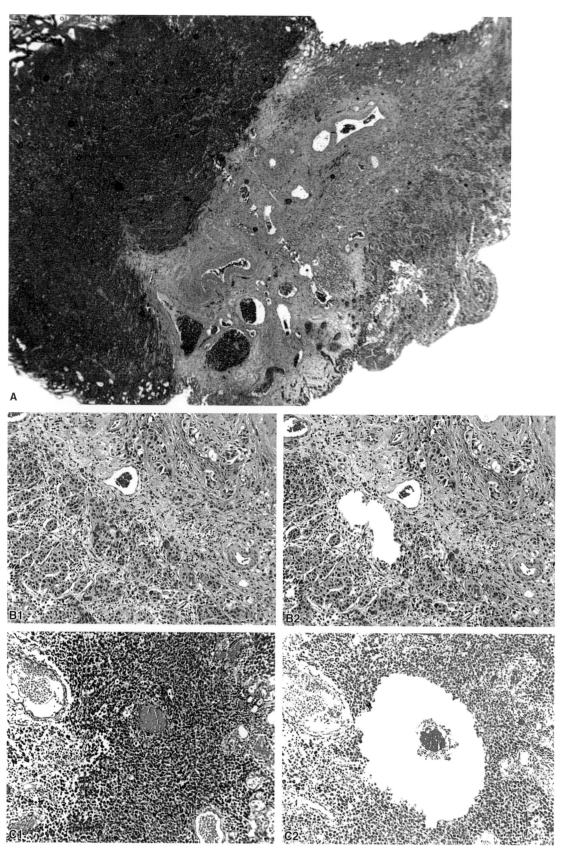

图 15.22　同时发生的膀胱小细胞癌和尿路上皮癌，激光显微切割研究。（A）低倍显示肿瘤具有并存的小细胞癌和尿路上皮癌成分。显微切割前（B1）和显微切割后（B2）的尿路上皮癌。显微切割前（C1）和显微切割后（C2）的小细胞癌

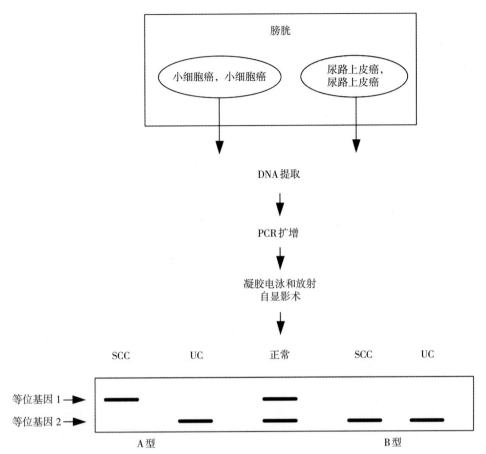

图 15.23　同时发生的膀胱小细胞癌和尿路上皮癌，克隆性分析示意图。用显微切割技术获得小细胞癌和尿路上皮癌成分的不同细胞，提取 DNA，PCR 技术扩增 DNA。分离的小细胞癌和尿路上皮癌细胞中提取的 DNA 显示相同的等位基因缺失模式（B 型），说明两者具有相同的起源，而不同的等位基因缺失模式（A 型）表明独立的起源。SCC，小细胞癌；UC，尿路上皮癌

形态学上不同的神经内分泌细胞群、小细胞癌成分并发的非小细胞癌成分（尿路上皮癌，鳞状细胞癌和腺癌）进行更加深入的遗传学改变的研究，可能进一步认识其组织起源。

15.1.7　分子遗传学

仅有少数研究报道了膀胱小细胞癌的细胞遗传学改变和杂合性缺失（LOH）。Atkin[43]首次进行了细胞遗传学研究，发现超三倍体和超四倍体，并有广泛的染色体重排，涉及染色体 1～3、5～7、9、11 和 18。染色体 10q、4q、5q 和 13q 频繁缺失，染色体 8q、5q、6p 和 20q 频繁获得[44]。

染色体 1p22–32、3q26.3、8q24 和 12q14–21 高水平扩增，这些部位可能隐藏着小细胞癌相关的癌基因，如 c–myc 和 MDM2。小细胞癌中单体 9、纯合型缺失的 p16 和三体 7 比尿路上皮癌更频繁[45]。Cheng 等研究了 20 例膀胱小细胞癌，发现 3p25–26、9p21、9q32–33 和 17p13 存在频繁的 LOH[2]。

人乳头瘤病毒（HPV）涉及宫颈原发性小细胞癌的形成。Wang 和 Lu 在所有 22 例宫颈小细胞癌中检测到 HPV DNA；然而，在 8 例膀胱小细胞癌均未检测到 HPV DNA[46]。这一发现提示 HPV 与膀胱小细胞癌的发生无关。

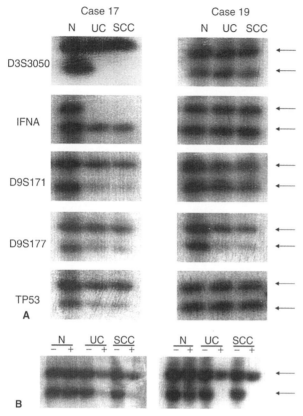

图 15.24 小细胞癌和并存尿路上皮癌，克隆性分析。典型的杂合性缺失（LOH）（A）和X染色体失活分析（B）的结果。从组合性肿瘤中分别提取正常组织（N）、小细胞癌（SCC）和尿路上皮癌（UC）中的DNA，用多形态标志物D3S3050、IFNA、D9S171、D9S177和TP53进行PCR扩增，通过凝胶电泳分离。箭头符号，等位基因带；－，不用Hhal消化；＋，用Hhal消化

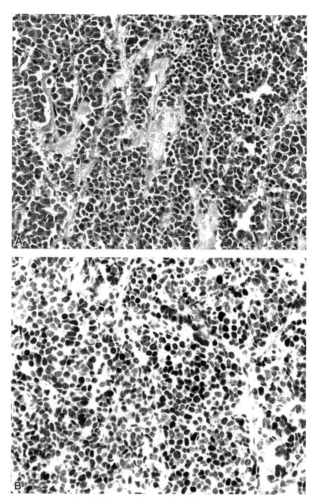

图 15.25 膀胱小细胞癌 p53 免疫染色。膀胱小细胞癌（A）显示 p53 蛋白在细胞核内堆积（B）

15.1.8 预后因素

膀胱小细胞癌是高度侵袭性肿瘤。许多研究者评估了各种免疫标志物的预后价值。p53 是由肿瘤抑制基因 TP53 编码的一种蛋白质，p53 是重要的细胞周期调节因子，涉及细胞生长和增殖。TP53 基因突变是人类肿瘤中最常见的遗传学改变[47,48]。突变型 TP53 编码的异常蛋白质更稳定，半衰期更长，因此堆积在细胞内。许多研究显示，p53 表达与许多器官部位的恶性肿瘤呈高级别、高分期和预后差有关。数个研究者评估了膀胱小细胞癌中 p53 表达情况[23,31,46]。TP53 呈核阳性，阳性率从 52%～80%（图 15.25）。然而，尚未证实 p53 表达和预后之间的相关性，可能是由于这种高度侵袭性肿瘤的总体预后本来就差[27]。

已发现 Ki-67（MIB1）表达是许多恶性肿瘤预后差的指标。据报道，在已研究的膀胱小细胞癌中，Ki-67 表达率从 15%～80% 不等[31,32]。然而，Ki-67 在膀胱小细胞癌中的预后意义尚未明确。

TTF-1 是一种核转录因子蛋白质，表达于甲状腺和肺上皮。尽管在肺非小细胞癌中 TTF-1 表达与预后较好有关[49]，但未发现在膀胱或其他部位小细胞癌中 TTF-1 表达和预后或其他临床病理

参数之间存在相关性[25]。

表皮生长因子受体（EGFR）超家族成员为跨膜生长因子酪氨酸激酶，它们具有相似的结构和功能。共包括 4 种不同的受体（EGFR/erb1、HER2/erb2、HER3/erb3 和 HER4/erb4），在肿瘤细胞生存和增殖中发挥重要作用。EGFR 表达于多种人类上皮性恶性肿瘤，包括肺非小细胞癌[50]。靶向治疗取得了许多重大成功，如使用抗 CD117 药物（Gleevec，STI-571）治疗胃肠道间质瘤和慢性髓系白血病，使用针对 HER1（Gefitinib）和 HER2（Herceptin，trastuzumab）的单克隆抗体治疗肺非小细胞癌和乳腺癌，这些成功激励研究者努力研发其他恶性肿瘤的靶向治疗药物[51,52]。最近数项研究中，重点检测了 EGFR 在膀胱小细胞癌中的免疫组化表达。Wang 等分析了 52 例膀胱小细胞癌，发现 14 例（27%）呈 EGFR 阳性[22]。荧光原位杂交（FISH）未检测到 EGFR 基因扩增。然而，40 例检测到多倍体，其余 12 例为二倍体（图 15.26）。这些发现提示，EGFR 可能作为治疗膀胱小细胞癌的潜在靶点。

C-kit（CD117）是一种跨膜酪氨酸激酶受体，由原癌基因 *c-kit* 编码。c-kit 与许多生理学和病理学过程有关，包括造血和肿瘤形成[53]。在 Pan 等对膀胱小细胞癌的研究中，14/52 例（27%）显示超过 10% 的肿瘤细胞 c-kit 免疫染色阳性[26]。这些数据提示 c-kit 可能是治疗膀胱小细胞癌有潜在价值的目标。

HER2 在许多癌中过度表达，包括乳腺癌、膀胱癌、卵巢癌、子宫内膜癌和肺癌。表达 HER2 的癌一般预后差。Soriano 等在 50% 的膀胱小细胞癌病例中检测到 c-erb-B2 呈典型的细胞膜免疫染色[31]，那么，膀胱小细胞癌患者是否能从靶向治疗中获益值得深入研究。

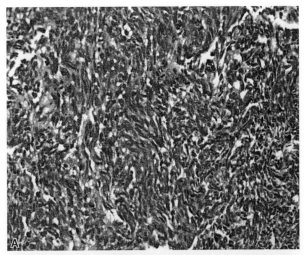
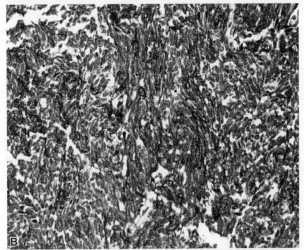
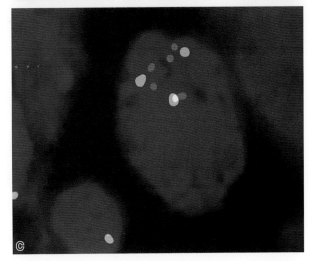

图 15.26　膀胱小细胞癌，EGFR 表达分析。（A）膀胱小细胞癌由小圆形或梭形细胞组成，密集成片。（B）免疫组化显示 EGFR 表达于细胞膜和细胞质（C），FISH 显示多倍体模式。绿色，7 号着丝粒信号；红色，EGFR 信号

15.1.9 分期、治疗和临床结局

关于膀胱小细胞癌分期、治疗和预后的数据来自超过 200 例病例报道和病例量不等的系列研究。多数患者在诊断时已经转移，包括转移至区域淋巴结、骨、肝和肺[1,3–5,7,21]。总体预后与就诊时疾病的分期有关。其他临床病理参数与生存情况无显著相关性，如年龄、性别、症状和并存非小细胞癌成分[1]。

Cheng 等研究了 64 例膀胱小细胞癌，仅有 1 例最初就诊时疾病分期为 pT2 或更高分期[1]。评估了淋巴结的患者中有 66% 发现淋巴结转移。38 名患者行膀胱切除术（37 名根治性，1 名部分性）。56% 的患者接受化疗。这些系列研究中常用的联合化疗方案为顺铂 / 依托泊苷和卡铂 / 依托泊苷。25% 的患者接受局部放疗。接受膀胱切除术的患者，1 年和 5 年癌特异性生存率分别为 57% 和 16%，而未切除膀胱的患者分别为 55% 和 18%（图 15.27 和 15.28）。是否接受膀胱切除术无显著的生存差异（P=0.65）。与此相似，化疗和放疗似乎也不显著地改变临床过程[1]。Abrahams 等研究了 51 例[5]，41 例有临床和随访数据，分期如下：Ⅰ 期 2 例（5%），Ⅱ 期 18 例（44%），Ⅲ 期 10 例（24%），Ⅳ 期 11 例（27%）。2 名 Ⅰ 期患者采取经尿道切除术。在 28 名可行手术切除的患者中，9 名接受术前化疗，12 名直接进行膀胱切除术。在 11 名最初就诊时已经转移的患者中 9 名接受化疗。尽管最初就诊时已有转移性疾病，2 名患者在化疗后接受膀胱切除术，其中 1 名患者术后无病存活超过 8 年。在他们的系列研究中，总体中位生存期为 23 个月，5 年生存率为 40%。术前化疗可能与生存情况较好有关。在一项 25 例的研究中，Quek 等发现，接受综合治疗的患者总体生存情况优于仅采取膀胱切除术的患者[54]。在其他研究小组的 meta 分析

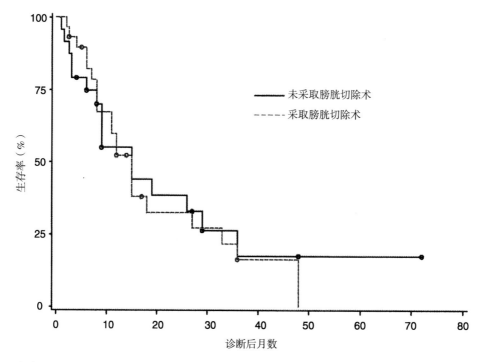

图 15.27　64 名膀胱小细胞癌患者的 Kaplan – Meier 生存曲线，根据是否采取膀胱切除术而分层。黑色实线：未采取膀胱切除术；红色虚线：采取膀胱切除术

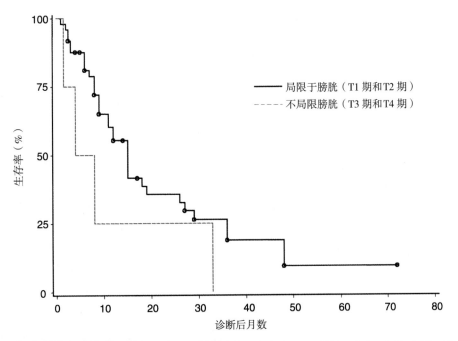

图 15.28 64 名膀胱小细胞癌患者的 Kaplan‐Meier 生存曲线，根据病理学分期而分层。黑色实线：肿瘤局限于膀胱（T1 期和 T2 期）；红色虚线：肿瘤不局限膀胱（T3 期和 T4 期）

中，膀胱切除术和化疗似乎有较好预后[16,55]。在 Choong 等做的 44 例病例研究中，12（27.3%）、13（29.6%）和 19（43.2%）例患者分别为 Ⅱ 期、Ⅲ 期和 Ⅳ 期，5 年生存率分别为 63.6%、15.4% 和 10.5%。总体中位生存时间为 1.7 年[7]。

文献中报道了各种治疗策略[1,3,4,21]。治疗肺小细胞癌获得的经验已经影响膀胱疾病的治疗。总体生存率差，局部治疗通常无法治愈，目前倾向于选择根治性手术和化疗[1,5,7,8]。在局限性和晚期膀胱小细胞癌的治疗中，细胞毒性化疗起着主要治疗作用。化疗通常联合其他治疗措施，如放疗或手术切除。

15.2 类癌

神经内分泌肿瘤的整个疾病谱系都可能累及膀胱[4,56]。膀胱类癌的形态学和免疫组化表现类似于肺类癌或胃肠道类癌。文献报道的膀胱类癌

少于 24 例[25,41,57-64]。肿瘤通常发生在较年长患者（平均年龄 56 岁，范围 29~75 岁），男性略多见（男性与女性比值为 1.8∶1）。血尿是最常见的临床表现，其次是刺激性排尿症状。类癌综合征尚无报道。

膀胱类癌位于黏膜下层，好发于三角区，肿瘤最大径从 3mm 至 3cm。膀胱镜检查，肿瘤通常表现为息肉状病变。已经有报道膀胱类癌可并存其他尿路上皮肿瘤，如内翻乳头状瘤[61]和腺癌[59]。膀胱类癌并存尿路上皮癌的病例尚未观察到。病理医师必须记住，尿路上皮发生的高级别神经内分泌癌也可能显示局灶性"类癌样"形态学。

膀胱原发性类癌可能起源于固有尿路上皮的神经内分泌细胞，也可能起源于化生性尿路上皮黏膜的神经内分泌细胞。众所周知，具有神经内分泌特征的细胞可位于尿道的正常尿路上皮的基底膜，也可出现于反应性病变，如布氏巢和腺性（囊性）膀胱炎。有 2 例膀胱原发性类癌发生在

增殖性膀胱炎背景上[41]。膀胱类癌的预后较好。大约25%的患者有区域淋巴结或远处转移，但是大多数病例手术切除可治愈。

膀胱类癌的形态学类似于其他器官部位的类癌。神经内分泌细胞有丰富的双染性胞质，在血管丰富的间质内排列成岛状、腺泡、小梁或假腺样结构。可能见到类似副神经节瘤的器官样生长结构。神经内分泌细胞核有细腻的点彩状染色质和不明显的核仁。核分裂象少见。无肿瘤坏死。

鉴别诊断包括副神经节瘤、尿路上皮癌的巢状亚型和转移性前列腺癌。免疫组化有助于诊断。膀胱类癌通常显示CK、NSE、嗜铬素、Leu 7（CD57）和突触素呈弥漫性强阳性。极少情况下可见TTF-1表达。

15.3 大细胞神经内分泌癌

膀胱神经内分泌癌的疾病谱系包括罕见的大细胞神经内分泌癌，类似于较常见的肺大细胞神经内分泌癌（图15.29~15.31）[65-68]。诊断时年龄范围从32~82岁不等。这些肿瘤可为纯粹的大细胞神经内分泌癌，也可能并存其他成分，如典型的尿路上皮癌、鳞状细胞癌、腺癌或肉瘤样癌。免疫组化显示，神经内分泌细胞常表达CgA、CD56、NSE和突触素。除了神经内分泌标志物，神经内分泌细胞通常也表达CAM5.2、AE1/AE3和EMA，波形蛋白也可能呈局灶性阳性。文献中1例使用原位杂交检测了EBV，结果为阴性。膀胱大细胞神经内分泌癌的侵袭性强，尽管使用强力的辅助治疗，仍然倾向于全身转移。诊断膀胱原发性大细胞神经内分泌癌之前应当排除肺肿瘤转移至膀胱。

15.4 原始神经外胚层肿瘤

膀胱发生的原始神经外胚层肿瘤（PNET）仅有罕见病例报道。患者发病年龄15~81岁，

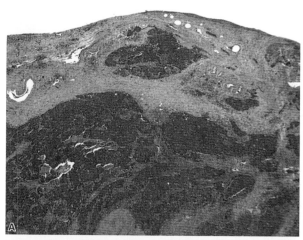
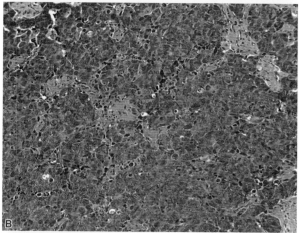
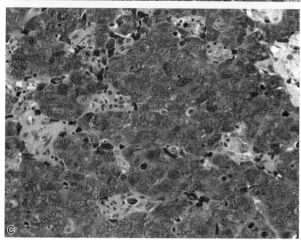

图15.29 大细胞神经内分泌癌（A~C）。免疫染色CgA呈强阳性（C）

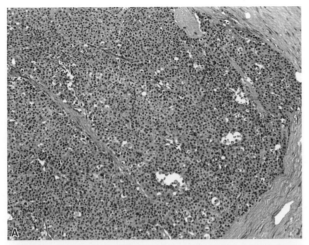

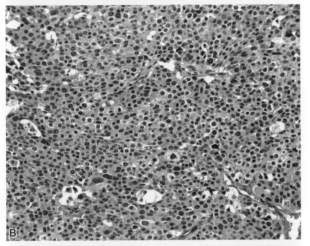

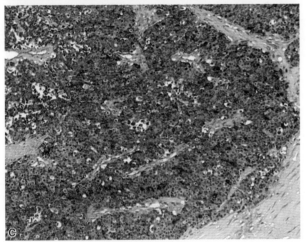

图 15.30　大细胞神经内分泌癌（A~C）。免疫染色CgA呈强阳性（C）

平均年龄 43 岁[69]，临床症状包括尿频、排尿困难、血尿、下肢淋巴水肿、疲乏和急迫性尿失禁[69,70]。肿瘤呈高度恶性，快速生长，诊断时通

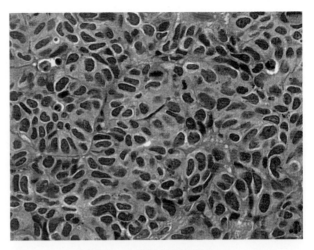

图 15.31　大细胞癌。注意核分裂象很多

常已扩散至膀胱外。尽管如此，据报道 2 名患者中，1 名无病生存 18 个月，另 1 名随访 3 年仍健在[69,70]。1 名患者在系统性化疗和根治性手术后使用伊马替尼治疗，随访 4 年仍然存活[69]。

　　PNET 的组织学表现为高度富于细胞的小圆蓝细胞肿瘤，常有大量核分裂象（10～30/10HPF），菊形团样结构（Homer-Wright 菊形团）和坏死区域。肿瘤细胞排列成分叶状、片状，周围围绕着纤维血管间质；肿瘤细胞形态单一，有少量嗜碱性细胞质（图 15.32，15.33）。肿瘤细胞核有细腻分散的染色质；无核仁或核仁不明显。部分肿瘤细胞有 PAS 阳性胞质颗粒。肿瘤细胞之间有少量网状纤维。

　　PNET 与 Ewing 肉瘤（EWS）的关系密切，具有相同的染色体异常 t（11;22）（q12；q24），或有 EWS 基因（22q12）与转录因子家族的成员融合，通常为 FLI-1 基因（11q24）[69]。Lopez-Beltran 等用逆转录酶-聚合酶链反应（RT-PCR）进行分子学研究，检测了 1 例膀胱原发性 PNET，发现 2 型 EWSJ/FLI-1 融合转录，这种分子学改变对此类肿瘤的预后不利。相比之下，同一肿瘤使用比较基因组杂交（CGH）分析，显示其为

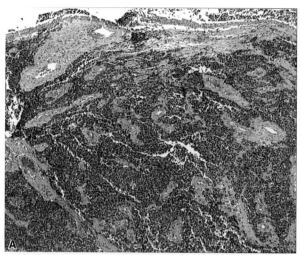

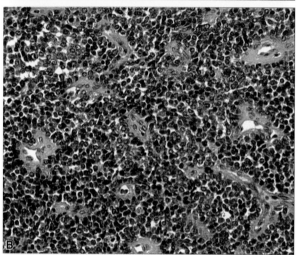

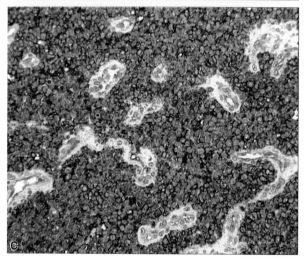

图 15.32　原始神经外胚层肿瘤（PNET）（A~C）。局部无尿路上皮被覆（A），注意出现菊形团样结构（B），免疫染色 CgA 呈强阳性（C）

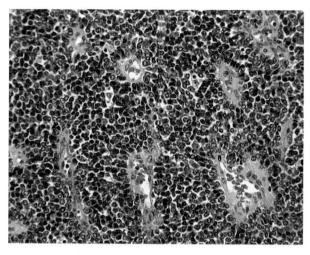

图 15.33　原始神经外胚层肿瘤（PNET）

遗传学平衡肿瘤，不伴继发性染色体改变，这种发现对此类肿瘤的预后有利。对这一肿瘤使用 FISH 分析，显示大多数肿瘤间期核的检测模式符合单拷贝的 EWS 基因重排[69]。Kruger 等使用 CGH 对膀胱原发性 PNET 进行了相似的分子细胞遗传学分析，发现 3p、6、8q、12p、17q 和 21q 染色体获得，未发现染色体缺失。在其他部位发生的 1 例 Ewing 肉瘤和 PNET 中观察到 3p 和 6 染色体失衡[70]。

免疫组化染色有助于识别 PNET，大多数病例显示 CD99 呈强阳性，波形蛋白阳性，CD117 呈膜阳性（表 15.2）。高达 57% 的病例呈局灶性 CK 阳性，以及局灶性 S100 阳性[69]。Kruger 报道 NSE 呈强阳性[70]。PNET 不表达 α-SMA、嗜铬素、desmin、EMA、myoglobin、突触素、嗜铬素或白细胞共同抗原（LCA）[69,70]。

鉴别诊断包括其他小蓝圆细胞肿瘤，如小细胞癌、淋巴瘤和横纹肌肉瘤。免疫组化显示，PNET 偶尔表达嗜铬素和突触素，小细胞癌通常 CK 阳性。在这种情况下，电镜或遗传学研究可能有助于诊断。不表达淋巴细胞标志物和肌源性标志物基本上排除了淋巴造血系统恶性肿瘤和横

表 15.2 膀胱小蓝圆细胞肿瘤的免疫组化表达谱

小蓝圆细胞肿瘤	LCA	CD99	NE 标志物	CD117	CKAE1/AE3	SMA/Desmin
PNET	−	+	不确定 +	+	不确定 +	−
小细胞癌	−	−	+	−	不确定 +	−
淋巴瘤	+	不确定 +	−	−	−	−
横纹肌肉瘤	−	−	−	−	−	+

纹肌肉瘤。横纹肌肉瘤通常显示弥漫浸润的小蓝圆细胞，胞质稀少。葡萄状横纹肌肉瘤的肿瘤细胞散在分布于疏松的黏液样间质中，尿路上皮下有聚积的横纹肌母细胞，形成"生发层"。

15.5 恶性外周神经鞘肿瘤

膀胱恶性外周神经鞘肿瘤（MPNST）罕见，文献中仅有少数病例报道，主要发生于 40 岁以下患者[71-73]。部分病例发生于神经纤维瘤病 1 型，可能起源于膀胱壁内自主神经丛发生的神经纤维瘤。MPNST 通常为高度恶性，快速生长。患者表现为血尿，有时发现耻骨上有肿块[72]。大体检查，病变位于膀胱三角区、侧壁和后壁。可能形成多发性巨大结节，伴表面溃疡和坏死区域。肿瘤可能浸润膀胱壁全层，累及膀胱周围软组织或盆部腹膜。诊断时可能已经有远处转移。预后一般较差，最初手术切除后 2 个月内常有明显的局部复发或远处转移。

MPNST 为低分化肿瘤，由交错束状排列的恶性梭形细胞组成，成片生长并形成结节[71]。肿瘤细胞具有多形性，伴数量不等的嗜酸性胞质[72]。大多数肿瘤细胞为单核，但也可能出现多核细胞。核呈圆形或卵圆形，伴显著的不规则嗜酸性核仁，或核变长、一端尖细，有明显的异型性。可有中等程度的核分裂活性。可能出现广泛浸润

的急性和慢性炎症细胞，包括嗜酸性粒细胞。上皮样 MPNST 以及伴横纹肌母细胞分化的 MPNST（恶性蝾螈肿瘤）均有报道[72]。

免疫组化染色可能有助于识别 MPNST，S100 和波形蛋白通常呈阳性，NSE 呈局灶阳性染色。EMA、AE1/AE3、MSA、desmin、myoglobin、CK、嗜铬素或神经丝通常阴性[71,72]。1 例伴横纹肌母细胞分化的 MPNST 起源于婴儿神经纤维瘤病 1 型，呈 myoglobin 局灶性阳性[73]。

鉴别诊断包括上皮样肉瘤、未分化癌、黑色素瘤、上皮样血管肉瘤、横纹肌样肿瘤、肉瘤样癌、上皮样平滑肌肉瘤和横纹肌肉瘤。HMB45 和 Melan A 阳性，或 S100 弥漫强阳性倾向于黑色素瘤。癌肉瘤显示上皮性分化证据，CK 和 EMA 阳性。与上皮样肉瘤不同，MPNST 的肿瘤细胞呈 S100 阳性，NSE 局灶阳性，而 EMA 或 CK 阴性。免疫组化也可用于协助排除内皮性、肌源性和神经内分泌分化以及间变性淋巴瘤。

15.6 副神经节瘤

膀胱发生的原发性副神经节瘤少见（图 15.34 ~ 15.38）。Cheng 等[74]报道的最大宗病例研究包括 16 名患者，平均随访时间为 6.3 年。膀胱副神经节瘤好发于女性，男性与女性比值是 1:3。肿瘤通常发生于年轻患者（平均年龄

45 岁），超过 80% 的病例出现症状。临床症状包括血尿、排尿加剧的高血压和儿茶酚胺过多的其他症状[75-95]。膀胱镜检查，在膀胱三角区、顶部或侧壁发现被覆正常黏膜的圆顶状小结节（小于 3cm）。

其他部位发生的肾上腺外副神经节瘤大约10% 呈恶性行为，相比之下，在膀胱副神经节瘤中恶性肿瘤的发生率大约为 20%[74]。良恶性肿瘤的区分尚无可靠的组织学标准[80,83,94,96-98]。

在膀胱副神经节瘤患者，发现核多形性、核分裂象和坏死都不能可靠地预测临床结局[79,83]。只有发生了区域转移或远处转移，才能确定这些肿瘤为恶性。在肿瘤局限于膀胱壁的患者，尚未观察到转移或肿瘤复发[74]。

膀胱副神经节瘤的形态学类似于身体其他部位的相应肿瘤；大多数被覆正常尿路上皮[74]。肿瘤由圆形或多角形上皮样细胞组成，伴丰富的嗜酸性或颗粒性胞质。肿瘤细胞核居中、空泡状，伴细腻的颗粒性染色质。细胞排列成不连续的巢状结构（Zellballon结构），由穿插的血管性间质分隔开。可能出现支持细胞。通常没有核分裂象、坏死和血管浸润[74]。

免疫组化显示，副神经节瘤通常表达神经内分泌标志物，如嗜铬素、突触素和 NSE（图15.39）[74]。支持细胞呈 S100 阳性。肿瘤细胞通常表达波形蛋白，但是一般不表达 CK7、CK20或广谱 CK（AE1/AE3）[99]。

鉴别诊断包括颗粒细胞瘤、尿路上皮癌巢状亚型、前列腺腺癌、转移性大细胞神经内分泌癌和恶性黑色素瘤[74,100-104]。颗粒细胞瘤有丰富的嗜酸性颗粒性胞质，免疫染色 S100 呈强阳性，缺乏细胞球结构、纤细的血管性间质、CgA 阳性和 S100 阳性的支持细胞[105-109]。尿路上皮癌巢状

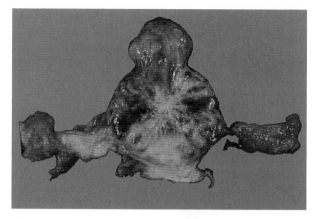

图 15.34　膀胱副神经节瘤，大体形态

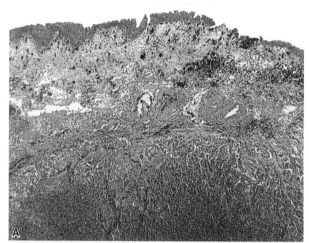

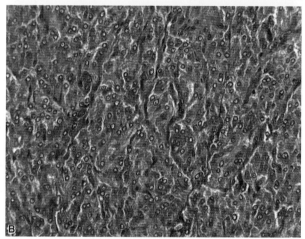

图 15.35　副神经节瘤（A和B）

亚型也缺乏纤细的血管网，并且 S100 和嗜铬素免疫组化染色阴性。转移性大细胞神经内分泌癌的特征包括坏死、核分裂活跃和间变性细胞学。虽然表达神经内分泌标志物类似于副神经节瘤，

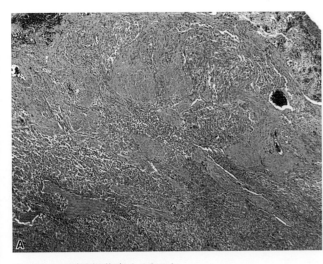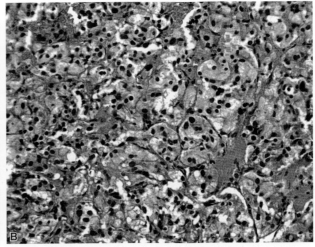

图 15.36　副神经节瘤（A 和 B）

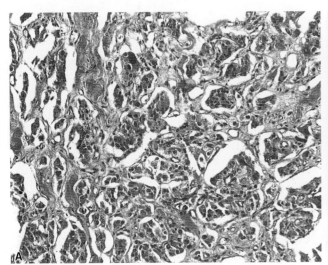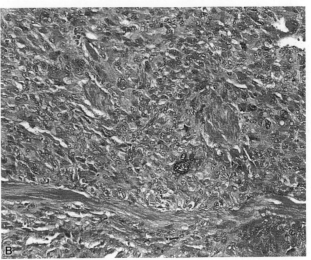

图 15.37　副神经节瘤（A 和 B）。不连续的肿瘤细胞巢为典型表现（A），尽管包括梭形细胞结构（B）在内的其他结构也可能遇到

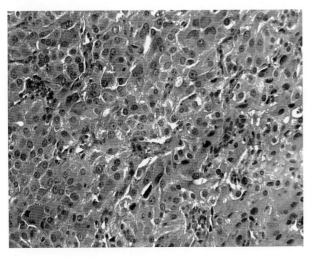

图 15.38　膀胱副神经节瘤

但它也表达 CK，无 S100 阳性的支持细胞。区分副神经节瘤和转移性类癌时，临床病史很重要。类癌无 S100 阳性的支持细胞。鉴别诊断时必须考虑到恶性黑色素瘤，因为副神经节瘤可能含有黑色素。

膀胱副神经节瘤的起源不明。有人认为它起源于逼尿肌的交感神经丛中的胚胎残余性嗜银细胞[74]。据推测，小巢状副神经节组织可能沿着大动脉轴分布，并可能出现在盆部区域，在胚胎发育期，这些残余的副神经节组织可能迁徙至膀

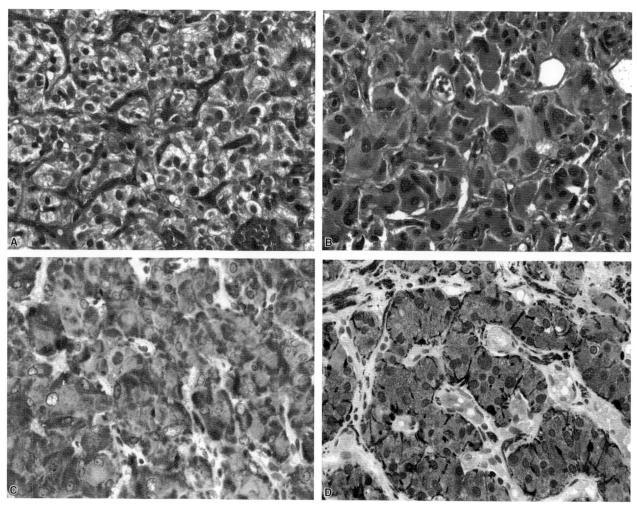

图 15.39　副神经节瘤（A~D）。CgA 免疫染色呈强阳性（C），S100 突出显示支持细胞（D）

胱壁内[110-113]。在一项对 409 名患者的尸检研究中，Honma 发现 52% 的病例检查到膀胱副神经节，并发现副神经节可见于膀胱所有层，前壁和后壁更多见[114]，而三角区最少见[114]。在 Cheng 等的研究中，大多数累及膀胱壁的固有肌层的肿瘤（94%），多见于后壁和侧壁[74]。其中多数患者（37%）延伸至膀胱外或累及盆腔。这些发现支持上述假说，即膀胱副神经节瘤起源于迁徙至膀胱壁内的副神经节细胞[110]。肌壁内频繁地发现副神经节细胞（占所有膀胱副神经节的 63%）[114]，这与此部位具有较高的副神经节瘤发生率相符。

基因组分析发现了导致散发性以及家族性

副神经节瘤综合征的种系突变[99,115-121]。易感基因包括 SDHB、SDHC 和 SDHD。由 4 条多肽链〔SDHA、SDHB（1p36）、SDHC（1q21）和 SDHD（11q23）〕组成的琥珀酸脱氢酶（SDH）是联系有氧呼吸链和三羧酸循环的主要线粒体酶，此酶将丁二酸氧化为延胡索酸[99,116]。SDH 基因为肿瘤抑制基因，其失活会导致在低氧 - 血管生成通路激活转录因子低氧 - 诱导因子（HIF）[99]。据报道，在嗜铬细胞瘤或副神经节瘤患者，SDH 基因检测到无义突变、错义突变、插入、小缺失和大缺失。这些突变一般见于较年轻患者。在嗜铬细胞瘤或功能性副神经节瘤患者会检测到

SDHD 突变。由于母系印记，这些基因突变的患者通常有父方家族史。SDHB 基因突变通常伴腹部副神经节瘤，常见于无家族史的患者。SDHB 基因突变具有发生恶性肿瘤的高风险[99]。

HIF 失调与染色体 3p25-26 上的 VHL 肿瘤抑制基因的失活有关，见于 von Hippel-Lindau 病，此病可有嗜铬细胞瘤或副神经节瘤[122]。其他伴嗜铬细胞瘤或副神经节瘤的常染色体显性疾病包括多发性内分泌肿瘤综合征 2 型（由于 RET 原癌基因突变）和神经纤维瘤病 1 型（NF1）（由于肿瘤抑制基因 NF1 突变）。在家族性嗜铬细胞瘤患者中，最近也发现了其他位点的（2q 和 16p）遗传学异常[123]。与此相似，Lemeta 等发现位于 6q23-24 肿瘤抑制基因异常，可能与嗜铬细胞瘤发病有关[124]。van Nederveen 等评估了 14 例良性和 17 例恶性嗜铬细胞瘤的磷酸酶与张力蛋白同源基因（PTEN），发现 40% 的恶性肿瘤和 14% 的良性肿瘤存在 LOH，但无 PTEN 突变[125]。他们认为 PTEN 失活在恶性嗜铬细胞瘤形成中可能仅有很轻微的作用。

15.7 神经纤维瘤

神经纤维瘤是罕见的良性神经鞘肿瘤，由雪旺（Schwann）细胞、神经束膜样细胞、成纤维细胞和中间型细胞组成（图 15.40 ~ 15.43）[126]。尽管大多数病例有 NF1 背景，但散发性膀胱神经纤维瘤也有罕见的个案报道[127]。典型的膀胱神经纤维瘤发生于年轻患者，男性略占优势[128]。在最近的对 4 名膀胱神经纤维瘤患者的系列研究中，诊断时平均年龄为 17 岁，男性与女性比值为 1：1。所有患者都有 NF1。临床症状包括血尿、刺激性排尿症状和盆部肿块相关症状[126]。

不管发生部位如何，神经纤维瘤的组织学表现都是相同的。典型的神经纤维瘤是少细胞性梭形细胞肿瘤，排列成疏松束状结构，散在"碎胡萝卜样"胶原束。单个细胞的核呈波浪形，形态温和。在 Cheng 等的系列研究中，4 例中有 3 例为透壁性肿瘤，兼有弥漫性和丛状生长结构[126]。另 1 例在活检检查时发现弥漫性黏膜下累及伴上皮下假 meissnerian 小体结构。弥漫累及区域表现为细胞少，小至中等大小的梭形细胞，核卵圆形或长形，位于胶原化基质中。出现少数肥大细胞。免疫组化染色，所有病例呈 S100 和 IV 型胶原阳性。轴突呈神经丝蛋白（NF）阳性。所有

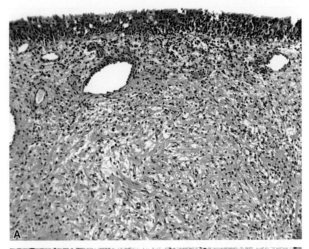

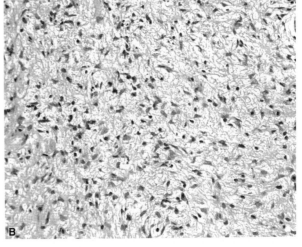

图 15.40 膀胱神经纤维瘤（A 和 B）。注意黏膜下累及（A），细胞密度增加（B），不要误诊为恶性转化

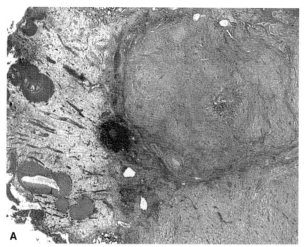

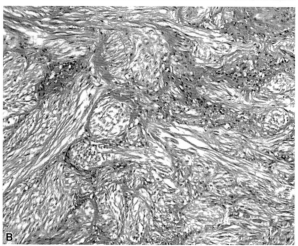

图 15.41　膀胱神经纤维瘤（A 和 B）。肿瘤呈弥漫性和丛状生长

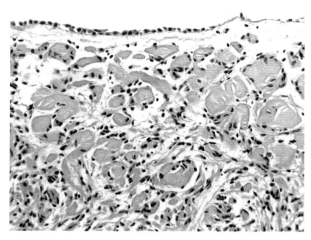

图 15.42　膀胱神经纤维瘤。注意表浅部位的肿瘤存在带状分布的显著的上皮下假 meissnerian 小体，假 meissnerian 小体呈 S100 阳性（未提供图）

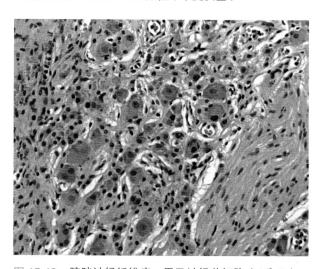

图 15.43　膀胱神经纤维瘤，累及神经节细胞（A 和 B）

病例中 EMA、角蛋白 CAM5.2、AE1/AE3 及 p53 均为阴性[126]。最近报道，2 例神经纤维瘤均不表达 ALK-1 蛋白[129]。

　　膀胱神经纤维瘤的鉴别诊断包括其他梭形细胞肿瘤，如平滑肌瘤、手术后梭形细胞结节、炎性肌成纤维细胞肿瘤、低级别平滑肌肉瘤、MPNST 和横纹肌肉瘤。免疫组化染色有助于区分这些肿瘤。非典型神经纤维瘤可能有核异型性，但它们缺乏核分裂象，这一特征可以区分 MPNST。富细胞性神经纤维瘤与 MPNST 不同之处在于肿瘤细胞较小，并且缺乏核分裂象，细胞异型性，核多形性和坏死。不幸的是，成人神经纤维瘤偶尔伴 MPNST 形成，有时呈多灶性[71]，因此，必须充分取材[126]。

　　膀胱神经纤维瘤的治疗选择尚未统一。有症状的患者通常需要手术，有时需要广泛手术。必须持续监测有无恶性转化。长期后遗症包括膀胱弛缓、神经源性膀胱功能障碍和上行尿路感染[126]。

15.8　神经鞘瘤

膀胱神经鞘瘤（schwannoma）起源于神经鞘的施万细胞。男性和女性均可发病，通常伴全身性神经纤维瘤病（von Recklinghausen 病）[130]。就诊时年龄 40~60 岁[130,131]。临床症状包括压迫感、耻骨上疼痛、背痛、尿急和尿频。手术切除后随访 1~3 年无复发报道[130,131]。

大体检查，肿瘤表现为局限性肿块，通常发生于侧壁，位于正常黏膜下。可能延伸至膀胱周围脂肪内。神经鞘瘤由梭形细胞组成，核形态一致，呈圆形至卵圆形，排列成栅栏状或器官样结构。无核多形性，核分裂象少见[130,131]。免疫组化染色，肿瘤细胞呈 S100、NSE 和波形蛋白阳性，而肌球蛋白、FⅧ、CK、肌动蛋白（HHF-35）和 desmin 均为阴性[130,131]。

15.9　继发性神经内分泌癌

关键的鉴别诊断是来自非尿路上皮神经内分泌癌的直接扩散或转移。原发性或继发性病变的区分非常困难，因为它们的免疫组化表达谱和电镜形态都相似，包括嗜铬素和突触素细胞质呈阳性、CK "点状" 阳性。尽管最初认为 TTF-1 是肺小细胞癌的特异性标志物，但在 25%~39% 的膀胱病例中也检测到 TTF-1 阳性，因而其鉴别诊断价值有限。鉴于这些相似性，高级别肺神经内分泌癌是否继发性累及膀胱必须根据临床资料和影像学检查才能排除[3,4]。发现尿路上皮原位癌和并存有尿路上皮癌成分支持膀胱原发。

前列腺原发的小细胞癌从病理学上可能难以与膀胱原发并累及前列腺的小细胞癌鉴别，反之亦然，特别在缺乏普通的尿路上皮癌或前列腺癌成分时。免疫组化染色，前列腺小细胞癌经常不表达前列腺-特异性抗原（PSA）和前列腺-特异性酸性磷酸酶（PSAP）。最近的研究发现，ETS 家族基因成员和跨膜蛋白酶（丝氨酸 2，TMPRSS2）之间的基因融合是前列腺癌发生的一个有意义的事件，特别是转录调节物 ERG（ETS-调节基因）和 TMPRSS2[132-134] 的融合。Williamson 及其同事用 FISH 技术评估了 30 例前列腺小细胞癌和 25 例膀胱小细胞癌的 ERG-TMPRSS 基因重排[39]。TMPRSS2-ERG 基因融合见于 47% 的前列腺小细胞癌，而未见于膀胱小细胞癌。用 FISH 技术识别 TMPRSS2-ERG 基因融合有助于确定前列腺起源。

（薛德彬　译）

参考文献

1. Cheng L, Pan C, Yang XJ, Lopez-Beltran A, MacLennan GT, Lin H, Kuzel TM, Papavero V, Tretiakova M, Nigro K, Koch MO, Eble JN. Small cell carcinoma of the urinary bladder: a clinicopathologic analysis of 64 patients. *Cancer* 2004; 101:957–62.

2. Cheng L, Jones TD, McCarthy RP, Eble JN, Wang M, MacLennan GT, Lopez-Beltran A, Yang XJ, Koch MO, Zhang S, Pan CX, Baldridge LA. Molecular genetic evidence for a common clonal origin of urinary bladder small cell carcinoma and coexisting urothelial carcinoma. *Am J Pathol* 2005; 166:1533–9.

3. Wang X, MacLennan GT, Lopez-Beltran A, Cheng L. Small cell carcinoma of the urinary bladder—histogenesis, genetics, diagnosis, biomarkers, treatment, and prognosis. *Appl*

Immunohistochem Mol Morphol 2007; 15:8–18.

4. Mazzucchelli R, Morichetti D, Lopez-Beltran A, Cheng L, Scarpelli M, Kirkali Z, Montironi R. Neuroendocrine tumours of the urinary system and male genital organs: clinical significance. *BJU Int* 2009; 103:1464–70.

5. Abrahams NA, Moran C, Reyes AO, Siefker-Radtke A, Ayala AG. Small cell carcinoma of the bladder: a contemporary clinicopathological study of 51 cases. *Histopathology* 2005; 46:57–63.

6. Blomjous CE, Vos W, De Voogt HJ, Van der Valk P, Meijer CJ. Small cell carcinoma of the urinary bladder. A clinicopathologic, morphometric, immunohistochemical, and ultrastructural study of 18 cases. *Cancer* 1989; 64:1347–57.

7. Choong NW, Quevedo JF, Kaur JS. Small cell carcinoma of the urinary bladder. The Mayo Clinic experience. *Cancer* 2005; 103:1172–8.

8. Lohrisch C, Murray N, Pickles T, Sullivan L. Small cell carcinoma of the bladder: long term outcome with integrated chemoradiation. *Cancer* 1999; 86:2346–52.

9. Abbas F, Civantos F, Benedetto P, Soloway MS. Small cell carcinoma of the bladder and prostate. *Urology* 1995; 46:617–30.

10. Ali SZ, Reuter VE, Zakowski MF. Small cell neuroendocrine carcinoma of the urinary bladder. A clinicopathologic study with emphasis on cytologic features. *Cancer* 1997; 79:356–61.

11. Willis D, Canales BK, Cheng L, MacLennan GT. Neural neoplasms of the bladder. *J Urol* 2010; 184:1492–3.

12. Yu DS, Chang SY, Wang J, Yang TH, Cheng CL, Lee SS, Ma CM. Small cell carcinoma of the urinary tract. *Br J Urol* 1990;

66:590–5.

13. Reyes CV, Soneru I. Small cell carcinoma of the urinary bladder with hypercalcemia. *Cancer* 1985; 56:2530–3.

14. Cramer SF, Aikawa M, Cebelin M. Neurosecretory granules in small cell invasive carcinoma of the urinary bladder. *Cancer* 1981; 47:724–30.

15. Partanen S, Asikainen U. Oat cell carcinoma of the urinary bladder with ectopic adrenocorticotropic hormone production. *Hum Pathol* 1985; 16:313–5.

16. Angulo JC, Lopez JI, Sanchez-Chapado M, Sakr W, Montie JE, Pontes EJ, Redman B, Flaherty L, Grignon DJ. Small cell carcinoma of the urinary bladder: a report of two cases with complete remission and a comprehensive literature review with emphasis on therapeutic decisions. *J Urol Pathol* 1996; 5:1–19.

17. Grignon DJ, Ro JY, Ayala AG, Shum DT, Ordonez NG, Logothetis CJ, Johnson DE, Mackay B. Small cell carcinoma of the urinary bladder. A clinicopathologic analysis of 22 cases. *Cancer* 1992; 69:527–36.

18. Bastus R, Caballero JM, Gonzalez G, Borrat P, Casalots J, Gomez de Segura G, Marti LI, Ristol J, Cirera L. Small cell carcinoma of the urinary bladder treated with chemotherapy and radiotherapy: results in five cases. *Eur Urol* 1999; 35:323–6.

19. Mills SE, Wolfe JT 3rd, Weiss MA, Swanson PE, Wick MR, Fowler JE Jr, Young RH. Small cell undifferentiated carcinoma of the urinary bladder. A light-microscopic, immunocytochemical, and ultrastructural study of 12 cases. *Am J Surg Pathol* 1987; 11:606–17.

20. Kim CK, Lin JI, Tseng CH. Small

cell carcinoma of urinary bladder. Ultrastructural study. *Urology* 1984; 24:384–6.

21. Pan CX, Zhang H, Lara PN, Cheng L. Small-cell carcinoma of the urinary bladder: diagnosis and management. *Expert Rev Anticancer Ther* 2006; 6:1707–13.

22. Wang X, Zhang S, MacLennan GT, Eble JN, Lopez-Beltran A, Yang XJ, Pan CX, Zhou H, Montironi R, Cheng L. Epidermal growth factor receptor protein expression and gene amplification in small cell carcinoma of the urinary bladder. *Clin Cancer Res* 2007; 13:953–7.

23. Trias I, Algaba F, Condom E, Espanol I, Segui J, Orsola I, Villavicencio H, Garcia Del Muro X. Small cell carcinoma of the urinary bladder. Presentation of 23 cases and review of 134 published cases. *Eur Urol* 2001; 39:85–90.

24. Emerson RE, Cheng L. Immunohistochemical markers in the evaluation of tumors of the urinary bladder: a review. *Anal Quant Cytol Histol* 2005; 27:301–16.

25. Jones TD, Kernek KM, Yang XJ, Lopez-Beltran A, MacLennan GT, Eble JN, Lin H, Pan CX, Tretiakova M, Baldridge LA, Cheng L. Thyroid transcription factor 1 expression in small cell carcinoma of the urinary bladder: an immunohistochemical profile of 44 cases. *Hum Pathol* 2005; 36:718–23.

26. Pan CX, Yang XJ, Lopez-Beltran A, MacLennan GT, Eble JN, Koch MO, Jones TD, Lin H, Nigro K, Papavero V, Tretiakova M, Cheng L. C-kit expression in small cell carcinoma of the urinary bladder: prognostic and therapeutic implications. *Mod Pathol* 2005; 18:320–3.

27. Wang X, Jones TD, MacLennan GT, Yang XJ, Lopez-Beltran A, Eble JN, Koch MO, Lin H, Baldridge LA, Tretiakova M, Cheng L. p53 expression in small cell carcinoma of the urinary bladder: biological and prognostic implications. *Anticancer Res* 2005; 25:2001–4.

28. Blomjous CE, Vos W, Schipper NW, De Voogt HJ, Baak JP, Meijer CJ. Morphometric and flow cytometric analysis of small cell undifferentiated carcinoma of the bladder. *J Clin Pathol* 1989; 42:1032–9.

29. Hodges KB, Lopez-Beltran A, Emerson RE, Montironi R, Cheng L. Clinical utility of immunohistochemistry in the diagnoses of urinary bladder neoplasia. *Appl Immunohistochem Mol Morphol* 2010; 18:401–10.

30. Lopez JI, Angulo JC, Flores N, Toledo JD. Small cell carcinoma of the urinary bladder. A clinicopathological study of six cases. *Br J Urol* 1994; 73:43–9.

31. Soriano P, Navarro S, Gil M, Llombart-Bosch A. Small-cell carcinoma of the urinary bladder. A clinico-pathological study of ten cases. *Virchows Arch* 2004; 445:292–7.

32. Helpap B. Morphology and therapeutic strategies for neuroendocrine tumors of the genitourinary tract. *Cancer* 2002; 95:1415–20.

33. Ordonez NG. Value of thyroid transcription factor-1 immunostaining in distinguishing small cell lung carcinomas from other small cell carcinomas. *Am J Surg Pathol* 2000; 24:1217–23.

34. Iczkowski KA, Shanks JH, Allsbrook WC, Lopez-Beltran A, Pantazis CG, Collins TR, Wetherington RW, Bostwick DG. Small cell carcinoma of

urinary bladder is differentiated from urothelial carcinoma by chromogranin expression, absence of CD44 variant 6 expression, a unique pattern of cytokeratin expression, and more intense gamma-enolase expression. *Histopathology* 1999; 35:150–6.

35. Iczkowski KA, Shanks JH, Bostwick DG. Loss of CD44 variant 6 expression differentiates small cell carcinoma of urinary bladder from urothelial (transitional cell) carcinoma. *Histopathology* 1998; 32:322–7.

36. Eble JN, Epstein JI, Sauter G, Sesterhenn IA, eds. WHO Classification of Tumours: Pathology and Genetics. Tumours of the Urinary and Male Reproductive System. Lyon, France: IARC Press, 2004.

37. Cheuk W, Kwan MY, Suster S, Chan JKC. Immunostaining for thyroid transcription factor 1 and cytokeratin 20 aids in the distinction of small cell carcinoma from Merkel cell carcinoma, but not pulmonary from extrapulmonary small cell carcinomas. *Arch Pathol Lab Med* 2001; 125:228–31.

38. Chan JK, Suster S, Wenig BM, Tsang WY, Chan JB, Lau AL. Cytokeratin 20 immunoreactivity distinguishes Merkel cell (primary cutaneous neuroendocrine) carcinomas and salivary gland small cell carcinomas from small cell carcinomas of various sites. *Am J Surg Pathol* 1997; 21:226–34.

39. Williamson SR, Zhang S, Yao JL, Huang J, Lopez-Beltran A, Shen S, Osunkoya AO, MacLennan GT, Montironi R, Cheng L. ERG-TMPRSS2 rearrangement is shared by concurrent prostatic adenocarcinoma and prostatic

small cell carcinoma and absent in small cell carcinoma of the urinary bladder: evidence supporting monoclonal origin. *Mod Pathol* 2011; 24:1120–7.

40. Podesta AH, True LD. Small cell carcinoma of the bladder. Report of five cases with immunohistochemistry and review of the literature with evaluation of prognosis according to stage. *Cancer* 1989; 64:710–4.

41. Martignoni G, Eble JN. Carcinoid tumors of the urinary bladder. Immunohistochemical study of 2 cases and review of the literature. *Arch Pathol Lab Med* 2003; 127:e22–24.

42. Oesterling JE, Brendler CB, Burgers JK, Marshall FF, Epstein JI. Advanced small cell carcinoma of the bladder. Successful treatment with combined radical cystoprostatectomy and adjuvant methotrexate, vinblastine, doxorubicin, and cisplatin chemotherapy. *Cancer* 1990; 65:1928–36.

43. Atkin NB, Baker MC, Wilson GD. Chromosome abnormalities and p53 expression in a small cell carcinoma of the bladder. *Cancer Genet Cytogenet* 1995; 79:111–4.

44. Terracciano L, Richter J, Tornillo L, Beffa L, Diener PA, Maurer R, Gasser TC, Moch H, Mihatsch MJ, Sauter G. Chromosomal imbalances in small cell carcinomas of the urinary bladder. *J Pathol* 1999; 189:230–5.

45. Leonard C, Huret JL, Gfco, oncologique Gfdc. From cytogenetics to cytogenomics of bladder cancers. *Bull Cancer* 2002; 89:166–73.

46. Wang HL, Lu DW. Detection of human papillomavirus DNA and expression of p16, Rb, and p53 proteins in small cell carcinomas of the uterine cervix. *Am J Surg*

Pathol 2004; 28:901–8.

47. Hollstein M, Sidransky D, Vogelstein B, Harris CC. p53 mutations in human cancers. *Science* 1991; 253:49–53.

48. Cheng L, Zhang D. Molecular Genetic Pathology. New York: Humana Press/Springer, 2008.

49. Haque AK, Syed S, Lele SM, Freeman DH, Adegboyega PA. Immunohistochemical study of thyroid transcription factor-1 and HER2/neu in non-small cell lung cancer: strong thyroid transcription factor-1 expression predicts better survival. *Appl Immunohistochem Mol Morphol* 2002; 10:103–9.

50. Hirsch FR, Scagliotti GV, Langer CJ, Varella-Garcia M, Franklin WA. Epidermal growth factor family of receptors in preneoplasia and lung cancer: perspectives for targeted therapies. *Lung Cancer* 2003; 41 Suppl 1:S29–42.

51. Druker BJ, Talpaz M, Resta DJ, Peng B, Buchdunger E, Ford JM, Lydon NB, Kantarjian H, Capdeville R, Ohno-Jones S, Sawyers CL. Efficacy and safety of a specific inhibitor of the BCR-ABL tyrosine kinase in chronic myeloid leukemia. *N Engl J Med* 2001; 344:1031–7.

52. Slamon DJ, Leyland-Jones B, Shak S, Fuchs H, Paton V, Bajamonde A, Fleming T, Eiermann W, Wolter J, Pegram M, Baselga J, Norton L. Use of chemotherapy plus a monoclonal antibody against HER2 for metastatic breast cancer that overexpresses HER2. *N Engl J Med* 2001; 344:783–92.

53. Ullrich A, Schlessinger J. Signal transduction by receptors with tyrosine kinase activity. *Cell* 1990; 61:203–12.

54. Quek ML, Nichols PW, Yamzon J, Daneshmand S, Miranda G, Cai J, Groshen S, Stein JP, Skinner DG. Radical cystectomy for primary neuroendocrine tumors of the bladder: the University of Southern California experience. *J Urol* 2005; 174:93–6.

55. Mackey JR, Au HJ, Hugh J, Venner P. Genitourinary small cell carcinoma: determination of clinical and therapeutic factors associated with survival. *J Urol* 1998; 159:1624–9.

56. Wick MR. Immunohistology of neuroendocrine and neuroectodermal tumors. *Semin Diagn Pathol* 2000; 17:194–203.

57. Murali R, Kneale K, Lalak N, Delprado W. Carcinoid tumors of the urinary tract and prostate. *Arch Pathol Lab Med* 2006; 130:1693–706.

58. Burgess NA, Lewis DC, Matthews PN. Primary carcinoid of the bladder. *Br J Urol* 1992; 69:213–4.

59. Chin NW, Marinescu AM, Fani K. Composite adenocarcinoma and carcinoid tumor of urinary bladder. *Urology* 1992; 40:249–52.

60. Colby TV. Carcinoid tumor of the bladder. A case report. *Arch Pathol Lab Med* 1980; 104:199–200.

61. Stanfield BL, Grimes MM, Kay S. Primary carcinoid tumor of the bladder arising beneath an inverted papilloma. *Arch Pathol Lab Med* 1994; 118:666–7.

62. Sugihara A, Kajio K, Yoshimoto T, Tsujimura T, Iwasaki H, Yamada N, Terada N, Tsuji M, Nojima M, Yabumoto H, Mori Y, Shima H. Primary carcinoid tumor of the urinary bladder. *Int Urol Nephrol* 2002; 33:53–7.

63. Walker BF, Someren A, Kennedy JC, Nicholas EM. Primary carcinoid tumor of the urinary bladder. *Arch Pathol Lab Med* 1992; 116:1217–20.

64. Yang CH, Krzyzaniak K, Brown WJ, Kurtz SM. Primary carcinoid tumor of urinary bladder. *Urology* 1985; 26:594–7.

65. Lee KH, Ryu SB, Lee MC, Park CS, Juhng SW, Choi C. Primary large cell neuroendocrine carcinoma of the urinary bladder. *Pathol Int* 2006; 56:688–93.

66. Dundr P, Pesl M, Povysil C, Vitkova I, Dvoracek J. Large cell neuroendocrine carcinoma of the urinary bladder with lymphoepithelioma-like features. *Pathol Res Pract* 2003; 199:559–63.

67. Evans AJ, Al-Maghrabi J, Tsihlias J, Lajoie G, Sweet JM, Chapman WB. Primary large cell neuroendocrine carcinoma of the urinary bladder. *Arch Pathol Lab Med* 2002; 126:1229–32.

68. Hailemariam S, Gaspert A, Komminoth P, Tamboli P, Amin M. Primary, pure, large-cell neuroendocrine carcinoma of the urinary bladder. *Mod Pathol* 1998; 11:1016–20.

69. Lopez-Beltran A, Perez-Seoane C, Montironi R, Hernandez-Iglesias T, Mackintosh C, de Alava E. Primary primitive neuroectodermal tumour of the urinary bladder: a clinico-pathological study emphasising immunohistochemical, ultrastructural and molecular analyses. *J Clin Pathol* 2006; 59:775–8.

70. Kruger S, Schmidt H, Kausch I, Bohle A, Holzhausen H, Johannisson R, Feller A. Primitive neuroectodermal tumor (PNET) of the urinary bladder. *Path Res Pract* 2003; 199:751–4.

71. Rober PE, Smith JB, Sakr W, Pierce JM Jr. Malignant peripheral nerve sheath tumor (malignant schwannoma) of urinary bladder in von Recklinghausen

neurofibromatosis. *Urology* 1991; 38:473–6.

72. Eltoum IA, Moore RJ 3rd, Cook W, Crowe DR, Rodgers WH, Siegal GP. Epithelioid variant of malignant peripheral nerve sheath tumor (malignant schwannoma) of the urinary bladder. *Ann Diagn Pathol* 1999; 3:304–8.

73. Daimaru Y, Hashimoto H, Enjoji M. Malignant "triton" tumors: a clinicopathologic and immunohistochemical study of nine cases. *Hum Pathol* 1984; 15:768–78.

74. Cheng L, Leibovich BC, Cheville JC, Ramnani DM, Sebo TJ, Neumann RM, Nascimento AG, Zincke H, Bostwick DG. Paraganglioma of the urinary bladder: Can biologic potential be predicted? *Cancer* 2000; 88:844–52.

75. Yoffa D, Withycombe J. Bladder-pheochromocytoma metastases. *Lancet* 1967; 290:422.

76. Pugh R, Gresham G, Mullaney J. Phaeochromocytoma of the urinary bladder. *J Path Bact* 1960; 79:89–107.

77. Poirer H, Robinson JO. Pheochromocytoma of the urinary bladder: a male patient. *Br J Urol* 1962; 34:88–92.

78. Glucksman MA, Persinger CP. Malignant non-chromaffin paraganglioma of the bladder. *J Urol* 1963; 89:822–5.

79. Grignon DJ, Ro JY, Mackay B, Ordonez NG, el-Naggar A, Molina TJ, Shum DT, Ayala AG. Paraganglioma of the urinary bladder: immunohistochemical, ultrastructural, and DNA flow cytometric studies. *Hum Pathol* 1991; 22:1162–9.

80. Leestma JE, Price EB Jr. Paraganglioma of the urinary bladder. *Cancer* 1971; 28:1063–73.

81. Das S, Lowe P. Malignant pheochromocytoma of the bladder. *J Urol* 1980; 123:282–4.

82. Das S, Bulusu NV, Lowe P. Primary vesical pheochromocytoma. *Urology* 1983; 21:20–5.

83. Davaris P, Petraki K, Arvanitis D, Papacharalammpous N, Morakis A, Zorzos S. Urinary bladder paraganglioma (U.B.P.). *Pathol Res Pract* 1986; 181:101–6.

84. Javaheri P, Raafat J. Malignant phaeochromocytoma of the urinary bladder—report of two cases. *Br J Urol* 1975; 47:401–4.

85. Higgins P, Tresidder G. Malignant phaeochromocytoma of the urinary bladder. *Br J Urol* 1980; 52:230.

86. Moloney G, Cowdell R, Lewis C. Malignant phaeochromocytoma of the bladder. *Br J Urol* 1966; 38:461–70.

87. Shimbo S, Nakano Y. A case of malignant pheochromocytoma producing parathyroid hormone-like substance. *Cal Tissue Res* 1974; 15:155.

88. Asbury W, hatcher P, Gould H, Reeves W, Wilson D. Bladder pheochromocytoma with ring calcification. *Abdom Imaging* 1996; 21:275–7.

89. Deklerk DP, Catalona WJ, Nime FA, Freeman C. Malignant pheochromocytoma of the bladder: the late development of renal cell carcinoma. *J Urol* 1975; 113:864–8.

90. Campbell DR, Mason W, Manchester J. Angiography in pheochromocytomas. *J Can Assoc Radiol* 1974; 25:214–23.

91. Lumb B, Gresham G. Phaeochromocytoma of the urinary bladder. *Lancet* 1958; 1:81–2.

92. Meyer J, Sane S, Drake R. Malignant paraganglioma (pheochromocytoma) of the urinary bladder: report of a case and review of the literature. *Pediatrics* 1979; 63:879–85.

93. Scott W, Eversole S. Pheochromocytoma of the urinary balldder. *J Urol* 1960; 83:656–64.

94. Piedrola G, Lopez E, Rueda M, Lopez R, Serrano J, Sancho M. Malignant pheochromocytoma of the bladder: current controversies. *Eur Urol* 1997; 31:122–5.

95. Zhou M, Epstein JI, Young RH. Paraganglioma of the urinary bladder: a lesion that may be misdiagnosed as urothelial carcinoma in transurethral resection specimens. *Am J Surg Pathol* 2004; 28:94–100.

96. Medeiros L, Wolf B, Balogh K, Federman M. Adrenal pheochromocytoma: a clinicopathologic review of 60 cases. *Hum Pathol* 1985; 16:580–9.

97. Albores-Saavedra J, Maldonado ME, Ibarra J, Rodriguez HA. Pheochromocytoma of the urinary bladder. *Cancer* 1969; 23:1110–8.

98. Jurascheck F, Egloff H, Buemi A, Laedlein-Greilsammer D. Paraganglioma of urinary bladder. *Urology* 1983; 22:659–63.

99. Gimenez-Roqueplo AP. New advances in the genetics of pheochromocytoma and paraganglioma syndromes. *Ann N Y Acad Sci* 2006; 1073:112–21.

100. Moyana TN, Kontozoglou T. Urinary bladder paragangliomas. An immunohistochemical study. *Arch Pathol Lab Med* 1988; 112:70–2.

101. Drew PA, Furman J, Civantos F, Murphy WM. The nested variant of transitional cell carcinoma: an aggressive neoplasm with innocuous histology. *Mod Pathol* 1996; 9:989–94.

102. Murphy WM, Deanna DG. The nested variant of transitional cell carcinoma: a neoplasm resembling proliferation of

Brunn's nests. *Mod Pathol* 1992; 5:240–3.

103. Talbert ML, Young RH. Carcinomas of the urinary bladder with deceptively benign-appearing foci. A report of three cases. *Am J Surg Pathol* 1989; 13:374–81.

104. Moran CA, Albores-Saavedra J, Wenig BM, Mena H. Pigmented extraadrenal paraganlioma: a clinicopathologic and immunohistochemical study of five cases. *Cancer* 1997; 79:398–402.

105. Mouradian J, Coleman J, McGovern J, Gray G. Granular cell tumor (myoblastoma) of the bladder. *J Urol* 1974; 112:343–5.

106. Mizutani S, Okuda N, Sonoda T. Granular cell myoblastoma of the bladder: report of an additional case. *J Urol* 1973; 110:403–5.

107. Seery WH. Granular cell myoblastoma of the bladder: report of a case. *J Urol* 1968; 100:735–7.

108. Fletcher MS, Aker M, Hill JT, Pryor JP, Whimster WF. Granular cell myoblastoma of the bladder. *Br J Urol* 1985; 57:109–10.

109. Christ M, Ozzello L. Myogenous origin of a granular cell tumor of the urinary bladder. *Am J Clin Pathol* 1971; 56:736–49.

110. Zimmerman I, Biron R, MacMahon H. Pheochromocytoma of the urinary bladder. *N Engl J Med* 1953; 249:25–6.

111. Dixon J, Gosling J, Canning D, Gearhart J. An immunohistochemical study of human postnatal paraganglia associated with the urinary bladder. *J Anat* 1992; 181:431–6.

112. Fletcher T, Bradley W. Neuroanatomy of the bladder-urethra. *J Urol* 1978; 119:153–60.

113. Rode J, Bentley A, Parkinson C. Paraganglial cells of urinary bladder and prostate: potential diagnostic problem. *J Clin Pathol*

1990; 43:13–16.

114. Honma K. Paraganglia of the urinary bladder. An autopsy study. *Zentralbl Pathol* 1994; 139:465–9.

115. Bayley JP, van Minderhout I, Weiss MM, Jansen JC, Oomen PH, Menko FH, Pasini B, Ferrando B, Wong N, Alpert LC, Williams R, Blair E, Devilee P, Taschner PE. Mutation analysis of SDHB and SDHC: novel germline mutations in sporadic head and neck paraganglioma and familial paraganglioma and/or pheochromocytoma. *BMC Med Genet* 2006; 7:1.

116. Mannelli M, Simi L, Ercolino T, Gagliano MS, Becherini L, Vinci S, Sestini R, Gensini F, Pinzani P, Mascalchi M, Guerrini L, Pratesi C, Nesi G, Torti F, Cipollini F, Bernini GP, Genuardi M. SDH mutations in patients affected by paraganglioma syndromes: a personal experience. *Ann N Y Acad Sci* 2006; 1073:183–9.

117. Braun S, Riemann K, Kupka S, Leistenschneider P, Sotlar K, Schmid H, Blin N. Active succinate dehydrogenase (SDH) and lack of SDHD mutations in sporadic paragangliomas. *Anticancer Res* 2005; 25:2809–14.

118. Koch CA, Vortmeyer AO, Zhuang Z, Brouwers FM, Pacak K. New insights into the genetics of familial chromaffin cell tumors. *Ann N Y Acad Sci* 2002; 970:11–28.

119. Amar L, Bertherat J, Baudin E, Ajzenberg C, Bressac-de Paillerets B, Chabre O, Chamontin B, Delemer B, Giraud S, Murat A, Niccoli-Sire P, Richard S, Rohmer V, Sadoul JL, Strompf L, Schlumberger M, Bertagna X, Plouin PF, Jeunemaitre X, Gimenez-Roqueplo AP. Genetic testing in pheochromocytoma or functional

paraganglioma. *J Clin Oncol* 2005; 23:8812–8.

120. Cascon A, Montero-Conde C, Ruiz-Llorente S, Mercadillo F, Leton R, Rodriguez-Antona C, Martinez-Delgado B, Delgado M, Diez A, Rovira A, Diaz JA, Robledo M. Gross SDHB deletions in patients with paraganglioma detected by multiplex PCR: A possible hot spot? *Genes Chromosomes Cancer* 2006; 45:213–9.

121. Astuti D, Hart-Holden N, Latif F, Lalloo F, Black GC, Lim C, Moran A, Grossman AB, Hodgson SV, Freemont A, Ramsden R, Eng C, Evans DG, Maher ER. Genetic analysis of mitochondrial complex II subunits SDHD, SDHB and SDHC in paraganglioma and phaeochromocytoma susceptibility. *Clin Endocrinol (Oxf)* 2003; 59:728–33.

122. Pollard PJ, El-Bahrawy M, Poulsom R, Elia G, Killick P, Kelly G, Hunt T, Jeffery R, Seedhar P, Barwell J, Latif F, Gleeson MJ, Hodgson SV, Stamp GW, Tomlinson IP, Maher ER. Expression of HIF-1alpha, HIF-2alpha (EPAS1), and their target *genes* in paraganglioma and pheochromocytoma with VHL and SDH mutations. *J Clin Endocrinol Metab* 2006; 91:4593–8.

123. Dahia PL. Evolving concepts in pheochromocytoma and paraganglioma. *Curr Opin Oncol* 2006; 18:1–8.

124. Lemeta S, Salmenkivi K, Pylkkanen L, Sainio M, Saarikoski ST, Arola J, Heikkila P, Haglund C, Husgafvel-Pursiainen K, Bohling T. Frequent loss of heterozygosity at 6q in pheochromocytoma. *Hum Pathol* 2006; 37:749–54.

125. van Nederveen FH, Perren A,

Dannenberg H, Petri BJ, Dinjens WN, Komminoth P, de Krijger RR. PTEN gene loss, but not mutation, in benign and malignant phaeochromocytomas. *J Pathol* 2006; 209:274–80.

126. Cheng L, Scheithauer BW, Leibovich BC, Ramnani DM, Cheville JC, Bostwick DG. Neurofibroma of the urinary bladder. *Cancer* 1999; 86:505–13.

127. Tucker T, Wolkenstein P, Revuz J, Zeller J, Friedman JM. Association between benign and malignant peripheral nerve sheath tumors in NF1. *Neurology* 2005; 65:205–11.

128. Eble JN, Sauter G, Epstein JI, Sesterhenn IA, eds. World Health Organization Classification of Tumours: Pathology and Genetics of Tumours of the Urinary System and Male Genital Organs. Lyon, France: IARC Press, 2004.

129. Freeman A, Geddes N, Munson P, Joseph J, Ramani P, Sandison A, Fisher C, Parkinson MC. Anaplastic lymphoma kinase (ALK 1) staining and molecular analysis in inflammatory myofibroblastic tumours of the bladder: a preliminary clinicopathological study of nine cases and review of the literature. *Mod Pathol* 2004; 17:765–71.

130. Geol H, Kim DW, Kim TH, Seong YK, Cho WY, Kim SD, Lee KS, Sung GT. Laparoscopic partial cystectomy for schwannoma of urinary bladder: case report. *J Endourol* 2005; 19:303–6.

131. Cummings JM, Wehry MA, Parra RO, Levy BK. Schwannoma of the urinary bladder: a case report. *Int J Urol* 1998; 5:496–7.

132. Tomlins SA, Rhodes DR, Perner S, Dhanasekaran SM, Mehra R, Sun XW, Varambally S, Cao X, Tchinda J, Kuefer R, Lee C, Montie JE, Shah RB, Pienta KJ, Rubin MA, Chinnaiyan AM. Recurrent fusion of TMPRSS2 and ETS transcription factor *genes* in prostate cancer. *Science* 2005; 310: 644–8.

133. Kumar-Sinha C, Tomlins SA, Chinnaiyan AM. Recurrent gene fusions in prostate cancer. *Nat Rev Cancer* 2008; 8:497–511.

134. Andreoiu M, Cheng L. Multifocal prostate cancer: biological, prognostic, and therapeutic implications. *Hum Pathol* 2010; 41:781–93.

第 16 章

肉瘤样癌（癌肉瘤）

16.1　概述　369

16.2　定义和命名　369

16.3　临床表现　370

16.4　病理学　370

16.5　超微结构特征　373

16.6　免疫组化和鉴别诊断　374

16.7　上尿路肉瘤样癌　381

16.8　预后和治疗　381

16.9　肉瘤样癌的分子病理学　382

　　16.9.1　遗传学和分子学研究　382

16.9.2　组织起源　382

16.9.3　单克隆异常分化理论　384

16.9.4　多克隆碰撞理论　384

16.9.5　支持单克隆起源的分子

　　　　　遗传学证据　384

16.9.6　上皮 – 间叶转化和癌干细胞

　　　　　388

16.10　小结和未来展望　389

参考文献　392

16.1　概述

少数膀胱癌出现形态学上类似各种类型肉瘤的恶性成分。这类肿瘤曾经有很多名称，包括肉瘤样癌、癌肉瘤、恶性混合性中胚层肿瘤以及梭形和巨细胞癌[1,2]。对于这类兼有上皮性和间叶性分化证据的双相性恶性肿瘤，目前世界卫生组织（WHO）推荐使用统一的术语"肉瘤样癌"[3]。

兼有癌和肉瘤特征的肿瘤呈现多种显微镜下特征[1,2,4-33]。上皮性成分可能容易识别或不易识别，可为浸润性癌或原位癌。上皮性成分最常见的表现形式是尿路上皮癌、小细胞癌、鳞状细胞癌或腺癌，而间叶性成分从未分化梭形细胞恶性肿瘤至可识别的异质性成分，如骨肉瘤、软骨肉瘤、横纹肌肉瘤和平滑肌肉瘤。梭形细胞成分常有明显的核多形性和核深染。这些肿瘤中有一部分仅由肉瘤样梭形细胞和恶性巨细胞组成，只有通过免疫组化研究才能识别上皮性分化。梭形细胞成分可为未分化成分，亦可显示一种或多种特异性的间叶性分化成分，如软骨样分化或平滑肌样分化。梭形细胞成分存在明显的特殊分化类型的不影响预后。这些肿瘤通常为高级别，呈侵袭性生物学行为，预后差[1,5]。

尽管尚未阐明肉瘤样癌的确切的组织起源，但已提出两种理论[1,24,34,35]。单克隆理论认为，肉瘤样癌起源于异常分化的单个多能干细胞。相反，多克隆理论认为肉瘤样癌是由两种不同干细胞分别向上皮性和间叶性分化而形成的碰撞肿瘤[26,27]。最近的分子学研究强力支持单克隆起源学说[4,8-11]。越来越多的证据表现，肉瘤样癌代表所有上皮性膀胱肿瘤因去分化而形成的最终共同通路[1]。

16.2　定义和命名

术语"肉瘤样癌"适用于兼有上皮性和间叶性分化的形态学表现或有免疫组化证据的恶性肿瘤。这些肿瘤常有容易识别的恶性上皮性细胞，并可能含有类似于不同类型肉瘤的混合性成分。文献中关于这些肿瘤的命名和组织起源相当混乱，曾经使用过各种术语，包括癌肉瘤、肉瘤样癌、假肉瘤性移行细胞癌、恶性中胚层混合性肿瘤、梭形细胞癌、巨细胞癌和恶性畸胎瘤[12,27,31]。在部分报道中，癌肉瘤和肉瘤样癌都被归入"肉瘤样癌"这一术语，而其他报道将其视为不同的疾病实体。组织学上，"肉瘤样癌"是指伴间充质样梭形细胞成分的肿瘤但又表达上皮性标志物。术语"癌肉瘤"适用于伴异质性成分的肿瘤，或间叶性成分用免疫组化或电镜技术检测不到上皮性分化的证据。病理医师一般不再区分这两种肿瘤类型，因为它们都表现为快速生长的息肉状肿瘤，都是晚期疾病，预后都很差，患者都有相似的风险因素。它们在临床和分子特征方面都有所重叠，提示这两种疾病实体为相同的肿瘤性转化过程的不同变异，一般将它们视为肉瘤样癌伴不同程度的异常分化[1]。

对于具有梭形细胞成分并表达CK和vimentin的多数病例，多倾向于使用"肉瘤样癌"这一术语。部分病例在HE染色切片上可以识别异质性成分，或特异性间叶性分化的标志物呈免疫组化染色阳性，可能使用"癌肉瘤"这一术语。这两种诊断类别似乎是相同的肿瘤性转化过程的不同变异，具有相同的临床特征和预后。所有这些肿瘤最恰当的术语是"肉瘤样癌"[1]。"肉瘤样癌"恰当地涵盖并描述了所有这些双相性肿瘤和单相性梭形细胞癌[36-38]。

16.3 临床表现

在膀胱癌的所有组织学类型中，膀胱肉瘤样癌大约占 0.3%，主要累及大龄成人和老年人，具有男性优势。男性与女性比值是 3：1。诊断时平均年龄是 66 岁。

膀胱肉瘤样癌常导致肉眼血尿，少见症状包括排尿困难、尿频、急性尿潴留、下腹痛或尿路感染[5,13,25,27,31]。膀胱镜检查发现宽基肿块，通常呈息肉状，伴表面溃疡和出血。影像学检查中，计算机断层扫描（CT）和磁共振成像（MRI）显示宽基肿块通常延伸至或超过固有肌层。

尚未发现确切的病因学。放疗史或环磷酰胺治疗史作为两种明确的膀胱癌风险因子，在膀胱肉瘤样癌也有报道[1,5,32,38-40]。然而，明显是由放射暴露或环磷酰胺诱导的病例在所有膀胱癌中毕竟只是少数。环磷酰胺和放疗可能导致普通型尿路上皮癌向肉瘤样癌转化[41]。放疗和癌形成之间的间隔期很长，通常超过 10 年。吸烟是另一个重要的风险因子，见于 8 例膀胱肉瘤样癌中的 5 例[27]。据报道，其他常见的前驱疾病包括先前尿路上皮癌、复发性膀胱炎、糖尿病、神经源性膀胱功能障碍和膀胱憩室[5,29-31]。

16.4 病理学

肉瘤样癌可发生于整个尿路上皮的任何部位，包括肾盂、输尿管、膀胱和前列腺尿道部。尽管如此，膀胱外发生者极其罕见[42,43]。膀胱肉瘤样癌最常见于膀胱侧壁，其次是顶部、三角区、前壁和后壁，甚至可发生于膀胱憩室和前列腺尿道部[13,30,44]。肿瘤通常呈息肉状肿块，有蒂或宽基，突向膀胱腔内。偶尔，它们可能无蒂或位于膀胱壁内。常见水

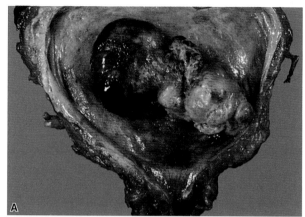
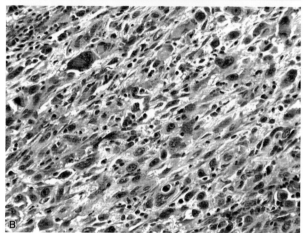

图 16.1 肉瘤样癌。大体检查（A）和显微镜下（B）表现

肿、出血和坏死。大多数肿瘤延伸至或超过膀胱固有肌层。大体检查，肉瘤样癌的特征是"鱼肉样"，切面呈暗灰色，似鱼肉，边缘呈浸润性，可见出血坏死和囊性变（图 16.1 和 16.2）。

肉瘤样癌是双相性肿瘤，兼有上皮性和间叶性分化的形态学和免疫组化证据（图 16.2，16.3）。膀胱肉瘤样癌常有类似于梭形细胞肿瘤的形态，但可以辨认上皮性成分，或用上皮性标志物的免疫组化染色来揭示其本质，如 CK 和（或）上皮膜抗原（EMA）。癌性成分和肉瘤性成分可能呈现截然明显的边界，类似碰撞肿瘤，也可能呈现渐变的边界，两种成分密切混杂（图 16.4～16.6）。癌性和肉瘤性成分的相对比例是可变的，然而在大多数病例中肉瘤性成分所占比

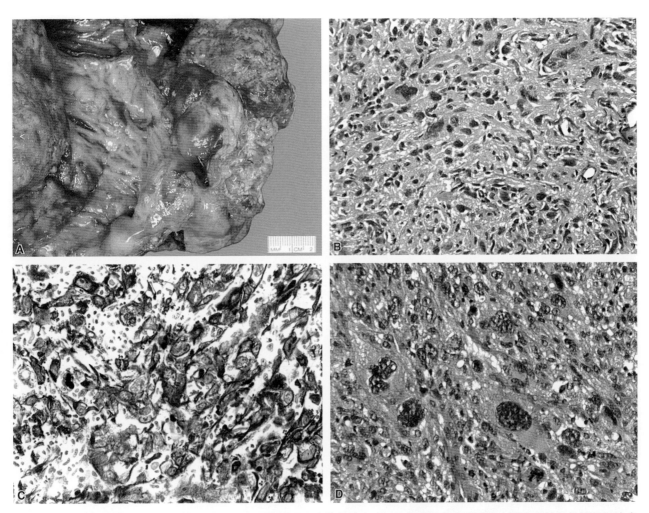

图 16.2　膀胱肉瘤样癌。（A）肿瘤呈块状、息肉状外观（大体检查）。（B）肉瘤样癌的典型形态学表现是恶性梭形细胞病变。（C）AE1/AE3 免疫组化染色显示，（B）图中的梭形和多形性细胞阳性，支持肉瘤样癌的诊断，而不是未分化肉瘤。（D）出现间变性多形性巨细胞

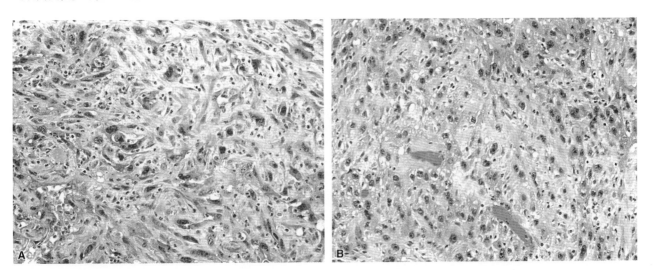

图 16.3　肉瘤样癌（A 和 B）。肿瘤主要由梭形细胞组成，呈实性片状和不明显的束状结构，伴明显的细胞多形性

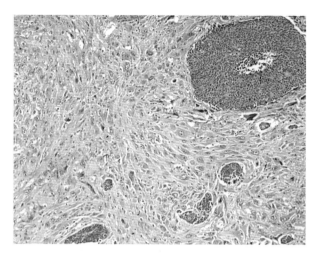

图 16.4 肉瘤样癌。注意肉瘤样癌和尿路上皮癌之间界限明显

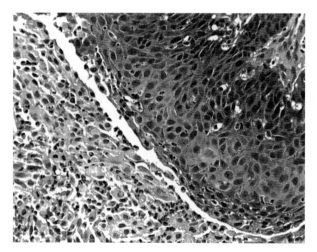

图 16.5 肉瘤样癌。注意肉瘤样癌和尿路上皮癌之间界限明显

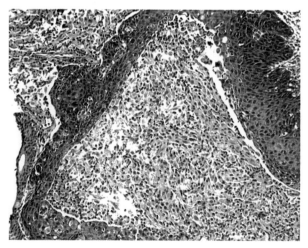

图 16.6 肉瘤样癌。注意肉瘤样癌和鳞状细胞癌之间界限明显

例通常超过肿瘤的 50%[13]。单相性肉瘤样癌是指"纯粹的梭形细胞癌"，大约占 20% 的病例，它与真性肉瘤的区分只能通过免疫组化染色或电镜检查发现上皮性分化来证实[5,45]。

上皮性和间叶性成分显示变化多端的形态学表现。在多数病例中，上皮性成分由中分化至低分化高级别浸润性尿路上皮癌组成（图 16.7，16.8）[5,13]。这些一般含有非常活跃的（非典型）核分裂象和坏死。虽然肿瘤细胞以梭形细胞最为常见，偶尔它们显得更圆，像上皮样细胞。在多个病例中检测到非浸润性乳头状尿路上皮癌和平坦形原位癌，偶尔原位癌是仅有的上皮性成分（大约占 30% 的病例）[27,46]。上皮性分化的其他类型包括鳞状细胞癌、腺癌、大细胞癌和小细胞癌，在肿瘤中占据或多或少的比例（图 16.9）。

要特别注意的是避免将肉瘤样癌误诊为良性病变，反之亦然，然而可能非常有挑战性。膀胱肉瘤样癌通常呈双相性，兼有上皮性和间叶性成分。仅由梭形细胞组成的病例，主要鉴别诊断是肉瘤，特别是平滑肌肉瘤（见下文讨论）。少数肉瘤样癌有小灶显著的黏液样或硬化性区域，其中细胞稀疏，异型性轻微，核分裂象少见，注意不要与炎性肌成纤维细胞肿瘤相混淆（图 16.10 ~ 16.12）[25]。

各种异质性成分，如骨肉瘤、软骨肉瘤、横纹肌肉瘤、平滑肌肉瘤、脂肪肉瘤、血管肉瘤、纤维肉瘤、恶性纤维组织细胞瘤，或混合性肉瘤的组织学表现均可出现（图 16.13 ~ 16.17）。梭形细胞可能密集拥挤或疏松排列，形成弥漫性或流水状结构。在部分病例中，恶性细胞可能更圆，呈上皮样。部分肿瘤含有显著的巨细胞（图 16.18）或炎症细胞[12]。细胞学上，恶性间充质样细胞显示多形性和深染核、显著的核仁、核分

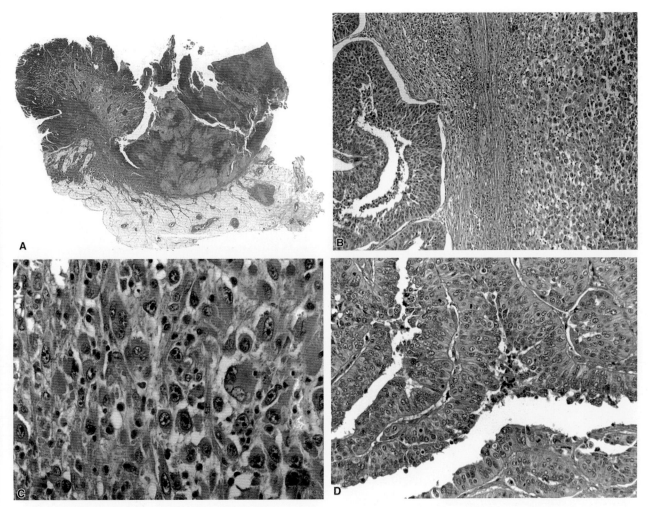

图 16.7 膀胱肉瘤样癌。肿瘤呈典型的双相性结构。（A）肿瘤全貌。（B）A图中的部分区域，显示左侧为典型的尿路上皮癌，右侧为肉瘤样癌。（C）A图和B图中肉瘤样癌高倍观。（D）A图和B图中高级别尿路上皮癌高倍观

裂非常活跃和非典型核分裂象。在最终病理学报告中应当注明存在不同的成分，尽管是否存在特殊类型的异质性成分对临床预后没有影响。

肉瘤样癌总是高级别癌（1973 版 WHO 3 级），病理学分期通常为晚期[29,30]。梅奥诊所的一项关于 26 例肉瘤样癌的分析中，仅 1 例（4%）表现为 pT2 期，其 25 例（96%）均为 pT3/4 期[5]。

16.5 超微结构特征

电镜检查，肉瘤性组织兼有间叶性和上皮性分化。在未分化梭形细胞成分中，细胞有发达的内质网，类似成纤维细胞。周围有胶原性基质和基底膜样物质[12]。在伴异质性成分的肿瘤中，细胞可能呈现不同程度的特殊类型间叶性分化，可能与上皮性分化情况相反。如，在 Perret 等描述的 2 例伴横纹肌肉瘤成分的病例中，部分肿瘤细胞含有发达的肌节，其他细胞含有不发达的肌节伴流产型 Z 带[27]。更重要的是，文献中所有进行过电镜检查的肉瘤样癌病例均显示肿瘤细胞具有明确的上皮性特征，如桥粒和张力丝，它们不存在于肉瘤性细胞，这支持其上皮性起源[12,31]。

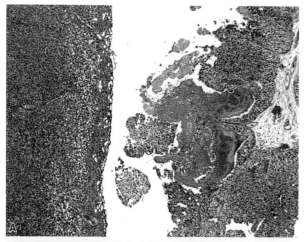

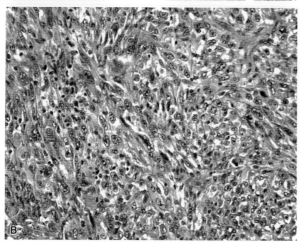

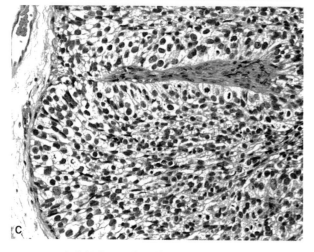

图 16.8 肉瘤样癌和并存的普通型尿路上皮癌。右侧，肿瘤呈普通型乳头状尿路上皮癌，左侧为浸润性肉瘤样肿瘤（A）。高倍观，肉瘤样成分由束状排列的多形性梭形肿瘤细胞组成（B），癌性成分呈乳头状结构，被覆相对一致的多层尿路上皮细胞（C）

16.6 免疫组化和鉴别诊断

完全由梭形细胞组成的肉瘤样癌可能与其他梭形细胞肿瘤难以区分。与肉瘤样癌的区分很重要，因为这些疾病具有不同的临床预后，治疗方式也不同[46,47]。主要鉴别诊断包括平滑肌肉瘤、横纹肌肉瘤、血管肉瘤、恶性纤维组织细胞瘤、炎性肌纤维母性肿瘤（IMT）、手术后梭形细胞结节（PSCN）、梭形细胞恶性黑色素瘤、尿路上皮癌伴假肉瘤性间质和尿路上皮癌伴骨化生或软骨化生（表 16.1）[31,45-49]。准确诊断很重要，因为肉瘤样癌比普通型尿路上皮癌或良性病变的预后差，通常需要借助免疫组化检查（见第 19 章和第 26 章）。

肉瘤样癌的特征是CK（AE1/AE3，CAM5.2）和（或）EMA免疫组化染色呈强阳性，并且多数病例共同表达vimentin（图 16.19）。与平滑肌肿瘤相比，肉瘤样癌通常呈actin和desmin阴性。然而，罕见的肉瘤样癌有异质性分化情况时，其他间叶性标志物可呈阳性，如actin、desmin和（或）S100[31]。据报道肉瘤样癌中出现呈EMA阳性[3-5]。Lopez–Beltran等发现，在 41 例膀胱肉瘤和肉瘤样癌中，AE1/AE3、CAM5.2 和 vimentin 呈胞质阳性，至少局灶阳性[5]。在该系列研究中，5 例肿瘤伴平滑肌肉瘤性成分并表达 MSA，为特殊类型间叶性分化。1 例肿瘤伴横纹肌肉瘤成分，表达 desmin，其他 3 例伴软骨肉瘤成分，表达 S100[5]。

伴显著的黏液样和硬化性间质的肉瘤样癌可能被误诊为 IMT、手术后梭形细胞结节或尿路上皮癌伴假肉瘤性间质[9,10,14,15]。如果存在裂隙样血管，并缺乏非典型核分裂象、坏死和显著的细胞异型性，应倾向良性病变。

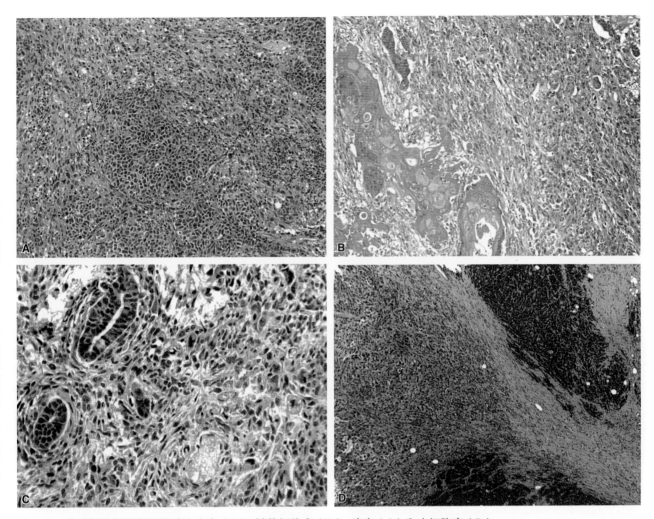

图 16.9　肉瘤样癌和并存的尿路上皮癌（A）、鳞状细胞癌（B）、腺癌（C）和小细胞癌（D）

值得注意的是，IMT 与肉瘤样癌和平滑肌肉瘤可有相当显著的形态学重叠，后两种病变为恶性，大体和组织学检查呈现侵袭性更强的特征[45-47,50]。IMT 为良性间叶性肿瘤，由形态学略微单一的肌成纤维细胞组成，背景中血管丰富，伴淋巴细胞、浆细胞浸润。IMT 可能自发，也可能继发于膀胱器械检查。IMT 可有非典型梭形细胞，偶有核分裂象；但没有明显的恶性特征，如非典型核分裂象。常见慢性炎症反应，通常表现为淋巴浆细胞浸润。Coffin 等描述了 3 种组织学结构，包括结节性筋膜炎样结构，伴黏液样、血管性和炎症区域；纤维组织细胞瘤样结构，伴致

密的梭形细胞和散在淋巴细胞、浆细胞和嗜酸性粒细胞；瘢痕样或硬纤维瘤样结构，伴致密胶原沉积[51]。免疫组化染色可能有助于解决疑难病例。特别是间变性淋巴瘤激酶（ALK）蛋白，其特征性改变是涉及 ALK 基因的 t（2;5）移位，40%～75% 的 IMT 呈 ALK 阳性，而肉瘤样癌多为阴性[52-56]。

数个大样本系列研究发现，数种免疫组化标志物有某种程度的局限性，其正确判读有一定的前提条件[13,53,57,58]。上皮性标志物，特别是 CK，在肉瘤样癌和 IMT 都可能呈强阳性[49]。在肉瘤样癌的部分病例中，角蛋白 AE1/AE3 染色局灶为

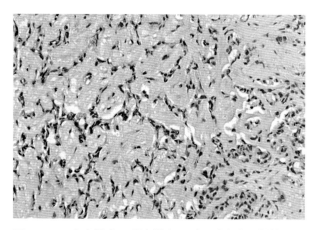

图 16.10 肉瘤样癌，黏液样变异型。肿瘤由恶性梭形细胞组成，弥漫分布于黏液样间质中

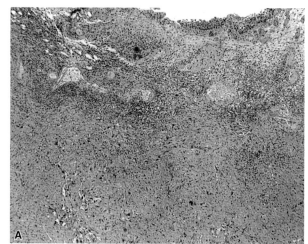

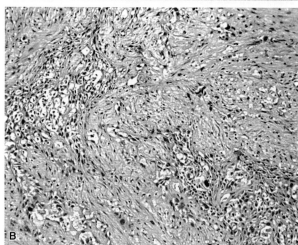

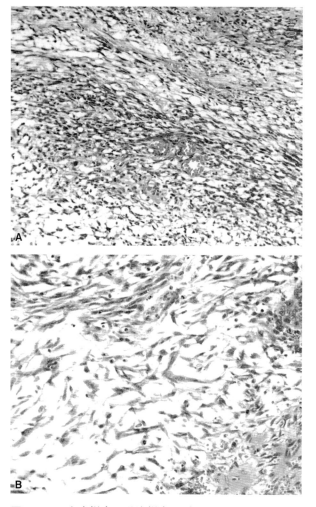

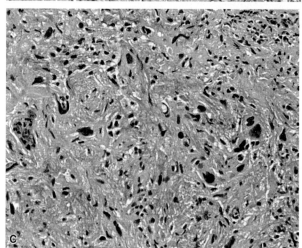

图 16.12 肉瘤样癌，黏液样变异型（A~C）

图 16.11 肉瘤样癌，黏液样变异型（A和B）

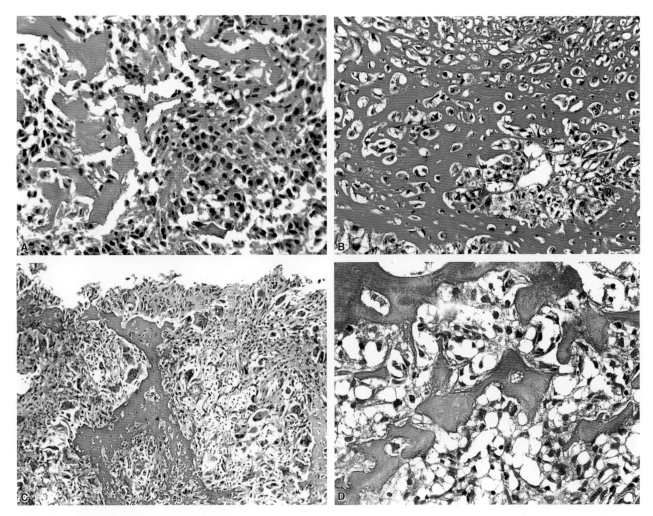

图 16.13　肉瘤样癌伴异质性成分（骨肉瘤）（A~D）

阳性，因此需要使用一组 CK 标志物以显示上皮性分化。其组合可包括 CK5/6、34βE12 和 p63。大约 70% 的肉瘤样癌表达 p63，有助于鉴别诊断（图 16.20）[49]。CK5/6 和 34βE12 对肉瘤样癌具有较强特异性，可能有助于区分 IMT 和平滑肌肉瘤。应当牢记，平滑肌肉瘤也可能表现为局灶性 CK 阳性，然而，平滑肌肉瘤还表达 SMA 和 desmin，而肉瘤样癌不表达 SMA 和 desmin。

PSCN 是膀胱的良性梭形细胞病变，起源于肌成纤维细胞。PSCN 一般有创伤史，如手术或器械检查，往往发生于较年长患者。病变通常为高度富于血管，伴裂隙样血管和显著的淋巴细胞

及中性粒细胞浸润。常见浅溃疡。这些反应性病变缺乏非典型核分裂象或重度细胞异型性，二者是上述恶性肿瘤的特征。

肉瘤样癌表现为纯粹的梭形细胞恶性肿瘤时，与真性肉瘤可能很难区分。然而，肉瘤样癌与这些梭形细胞病变的区分很重要，因为预后和治疗都不同[45-47]。除了临床病理特征外，免疫组化检查时单纯的肉瘤通常不表达上皮性标志物，电镜检查时也没有桥粒和张力丝。肉瘤总是表达 vimentin 阳性，然而几乎所有肉瘤样癌也表达 vimentin，因此 vimentin 无鉴别价值。

最常见的原发性膀胱肉瘤是平滑肌肉瘤[59]。

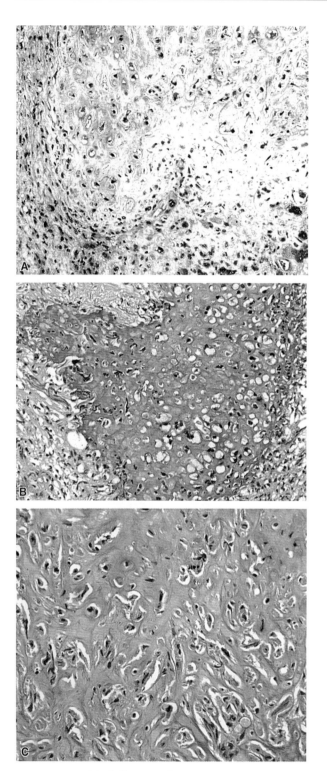

图 16.14　肉瘤样癌伴异质性成分（软骨肉瘤）（A~C）

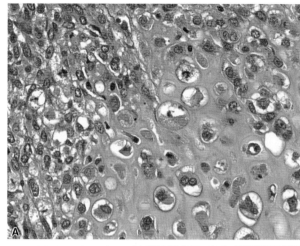

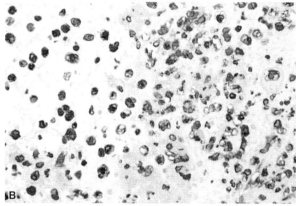

图 16.15　肉瘤样癌伴异质性成分（软骨肉瘤）（A和B）。免疫染色S100 阳性（B）

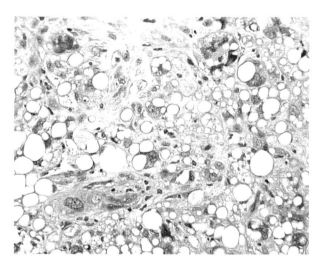

图 16.16　肉瘤样癌伴异质性成分（脂肪肉瘤）

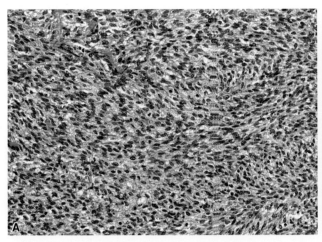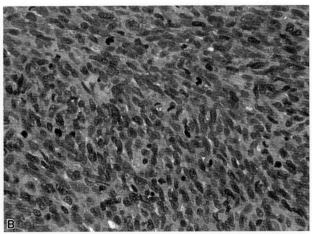

图 16.17　肉瘤样癌伴异质性成分（平滑肌肉瘤）

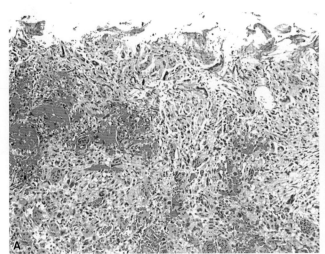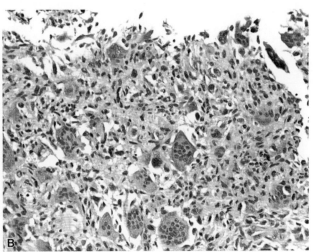

图 16.18　肉瘤样癌伴异质性成分（巨细胞肿瘤）（A 和 B）。注意大量的巨细胞

表 16.1　肉瘤样癌及其他梭形细胞病变的主要鉴别特征

	细胞异型性	核分裂象	肿瘤坏死	炎症	浸润固有肌层	并存UC/CIS	免疫染色
肉瘤样癌	有	有，部分非典型	有	常有	可有	常有	CK，EMA
炎性肌成纤维细胞肿瘤	轻微	极少	仅表面	常明显	可有	无	ALK-1，actin，vimentin，CK（斑片状）
平滑肌肉瘤	有	有，部分非典型	有	稀少	有	无	SMA，desmin，vimentin
手术后梭形细胞结节	轻微	不确定	无	有	无	无	Vimentin，CK，desmin，actin
横纹肌肉瘤	有	有，部分非典型	不确定	无	可有	无	Myoglobin，MyoD1，desmin，actin

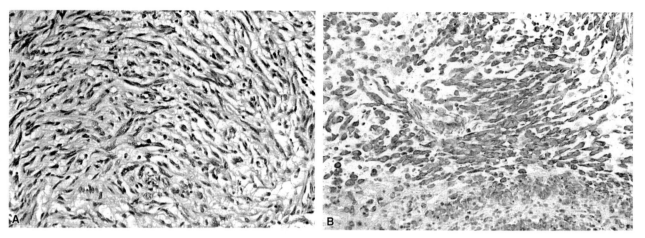

图 16.19 肉瘤样癌（A和B）。肿瘤细胞呈现AE1/AE3 强阳性（B）

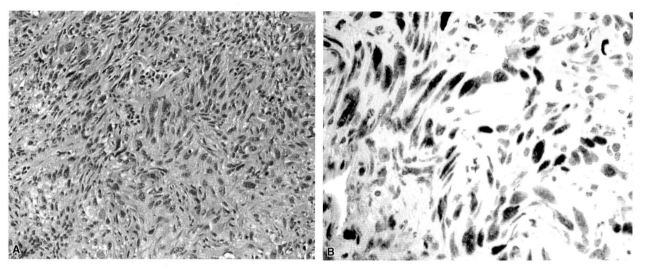

图 16.20 肉瘤样癌（A和B）。肿瘤细胞显示强p63 阳性（B）

与肉瘤样癌相似，平滑肌肉瘤也与环磷酰胺治疗有关。往往在治疗后 5～20 年发生平滑肌肉瘤[60,61]。因此，环磷酰胺治疗史无鉴别价值。CK 免疫染色可能有助于鉴别。应当记住，平滑肌肿瘤可呈局灶性CK 阳性。即使如此，平滑肌肉瘤还表达desmin 及其他肌源性标志物。电镜检查可见肉瘤缺乏桥粒和张力丝[62]。

膀胱原发性横纹肌肉瘤好发于儿童和青少年，男性略多于女性[63]。多见于儿童的由小圆形细胞或梭形细胞组成的膀胱肿瘤几乎均为横纹肌肉瘤，仅有极罕见病例例外[64]。最常见的发病部位为膀胱三角区。显微镜下，横纹肌肉瘤显示不同程度的细胞密度，伴交替的细胞密集的区域和细胞疏松的黏液样区域。常有排列方向不同、未分化、小而深染的圆形或梭形细胞相混杂。细胞可能显示横纹肌母细胞分化，伴胞质嗜酸性。免疫组化检查中，横纹肌肉瘤通常呈 desmin、MyoD1 和（或）myogenin 阳性。另外，MSA、myoglobin 和 myosin 免疫染色也可能呈阳性。横纹肌母细胞可能 NSE 和 CK 呈阳性。据报道，腺泡状亚型 S100 呈局灶阳性[65]。

16.7　上尿路肉瘤样癌

上尿路的尿路上皮癌大约占所有尿路上皮癌的 5%[66,67]。多数肉瘤样癌发生于膀胱，罕见于上尿路。文献报道不到 20 例[12,13,31,43,68-73]。上尿路肉瘤样癌的临床表现类似于此部位的普通型癌，包括肉眼血尿、输尿管梗阻症状和肾盂积水。

上尿路的肉瘤样癌是侵袭性恶性肿瘤，伴广泛的分化。膀胱和上尿路的肉瘤样癌在诊断时往往已经是晚期（pT3 或更高）。输尿管肉瘤样癌似乎多见于远端输尿管。据报道仅少数病例位于肾盂或近端输尿管[69,74]。大多数患者超过 60 岁，男性患者似乎更常见。在最近的一项研究中，Wang 等分析了 8 例上尿路肉瘤样癌患者[43]。诊断时平均年龄为 69 岁。临床症状包括肉眼血尿、侧腹部肿块、尿路梗阻、发热和（或）败血症。肿瘤直径为从 2 ~ 13cm。所有 8 例均有并存的尿路上皮癌。2 例检测到异质性骨肉瘤。5 例病理学分期为 pT4 期，3 例为 pT3 期。5 例患者在手术时发现淋巴结转移。大多数患者（7/8 患者）死于 2 年内[43]。

16.8　预后和治疗

膀胱肉瘤样癌预后较差，病理学分期是唯一重要的预后因素[29,30]。最近，两个研究组整理汇总了筛查、流行病学和最终结果（SEER）方案的数据库，提供了有临床意义的数据[29,30]。Wang 及其同事[30]的报道包括 221 例膀胱肉瘤样癌，Wright 及其同事[29]比较了 135 例肉瘤样癌和 166 例癌肉瘤与 46515 例尿路上皮癌。两组研究中多数患者表现为晚期病变。在梅奥诊所的大样本研究中，癌肉瘤和肉瘤样癌患者平均生存期分别为 17 个月和 10 个月[5]。病理学分期似乎是患者生存的主要预后因素。已有局部扩散和远处转移的患者，死于膀胱肉瘤样癌的风险分别为 2 倍和 8 倍。其他许多因素（包括年龄、性别、种族、婚姻状况、诊断年份和治疗方式）均与疾病特异性生存无关[30]。总体上，肉瘤样癌的中位生存期为 14 个月：局限性疾病为 21 个月，区域扩散性疾病为 10 个月，远处转移性疾病为 2 个月。1 年总体生存率为 53.9%，5 年总体生存率为 28.4%。肉瘤样癌和肉瘤的总体生存率均比高级别尿路上皮癌差（1 年总体生存率分别为 54%、48% 和 77%，5 年总体生存率分别为 37%、17% 和 47%）[30]。

尽管部分学者报道的治疗预后较好，大多数研究报道的临床结局较差，不管治疗方式如何[29,30]。患者很少存活超过 3 年[27,69,73]。激进的治疗手段（膀胱切除术或经尿道切除术）似乎是优先考虑的治疗方式，尽管根治性手术似乎也是治疗选择。辅助化疗和放疗的治疗效果差异较大[13]。由于缺乏随机对照试验，肉瘤样癌尚无标准化治疗方案，大多数患者经历了针对癌症的手术，伴或不伴辅助治疗，如放疗和化疗。即使经过积极治疗，膀胱肉瘤样癌患者的预后仍很差。来自 SEER 数据库的报道，40% ~ 55% 的患者采取膀胱肿瘤经尿道切除术（TURBT）治疗，35% ~ 40% 的患者采取部分性、完全性或根治性膀胱切除术治疗，两组患者的总体生存率没有显著差异[29,30]。然而，Black 及其同事在分析了 SEER 的数据及 Anderson 癌症中心的数据之后，建议将 TURBT 直接改为膀胱切除术，因为他们发现仅采取膀胱切除术的肉瘤样癌和尿路上皮癌患者没有显著的总体生存率差异[75]。目前，根治性膀胱切除术是浅表浸润和肌层浸润性疾病的治疗选择[30]。鉴于根治性膀胱切除术术后有较高的局部复发率和转移率，部分学者提倡根治性膀胱切除术加淋巴结清扫配合各种组合的新辅助治疗或传统的辅助化疗和（或）放疗[4]。

在 Lopez-Beltran 等和 Ikegami 等的研究中，零星的长期生存患者都采取了多种治疗方法，包括膀胱切除术、放疗和化疗。然而，在他们的研究及其他学者的研究中，化疗和放疗的临床结局都是不一致的[5,13,30]。研究显示辅助放疗和化疗的使用率不同，范围分别为 15%～40% 和 5%～65%[5,13,30]。只有很少研究描述了特异性化疗方案及其生存获益。病例报道提示吉西他滨和顺铂可能有较好的耐受性和疗效，因为它们可使部分患者完全缓解[76,77]。新辅助化疗有临床前景，但使用经验有限。Black 等报道，5/11（45%）例临床 T2 期或 T3 期患者采取了新辅助化疗，分期下降为 pT0，但是由于样本量不足，无法证明其能有效改善生存。膀胱肉瘤样癌的治疗方案以供参考尚需要多中心临床试验[75]。进一步研究肉瘤样癌的分子学发病机制应当会促进靶向治疗的研究。

16.9 肉瘤样癌的分子病理学

16.9.1 遗传学和分子学研究

细胞遗传学研究显示，在乳头状尿路上皮癌的发生过程中，9p21 缺失是已知的早期遗传学事件。1、3、7、9、11 和 17 号染色体的不稳定性增加和非整倍性均与肿瘤进展有关[10,24,34,35,43,45,78-82]。Sung 等研究了 30 例肉瘤样癌染色体改变的杂合性缺失（LOH），发现多个早期癌形成相关位点

的高频等位基因缺失：86% 位于 D8S261，78% 位于 D11S569，75% 位于 D9S177，57% 位于 IFNA[4]。

Wang 等对 8 例肉瘤样癌进行分子水平改变的研究，包括 EGFR、HER2、c-kit 和 p53 表达，以及间期荧光原位杂交（FISH）检测 EGFR 和 HER2 基因扩增[43]。用 UroVysion FISH 检测 3、7 和 17 号染色体获得和 9p21 缺失。6/8 例 EGFR 免疫染色呈中等至强阳性，所有病例 HER2 和 c-kit 免疫染色呈阴性，5/8 例 p53 免疫染色呈阳性。7/8 例发现 EGFR 多倍体。所有病例无 HER2 扩增。UroVysionFISH 检测，所有 8 例均发现尿路上皮癌常见的异常[43]。

Torenbeek 等报道了 3 例肉瘤样癌，比较基因组杂交（CGH）检测到高频染色体获得和缺失[10]。异常表型成分与染色体畸变之间存在大范围重叠[10]。Volker 及其同事在 2 例上尿路肉瘤样膀胱癌中观察到同样的现象[42]。

16.9.2 组织起源

肉瘤样癌是少见的恶性肿瘤，形态学和免疫组化显示上皮性和间叶性分化的证据。肉瘤样癌几乎可以发生于所有能患癌的器官。膀胱肉瘤样癌的组织起源仍有争议。根据克隆性研究提出了两种相反的理论，来解释这些形态学多变的双相性肿瘤（图 16.21）。部分研究者认为肉瘤样癌代表一种碰撞瘤，由两种同时发生的独立的单克隆性肿瘤发生"碰撞"所致，而其他学者认为肉瘤样癌的两种成分具有共同的克隆性起源，因异常分化而形成癌性和肉瘤性成分。碰撞理论的依据主要是形态学分析。Perret 等注意到癌性和肉瘤性成分之间的形态学发生突然转变，并不存在一种形态向另一种形态的移行过渡现象，提示多克

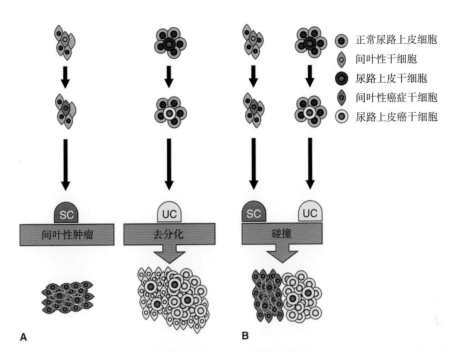

图 16.21 膀胱肉瘤样癌的发生模型。组织起源主要有两种假说：单克隆肿瘤的异常分化（A），同时发生的尿路上皮和间叶性肿瘤 "碰撞"（B）。异常分化理论（A）认为真性肉瘤起源于间叶性干细胞。肉瘤样癌的癌性成分和肉瘤性成分起源于尿路上皮癌干细胞的去分化，一部分肿瘤细胞亚群分化为间叶性表型。支持这种假说的依据包括：癌性成分和肉瘤性成分一致的遗传学改变，两种成分都表达上皮标志物。碰撞理论（B）认为，癌性成分和肉瘤性成分分别起源于尿路上皮干细胞和间叶性干细胞。这些干细胞同时形成癌和肉瘤，并在同一器官部位发生 "碰撞"。SC，肉瘤；UC，尿路上皮癌

隆起源肿瘤的碰撞[27]。其他研究者也描述了相似的发现[26]。

最近有针对肿瘤组织起源的分子学研究。LOH 和 X 染色体失活分析是检测克隆性的两种得力工具[79]。LOH 的基本原理是微卫星分析。微卫星是短链核苷酸重复序列，散在分布于整个基因组，具有遗传稳定性。由于这些序列多变，个体通常从父母遗传了不同的序列变化，因此两个不相关的个体通常没有相同的成对序列。X 染色体失活是女性肿瘤克隆性起源最有价值的指标。起源单个祖细胞的肿瘤，其组成细胞的同一条（母方或父方）X 染色体是失活的。Sung 等分析了 30 例尿路上皮肉瘤样癌的 LOH 和 X 染色体失活，包括 10 名女性患者和 20 名男性患者[4]。结果显示，女性患者非随机性 X 染色体失活是一致的，支持这种兼有癌性成分和肉瘤性成分的双相性肿

瘤为单克隆起源。在早期尿路上皮癌发生过程中常见的 6 种多态性微卫星标志物中，两种成分均检测到 4 种标志物（D8S261，D9S177，IFNA 和 D11S569）存在高频的相同模式的等位基因缺失。另外，微卫星标志物的不同位点存在不一致的等位基因缺失，提示在最初肿瘤性遗传学转化之后，两种成分发生了不同的遗传学改变。

使用单链构象多态性实验（SSCP）、DNA 测序和免疫组化检查分别检测了 17 例肉瘤样癌的 TP53 突变状态，发现相同的突变方式和 p53 免疫组化染色特征[9]。这些发现进一步证实，这种双相性肿瘤的两种不同表型成分具有共同的克隆性起源。推测肉瘤样癌是所有的上皮性膀胱肿瘤的最终共同通路，这种假说得到分子学数据和形态学证据的支持。

16.9.3 单克隆异常分化理论

单克隆理论（异常分化）认为，癌性和肉瘤性成分起源于单个尿路上皮干细胞，分别沿着上皮性和间叶性通路异常分化。这种理论的形态学支持证据是两种成分密切混杂并逐渐过渡，而且，免疫组化和电镜表明，肉瘤样细胞具有上皮特征[12,26,27]。尽管 Perret 等注意到仅有 2 例肿瘤伴有从一种细胞类型向另一细胞类型的逐渐过渡，并且单个肿瘤细胞同时表达上皮性和间叶性标志物[27]，其他学者的小样本研究发现多数病例具有复合性特征，符合单克隆理论[13,26,31]。对膀胱肉瘤样癌的组织起源而言，形态学和免疫组化证据没有绝对说服力，许多研究者正进一步进行分子遗传学研究[4,9-11,27]。

16.9.4 多克隆碰撞理论

多克隆理论（会聚假说）将肉瘤样癌视为"碰撞"肿瘤，其中两种不同的恶性肿瘤（癌和肉瘤）分别来自两种或更多种上皮性和间叶性起源的干细胞[9,41]。这种假说的主要证据是肉瘤样癌的形态学描述，癌性和肉瘤性成分之间突然转变。在研究 8 例异质性膀胱肉瘤样癌时，Perret 等注意到其中 6 例为突然转变，两种成分之间没有任何交叉分化的迹象，提示其为真正的碰撞肿瘤[27]。尽管没有"过渡特征"符合多克隆假说，笔者推测可能应从沿着丢失上皮标记的间叶方向极端分化来进行生物学解释，或从取样样本误差或染色技术的局限性进行技术上解释。明确的碰撞肿瘤来自同时独立发生的肿瘤，或来自一个肿瘤转移至另一肿瘤，实际上是极其罕见的。

16.9.5 支持单克隆起源的分子遗传学证据

针对膀胱肉瘤样癌的组织起源进行了分子遗传学研究。癌发生过程具有多个步骤，是多种遗传学改变发生了累加的结果，如：癌基因活化和（或）抑癌基因失活，突变事件，以及染色体片段的获得和（或）丢失。多种方法可以识别一种肿瘤的不同表型成分之间共有的遗传学改变，特别是癌发生的早期事件，可以提示共同的克隆性起源[81,82]。

为了明确两种肿瘤成分之间是否存在一致性遗传学改变，以支持共同的克隆性起源，笔者分析了 17 例双相性肉瘤样尿路上皮癌的 TP53 突变（图 16.22）[9]。TP53 是编码 p53 的肿瘤抑制基因，其突变常见于尿路上皮癌，特别是高级别或进展期癌。在膀胱癌中，TP53 外显子 5~8 隐藏着大多数点突变。使用 SSCP 和 DNA 测序，5/17 例肿瘤在外显子 5 和 8 含有 TP53 点突变。所有 5 例中，癌性成分和肉瘤性成分的突变是相同的。而且，在所有 17 例病例中，两种成分显示一致性 p53 表达模式。这项研究和越来越多的文献从分子遗传学病理学角度有力地支持单克隆起源理论[9]。

LOH 提供了比较两种肿瘤成分的遗传物质缺失的另一种途径，但系针对癌进展相关的特异性多态性微卫星标志物，而不是比较整个基因组。肿瘤抑制基因位点含有一对杂合性等位基因，LOH 可显示其中一个等位基因发生缺失，根据二次打击学说，其缺失导致肿瘤形成。Halachmi 等对 6 例膀胱肉瘤样癌进行 LOH 分析[11]。在所有 6 例肿瘤中，癌性成分和肉瘤性成分显示相同模式的等位基因缺失，位于染色体 8p，8q，9p 和 9q，对应于膀胱癌发生的早期事件。在进展期肿瘤，其他染色体存在较频繁的 LOH[11]。在癌发生的早

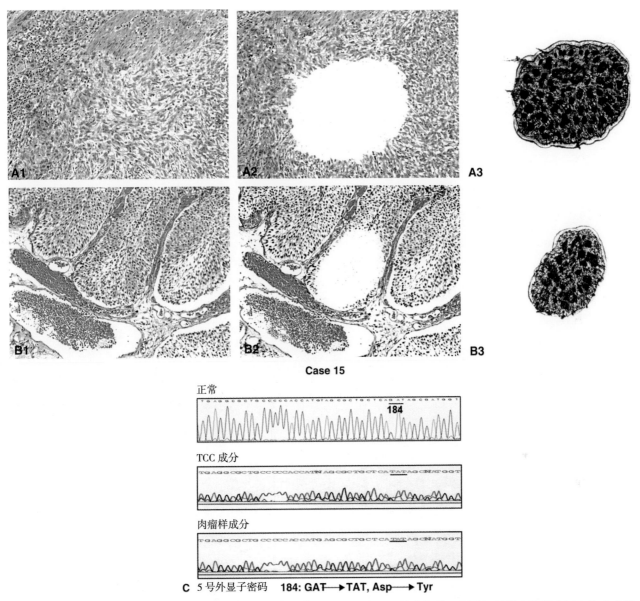

图 16.22　膀胱肉瘤样尿路上皮癌。激光捕获显微切割研究（A1～B3）：HE 染色切片示显微切割前肉瘤样（A1）和上皮性（B2）成分；显微切割后对应的肉瘤样成分（A2）和上皮性成分（B2）；和激光捕获的肉瘤样（A3）和上皮性（B3）肿瘤细胞。（C）病例 15：在外显子 5 编码子 184 的点突变：（GAT→TAT，Asp→Tyr）显示上皮性成分（中）和肉瘤样成分（下）存在相同的突变；正常组织相应的编码子无突变（上）

期，微卫星标志物 LOH 存在显著的同源性，支持肉瘤样癌为单克隆起源。

　　最初的分子遗传学研究所得出的结论均为小样本病例，笔者最近进行了两项较大研究[4,9]，使用不同的分子学方法研究膀胱肉瘤样癌的克隆性起源。在第一项研究中[4]，共研究了 30 个病例的 LOH 模式，以及 8 例女性患者的 X 染色体

失活。使用激光捕获显微切割，用 LOH 分析通常累及尿路上皮癌的多态性微卫星标志物（图16.23）[4]。癌性成分和肉瘤性成分频繁地显示某些位点存在相同模式的等位基因缺失，这些位点的遗传学改变在尿路上皮癌早期癌变过程中起重要作用：D8S261（86%）、D9S177（75%）、IFNA（57%）和 D11S569（78%）（图 16.24）。

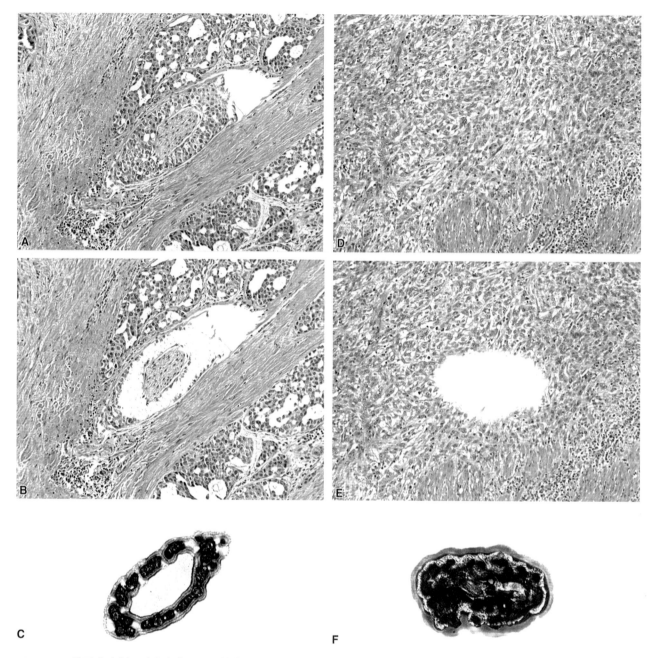

图 16.23 膀胱肉瘤样尿路上皮癌，激光捕获显微切割研究（A~F）。HE 染色切片示显微切割前尿路上皮癌（UC）成分（A）和肉瘤样成分（D）。显微切割后对应的 UC 成分（B）和肉瘤样成分（E）。激光捕获的 UC（C）和肉瘤样肿瘤细胞（F）

相反，TP53（40%）和 D3S3050（40%）发生相同 LOH 的频率较低，这些位点包括 p53 和 VHL 肿瘤抑制基因，以及肿瘤进展至晚期尿路上皮癌的基因。

另外，笔者分析了 X 染色体失活。单克隆性肿瘤的所有细胞均含有相同的 X 染色体失活，因

此，它提示女性患者的肿瘤为克隆性起源。在此项研究中，如果在癌性成分和肉瘤性成分中都检测到 X 连锁的人雄激素受体（HUMARA）位点存在相同的肿瘤等位基因失活模式，则视为同一克隆性起源[4]。5/8 例检测到非随机性 X 染色体失活的相同模式，提示这两种成分来自同一个祖细

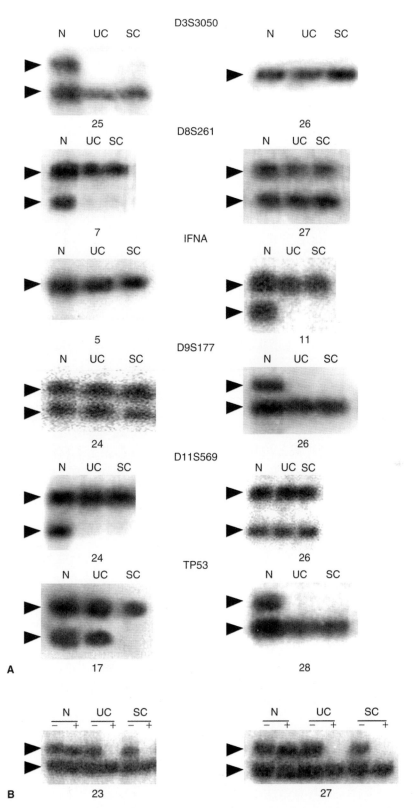

图 16.24　膀胱肉瘤样尿路上皮癌，杂合性缺失的代表性结果（A）和X染色体失活分析（B）。在（A），用正常组织、尿路上皮癌和肉瘤样肿瘤成分制备DNA，使用组合标志物D3S3050、D8S261、IFNA、D9S177、D11S569 和TP53 进行PCR扩增，凝胶电流分离。在（B），检测非随机失活的X染色体。箭号，等位基因条带；N，正常对照组织；UC，尿路上皮癌成分；SC，肉瘤样成分；−，不用Hha1 核酸内切酶消化；+，用Hha1 核酸内切酶消化

胞。尽管有 3 例存在随机性 X 染色体活化，不能提供成分为单克隆性起源的证据，但不能完全排除这种可能性。先前研究发现，随机性 X 染色体失活可见于高达 50% 的浸润性癌。值得注意的是，有 3 例肿瘤的两种成分具有相同的 X 染色体失活模式，但 IFNA、D9S177 和 TP53 的 LOH 模式却不一致。尽管此研究不能为肉瘤样癌的所有病例均起源于一个细胞提供确凿证据，但上述结果支持了单克隆理论（异常分化），而不是多克隆理论（碰撞）[4]。

在不同的肿瘤细胞群中，CGH 可以有效地比较所有细胞的单个染色体获得和缺失[83]。Torenbeek 等使用 CGH 技术检测了 3 例膀胱肉瘤样癌的染色体异常，发现在每一例的癌性成分和肉瘤性成分之间染色体异常模式存在显著的一致性，为 20% ~ 50%[10]。另一研究使用 CGH 技术检测了 1 例膀胱肉瘤样癌，发现两种成分均存在 9 号染色体短臂缺失和 11 号染色体长臂缺失。值得注意的是，9 号染色体短臂缺失，含有肿瘤抑制基因 Tp16 缺失，为浅表性尿路上皮癌的早期发现。在这两项研究中，还检测到每种成分均有独特的异常。CGH 研究证据表明，肉瘤样癌起源于单个祖细胞，其本质可能是尿路上皮，随着肿瘤进展，遗传学异常不断积累，沿着不同方向发生异常分化[10]。

16.9.6 上皮-间叶转化和癌干细胞

膀胱肉瘤样癌最初可能表现为尿路上皮癌，二者具有相似的发生部位和患者人群，共同的遗传学改变，并且许多普通癌在复发或转移后成为肉瘤样癌。异常分化存在一种表型谱，其范围从纯粹的尿路上皮癌到肉瘤样癌（恶性梭形细胞成分）再到癌肉瘤（异质性成分）（图 16.25）。目前

的癌发生的模型可以解释异常分化和表型异质性。首先，遗传学数据表明，肉瘤样癌可能沿着多步骤癌发生途径进展，伴遗传学改变的积累、遗传学不稳定性和多个亚克隆产生[1,24,34,35,79-82]。其次，发生上述分子学事件之后，在间质微环境的诱导下，肉瘤样癌可能发生上皮向间叶性表型的转化。上皮-间叶转化可能是尿路上皮癌及其他癌发生肉瘤样转化的原因[1,24,34,35,79-82,84-87]。在膀胱肉瘤样癌的肉瘤样成分中，Ikegami 等检测到 E-cadherin 及其他细胞黏附分子的表达降低，这是上皮-间叶转化的标志[13]。

最近分离了假定的尿路上皮癌干细胞，可能与尿路上皮癌的浸润性和化疗耐受有关[24,84,88]。最近越来越多的证据支持肉瘤样癌起源于单个尿路上皮祖细胞，随后转化为肉瘤样表型[1,9,24,42,89]。已有证据表明，双相性尿路上皮癌的癌性成分和肉瘤性成分都表达上皮性标志物，并保持一致的遗传学改变[4,9-11]。在目前的肿瘤发生模型中，真性肉瘤起源于转化的间叶性干细胞。然而，肉瘤样癌（癌肉瘤）的肉瘤样成分起源于尿路上皮干细胞，但与其他间叶性肿瘤的形态学具有相似性。这种肿瘤发生模型较符合目前有关肿瘤进展和转移的上皮-间叶转化理论，已在多个器官系统提出了这种转化理论（图 16.26 ~ 16.30）[86,87,90]。另一假说（碰撞理论）认为癌性成分和肉瘤性成分各自独立地起源于尿路上皮干细胞和间叶性干细胞。这些干细胞同时形成了癌和肉瘤，并在同一器官部位发生了"碰撞"。这种肿瘤发生模型尽管理论上完全可能，但已经很少有人支持。需要进一步研究，以阐明遗传学改变在上皮-间叶转化和癌变部位尿路上皮向肉瘤样癌表型转换的作用。

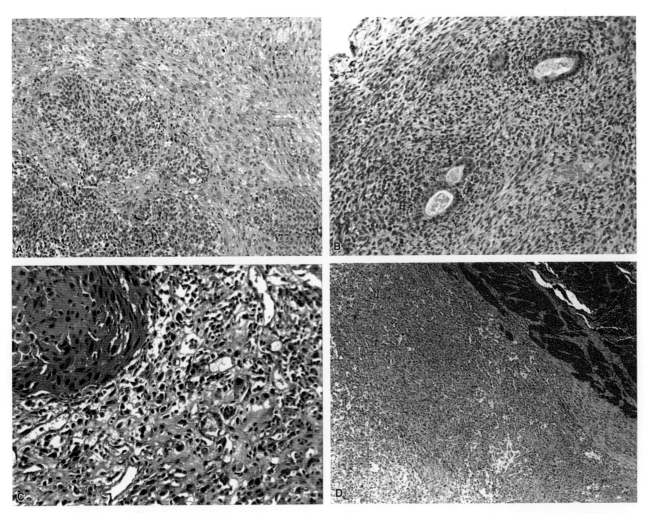

图 16.25　肉瘤样癌是膀胱癌去分化的最终共同通路，可能见于典型的尿路上皮癌、腺癌、鳞状细胞癌或小细胞癌的背景中。（A）尿路上皮癌与梭形肉瘤样成分密切混杂。（B）腺癌与梭形肉瘤样成分密切混杂。（C）鳞状细胞癌与梭形肉瘤样成分相邻。（D）小细胞癌与梭形肉瘤样成分相邻

16.10　小结和未来展望

　　膀胱肉瘤样癌是少见肿瘤，必须正确诊断，因为与治疗和预后有关。尽管其命名有争议，对于形态学和免疫组化兼有上皮性和间叶性分化证据的任何双相性肿瘤，建议使用"肉瘤样癌"这个术语。该肿瘤最常见于 60 ~ 70 岁男性患者，诊断时表现为晚期肿瘤（T3 期或更高分期）。其预后相对较差，多数患者在 1 年内死亡。找到可识别的尿路上皮癌或原位癌成分有助于诊断，部分病例可能需要免疫组化协助诊断。越来越多的

数据支持这些双相性肿瘤大多数为单克隆起源伴异常分化；然而，少数病例不能完全排除真性碰撞肿瘤的可能性。

　　文献中多种类型的人类癌中发现了肉瘤样表型，似乎是肿瘤进展过程中侵袭性最强的分化途径。多数人类癌如果进展的时间足够长而不致死，理论上均可形成肉瘤样成分。确实，膀胱癌的形态学具有极大的可塑性，同一肿瘤可出现很多组织学模式。有趣的是，肉瘤样癌似乎一致地沿着分化谱系排列。膀胱的多种上皮性肿瘤均可观察到肉瘤样转化，包括普通型尿路上皮癌、小

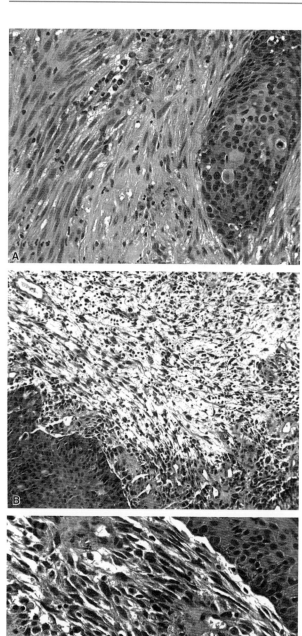

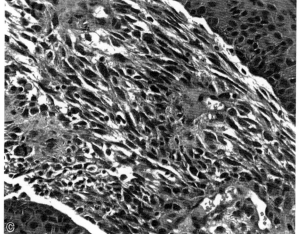

图 16.26 膀胱肉瘤样癌可作为上皮 – 间叶转化的模型。注意尿路上皮癌向间叶性（肉瘤样）成分转化（A~C）

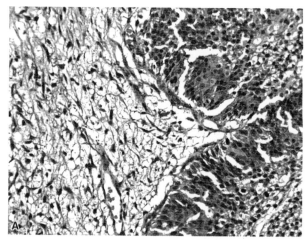

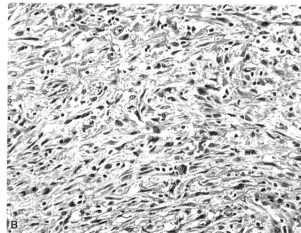

图 16.27 膀胱肉瘤样癌可作为上皮 – 间叶转化的模型。注意尿路上皮癌向黏液肉瘤样成分转化（A和B）

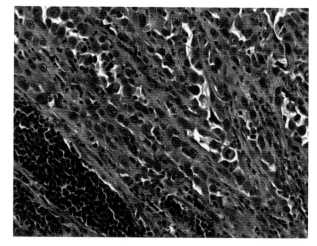

图 16.28 膀胱肉瘤样癌可作为上皮 – 间叶转化的模型。注意小细胞癌向间叶性（肉瘤样）成分转化

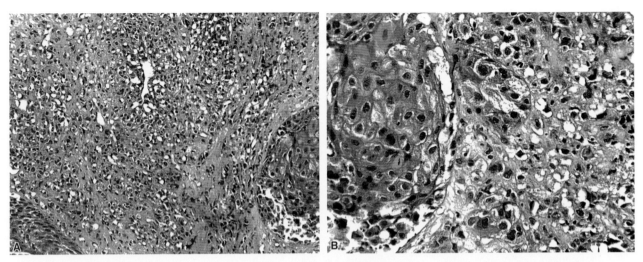

图 16.29　膀胱肉瘤样癌可作为上皮 – 间叶转化的模型。注意鳞状细胞癌向间叶性（肉瘤样）成分转化（A 和 B）

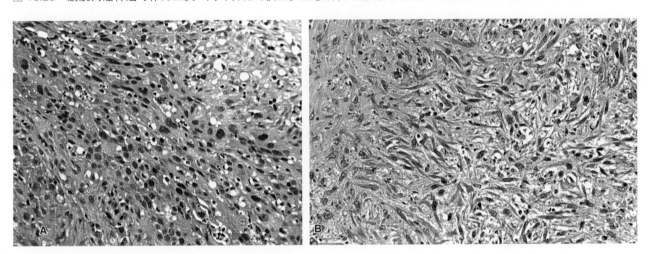

图 16.30　膀胱肉瘤样癌可作为上皮 – 间叶转化的模型（A 和 B）

细胞癌、腺癌、鳞状细胞癌和大细胞神经内分泌癌。肉瘤样癌似乎代表包括膀胱癌在内的人类肿瘤去分化的最终共同通路。

　　肉瘤样癌为侵袭性尿路上皮癌，对其组织起源缺乏深入理解。近年分子遗传学方法的使用日益广泛，可作为分析膀胱肉瘤样癌的有效工具。这些方法将继续发挥诊断重要性，并可能取得新的进展。目前仍在研发用于肉瘤样癌的新技术。部分技术针对癌性成分和肉瘤样成分之间的联系；其他技术试图继续澄清两种成分的克隆性起源。寻找有效的蛋白质表达标志物也是一个重要目标。随着这些新技术的进展，性价比不断提高，未来数年很可能进入临床实践。最后，深入理解膀胱肉瘤样癌的肿瘤发生机制可能有助于研发治疗和预防的新型药物。

（薛德彬　译）

参考文献

1. Cheng L, Zhang S, Alexander R, MacLennan GT, Hodges KB, Harrison BT, Lopez-Beltran A, Montironi R. Sarcomatoid carcinoma of the urinary bladder: the final common pathway of urothelial carcinoma dedifferentiation. *Am J Surg Pathol* 2011; 35:e34–46.

2. Cheng L, Lopez-Beltran A, MacLennan GT, Montironi R, Bostwick DG. Neoplasms of the urinary bladder. In: Bostwick DG, Cheng L, eds. Urologic Surgical Pathology, 2nd ed. Philadelphia: Elsevier/Mosby, 2008; 259–352.

3. Eble JN, Sauter G, Epstein JI, Sesterhenn IA, eds. WHO Classification of Tumours: Pathology and Genetics. Tumours of the Urinary and Male Reproductive System. Lyon, France: IARC Press, 2004.

4. Sung MT, Wang M, MacLennan GT, Eble JN, Tan PH, Lopez-Beltran A, Montironi R, Harris JJ, Kuhar M, Cheng L. Histogenesis of sarcomatoid urothelial carcinoma of the urinary bladder: evidence for a common clonal origin with divergent differentiation. *J Pathol* 2007; 211:420–30.

5. Lopez-Beltran A, Pacelli A, Rothenberg HJ, Wollan PC, Zincke H, Blute ML, Bostwick DG. Carcinosarcoma and sarcomatoid carcinoma of the bladder: clinicopathological study of 41 cases. *J Urol* 1998; 159:1497–1503.

6. Robson SM. Atypical carcinoma of the urinary bladder simulating myosarcoma: report of two cases and review of literature. *J Urol* 1935:638–69.

7. Hirsch EF, Gasser GW. Cancerous mixed tumor of urinary bladder. *Arch Pathol* 1944; 37:24–6.

8. Gronau S, Menz CK, Melzner I, Hautmann R, Moller P, Barth TF. Immunohistomorphologic and molecular cytogenetic analysis of a carcinosarcoma of the urinary bladder. *Virchows Arch* 2002; 440:436–40.

9. Armstrong AB, Wang M, Eble JN, MacLennan GT, Montironi R, Tan PH, Lopez-Beltran A, Zhang S, Baldridge LA, Spartz H, Cheng L. TP53 mutational analysis supports monoclonal origin of biphasic sarcomatoid urothelial carcinoma (carcinosarcoma) of the urinary bladder. *Mod Pathol* 2009; 22:113–8.

10. Torenbeek R, Hermsen MA, Meijer GA, Baak JP, Meijer CJ. Analysis by comparative genomic hybridization of epithelial and spindle cell components in sarcomatoid carcinoma and carcinosarcoma: histogenetic aspects. *J Pathol* 1999; 189:338–43.

11. Halachmi S, DeMarzo AM, Chow NH, Halachmi N, Smith AE, Linn JF, Nativ O, Epstein JI, Schoenberg MP, Sidransky D. Genetic alterations in urinary bladder carcinosarcoma: evidence of a common clonal origin. *Eur Urol* 2000; 37:350–7.

12. Guarino M, Tricomi P, Giordano F, Cristofori E. Sarcomatoid carcinomas: pathological and histopathogenetic considerations. *Pathology* 1996; 28:298–305.

13. Ikegami H, Iwasaki H, Ohjimi Y, Takeuchi T, Ariyoshi A, Kikuchi M. Sarcomatoid carcinoma of the urinary bladder: a clinicopathologic and immunohistochemical analysis of 14 patients. *Hum Pathol* 2000; 31:332–40.

14. Terada T. Sarcomatoid carcinoma of the urinary bladder: a case report with immunohistochemical and molecular genetic analysis. *Med Oncol* 2010; 27:547–53.

15. Terada T. Urinary bladder carcinoma with triplicate differentiations into giant cell sarcomatoid carcinoma, squamous cell carcinoma, and papillary urothelial transitional cell carcinoma: a case report. *Cases J* 2009; 2:9111.

16. Sato K, Ueda Y, Kawamura K, Aihara K, Katsuda S. Plasmacytoid urothelial carcinoma of the urinary bladder: a case report and immunohistochemical study. *Pathol Res Pract* 2009; 205:189–94.

17. Paner GP, McKenney JK, Epstein JI, Amin MB. Rhabdomyosarcoma of the urinary bladder in adults: predilection for alveolar morphology with anaplasia and significant morphologic overlap with small cell carcinoma. *Am J Surg Pathol* 2008; 32:1022–8.

18. Mekni A, Chelly I, Azzouz H, Ben Ghorbel I, Bellil S, Haouet S, Kchir N, Zitouna M, Bellil K. Extragastrointestinal stromal tumor of the urinary wall bladder: case report and review of the literature. *Pathologica* 2008; 100:173–5.

19. Matsuoka Y, Hirokawa M, Chiba K, Hashiba T, Tomoda T, Sugiura S. Biphasic and monophasic sarcomatoid carcinoma of the urinary bladder. *Can J Urol* 2008; 15:4106–8.

20. Armah HB, Parwani AV. Sarcomatoid urothelial carcinoma with choriocarcinomatous features: first report of an unusual case. *Urology* 2007; 70:812 e11–4.

21. Arenas LF, Fontes DA, Pereira EM, Hering FL. Sarcomatoid carcinoma with osseous differentiation in the bladder. *Int Braz J Urol* 2006; 32:563–5.

22. Nimeh T, Kuang W, Levin HS, Klein EA. Sarcomatoid transitional cell carcinoma of bladder managed with transurethral resection alone. *J Urol* 2002; 167:641–2.

23. Jemal A, Siegel R, Ward E, Hao Y, Xu J, Thun MJ. Cancer statistics, 2009. *CA Cancer J Clin* 2009; 59:225–49.

24. Cheng L, Davidson DD, Maclennan GT, Williamson SR, Zhang S, Koch MO, Montironi R, Lopez-Beltran A. The origins of urothelial carcinoma. *Expert Rev Anticancer Ther* 2010; 10:865–80.

25. Jones EC, Young RH. Myxoid and sclerosing sarcomatoid transitional cell carcinoma of the urinary bladder: a clinicopathologic and immunohistochemical study of 25 cases. *Mod Pathol* 1997; 10:908–16.

26. Holtz F, Fox JE, Abell MR. Carcinosarcoma of the urinary bladder. *Cancer* 1972; 29:294–304.

27. Perret L, Chaubert P, Hessler D, Guillou L. Primary heterologous carcinosarcoma (metaplastic carcinoma) of the urinary bladder: a clinicopathologic, immunohistochemical, and ultrastructural analysis of eight cases and a review of the literature. *Cancer* 1998; 82:1535–49.

28. Bloxham CA, Bennett MK, Robinson MC. Bladder carcinosarcomas: three cases with diverse histogenesis. *Histopathology* 1990; 16:63–7.

29. Wright JL, Black PC, Brown GA, Porter MP, Kamat AM, Dinney CP, Lin DW. Differences in survival among patients with sarcomatoid carcinoma, carcinosarcoma and urothelial carcinoma of the bladder. *J Urol* 2007; 178:2302–7.

30. Wang J, Wang FW, Lagrange CA, Hemstreet GP, Kessinger A. Clinical features of sarcomatoid carcinoma (carcinosarcoma) of the urinary bladder: analysis of 221 cases. *Sarcoma* 2010; 2010:4547–92.

31. Torenbeek R, Blomjous CE, de Bruin PC, Newling DW, Meijer CJ. Sarcomatoid carcinoma of the urinary bladder. Clinicopathologic analysis of 18 cases with immunohistochemical and electron microscopic findings. *Am J Surg Pathol* 1994; 18:241–9.

32. Lahoti C, Schinella R, Rangwala AF, Lee M, Mizrachi H. Carcinosarcoma of urinary bladder: report of 5 cases with immunohistologic study. *Urology* 1994; 43:389–93.

33. Shah SK, Lui PD, Baldwin DD, Ruckle HC. Urothelial carcinoma after external beam radiation therapy for prostate cancer. *J Urol* 2006; 175:2063–6.

34. Cheng L, Zhang S, Davidson DD, MacLennan GT, Koch MO, Montironi R, Lopez-Beltran A. Molecular determinants of tumor recurrence in the urinary bladder. *Future Oncol* 2009; 5:843–57.

35. Cheng L, Zhang S, Maclennan GT, Williamson SR, Lopez-Beltran A, Montironi R. Bladder cancer: translating molecular genetic insights into clinical practice. *Hum Pathol* 2011; 42:455–81.

36. Ro JY, Staerkel GA, Ayala AG. Cytologic and histologic features of superficial bladder cancer. *Urol Clin North Am* 1992; 19:435–53.

37. Robey-Cafferty SS, Grignon DJ, Ro JY, Cleary KR, Ayala AG, Ordonez NG, Mackay B. Sarcomatoid carcinoma of the stomach. A report of three cases with immunohistochemical and ultrastructural observations. *Cancer* 1990; 65:1601–6.

38. Wick MR, Perrone TL, Burke BA. Sarcomatoid transitional cell carcinomas of the renal pelvis. An ultrastructural and immunohistochemical study. *Arch Pathol Lab Med* 1985; 109:55–8.

39. Mukhopadhyay S, Shrimpton AE, Jones LA, Nsouli IS, Abraham NZ Jr. Carcinosarcoma of the urinary bladder following cyclophosphamide therapy: evidence for monoclonal origin and chromosome 9p allelic loss. *Arch Pathol Lab Med* 2004; 128:e8–11.

40. Sigel JE, Smith TA, Reith JD, Goldblum JR. Immunohistochemical analysis of anaplastic lymphoma kinase expression in deep soft tissue calcifying fibrous pseudotumor: evidence of a late sclerosing stage of inflammatory myofibroblastic tumor? *Ann Diagn Pathol* 2001; 5:10–4.

41. Sigal SH, Tomaszewski JE, Brooks JJ, Wein A, LiVolsi VA. Carcinosarcoma of bladder following long-term cyclophosphamide therapy. *Arch Pathol Lab Med* 1991; 115:1049–51.

42. Volker HU, Zettl A, Schon G, Heller V, Heinrich E, Rosenwald A, Handwerker M, Muller-Hermelink HK, Marx A, Strobel P. Molecular genetic findings in two cases of sarcomatoid carcinoma of the ureter: evidence for evolution from a common pluripotent progenitor cell? *Virchows Arch* 2008; 452:457–63.

43. Wang X, MacLennan GT, Zhang S, Montironi R, Lopez-Beltran A,

Tan PH, Foster S, Baldridge LA, Cheng L. Sarcomatoid carcinoma of the upper urinary tract: clinical outcome and molecular characterization. *Hum Pathol* 2009; 40:211–7.

44. Omeroglu A, Paner GP, Wojcik EM, Siziopikou K. A carcinosarcoma/sarcomatoid carcinoma arising in a urinary bladder diverticulum. *Arch Pathol Lab Med* 2002; 126:853–5.

45. Cheng L, Zhang S, Alexander R, MacLennan GT, Hodges KB, Harrison BT, Lopez-Beltran A, Montironi R. Sarcomatoid carcinoma of the urinary bladder: the final common pathway of urothelial carcinoma dedifferentiation. *Am J Surg Pathol* 2011; 35:e34–46.

46. Lott S, Lopez-Beltran A, Montironi R, MacLennan GT, Cheng L. Soft tissue tumors of the urinary bladder: Part II: Malignant neoplasms. *Hum Pathol* 2007; 38:807–23.

47. Lott S, Lopez-Beltran A, Maclennan GT, Montironi R, Cheng L. Soft tissue tumors of the urinary bladder, Part I: myofibroblastic proliferations, benign neoplasms, and tumors of uncertain malignant potential. *Hum Pathol* 2007; 38:807–23.

48. Hodges KB, Lopez-Beltran A, Emerson RE, Montironi R, Cheng L. Clinical utility of immunohistochemistry in the diagnoses of urinary bladder neoplasia. *Appl Immunohistochem Mol Morphol* 2010; 18:401–10.

49. Westfall DE, Folpe AL, Paner GP, Oliva E, Goldstein L, Alsabeh R, Gown AM, Amin MB. Utility of a comprehensive immunohistochemical panel in the differential diagnosis of spindle cell lesions of the urinary bladder. *Am J Surg Pathol* 2009;

33:99–105.

50. Cheng L, Foster SR, MacLennan GT, Lopez-Beltran A, Zhang S, Montironi R. Inflammatory myofibroblastic tumors of the genitourinary tract—single entity or continuum? *J Urol* 2008; 180:1235–40.

51. Coffin CM, Watterson J, Priest JR, Dehner LP. Extrapulmonary inflammatory myofibroblastic tumor (inflammatory pseudotumor). A clinicopathologic and immunohistochemical study of 84 cases. *Am J Surg Pathol* 1995; 19:859–72.

52. Freeman A, Geddes N, Munson P, Joseph J, Ramani P, Sandison A, Fisher C, Parkinson MC. Anaplastic lymphoma kinase (ALK 1) staining and molecular analysis in inflammatory myofibroblastic tumours of the bladder: a preliminary clinicopathological study of nine cases and review of the literature. *Mod Pathol* 2004; 17:765–71.

53. Harik LR, Merino C, Coindre JM, Amin MB, Pedeutour F, Weiss SW. Pseudosarcomatous myofibroblastic proliferations of the bladder: a clinicopathologic study of 42 cases. *Am J Surg Pathol* 2006; 30:787–94.

54. Montgomery EA, Shuster DD, Burkart AL, Esteban JM, Sgrignoli A, Elwood L, Vaughn DJ, Griffin CA, Epstein JI. Inflammatory myofibroblastic tumors of the urinary tract: a clinicopathologic study of 46 cases, including a malignant example inflammatory fibrosarcoma and a subset associated with high grade urothelial carcinoma. *Am J Surg Pathol* 2006; 30:1502–12.

55. Sukov WR, Cheville JC, Carlson AW, Shearer BM, Piatigorsky EJ, Grogg KL, Sebo TJ, Sinnwell JP,

Ketterling RP. Utility of ALK–1 protein expression and ALK rearrangements in distinguishing inflammatory myofibroblastic tumor from malignant spindle cell lesions of the urinary bladder. *Mod Pathol* 2007; 20:592–603.

56. Tsuzuki T, Magi-Galluzzi C, Epstein JI. ALK–1 expression in inflammatory myofibroblastic tumor of the urinary bladder. *Am J Surg Pathol* 2004; 28:1609–14.

57. Hirsch MS, Dal Cin P, Fletcher CD. ALK expression in pseudosarcomatous myofibroblastic proliferations of the genitourinary tract. *Histopathology* 2006; 48:569–78.

58. Lewis JS, Ritter JH, El-Mofty S. Alternative epithelial markers in sarcomatoid carcinomas of the head and neck, lung, and bladder-p63, MOC–31, and TTF–1. *Mod Pathol* 2005; 18:1471–81.

59. Martin SA, Sears DL, Sebo TJ, Lohse CM, Cheville JC. Smooth muscle neoplasms of the urinary bladder: a clinicopathologic comparison of leiomyoma and leiomyosarcoma. *Am J Surg Pathol* 2002; 26:292–300.

60. Pedersen-Bjergaard J, Jonsson V, Pedersen M, Hou-Jensen K. Leiomyosarcoma of the urinary bladder after cyclophosphamide. *J Clin Oncol* 1995; 13:532–3.

61. Tanguay C, Harvey I, Houde M, Srigley JR, Tetu B. Leiomyosarcoma of urinary bladder following cyclophosphamide therapy: report of two cases. *Mod Pathol* 2003; 16:512–4.

62. Ogawa K, Kim YC, Nakashima Y, Yamabe H, Takeda T, Hamashima Y. Expression of epithelial markers in sarcomatoid carcinoma: an immunohistochemical study. *Histopathology* 1987; 11:511–22.

63. Leuschner I, Harms D, Mattke A, Koscielniak E, Treuner J. Rhabdomyosarcoma of the urinary bladder and vagina: a clinicopathologic study with emphasis on recurrent disease: a report from the Kiel Pediatric Tumor Registry and the German CWS Study. *Am J Surg Pathol* 2001; 25:856–64.

64. Arndt C, Rodeberg D, Breitfeld PP, Raney RB, Ullrich F, Donaldson S. Does bladder preservation (as a surgical principle) lead to retaining bladder function in bladder/prostate rhabdomyosarcoma? Results from Intergroup Rhabdomyosarcoma Study IV. *J Urol* 2004; 171:2396–403.

65. Kunze E, Theuring F, Kruger G. Primary mesenchymal tumors of the urinary bladder. A histological and immunohistochemical study of 30 cases. *Pathol Res Pract* 1994; 190:311–32.

66. Kirkali Z, Chan T, Manoharan M, Algaba F, Busch C, Cheng L, Kiemeney L, Kriegmair M, Montironi R, Murphy WM, Sesterhenn IA, Tachibana M, Weider J. Bladder cancer: epidemiology, staging and grading, and diagnosis. *Urology* 2005; 66:4–34.

67. Munoz JJ, Ellison LM. Upper tract urothelial neoplasms: incidence and survival during the last 2 decades. *J Urol* 2000; 164:1523–5.

68. Bonsib SM, Cheng L. Renal pelvis and ureter. In: Bostwick DG, Cheng L, eds. Urologic Surgical Pathology, 2nd ed. Philadelphia: Elsevier/Mosby, 2008; 173–94.

69. Vermeulen P, Hoekx L, Colpaert C, Wyndaele JJ, Van Marck E. Biphasic sarcomatoid carcinoma (carcinosarcoma) of the renal pelvis with heterologous chondrogenic differentiation. *Virchows Arch* 2000; 437:194–7.

70. Volker HU, Scheich M, Holler S, Strobel P, Hagen R, Muller-Hermelink HK, Eck M. Differential diagnosis of laryngeal spindle cell carcinoma and inflammatory myofibroblastic tumor—report of two cases with similar morphology. *Diagn Pathol* 2007; 2:1.

71. Byard RW, Bell ME, Alkan MK. Primary carcinosarcoma: a rare cause of unilateral ureteral obstruction. *J Urol* 1987; 137:732–3.

72. Perimenis P, Athanasopoulos A, Geragthy J, Speakman M. Carcinosarcoma of the ureter: a rare, pleomorphic, aggressive malignancy. *Int Urol Nephrol* 2003; 35:491–3.

73. Johnin K, Kadowaki T, Kushima M, Ushida H, Koizumi S, Okada Y. Primary heterologous carcinosarcoma of the ureter with necrotic malignant polyps. Report of a case and review of the literature. *Urol Int* 2003; 70:232–5.

74. Orsatti G, Corgan FJ, Goldberg SA. Carcinosarcoma of urothelial organs: sequential involvement of urinary bladder, ureter, and renal pelvis. *Urology* 1993; 41:289–91.

75. Black PC, Brown GA, Dinney CP. The impact of variant histology on the outcome of bladder cancer treated with curative intent. *Urol Oncol* 2009; 27:3–7.

76. Damiano R, D'Armiento M, Cantiello F, Amorosi A, Tagliaferri P, Sacco R, Venuta S. Gemcitabine and cisplatin following surgical treatment of urinary bladder carcinosarcoma. *Tumori* 2004; 90:458–60.

77. Froehner M, Gaertner HJ, Manseck A, Wirth MP. Durable complete remission of metastatic sarcomatoid carcinoma of the bladder with cisplatin and gemcitabine in an 80-year-old man. *Urology* 2001; 58:799.

78. Strefford JC, Lillington DM, Steggall M, Lane TM, Nouri AM, Young BD, Oliver RT. Novel chromosome findings in bladder cancer cell lines detected with multiplex fluorescence in situ hybridization. *Cancer Genet Cytogenet* 2002; 135:139–46.

79. Cheng L, Zhang D. Molecular Genetic Pathology. New York: Humana Press/Springer, 2008.

80. Cheng L, Zhang S, Davidson DD. Implications of Cancer Stem Cells for Cancer Therapy. New York: Humana Press/Springer, 2009.

81. Takahashi T, Habuchi T, Kakehi Y, Mitsumori K, Akao T, Terachi T, Yoshida O. Clonal and chronological genetic analysis of multifocal cancers of the bladder and upper urinary tract. *Cancer Res* 1998; 58:5835–41.

82. Nowell PC. The clonal evolution of tumor cell populations. *Science* 1976; 194:23–8.

83. Kallioniemi A, Kallioniemi OP, Citro G, Sauter G, DeVries S, Kerschmann R, Caroll P, Waldman F. Identification of gains and losses of DNA sequences in primary bladder cancer by comparative genomic hybridization. *Genes Chromosomes Cancer* 1995; 12:213–9.

84. McConkey DJ, Lee S, Choi W, Tran M, Majewski T, Siefker-Radtke A, Dinney C, Czerniak B. Molecular genetics of bladder cancer: emerging mechanisms of tumor initiation and progression. *Urol Oncol* 2010; 28:429–40.

85. Polyak K, Weinberg RA. Transitions between epithelial and

mesenchymal states: acquisition of malignant and stem cell traits. *Nat Rev Cancer* 2009; 9:265–73.

86. Cheng L, Zhang S, Wang M, Davidson DD, Morton MJ, Huang J, Zheng S, Jones TD, Beck SD, Foster RS. Molecular genetic evidence supporting the neoplastic nature of stromal cells in "fibrosis" after chemotherapy for testicular germ cell tumors. *J Pathol* 2007; 213:65–71.

87. Paterson RF, Ulbright TM, MacLennan GT, Zhang S, Pan CX, Sweeney CJ, Moore CR, Foster RS, Koch MO, Eble JN, Cheng L. Molecular genetic alterations in the laser-capture-microdissected stroma adjacent to bladder carcinoma. *Cancer* 2003; 98:1830–6.

88. Chan KS, Espinosa I, Chao M, Wong D, Ailles L, Diehn M, Gill H, Presti J Jr, Chang HY, van de Rijn M, Shortliffe L, Weissman IL. Identification, molecular characterization, clinical prognosis, and therapeutic targeting of human bladder tumor-initiating cells. *Proc Natl Acad Sci U S A* 2009; 106:14016–21.

89. Sung MT, Zhang S, MacLennan GT, Lopez-Beltran A, Montironi R, Wang M, Tan PH, Cheng L. Histogenesis of clear cell adenocarcinoma in the urinary tract: Evidence of urothelial origin. *Clin Cancer Res* 2008; 14:1947–55.

90. Thiery JP. Epithelial-mesenchymal transitions in tumour progression. *Nat Rev Cancer* 2002; 2:442–54.

第 17 章

内翻性生长的膀胱肿瘤

17.1　内翻性乳头状瘤　　　　　　　　398

　　17.1.1　临床特征　　　　　　　　398

　　17.1.2　组织病理特征　　　　　　399

　　17.1.3　鉴别诊断　　　　　　　　403

　　17.1.4　分子病理特征　　　　　　403

17.2　内翻性变异型尿路上皮癌（尿路上

　　　皮癌伴内翻性生长方式）　　　　405

　　17.2.1　临床特征和组织病理特征　405

17.2.2　免疫组化和原位杂交（FISH）

　　　　检测　　　　　　　　　　407

17.2.3　鉴别诊断　　　　　　　　407

17.3　旺炽性布氏巢增生　　　　　　　412

17.4　旺炽性腺性膀胱炎　　　　　　　412

17.5　巢状变异型尿路上皮癌　　　　　412

17.6　疣状鳞状细胞癌　　　　　　　　412

参考文献　　　　　　　　　　　　　　412

膀胱内翻性或内生性尿路上皮病变容易误诊[1]，因此，病理医师应当意识到这些病变在组织形态方面的具有多样性表现（表 17.1）。

17.1 内翻性乳头状瘤

17.1.1 临床特征

尽管"内翻性乳头状瘤"诊断术语是由 Potts 和 Hirst 于 1963 年首次使用，用于描述这一组织结构独特的尿路上皮肿瘤[2]。然而，维也纳泌尿外科医师 Paschkis 早在 1927 年就使用"腺瘤样息肉"这一诊断名称，报道了 4 例具有相同形态学特点的尿路上皮肿瘤[3]。其他诊断术语诸如"泌尿上皮腺瘤""布氏巢样腺瘤"及"内翻性尿路上皮乳头状瘤"也曾在过去使用过，其中"内翻性乳头状瘤"是首选的诊断术语。内翻性乳头状瘤可发生于任何年龄，包括少数发生于儿童的病例，其发病率占尿

表 17.1　具有内翻性生长方式的主要尿路上皮病变和肿瘤

良性病变
内翻性乳头状瘤
旺炽性布氏巢增生
旺炽性囊性膀胱炎
恶性病变
内翻变异型尿路上皮癌（尿路上皮癌伴内翻性生长方式）
巢状变异型尿路上皮癌
疣状鳞状细胞癌

路上皮肿瘤不到 1%[4-9]。男性发病较女性常见，男女之比为 7.3∶1[4]，诊断时平均年龄为 60 岁（年龄范围 26~85 岁），发病高峰年龄在 60~70 岁之间[4]。相当多的患者有吸烟史，这一现象提示吸烟可能与内翻性乳头状瘤的发病有关[4]。

患者常常出现血尿和膀胱刺激症状[4,10-21]。大多数内翻性乳头状瘤发生于膀胱三角区和膀胱颈部（图 17.1）。膀胱镜下及肉眼观可见，内翻

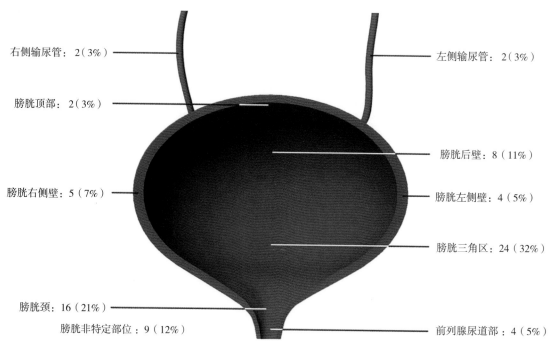

标注	
右侧输尿管：2（3%）	左侧输尿管：2（3%）
膀胱顶部：2（3%）	
	膀胱后壁：8（11%）
膀胱右侧壁：5（7%）	膀胱左侧壁：4（5%）
	膀胱三角区：24（32%）
膀胱颈：16（21%）	
膀胱非特定部位：9（12%）	前列腺尿道部：4（5%）

图 17.1　内翻性乳头状瘤在泌尿道中的分布

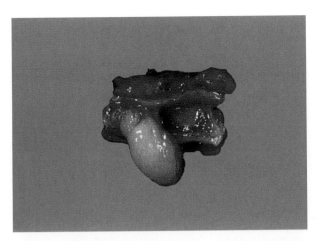

图 17.2　内翻性乳头状瘤的大体形态。注意突入膀胱腔内的息肉状肿物

性乳头状瘤的特征为无蒂或有蒂息肉状病变，表面光滑（图 17.2）。肿瘤通常单发，体积小（直径<1cm），但有时肿瘤也可多发，且体积大。多发性病变发病率为 1.3%～4.4%[4,11]。

　　如果使用严格的诊断标准，内翻性乳头状瘤是一种良性病变。Sung 及其同事在一个包括 75 例的病例研究中报告，在肿瘤平均随访 68 个月期间中仅有 1 例复发[4]。结果表明，经尿道切除内翻性乳头状瘤的治疗方式是足够的，那些应用

于尿路上皮癌的严密监控方案对于这种良性病变来说似乎是不必要的。

17.1.2　组织病理特征

　　内翻性乳头状瘤以内翻性生长方式生长。组织形态学上，肿瘤细胞常排列成互相吻合的岛状、梁状结构，细胞学正常的尿路上皮细胞从黏膜表面向下陷入固有膜内，但不侵入固有肌层（图 17.3～17.9；表 17.2）。表面被覆的尿路上皮可正常、变薄或增生。从定义上讲，肿瘤外生性成分很少或无。

　　Kunze 等建议将内翻性乳头状瘤分为两个形态不同的变异型：梁状亚型和腺样亚型[10]。依照他们的标准，梁状变异型的特点是相互吻合的条索状和梁状尿路上皮细胞以不同角度内陷入黏膜固有膜内。这些内陷的组织结构显示中央的细胞为成熟的尿路上皮细胞，周边的细胞为深染且栅栏状排列的基底细胞，周围常包绕无明显炎症反应的纤维性间质。巢状和条索状细胞团中可见梭形肿瘤细胞。有些肿瘤可出现囊腔，被覆平坦

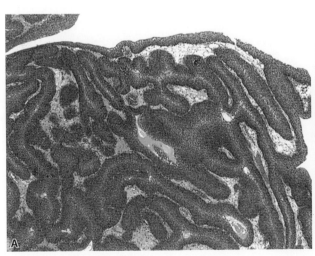
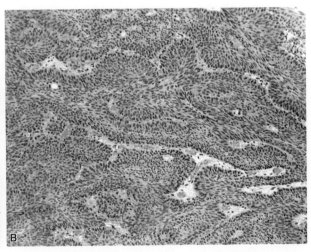

图 17.3　内翻性乳头状瘤。（A）低倍镜下显示一个典型内翻性乳头状瘤独特的向下生长方式，肿瘤表面被覆完整的尿路上皮，其下固有膜内纤细的梁状尿路上皮细胞互相交织吻合。（B）高倍镜下，梁状结构以中央细胞流水样排列，周边细胞排列成栅栏状为特点，细胞无非典型性证据和核分裂象

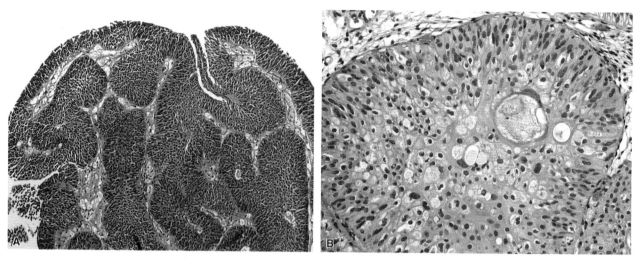

图 17.4　内翻性乳头状瘤。(A) 直径达 3.0cm 的单发性肿块在 55 岁女性患者的膀胱三角区形成隆起性结节。(B) 肿瘤包含相互交织的梁状尿路上皮细胞

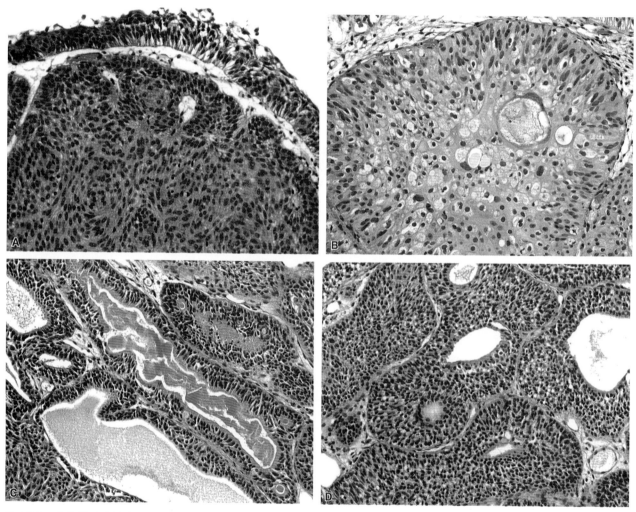

图 17.5　内翻性乳头状瘤。巢状结构实性,由大小一致的梭形细胞旋涡状团块 (A),突出显示充满黏液的小囊 (B),或含有不等量蛋白样物质的大的囊腔 (C)。内翻性乳头状瘤也可出现增生性生长方式 (D)

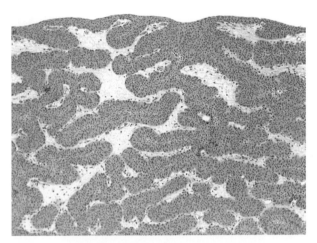

图 17.6 内翻性乳头状瘤,梁状生长

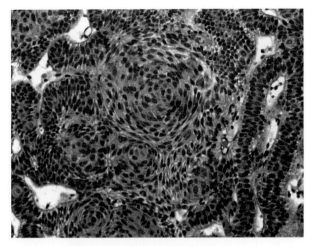

图 17.8 内翻性乳头状瘤,梭形细胞型

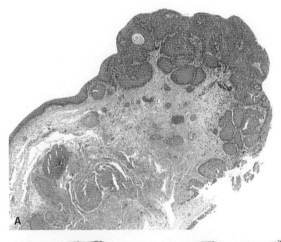

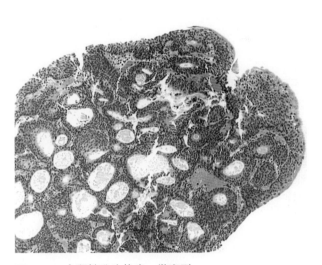

图 17.9 内翻性乳头状瘤,微囊型

表 17.2 内翻性乳头状瘤的关键形态学特征

表面较光滑,缺乏外生性生长
浅表性生长,不累及固有肌层
呈纤细的梁状
病变局限且具有光滑的基底
缺乏促纤维结缔组织间质反应
缺乏浸润性生长
无或很少细胞非典型性
缺乏原位癌的成分[尿路上皮原位癌和(或)尿
　路上皮异型增生]

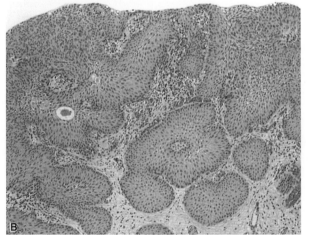

图 17.7 内翻性乳头状瘤早期呈息肉状病变(A 和 B)

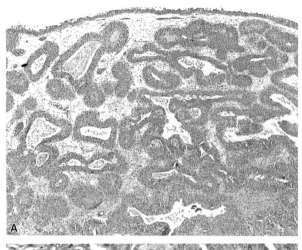
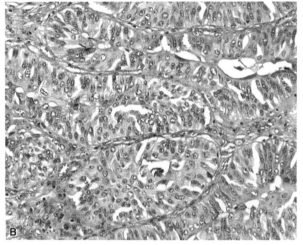

图 17.10　内翻性乳头状瘤，微囊型和腺样型（A和B）

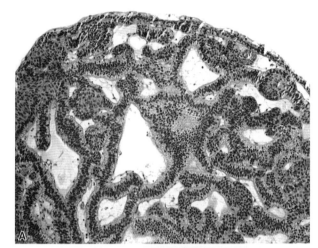
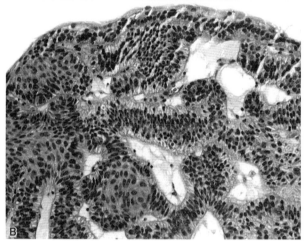

图 17.11　内翻性乳头状瘤，腺样型（A和B）

型尿路上皮细胞，腔内有嗜酸性物质，形态类似于囊性膀胱炎。腺样变异型的特点是肿瘤由巢状尿路上皮团组成，既可见被覆成熟尿路上皮细胞的假腺样腔隙，甚至也可见真正的腺腔成分，具有黏性蛋白分泌物和黏液分泌细胞（图 17.10 和 17.11 ）。腺样变异型诊断尽管由这些观察者所建议，然而其在形态上与旺炽性囊性膀胱炎有相当大的重叠，因此作为一个诊断实体并未得到广泛接受。

关于内翻性乳头状瘤的系列研究结果显示，肿瘤可见胞质空泡化和泡沫状黄色瘤样改变。这些"透明细胞"或许集中在肿瘤的特殊区域，但

更常见的是，其与普通内翻性乳头状瘤细胞弥漫混杂在一起。肿瘤也可见局灶性非角化鳞状上皮化生和神经内分泌分化现象[20,22]。核分裂象缺乏或少见。部分病例出现极少量局灶性细胞非典型性改变，这种现象有可能是一种自然退变，没有临床意义[5]。最近描述的一种伴局灶乳头状特征的内翻性乳头状瘤，拓宽了内翻性乳头状瘤的形态学谱系[2,3]。另一种少见变异型，又称为"内翻性乳头状瘤伴非典型性"，显示局灶中等程度细胞非典型，核仁明显，具有非典型鳞状细胞样特点和退变样多核巨细胞。这些特征就目前所知没有任何临床意义[10,16]。肿瘤可经常出现局灶

非角化性鳞状上皮化生，罕见情况下可出现神经内分泌分化[22]。

17.1.3 鉴别诊断

最重要的是与具有内翻性生长方式的尿路上皮癌相鉴别（表 17.3）。有时区分二者相当困难，尤其是有限的小活检标本，或伴有人工挤压假象的标本[5]。内翻性乳头状瘤内陷的梁状或条索状结构显示细胞规则的成熟，由梭形细胞和周边细胞栅栏状排列组成。相反，具有内翻性生长方式的尿路上皮癌常显示宽的不规则的细胞柱转变为更为实性的巢状。同时，外生性乳头状成分，以及明确的固有膜、肌层浸润的出现，可作为内翻性尿路上皮癌明确的诊断依据。此外，显著的细胞非典型性，包括核多形性，核仁明显及丰富的核分裂象，更进一步支持恶性的诊断。

其他鉴别诊断包括旺炽性囊性腺性膀胱炎和布氏巢增生，其特征为由正常形态的尿路上皮组成的界限清楚的圆形细胞巢增生，而内翻性乳头状瘤的特征为相互交织状生长的细胞条索。

17.1.4 分子病理特征

X染色体非随机失活研究结果证实，内翻性乳头状瘤是一种起源于一个祖细胞的单克隆性肿瘤[24]。Sung等应用在尿路上皮癌中常常发生改变的微卫星标志物对内翻性乳头状瘤的等位基因杂合性缺失（LOH）情况进行研究（图 17.12

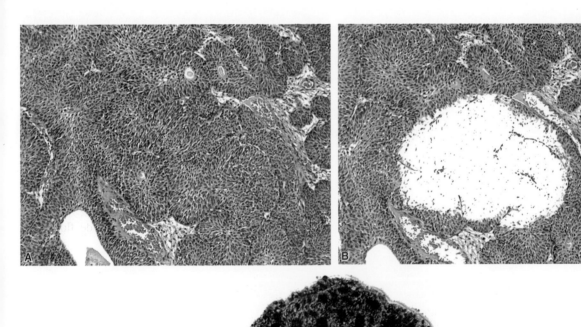

图 17.12 膀胱内翻性乳头状瘤显微切割捕获（A）显微切割前肿瘤组织；（B）显微切割后肿瘤组织；（C）激光捕获的肿瘤细胞

表 17.3　　内翻性乳头状瘤和尿路上皮癌伴内翻性生长的形态学、免疫组化及分子遗传学特征

特征	内翻性乳头状瘤	内翻性生长型尿路上皮癌
表面	光滑，圆顶形，通常完整，细胞无异常	常出现外生性乳头状病变
生长方式	内生性，膨胀性，界限清楚，相互交织的条索状和纤细的梁状生长	外生性，粗的界限不明确的梁状生长
细胞学特征	规则有极性的细胞，部分梭形，周围细胞排列成栅栏状，细胞无明显非典型性，核分裂象罕见	细胞形态多样，核多形性，有非典型性
免疫组织化学	CK20 表达阴性	CK20 异常表达
p53 和 Ki-67	p53 表达低，Ki-67 增殖指数缺乏	p53 表达高，Ki-67 增殖指数常出现
FGFR3 突变	频繁	不确定
UroVysion FISH	阴性	阳性
LOH	低或缺乏	常见
临床生物学行为	良性，罕见复发[b]	复发，进展与否常由分级及分期决定

注：[b]罕见复发，且与不完全切除有关。

和 17.13）[24]。结果表明，LOH 在典型内翻性乳头状瘤中发生率较低（8%～10%），而在低度恶性潜能的尿路上皮乳头状瘤和尿路上皮癌中则较高（29%～80%）。LOH 在内翻性乳头状瘤中发生率与在正常尿路上皮组织中相似[25]。与尿路上皮癌相比，内翻性乳头状瘤 LOH 的发生率明显降低，表明其并无易导致尿路上皮癌的关键性遗传学异常，提示二者可能具有完全不同的发病

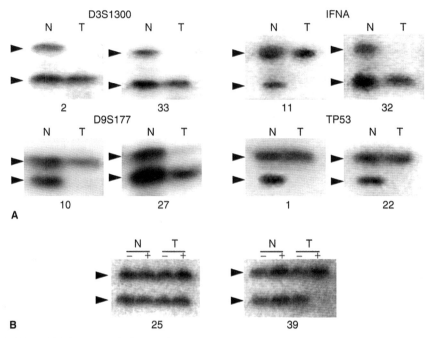

图 17.13　膀胱内翻性乳头状瘤典型的杂合性缺失（A）和 X 染色体失活分析（B）。图（A）显示，应用组合标志物 D3S1300、IFNA、D9S177 和 TP53 对正常和肿瘤组织中提取的 DNA 进行 PCR 扩增，凝胶电泳分离结果。图（B）显示，第 39 例出现 X 染色体非随机失活。箭头：等位条带；N：正常对照组织；T：内翻性乳头状瘤肿瘤组织；－：未经 HhaI 内切酶消化；＋：经 HhaI 内切酶消化

机制。

最近，Lott 等报道的 20 例内翻性乳头状瘤 FGFR3（成纤维细胞生长因子受体）和 TP53 基因突变情况分析结果显示[26]，45%（9/20）的内翻性乳头状瘤出现 FGFR3 基因点突变，其中有 4 例伴多个外显子的突变，7 例为含有 R248C、S249T、L259L、P260P 和 V266M 位点的外显子 7 突变（图 17.14 和 17.15），2 例为包括 A366D、H412H、E627D、D641N 和 H643D 位点在内的外显子 10 和 15 突变；5 例有 N653H 位点突变。最常见的突变位点为 R248C。全部病例无 1 例出现 TP53 基因突变。上述结果支持这样一种观点，即早期低级别尿路上皮肿瘤发生的分子生物学背景改变完全不同于晚期高级别尿路上皮癌（图 17.14 和 17.15）。

17.2　内翻性变异型尿路上皮癌（尿路上皮癌伴内翻性生长方式）

17.2.1　临床特征和组织病理特征

这一变异型又称为尿路上皮癌伴内生性生长（内翻性乳头状瘤样）或内翻性尿路上皮癌（图 17.16 ~ 17.22）[5,27-30]。据最近的一个包括 29 例的研究报告，肿瘤诊断时平均年龄为 65 岁（年龄范围为 33 ~ 84 岁）[5]，男女之比为 3：1。病理分期显示 Ta 期（17 例），T1 期（7 例），T2 期（5 例）[5]。典型临床症状表现为血尿和膀胱刺激症状。

肿瘤组织学生长方式有两种：根据描述肿瘤内生性生长方式，表现为尿路上皮细胞既可排列成极其类似于内翻性乳头状瘤（内翻乳头状瘤

样方式）的相互交织的条索状结构生长，也可排列成宽的球状结构以挤压方式（宽乳头状方式）陷入固有膜内生长。与内翻性乳头状瘤不同的是，内翻性尿路上皮癌梁状结构更宽，形态变化更多样，更重要的是，可出现明显的细胞非典型性，包括核多形性，结构异常，核分裂象增多，这些特点在内翻性乳头状瘤中则不出现。在大多数病例，肿瘤表层细胞也出现相类似的异常改变，易于诊断为典型的尿路上皮癌。同时内翻性成分常伴随外生性乳头或肿瘤的浸润。然而，经尿道切除标本中假如内翻性乳头状瘤组织碎片产生假外生性生长方式时，邻近尿路上皮中出现原位癌或异型增生则支持内翻性变异型尿路上皮癌的诊断。

浸润的判断要求固有膜内明确出现形状不规则的细胞巢或能够引起促纤维结缔组织增生性反应或炎症反应的单个细胞（表 17.4）。促纤维组织增生和（或）炎症反应是判断浸润的可靠标记。当缺乏间质反应时，浸润癌巢的不规则轮廓，结构的复杂性，有无单个细胞的浸润对判断浸润有帮助。肿瘤的异常分化有助于早期浸润的诊断。体积大的乳头状肿瘤伴显著内生性生长，看起来似乎"浸润"了固有膜并具有挤压式边界。除非这种生长方式伴随真正的破坏性间质浸润，否则转移的可能性很小，这是由于并未真正地突破基底膜。

内翻性变异型尿路上皮癌的分级与典型的尿路上皮癌标准相同（见第 9 章）。内翻性变异型尿路上皮癌常伴其他类型的典型尿路上皮癌或侵袭性尿路上皮癌。笔者认为在肿瘤中至少有 25% 的内翻性结构才考虑为内翻性变异型尿路上皮癌。

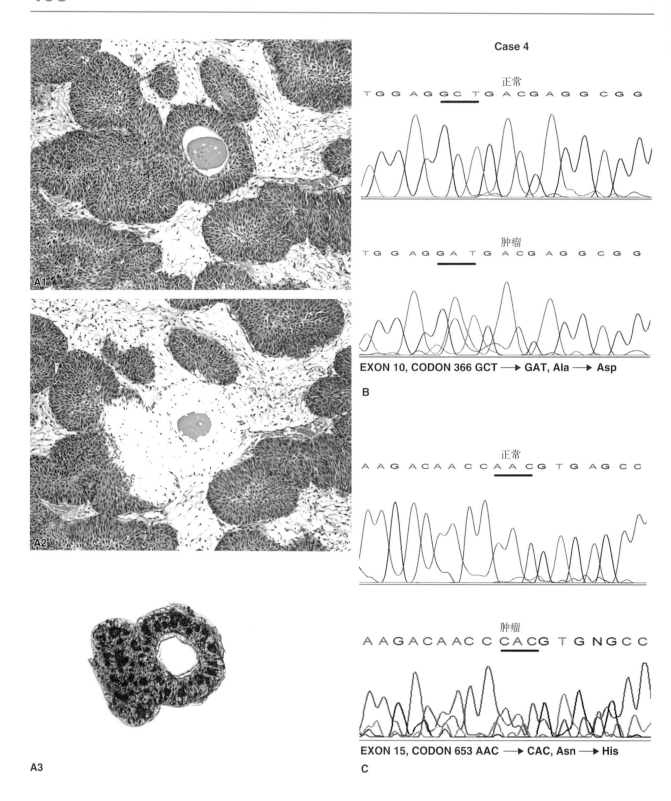

图 17.14　尿路上皮内翻性乳头状瘤（病例 4）（A）内翻性乳头状瘤激光显微切割。（A1）显微切割前肿瘤（内翻性乳头状瘤）。（A2）显微切割后肿瘤。（A3）激光捕获的肿瘤细胞。（B）直接测序法检测 FGFR3 基因突变。上组：显示正常组织（对照）；下组：显示点突变位于外显子 10，A366D，GCT→GAT。（C）直接测序法检测 FGFR3 基因突变。上组：显示正常组织（对照）；下组：显示点突变位于外显子 15，N653H，AAC→CAC

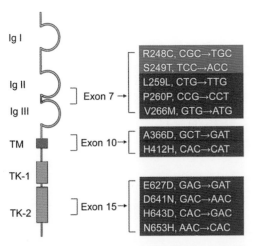

图 17.15 内翻性尿路上皮乳头状瘤 FGFR3 突变点示意图。按突变类型及其蛋白质结构特有的氨基酸改变显示 FGFR3 突变。Ig Ⅰ、Ig Ⅱ 和 Ig Ⅲ：免疫球蛋白样结构域；TM：跨膜结构域；TK1 和 TK2：酪氨酸激酶结构域；红色标记的突变是之前已发表的激活突变；蓝色标记的突变是错义突变，其是激活突变的候选突变；绿色标记的突变是沉默突变

17.2.2 免疫组化和原位杂交（FISH）检测

内翻性变异型尿路上皮癌特征性表达 CK20（表 17.5）[5]。肿瘤细胞 Ki-67 增殖指数为 2% ~ 30%（平均为 10%）。p53 阳性率为 5% ~ 80%（平均为 17%）。UroVysion FISH 检测显示，3 号，7 号，17 号和 9p21 染色体发生改变，这些改变常见于膀胱经典型尿路上皮癌（3 号，7 号，17 号染色体扩增；9p21 染色体缺失）（图 17.23）[5]。与内翻性乳头状瘤相比，肿瘤抑制基因常常出现 LOH[24]。

17.2.3 鉴别诊断

具有内翻性生长方式的尿路上皮癌与内翻性

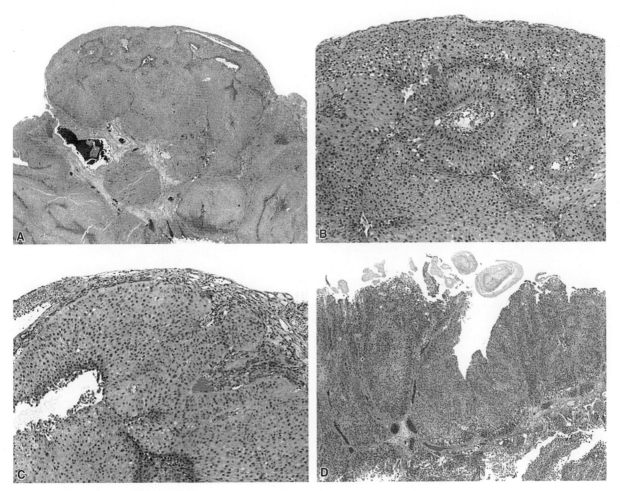

图 17.16 尿路上皮癌，内翻性变异型（A~D）。注意存在典型的乳头状尿路上皮癌（D）

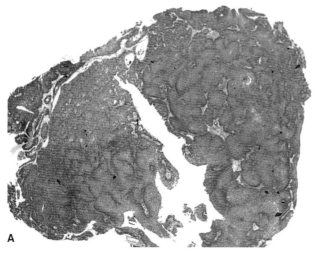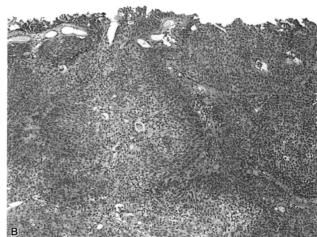

图 17.17 尿路上皮癌，内翻性变异型（A和B）

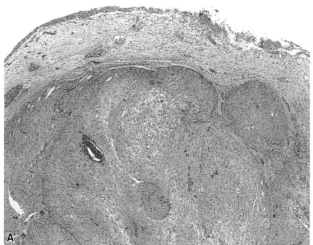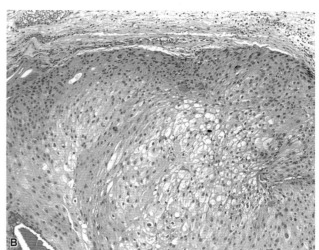

图 17.18 尿路上皮癌，内翻性变异型（A和B）

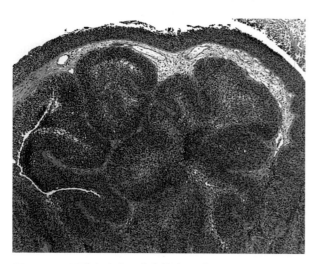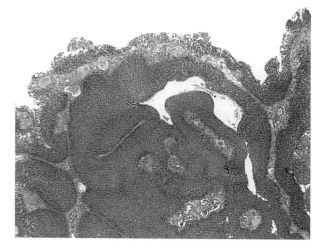

图 17.19 尿路上皮癌，内翻性变异型　　　　图 17.20 尿路上皮癌，内翻性变异型

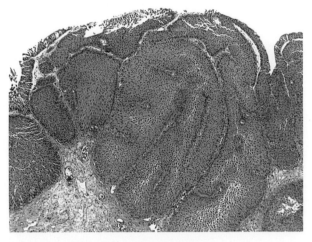

图 17.21 尿路上皮癌，内翻性变异型

表 17.4 内翻性变异型尿路上皮癌浸润的判断标准

特征	非浸润	浸润
肿瘤细胞巢/条索	规则	不规则
细胞巢大小和形状	相似，圆形边界	不确定，不规则，锯齿状边界
间质炎症反应和促纤维组织增生	缺乏	有

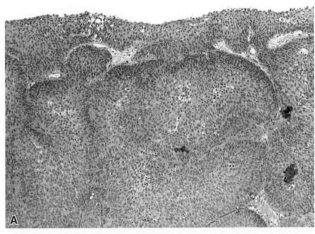

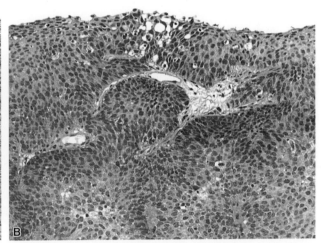

图 17.22 尿路上皮癌，内翻性变异型（A和B）

乳头状瘤鉴别困难[5]。这两种肿瘤的鉴别需要对肿瘤的组织结构和细胞学特征进行仔细地观察（表 17.3 ~ 17.5）。内翻性变异型尿路上皮癌细胞具有明显的细胞学非典型性，核分裂象增多，以及与低级别或高级别尿路上皮癌相一致的结构异常，而内翻性乳头状瘤不具有这些组织学特点。如果表面尿路上皮存在原位癌，更进一步支持内翻性变异型尿路上皮癌诊断。免疫组化染色内翻性乳头状瘤不表达 Ki-67、p53 和 CK20，而具有内翻性生长方式的尿路上皮癌则表达其中一种或多种标志物。同样，UroVysion FISH 检测结果显示，内翻性乳头状瘤不出现尿路上皮癌的分子生

物学特征，而内翻性变异型尿路上皮癌常常显示那些在膀胱癌多见的基因遗传学改变[5]。

伴非典型性的内翻性乳头状瘤与内翻性变异型尿路上皮癌的鉴别诊断极富挑战性。尽管如此，内翻性乳头状瘤的核分裂象罕见，Ki-67 免疫组化染色显示细胞增殖指数非常低，从而可与内翻性变异型尿路上皮癌进行鉴别。

旺炽性布氏巢增生在鉴别诊断中也应该考虑到。其组织病理学特征为增生的细胞巢较大，具有分叶状或线状轮廓，巢间分隔均匀。在这种增生病变中常出现囊性膀胱炎或腺性膀胱炎改变。良性增生的尿路上皮细胞缺乏细胞非典型性，核

表 17.5　内翻性变异型尿路上皮癌和内翻性乳头状瘤在形态学、免疫组化及分子生物学特征方面的比较

	内翻性变异型尿路上皮癌	内翻性乳头状瘤
细胞非典型性/肿瘤分级[a]	1 级：9/29（31%）	0/15（0）伴显著细胞非典型性
	2 级：14/29（48%）	
	3 级：6/29（21%）	
同时存在外生性乳头结构	22/29（76%）	0/15（0）
同时存在平坦型异型增生/原位癌	0/29（0）	0/15（0）
间质浸润	12/29（41%）	0/15（0）
周围栅栏状排列	13/29（45%）	15/15（100%）
核分裂象		
<1/10HPF	5/29（17%）	12/15（80%）
1~5/10HPF	16/29（55%）	3/15（20%）
5~15/10HPF	5/29（17%）	0/15（0）
>15/10HPF	3/29（10%）	0/15（0）
Ki-67 免疫反应	19/29（66%）[b]	0/15（0）
p53 免疫反应	17/29（59%）[c]	1/15（7%）
CK20 免疫反应	17/29（59%）	0/15（0）
UroVysion FISH 阳性	21/29（72%）	0/15（0）

注：经允许，根据参考文献 5 修改。

[a] 肿瘤分级依据为 1973 年 WHO 分类。

[b] 肿瘤细胞 Ki-67 阳性率为 2%~30%（均数为 10%）。

[c] 肿瘤细胞 p53 阳性率为 5%~80%（均数为 17%）。

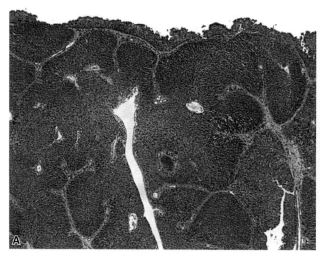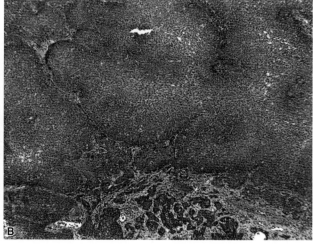

图 17.23（1）　内翻性变异型尿路上皮癌 HE 染色（A 和 B）和多色荧光原位杂交（FISH）（C）观察显示，肿瘤细胞条索粗大且宽窄不规则，可见实性生长区域，并可见固有膜浸润（B）

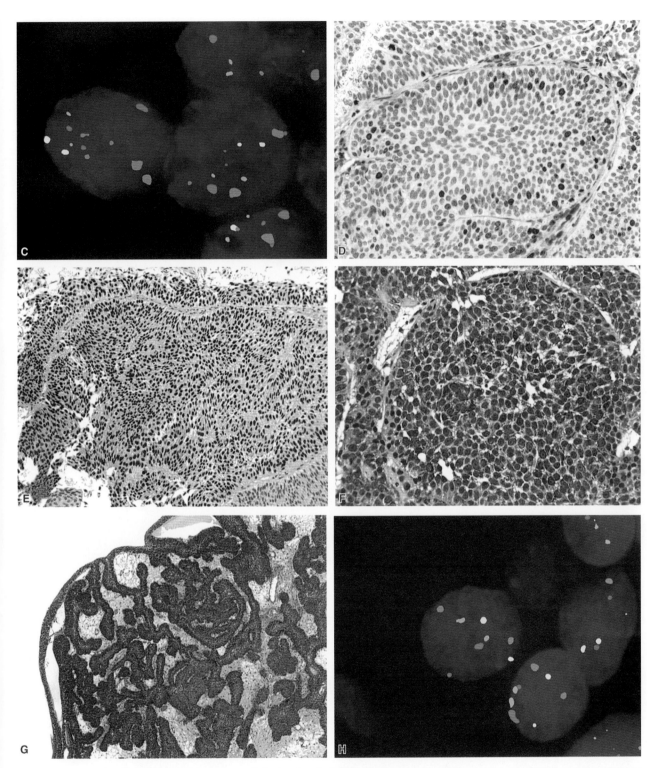

图 17.23（2） 内翻性变异型尿路上皮癌 HE 染色（A 和 B）和多色荧光原位杂交（FISH）（C）。荧光原位杂交显示 3 号和 7 号染色体扩增（分别为红色和绿色）（C）。内翻性变异型尿路上皮癌免疫组化染色 Ki-67（D），p53（E）和 CK20（F）常常阳性。相反，经典型内翻性乳头状瘤（G）显示 3 号染色体（红色）、7 号（绿色）、17 号（蓝色）和 9 号（金黄色）（H）为正常二倍体

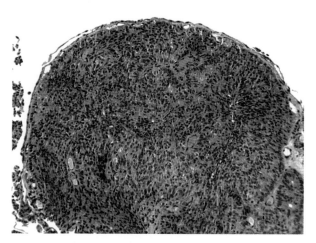

图 17.24　前列腺导管腺癌累及膀胱，肿瘤组织结构特征与膀胱内翻性变异型尿路上皮癌相似

分裂象罕见。

前列腺腺癌累及膀胱也可出现内翻性生长方式，类似于内翻性变异型尿路上皮癌（图 17.24）。

17.3 **旺炽性布氏巢增生**

详见第 3 章的论述。

17.4 **旺炽性腺性膀胱炎**

详见第 3 章的论述。

17.5 **巢状变异型尿路上皮癌**

详见第 12 章的论述。

17.6 **疣状鳞状细胞癌**

详见第 14 章的论述。

（付　勇　译）

参考文献

1. Cheng L, Bostwick DG. Overdiagnosis of bladder carcinoma. *Anal Quant Cytol Histol* 2008; 30:261–4.
2. Potts IF, Hirst E. Inverted Papilloma of the Bladder. *J Urol* 1963; 90:175–9.
3. Paschkis R. Über adenoma der harnblase. *Ztschr Urol Chir* 1927; 21:315–25.
4. Sung MT, Maclennan GT, Lopez-Beltran A, Montironi R, Cheng L. Natural history of urothelial inverted papilloma. *Cancer* 2006; 107:2622–7.
5. Jones TD, Zhang S, Lopez-Beltran A, Eble JN, Sung MT, MacLennan GT, Montironi R, Tan PH, Zheng S, Baldridge LA, Cheng L. Urothelial carcinoma with an inverted growth pattern can be distinguished from inverted papilloma by fluorescence in-situ hybridization, immunohistochemistry, and morphologic analysis. *Am J Surg Pathol* 2007; 31:1861–7.
6. Hodges KB, Lopez-Beltran A, MacLennan GT, Montironi R, Cheng L. Urothelial lesions with inverted growth patterns: histogenesis, molecular genetic findings, differential diagnosis and clinical management. *BJU Int* 2011; 107:532–7.
7. Montironi R, Lopez-Beltran A, Scarpelli M, Mazzucchelli R, Cheng L. Morphological classification and definition of benign, preneoplastic and non-invasive neoplastic lesions of the urinary bladder. *Histopathology* 2008; 53:621–33.
8. Montironi R, Mazzucchelli R, Scarpelli M, Lopez-Beltran A, Cheng L. Morphological diagnosis of urothelial neoplasms. *J Clin Pathol* 2008; 61:3–10.
9. Montironi R, Cheng L, Lopez-Beltran A, Scarpelli M, Mazzucchelli R, Mikuz G, Kirkali Z, Montorsi F. Inverted (endophytic) noninvasive lesions and neoplasms of the urothelium: The Cinderella group has yet to be fully exploited. *Eur Urol* 2011; 59:225–30.
10. Kunze E, Schauer A, Schmitt M. Histology and histogenesis of two different types of inverted urothelial papillomas. *Cancer*

1983; 51:348–58.

11. Cheng CW, Chan LW, Chan CK, Ng CF, Cheung HY, Chan SY, Wong WS, To KF. Is surveillance necessary for inverted papilloma in the urinary bladder and urethra? *ANZ J Surg* 2005; 75:213–7.

12. Witjes JA, van Balken MR, van de Kaa CA. The prognostic value of a primary inverted papilloma of the urinary tract. *J Urol* 1997; 158: 1500–5.

13. Cheville JC, Wu K, Sebo TJ, Cheng L, Riehle D, Lohse CM, Shane V. Inverted urothelial papilloma: Is ploidy, MIB–1 proliferative activity, or p53 protein accumulation predictive of urothelial carcinoma? *Cancer* 2000; 88:632–6.

14. Matz LR, Wishart VA, Goodman MA. Inverted urothelial papilloma. *Pathology* 1974; 6:37–44.

15. Rozanski TA. Inverted papilloma: an unusual recurrent, multiple and multifocal lesion. *J Urol* 1996; 155:1391.

16. Broussard JN, Tan PH, Epstein JI. Atypia in inverted urothelial papillomas: pathology and prognostic significance. *Hum Pathol* 2004; 35:1499–1504.

17. Fine SW, Chan TY, Epstein JI. Inverted papillomas of the prostatic urethra. *Am J Surg Pathol* 2006; 30:975–9.

18. Fine SW, Epstein JI. Inverted urothelial papillomas with foamy or vacuolated cytoplasm. *Hum Pathol* 2006; 37:1577–82.

19. Marquez Moreno AJ, Julve Villalta E, Alonso Dorrego JM, Rubio Garrido FJ, Blanes Berenguel A, Matilla Vicente A. [Multiple bladder inverted papillomas]. *Arch Esp Urol* 2001; 54:692–4.

20. Goertchen R, Seidenschnur A, Stosiek P. [Clinical pathology of inverted papillomas of the urinary bladder. A complex morphologic and catamnestic study (2)]. *Pathologe* 1994; 15:279–85.

21. Isaac J, Lowichik A, Cartwright P, Rohr R. Inverted papilloma of the urinary bladder in children: case report and review of prognostic significance and biological potential behavior. *J Pediatr Surg* 2000; 35:1514–6.

22. Summers DE, Rushin JM, Frazier HA, Cotelingam JD. Inverted papilloma of the urinary bladder with granular eosinophilic cells. An unusual neuroendocrine variant.. *Arch Pathol Lab Med* 1991; 115:802–6.

23. Albores-Saavedra J, Chable-Montero F, Hernandez-Rodriguez OX, Montante-Montes de Oca D, Angeles-Angeles A. Inverted urothelial papilloma of the urinary bladder with focal papillary pattern: a previously undescribed feature. *Ann Diagn Pathol* 2009; 13:158–61.

24. Sung MT, Eble JN, Wang M, Tan PH, Lopez-Beltran A, Cheng L. Inverted papilloma of the urinary bladder: a molecular genetic appraisal. *Mod Pathol* 2006; 19:1289–94.

25. Junker K, Boerner D, Schulze W, Utting M, Schubert J, Werner W. Analysis of genetic alterations in normal bladder urothelium. *Urology* 2003; 62:1134–8.

26. Lott S, Wang M, MacLennan GT, Lopez-Beltran A, Montironi R, Sung M-T, Tan P-H, Cheng L. FGFR3 and TP53 mutation analysis in inverted urothelial papilloma: incidence and etiological considerations. *Mod Pathol* 2009; 22:627–32.

27. Amin MB, Gomez JA, Young RH. Urothelial transitional cell carcinoma with endophytic growth patterns: a discussion of patterns of invasion and problems associated with assessment of invasion in 18 cases. *Am J Surg Pathol* 1997; 21:1057–68.

28. Terai A, Tamaki M, Hayashida H, Tomoyosh T, Takeuchi H, Yoshida O. Bulky transitional cell carcinoma of bladder with inverted proliferation. *Int J Urol* 1996; 3:316–9.

29. Sudo T, Irie A, Ishii D, Satoh E, Mitomi H, Baba S. Histopathologic and biologic characteristics of a transitional cell carcinoma with inverted papilloma-like endophytic growth pattern. *Urology* 2003; 61:837.

30. Kawachi Y, Ishi K. Inverted transitional cell carcinoma of the ureter. *Int J Urol* 1996; 3:313–5.

第18章

先天性疾病和小儿肿瘤

18.1	**先天性疾病**	**415**
18.1.1	膀胱外翻	415
18.1.2	膀胱重复和膀胱憩室	416
18.1.3	瘘管和囊肿	416
18.1.4	巨膀胱症	416
18.1.5	先天性膀胱梗阻	417
18.1.6	脐尿管异常	417
18.2	**儿童炎性及其相关病变**	**417**
18.3	**儿童膀胱破裂和结石**	**418**
18.4	**良性尿路上皮和息肉状病变**	**418**
18.5	**尿路上皮乳头状瘤**	**419**
18.6	**儿童尿路上皮癌**	**420**
18.6.1	流行病学和临床特征	420

18.6.2	病理学	421
18.6.3	免疫组织化学	422
18.6.4	分子生物学特征	422
18.7	**软组织肿瘤**	**422**
18.7.1	血管瘤	422
18.7.2	神经纤维瘤	423
18.7.3	炎性肌成纤维细胞肿瘤	424
18.7.4	横纹肌肉瘤	424
18.8	**其他少见肿瘤**	**432**
参考文献		**433**

18.1　先天性疾病

18.1.1　膀胱外翻

　　膀胱完全不发育可导致膀胱缺如[1,2]，而膀胱关闭不全会产生膀胱外翻[3]。据报道新生儿膀胱外翻发病率为 1/30000 ~ 1/50000[4]。它常常伴发其他泌尿道发育缺陷，尤其是尿道上裂，类似于器官发育不全。同时存在的膀胱外翻和尿道上裂合起来称为膀胱外翻—尿道上裂综合征[5]。膀胱外翻或许也与泄殖腔异常有关。

　　膀胱外翻可为不完全型和完全型。由于脐下中线区域出现黏膜与皮肤的缺损，因此，两种类型的膀胱外翻出生时就可发现。缺乏来源于中胚层的前壁组织覆盖，膀胱后壁直接暴露，导致大体可见的异常改变。典型的病变，黏膜不规则，结节状增厚，纤维膜包裹的囊腔内充满黏液。外部环境的暴露导致尿路上皮出现异常，因此，需早期进行外科手术修补以避免这些异常改变[6]。几乎所有膀胱外翻病例均出现增生性改变，包括囊性膀胱炎和腺性膀胱炎，鳞状上皮化生发生率约为 25%（图 18.1 ~ 18.4）[7-10]。固有膜显著的淋巴细胞增生引起肉眼可见的细微的结节状表现。病变起初，固有膜水肿，具有数量不等的急性和慢性炎细胞浸润，最后发展为纤维化。

　　膀胱外翻是发生膀胱恶性病变的重要危险因素之一，与腺癌[11]、鳞状细胞癌、尿路上皮癌和横纹肌肉瘤[12]的发生有关。然而，之前的一篇研究质疑膀胱外翻是外科手术治疗患者中发生腺癌的危险因素之一[13]。泄殖腔外翻或直肠膀胱裂是膀胱外翻的一种少见形式，由部分肠外翻，其远端的肠节段折回直肠盲袋形成。病变表现为一段结肠黏膜暴露于下腹壁，部分膀胱壁暴露于结肠段两侧。膀胱外翻男性好发（男女比例为 3 : 1），而泄殖腔外翻

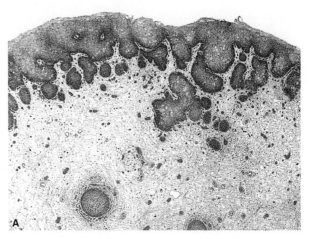

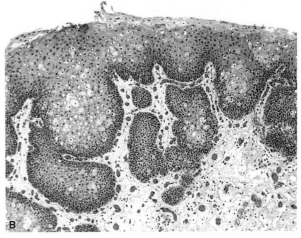

图 18.2　膀胱外翻（A 和 B）。鳞状上皮化生

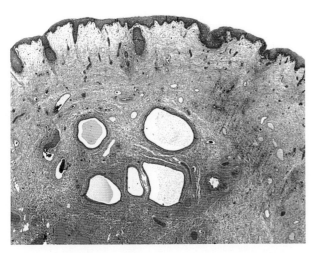

图 18.1　膀胱外翻。鳞状上皮化生，间质水肿血管充血，深部腺体扩张伴袖套状围绕腺体的肌成纤维细胞

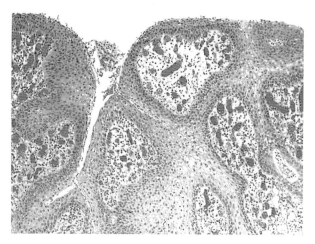

图 18.3 膀胱外翻。鳞状上皮化生和血管充血

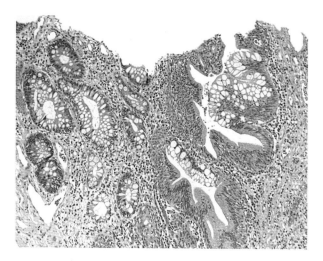

图 18.4 膀胱外翻。肠上皮化生，腺性膀胱炎和黏膜糜烂

男女发病无性别差异。泄殖腔外翻是一种更严重的畸形，常常与膀胱外翻同时存在，一半膀胱沿着外翻的肠侧面暴露。半膀胱畸形的尿路上皮异常与简单的膀胱外翻相似[14,15]。

18.1.2　膀胱重复和膀胱憩室

膀胱重复罕见，特征为完全或不完全的膀胱分隔[16-20]。

膀胱憩室分为"先天性和后天性"两种类型，其中包括医源性的[21]。大多数先天性憩室系偶然发现，不伴其他泌尿道异常（图 18.5）。儿童后天性憩室通常作为膀胱颈部梗阻的并发症被

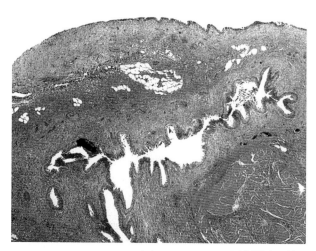

图 18.5　膀胱憩室

发现，或是先天性的，或与随脑脊膜脊髓膨出患者出现的神经源性膀胱有关[22]。后天性憩室是成人最常见的病变形式，常常与炎症、尿路上皮异型增生、癌或肉瘤有关[20,23,24]。有些病例膀胱憩室可以非常大，称为"巨大憩室"。

18.1.3　瘘管和囊肿

位于前腹壁和膀胱之间的先天性瘘管可形成靠上或靠下的膀胱裂隙，与典型膀胱外翻相比是一种不太严重的外翻形式[25]。

先天性前耻骨窦是紧邻耻骨上部来自皮肤的一个中线窦，可与膀胱前壁相通。显微镜下，窦道被覆尿路上皮，周围由平滑肌鞘包绕。这种窦与其说是膀胱外翻的一种变异型，不如说是一种泌尿道重复[26,27]。

三角区囊肿是一种位于膀胱三角及其附近的发育异常，被覆不明显的尿路上皮。

18.1.4　巨膀胱症

膀胱扩大可由常位于膀胱颈部或尿道瓣膜部位的尿道远端解剖学梗阻引起，或作为一种复杂的综合征如腹肌发育缺陷综合征的临床症状之一

出现。病变中双侧隐睾与泌尿道畸形和腹壁肌肉组织的缺如有关。有些学者认为，严格说来其不属于先天性畸形的范畴[11,28]。巨膀胱症是巨膀胱–小结肠–肠蠕动迟缓综合征的临床表现之一。

18.1.5 先天性膀胱梗阻

先天性膀胱梗阻（Marion病）是造成儿童泌尿道反复性感染的梗阻性病变之一。组织学上可见同心圆状纤维肌性肥大，膀胱壁弹性纤维变性，常伴慢性炎症。

18.1.6 脐尿管异常

儿童脐尿管异常主要包括脐尿管未闭、持续的脐尿管残余和脐尿管囊肿。

同样，细菌感染可发生于畸形或囊肿存在的情况下。良性脐尿管肿瘤包括腺瘤和软组织肿瘤。恶性脐尿管肿瘤少见，腺癌是最常见类型。鳞状细胞癌和尿路上皮癌（移行细胞癌）仅占脐尿管癌的3%。脐尿管肉瘤的文献报道有许多。这些少见病变的临床病理特征描述见第27章。

18.2 儿童炎性及其相关病变

发生于儿童膀胱的炎性及反应性病变在尸检时最常遇到。这些儿童常常有留置导尿管或接受器械检查的病史。导尿管尖端可损伤膀胱三角区和膀胱后壁黏膜，造成溃疡，继发性上皮非典型增生及其他的增生性膀胱炎改变。导尿管可作为细菌及其他微生物进入体内的通道，引起机体感染。回肠代膀胱可以手术切除并可见鳞状上皮化生、黏膜溃疡、糜烂及慢性炎性反应（图18.6）。

儿童膀胱炎的组织学改变与成人相同，且各种类型的膀胱炎均可发生（见第2章）[29]。鉴于

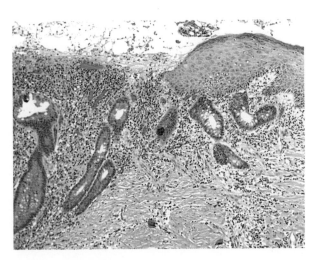

图 18.6 回肠代膀胱

送组织学检查的膀胱活检标本数量较少，因此，发生在儿童的膀胱炎比预期的更普遍。儿童膀胱活检适应证与成人相似，包括原因不明的血尿、排尿困难或下腹部包块[30]。通常，膀胱活检显示非特异性炎症及反应性黏膜改变。儿童膀胱的非特异性组织学改变包括水肿、局灶性出血、血管扩张及数量不等的急性和慢性炎细胞浸润。炎性反应通常并不严重。大多数感染是由大肠杆菌或其他革兰阴性菌引起。

出血性膀胱是急性膀胱炎中的少见类型，以出血、纤维素沉积及坏死为特征性改变[31]。这种病变偶尔可由腺病毒引起[11,32-34]。由于黏膜脱落，微生物特异的核内包涵体不易被检出[35]。黏膜固有膜内红细胞围绕的淋巴细胞聚集灶，易令人想到滤泡性膀胱炎。出血性膀胱炎也可由巨细胞病毒引起，上皮细胞及巨噬细胞内可见典型的核内和胞质内包涵体[32,36]。出血性膀胱炎还可由环磷酰胺及其代谢产物引起，其对黏膜有直接的细胞毒作用[37]。大约8%儿童每周服用环磷酰胺治疗急性淋巴细胞白血病或其他疾病时出现无菌性血尿。大体可见，膀胱壁增厚，水肿、粗糙，膀胱内含有血凝块，可见弥漫出血、表浅黏膜溃

疡。固有膜出现许多扩张的血管，部分有纤维素性血栓或坏死。炎性细胞较少，可见嗜酸细胞和非典型多核细胞。尿路上皮细胞常出现明显的细胞学异常，被认为是再生而非肿瘤性改变。病变晚期表现为膀胱壁内出现间质纤维化。

儿童也可发生嗜酸细胞性或滤泡性膀胱炎，通常没有特异的致病因素[38]。嗜酸细胞性膀胱炎可能由弓蛔虫引起，但是膀胱缺乏弓蛔虫病具有的典型的坏死性嗜酸性肉芽肿[39]。

间质性膀胱炎（Hunner ulcer）最常发生于中年女性，但是偶尔发生于儿童，通常具有相同的临床和组织学表现。

儿童肉芽肿性膀胱炎罕见，患者应该进行结核分枝杆菌、真菌和寄生虫感染的检测[40]。在地方病流行地区，大部分人群在少年时期曾经接触过埃及血吸虫，从而产生血吸虫病[41]。虫卵常常发生钙化，通常位于膀胱壁深部，表浅活检检查可为阴性。

儿童慢性肉芽性疾病包括慢性膀胱炎，以栅栏状坏死性肉芽肿伴中央中性粒细胞聚集为特点[42]。有些病例与大疱性膀胱炎有关。

克隆病可发生于儿童和年轻人，通过持续存在的瘘管和来自邻近结肠黏膜的炎性通道累及膀胱。膀胱镜下显示位于膀胱顶部息肉状肿块，活检检查显示固有膜急性炎和水肿伴散在上皮样组织细胞。罕见情况下，回肠末端出现狭窄。

软斑病很少发生于儿童。

18.3　儿童膀胱破裂和结石

膀胱破裂和结石在儿童中很少见，常由钝性创伤伴或不伴骨盆骨折引起。尽管大多数成人膀胱破裂达腹膜外间隙，但是儿童膀胱顶部腹膜内破裂更常见。罕见情况下当新生儿膀胱自发性穿孔后继发尿性腹水时，出现膀胱破裂。这类婴儿中大多数由于后尿道瓣膜的出现增加了膀胱内的压力。

膀胱结石在美国和欧洲儿童中极其少见[43,43]。诱发因素包括异物，奇异变形杆菌感染，膀胱外翻，增生性膀胱炎和神经源性膀胱疾病。多数结石为草酸钙或草酸钙和磷酸钙混合结石。

18.4　良性尿路上皮和息肉状病变

儿童易于出现少见的、发病原因不同的一组病变，这些病变有时形成包块，偶尔呈外生性生长。增生性膀胱炎是其中一种病变，由慢性刺激、膀胱外翻或不明确病因引起。增生性膀胱炎疾病谱包括布氏巢，囊性膀胱炎和腺性膀胱炎[45,46]。这些病变局限于膀胱三角，尽管通常病变较小，但是当病变较大时，可与葡萄状肉瘤类似。患有慢性泌尿道感染的女孩最有可能发生增生性膀胱炎，尤其囊性膀胱炎，其发病率为2.5%～22%。

鳞状上皮化生在儿童罕见，但是有一些引人注目的病例报道出现于患有膀胱外翻和血吸虫病的儿童。目前，还没有足够证据表明膀胱角化性鳞状上皮化生是一种癌前病变，这一术语对于那些具有明显组织异型性的病例仍然保留。到目前为止，所有患者都应当定期随访[48]。

肾源性化生（肾源性腺瘤）很少见于儿童，通常发生在膀胱手法治疗、器械检查、炎症、结石和创伤后[49-55]或者肾移植后，及膀胱扩张成形术后（图18.7）[57]。患者出现血尿，尿急，排尿困难和继发性遗尿症状。虽然对于成年人来说有时男性好发，但是儿童肾源性腺瘤似乎女性更常

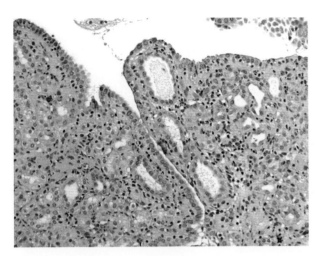

图 18.7　肾源性化生（肾源性腺瘤）

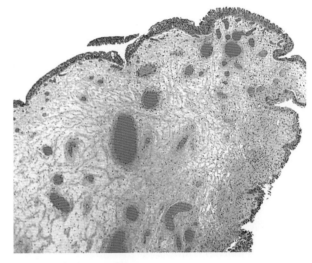

图 18.8　纤维上皮性息肉

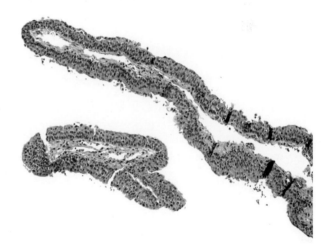

图 18.9　纤维上皮性息肉

见，男女之比为 1：5.54[58]。显微镜下，肾源性化生通常呈乳头状外生性生长。管状和乳头状成分常被覆立方形到低柱状上皮，类似于肾小管，有时呈鞋钉样表现或出现囊性扩张。典型的病变，管状结构由丰富的伴水肿的间质分隔。在有些病例中，可见血管扩张、钙化、淀粉样斑块或多核巨细胞。反应性改变如囊性膀胱炎，腺性膀胱炎或鳞状上皮化生也出现于周围组织中。肾源性化生复发在儿童中常见。治疗选择经尿道切除病变组织（见第 3 章）。

　　儿童膀胱错构瘤和前列腺性息肉极其少见[59,60]。一个有趣的病例发生于一个伴结肠 Peutz-Jeghers 样病变的 4 岁女孩，有两例发生于同胞兄弟中[61]。

　　纤维上皮性息肉是一种特殊的良性病变，于成人更常累及上泌尿道（图 18.8 ~ 18.9）[62]。相反，儿童常累及膀胱颈部和前列腺尿道部。这种病变非肿瘤性的，完全良性[63-67]。有 1 例发生于婴儿膀胱颈部的纤维上皮性息肉伴 Beckwith-Wiedemann 综合征[68]。大多数息肉直径小于 2cm，表面光滑，被覆正常尿路上皮，支持性纤维结缔组织间质细胞成分较少。笔者曾遇到过 1

例，间质充满泡沫样组织细胞。在小活检标本中，这种病变易误诊为胚胎性横纹肌肉瘤，尤其是当黏膜下间质细胞显著聚集于表浅区域。尽管例外情况下具有假肉瘤样表现，然而纤维上皮性息肉的间质细胞良性。罕见情况下，腺瘤样息肉也可发生于儿童（见第 4 章）。发生于儿童的内翻性乳头状瘤个案也有报道[70-80]（见第 17 章）。

18.5　尿路上皮乳头状瘤

　　发生于儿童的尿路上皮乳头状瘤少见，但偶

尔有报道[81-84]。大多数肿瘤为单发，位于输尿管口附近。尽管发生于成人的一些病例诊断时并发尿路上皮癌[81,82]，但是这些肿瘤一般临床状态良好。虽然肿瘤进展不是其特征，但乳头状瘤有时可复发。据McKenney及其同事在2003年研究中报告，在全部病例中，1例出现于童年时代（8岁），7例发生于30岁或之前[82]。另一个针对发生于21岁以下尿路上皮肿瘤研究报道，研究关注于尿路上皮肿瘤患者小于21岁，2例（8.7%）符合目前尿路上皮乳头状瘤诊断标准[84]。

从1973[85]~2004年[86]WHO分类体系的诊断标准是严格的，将真正的尿路上皮乳头状瘤限制在一小部分膀胱上皮性肿瘤[81]。显微镜下，病变由纤细的纤维血管轴心被覆结构正常的尿路上皮细胞组成，细胞层数正常（2~7层），且无细胞非典型性（图18.10）。大的乳头状结构偶尔出芽生殖产生更小的叶状体或相互吻合的乳头状突起。核分裂象缺乏或稀少，仅限于基底层细胞。表面所谓的"伞"细胞常很明显，含有空泡状胞质，嗜酸性，合体状生长，具有大汗腺样形态或黏液化生。间质成分有时水肿伴淋巴细胞浸润。少见情况下，在纤维血管性乳头状结构中含有扩张的淋巴管或泡沫状组织细胞。

尽管有合并WT1基因突变的报道[83]，然而儿童尿路上皮乳头状瘤还未发现任何遗传的综合征相关的情况。

18.6 儿童尿路上皮癌

18.6.1 流行病学和临床特征

尿路上皮癌在儿童少见，大多数病例发生在15~20岁之间[45,87]，发生在10岁或更年轻病例达到30%[84]。发生于上尿道的尿路上皮癌更少见[88]。鉴于这种发病的罕见性，数位学者注意到儿童尿路上皮癌的诊断从症状出现起在一定程度出现延误，这是由于内科医师对这些患者不愿实施侵袭性血尿检查所造成的[89-91]。

在Javadpour和Mostofi的研究中，在总共10000例病例中只有40例原发性膀胱上皮肿瘤发生于20岁以前[92]。肿瘤明显好发于男性，男女之比为9∶1。在他们的系列研究中患者年龄范围为6~20岁，大多数有肉眼血尿[92]。少见症状包括镜下血尿、排尿困难和尿频。

大多数孤立性乳头状病变位于膀胱三角区和侧壁[93,94]。除了极少数病例外，儿童尿路上皮癌为1级或低级别尿路上皮癌，偶尔伴随淋巴管扩张（图18.11和18.12）[88,95-99]。最近的研究显示尿路上皮肿瘤在小于20岁的个体显示很少的遗传学改变，具有良好临床结局[100]。有时，尿路上皮癌伴发表皮痣综合征。

对于成年患者，吸烟与尿路上皮癌的发生密切相关[101]，同样接触各种各样的化学物如染料、橡胶、纺织、化工产品[102]也与尿路上皮癌发生有关，因此，有些学者提出假说，社会/职

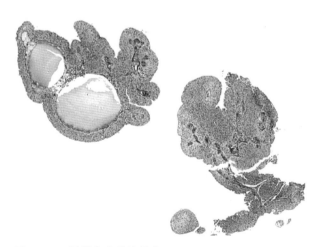

图 18.10 尿路上皮乳头状瘤

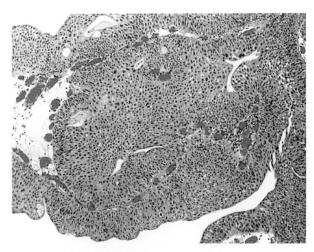

图 18.11　非浸润性乳头状尿路上皮癌

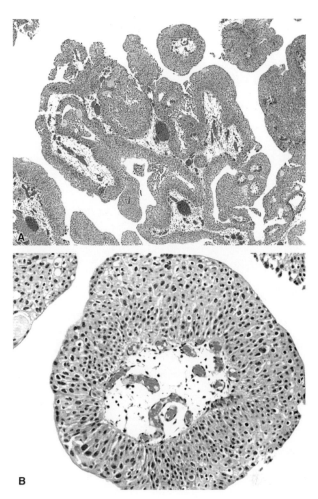

图 18.12　非浸润性乳头状尿路上皮癌。低级别（A 和 B）

业环境的差异可解释尿路上皮癌越来越好发于男性的原因，但是对于儿童，这种发病相关性有些令人怀疑。然而，在 Javadpour 的研究中，40 例（初发年龄超过 14 岁）患者中 18 例有 1.5 包/天（平均）的吸烟史。没有 1 例患者有其他致癌因素暴露史，尽管有 1 例患者发生了与血吸虫病相关的膀胱鳞状细胞癌[92]。相反，在一个由 Fine 等报道的更新系列研究中，仅有 1 例患者有简短的吸烟史，尽管有另外 1 例有二手烟暴露史，但没有致癌因素暴露史[84]。最近几十年来吸烟习惯的改变或许能够解释这些差异性，尽管不能排除现在的年轻患者（特别是接近 20 岁）不太愿意告知吸烟史的可能性。对于儿童，不管有无吸烟，尿路上皮肿瘤的发生与其他致病因素有关。特别是就任何一个患者而言，即使有多年吸烟史，与那些老年患者相比，吸烟量累积起来有可能也非常少。同时，儿童尿路上皮癌遗传学特征似乎与成人完全不同，提示儿童尿路上皮癌可能存在其他的发病机制。

　　鉴于儿童尿路上皮肿瘤的罕见性，导致产生了一些与之相关的生物学行为方面的问题。有些学者发现，与成年人相比，这些肿瘤主要为低级

别，复发率低，生物学行为更惰性[87,92,103]。然而，其他的学者认为儿童尿路上皮癌会复发，应当密切随访[91,104]。有学者提出多发性肿瘤的患者，复发的可能性更大[88]。由于儿童尿路上皮肿瘤包括较多的低级别病变，因此，使用尿脱落细胞学进行诊断的可靠性会令人质疑[90,103]。最近对儿童和成人尿路上皮肿瘤在分子生物学方面的差异性进行对比研究，提示发生在儿童的肿瘤确实是特殊的一类肿瘤，可能有不同的发病途径[105]。

18.6.2　病理学

　　大多数肿瘤是低级别非浸润性乳头状尿路上皮癌，组织形态上类似于那些发生在成人的肿

瘤。少见情况下，有些患者诊断时具有浸润性癌[92]。Fine及其同事[23]对出现于20岁或更年轻患者的尿路上皮肿瘤进行了研究，并将每一例肿瘤依据2004年WHO和1998年WHO/国际泌尿病理协会（ISUP）分类系统重新分类[84]。这些肿瘤包括尿路上皮乳头状瘤（8.7%），低度恶性潜能尿路上皮乳头状瘤（PUNLMP，43.5%），非浸润性低级别乳头状尿路上皮癌（34.8%），非浸润性高级别乳头状尿路上皮癌（13%）。他们发现，21例中有3例出现复发，所有病例无瘤生存时间为6个月~13年（平均4.5年）[84]。

鉴别诊断包括肾源性腺瘤，乳头状增生，乳头状息肉性膀胱炎，纤维上皮性息肉。偶尔需要和内翻性乳头状瘤相鉴别[106]。

18.6.3 免疫组织化学

在评价儿童和年轻人尿路上皮癌方面，应用包括CK20、p53和Ki-67（MIB1）的抗体组合进行免疫组化染色（IHC）具有临床价值。

Wild等发现，免疫组化染色CK20显示大多数儿童尿路上皮肿瘤表现为正常表达模式（仅表层细胞阳性）[105]。特别是归类为PUNLMP的所有肿瘤都保持CK20的正常表达，尽管有2例低级别pTa期肿瘤出现异常表达。而且，所有肿瘤TP53免疫组化染色阴性，除了2例非浸润性乳头状尿路上皮癌例外，其中1例低级别（20%染色），另1例高级别（5%染色）。Ki-67（MIB1）在上述两例中高达10%，在其余的肿瘤中为1%~5%[105]。

18.6.4 分子生物学特征

年轻人尿路上皮肿瘤显示完全不同的分子生物学和遗传学特征。对于一般成人，在非浸润性乳头状肿瘤的常见报道是出现9号染色体异质性的缺失（LOH），然而TP53基因突变（定位于17p13.1）多见发生于尿路上皮原位癌和高级别浸润性癌中[107-109]。有些观察者发现这些异常间有重叠[110]。更新的研究表明，FGFR3基因异常与乳头状肿瘤的发生密切相关[111]。

与成人这种典型的遗传学改变相反，Linn等通过细胞间期细胞遗传学分析发现，年轻患者9号和17号染色体出现多个少见的异常，在早期低级别肿瘤中存在p53蛋白在核内异常大量积聚[112]。他们承认使用针对为数不多的几个染色体异常的着丝粒探针技术或许会低估小规模遗传事件，尽管这种技术能够成功检测单体性和非整倍体性[112]。最近Wild及其同事对人乳头瘤病毒使用FGFR3和TP53基因突变筛查、比较基因组杂交（CCH）和UroVysion荧光原位杂交分析、PCR技术、微卫星不稳定和发生在9p，9q和17p染色体臂上LOH标记，检测20岁以下尿路上皮肿瘤患者的数量[105]。总体上，异常发现很少，但是FGFR3基因突变和9p缺失显著较少，而FGFR3基因突变和9p缺失在成人肿瘤中属于特征性改变。与Linn研究相反，14例肿瘤中仅有1例显示TP53出现无意义突变伴随免疫组化标记p53阳性。总之，学者们得出结论，发生于20岁以下年轻人的尿路上皮肿瘤与那些通常出现于老年人非浸润性尿路上皮癌的遗传学改变并非与年龄相关，而是一组基因遗传学稳定的膀胱肿瘤[105]。

18.7 软组织肿瘤

18.7.1 血管瘤

大多数累及儿童膀胱的良性肿瘤起源于软组

织，其中最常见的为血管瘤，通常发生于 20 岁以前（图 18.13，表 18.1），超过 30% 的儿童在身体的其他部位存在类似的病变[113-115]。血管瘤位于膀胱顶部和三角区，呈单发性，息肉状肿块，罕见情况下在膀胱壁内可见弥漫性多叶状毛细血管增生并累及到直肠、肠系膜和后腹膜。血管腔隙大小不等，但是通常表现为小而拥挤的毛细血管团。海绵状血管瘤由血管腔隙较大的血管组成，常常伴血栓[116]。上皮样血管瘤在儿童少见，弥漫性淋巴血管瘤同样少见[117]。血管瘤是良性病变，可保守治疗[118]（见第 21 章）。

18.7.2　神经纤维瘤

神经纤维瘤是第二位最常见的发生于儿童的

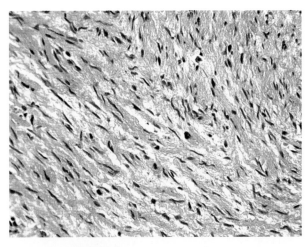

图 18.14　神经纤维瘤

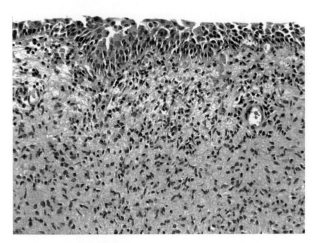

图 18.15　神经纤维瘤

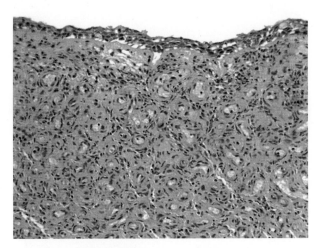

图 18.13　毛细胞血管瘤

表 18.1　儿童膀胱肿瘤（按发病率高低排列）

横纹肌肉瘤（大于 75% 恶性肿瘤）
血管瘤
神经纤维瘤
尿路上皮癌
平滑肌瘤
白血病/淋巴瘤（继发性）
其他

良性软组织肿瘤（图 18.14 和 18.15）。

在肿瘤发病率方面，男孩较女孩更多见，是 von Recklinghausen 神经纤维瘤病的临床表现之一[118-121]。这些儿童常有泌尿生殖道其他部位的累及。Cheng 等报道了 4 例患有膀胱神经纤维瘤的患者，全部患者具有 I 型神经纤维瘤病（NF1）的特征。诊断时的平均年龄为 17 岁（年龄范围为 7 ~ 28 岁），在 9.6 年随访期间内没有一个患者出现恶性转化的证据[118]。在疾病的大体表现上，膀胱增大，膀胱壁出现多个有光泽的结节，伴宽大的乳头状肿块突入膀胱腔。显微镜下，神经纤维瘤结节在固有层弥漫性分布，丛状神经纤维束是神经纤维瘤的特征性改变，神经纤维束可分离和挤压膀胱固有肌层的平滑肌。泌尿生殖道神经纤维增生的另一个少见组织类型是节细胞神经纤维瘤病，与发生于肠道的节细胞神经纤维瘤病相类似（见第 15 章）。

18.7.3　炎性肌成纤维细胞肿瘤

膀胱炎性肌纤维母性肿瘤（IMT）（炎性假瘤）是另一种少见疾病。成人较儿童多见（见第 19 章）[122-126]。当累及膀胱时，考虑的鉴别诊断包括手术后梭形细胞结节、肌源性肿瘤、肉瘤和肉瘤样癌[127]。大体上，肿瘤体积较大，位于膀胱壁内或呈外生性肿块。显微镜下，数量不等的梭形细胞增生伴慢性炎症反应，炎性细胞主要由淋巴细胞和浆细胞组成，间质明显水肿，局灶血管网明显（图 18.16 和 18.17）。核分裂象可见，但无非典型性。

超微结构上，梭形细胞具有与机体其他部位肌成纤维细胞相同的特征。这些细胞的免疫组化 vimentin、CK、ALK 和 MSA 染色阳性，但 desmin、myoglobin 或 myoD1 阴性。研究发现炎

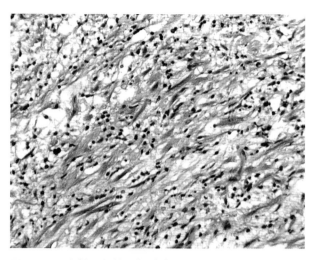

图 18.16　炎性肌纤维母性肿瘤

性浸润对诊断有帮助，胚胎性横纹肌肉瘤是一个重要的鉴别诊断（见下面的讨论），但是后者通常肿瘤细胞小而一致，胞核致密深染，有强嗜酸性胞质，且常常具有生发层，缺乏 IMT 中可见的炎性浸润（见第 19 章）。

18.7.4　横纹肌肉瘤

临床特征

横纹肌肉瘤约占儿童膀胱恶性肿瘤的 75%[45,128-147]。诊断时平均年龄为 5 岁，男孩明显

表 18.2　发生在成人和儿童的炎性肌纤维母性肿瘤（IMT）比较[a]

	儿童	成人
除了泌尿生殖道以外发病部位	胃肠道	肺
多灶性	缺乏	缺乏
好发性别	男性	男性
好发部位	膀胱顶部	膀胱壁
临床症状	膀胱刺激症状和血尿	膀胱刺激症状和血尿
CK 表达	可能较成人少见	经常
IHC 检测 ALK‑1 表达	不同程度出现	不同程度出现
FISH 检测 ALK‑1 表达	不同程度出现	不同程度出现
复发	少见	少见
转移	罕见（可能为 ALK 阴性病例）	真正的 IMT 可能不存在
死于癌症	未明确记载	非常少见，可发生

注：[a] 尽管有些学者指出，与成人炎性假瘤样增生或 IMT（有些学者更喜欢使用"假肉瘤样增生"这个诊断术语）相反，儿童 IMT 是一种真正的肿瘤，具有中度恶性潜能，其他的学者则将发生于成人和儿童的所有 IMT 整合在同一系列疾病。二者均不同程度出现 ALK‑1 异常，表明它们代表了一种同样的疾病。

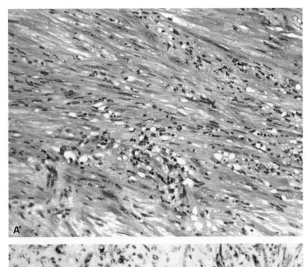

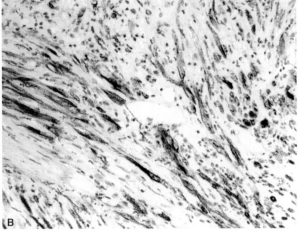

图 18.17 炎性肌纤维母性肿瘤（A和B）。免疫组化染色 ALK 阳性

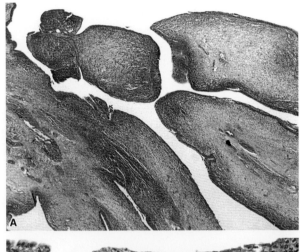

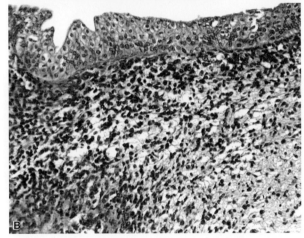

图 18.18 膀胱横纹肌肉瘤。（A）息肉状肿块，以葡萄状生长方式为特点；（B）尿路上皮完整，其下生发层可见恶性梭形细胞

好发，男女之比为 3 ∶ 2。膀胱颈部梗阻，常伴或不伴血尿。

由于盆腔解剖空间局限和解剖结构相互毗邻，因此，有时不易明确肉瘤是起源于前列腺并向上扩展至膀胱颈部，还是发生于后腹膜并侵犯至膀胱、前列腺或阴道[130]。如果肿瘤以多发性息肉状肿块出现在膀胱腔内，则判定肿瘤原发起源部位没有困难。除非极少见的例外，发生于儿童膀胱的由小圆形或梭形细胞组成的恶性肿瘤诊断为横纹肌肉瘤通常没有疑问[133]。伴 NF1 的儿童发生横纹肌肉瘤概率增加。且多数原发于膀胱和前列腺[134]。

大体病理检查

肿瘤大体特征是呈息肉状肿块充满膀胱腔。肿块可单发或多发，在某些情况下形成一串串葡萄状（葡萄样）肉瘤形状。切面呈黏液样和凝胶状，可见不同程度的出血和坏死。大多数肿瘤覆盖表层上皮。尽管少数病例起源于膀胱顶部，但三角区是最常见的好发部位[148]。

组织病理特征

腺泡状和胚胎性横纹肌肉瘤已有描述（图 18.18 ～ 18.22）。胚胎性横纹肌肉瘤是最常见类型。肿瘤显示细胞数量多少不等，与细胞稀少区交替排列，富含疏松黏液样区域。通常，可见无

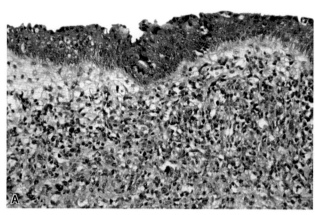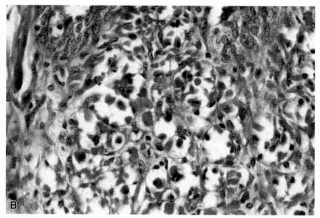

图 18.19　膀胱横纹肌肉瘤（A和B）。生发层存在诊断性恶性横纹肌母细胞

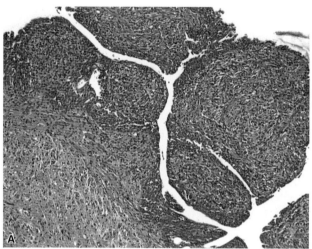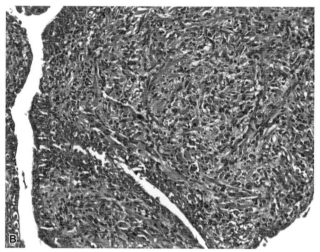

图 18.20　横纹肌肉瘤葡萄状生长方式（A和B）

定向的、小的、去分化的、深染的小圆形或梭形细胞混杂在一起。也可见横纹肌母细胞，具有嗜酸性胞质去分化细胞。虽然会出现横纹肌样或具有横纹的带状细胞，但是对诊断没有意义。胚胎性横纹肌肉瘤总体表现不固定，从原始未分化的到高分化都可出现，依赖于横纹肌母细胞成分的存在。偶尔可出现局灶不成熟骨和软骨分化。超微结构研究可显示肿瘤细胞具有横纹肌母细胞分化，然而这项技术很少使用。

　　葡萄状横纹肌肉瘤显示位于完整上皮下的"生发"层或小圆形蓝色原始细胞聚集的密集层。细胞稀少，松散，水肿或黏液样的肿瘤组织位于生发层下。肿瘤细胞数量与肿瘤膀胱壁浸润深度常变化很大。除了组成生发层的小圆形原始细胞，还可见具有横纹并拉长的"带状细胞"和深染的细胞核（图 18.23 ~ 18.26）。典型的横纹肌母细胞具有丰富的强嗜酸性胞质，有时可能很难识别，特别是活检标本取自细胞稀少的区域时。分化程度更差的横纹肌母细胞被描述为细胞中等到大，形状不规则，核深染，胞质少，常常出现明显的核分裂象，其中有些是非典型核分裂。

　　腺泡状横纹肌肉瘤是一种少见变异型的肿瘤，据报道可发生在膀胱。其特征性形态为胞核深染的立方形或多角形肿瘤细胞聚集成巢，其间

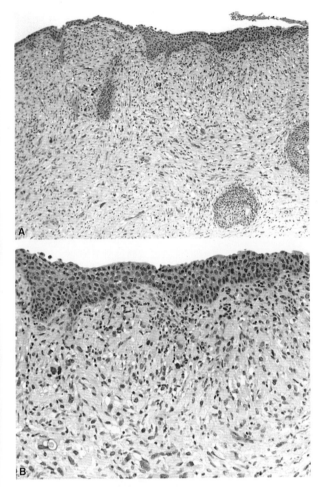

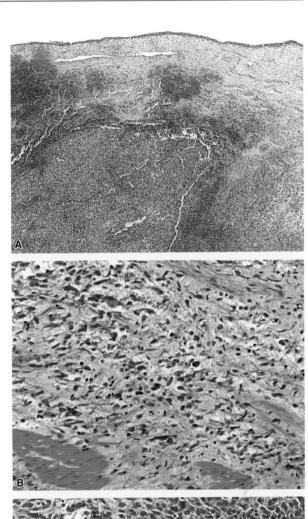

图 18.21 横纹肌肉瘤具有完整的尿路上皮（A和B）。注意尿路上皮下恶性梭形细胞增生

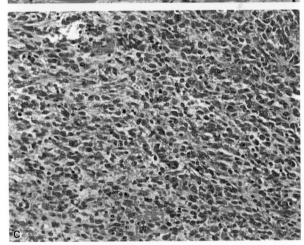

图 18.22 横纹肌肉瘤（A~C）

常出现透明变性的致密纤维血管组织分隔。在这些聚集巢的周边，肿瘤细胞悬附于纤维组织。巢中央的肿瘤细胞黏附性极差，似乎看起来为"单个漂浮"，导致总体上似"腺泡状"结构。常见非典型多核巨细胞和大量的非典型核分裂象。通常缺乏横纹肌母细胞和具有横纹的肿瘤细胞。实性型腺泡状横纹肌肉瘤细胞以融合片状方式生长，但细胞形态与那些典型肿瘤相类似。

除了胚胎性和腺泡状横纹肌肉瘤，去分化横纹肌肉瘤如果没有免疫组化检测的帮助可能不易明确诊断。该肿瘤由原始形态的小圆形细胞组成。虽然肌标志物表达保留有助于与其他小蓝细

胞肿瘤进行区别，但是不幸的是，去分化横纹肌肉瘤预后不理想，与腺泡状横纹肌肉瘤相似。

显微镜下，横纹肌肉瘤不同的生长方式会互相融合并表现为弥漫性。超微结构检查和免疫组

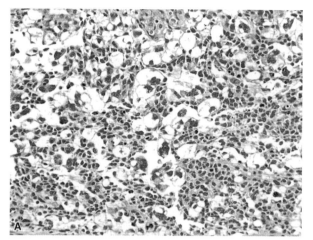

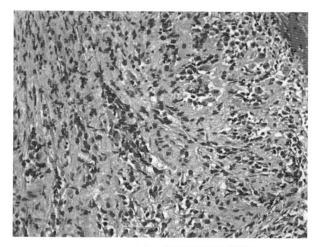

图 18.24　横纹肌肉瘤。注意出现横纹肌母细胞

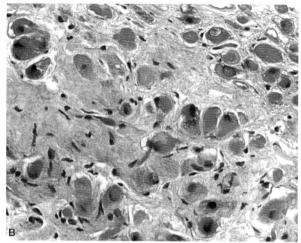

图 18.23　横纹肌肉瘤（A 和 B）。注意出现横纹肌母细胞

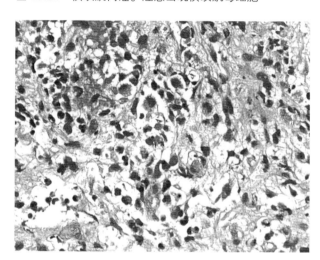

图 18.25　横纹肌肉瘤。注意出现横纹肌母细胞

化标记对明确诊断有帮助，但是对典型病例来说没有必要。少数横纹肌肉瘤病例包含分化良好的横纹肌母细胞，这些细胞看起来具有令人迷惑的低级别细胞形态特征，显著的嗜酸性胞质和明显的横纹，类似于横纹肌瘤，但是迄今为止还未见发生于儿童膀胱的文献报道。这些肿瘤又称为分化良好的胚胎性横纹肌肉瘤。类似的情况在经完整的周期化疗后的病例中也会遇到，残余的肉瘤细胞看起来像大的横纹肌母细胞或横纹肌细胞（图 18.27 ~ 18.29）。在肿瘤经治疗后活检的病例中，分化程度更差的恶性肿瘤细胞通常显示成熟的横纹肌母细胞会更明显。治疗后恶性细胞在活检中更典型显示出大的深染的胞核，胞核形态不

规则，胞质缺乏，核分裂象易见，包括出现一些非典型性或奇异性的核分裂象。

免疫组织化学

横纹肌肉瘤免疫组化染色通常 desmin、MyoD1 和（或）myogenin 阳性。另外，MSA、myoglobin 和 myosin 也可阳性[132,147,149]。横纹肌母细胞免疫组化染色 CK 和 NSE 可阳性。据文献报道腺泡状横纹肌肉瘤 S100 蛋白或局灶阳性[147]。

鉴别诊断

横纹肌肉瘤鉴别诊断包括平滑肌肉瘤、炎性肌纤维母性肿瘤、手术后梭形细胞结节、神经纤维瘤和肉瘤样癌（癌肉瘤）[128]。这些肿瘤

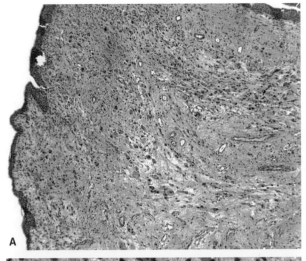

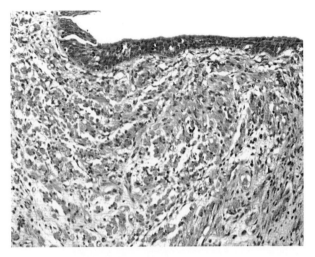

图 18.28　横纹肌肉瘤化疗后

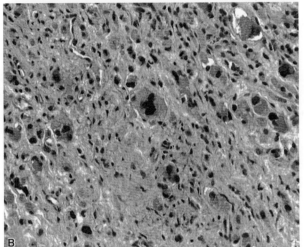

图 18.26　横纹肌肉瘤（A 和 B）。注意出现横纹肌母细胞

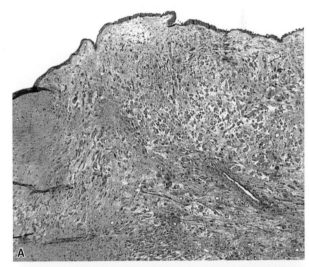

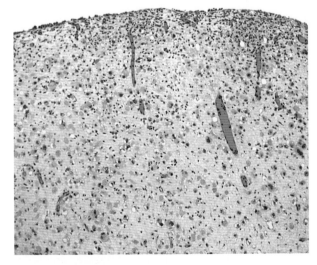

图 18.27　横纹肌肉瘤化疗后

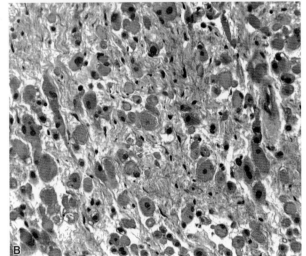

图 18.29　横纹肌肉瘤化疗后（A 和 B）

常可依据组织形态学和临床特征进行鉴别。免疫组化标记显示骨骼肌分化对横纹肌肉瘤的诊断非常有帮助。

平滑肌瘤实际上从来不发生于 20 岁之前，因此可有效地排除，而且在进行鉴别时，通过组织学观察应该有帮助。在鉴别困难的病例，辅助检查会有价值。横纹肌肉瘤免疫组化肌分化标志物包括 MSA、myoglobin 和 myosin 阳性[140,150]，横纹肌母细胞 NSE 可阳性，少见情况下 CK 阳性。炎性肌纤维母性肿瘤常显示显著的炎性浸润和免疫组化标记 ALK 阳性，desmin 或 MyoD1 阴性。手术后梭形细胞结节发生于器械检查后几星期到几个月，表现为一个小的结节。结节由梭形细胞排列在黏液样血管间质中形成，病变可浸润膀胱固有肌层，出现的炎症细胞通常为慢性炎细胞。手术后梭形细胞结节核分裂象多见，但不出现非典型性，且病变细胞缺乏细胞非典型性，免疫组化标记 ALK-1 免疫反应阴性。肉瘤样癌通常发生于成人，尽管横纹肌肉瘤成分也可出现于这些肿瘤中[127]。

分子遗传学

最近的分子遗传学研究有助于帮助阐明横纹肌肉瘤的发病机制。实际上，FISH 检测对诊断困难的病例会有帮助[140,146,151]。腺泡状横纹肌肉瘤特征性分子生物学异常包括 t（2;13）或 t（1;13）易位，分别引起 PAX3-FKHR 或 PAX7-FKHR 基因融合[140,146]。检测 PAX3-FOXO1A 基因融合转录产物可识别高风险群体，而 PAX7-FOXO1A 的检测则与晚期转移的腺泡状横纹肌肉瘤患者具有良好的预后有关。

胚胎性横纹肌肉瘤 CGH 显示 2 号、7 号、8 号、11 号、12 号、13q21 和 20 号染色体或染色体区基因扩增，1p35-36.3m（6m）9q222，

14q21-32 和 17 号染色体或染色体区基因丢失最常见[152]。过去的研究也曾报道，出现 2 号、7 号、8 号、12 号和 13 号基因扩增染色体及 14 号染色体基因丢失。染色体 2 和 12 基因扩增在腺泡状横纹肌肉瘤中也可检测到[153]。公认的肿瘤抑制基因——PTCH 基因，定位于 9q22，通过 CGH 或 FISH 检测发现基因一个区域的丢失占所检测肿瘤的 33%[152]。因此，该肿瘤抑制基因在胚胎性横纹肌肉瘤中可能起作用。定位于 12q13-15 区域的几个基因可能与腺泡状横纹肌肉瘤发生和进展有关。这些基因包括 GLI 锌指家族 1（GLI1）、MDM2、SAS 和 CHOP。所有这些基因在肉瘤均有扩增[152]。在 Bridge 等的研究报告中，经 CGH 或 FISH 检测发现，染色体基因丢失最常见于 1p35-36.3。这种基因丢失也常在神经母细胞瘤中检测到，表明神经母细胞瘤抑制基因定位于此。出现在 1p 区域的 LOH 预示神经母细胞瘤患者临床预后差，其是否也预示横纹肌肉瘤患者临床预后差还有待进一步明确。1p36 也是 PAX7 基因位点，在腺泡状横纹肌肉瘤中常与 FKHR 基因融合 [t（1;13）（p36;q14）][152]。该基因在胚胎性横纹肌肉瘤中丢失提示其在肿瘤发生机制中起作用[152]。Oguzkan 等报道，在伴 NF1 和 Noonan 综合征的婴儿中检测到 NF1 基因在 17q11.2 区域大片段缺失，则该患儿易发生膀胱横纹肌肉瘤[154]。

据文献报道，通过 RT-PCR 方法对治疗后活检标本中 MyoD1 和 myogenin 进行分子生物学分析，对检测胚胎性横纹肌肉瘤的微小残留病灶是有效的[155]。另一项评估儿童泌尿生殖道横纹肌肉瘤的 DNA 倍体性和增殖活性研究发现，DNA 超二倍体性和低细胞增殖活性主要表现于儿童横纹肌肉瘤。

最近的基因表达模型研究发现，至少 5 个

表 18.3　儿童横纹肌肉瘤的分子生物学特征

腺泡状横纹肌肉瘤
　　t（2；13）（p35;q14）
　　　　全部腺泡状横纹肌肉瘤的 70%
　　　　融合基因 PAX3–FKHR 嵌合产物
　　　　与预后差有关
　　t（1；13）（p36；q14）
　　　　所有腺泡状横纹肌肉瘤的 10%
　　　　融合基因 PAX7–FKHR 嵌合产物
　　　　与较好预后有关
　　MDM2，CDK4 基因扩增
　　四倍体性
　　TP53 基因突变
胚胎性横纹肌肉瘤
　　11p15.5 位点杂合性丢失
　　超二倍体性
　　TP53 基因突变

基因能够准确地区分胚胎性横纹肌肉瘤与腺泡状横纹肌肉瘤，据估计错误率少于 5%[151]。免疫组化检查资料验证了这一基因表达结果。HMGA2 在胚胎性横纹肌肉瘤中表达阳性，在腺泡状横纹肌肉瘤中表达阴性。相反 TFAP2β 在 PAX3–FKHR 或 PAX7–FKHR 融合蛋白阳性的腺泡状横纹肌肉瘤中表达阳性，在胚胎性横纹肌肉瘤中表达阴性[151]。

预后

据报道尽管成人预后差，然而对儿童横纹肌肉瘤的治疗是有效的，不但提高了患者的生存率，而且使膀胱功能得以保留。肿瘤分期是最重要的预后因素之一（表 18.4）。另外，组织学亚型也与临床结局有关[156-163]。目前，关于儿童横纹肌肉瘤，存在几个不同的组织学分类系统（表 18.5 和 18.6）[139,164-167]。依据国际横纹肌肉瘤分类系统[164]，将横纹肌肉瘤各组织类型按照预后不同分为 3 个组（表 18.5）。

Leuschner 等通过对 51 例膀胱原发性横纹肌肉瘤进行回顾性研究发现，具有统计学意义并且影响生存的唯一特征是肿瘤的生长方式[132]。葡萄状横纹肌肉瘤往往浸润深度不超过逼尿肌，通常总体预后要好于胚胎性横纹肌肉瘤或腺泡状横纹肌肉瘤。后两者浸润深度常达肌层以下[132]。由腺泡状和胚胎性两种类型横纹肌肉瘤成分混合组成的肿瘤相比于单纯腺泡状横纹肌肉瘤来说更易出现典型的生物学行为[128,139,164,168]。另一项评估儿童泌尿生殖道横纹肌肉瘤的 DNA 倍体性和增殖活性研究发现，DNA 超二倍体性和低细胞增殖活性主要表现于儿童横纹肌肉瘤，这些特征预示患者具有良好的预后[156]。

儿童肿瘤组（COG）软组织肉瘤研究小组，以前称国际横纹肌肉瘤研究组（IRS），对自 1972 年以后出现的、包括膀胱原发性在内的横纹肌肉瘤患者进行了观察研究[133,138]。直到 IRS–Ⅳ（1991~1997）报告周期为止，诊断后 6.1 年仍保留膀胱正常功能的比率约为 40%，患者（不包括那些第一次诊断时出现播散的）生存率达 82%[133]。大多数患者采取保守的外科手术切除，化疗和局部放疗进行治疗[133]。来自欧洲组的治疗经验报告指出，针对这种恶性肿瘤采取的治疗方法是相似的[132,169]治疗后再发病大部分可由单纯放疗引起[170]。

肿瘤复发通常发生在治疗后 5 年内，一般采取补救性化疗，有时也行手术治疗[132]。治疗后肿瘤复发常显示细胞数量减少，也会显示细胞成熟的迹象或细胞退变[171]。就治疗后活检组织中出现成熟表现的肿瘤细胞这种现象的重要性而言，尚未达成一致意见。Leuschner 等主张，出现这样的细胞可能意味着随后肿瘤的复发或进展[132]，而 Heyn 等提出在这些治疗后肿瘤中出现细胞成熟现象是一种令人鼓舞的预后标志[171]。

表 18.4　儿童横纹肌肉瘤TNM（肿瘤、淋巴结和转移）分期[a]

	原发肿瘤部位	T分期	肿瘤大小	区域淋巴结转移	远处转移
I	眼眶/眼睑，头颈部（排除脑膜旁） 泌尿生殖道（非膀胱或前列腺）	T1 或 T2	任何大小	N0、N1 或 Nx	M0
II	膀胱/前列腺，四肢，脑膜旁，其他（躯干、后腹膜等）	T1 或 T2	≤ 5cm	N0 或 Nx	M0
III	膀胱/前列腺，四肢，脑膜旁，其他（躯干、后腹膜等）	T1 或 T2	≤ 5cm	N1	M0
		T1 或 T2	> 5cm	N0、N1 或 Nx	M0
		T1 或 T2	> 5cm	N0、N1 或 Nx	M0
		T1 或 T2	> 5cm	N1 或 Nx	M0
IV	全部	T1 或 T2	Anysize	N0 或 N1	M1

注：[a]T1：仅限于起源器官；T2：超出起源器官；M0：缺乏转移性播散；M1：出现超出原发部位的转移性播散；N0：缺乏淋巴结播散；N1：出现超出原发部位的淋巴结播散；Nx：淋巴结情况不确定。

表 18.5　横纹肌肉瘤国际分类

1. 预后较好
   A. 葡萄状横纹肌肉瘤
   B. 梭形细胞横纹肌肉瘤
2. 预后中等
   A. 胚胎性横纹肌肉瘤
3. 预后差
   A. 腺泡状横纹肌肉瘤
   B. 去分化肉瘤
4. 预后尚未评估的亚型
   A. 横纹肌肉瘤具有横纹肌样特征

注：引自参考文献 164。

表 18.6　横纹肌肉瘤国际癌症研究所分类系统

胚胎性横纹肌肉瘤（预后较好）
　　经典性
　　多形性
　　平滑肌瘤样
　　具侵袭性组织学特征
腺泡状横纹肌肉瘤（预后不好）
　　经典性
　　实性腺泡状
多形性横纹肌肉瘤
横纹肌肉瘤，"其他"

注：引自参考文献 165。

18.8　其他少见肿瘤

儿童膀胱鳞状细胞癌和腺癌比尿路上皮癌更少见[172-177]。

膀胱原发性副神经节瘤非常少见（见第 15 章）[178-180]。年轻人诊断为膀胱副神经节瘤的年龄范围为 7 ~ 14 岁。膀胱副神经节瘤常表现为激素功能活跃，可产生周期性高血压、头痛和多汗症状，有时与尿频有关[180]。

其他膀胱少见肿瘤包括平滑肌瘤[181]、颗粒细胞瘤和皮样囊肿[182]。平滑肌瘤和平滑肌肉瘤都可发生于膀胱，是呈间叶组织形态的膀胱肿瘤的鉴别诊断之一。平滑肌瘤罕见发生于儿童，几乎全部发生于成人，是一种最常见的良性软组织膀胱肿瘤。相反，平滑肌肉瘤有时可发生于儿童，必须要与炎性肌纤维母性肿瘤和横纹肌肉瘤进行区别，有时需要使用所有可供利用的辅助诊断技术来完成这项工作（见第 19 章）[183]。

儿童膀胱生殖细胞瘤极其罕见，病例报道有皮样囊肿[182]和内胚窦瘤（卵黄囊瘤）（见第

22 章) [184,185]。

发生于膀胱的原发性横纹肌样瘤病例报道例数很少，包括 1 例与尿路上皮癌并发的病例 [186,187]。儿童膀胱原发性神经外胚层瘤极其罕见，但年轻人发病有报道（见第 15 章）。

在儿童时期，膀胱同样也是白血病和淋巴瘤累及的少见部位 [188-191]。极其罕见情况下，会出现膀胱的转移，其中包括 Wilms 瘤 [192,193]。

（付　勇　译）

参考文献

1. Palmer JM, Russi MF. Persistent urogenital sinus with absence of the bladder and urethra. *J Urol* 1969; 102:590–4.

2. Metoki R, Orikasa S, Ohta S, Kanetoh H. A case of bladder agenesis. *J Urol* 1986; 136:662–4.

3. Ives E, Coffey R, Carter CO. A family study of bladder exstrophy. *J Med Genet* 1980; 17:139–41.

4. Higgins CC. Exstrophy of the bladder: report of 158 cases. *Am Surg* 1962; 28:99–102.

5. Culp DA. The histology of the exstrophied bladder. *J Urol* 1964; 91:538–48.

6. Dehner LP. Pediatric Surgical Pathology, 2nd ed., Chapter 10. Baltimore: Williams & Wilkins, 1987.

7. Parker C. Cystitis cystica and glandularis: a study of 40 cases. *Proc R Soc Med* 1970; 63:239–42.

8. Beynon J, Zwink R, Chow W, Sturdy DE. The late presentation of adenocarcinoma in bladder exstrophy. *Br J Surg* 1985; 72:989.

9. de Riese W, Warmbold H. Adenocarcinoma in extrophy of the bladder. A case report and review of the literature. *Int Urol Nephrol* 1986; 18:159–62.

10. Novak TE, Lakshmanan Y, Frimberger D, Epstein JI, Gearhart JP. Polyps in the exstrophic bladder. A cause for concern? *J Urol* 2005; 174:1522–6; discussion 1526.

11. Carter TC, Tomskey GC, Ozog LS. Prune-belly syndrome. Review of ten cases. *Urology* 1974; 3:279–82.

12. Semerdjian HS, Texter JH Jr, Yawn DH. Rhabdomyosarcoma occurring in repaired exstrophied bladder: a case report. *J Urol* 1972; 108:354–6.

13. Corica FA, Husmann DA, Churchill BM, Young RH, Pacelli A, Lopez-Beltran A, Bostwick DG. Intestinal metaplasia is not a strong risk factor for bladder cancer: study of 53 cases with long-term followup. *Urology* 1997; 50:427–31.

14. Jeffs RD. Exstrophy and cloacal exstrophy. *Urol Clin North Am* 1978; 5:127–40.

15. Diamond DA, Jeffs RD. Cloacal exstrophy: a 22-year experience. *J Urol* 1985; 133:779–82.

16. Dunetz GN, Bauer SB. Complete duplication of bladder and urethra. *Urology* 1985; 25:179–82.

17. Vaage S, Foerster A, Gerhardt PG, Tveter KJ. A complete pyelo-uretero-vesical duplication. *Scand J Urol Nephrol* 1985; 19:309–13.

18. Feins NR, Cranley W. Bladder duplication with one exstrophy and one cloaca. *J Pediatr Surg* 1986; 21:570–2.

19. Kapoor R, Saha MM. Complete duplication of the bladder, urethra and external genitalia in a neonate—a case report. *J Urol* 1987; 137:1243–4.

20. Cheng EY, Maizels M. Complete duplication of the bladder and urethra in the coronal plane: case report. *J Urol* 1996; 155:1414–5.

21. Livne PM, Gonzales ET Jr. Congenital bladder diverticula causing ureteral obstruction. *Urology* 1985; 25:273–6.

22. Peterson LJ, Paulson DF, Glenn JF. The histopathology of vesical diverticula. *J Urol* 1973; 110:62–4.

23. Rajan N, Makhuli ZN, Humphrey DM, Batra AK. Metastatic umbilical transitional cell carcinoma from a bladder diverticulum. *J Urol* 1996; 155:1700.

24. Tamas EF, Stephenson AJ, Campbell SC, Montague DK, Trusty DC, Hansel DE. Histopathologic features and clinical outcomes in 71 cases of bladder diverticula. *Arch Pathol Lab Med* 2009; 133:791–6.

25. Chadha R, Agarwal K, Choudhury SR, Debnath PR. The colovesical fistula in congenital pouch colon: a histologic study. *J Pediatr Surg* 2008; 43:2048–52.

26. Chatterjee SK, Sarkar SK. Retrovesical cysts in boys. *J Urol* 1973; 109:107–10.

27. Herlihy RE, Barnes WF. Neonatal vesical necrosis and perforation secondary to posterior urethral valves. *J Urol* 1985; 133:476–7.

28. Inamdar S, Mallouh C, Ganguly R. Vesical gigantism or congenital megacystis. *Urology* 1984; 24:601–3.

29. Geist RW, Antolak SJ Jr Interstitial cystitis in children. *J Urol* 1970; 104:922–5.

30. Yadin O. Hematuria in children. *Pediatr Ann* 1994; 23:474–8, 81–5.

31. Numazaki Y, Shigeta S, Kumasaka T, Miyazawa T, Yamanaka M, Yano N, Takai S, Ishida N. Acute hemorrhagic cystitis in children. Isolation of adenovirus type II. *N Engl J Med* 1968; 278:700–4.

32. Chang SC. Urinary cytologic diagnosis of cytomegalic inclusion disease in childhood leukemia. *Acta Cytol* 1970; 14:338–43.

33. Goldman RL, Warner NE. Hemorrhagic cystitis and cytomegalic inclusions in the bladder associated with cyclophosphamide therapy. *Cancer* 1970; 25:7–11.

34. Mufson MA, Belshe RB, Horrigan TJ, Zollar LM. Cause of acute hemorrhagic cystitis in children. *Am J Dis Child* 1973; 126:605–9.

35. Hashida Y, Gaffney PC, Yunis EJ. Acute hemorrhagic cystitis of childhood and papovavirus-like particles. *J Pediatr* 1976; 89:85–7.

36. Cos LR, Cockett AT. Genitourinary tuberculosis revisited. *Urology* 1982; 20:111–7.

37. Berkson BM, Lome LG, Shapiro I. Severe cystitis induced by cyclophosphamide. Role of surgical management. *JAMA* 1973; 225:605–6.

38. Sutphin M, Middleton AW Jr. Eosinophilic cystitis in children: a self-limited process. *J Urol* 1984; 132:117–9.

39. Perlmutter AD, Edlow JB, Kevy SV. Toxocara antibodies in eosinophilic cystitis. *J Pediatr* 1968; 73:340–4.

40. Ehrlich RM, Lattimer JK. Urogenital tuberculosis in children. *J Urol* 1971; 105:461–5.

41. Johnson HW, Elliott GB, Israels S, Balfour J. Granulomatous cystitis of children, bilharzia like, occurring in British Columbia. *Pediatrics* 1967; 40:808–15.

42. Cyr WL, Johnson H, Balfour J. Granulomatous cystitis as a manifestation of chronic granulomatous disease of childhood. *J Urol* 1973; 110:357–9.

43. Carson CC 3rd, Malek RS. Observations on lower urinary tract calculi in children. *J Urol* 1982; 127:977–8.

44. Dalens B, Vanneuville G, Vincent L, Fabre JL. Congenital polyp of the posterior urethra and vesical calculus in a boy. *J Urol* 1982; 128:1034–5.

45. Williamson SR, Lopez-Beltran A, Maclennan GT, Montironi R, Cheng L. Unique clinicopathologic and molecular characteristics of urinary bladder tumors in children and young adults. *Urol Oncol* (in press 2012).

46. Aabech HS, Lien EN. Cystitis cystica in childhood: clinical findings and treatment procedures. *Acta Paediatr Scand* 1982; 71:247–52.

47. Morgan CL, Grossman H, Trought WS, Oddson TA. Ultrasonic diagnosis of obstructed renal duplication and ureterocele. *South Med J* 1980; 73:1016–9.

48. Ahmad I, Barnetson RJ, Krishna NS. Keratinizing squamous metaplasia of the bladder: a review. *Urol Int* 2008; 81:247–51.

49. Cheng L, Cheville JC, Sebo TJ, Eble JN, Bostwick DG. Atypical nephrogenic metaplasia of the urinary tract: A precursor lesion? *Cancer* 2000; 88:853–61.

50. Oliva E, Clement PB, Young RH. Tubal and tubo-endometrioid metaplasia of the uterine cervix. Unemphasized features that may cause problems in differential diagnosis: a report of 25 cases. *Am J Clin Pathol* 1995; 103:618–23.

51. Rahemtullah A, Oliva E. Nephrogenic adenoma: an update on an innocuous but troublesome entity. *Adv Anat Pathol* 2006; 13:247–55.

52. Gupta A, Wang HL, Policarpio-Nicolas ML, Tretiakova MS, Papavero V, Pins MR, Jiang Z, Humphrey PA, Cheng L, Yang XJ. Expression of alpha-methylacyl-coenzyme A racemase in nephrogenic adenoma. *Am J Surg Pathol* 2004; 28:1224–9.

53. Young RH. Fibroepithelial polyp of the bladder with atypical stromal cells. *Arch Pathol Lab Med* 1986; 110:241–2.

54. Heidenreich A, Zirbes TK, Wolter S, Engelmann UH. Nephrogenic adenoma: a rare bladder tumor in children. *Eur Urol* 1999; 36:348–53.

55. Schumacher K, Heimbach D, Bruhl P. Nephrogenic adenoma in children. Case report and review of literature. *Eur J Pediatr Surg* 1997; 7:115–7.

56. Mazal PR, Schaufler R, Altenhuber-Muller R, Haitel A, Watschinger B, Kratzik C, Krupitza G, Regele H, Meisl FT, Zechner O, Kerjaschki D, Susani M. Derivation of nephrogenic adenomas from renal tubular cells in kidney-transplant recipients. *N Engl J Med* 2002; 347:653–9.

57. Goldman HB, Dmochowski RR, Noe HN. Nephrogenic adenoma occurring in an augmented bladder. *J Urol* 1996; 155:1410.

58. Vemulakonda VM, Kopp RP, Sorensen MD, Grady RW. Recurrent nephrogenic adenoma in a 10-year-old boy with prune belly syndrome: a case presentation. *Pediatr Surg Int* 2008; 24:605–7.

59. Remick DG Jr, Kumar NB. Benign polyps with prostatic-type epithelium of the urethra and the urinary bladder. A suggestion of histogenesis based on histologic and immunohistochemical studies. *Am J Surg Pathol* 1984; 8:833–9.

60. Halat S, Eble JN, Grignon DG, Lacy S, Montironi R, MacLennan GT, Lopez-Beltran A, Tan PH, Baldridge LA, Cheng L. Ectopic prostatic tissue: histogenesis and histopathologic characteristics. *Histopathology* 2011; 58:750–8.

61. Sommerhaug RG, Mason T. Peutz-Jeghers syndrome and ureteral polyposis. *JAMA* 1970; 211:120–2.

62. Williams SV, Sibley KD, Davies AM, Nishiyama H, Hornigold N, Coulter J, Kennedy WJ, Skilleter A, Habuchi T, Knowles MA. Molecular genetic analysis of chromosome 9 candidate tumor-suppressor loci in bladder cancer cell lines. *Genes Chromosomes Cancer* 2002; 34:86–96.

63. Davides KC, King LM. Fibrous polyps of the ureter. *J Urol* 1976; 115:651–3.

64. Eilenberg J, Seery W, Cole A. Multiple fibroepithelial polyps in the pediatric age group: case report. *J Urol* 1977; 117:793.

65. Van Poppel H, Nuttin B, Oyen R, Stessens R, Van Damme B, Verduyn H. Fibroepithelial polyps of the ureter. Etiology, diagnosis, treatment and pathology. *Eur Urol* 1986; 12:174–9.

66. Isaac J, Snow B, Lowichik A. Fibroepithelial polyp of the prostatic urethra in an adolescent. *J Pediatr Surg* 2006; 41:e29–31.

67. Tsuzuki T, Epstein JI. Fibroepithelial polyp of the lower urinary tract in adults. *Am J Surg Pathol* 2005; 29:460–6.

68. Wolgel CD, Parris AC, Mitty HA, Schapira HE. Fibroepithelial polyp of renal pelvis. *Urology* 1982; 19:436–9.

69. Barzilai M, Shinawi M, Ish-Shalom N, Mecz Y, Peled N, Lurie A. A fibroepithelial urethral polyp protruding into the base of the bladder: sonographic diagnosis. *Urol Int* 1996; 57:129–31.

70. Al-Ahmadie H, Gomez AM, Trane N, Bove KE. Giant botryoid fibroepithelial polyp of bladder with myofibroblastic stroma and cystitis cystica et glandularis. *Pediatr Dev Pathol* 2003; 6:179–81.

71. Zachariou AG, Manoliadis IN, Kalogianni PA, Karagiannis GK, Georgantzis DJ. A rare case of bladder fibroepithelial polyp in childhood. *Arch Ital Urol Androl* 2005; 77:118–20.

72. Tayib AM, Al-Maghrabi JA, Mosli HA. Urethral polyp verumontanum. *Saudi Med J* 2004; 25:1115–6.

73. Fathi K, Azmy A, Howatson A, Carachi R. Congenital posterior urethral polyps in childhood. A case report. *Eur J Pediatr Surg* 2004; 14:215–7.

74. Gleason PE, Kramer SA. Genitourinary polyps in children. *Urology* 1994; 44:106–9.

75. Demircan M, Ceran C, Karaman A, Uguralp S, Mizrak B. Urethral polyps in children: a review of the literature and report of two cases. *Int J Urol* 2006; 13:841–3.

76. Natsheh A, Prat O, Shenfeld OZ, Reinus C, Chertin B. Fibroepithelial polyp of the bladder neck in children. *Pediatr Surg Int* 2008; 24:613–5.

77. Rubin J, Khanna OP, Damjanov I. Adenomatous polyp of the bladder: a rare cause of hematuria in young men. *J Urol* 1981; 126:549–50.

78. Lorentzen M, Rohr N. Urinary bladder tumours in children. Case report of inverted papilloma. *Scand J Urol Nephrol* 1979; 13:323–7.

79. Isaac J, Lowichik A, Cartwright P, Rohr R. Inverted papilloma of the urinary bladder in children: case report and review of prognostic significance and biological potential behavior. *J Pediatr Surg* 2000; 35:1514–6.

80. Tamsen A, Casas V, Patil UB, Elbadawi A. Inverted papilloma of the urinary bladder in a boy. *J Pediatr Surg* 1993; 28:1601–2.

81. Cheng L, Cheville JC, Leibovich BC, Weaver AL, Egan KS, Spotts BE, Neumann RM, Bostwick DG. Survival of patients with carcinoma in situ of the urinary bladder. *Cancer* 1999; 85:2469–74.

82. McKenney JK, Amin MB, Young RH. Urothelial (transitional cell) papilloma of the urinary bladder: a clinicopathologic study of 26 cases. *Mod Pathol* 2003; 16:623–9.

83. Auber F, Lortat-Jacob S, Sarnacki S, Jaubert F, Salomon R, Thibaud E, Jeanpierre C, Nihoul-Fekete C. Surgical management and genotype/phenotype correlations in WT1 gene-related diseases (Drash, Frasier syndromes). *J Pediatr Surg* 2003; 38:124–9.

84. Fine SW, Humphrey PA, Dehner LP, Amin MB, Epstein JI. Urothelial neoplasms in patients 20 years or younger: a clinicopathological analysis using the World Health Organization 2004 bladder consensus classification. *J Urol* 2005;

174:1976–80.

85. Mostofi FK, Sobin LH, Torloni H. Histological Typing of Urinary Bladder Tumours., Vol. 10 Geneva: World Health Organization, 1973.

86. Eble JN, Sauter G, Epstein JI, Sesterhenn IA, eds. World Health Organization Classification of Tumours: Pathology and Genetics of Tumours of the Urinary System and Male Genital Organs. Lyon, France: IARC Press, 2004.

87. Benson RC Jr, Tomera KM, Kelalis PP. Transitional cell carcinoma of the bladder in children and adolescents. *J Urol* 1983; 130:54–5.

88. Yanase M, Tsukamoto T, Kumamoto Y, Takagi Y, Mikuma N, Iwasawa A, Kondo N. Transitional cell carcinoma of the bladder or renal pelvis in children. *Eur Urol* 1991; 19:312–4.

89. Yusim I, Lismer L, Greenberg G, Haomud K, Kaneti J. Carcinoma of the bladder in patients under 25 years of age. *Scand J Urol Nephrol* 1996; 30:461–3.

90. Madgar I, Goldwasser B, Czerniak A, Many M. Leiomyosarcoma of the ureter. *Eur Urol* 1988; 14:487–9.

91. McCarthy JP, Gavrell GJ, LeBlanc GA. Transitional cell carcinoma of bladder in patients under thirty years of age. *Urology* 1979; 13:487–9.

92. Javadpour N, Mostofi FK. Primary epithelial tumors of the bladder in the first two decades of life. *J Urol* 1969; 101:706–10.

93. Curtis M, Schned A, Hakim S, Cendron M. Papillary transitional cell carcinoma of the bladder with lymphangiectasia in an 8-year-old boy. *J Urol* 1996; 156:202.

94. Hoenig DM, McRae S, Chen SC, Diamond DA, Rabinowitz R, Caldamone AA. Transitional cell carcinoma of the bladder in the pediatric patient. *J Urol* 1996; 156:203–5.

95. Refsum S Jr, Refsum SB. Bladder papilloma in a child. Case report. *Scand J Urol Nephrol* 1975; 9:285–8.

96. Waaler G, Schistad G, Serck-Hanssen A. Papillary urothelial tumor of the bladder in a child. *J Pediatr Surg* 1975; 10:841–2.

97. Bruce PT. Bladder papilloma in young patients. *Med J Aust* 1982; 1:43–4.

98. Punjani HM. Transitional cell papilloma of the ureter causing hydronephrosis in a child. *Br J Urol* 1983; 55:572–3.

99. Williams JL, Cumming WA, Walker RD 3rd, Hackett RL. Transitional cell papilloma of the bladder. *Pediatr Radiol* 1986; 16:322–3.

100. Giedl J, Wild PJ, Stoehr R, Junker K, Boehm S, van Oers JM, Zwarthoff EC, Blaszyk H, Fine SW, Humphrey PA, Dehner LP, Amin MB, Epstein JI, Hartmann A. [Urothelial neoplasms in individuals younger than 20 years show very few genetic alterations and have a favourable clinical outcome]. *Verh Dtsch Ges Pathol* 2006; 90:253–63.

101. Zeegers MP, Kellen E, Buntinx F, van den Brandt PA. The association between smoking, beverage consumption, diet and bladder cancer: a systematic literature review. *World J Urol* 2004; 21:392–401.

102. Johansson SL, Cohen SM. Epidemiology and etiology of bladder cancer. *Semin Surg Oncol* 1997; 13:291–8.

103. Androulakakis PA, Davaris P, Karayannis A, Michael V, Aghioutantis C. Urothelial tumors of the bladder. *Child Nephrol Urol* 1992; 12:32–4.

104. Paduano L, Chiella E. Primary epithelial tumors of the bladder in children. *J Urol* 1988; 139:794–5.

105. Wild PJ, Giedl J, Stoehr R, Junker K, Boehm S, van Oers JM, Zwarthoff EC, Blaszyk H, Fine SW, Humphrey PA, Dehner LP, Amin MB, Epstein JI, Hartmann A. Genomic aberrations are rare in urothelial neoplasms of patients 19 years or younger. *J Pathol* 2007; 211:18–25.

106. Francis RR. Inverted papilloma in a 14-year-old male. *Br J Urol* 1979; 51:327.

107. Cheng L, Davidson DD, Maclennan GT, Williamson SR, Zhang S, Koch MO, Montironi R, Lopez-Beltran A. The origins of urothelial carcinoma. *Expert Rev Anticancer Ther* 2010; 10:865–80.

108. Cheng L, Zhang S, Maclennan GT, Williamson SR, Lopez-Beltran A, Montironi R. Bladder cancer: translating molecular genetic insights into clinical practice. *Hum Pathol* 2011; 42:455–81.

109. Cheng L, Montironi R, Davidson DD, Lopez-Beltran A. Staging and reporting of urothelial carcinoma of the urinary bladder. *Mod Pathol* 2009; 22 (Suppl 2):S70–95.

110. Hartmann A, Schlake G, Zaak D, Hungerhuber E, Hofstetter A, Hofstaedter F, Knuechel R. Occurrence of chromosome 9 and p53 alterations in multifocal dysplasia and carcinoma in situ of human urinary bladder. *Cancer Res* 2002; 62:809–18.

111. Zieger K, Marcussen N, Borre M, Orntoft TF, Dyrskjot L. Consistent genomic alterations in carcinoma in situ of the urinary bladder confirm the presence of two major pathways in bladder cancer development. *Int J Cancer*

2009; 125:2095–2103.

112. Linn JF, Sesterhenn I, Mostofi FK, Schoenberg M. The molecular characteristics of bladder cancer in young patients. *J Urol* 1998; 159:1493–6.

113. Cheng L, Nascimento AG, Neumann RM, Nehra A, Cheville JC, Ramnani DM, Leibovich BC, Bostwick DG. Hemangioma of the urinary bladder. *Cancer* 1999; 86:498–504.

114. Van Dessel J, Michielsen JP. The haemangioma of the bladder. Case report and review of the literature. *Acta Urol Belg* 1978; 46:369–77.

115. Nuovo GJ, Nagler HM, Fenoglio JJ Jr. Arteriovenous malformation of the bladder presenting as gross hematuria. *Hum Pathol* 1986; 17:94–7.

116. Lee KW, Rodo J, Margarit J, Montaner A, Salarich J. Cavernous haemangioma of the bladder in a child. *Br J Urol* 1995; 75:799–801.

117. Caro DJ, Brown JS. Hemangioma of bladder. *Urology* 1976; 7:479–81.

118. Cheng L, Scheithauer BW, Leibovich BC, Ramnani DM, Cheville JC, Bostwick DG. Neurofibroma of the urinary bladder. *Cancer* 1999; 86:505–13.

119. Clark SS, Marlett MM, Prudencio RF, Dasgupta TK. Neurofibromatosis of the bladder in children: case report and literature review. *J Urol* 1977; 118:654–6.

120. Kramer S, Barrett D, Utz D. Neurofibromatosis of the bladder in children. *J Urol* 1981; 126:693–4.

121. Willis D, Canales BK, Cheng L, MacLennan GT. Neural neoplasms of the bladder. *J Urol* 2010; 184:1492–3.

122. Cheng L, Foster SR, MacLennan GT, Lopez-Beltran A, Zhang S, Montironi R. Inflammatory myofibroblastic tumors of the genitourinary tract–single entity or continuum? *J Urol* 2008; 180:1235–40.

123. Varsano I, Savir A, Grunebaum M, Vogel R, Johnston JH. Inflammatory processes mimicking bladder tumors in children. *J Pediatr Surg* 1975; 10:909–12.

124. Nochomovitz LE, Orenstein JM. Inflammatory pseudotumor of the urinary bladder—possible relationship to nodular fasciitis. Two case reports, cytologic observations, and ultrastructural observations. *Am J Surg Pathol* 1985; 9:366–73.

125. Hojo H, Newton WA Jr, Hamoudi AB, Qualman SJ, Wakasa H, Suzuki S, Jaynes F. Pseudosarcomatous myofibroblastic tumor of the urinary bladder in children: a study of 11 cases with review of the literature. An Intergroup Rhabdomyosarcoma Study. *Am J Surg Pathol* 1995; 19:1224–36.

126. Lopez-Beltran A, Lopez-Ruiz J, Vicioso L. Inflammatory pseudotumor of the urinary bladder. A clinicopathological analysis of two cases. *Urol Int* 1995; 55:173–6.

127. Cheng L, Zhang S, Alexander R, MacLennan GT, Hodges KB, Harrison BT, Lopez-Beltran A, Montironi R. Sarcomatoid carcinoma of the urinary bladder: the final common pathway of urothelial carcinoma dedifferentiation. *Am J Surg Pathol* 2011; 35:e34–46.

128. Lott S, Lopez-Beltran A, Montironi R, MacLennan GT, Cheng L. Soft tissue tumors of the urinary bladder: Part II: Malignant neoplasms. *Hum Pathol* 2007; 38:807–23.

129. Fleischmann J, Perinetti EP, Catalona WJ. Embryonal rhabdomyosarcoma of the genitourinary organs. *J Urol* 1981; 126:389–92.

130. Geary ES, Gong MC, Shortliffe LM. Biology and treatment of pediatric genitourinary tumors. *Curr Opin Oncol* 1994; 6:292–300.

131. Parham DM, Ellison DA. Rhabdomyosarcomas in adults and children: an update. *Arch Pathol Lab Med* 2006; 130:1454–65.

132. Leuschner I, Harms D, Mattke A, Koscielniak E, Treuner J. Rhabdomyosarcoma of the urinary bladder and vagina: a clinicopathologic study with emphasis on recurrent disease: a report from the Kiel Pediatric Tumor Registry and the German CWS Study. *Am J Surg Pathol* 2001; 25:856–64.

133. Arndt C, Rodeberg D, Breitfeld PP, Raney RB, Ullrich F, Donaldson S. Does bladder preservation (as a surgical principle) lead to retaining bladder function in bladder/prostate rhabdomyosarcoma? Results from Intergroup Rhabdomyosarcoma Study IV. *J Urol* 2004; 171:2396–403.

134. Sung L, Anderson JR, Arndt C, Raney RB, Meyer WH, Pappo AS. Neurofibromatosis in children with rhabdomyosarcoma: a report from the Intergroup Rhabdomyosarcoma Study IV. *J Pediatr* 2004; 144:666–8.

135. Lauro S, Lalle M, Scucchi L, Vecchione A. Rhabdomyosarcoma of the urinary bladder in an elderly patient. *Anticancer Res* 1995; 15:627–9.

136. Aydoganli L, Tarhan F, Atan A, Akalin Z, Yildiz M. Rhabdomyosarcoma of the urinary bladder in an adult. *Int Urol Nephrol* 1993; 25:159–61.

137. Hays DM. Bladder/prostate

rhabdomyosarcoma: results of the multi-institutional trials of the Intergroup Rhabdomyosarcoma Study. *Semin Surg Oncol* 1993; 9:520–3.

138. Hays DM, Raney RB, Wharam MD, Wiener E, Lobe TE, Andrassy RJ, Lawrence W Jr, Johnston J, Webber B, Maurer HM. Children with vesical rhabdomyosarcoma (RMS) treated by partial cystectomy with neoadjuvant or adjuvant chemotherapy, with or without radiotherapy. A report from the Intergroup Rhabdomyosarcoma Study (IRS) Committee. *J Pediatr Hematol Oncol* 1995; 17:46–52.

139. Qualman SJ, Coffin CM, Newton WA, Hojo H, Triche TJ, Parham DM, Crist WM. Intergroup Rhabdomyosarcoma Study: update for pathologists. *Pediatr Dev Pathol* 1998; 1:550–61.

140. Ferrer FA, Isakoff M, Koyle MA. Bladder/prostate rhabdomyosarcoma: past, present and future. *J Urol* 2006; 176:1283–91.

141. Hawkins HK, Camacho-Velasquez JV. Rhabdomyosarcoma in children. Correlation of form and prognosis in one institution's experience. *Am J Surg Pathol* 1987; 11:531–42.

142. Hartley AL, Birch JM, Blair V, Kelsey AM, Harris M, Jones PH. Patterns of cancer in the families of children with soft tissue sarcoma. *Cancer* 1993; 72:923–30.

143. Heyn R, Haeberlen V, Newton WA, Ragab AH, Raney RB, Tefft M, Wharam M, Ensign LG, Maurer HM. Second malignant neoplasms in children treated for rhabdomyosarcoma. Intergroup Rhabdomyosarcoma Study Committee. *J Clin Oncol* 1993; 11:262–70.

144. Raney B Jr, Heyn R, Hays DM, Tefft M, Newton WA Jr, Wharam M, Vassilopoulou-Sellin R, Maurer HM. Sequelae of treatment in 109 patients followed for 5 to 15 years after diagnosis of sarcoma of the bladder and prostate. A report from the Intergroup Rhabdomyosarcoma Study Committee. *Cancer* 1993; 71:2387–94.

145. Leuschner I, Newton WA Jr, Schmidt D, Sachs N, Asmar L, Hamoudi A, Harms D, Maurer HM. Spindle cell variants of embryonal rhabdomyosarcoma in the paratesticular region. A report of the Intergroup Rhabdomyosarcoma Study. *Am J Surg Pathol* 1993; 17:221–30.

146. Lambert I, Debiec-Rychter M, Dubin M, Sciot R. Solid alveolar rhabdomyosarcoma originating from the urinary bladder in an adult. Diagnostic value of molecular genetics. *Histopathology* 2004; 44:508–10.

147. Kunze E, Theuring F, Kruger G. Primary mesenchymal tumors of the urinary bladder. A histological and immunohistochemical study of 30 cases. *Pathol Res Pract* 1994; 190:311–32.

148. Royal SA, Hedlund GL, Galliani CA. Rhabdomyosarcoma of the dome of the urinary bladder: a difficult imaging diagnosis. *AJR Am J Roentgenol* 1996; 167:524–5.

149. McKenney JK. An approach to the classification of spindle cell proliferations in the urinary bladder. *Adv Anat Pathol* 2005; 12:312–23.

150. Morotti RA, Nicol KK, Parham DM, Teot LA, Moore J, Hayes J, Meyer W, Qualman SJ. An immunohistochemical algorithm to facilitate diagnosis and subtyping of rhabdomyosarcoma: the Children's Oncology Group experience. *Am J Surg Pathol* 2006; 30:962–8.

151. Davicioni E, Anderson MJ, Finckenstein FG, Lynch JC, Qualman SJ, Shimada H, Schofield DE, Buckley JD, Meyer WH, Sorensen PH, Triche TJ. Molecular classification of rhabdomyosarcoma—genotypic and phenotypic determinants of diagnosis: a report from the Children's Oncology Group. *Am J Pathol* 2009; 174:550–64.

152. Bridge JA, Liu J, Weibolt V, Baker KS, Perry D, Kruger R, Qualman S, Barr F, Sorensen P, Triche T, Suijkerbuijk R. Novel genomic imbalances in embryonal rhabdomyosarcoma revealed by comparative genomic hybridization and fluorescence in situ hybridization: an Intergroup Rhabdomyosarcoma Study. *Genes Chromosomes Cancer* 2000; 27:337–44.

153. Weber-Hall S, Anderson J, McManus A, Abe S, Nojima T, Pinkerton R, Pritchard-Jones K, Shipley J. Gains, losses, and amplification of genomic material in rhabdomyosarcoma analyzed by comparative genomic hybridization. *Cancer Res* 1996; 56:3220–4.

154. Oguzkan S, Terzi YK, Guler E, Derbent M, Agras PI, Saatci U, Ayter S. Two neurofibromatosis type 1 cases associated with rhabdomyosarcoma of bladder, one with a large deletion in the NF1 gene. *Cancer Genet Cytogenet* 2006; 164:159–63.

155. Castellino SM, McLean TW. Pediatric genitourinary tumors. *Curr Opin Oncol* 2007; 19:248–53.

156. San Miguel-Fraile P, Carrillo-Gijon R, Rodriguez-Peralto JL, Ortiz-Rey JA, Alvarez-Alvarez C, de la Fuente-Buceta A. DNA content and proliferative activity in pediatric genitourinary

rhabdomyosarcoma. *Pediatr Pathol Mol Med* 2003; 22:143–52.

157. Wachtel M, Runge T, Leuschner I, Stegmaier S, Koscielniak E, Treuner J, Odermatt B, Behnke S, Niggli FK, Schafer BW. Subtype and prognostic classification of rhabdomyosarcoma by immunohistochemistry. *J Clin Oncol* 2006; 24:816–22.

158. Breneman JC, Lyden E, Pappo AS, Link MP, Anderson JR, Parham DM, Qualman SJ, Wharam MD, Donaldson SS, Maurer HM, Meyer WH, Baker KS, Paidas CN, Crist WM. Prognostic factors and clinical outcomes in children and adolescents with metastatic rhabdomyosarcoma—a report from the Intergroup Rhabdomyosarcoma Study IV. *J Clin Oncol* 2003; 21:78–84.

159. Pappo AS, Anderson JR, Crist WM, Wharam MD, Breitfeld PP, Hawkins D, Raney RB, Womer RB, Parham DM, Qualman SJ, Grier HE. Survival after relapse in children and adolescents with rhabdomyosarcoma: a report from the Intergroup Rhabdomyosarcoma Study Group. *J Clin Oncol* 1999; 17:3487–93.

160. Crist WM, Anderson JR, Meza JL, Fryer C, Raney RB, Ruymann FB, Breneman J, Qualman SJ, Wiener E, Wharam M, Lobe T, Webber B, Maurer HM, Donaldson SS. Intergroup Rhabdomyosarcoma Study IV: results for patients with nonmetastatic disease. *J Clin Oncol* 2001; 19:3091–102.

161. Crist WM, Garnsey L, Beltangady MS, Gehan E, Ruymann F, Webber B, Hays DM, Wharam M, Maurer HM. Prognosis in children with rhabdomyosarcoma:

a report of the Intergroup Rhabdomyosarcoma Studies I and II. Intergroup Rhabdomyosarcoma Committee. *J Clin Oncol* 1990; 8:443–52.

162. Gaffney EF, Dervan PA, Fletcher CD. Pleomorphic rhabdomyosarcoma in adulthood. Analysis of 11 cases with definition of diagnostic criteria. *Am J Surg Pathol* 1993; 17:601–9.

163. Meza JL, Anderson J, Pappo AS, Meyer WH. Analysis of prognostic factors in patients with nonmetastatic rhabdomyosarcoma treated on Intergroup Rhabdomyosarcoma Studies III and IV: the Children's Oncology Group. *J Clin Oncol* 2006; 24:3844–51.

164. Newton WA, Gehan EA, Webber BL, Marsden HB, van Unnik AJM, Hamoudi AB, Tsokos MC, Shimada H, Harms D, Schmidt D, Ninfo V, Cavazzana AO, Gonzalez-Crussi F, Parham DM, Reiman HM, Asmar L, Beltangady MS, Sachs NE, Triche TJ, Maurer HM. Classification of rhabdomyosarcomas and related sarcomas. Pathologic aspects and proposal for a new classification—an intergroup rhabdomyosarcoma study. *Cancer* 1995; 76:1073–85.

165. Tsokos M, Webber BL, Parham DM, Wesley RA, Miser A, Miser JS, Etcubanas E, Kinsella T, Grayson J, Glatstein E, Pizzo PA, Triche TJ. Rhabdomyosarcoma. A new classification scheme related to prognosis. *Arch Pathol Lab Med* 1992; 116:847–55.

166. Qualman SJ, Bowen J, Parham DM, Branton PA, Meyer WH. Protocol for the examination of specimens from patients (children and young adults) with rhabdomyosarcoma. *Arch Pathol Lab Med* 2003; 127:1290–7.

167. Coffin CM. The new international rhabdomyosarcoma classification, its progenitors, and consideration beyond morphology. *Adv Anat Pathol* 1997; 4:1–16.

168. Parham DM. Pathologic classification of rhabdomyosarcomas and correlations with molecular studies. *Mod Pathol* 2001; 14:506–14.

169. Atra A, Ward HC, Aitken K, Boyle M, Dicks-Mireaux C, Duffy PG, Mitchell CD, Plowman PN, Ransley PG, Pritchard J. Conservative surgery in multimodal therapy for pelvic rhabdomyosarcoma in children. *Br J Cancer* 1994; 70:1004–8.

170. Fryer CJ. Pelvic rhabdomyosarcoma: paying the price of bladder preservation. *Lancet* 1995; 345:141–2.

171. Heyn R, Newton WA, Raney RB, Hamoudi A, Bagwell C, Vietti T, Wharam M, Gehan E, Maurer HM. Preservation of the bladder in patients with rhabdomyosarcoma. *J Clin Oncol* 1997; 15:69–75.

172. Castellanos RD, Wakefield PB, Evans AT. Carcinoma of the bladder in children. *J Urol* 1975; 113:261–3.

173. Chandy PC, Pai MG, Budihal MR, Kaulgud Sr. Carcinoma of the bladder in young children: report of 2 cases. *J Urol* 1975; 113:264–5.

174. Gupta S, Gupta IM. Ectopia vesicae complicated by squamous cell carcinoma. *Br J Urol* 1976; 48:244.

175. Raghavaiah NV, Reddy CR. Adenocarcinoma of the bladder in a boy. *J Urol* 1976; 116:526–8.

176. Brumskine W, Dragan P, Sanvee L. Transitional cell carcinoma and schistosomiasis in a 5-year-old boy. *Br J Urol* 1977; 49:540.

177. Nielsen K, Nielsen KK. Adenocarcinoma in exstrophy of the bladder—the last case in Scandinavia? A case report and review of literature. *J Urol* 1983; 130:1180–2.

178. Rhaman SI, Matthews LK, Shaikh H, Townell NH. Primary paraganglioma of the bladder in a 14-year-old boy. *Br J Urol* 1995; 75:682–3.

179. Bissada NK, Safwat AS, Seyam RM, Al Sobhi S, Hanash KA, Jackson RJ, Sakati N, Bissada MA. Pheochromocytoma in children and adolescents: a clinical spectrum. *J Pediatr Surg* 2008; 43:540–3.

180. Mou JW, Lee KH, Tam YH, Cheung ST, Chan KW, Thakre A. Urinary bladder pheochromocytoma, an extremely rare tumor in children: case report and review of the literature. *Pediatr Surg Int* 2008; 24:479–80.

181. Mutchler RW Jr, Gorder JL. Leiomyoma of the bladder in a child. *Br J Radiol* 1972; 45:538–40.

182. Bhargava SK, Pal V, Lakhtakia HS, Gupta R, Gogi R. Dermoid cyst of the urinary bladder. *Indian Pediatr* 1977; 14:161–2.

183. Lott S, Lopez-Beltran A, Maclennan GT, Montironi R, Cheng L. Soft tissue tumors of the urinary bladder, Part I: myofibroblastic proliferations, benign neoplasms, and tumors of uncertain malignant potential. *Hum Pathol* 2007; 38:807–23.

184. Taylor G, Jordan M, Churchill B, Mancer K. Yolk sac tumor of the bladder. *J Urol* 1983; 129:591–4.

185. D'Alessio A, Verdelli G, Bernardi M, DePascale S, Chiarenza SF, Giardina C, Cheli M, Rota G, Locatelli G. Endodermal sinus (yolk sac) tumor of the urachus. *Eur J Pediatr Surg* 1994; 4:180–1.

186. Harris M, Eyden BP, Joglekar VM. Rhabdoid tumour of the bladder: a histological, ultrastructural and immunohistochemical study. *Histopathology* 1987; 11:1083–92.

187. Carter RL, McCarthy KP, al-Sam SZ, Monaghan P, Agrawal M, McElwain TJ. Malignant rhabdoid tumour of the bladder with immunohistochemical and ultrastructural evidence suggesting histiocytic origin. *Histopathology* 1989; 14:179–90.

188. Givler RL. Involvement of the bladder in leukemia and lymphoma. *J Urol* 1971; 105:667–70.

189. Grooms AM, Morgan SK, Turner WR Jr. Hematuria and leukemic bladder infiltration. *JAMA* 1973; 223:193–4.

190. Lewis RH, Mannarino FG, Worsham GF, Martin JE, Javadpour N, O'Connell KJ. Burkitt's lymphoma presenting as urinary outflow obstruction. *J Urol* 1983; 130:120–4.

191. Schniederjan SD, Osunkoya AO. Lymphoid neoplasms of the urinary tract and male genital organs: a clinicopathological study of 40 cases. *Mod Pathol* 2009; 22:1057–65.

192. Taykurt A. Wilms tumor at lower end of the ureter extending to the bladder: case report. *J Urol* 1972; 107:142–3.

193. Candia A, Zegel HG. The occurrence of Wilms tumor in 2 patients with exstrophy of the bladder. *J Urol* 1982; 128:589–90.

第19章

软组织肿瘤

19.1　肌成纤维细胞增生和肿瘤　　442

　　19.1.1　炎性肌纤维母性肿瘤　　442

　　19.1.2　手术后梭形细胞结节　　453

19.2　良性软组织肿瘤　　453

　　19.2.1　平滑肌瘤　　453

　　19.2.2　血管瘤　　456

　　19.2.3　神经纤维瘤　　457

　　19.2.4　神经鞘瘤（雪旺细胞瘤）　　460

　　19.2.5　孤立性纤维性肿瘤　　460

　　19.2.6　副神经节瘤　　460

　　19.2.7　颗粒细胞瘤　　461

19.3　恶性软组织肿瘤　　462

　　19.3.1　平滑肌肉瘤　　462

　　19.3.2　横纹肌肉瘤　　464

　　19.3.3　血管肉瘤　　466

　　19.3.4　恶性纤维组织细胞瘤　　467

　　19.3.5　原始神经外胚层肿瘤　　470

　　19.3.6　恶性周围神经鞘膜瘤　　471

　　19.3.7　血管外皮细胞瘤　　471

　　19.3.8　腺泡状软组织肉瘤　　472

19.4　发生于膀胱的其他软组织肿瘤　　473

参考文献　　476

19.1 肌成纤维细胞增生和肿瘤

19.1.1 炎性肌纤维母性肿瘤

炎性肌纤维母性肿瘤（IMT）是一种少见的梭形细胞肿瘤，常被误诊为肉瘤，特别是当它们发生于膀胱时。由于膀胱肉瘤常需要进行膀胱根治手术治疗，而膀胱IMT一般仅需保守处理，因此，不管是发生在膀胱还是发生在其他部位，二者的鉴别都是至关重要的。据报道，IMT可发生于多个部位。对这类具有相似组织形态的肿瘤过去曾经冠以多种名称，这些名称术语包括浆细胞性假瘤、炎性假瘤、黄色瘤样炎性假瘤、假肉瘤样肌成纤维细胞增生、炎性肌纤维组织细胞增生、非典型纤维黏液样瘤[1-3]。炎性肌纤维母性肿瘤与前面提过的肿瘤之间的关系是目前需要进一步讨论的有争议性的问题。有些观察者甚至质疑发生在成人和儿童中的IMT是否为同一种疾病类型，以及IMT是良性还是恶性，或者是介于良恶性疾病谱之间的一种梭形软组织肿瘤。

历史回顾

von Brunn于1939年最早报道了可能为IMT及其类似病变的典型病例，在其报道中描述了2例患者，发病年龄分别为5岁和9岁，出现肺部病变并伴全身症状[4]。他将其中1例病变诊断为"肺的肌瘤"，病变特点为"淋巴细胞浸润，可见小范围纤维化及坏死伴丰富的血管间质"，这些特点通常存在于IMT中。他认为，亚急性肉芽肿样生长方式在临床上似乎就提示IMT是一种真正肿瘤，然而在IMT和肉芽肿之间又难以划清明确界限[4]。目前在其鉴别诊断中存在同样的困惑。

在泌尿生殖系统，第一个描述这种病变的是Roth等，他们于1980年报道了1例发生于32岁女性膀胱的"一种不同寻常的假肉瘤样疾病"，并推断这种病变代表一种反应性疾病[5]。随后，他们又报道了一类其称之为"手术后梭形细胞结节（PSCN）"的病变，这些病变发生于下生殖道，其中包括4个男性和5个女性，所有患者均在接受器械检查5周~3个月内于检查部位发生了病变[6]。大多数病变可误诊为肉瘤，但考虑到缺乏细胞核多形性、染色质深染、非典型核分裂象，以及丛状毛细血管网的出现和近期外科手术操作史，这些病变可以看作是良性和反应性病变。用于这种临床病理实体的诊断术语"手术后梭形细胞结节"一直延续至今。

诊断术语"炎性肌纤维母性肿瘤"由Pettinato等于1990年在20例肺炎性假瘤报道中首次使用[7]。随后，Netto等建议使用这个术语用于描述有时在儿童膀胱中遇到的类似病变，这些病变的特点是显著的炎细胞浸润，梭形肌成纤维细胞和成纤维细胞增生，肉芽肿样血管形成，缺乏明显的坏死、细胞非典型性和异常核分裂象[8]。

流行病学和临床表现

随着最初描述发生于肺以来，文献报道IMT可发生于各种解剖学部位，包括腹部、后腹部、头颈部区域、脑和四肢[1]。在泌尿生殖道中，IMT可发生于肾、尿道、前列腺、输尿管和睾丸，但是发生于膀胱最常见[9-15]。尽管大多数膀胱IMT发生于十几岁少年或年轻成人，但是据报道其也可发生于儿童和老年人。IMT在男性发病的可能性更大，男女发病之比为（2~3）:1。

无痛性血尿是最常见临床症状。罕见情况下，患者出现排尿困难、盆腔疼痛和尿道阻塞或感染的症状。有时，可能在身体检查或放射检查时以占位性病变而被发现。其他与泌尿生殖道IMT相关的因素有：吸烟、膀胱器械检查和妇产科手术。发生于其他解剖学部位的 IMT 可伴发热、体重降低、贫血、血小板增多、红细胞沉降率增加和免疫球蛋白增多等症状和体征。然而，这些全身症状和血清学改变对发生于泌尿生殖道的 IMT 来说是少见的[15]。

IMT 生长缓慢且很少表现出侵袭性临床生物学行为[1]。有报道指出，高级别浸润性尿路上皮癌伴 IMT 病史有时可出现显著的侵袭性行为，最终导致患者死亡[12,16]。在这种背景下，IMT 病史的存在对浸润性尿路上皮癌的发生或生物学行为是否发挥实质作用仍不十分清楚。据报道 10% ~ 25% 的泌尿生殖道 IMT 可出现复发，且肿瘤易复发与 ALK 的表达没有相关性（见下面的讨论）[12]。目前还不清楚 ALK 在发生于泌尿生殖道外 IMT 中的表达是否会影响肿瘤复发率。一项研究注意到，ALK 表达阴性的 IMT 较 ALK 表达阳性的 IMT 复发率更高[17]。然而其他的研究表明 ALK 表达阳性的 IMT 比 ALK 表达阴性的 IMT 更易复发[18]。因此，ALK 在 IMT 预后方面起什么作用还不能明确，而且，对于 IMT 患者的临床结局来说，无显著性别差异。

发病机制

目前，尽管相关理论研究有许多，然而有关 IMT 的发病机制仍然是个谜。由于 IMT 的组织学特征为炎细胞浸润，而且，从 IMT 病变组织中可分离出多种微生物，因此，长期以来人们怀疑，感染在其发病机制中起到重要的作用。据报道 IMT 肿瘤组织中能够培养出腐蚀类杆菌属、克雷伯肺炎杆菌、巨噬细胞内鸟型分枝杆菌、棒状杆菌属、空肠弯曲杆菌、球形芽孢杆菌、大肠杆菌、伯纳特立克次体等多种病原微生物[19]。Arber 等研究表明，在 40% ~ 60% 的脾脏和肝脏炎性假瘤梭形细胞中可检测到 EBV（Epstein-Barr 病毒）[21,22]，而且，肿瘤组织表达 EBV 和滤泡树突状细胞存在一定的关系。在 3 例肝脏病例中，滤泡树突状细胞肿瘤发生于表达 EBV 抗原的炎性假瘤背景中[20,21]。

有假设认为，细胞因子如 IL-1β 和 IL-6 是产生全身症状的原因，有时与 IMT 的发生有关。这表明其他致病过程如病毒感染肿瘤是肿瘤发生的起因。如，编码类似于 bcl-2 蛋白的疱疹病毒 -8、cyclin D、干扰素和 IL-6 可表达于肺和神经节的 IMT[18]。其他的观察者推断自身免疫性因素是 IMT 发生的起因，这一观点得到了发生于下颌下腺的 1 例 IMT 病例的支持，该病例中患者表现为多克隆高 γ 球蛋白血症、高抗核抗体滴度、抗甲状腺抗体试验阳性，但不出现系统性自身免疫性疾病症状[22]。同时，脾脏 IMT 伴血小板减少性紫癜和甲状腺 IMT 伴 Riedel 甲状腺炎的相关报道也表明自身免疫性因素是 IMT 发生的起因[21]。

组织病理学

大体病理　IMT 大体上呈界限清楚的、分叶状或多结节状质硬的灰白色或黄色肿块，切面旋涡状或束状，有时可见质软的黏液样改变。局灶出血、坏死、囊性变和钙化少见[1]。肿瘤直径为 1 ~ 20cm，发生在肠系膜、肠道、后腹膜和肝脏的肿瘤体积较大，发生于膀胱和头颈部区域的肿瘤通常最大径小于 2cm。在膀胱中肿瘤多呈外生性生长，息肉状，无特异性膀胱好发部位[11,23-26]。肿瘤可能形成大的肿块突入膀胱腔和（或）侵犯膀胱壁黏膜肌层。

显微镜下病理　肿瘤的组织形态变化多样。肿瘤特点为梭形肌成纤维细胞和成纤维细胞占优势，伴不同程度的胶原样或黏液样基质，可见主要由浆细胞和淋巴细胞，偶尔由嗜酸性细胞组成的炎症细胞浸润（图 19.1 ~ 19.10）。IMT 典型表现为三种普遍组织学表现中的一种。第一种为黏液样/血管结构，由梭形和星状细胞组成，具有丰富的嗜酸性胞质和明显的核仁，可与胚胎性横纹肌肉瘤（RMS）相混淆。第二种为梭形细胞排列成紧密的束状或席纹状结构，具有一些神经节样细胞，肿瘤细胞数量多少不等（图 19.11 ~ 19.13）。第三种为细胞稀少的纤维结构，可见大量胶原、浆细胞、淋巴细胞和嗜酸性细胞。这种模式可以与硬纤维瘤病或瘢痕组织相比较（图 19.14）。通常IMT以其中的一种结构为主。

免疫组织化学染色

IMT免疫组化检测结果与纳入其鉴别诊断

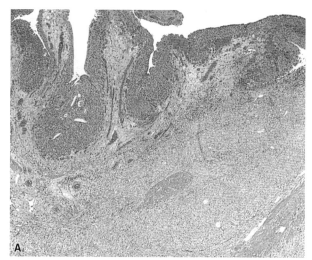

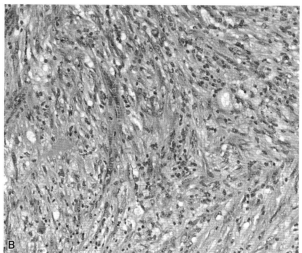

图 19.2　炎性肌纤维母性肿瘤（A和B）

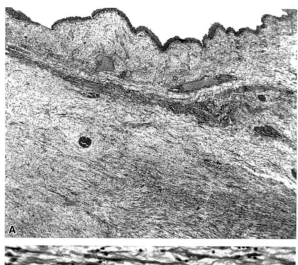

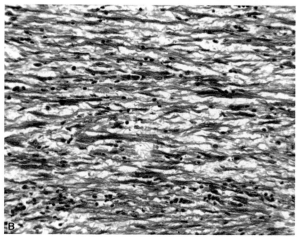

图 19.1　炎性肌纤维母性肿瘤（A和B）。肿瘤由梭形细胞排列于疏松的间质中组成

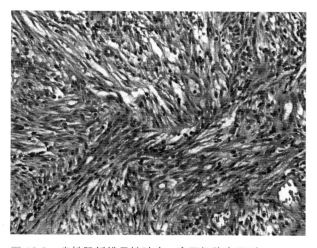

图 19.3　炎性肌纤维母性肿瘤，富于细胞变异型

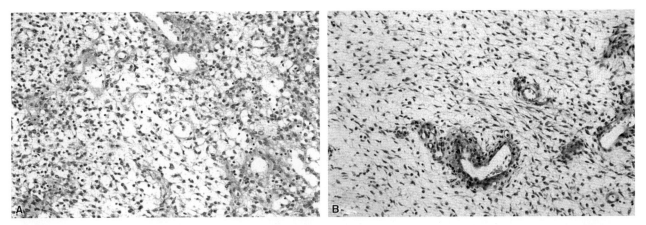

图 19.4　炎性肌纤维母性肿瘤。(A)梭形细胞与急性和慢性炎细胞混杂在一起，但是在有些区域(B)炎细胞散在或缺乏

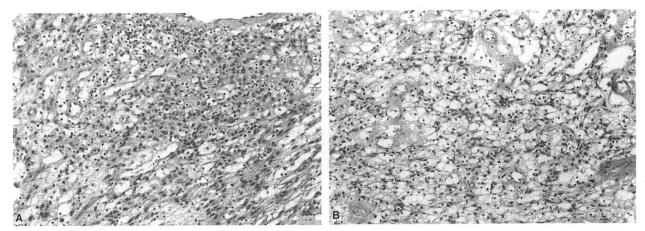

图 19.5　炎性肌纤维母性肿瘤(A 和 B)。肿瘤细胞呈三角形到卵圆形，与慢性炎细胞混杂(A)。其他区域，肿瘤细胞具有空泡化胞质(B)

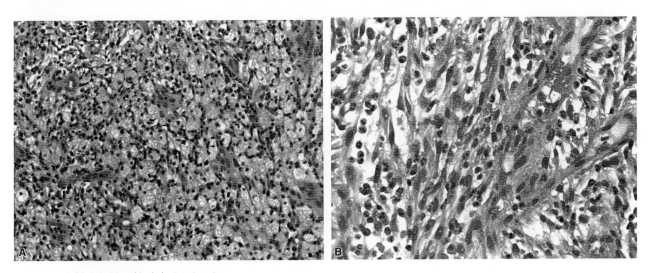

图 19.6　炎性肌纤维母性肿瘤(A 和 B)

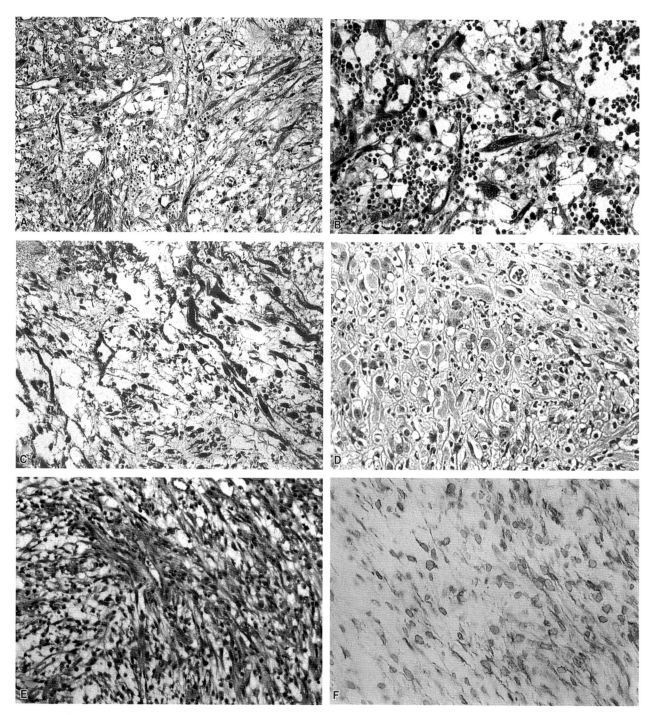

图 19.7　炎性肌纤维母性肿瘤（A~F）。（A）梭形细胞和血管陷在炎性水肿的间质中；（B）高倍镜下，出现显著的非典型性肌成纤维细胞伴红细胞外渗；（C）黏液样间质（D）在这个区域，肌成纤维细胞具有上皮样特征，可能会误诊为尿路上皮癌；（E）注意出现嗜酸性细胞；（F）梭形细胞免疫组化染色 vimentin 强阳性

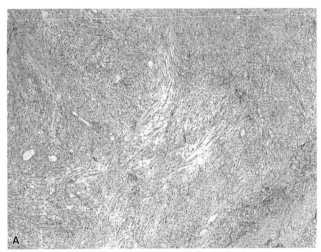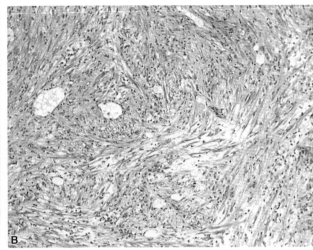

图 19.8 炎性肌纤维母性肿瘤（A 和 B）

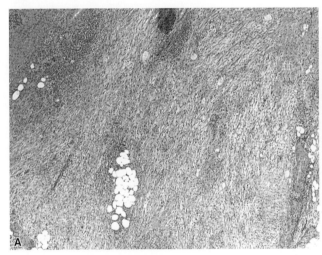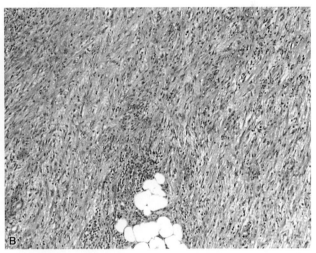

图 19.9 炎性肌纤维母性肿瘤（A 和 B）

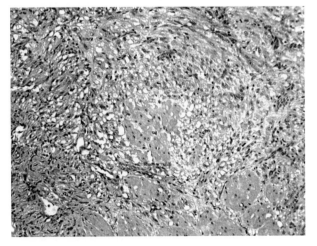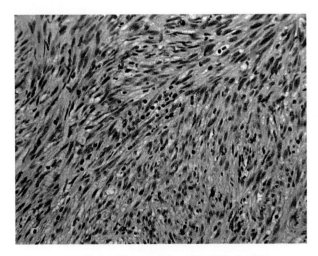

图 19.10 炎性肌纤维母性肿瘤。肿瘤浸润黏膜肌层　　　图 19.11 炎性肌纤维母性肿瘤，富于细胞变异型

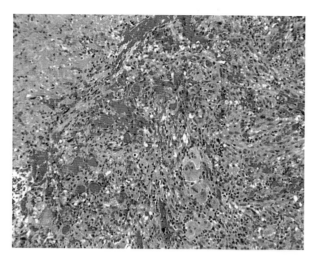

图 19.12 炎性肌纤维母性肿瘤。注意出现核分裂象和神经节样细胞

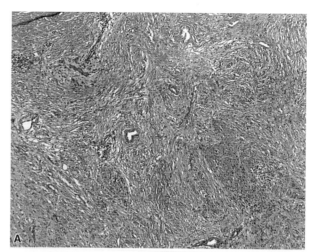

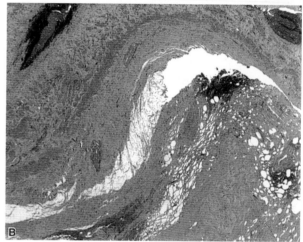

图 19.14 炎性肌纤维母性肿瘤，硬化变异型（A和B）

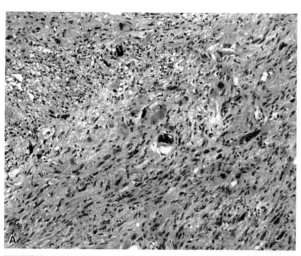

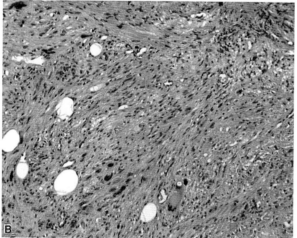

图 19.13 炎性肌纤维母性肿瘤（A和B）。注意出现细胞非典型性和神经节样细胞

的其他病变有重叠，这些病变包括多种类型的恶性肿瘤。据报道 IMT 免疫组化标记阳性的有 vimentin（95%~100%）、desmin（5%~80%）、SMA（48%~100%）、MSA（62%）和 CK（10%~89%）[1,27-29]。膀胱 IMT 较其他泌尿生殖道部位 IMT 更有可能表达 CK，使其与肉瘤样癌区分更加困难。因为二者都特征性地不同程度表达平滑肌和上皮标志物[1,30]。IMT 很少表达 MyoD1 或 myogenin，而这些骨骼肌标志物可表达于 RMS。大约一半的 IMT 免疫组化染色 ALK 阳性，这一结果表明，免疫组化标记 ALK 可成为将 IMT 与其他病变相鉴别的一种有效手段（图 19.15 和

19.16）。ALK-1 染色的有效性获得 FISH 检测和细胞遗传学研究的一致支持，文献记载有些肿瘤 2p23 染色体 ALK-1 基因发生易位[1,31]。尽管对肿瘤组织学和免疫组化染色结果必须进行综合考虑，且 ALK 免疫组化染色对 IMT 诊断的特异性和敏感性还有待进一步确定，但是 ALK-1 表达的证据可支持膀胱 IMT 这一独特病变的诊断[1,2]。

分子遗传学和 ALK

最近针对小系列病例的遗传学研究表明，IMT 常发生染色体组型异常。在 50%～60% 的 IMT 中，2 号染色体短臂 p21-p23 区会出现克隆性遗传学异常，特别是与 ALK 基因相关的 2p23 区出现基因重排，这一现象有力支持 IMT 是一个肿瘤性病变的观点（图 19.17）。人类 ALK 基因跨越染色体 2p23 区约 728kb 的区域，该区域是 ALK 编码基因片段所在区域。ALK 是一种酪氨酸激酶受体，属于胰岛素样生长因子受体超家族。其正常表达于中枢神经系统，且第一个被证实在间变性大细胞淋巴瘤中异常表达。ALK 基因重排导致其与其他基因相融合。在 IMT 中，这些重排涉及下列基因：CLTC、RANBP2、TPM3、TPM4、CARS、ATIC 和 SEC1L1[32-34]。据报道基因重排也可出现于膀胱 IMT 中，其中形成的第一个融合基因是 ALK-ATIC[35]。其他几种易位也有报道，包括 t（1；2）（q25；p23）、t（2；2）（p23；q13）、t（2；11）（p23；p15）、t（2；17）（p23；q23）和 t（2；19）（p23；p13.1），其中 t（1；2）（q25；p23）和 TPM3 易位最常见，大多数基因分离点位于 ALK 同一内含子区。

FISH 技术可应用于检测 ALK 基因分离重排。商品化双重颜色标记探针设计包含 ALK 上游和下游探针，使用完全不同的荧光颜色标记的探针分别与 ALK 分离点簇集区的上游和下游区杂交。

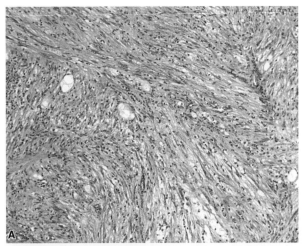
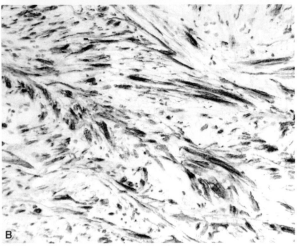

图 19.15　炎性肌纤维母性肿瘤（A 和 B）显示免疫组化染色 ALK 阳性（B）

2p23 染色体野生型 ALK 基因区域出现紧密相邻的或融合的橘红色/绿色信号。如果在 2p23 ALK 分离点区域发生基因分离，则成对的橘红色/绿色信号会出现裂开，分隔成橘红色和绿色两个分离的信号，而其余的野生型 ALK 区域仍显示橘红色/绿色融合信号。许多观察者已应用这项技术检测 ALK 基因的改变，引人注目的是，不管是否有器械检查史，ALK 基因重排在泌尿生殖道 IMT 中都明确出现。

鉴别诊断

膀胱 IMT 的鉴别诊断既包括良性病变也包括恶性病变（表 19.1 和 19.2）。结节状筋膜炎是一

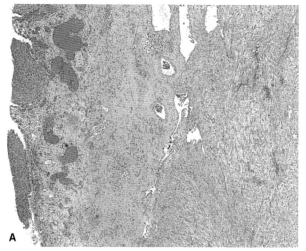

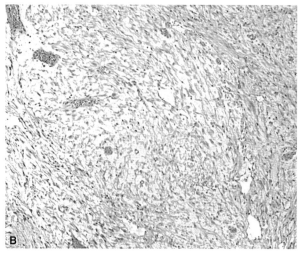

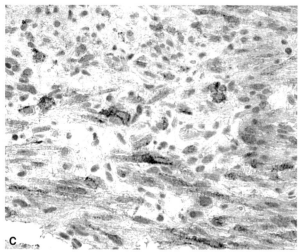

图 19.16 炎性肌纤维母性肿瘤（A~C）显示免疫组化染色ALK阳性（C）

种良性病变，由于其具有黏液样/血管组织学形态从而与IMT相类似。平滑肌瘤尽管罕见，但是膀胱最常见的软组织肿瘤，其免疫表型类似于IMT，免疫组化染色vimentin、SMA和desmin阳性。PSCN也是一种良性病变，其免疫表型也与IMT类似。然而，在临床描述中患者常有器械检查史，大体上肿瘤通常最大径≤1cm。有些学者认为PSCN可归入IMT疾病谱系中[14]。

需要与IMT鉴别的恶性病变有平滑肌肉瘤、肉瘤样癌、RMS和尿路上皮癌伴假肉瘤样间质。平滑肌肉瘤是成人膀胱最常见的肉瘤。IMT中可见非典型梭形细胞，偶尔出现核分裂象，但缺乏明确的恶性特征如非典型核分裂象。

组织学上，平滑肌肉瘤和IMT具有某些的共同的改变：表现在二者都存在具有嗜酸性纤维状或空泡状胞质的梭形细胞成分。背景间质可广泛黏液样变，同时二者都存在以淋巴细胞和浆细胞为主的炎细胞浸润。然而，平滑肌肉瘤通常显著存在低到中等程度的细胞核多形性，坏死或非典型核分裂象。

IMT和尿路上皮癌伴假肉瘤样间质免疫组化染色通常vimentin和MSA都阳性，但是这些病变也异常表达CK。因此，ALK-1免疫组化染色和FISH分析在其鉴别诊断中很有价值，尤其体现在有限的小活检标本诊断。

肉瘤样癌和低级别肉瘤是重要的鉴别诊断。当IMT中出现典型的成纤维细胞，细胞数量多和核分裂象多见会令人怀疑恶性肿瘤，但是其缺乏中等到严重度的细胞非典型性，非典型核分裂象和广泛坏死，依据这些特点应该诊断为良性[36,37]。另外，IMT常以黏液样背景，炎症细胞浸润和突出的裂隙样血管为特点，这些都提示为良性病变[37,38]。然而，有一种肉瘤样癌的亚型，

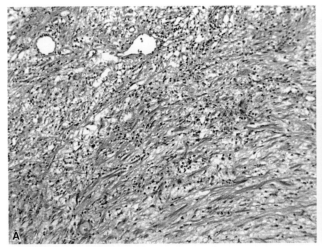

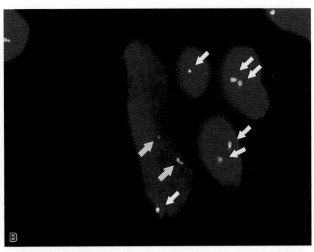

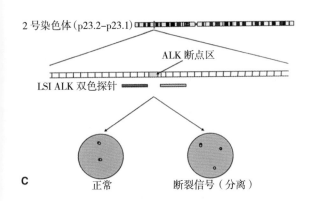

图 19.17 膀胱炎性肌纤维母性肿瘤（IMT）。（A）炎性肌纤维母性肿瘤形态学表现；（B）膀胱 IMT 中 ALK 基因分离重排的 FISH 检测分析。典型的细胞核 ALK 基因重排 FISH 检测图像显示，野生型 ALK 基因区域为橘红色/绿色融合信号（白色箭头），而 ALK 分离出现区域描绘为橘红色和黄色信号（黄色箭头）。这种分离的信号模式在具有多形性的肿瘤细胞中最常见。橘红色信号：ALK 基因上游；绿色信号：ALK 基因下游。（C）人类 ALK 基因跨越 2p23 染色体约 728kb 区域。LSI ALK 双色探针设置包含 ALK 基因上游（橘红色信号）和 ALK 基因下游（绿色信号）探针。探针与 ALK 基因上游和下游分裂点聚集区杂交（蓝色基因盒）。2p23 染色体 ALK 区域处于野生状态显示为紧密相邻的或融合的橘红色/绿色信号（正常），当分离发生在 2p23 染色体分离点区域时，成对的橘红色/绿色信号出现分离，分成单独的橘红色和绿色信号（分离），然而，其余的野生型 ALK 区域仍显示橘红色/绿色融合信号

具有黏液样或硬化性病灶，包含广泛分布的，轻度非典型性细胞，其与 IMT 非常相像，从而使其鉴别诊断问题更加复杂化[39]。

　　IMT 免疫组化染色广谱 CK 常常为阳性，这一结果在 IMT 与肉瘤样癌的鉴别诊断中有重要的价值。不管怎样，IMT 都不表达 p63，如果 p63 阳性，则支持肉瘤样癌的诊断而不是 IMT（见第 16 章和第 26 章）[30]。Westfall 等在 22 例肉瘤样癌、17 例 IMT 和 13 例平滑肌肉瘤的鉴别诊断中应用包括 AE1/AE3、34βE12、CK5/6、SMA 和 ALK-1 的组合抗体进行联合免疫组化染色[40]，结果表明，CK5/6 和 p63 阳性仅见于肉瘤样癌（分别为 27% 和 70%），而 ALK-1 阳性仅见于 IMT（20%）。34βE12 染色结果与 CK5/6 相当一致，表明其是 CK5/6 的一个有效替代标志物。AE1/AE3 和 SMA 在确定诊断方面没有帮助，因为二者在三种类型肿瘤中都出现明确的阳性；IMT（分别为 70% 和 100%）、平滑肌肉瘤（分别为 58% 和 85%）和肉瘤样癌（分别为 70% 和 73%）。在缺乏其他标志物阳性的情况下，如果 SMA 阳性则支持平滑肌肉瘤。

　　RMS 特别是胚胎性亚型，在儿童中是一个重

要的鉴别诊断。通过仔细观察肿瘤形态学特点、免疫组化染色 MyoD1 或 myogenin 阳性，能够将 RMS 与 IMT 进行鉴别。

争议之处

关于 IMT 目前仍存在许多不明确的地方。如，如何定义 IMT？这种定义是否要求考虑临床因素如年龄和器械检查史？这种定义是依肿瘤的免疫表型而定，还是依明确的基因重排出现或不出现而定？IMT 是单独一种病变，还是一个包括从良性到明确恶性病变的疾病谱系？Harik 等建议由于 PSCN 和 IMT 本质上几乎无法鉴别，因此二者应当归为一个疾病类型，赋予描述性的名称"假肉瘤样肌成纤维细胞增生（PMP）"[14]。42 例病变的回顾性研究表明，按照大体、显微镜及免疫表型标准诊断，二者难以区别。二者主要区别点在于临床方面，PSCN 之前有创伤性事件如外科手术或器械检查，倾向发生于年龄稍大的人群。其他研究者报告，PSCN 病变体积倾向于较 PMPs 小，核分裂象更高，偶尔可出现嗜酸细胞[41]。有人提出假说认为，发生于儿童的 IMT 与发生于成人的 IMT 完全不同，后归入 PMPs 诊断类别中。儿童 IMT 较 PMPs 更具有侵袭性进程[14]。无论怎样，儿童和成人 IMT 在形态学和遗传学方面存在许多明显的重叠，提示儿童和成人 IMT 二者根本没有差别[12,42]。

在一个致力于泌尿生殖道 PMPs 和 IMT 与 ALK 的相关性的研究中，研究者发现 42% 的 PMPs 免疫组化染色 ALK 胞质阳性，然而 FISH 检测未发现基因重排[41]。与 PMPs 相反，IMT 中有超过一半的病例 ALK 基因发生改变。这个研究的难点在进行免疫组化染色和 FISH 检测前，不清楚研究者是如何将病变分成 PMPs 和 IMT 两个不同组别。不管怎样，这个研究提出了这样一个问

题，即 IMT 的诊断是否要求分子检测证实 ALK 基因重排。同时，这个研究结果也提示 IMT 是一个肿瘤性病变，而 PMPs 由于缺乏基因重排或许本质上是反应性/修复性病变[41]。

泌尿生殖道 IMT 被认为是一种低级别炎性肉瘤[11]。Meis 和 Enzinger 于 1991 年报告了一组发生于后腹膜、肠系膜、纵隔和腹部腹膜的病变，他们诊断为纤维肉瘤，这些肿瘤可见成熟肌成纤维细胞、成纤维细胞、致密的炎细胞浸润。他们将这些肿瘤与形态学类似的 IMT 进行鉴别的依据是肿瘤的生物学行为，并注意到纤维肉瘤比 IMT 更具有侵袭性，37% 局部复发，10% 有转移，18% 导致死亡[43]。累及泌尿生殖道的炎性纤维肉瘤罕见。在 1 例患者中，炎性纤维肉瘤发生于前列腺，该患者曾因前列腺癌行放疗 4 年[12]，外科手术切除肿瘤 4 个月后复发，转移到腹腔，导致患者 9 个月后死亡。组织学观察显示除梭形细胞核染色质深染外，肿瘤形态与 IMT 类似。Weidner 描述了 1 例腹部炎性纤维肉瘤，病变也累及到膀胱[9]。组织学上，梭形细胞具有"恶性胞核的特征，包括不规则团块状粗颗粒染色质，大的包涵体样核仁，更一致的束状生长方式，类似于平滑肌肉瘤和（或）恶性纤维组织细胞瘤"，核分裂象少见。否则，会认为这例肿瘤形态上类似于 PSCN 和 IMT。还有发生于膀胱的 1 例报道，IMT 和肉瘤样特征在该肿瘤中均出现，虽然存在 ALK 基因改变的证据，但是在临床生物学行为方面像恶性炎性纤维肉瘤[42]。这类肿瘤病例表明 IMT 可能是一个连续疾病谱系的一部分，这个疾病谱系的一端是良性假肉瘤样病变，另一端是低级别肉瘤。

关于泌尿生殖道 IMT 有许多问题仍未解决。IMT 是否能够依据形态学、免疫组织化学检测，分子生物学背景与 PSCN 区分，目前仍不十分清

楚。关于 IMT 的恶性潜能问题，以及 ALK 表达和基因重排与这些病变的生物学行为有怎样的关系有待进一步阐明。现有的证据使人们有理由假定，IMT 是一个连续疾病谱系的一部分，这个疾病谱系的一端是良性假肉瘤样病变，另一端是低级别肉瘤。进一步应用 FISH 及其他分子生物学研究将有利于对 IMT 未来的研究，从而阐明 ALK基因及其他可能基因异常的重要意义。有希望的是，这些研究将有助于确定这些少见且令人费解的疾病的诊断和预后标准。

从临床实践目的出发，泌尿生殖道 IMT 应当考虑为一种恶性潜能未定的肿瘤，应当推荐进行常规监测和临床密切随访。鉴于大多数病变的惰性生物学行为和良性临床进程，积极的治疗（膀胱根治术、放疗或化疗）是没有根据的。为了理解疾病诊断和预后意义，将来的重点在于细胞遗传学异常与临床进程、治疗效果和最终结局相关性的研究。

19.1.2　手术后梭形细胞结节

Proppe 等首次在 8 例系列病例研究中描述了手术后梭形细胞结节（PSCN），其中 4 例为男性，4 例为女性[6]。在 Proppe 等的报告发表以后，其他发生于膀胱的 PSCN 病例陆续有报道[2,3,6,14,41,42,44-49]。男女发病机会均等，外科器械检查或切除手术后数月可发生 PSCN。病变特点为体积达到 4cm 的结节出现于下生殖道或泌尿道[6]。一个系列研究显示，病变的平均大小为1.5cm[41]，发病年龄范围为 29 ~ 79 岁，通常出现血尿和（或）阻塞性排尿症状。有些 PSCN 为 CT检查或膀胱镜下意外发现。肿瘤罕见复发，至今未见有关肿瘤转移的报道。

显微镜下，肿瘤形态较一致，由胖梭形细胞排列成束状相互交织组成，间质血管较细，可见

局灶玻璃样变伴中等量胶原沉积（图 19.18 和19.19）。梭形细胞具有丰富的、尖端细的、嗜酸性胞质。核大小较一致，无细胞非典型性。核分裂象较多，但未见异常核分裂象。这些病变表面常出现黏膜溃疡，溃疡底部可见急性炎细胞，在固有膜也可见散在的慢性炎细胞。间质也可出现中度水肿和小灶性出血，但缺乏坏死。有时可见异物巨细胞和显著的嗜酸性粒细胞浸润[41]。

PSCN 免疫组化染色显示，有些结节中的病变细胞 AE1/AE3、CAM5.2 和 vimentin 阳性。在其他的结节中，仅出现 vimentin 免疫反应阳性[46]。Iczkowski 等报告 PSCN 可出现 vimentin、desmin 和SMA 阳性免疫反应，出现广谱 CK 微弱阳性，在一些病例中可见 p53 表达，而免疫组化标记 ALK-1阴性[41]。PSCN 的鉴别诊断同样包括肉瘤样癌、黏液样平滑肌瘤、RMS 和 MFH（表 19.1 和 19.2）。恶性肿瘤诊断的关键特征表现为细胞非典型性、非典型核分裂象和肿瘤坏死（表面坏死除外），肌成纤维细胞增生常缺乏这些特征，PSCN 常主要为慢性的，而不是急性的炎症伴表面溃疡。有些研究认为，免疫组化标记 p53 在与其他恶性间叶源性肿瘤鉴别中非常有帮助。恶性间叶源性肿瘤免疫组化染色 p53 阳性细胞少见，而 PSCN 免疫组化染色 p53 阳性更强，范围更弥漫性[41,50]。肉瘤样癌免疫组化染色 CK 阳性更明显，范围更弥漫，具有细胞非典型性，除了间叶成分增生，常具有上皮细胞成分[30]。

19.2　良性软组织肿瘤

19.2.1　平滑肌瘤

尽管少见发生于膀胱，但平滑肌瘤仍然是膀

表 19.1　膀胱部分软组织肿瘤的鉴别特征

肿瘤	细胞非典型性	核分裂象	非典型核分裂象	肿瘤坏死	炎性反应	浸润肌层	其他特征
炎性肌成纤维细胞瘤	非常小	少数	缺乏	仅表面	显著的	可出现	纤细的毛细血管
手术后梭形细胞结节	非常小	多少不等	缺乏	缺乏	出现	缺乏	纤细的毛细血管
平滑肌瘤	非常小	少见	缺乏	缺乏	缺乏	缺乏	界限清楚
神经纤维瘤	程度不等	缺乏	缺乏	缺乏	稀疏的	缺乏	条带状胶原
肉瘤样癌	出现	出现	出现	出现	常出现	可出现	伴尿路上皮癌或原位癌
平滑肌肉瘤	出现	出现	出现	出现	稀疏的	出现	形态一致
血管肉瘤	出现	出现	出现	可出现	出现	可出现	相互吻合的血管
恶性纤维组织细胞瘤	出现	出现	出现	出现	出现	出现	多核细胞
横纹肌肉瘤	出现	出现	出现	不同程度	缺乏	可出现	胚胎性横纹肌肉瘤具有生发层，腺泡状形态

表 19.2　部分软组织肿瘤和肉瘤样癌免疫组织化学染色[a]

	IMT	平滑肌瘤	神经纤维瘤	PSCN	肉瘤样癌	平滑肌肉瘤	MFH	横纹肌肉瘤	血管肉瘤
ALK-1	+	N	罕见+	−	N	N	N	N	N
α_1-抗胰蛋白酶	N	N	N	N	N	N	+	N	N
CD68	N	N	N	N	N	N	+	N	N
CK	+/−	N	−	−/+	−	−/+	−/+	−/+	−
EMA	+/−	N	−	+	−	−	N	−	−
h-Caldesmon	N	+	N	N	N	+	−	−	N
MSA	+	+	N	+	+/−	+	−/+	+	−
Desmin	+/−	+	N	+/−	−/+	+	−	+	−
MyoD1	N	N	N	N	N	N	−	+	−
Myogenin	N	N	N	N	N	N	−	+	−
Myoglobin	−	N	N	N	N	N	N	+/−	−
SMA	+	+	N	+/−	−/+	+	−/+	−/+	−
NSE/CgA	N	N	+/−	N	N	N	N	−/+	−
S100 蛋白	−	N	+	N	N	−	−	−	−
Vimentin	+	+	N	+	+/−	+	+	+	+
CD31	N	N	N	N	N	N	N	N	+
CD34	N	N	N	N	N	−/+	−	−	+
Ⅷ因子抗原	N	N	N	N	N	N	N	N	+

注：[a]+/−：肿瘤常阳性；−/+：肿瘤常阴性。N：没有有效信息或在该肿瘤很少检测。

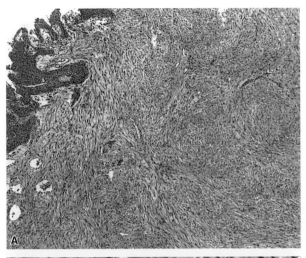

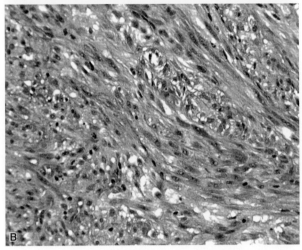

图 19.18　手术后梭形细胞结节。拉长的梭形细胞胞质嗜酸性（A和B）

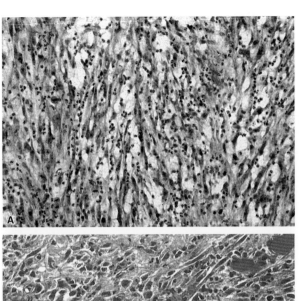

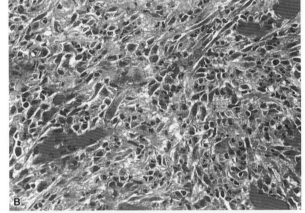

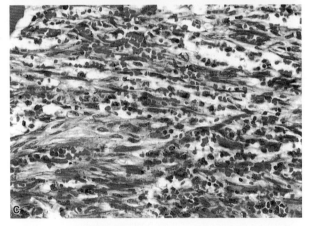

图 19.19　手术后梭形细胞结节（A~C）。手术后梭形细胞结节无一例外都发生于经尿道膀胱切除术后 3 个月内的患者。核稍拉长的梭形细胞与慢性及急性炎细胞混杂在一起

胱最常见的软组织肿瘤[51]。在最近 37 例文献回顾性研究中，59% 的肿瘤发病年龄为 30 ~ 60 岁，平均年龄为 44 岁。76% 的患者为女性。临床症状表现为梗阻性症状如尿液潴留和尿频（49%），膀胱刺激症状如排尿烧灼感、排尿困难和尿急（38%），血尿（11%）和季肋区疼痛（13%）。19% 的患者没有症状。触诊检查发现 57% 的患者可触及盆腔包块。膀胱镜活检是最有效的诊断手段。肿瘤最常见于膀胱内，少数位于膀胱外或大部位于膀胱壁内[52]。手术切除肿瘤常可治愈，未见复发或转移。

大体上，肿瘤通常体积小，界限清楚。切面灰白色，肉质状，缺乏坏死（图 19.20）。Goluboff等报道肿瘤直径为 1.5 ~ 25cm，平均大小为 5.8cm[52]。在 Martin 等对 10 例膀胱平滑肌瘤系列研究中，肿瘤直径平均为 1.6cm，膀胱各区

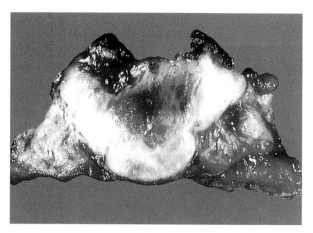

图 19.20　平滑肌瘤。大体上，肿瘤体积大伴中央出血，完全由良性的平滑肌细胞组成，无细胞非典型性、坏死或核分裂象。患者 11 年无复发，至今仍存活

域均可发病，无明确的好发部位[53]。

显微镜下，平滑肌瘤由平滑肌细胞排列成束状相互交织形成，细胞胞质中等量到大量，嗜酸性（图 19.21 和 19.22）。肿瘤通常显示细胞数量适中，无黏液样变。胞核卵圆形到雪茄状，位于中央，两端钝圆，缺乏明显的非典型性改变，如染色质深染、多形性或单个细胞坏死。核分裂象缺乏。Kunze 等描述了 3 例具有特殊改变的平滑肌瘤，表现为"肿瘤组织中散在分布中等大小的厚壁血管，这些血管被覆不显眼的扁平到立方形的内皮细胞"，他们将这样的肿瘤命名为血管平滑肌瘤[54]。大多数膀胱平滑肌瘤免疫组化染色 SMA、MSA、desmin 和 vimentin 弥漫强阳性。Martin 等报道 10 例平滑肌瘤中有 3 例免疫组化标记 CK34 阳性[53]。

19.2.2　血管瘤

膀胱血管瘤是一种罕见良性肿瘤（图 19.23 ~ 19.27）。迄今为止，在 Cheng 等人的 19 例膀胱血管瘤最大系列研究中，男性与女性发病比例为 3.7：1.55。在这个研究系列中，诊断时平均年龄为 58 岁。而先前的研究报道显示，病变可发生

于任何年龄，但是疾病诊断时 30 岁以下患者最常见[55]。据推断多发性血管瘤 / 淋巴管瘤发生的病因与 Klippel-Trenaunay-Weber 和 Sturge-Weber 等综合征有关（图 19.28）。最常见症状为肉眼血尿。其他报道的症状有膀胱刺激症状和腹痛[55]。有效的保守治疗包括活检时可电灼也可不用电灼治疗。经过这样的治疗，在 Cheng 等的系列研究中，平均随访 6.9 年，19 例患者没有一个出现复发，也没有出现任何顽固的后遗症。

膀胱镜下，肿瘤呈蓝色扁平隆起的肿块，最常位于膀胱后壁和侧壁，病变通常体积小。Cheng 等报告，肿瘤平均直径为 0.7cm，文献报

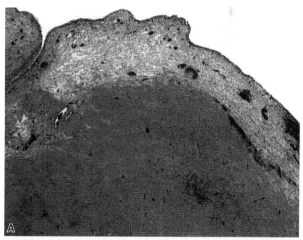

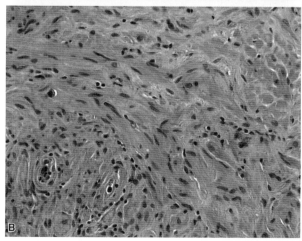

图 19.21　平滑肌瘤。肿瘤由相互交织的平滑肌束组成，胞质嗜酸性（A）；高倍镜下可见胞核两端钝圆，似雪茄状，无非典型性（B）

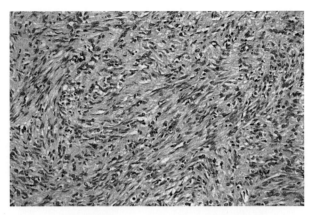

图 19.22　平滑肌瘤

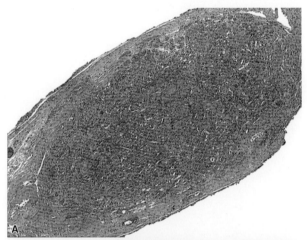

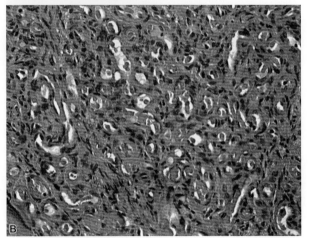

图 19.23　毛细血管瘤（A 和 B）

道大多数肿瘤直径小于 3cm。

　　发生于膀胱的血管瘤最常见组织类型为海绵状血管瘤，其次为毛细血管型或动静脉型。这些病变组织形态改变与发生于其他部位的血管瘤相

同。在 Kunze 等的 30 例原发性间叶性肿瘤系列的研究中，2 例诊断为血管瘤。其中 1 例为毛细血管型，肿瘤由大量的小血管组成，血管腔被覆温和的扁平到立方形内皮细胞，中等量的纤维组织分隔肿瘤组织[54]。另 1 例血管瘤由毛细血管型和海绵状毛细血管瘤混合组成，肿瘤组织可见难以计数的增生毛细血管，与覆盖扁平内皮细胞的、充满红细胞并扩张的薄壁血管混杂在一起[54]。

　　膀胱血管瘤的鉴别诊断包括血管肉瘤和卡波西肉瘤，二者均显示细胞非典型性。高度增生的肉芽组织和乳头状 – 息肉状膀胱炎都是以显著的炎性反应为特征，这些在血管瘤中通常不存在[55]。其他应当考虑的病变包括以前的活检部位，化疗反应或继发于放疗的改变。很显然临床病史对这些病变的正确诊断至关重要[54]。与腺病毒相关的出血性膀胱炎可发生于儿童或免疫缺陷患者，记住这一点很重要。对这些患者进行活检时，会出现病毒性细胞病理改变，同时上皮细胞内可出现核内包涵体。

19.2.3　神经纤维瘤

　　膀胱神经纤维瘤少见。大多数病变发生于 I 型神经纤维瘤临床背景中，而不是一种孤立的病变[56]。膀胱神经纤维瘤通常发生于年轻患者，男性发病率稍微占优势。诊断时平均年龄为 17 岁。临床症状包括血尿、膀胱刺激症状和盆腔肿块。神经纤维瘤是一种良性肿瘤，可能起源于各种神经鞘膜细胞，包括神经鞘细胞（施万细胞），神经束膜样细胞，成纤维和中间类型细胞（图 19.29 ~ 19.31）[57]。神经纤维瘤的组织形态与发生在其他器官的神经纤维瘤相类似。肿瘤由梭形细胞增生形成，细胞成分可稀少，排列成松散的束状，"胡萝卜碎片状"胶原束分散分布。

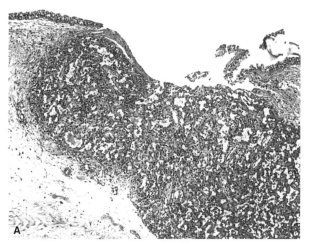

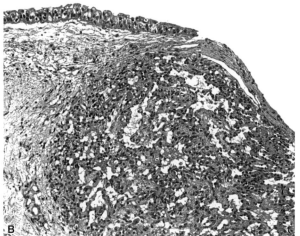

图 19.24 膀胱血管瘤（A和B）

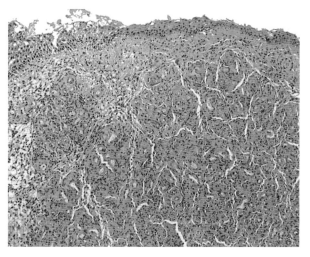

图 19.25 毛细血管瘤

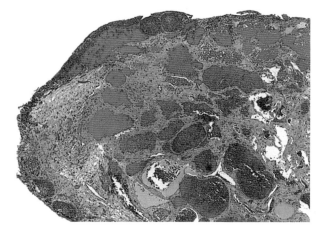

图 19.26 海绵状血管瘤

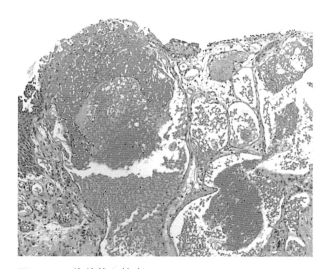

图 19.27 海绵状血管瘤

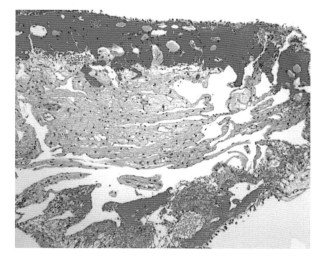

图 19.28 一名 Klippel–Trenaunay–Weber 综合征患者的淋巴管瘤

最近 Cheng 等系列研究显示，4 例膀胱神经纤维瘤中有 3 例发生于膀胱壁内，可同时具有弥漫性和丛状生长方式[56]。另 1 例仅以弥漫性方式生长并累及黏膜下，活检组织检查上皮下可见假触觉小体。弥漫性累及区域细胞稀少，为小到中等大小的梭形细胞，胞核卵圆或拉长，分布在胶原化细胞外基质中。可出现少量肥大细胞。全部病例免疫组化染色 S100 蛋白和 IV 型胶原阳性[56]。3 例轴突神经丝阳性。近期一篇报告指出膀胱神经纤维瘤不表达 ALK-1。膀胱神经纤维瘤的鉴别诊断包括其他的梭形细胞肿瘤，如平滑肌瘤、PSCN、炎性假瘤、低级别平滑肌肉瘤、其他神经束膜瘤。少见情况下需与 RMS 鉴别（见第 15 章）。

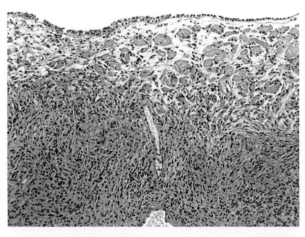

图 19.30　神经纤维瘤具有表浅的，带状的上皮下假触觉小体

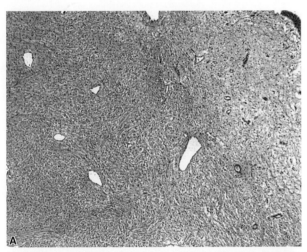

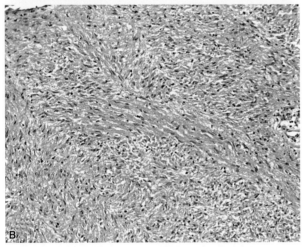

图 19.29　神经纤维瘤。（A）神经纤维瘤累及黏膜下；（B）膀胱神经纤维瘤由梭形细胞增生伴散在的胶原束

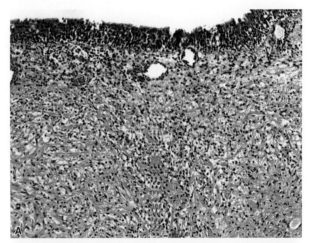

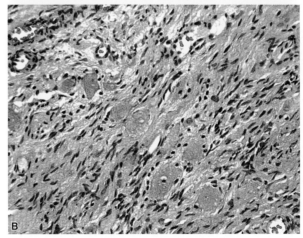

图 19.31　神经纤维瘤累及神经节（A 和 B）

19.2.4 神经鞘瘤（施万细胞瘤）

见第 15 章。

19.2.5 孤立性纤维性肿瘤

膀胱原发孤立性纤维肿瘤已有 4 例文献报道[58,59]。3 例发生于男性，1 例发生于女性，年龄范围为 42～67 岁。尽管 2 例为意外发现，但是另 2 例患者出现泌尿生殖道症状包括盆腔压迫。局限于膀胱的孤立性纤维性肿瘤经 1～18 个月的随访未发现复发证据[58,59]。然而，Westra 等报告 1 例泌尿生殖道孤立性纤维性肿瘤，病变超出了膀胱区域，肿瘤具有非典型特征，患者的临床结局不够理想。这些非典型特征包括细胞数量多、细胞多形性和核分裂象增多。对这例患者的随访仅限于 9 个月。

肿瘤直径 4～20cm 不等。2 例呈息肉状，被覆黏膜完整。大体上，肿瘤界限清楚，切面黄白色。有些可为实性，具有旋涡状结构，然而有 1 例为囊性[58,59]。

显微镜下，肿瘤组织以细胞学温和的梭形细胞在纤维胶原背景中增生为特点。细胞可无结构排列。细胞丰富区与细胞稀少区相互交替排列。胞核细长，染色质细，周围环绕淡染的嗜酸性胞质。有些肿瘤细胞核内含有假包涵体。另一些区域可见胖的纺锤形或多角形细胞。间质具有显著的血管形成，伴薄壁分枝血管和玻璃样变厚壁血管。1 例肿瘤局灶出现这些良性特征，但是其他的区域细胞数量多且伴细胞多形性，核分裂象 10 个/10HPF，非典型性核分裂象较少见[58,59]。

所有肿瘤免疫组化染色显示 CD34 弥漫阳性[58,59]。2 例也可出现 CD99 阳性，然而有 1 例 α-SMA 和 MSA 局灶阳性[59]。免疫组化标记 S100

蛋白，CK 和 CD31 均阴性[59]。

膀胱孤立性纤维性肿瘤的鉴别诊断包括其他梭形细胞病变，如 PSCN、IMT 和恶性外周神经鞘瘤（MPNST）、平滑肌肉瘤和 MFH。通过常规光学显微镜观察通常可将这些疾病进行鉴别，但是，免疫组化染色 CD34 弥漫性强阳性在孤立性纤维性肿瘤与其他前面提到的肿瘤的鉴别诊断中非常有帮助[58,59]。

19.2.6 副神经节瘤

膀胱副神经节瘤少见。据推断副神经节瘤起源于膀胱逼尿肌交感神经丛中胚胎性嗜铬细胞巢[60]。尽管大多数肿瘤生物学行为是惰性的，但是必须警惕 10% 的肾上腺外嗜铬细胞瘤（激素分泌活跃的副神经节瘤）具有恶性的生物学行为[60]。这些肿瘤的恶性判断只能依赖于肿瘤出现区域或远处转移。并没有可靠的组织学形态学特征来区别肿瘤的良恶性或预测其生物学行为。

副神经节瘤的临床症状包括血尿、高血压及其他儿茶酚胺过度分泌的症状[60,61]。肿瘤常常发生于膀胱壁内，有些可呈多灶性（图 19.32）。肿瘤通常位于膀胱侧壁和后壁[60]。在 Cheng 等发表的最大系列研究报告中，他们对 16 例膀胱原发性副神经节瘤患者平均随访 6.3 年[60]，研究结果显示肿瘤最常好发于年轻女性，年龄范围为 16～74 岁，平均年龄为 45 岁，男女之比为 1∶3。17% 的患者肿瘤诊断时累及膀胱外软组织或邻近的器官。肿瘤局限于膀胱黏膜或固有肌层的患者未出现复发或转移。在肿瘤扩展到膀胱以外区域的 6 例患者中，1 例出现区域淋巴结转移，另 1 例诊断时出现远处转移，1 例诊断一年后发生转移，并于 1.5 年后死亡。1 例诊断 3 年后出现复发。

膀胱副神经节瘤组织形态与发生在机体其他部位的相应肿瘤相似。大多数肿瘤被覆正常上皮组织。肿瘤由圆形或多角形上皮样细胞组成，胞质丰富嗜酸性或颗粒状（图 19.33 和 19.34）。细胞排列成界限清楚的细胞巢（"细胞球""Zellballen 结构"），具有相互交织的血管间隔[60,62]。可出现支持细胞，免疫组化标记 S100 阳性（见第 15 章）。

19.2.7　颗粒细胞瘤

颗粒细胞瘤是起源神经系统的肿瘤，在膀胱中很少遇到。医学文献中记载了几例良性颗粒细胞瘤和 1 例恶性颗粒细胞瘤[63-69]。1 例发生于患有神经纤维瘤病的患者[67]。颗粒细胞瘤可发生于任何部位。尽管其可发生于任何年龄，但最好发年龄为 40 ~ 60 岁。据报道，膀胱颗粒细胞瘤发病年龄范围为 23 ~ 61 岁，肿瘤最大径可达 9cm，可呈多灶性（见第 22 章）。

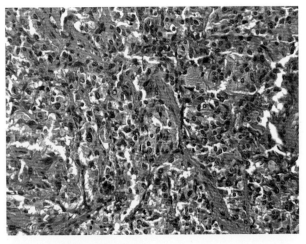

图 19.33　膀胱副神经节瘤

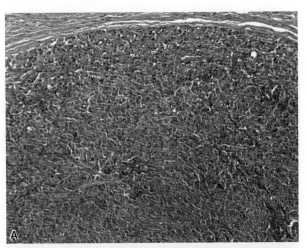

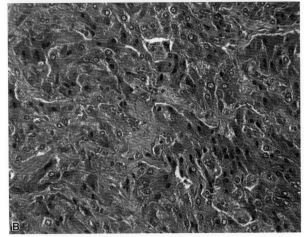

图 19.34　副神经节瘤（A 和 B）。肿瘤细胞含有丰富的嗜酸性胞质。注意相互交织的血管间隔

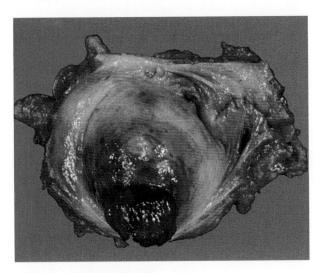

图 19.32　膀胱副神经节瘤

19.3 恶性软组织肿瘤

19.3.1 平滑肌肉瘤

尽管平滑肌肉瘤是发生于成人膀胱的一种最常见的恶性间叶性肿瘤，但是它仍然是极其罕见的肿瘤，其占所有膀胱恶性肿瘤的比例不到1%[53]。患者发病年龄范围为 15 ~ 75 岁，其中大多数发生于 60 ~ 80 岁[54,70]。男性好发，男女发病率之比超过 2：1[71]。有些平滑肌肉瘤发生于服用环磷酰胺 5 ~ 20 年后[72,73]。环磷酰胺的降解产物丙烯醛是这些肿瘤的致病因素。最常见症状是肉眼血尿（占 80%），少见的症状为排尿困难或排尿阻塞症状，或者发现腹部包块。平滑肌肉瘤可累及膀胱的任何部位，但是肿瘤最常见发病部位为膀胱顶部，其次为膀胱侧壁[70]。最近一项包含 18 例膀胱平滑肌肉瘤的回顾性研究表明，其是"侵袭性肿瘤"，超过 60% 的患者出现转移，或者死于复发或转移性肿瘤[53]。高级别肿瘤预后更差。大多数低级别肿瘤复发或转移的危险性较低[53,70]。如果可行，治疗时应进行肿瘤广泛性切除手术。

大体上，平滑肌肉瘤常常体积大，息肉状。病变无包膜，通常累及膀胱壁全层（图 19.35）。肿瘤形态变化较大，质地韧，表现为鱼肉状，或纤维样肿块伴黏液或黏液样改变，出血和（或）局灶性坏死区域，表面常有溃疡[10,53]。

膀胱真正的平滑肌肿瘤的恶性诊断标准包括下列几点：显著的核多形性伴染色质深染和核膜不规则（通常在低倍镜下容易识别），肿瘤细胞凝固性坏死，核分裂象增多，固有肌层浸润（图 19.36 ~ 19.39）[74]。就一个特定的肿瘤来说，诊断平滑肌肉瘤需具备至少一个或以上的恶性特征

似乎是恰当的。大多数平滑肌肉瘤中度或高度分化。包括黏液样（图 19.40）和上皮样组织亚型在内的几种变异型曾有过描述。分级的依据是细胞非典型性。低级别平滑肌肉瘤的诊断应当依赖于少许核分裂象（小于 5 个 /10HPF），轻到中度细胞非典型性，极少量坏死和边缘浸润性[10,71]。Martin 等将高级别平滑肌肉瘤定义为细胞具有中度到显著的非典型性，核分裂象大于 5 个 /10HPF和（或）大量坏死。

组织学上，分化良好的肿瘤具有相互交织的束状和簇状梭形拉长的细胞伴嗜酸性胞质突起，深染的胞核，小核仁或有或无[53]。高级别平滑肌

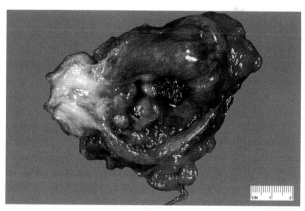

图 19.35 平滑肌肉瘤。膀胱腔内被大的坏死性肿块充满，结构扭曲

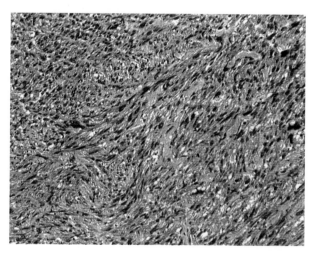

图 19.36 平滑肌肉瘤。肿瘤由束状恶性梭形细胞组成，细胞具有显著的多形性和染色质深染

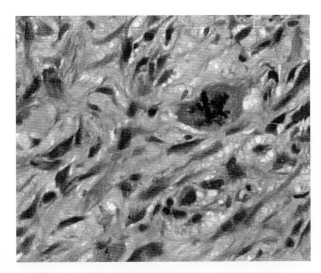

图 19.37 平滑肌肉瘤。注意奇异性非典型核分裂象

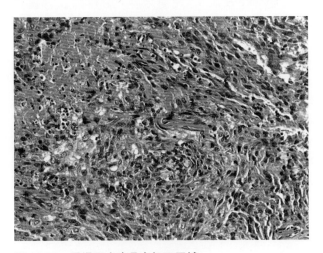

图 19.38 平滑肌肉瘤具有坏死区域

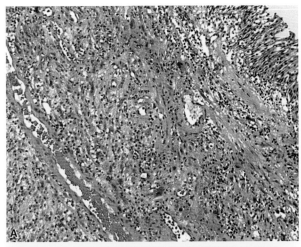

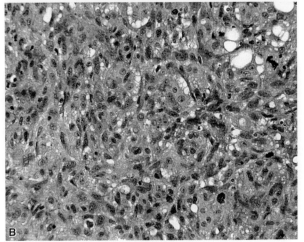

图 19.39 上皮样平滑肌肉瘤（A 和 B）。肿瘤具有核非典型性，非典型核分裂象和炎性反应

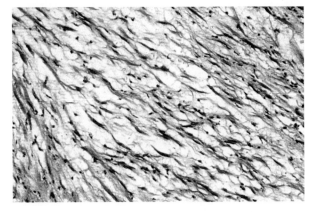

图 19.40 平滑肌肉瘤。梭形细胞排列成束状伴显著黏液样间质

肉瘤通常为梭形细胞伴显著多形性的泡状胞核，核仁大，常出现奇异性核分裂象，有时可见散在的多核巨细胞[54]。肿瘤具有明显的黏液样背景可显示轻度非典型性梭形细胞杂乱无章地排列[70]。以淋巴浆细胞浸润为特点的表面炎性反应可出现[70]。黏液样平滑肌肉瘤包含中等量薄壁血管。Kunze 描述了 2 例上皮样平滑肌肉瘤，其主要由圆形肿瘤细胞组成，胞质透明，常显著空泡化改变[54]。其他病灶细胞具有长的嗜酸性胞质突起分布于黏液样间质中。

平滑肌肉瘤免疫组化染色 MSA（100%）

和 vimentin（大于 90%）通常阳性。据报道0 ~ 60% 的肿瘤免疫组化标记 desmin 弱阳性或局灶阳性。平滑肌肉瘤偶尔可出现上皮细胞标志物散在阳性，包括CAM5.2及AE1/AE3（总体上10%阳性）和EMA（总体上5%阳性）。ALK-1通常为阴性[34,53,70,74,75]。

平滑肌肉瘤必须要与其他的几种肿瘤进行鉴别，这些肿瘤包括平滑肌瘤、肉瘤样癌、RMS、PSCN和IMT（表19.1和19.2）。平滑肌瘤诊断应当满足这样的标准：界限清楚，无浸润，几乎没有核分裂象和细胞非典型性。肉瘤样癌常常伴高级别尿路上皮癌病史或出现相关的尿路上皮癌，不管是原位癌还是浸润癌[30]。因此，建议组织取材广泛。肉瘤样癌免疫组化染色可见低分子量CK和EMA广泛阳性。通常肌源性标志物如desmin和MSA阴性，尽管罕见情况下可弥漫阳性。虽然平滑肌肉瘤可出现CK免疫反应，着色方式通常是局灶的、点状的或弱阳性[27]。RMS可出现黏液样外观，但是这种肿瘤成人极其罕见。肿瘤细胞出现横纹、生发层和免疫组化染色myogenin阳性。所有这些RMS的特征，可帮助区分平滑肌肉瘤和RMS这两种肿瘤。没有明显癌性成分的恶性肿瘤，如果desmin和actin弥漫强阳性，CK表达弱或缺乏，则有可能为平滑肌肉瘤。PSCN、IMT和平滑肌肉瘤都可显示大量的核分裂象、浸润性生长方式和炎性反应，但只有平滑肌肉瘤显示细胞非典型性。PSCN和IMT免疫组化染色上皮标志物常出现阳性[70]。

19.3.2 横纹肌肉瘤

大约20%的原发性RMS发生于膀胱。横纹肌肉瘤（RMS）是一种好发于儿童和青少年的恶性肿瘤（见第18章）[3,76]。事实上，RMS是儿童膀胱最常见的恶性肿瘤，男性发病率稍占优势[54,57,77-99]。文献中关于成人膀胱RMS的报告仅

有少数病例[82,83,93-95]。成人RMS预后一般较差，大多数患者于诊断后数月内死亡。

RMS最经典的症状为肉眼血尿。也可出现腹部肿块或排尿阻塞的症状[84]。最常累及的部位为膀胱三角区，造成膀胱部分切除困难。RMS的几种组织学变异型在膀胱中都可出现，其中胚胎性RMS（包括葡萄状亚型）最常见。大体上，胚胎性RMS，尤其是葡萄状RMS，常表现为息肉状或分叶状肿块突入膀胱腔内。肿瘤由息肉状肿块组成，组织学上紧邻的上皮下可见致密的横纹肌母细胞（生发层），间质水肿，其中散在分布恶性梭形细胞（图19.41~19.44）。胚胎性RMS是最常见组织学类型。分化良好的横纹肌母细胞不

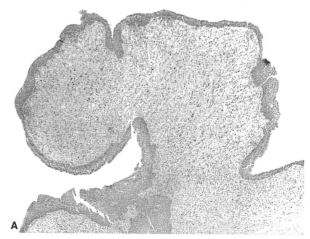

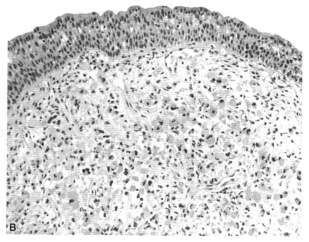

图 19.41　横纹肌肉瘤具有葡萄状生长方式（A和B）

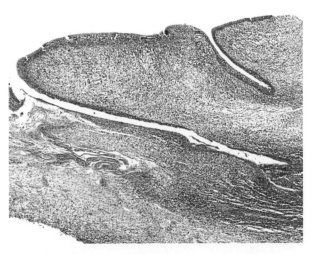

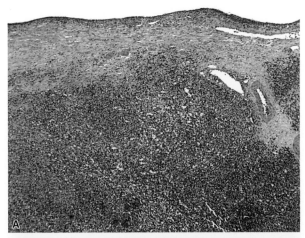

图 19.42　横纹肌肉瘤呈葡萄状生长，具有由横纹肌母细胞聚集形成的生发层，其下为细胞稀少的肿瘤组织

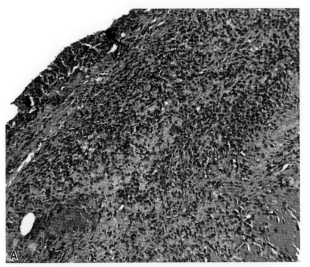

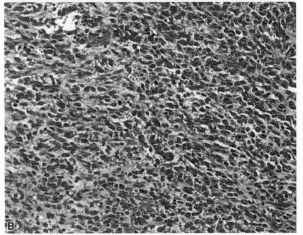

图 19.44　横纹肌肉瘤由小圆形到梭形细胞，带状细胞和具有丰富嗜酸性胞质的横纹肌母细胞组成（A 和 B）

易识别。这些细胞表现为拉长的梭形细胞，具有染色质深染的细胞核，明显的胞质横纹。腺泡状 RMS 似乎成人更常见。肿瘤显示纤细的纤维血管间隔类似于肺泡腔，被覆单层立方形或鞋钉样肿瘤细胞，核染色质深染。令人迷惑的是，腺泡状 RMS 可出现细胞融合成片状生长，因此，这种形态的 RMS 可称为实性腺泡状 RMS，然而，这样的肿瘤被认为是腺泡状 RMS，因为肿瘤中的单个细胞与经典类型中的细胞相类似[93]。由腺泡状和胚胎性横纹肌肉瘤混合组成的肿瘤有时会出现，这些肿瘤的生物学行为似乎与单纯腺泡状 RMS 相似。显示葡萄状生长的肿瘤，仅浸润膀胱壁浅

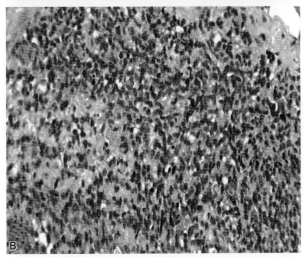

图 19.43　横纹肌肉瘤具有生发层（A 和 B）

层，生物学行为上侵袭性最小，而那些具有腺泡状生长方式或浸润较深的肿瘤预后更差。

在成人，主要的鉴别诊断是肉瘤样癌伴异源性成分（RMS）、小细胞癌和原始神经外胚层肿瘤（PNET）（见第 15 章和第 26 章）[30]。对于诊断困难的病例免疫组化检查是有用的。RMS 免疫组化染色分化标志物包括 desmin、myogenin、MyoD1、MSA、myoglobin 和 myosin 均阳性，同时也可神经内分泌标记如突触素和 NSE 阳性。有时也可出现 CK 散在阳性。

19.3.3 血管肉瘤

膀胱血管肉瘤起源于血管内皮细胞，是极其少见的一种肿瘤，预后非常差。迄今为止，文献报道的病例数少于 12 例[96-100]。这些病例中，2 例起源于膀胱血管瘤，2 例起源于先前接受过放射治疗的区域，2 例为皮肤病演进而来，4 例为原发性，病变明确与其他部位不相关。血管肉瘤可发生于膀胱任何部位。据报道发病年龄范围为 38~85 岁，平均发病年龄为 55 岁。肿瘤男性好发。肿瘤的发生与特定环境因素的暴露有关，包括氯化乙烯树脂[1]、砒霜和放射治疗[96]。所有病例都出现血尿。其他报道的症状有季肋部或腹沟区疼痛、排尿困难。肿瘤常局部扩展至膀胱以外的区域或症状出现时就已发生了转移。肺和肝脏是常见的肿瘤转移部位，淋巴管播散不是很常见。研究报道起源于膀胱的血管肉瘤预后要比起源于其他部位的类似肿瘤差，70% 的患者在诊断后 24 个月内死亡。有报道经多学科综合治疗，膀胱血管肉瘤 10 例中有 2 例生存，而且无瘤期可达 8 个月和 32 个月[96,99]。

组织学上，膀胱血管肉瘤由相互吻合的血管组成，管腔被覆非典型内皮细胞，肿瘤表面常见

覆盖尿路上皮和炎性反应，通常浸润至逼尿肌（图 19.45~19.47）。分化差的内皮细胞常表现为多形性，具有大而深染的核，核仁明显，核分裂象常见。被覆血管腔的恶性细胞可显示"鞋钉样"外观。肿瘤常很少见或无相互交织的间质。血管直径大小不等，从小的毛细血管到窦状血管腔隙都可见到（图 19.48）。据文献描述有些肿瘤显示实性生长方式，表现为含有中等量嗜酸性胞质，染色质空泡状的单形性细胞排列成片状和巢状，有些肿瘤可出现上皮样特征（图 19.49）[96-99]。

血管肉瘤免疫组化染色 vimentin，CD31 和 CD34 阳性，Ⅷ因子相关抗原阳性程度不等。仅有的 1 例膀胱上皮样血管肉瘤报告显示，肿瘤细

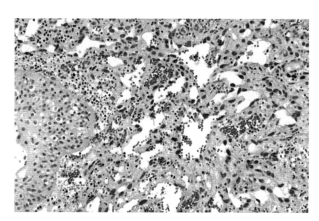

图 19.45 膀胱血管肉瘤，可见被覆恶性内皮细胞的典型血管结构

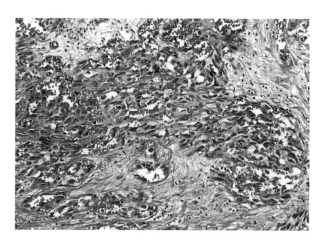

图 19.46 血管肉瘤

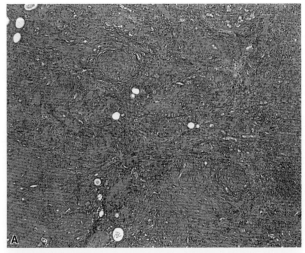

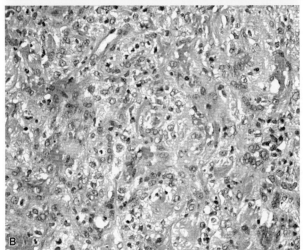

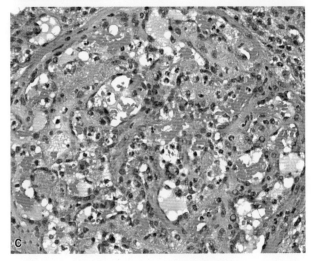

图 19.47 血管肉瘤（A~C）。肿瘤由相互交织的血管组成，这些血管被覆非典型内皮细胞。分化差的内皮细胞胞核多形性，深染，核仁明显，出现"鞋钉样"外观

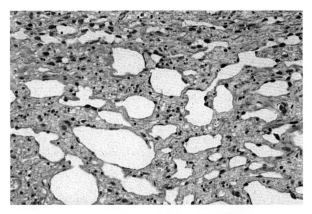

图 19.48 血管肉瘤。血管腔扩张，恶性细胞有可能误诊为反应性内皮细胞

胞免疫组化染色广谱 CK（AE1/AE3）阴性，尽管其他部位的上皮样血管肉瘤 CK 染色可阳性。

膀胱血管肉瘤鉴别诊断的关键是血管瘤，其通常体积小，缺乏细胞非典型性，相互吻合的血管和实性区域[55]。卡波西肉瘤可发生于膀胱，尤其是在免疫抑制的患者。在鉴别诊断中也必须要考虑与高级别尿路上皮癌的鉴别。在这些肿瘤中，可出现灶性明显的尿路上皮原位癌或浸润性尿路上皮癌，肿瘤细胞免疫组化染色 CK 阳性，内皮细胞标志物如 CD31 和 CD34 阴性。

19.3.4 恶性纤维组织细胞瘤

膀胱原发性恶性纤维组织细胞瘤（MFH）少见，尽管有些人主张它是成人膀胱第二常见的肉瘤[54,71,101]。肿瘤主要发生于 50~80 岁男性。在一个膀胱 MFH 系列研究中，8 例中有 7 例肿瘤发生于男性。患者年龄范围为 45~79 岁[54]。患者常出现肉眼血尿症状。

膀胱 MFH 出现症状时常体积大，大多数累及整个膀胱壁全层（图 19.50 和 19.51）。表面覆盖尿路上皮可正常或缺如，伴溃疡。在一个由 Kunze 等报道的包含 8 个 MFH 病例的系列研究中，肿瘤最大径从 1~15cm 不等。MFH 存在四

个形态学变异型，包括黏液样，炎性，席纹状—束状和多形性（图 19.52～19.54）。在 Kunze 等 8 例肿瘤研究报告中，3 例为席纹状—束状，由不同程度非典型梭形或多角形细胞组成，细胞核大小不等，卵圆形到圆形，染色质粗，核仁明显。

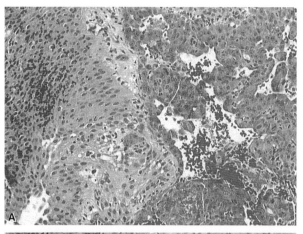

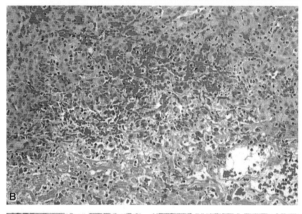

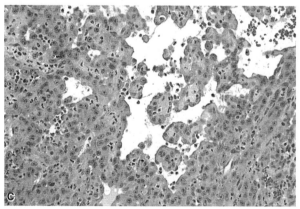

图 19.49　膀胱上皮样血管肉瘤。（A）肉瘤（右）与尿路上皮紧密相邻（左），令人怀疑可能为肉瘤样癌。在其他区域，肉瘤由（B）紧密排列的血管结构组成，可见红细胞外渗，或（C）被覆恶性细胞的乳头状丛

核分裂象可中等或高。多核细胞常散在分布于肿瘤中。在系列研究中，8 例中有 4 例 MFH 被当作炎性 MFH，肿瘤由致密的多角形细胞组成，具有丰富淡染的胞质、不规则的细胞核。核分裂象易见，可见单个多核细胞。大量炎性细胞尤其是中性粒细胞与肿瘤细胞混杂存在。有些肿瘤细胞可见明显的吞噬碎片现象。系列研究中其余的肿瘤为多形性 MFH，肿瘤由致密的细胞组成，具有多形性。多角形细胞胞质丰富淡染，有时可空泡化，核显著多形性，且常常出现奇异性核仁。非典型核分裂象和多核巨细胞也可出现[54]。伴局灶横纹肌样特征的 MFH 仅有 1 例报道发生于膀胱[101]。

MFH 免疫组化染色 CK 阴性，而 vimentin 和抗胰凝乳蛋白酶常常阳性，CD68 可局灶阳性。有些肿瘤可 NSE 和 S100 蛋白阳性。

有几个肿瘤类型需要与 MFH 进行鉴别诊断（表 19.1 和 19.2）。膀胱肉瘤样癌可能类似于 MFH，但是当检测到上皮成分时，或免疫组化染色 CK 和（或）EMA 阳性可提示肿瘤的真正本质。将 MFHs 与 IMT 或 PSCN 鉴别或许有些困难。急性和慢性炎细胞的识别和外科手术病史支持 PSCN 诊断。而且，反应性梭形细胞增生缺乏细

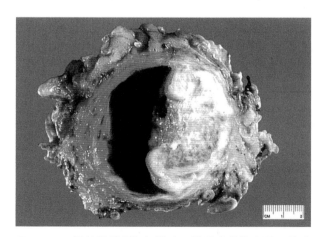

图 19.50　恶性纤维组织细胞瘤。膀胱大体检查显示膀胱壁一侧可见大的鱼肉状肿物，肿瘤部分填充膀胱腔

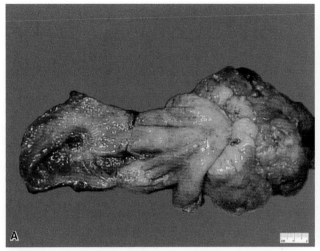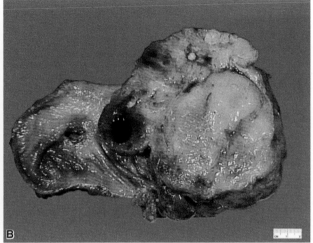

图 19.51 恶性纤维组织细胞瘤（A和B）

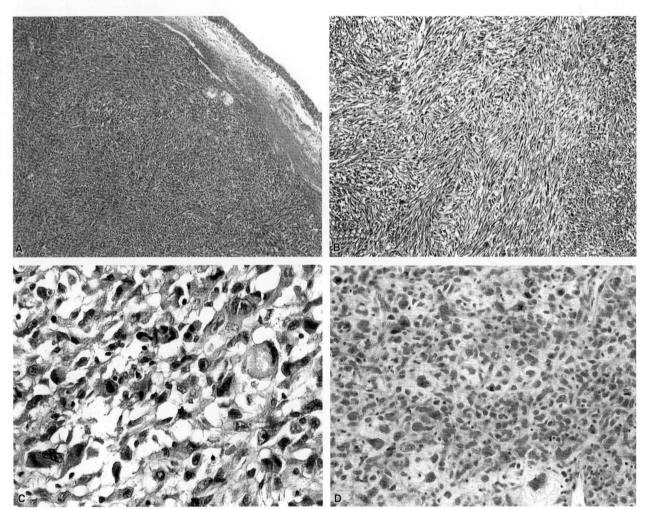

图 19.52 恶性纤维组织细胞瘤。肉瘤透壁性生长，表面被覆完整的尿路上皮（A）；梭形细胞主要以席纹状排列（B）；肿瘤多形性明显（C）；在另一例中，片状生长的小肿瘤细胞中可见散在大的多核细胞（D）

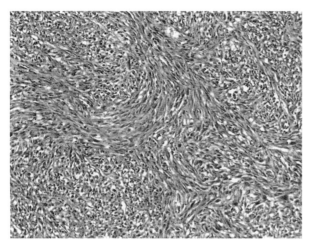

图 19.53 恶性纤维组织细胞瘤。肿瘤排列成席纹状/束状，具有程度不等的细胞非典型性，核大小不等，核仁明显

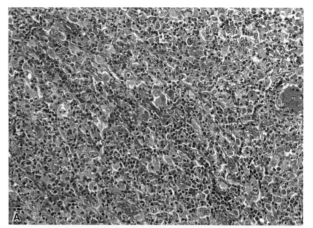

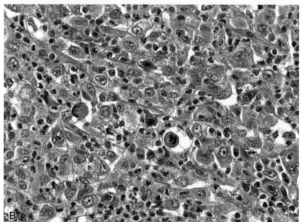

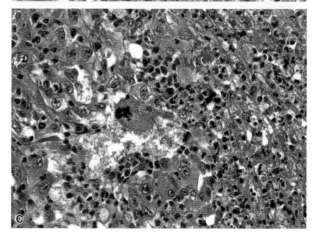

图 19.54 恶性纤维组织细胞瘤（A~C）。注意非典型核分裂象和炎性背景

胞非典型性，肿瘤坏死和非典型核分裂象。

膀胱 MFHs 侵袭性非常强，局部复发率高，常常发生远处转移。如，Egawa 等报告 1 例 84 岁老年妇女患有膀胱炎性 MFH，诊断时没有转移的证据[101]，然而手术治疗和化疗后 4 个月，患者出现局部复发，肿瘤复发行放疗后 3 个月，患者死于广泛转移[101]。治疗通常采取外科手术治疗，一些病例联合化疗和放疗，但是很少能够延长生存期，文献记载 1 例患黏液样 MFH 的患者手术联合化疗和放疗后存活 3 年[101]。

19.3.5 原始神经外胚层肿瘤

膀胱原始神经外胚层肿瘤（PNET）是一种极其少见，具有高度侵袭性的肿瘤，属于 Ewing 肿瘤家族[102-104]。从形态上看 PNET 是由小圆形细胞组成的肿瘤，常常伴随广泛的坏死（图 19.55）。肿瘤细胞免疫组化染色显示 CK99 和 CD117（c-kit）强阳性，广谱 CK（AE1/AE3）和 S100 蛋白可局灶阳性。CD99 不是 PNET 或 Ewing 肉瘤的特异性标志物，但是其总是出现于这些肿瘤中。RT-PCR 检测 II 型融合转录子 EWS/FLI-1 和 FISH

检测 EWS 基因重排可支持诊断。PNETs 鉴别诊断包括 RMS、淋巴瘤、神经内分泌癌和恶性黑色素瘤。免疫组化染色在其鉴别诊断中有帮助。肌肉、淋巴细胞、黑色素细胞和神经内分泌标记阴性支持 PNETs。转移性神经内分泌癌上皮标志物表达通常比 PNETs 更强[102,104]（见第 15 章）。

19.3.6 恶性外周神经鞘瘤

恶生外周神经鞘瘤（MPNST）是罕见的膀胱肿瘤，仅有少数病例报道[105-107]。多为 40 岁以下患者，通常表现为血尿，部分患者发现耶骨上肿块。预后差。镜下，MPNST 由低分化肿瘤细胞组成，成片排列或形成结节，或恶性梭形细胞交错排列（见第 15 章）。

19.3.7 血管外皮细胞瘤

发生于膀胱的血管外皮细胞瘤有少数病例报道[108-113]。肿瘤通常发生于成人，平均年龄为 45 岁[114]。男女发病机会均等。有 1 例病例报道存在氯化乙烯接触史，表明，氯化乙烯可作为诱发因素与肿瘤的发生有关。

也有报道出现与肿瘤相关的低血糖症，这可能是由肿瘤产生的胰岛素样生长因子所引起[110,114]。血管外皮瘤表现为缓慢增大的无痛性肿块，常在疾病晚期出现，肿块出现时可产生梗阻性症状。据报道，也可出现腹股沟疼痛、尿频、排尿困难和急性尿潴留等症状[108,109,112,113]。尽管肿瘤的良性外观具有欺骗性，然而 50% 的血管外皮瘤最终会出现转移[108]。

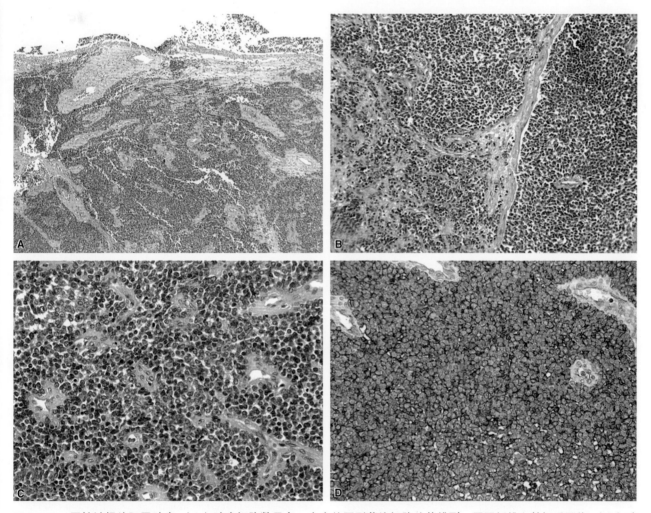

图 19.55　原始神经外胚层肿瘤。（A）肿瘤细胞数量多，由小的圆形蓝染细胞片状排列，周围纤维血管间质围绕；（B）肿瘤细胞单形性，胞质少，嗜碱性；（C）假菊形团样结构形成；（D）肿瘤细胞免疫组化染色 CD99 阳性

大体上，血管外皮细胞瘤通常界限清楚，周围包绕薄的，含有丰富血管的假包膜。切面灰白、棕红色，常见出血及坏死区域[114]。显微镜下，血管外皮瘤可见结构复杂的血管腔，且增生的血管腔周围由紧密排列的卵圆形和梭形血管周细胞围绕[114,115]。血管直径粗细不等，可出现分支状或呈"鹿角状"结构的小血管[114]。血管常排列在胶原纤维背景中。恶性特征包括坏死，细胞数增多，出血和核分裂象增多[114]。

血管外皮细胞瘤免疫组化染色，常 vimentin 免疫反应阳性，有些病例 CD34 阳性。少数情况下，actin 和 desmin 局灶阳性。CD31 仅表达于覆盖血管腔的内皮细胞中[114]。膀胱血管外皮细胞瘤的鉴别诊断包括孤立性纤维性肿瘤。血管外皮细胞瘤具有明显的血管周细胞结构，这种结构在孤立性纤维性肿瘤中仅局灶明显出现。孤立性纤维性肿瘤常表达 CD34 阳性，而血管外皮细胞瘤显示少数病例 CD34 阳性，且程度较弱。另外，孤立性纤维性肿瘤可出现较广泛的玻璃样变性。MFH 可能与血管外皮细胞瘤相混淆，但是其梭形细胞结构更突出，细胞大小更一致，缺乏血管外皮瘤紧密排列的血管结构[114]。

12 号染色体长臂基因重排是与血管外皮细胞瘤发生相关的最常见细胞遗传学异常，然而，膀胱血管外皮细胞瘤是否出现这种细胞遗传学异常还未见相关报道[114]。

19.3.8 腺泡状软组织肉瘤

最近在一位 25 岁女性膀胱中发现 1 例腺泡状软组织肉瘤[116]。这种肿瘤罕见，通常发生于青少年或年轻成人的下肢，或发现于儿童头颈部[116]。患者出现排尿困难和血尿症状。膀胱腔内切除的肿瘤体积大。显微镜下，肿瘤由片状或巢状大的多角形到圆形细胞组成，胞质丰富，泡沫状或透明，细颗粒状嗜酸性。核圆形，核仁明显，但是没有多形性或显著的核分裂象。肿瘤细胞巢由厚薄不等的纤维血管梁分隔。有时细胞巢由薄壁血管分隔。肿瘤浸润到固有肌层，黏膜出现溃疡。胞质内颗粒状物耐淀粉酶消化 PAS 染色阳性。肿瘤细胞免疫组化染色 desmin、SMA、EMA、CK、嗜铬粒蛋白、突触素、S100 蛋白、HMB45、Melan A、CD117、CD34、CD68、CD10 或 RCC 均阴性，然而，TFE3 弥漫性核强阳性。TFE3 是一种商业化直接针对 TFE3 蛋白的抗体。TFE3 实际上总是出现在腺泡状软组织肉瘤中。同样，在 Xp11 易位相关的肾细胞癌和良性颗粒细胞瘤中也呈免疫反应阳性。ASPL-TFE3 基因融合蛋白，可通过免疫组化染色 TFE3 检测，其由特异性基因位点 der（17）t（X;17）（p11.2;q25）易位而产生，是腺泡状软组织肉瘤的特异性分子标志物[116]。肿瘤复发时可表现为突出于尿道口的疼痛性肿块，复发的肿瘤可行外科手术切除。大体上复发的肿瘤没有包膜，界限不清，呈红褐色肿块，伴局灶性坏死和出血。

组织学上，除含有斑块状坏死和部分区域细胞具有环状透明胞质包绕的中央嗜酸性颗粒物包涵体以外，复发性肿瘤类似于最初原发的肿瘤[116]。患者首发症状出现 45 个月后，肿瘤未出现复发。

鉴别诊断包括副神经节瘤、PEComa、恶性颗粒细胞瘤和上皮样平滑肌肉瘤。免疫组化在鉴别这些肿瘤中起到关键作用[29,117]。副神经节瘤表达神经内分泌标志物如突触素和嗜铬粒蛋白。颗粒细胞瘤 S100 蛋白强阳性反应。PEComa 表达黑色素细胞志标物如 HMB45 和 Melan A。PEComa

和上皮样平滑肌肉瘤显示 SMA 强阳性。前面提到的免疫组化标志物在腺泡状软组织肉瘤中都缺乏表达。然而可出现 Desmin 阳性表达。正如前面强调的，腺泡状软组织肉瘤表达 TFE3，除了颗粒细胞瘤表达外，纳入鉴别诊断的其他肿瘤都不表达 TFE3[116]。

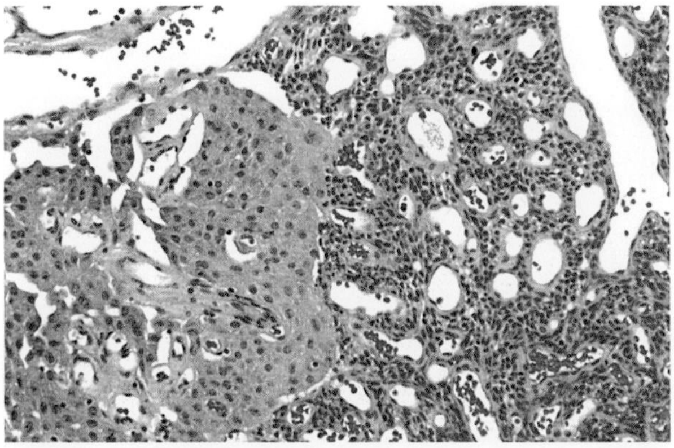

19.4　发生于膀胱的其他软组织肿瘤

据报道发生于膀胱的其他少见类型肉瘤包括脂肪肉瘤、软骨肉瘤、骨肉瘤、间质肉瘤、Müllerian 腺肉瘤、血管黏液瘤和卡波西肉瘤（图 19.57 ~ 19.60）。诊断膀胱原发性脂肪肉瘤要

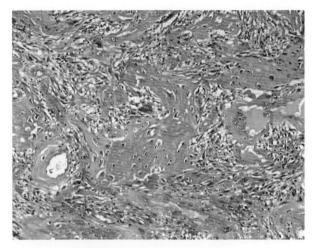

图 19.56　膀胱血管外皮细胞瘤。尿路上皮（左）较肿瘤（右）明显。肿瘤组织形态以界限不清的肿瘤细胞围绕相互吻合的血管为特征

图 19.57　膀胱骨肉瘤

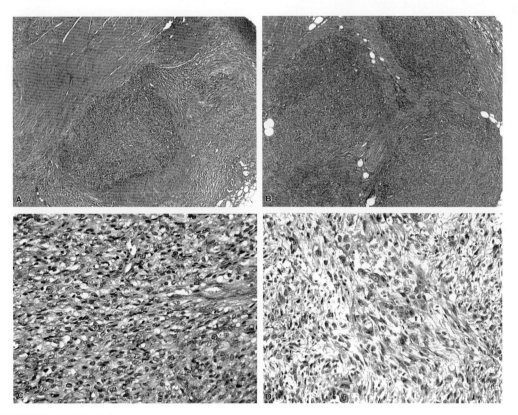

图 19.58　膀胱间质肉瘤（A~D）

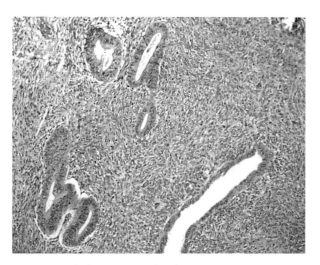

图 19.59 膀胱 M ü llerian 腺肉瘤

求排除邻近部位脂肪肉瘤直接扩展并累及膀胱。至于膀胱原发性软骨肉瘤和骨肉瘤必须排除肉瘤样癌（伴异源性成分）（图 19.61 和 19.62）[30]。建议做出诊断前送检标本必须全部取材。

医学文献中描述有这样一系列罕见肉瘤发生于膀胱，在诊断中不能将其确定为肉瘤的某一特定类型[118-120]。对于这些肿瘤，如果组织取材不充分或标本保存不好会妨碍进一步分型，因此，做出"肉瘤，未分类"的诊断是恰当的[121]。一般来说，这些肿瘤为高级别肿瘤，与那些患有膀胱尿路上皮癌或鳞状细胞癌的患者相比，肿瘤进展和死亡的风险更高[120]。据报道膀胱肉瘤和平滑肌肉瘤的 5 年生存率大约为 60%[118]。

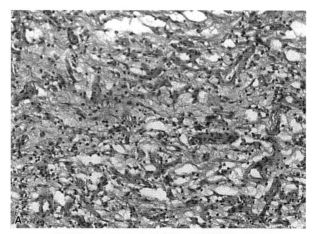

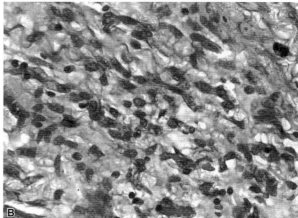

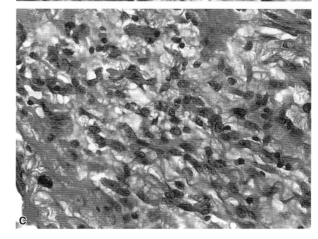

图 19.60 侵袭性血管黏液瘤发生于膀胱一个患有 Peutz - Jeghers 综合征的患者。（ A 和 B ）肿瘤由梭形细胞星状细胞组成，黏液样间质中含有薄壁和厚壁玻璃样变血管。（ C ）肿瘤细胞核非典型性小或没有，缺乏核分裂象

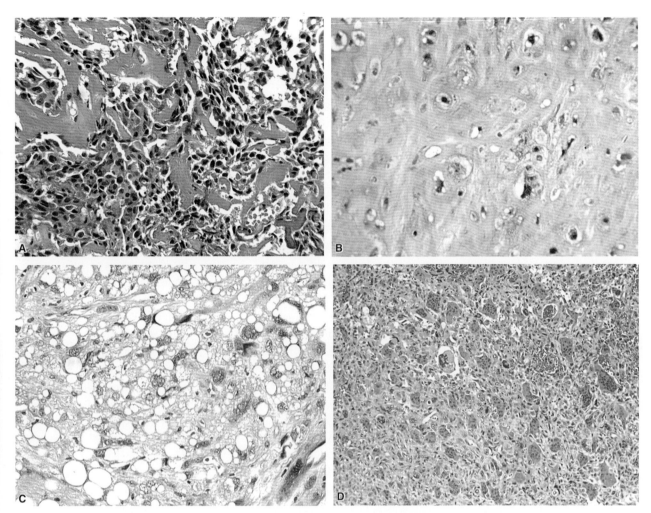

图 19.61　在肉瘤样癌中常见异源性成分。(A)骨肉瘤最常见;(B)这些肿瘤中第二常见的异源性成分为软骨肉瘤。C)这些肿瘤中脂肪肉瘤是一种少见的异源性成分。(D)在膀胱肉瘤样癌中可见多个巨细胞

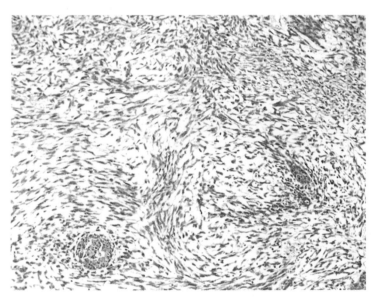

图 19.62　膀胱肉瘤样癌黏液样变异型。不要将其误诊为恶性纤维组织细胞瘤

（付　勇　译）

参考文献

1. Cheng L, Foster SR, MacLennan GT, Lopez-Beltran A, Zhang S, Montironi R. Inflammatory myofibroblastic tumors of the genitourinary tract—single entity or continuum? *J Urol* 2008; 180:1235–40.

2. Lott S, Lopez-Beltran A, Maclennan GT, Montironi R, Cheng L. Soft tissue tumors of the urinary bladder, Part I: myofibroblastic proliferations, benign neoplasms, and tumors of uncertain malignant potential. *Hum Pathol* 2007; 38:807–23.

3. Lott S, Lopez-Beltran A, Montironi R, MacLennan GT, Cheng L. Soft tissue tumors of the urinary bladder: Part II: Malignant neoplasms. *Hum Pathol* 2007; 38:807–23.

4. Brunn H. Two interesting benign lung tumors of contradictory histopathology. *J Thorac Surg* 1939; 9:119–31.

5. Roth JA. Reactive pseudosarcomatous response in urinary bladder. *Urology* 1980; 16:635–7.

6. Proppe KH, Scully RE, Rosai J. Postoperative spindle cell nodules of genitourinary tract resembling sarcomas. A report of eight cases. *Am J Surg Pathol* 1984; 8:101–8.

7. Pettinato G, Manivel JC, De Rosa N, Dehner LP. Inflammatory myofibroblastic tumor (plasma cell granuloma). Clinicopathologic study of 20 cases with immunohistochemical and ultrastructural observations. *Am J Clin Pathol* 1990; 94:538–46.

8. Netto JM, Perez LM, Kelly DR, Joseph DB. Pediatric inflammatory bladder tumors: myofibroblastic and eosinophilic subtypes. *J Urol* 1999; 162:1424–9.

9. Weidner N. Inflammatory (myofibroblastic) pseudotumor of the bladder: a review and differential diagnosis. *Adv Anat Pathol* 1995; 2:362–75.

10. Young RH. Spindle cell lesions of the urinary bladder. *Histol Histopathol* 1990; 5:505–12.

11. Coffin CM, Dehner LP, Meis-Kindblom JM. Inflammatory myofibroblastic tumor, inflammatory fibrosarcoma, and related lesions: an historical review with differential diagnostic considerations. *Semin Diagn Pathol* 1998; 15:102–10.

12. Montgomery EA, Shuster DD, Burkart AL, Esteban JM, Sgrignoli A, Elwood L, Vaughn DJ, Griffin CA, Epstein JI. Inflammatory myofibroblastic tumors of the urinary tract: a clinicopathologic study of 46 cases, including a malignant example inflammatory fibrosarcoma and a subset associated with high grade urothelial carcinoma. *Am J Surg Pathol* 2006; 30:1502–12.

13. Sirvent N, Hawkins AL, Moeglin D, Coindre JM, Kurzenne JY, Michiels JF, Barcelo G, Turc-Carel C, Griffin CA, Pedeutour F. ALK probe rearrangement in a t(2; 11; 2) (p23; p15; q31) translocation found in a prenatal myofibroblastic fibrous lesion: Toward a molecular definition of an inflammatory myofibroblastic tumor family? *Genes Chromosomes Cancer* 2001; 31:85–90.

14. Harik LR, Merino C, Coindre JM, Amin MB, Pedeutour F, Weiss SW. Pseudosarcomatous myofibroblastic proliferations of the bladder: a clinicopathologic study of 42 cases. *Am J Surg Pathol* 2006; 30:787–94.

15. Jones EC, Clement PB, Young RH. Inflammatory pseudotumor of the urinary bladder: a clinicopathological, immunohistochemical, ultrastructural, and flow cytometric study of 13 cases. *Am J Surg Pathol* 1993; 17:264–74.

16. Gofrit ON, Pode D, Shapiro A, Zorn KC, Pizov G. Significance of inflammatory pseudotumors in patients with a history of bladder cancer. *Urology* 2007; 69:1064–7.

17. Coffin CM, Hornick JL, Fletcher CD. Inflammatory myofibroblastic tumor: comparison of clinicopathologic, histologic, and immunohistochemical features including ALK expression in atypical and aggressive cases. *Am J Surg Pathol* 2007; 31:509–20.

18. Gomez-Roman JJ, Ocejo-Vinyals G, Sanchez-Velasco P, Nieto EH, Leyva-Cobian F, Val-Bernal JF. Presence of human herpesvirus–8 DNA sequences and overexpression of human IL–6 and cyclin D1 in inflammatory myofibroblastic tumor (inflammatory pseudotumor). *Lab Invest* 2000; 80:1121–6.

19. Horn LC, Reuter S, Biesold M. Inflammatory pseudotumor of the ureter and the urinary bladder. *Pathol Res Pract* 1997; 193:607–12.

20. Perez-Ordonez B, Rosai J. Follicular dendritic cell tumor: review of the entity. *Semin Diagn Pathol* 1998; 15:144–54.

21. Arber DA, Weiss LM, Chang KL. Detection of Epstein-Barr virus in

inflammatory pseudotumor. *Semin Diagn Pathol* 1998; 15:155–60.

22. Kojima M, Nakamura S, Itoh H, Suchi T, Masawa N. Inflammatory pseudotumor of the submandibular gland: report of a case presenting with autoimmune disease-like clinical manifestations. *Arch Pathol Lab Med* 2001; 125:1095–7.

23. Al-Ahmadie H, Gomez AM, Trane N, Bove KE. Giant botryoid fibroepithelial polyp of bladder with myofibroblastic stroma and cystitis cystica et glandularis. *Pediatr Dev Pathol* 2003; 6:179–81.

24. Harper L, Michel JL, Riviere JP, Alsawhi A, De Napoli-Cocci S. Inflammatory pseudotumor of the ureter. *J Pediatr Surg* 2005; 40:597–9.

25. Cespedes RD, Lynch SC, Grider DJ. Pseudosarcomatous fibromyxoid tumor of the prostate. A case report with review of the literature. *Urol Int* 1996; 57:249–51.

26. Kapusta LR, Weiss MA, Ramsay J, Lopez-Beltran A, Srigley JR. Inflammatory myofibroblastic tumors of the kidney: a clinicopathologic and immunohistochemical study of 12 cases. *Am J Surg Pathol* 2003; 27:658–66.

27. Hodges KB, Lopez-Beltran A, Emerson RE, Montironi R, Cheng L. Clinical utility of immunohistochemistry in the diagnoses of urinary bladder neoplasia. *Appl Immunohistochem Mol Morphol* 2010; 18:401–10.

28. Coffin CM, Watterson J, Priest JR, Dehner LP. Extrapulmonary inflammatory myofibroblastic tumor (inflammatory pseudotumor). A clinicopathologic and immunohistochemical study of

84 cases. *Am J Surg Pathol* 1995; 19:859–72.

29. Emerson RE, Cheng L. Immunohistochemical markers in the evaluation of tumors of the urinary bladder: a review. *Anal Quant Cytol Histol* 2005; 27:301–16.

30. Cheng L, Zhang S, Alexander R, MacLennan GT, Hodges KB, Harrison BT, Lopez-Beltran A, Montironi R. Sarcomatoid carcinoma of the urinary bladder: the final common pathway of urothelial carcinoma dedifferentiation. *Am J Surg Pathol* 2011; 35:e34–46.

31. Freeman A, Geddes N, Munson P, Joseph J, Ramani P, Sandison A, Fisher C, Parkinson MC. Anaplastic lymphoma kinase (ALK 1) staining and molecular analysis in inflammatory myofibroblastic tumours of the bladder: a preliminary clinicopathological study of nine cases and review of the literature. *Mod Pathol* 2004; 17:765–71.

32. Coffin CM, Patel A, Perkins S, Elenitoba-Johnson KS, Perlman E, Griffin CA. ALK1 and p80 expression and chromosomal rearrangements involving 2p23 in inflammatory myofibroblastic tumor. *Mod Pathol* 2001; 14:569–76.

33. Patel AS, Murphy KM, Hawkins AL, Cohen JS, Long PP, Perlman EJ, Griffin CA. RANBP2 and CLTC are involved in ALK rearrangements in inflammatory myofibroblastic tumors. *Cancer Genet Cytogenet* 2007; 176:107–14.

34. Cessna MH, Zhou H, Sanger WG, Perkins SL, Tripp S, Pickering D, Daines C, Coffin CM. Expression of ALK1 and p80 in inflammatory myofibroblastic tumor and its mesenchymal mimics: a study of 135 cases. *Mod Pathol* 2002; 15:931–8.

35. Debiec-Rychter M, Marynen P, Hagemeijer A, Pauwels P. ALK-ATIC fusion in urinary bladder inflammatory myofibroblastic tumor. *Genes Chromosomes Cancer* 2003; 38:187–90.

36. Shanks JH, Iczkowski KA. Divergent differentiation in urothelial carcinoma and other bladder cancer subtypes with selected mimics. *Histopathology* 2009; 54:885–900.

37. Amin MB. Histological variants of urothelial carcinoma: diagnostic, therapeutic and prognostic implications. *Mod Pathol* 2009; 22 (Suppl 2):S96–S118.

38. Lopez-Beltran A, Pacelli A, Rothenberg HJ, Wollan PC, Zincke H, Blute ML, Bostwick DG. Carcinosarcoma and sarcomatoid carcinoma of the bladder: clinicopathological study of 41 cases. *J Urol* 1998; 159:1497–503.

39. Jones EC, Young RH. Myxoid and sclerosing sarcomatoid transitional cell carcinoma of the urinary bladder: a clinicopathologic and immunohistochemical study of 25 cases. *Mod Pathol* 1997; 10:908–16.

40. Westfall DE, Folpe AL, Paner GP, Oliva E, Goldstein L, Alsabeh R, Gown AM, Amin MB. Utility of a comprehensive immunohistochemical panel in the differential diagnosis of spindle cell lesions of the urinary bladder. *Am J Surg Pathol* 2009; 33:99–105.

41. Iczkowski KA, Shanks JH, Gadaleanu V, Cheng L, Jones EC, Neumann R, Nascimento AG, Bostwick DG. Inflammatory pseudotumor and sarcoma of urinary bladder: differential diagnosis and outcome in thirty-eight spindle cell neoplasms. *Mod Pathol* 2001; 14:1043–51.

42. Hojo H, Newton WA Jr,

Hamoudi AB, Qualman SJ, Wakasa H, Suzuki S, Jaynes F. Pseudosarcomatous myofibroblastic tumor of the urinary bladder in children: a study of 11 cases with review of the literature. An Intergroup Rhabdomyosarcoma Study. *Am J Surg Pathol* 1995; 19:1224–36.

43. Meis JM, Enzinger FM. Inflammatory fibrosarcoma of the mesentery and retroperitoneum. A tumor closely simulating inflammatory pseudotumor. *Am J Surg Pathol* 1991; 15:1146–56.

44. Angulo JC, Lopez JI, Flores N. Pseudosarcomatous myofibroblastic proliferation of the bladder: report of 2 cases and literature review. *J Urol* 1994; 151:1008–12.

45. Hughes DF, Biggart JD, Hayes D. Pseudosarcomatous lesions of the urinary bladder. *Histopathology* 1991; 18:67–71.

46. Mottet-Auselo N, Marsollier C, Chapuis H, Costa P, el Sandid M, Louis JF, Marty-Double C, Navratil H. Postoperative pseudosarcomatous nodule: report of one case and review of the literature. *Eur Urol* 1994; 25:262–4.

47. Chan JK, Cheuk W, Shimizu M. Anaplastic lymphoma kinase expression in inflammatory pseudotumors. *Am J Surg Pathol* 2001; 25:761–8.

48. Jones E, Young R. Nonneoplastic and neoplastic spindle cell proliferations and mixed tumors of the urinary bladder. *J Urol Pathol* 1994; 2:105–34.

49. Hirsch MS, Dal Cin P, Fletcher CD. ALK expression in pseudosarcomatous myofibroblastic proliferations of the genitourinary tract. *Histopathology* 2006; 48:569–78.

50. Mazzucchelli R, Barbisan F, Tarquini LM, Streccioni M, Galosi AB. Urothelial changes induced by therapeutic procedures for bladder cancer. A review. *Anal Quant Cytol Histol* 2005; 27:27–34.

51. Chen M, Lipson SA, Hricak H. MR imaging evaluation of benign mesenchymal tumors of the urinary bladder. *AJR Am J Roentgenol* 1997; 168:399–403.

52. Goluboff ET, O'Toole K, Sawczuk IS. Leiomyoma of bladder: report of case and review of literature. *Urology* 1994; 43:238–41.

53. Martin SA, Sears DL, Sebo TJ, Lohse CM, Cheville JC. Smooth muscle neoplasms of the urinary bladder: a clinicopathologic comparison of leiomyoma and leiomyosarcoma. *Am J Surg Pathol* 2002; 26:292–300.

54. Kunze E, Theuring F, Kruger G. Primary mesenchymal tumors of the urinary bladder. A histological and immunohistochemical study of 30 cases. *Pathol Res Pract* 1994; 190:311–32.

55. Cheng L, Nascimento AG, Neumann RM, Nehra A, Cheville JC, Ramnani DM, Leibovich BC, Bostwick DG. Hemangioma of the urinary bladder. *Cancer* 1999; 86:498–504.

56. Cheng L, Scheithauer BW, Leibovich BC, Ramnani DM, Cheville JC, Bostwick DG. Neurofibroma of the urinary bladder. *Cancer* 1999; 86:505–13.

57. Sung L, Anderson JR, Arndt C, Raney RB, Meyer WH, Pappo AS. Neurofibromatosis in children with rhabdomyosarcoma: a report from the Intergroup Rhabdomyosarcoma Study IV. *J Pediatr* 2004; 144:666–8.

58. Westra WH, Grenko RT, Epstein J. Solitary fibrous tumor of the lower urogenital tract: a report of five cases involving the seminal vesicles, urinary bladder, and prostate. *Hum Pathol* 2000; 31:63–8.

59. Mentzel T, Bainbridge TC, Katenkamp D. Solitary fibrous tumour: clinicopathological, immunohistochemical, and ultrastructural analysis of 12 cases arising in soft tissues, nasal cavity and nasopharynx, urinary bladder and prostate. *Virchows Arch* 1997; 430:445–53.

60. Cheng L, Leibovich BC, Cheville JC, Ramnani DM, Sebo TJ, Neumann RM, Nascimento AG, Zincke H, Bostwick DG. Paraganglioma of the urinary bladder: Can biologic potential be predicted? *Cancer* 2000; 88:844–52.

61. Dahm P, Gschwend JE. Malignant non-urothelial neoplasms of the urinary bladder: a review. *Eur Urol* 2003; 44:672–81.

62. Zhou M, Epstein JI, Young RH. Paraganglioma of the urinary bladder: a lesion that may be misdiagnosed as urothelial carcinoma in transurethral resection specimens. *Am J Surg Pathol* 2004; 28:94–100.

63. Mouradian J, Coleman J, McGovern J, Gray G. Granular cell tumor (myoblastoma) of the bladder. *J Urol* 1974; 112:343–5.

64. Fletcher MS, Aker M, Hill JT, Pryor JP, Whimster WF. Granular cell myoblastoma of the bladder. *Br J Urol* 1985; 57:109–10.

65. Seery WH. Granular cell myoblastoma of the bladder: report of a case. *J Urol* 1968; 100:735–7.

66. Mizutani S, Okuda N, Sonoda T. Granular cell myoblastoma of the bladder: report of an additional case. *J Urol* 1973; 110:403–5.

67. Kontani K, Okaneya T, Takezaki T. Recurrent granular cell tumour of the bladder in a patient with

von Recklinghausen's disease. *BJU Int* 1999; 84:871–2.

68. Yoshida T, Hirai S, Horii Y, Yamauchi T. Granular cell tumor of the urinary bladder. *Int J Urol* 2001; 8:29–31.

69. Kondo T, Kajimoto S, Okuda H, Toma H, Tanabe K. A case of granular cell tumor of the bladder successfully managed with extraperitoneal laparoscopic surgery. *Int J Urol* 2006; 13:827–8.

70. Mills SE, Bova GS, Wick MR, Young RH. Leiomyosarcoma of the urinary bladder. A clinicopathologic and immunohistochemical study of 15 cases. *Am J Surg Pathol* 1989; 13:480–9.

71. Eble JN, Sauter G, Epstein JI, Sesterhenn IA. World Health Organization Classification of Tumours: Pathology and Genetics of Tumours of the Urinary System and Male Genital Organs. Lyon, France: IARC Press, 2004.

72. Pedersen-Bjergaard J, Jonsson V, Pedersen M, Hou-Jensen K. Leiomyosarcoma of the urinary bladder after cyclophosphamide. *J Clin Oncol* 1995; 13:532–3.

73. Tanguay C, Harvey I, Houde M, Srigley JR, Tetu B. Leiomyosarcoma of urinary bladder following cyclophosphamide therapy: report of two cases. *Mod Pathol* 2003; 16:512–4.

74. McKenney JK. An approach to the classification of spindle cell proliferations in the urinary bladder. *Adv Anat Pathol* 2005; 12:312–23.

75. Tsuzuki T, Magi-Galluzzi C, Epstein JI. ALK–1 expression in inflammatory myofibroblastic tumor of the urinary bladder. *Am J Surg Pathol* 2004; 28:1609–14.

76. Williamson SR, Lopez-Beltran A, Maclennan GT, Montironi R, Cheng L. Unique clinicopathologic and molecular characteristics of urinary bladder tumors in children and young adults. *Urol Oncol* (in press 2012).

77. Fleischmann J, Perinetti EP, Catalona WJ. Embryonal rhabdomyosarcoma of the genitourinary organs. *J Urol* 1981; 126:389–92.

78. Geary ES, Gong MC, Shortliffe LM. Biology and treatment of pediatric genitourinary tumors. *Curr Opin Oncol* 1994; 6:292–300.

79. Parham DM, Ellison DA. Rhabdomyosarcomas in adults and children: an update. *Arch Pathol Lab Med* 2006; 130:1454–65.

80. Leuschner I, Harms D, Mattke A, Koscielniak E, Treuner J. Rhabdomyosarcoma of the urinary bladder and vagina: a clinicopathologic study with emphasis on recurrent disease: a report from the Kiel Pediatric Tumor Registry and the German CWS Study. *Am J Surg Pathol* 2001; 25:856–64.

81. Arndt C, Rodeberg D, Breitfeld PP, Raney RB, Ullrich F, Donaldson S. Does bladder preservation (as a surgical principle) lead to retaining bladder function in bladder/prostate rhabdomyosarcoma? Results from Intergroup Rhabdomyosarcoma Study IV. *J Urol* 2004; 171:2396–403.

82. Lauro S, Lalle M, Scucchi L, Vecchione A. Rhabdomyosarcoma of the urinary bladder in an elderly patient. *Anticancer Res* 1995; 15:627–9.

83. Aydoganli L, Tarhan F, Atan A, Akalin Z, Yildiz M. Rhabdomyosarcoma of the urinary bladder in an adult. *Int Urol Nephrol* 1993; 25:159–61.

84. Hays DM. Bladder/prostate rhabdomyosarcoma: results of the multi-institutional trials of the Intergroup Rhabdomyosarcoma Study. *Semin Surg Oncol* 1993; 9:520–3.

85. Hays DM, Raney RB, Wharam MD, Wiener E, Lobe TE, Andrassy RJ, Lawrence W Jr, Johnston J, Webber B, Maurer HM. Children with vesical rhabdomyosarcoma (RMS) treated by partial cystectomy with neoadjuvant or adjuvant chemotherapy, with or without radiotherapy. A report from the Intergroup Rhabdomyosarcoma Study (IRS) Committee. *J Pediatr Hematol Oncol* 1995; 17:46–52.

86. Qualman SJ, Coffin CM, Newton WA, Hojo H, Triche TJ, Parham DM, Crist WM. Intergroup Rhabdomyosarcoma Study: update for pathologists. *Pediatr Dev Pathol* 1998; 1:550–61.

87. Ferrer FA, Isakoff M, Koyle MA. Bladder/prostate rhabdomyosarcoma: past, present and future. *J Urol* 2006; 176:1283–91.

88. Hawkins HK, Camacho-Velasquez JV. Rhabdomyosarcoma in children. Correlation of form and prognosis in one institution's experience. *Am J Surg Pathol* 1987; 11:531–42.

89. Hartley AL, Birch JM, Blair V, Kelsey AM, Harris M, Jones PH. Patterns of cancer in the families of children with soft tissue sarcoma. *Cancer* 1993; 72:923–30.

90. Heyn R, Haeberlen V, Newton WA, Ragab AH, Raney RB, Tefft M, Wharam M, Ensign LG, Maurer HM. Second malignant neoplasms in children treated for rhabdomyosarcoma. Intergroup Rhabdomyosarcoma Study Committee. *J Clin Oncol* 1993; 11:262–70.

91. Raney B Jr, Heyn R, Hays DM, Tefft M, Newton WA Jr, Wharam M, Vassilopoulou-Sellin R, Maurer HM. Sequelae of treatment in 109 patients followed for 5 to 15 years after diagnosis of sarcoma of the bladder and prostate. A report from the Intergroup Rhabdomyosarcoma Study Committee. *Cancer* 1993; 71:2387–94.

92. Leuschner I, Newton WA Jr, Schmidt D, Sachs N, Asmar L, Hamoudi A, Harms D, Maurer HM. Spindle cell variants of embryonal rhabdomyosarcoma in the paratesticular region. A report of the Intergroup Rhabdomyosarcoma Study. *Am J Surg Pathol* 1993; 17:221–30.

93. Lambert I, Debiec-Rychter M, Dubin M, Sciot R. Solid alveolar rhabdomyosarcoma originating from the urinary bladder in an adult. Diagnostic value of molecular genetics. *Histopathology* 2004; 44:508–10.

94. Paner GP, McKenney JK, Epstein JI, Amin MB. Rhabdomyosarcoma of the urinary bladder in adults: predilection for alveolar morphology with anaplasia and significant morphologic overlap with small cell carcinoma. *Am J Surg Pathol* 2008; 32:1022–8.

95. Taylor RE, Busuttil A. Case report: adult rhabdomyosarcoma of bladder, complete response to radiation therapy. *J Urol* 1989; 142:1321–2.

96. Engel JD, Kuzel TM, Moceanu MC, Oefelein MG, Schaeffer AJ. Angiosarcoma of the bladder: a review. *Urology* 1998; 52:778–84.

97. Schindler S, De Frias DV, Yu GH. Primary angiosarcoma of the bladder: cytomorphology and differential diagnosis. *Cytopathology* 1999; 10:137–43.

98. Stroup RM, Chang YC. Angiosarcoma of the bladder: a case report. *J Urol* 1987; 137:984–5.

99. Ravi R. Primary angiosarcoma of the urinary bladder. *Arch Esp Urol* 1993; 46:351–3.

100. Morgan MA, Moutos DM, Pippitt CH Jr, Suda RR, Smith JJ, Thurnau GR. Vaginal and bladder angiosarcoma after therapeutic irradiation. *South Med J* 1989; 82:1434–6.

101. Egawa S, Uchida T, Koshiba K, Kagata Y, Iwabuchi K. Malignant fibrous histiocytoma of the bladder with focal rhabdoid tumor differentiation. *J Urol* 1994; 151:154–6.

102. Lopez-Beltran A, Perez-Seoane C, Montironi R, Hernandez-Iglesias T, Mackintosh C, de Alava E. Primary primitive neuroectodermal tumour of the urinary bladder: a clinico-pathological study emphasising immunohistochemical, ultrastructural and molecular analyses. *J Clin Pathol* 2006; 59:775–8.

103. Ellinger J, Bastian PJ, Hauser S, Biermann K, Muller SC. Primitive neuroectodermal tumor: rare, highly aggressive differential diagnosis in urologic malignancies. *Urology* 2006; 68:257–62.

104. Kruger S, Schmidt H, Kausch I, Bohle A, Holzhausen H, Johannisson R, Feller A. Primitive neuroectodermal tumor (PNET) of the urinary bladder. *Path Res Pract* 2003; 199:751–4.

105. Eltoum IA, Moore RJ 3rd, Cook W, Crowe DR, Rodgers WH, Siegal GP. Epithelioid variant of malignant peripheral nerve sheath tumor (malignant schwannoma) of the urinary bladder. *Ann Diagn Pathol* 1999; 3:304–8.

106. Daimaru Y, Hashimoto H, Enjoji M. Malignant "triton" tumors: a clinicopathologic and immunohistochemical study of nine cases. *Hum Pathol* 1984; 15:768–78.

107. Rober PE, Smith JB, Sakr W, Pierce JM Jr. Malignant peripheral nerve sheath tumor (malignant schwannoma) of urinary bladder in von Recklinghausen neurofibromatosis. *Urology* 1991; 38:473–6.

108. Prout MN, Davis HL Jr. Hemangiopericytoma of the bladder after polyvinyl alcohol exposure. *Cancer* 1977; 39:1328–30.

109. Bagchi AG, Dasgupta A, Chaudhury PR. Haemangiopericytoma of urinary bladder. *J Indian Med Assoc* 1993; 91:211–2.

110. Soran H, Younis N, Joseph F, Hayat Z, Zakhour H, Scott A. A case of haemangiopericytoma-associated hypoglycaemia: beneficial effect of treatment with radiotherapy. *Int J Clin Pract* 2006; 60:1319–22.

111. Baglio CM, Crowson CN. Hemangiopericytoma of urachus: report of a case. *J Urol* 1964; 91:660–2.

112. Carter RL, McCarthy KP, al-Sam SZ, Monaghan P, Agrawal M, McElwain TJ. Malignant rhabdoid tumour of the bladder with immunohistochemical and ultrastructural evidence suggesting histiocytic origin. *Histopathology* 1989; 14:179–90.

113. Kibar Y, Goktas S, Kilic S, Yaman H, Onguru O, Peker AF. Prognostic value of cytology, nuclear matrix protein 22 (NMP22) test, and urinary bladder cancer II (UBC II) test in early recurrent transitional cell carcinoma of the bladder. *Ann Clin Lab Sci* 2006; 36:31–8.

114. Enzinger F, Weiss S. Soft Tissue Tumors. St. Louis: Mosby-Year Book, Inc., 1995.

115. Sutton R, Hopper IP, Munson KW. Haemangiopericytoma of the bladder. *Br J Urol* 1989; 63:548–9.

116. Amin MB, Patel RM, Oliveira P, Cabrera R, Carneiro V, Preto M, Balzer B, Folpe AL. Alveolar soft-part sarcoma of the urinary bladder with urethral recurrence: a unique case with emphasis on differential diagnoses and diagnostic utility of an immunohistochemical panel including TFE3. *Am J Surg Pathol* 2006; 30:1322–5.

117. Davidson DD, Cheng L. Field cancerization in the urothelium of the bladder. *Anal Quant Cytol Histol* 2006; 28:337–8.

118. Spiess PE, Kassouf W, Steinberg JR, Tuziak T, Hernandez M, Tibbs RF, Czerniak B, Kamat AM, Dinney CP, Grossman HB. Review of the M.D. Anderson experience in the treatment of bladder sarcoma. *Urol Oncol* 2007; 25:38–45.

119. Dotan ZA, Tal R, Golijanin D, Snyder ME, Antonescu C, Brennan MF, Russo P. Adult genitourinary sarcoma: the 25-year Memorial Sloan-Kettering experience. *J Urol* 2006; 176:2033–8; discussion 2038–9.

120. Rogers CG, Palapattu GS, Shariat SF, Karakiewicz PI, Bastian PJ, Lotan Y, Gupta A, Vazina A, Gilad A, Sagalowsky AI, Lerner SP, Schoenberg MP. Clinical outcomes following radical cystectomy for primary nontransitional cell carcinoma of the bladder compared to transitional cell carcinoma of the bladder. *J Urol* 2006; 175:2048–53.

121. Newton WA, Gehan EA, Webber BL, Marsden HB, van Unnik AJM, Hamoudi AB, Tsokos MG, Shimada H, Harms D, Schmidt D, Ninfo V, Cavazzana AO, Gonzalez-Crussi F, Parham DM, Reiman HM, Asmar L, Beltangady MS, Sachs NE, Triche TJ, Maurer HM. Classification of rhabdomyosarcomas and related sarcomas. Pathologic aspects and proposal for a new classification—an intergroup rhabdomyosarcoma study. *Cancer* 1995; 76:1073–85.

第20章

淋巴和造血系统肿瘤

20.1　恶性淋巴瘤　　　　　　　　483

20.2　白血病　　　　　　　　　　486

20.3　多发性骨髓瘤 / 浆细胞瘤　　486

参考文献　　　　　　　　　　　　490

20.1 恶性淋巴瘤

淋巴瘤占膀胱肿瘤的比例不到 1%。最近在 Ploeg 等报告中，根据荷兰癌症登记处 1995 ~ 2006 年的记载，28807 例膀胱浸润性恶性肿瘤中仅有 75 例淋巴瘤，占 0.26%[29]。恶性淋巴瘤可分为三个不同类别：①膀胱原发性淋巴瘤；②全身播散性淋巴瘤（淋巴瘤部位不明确），膀胱为首先出现症状的部位；③具有恶性淋巴瘤病史的患者，淋巴瘤复发后累及膀胱（继发性淋巴瘤）[2]。原发性淋巴瘤的诊断应遵循下列标准：①出现累及膀胱的症状；②只累及膀胱，未累及膀胱邻近组织；③诊断膀胱累及 6 个月内无肝、脾、淋巴结、外周血及骨组织累及[2]。

膀胱原发性恶性淋巴瘤极其罕见，仅占结外淋巴瘤的 0.14%（图 20.1 ~ 20.3）[1-3]。在一项包括 1467 例结外恶性淋巴瘤的分析报告中，仅有 2 例膀胱原发性淋巴瘤[3]。然而，淋巴瘤膀胱累及并不少见。尸检检查发现膀胱是淋巴瘤累及第二常见的部位，占系统性淋巴瘤的 13% ~ 17%，且多数患者没有膀胱症状[30-31]，仅有 1% 的患者临床症状明显[3,4]。

原发性淋巴瘤女性发病率远远高于男性，男女之比约为 1 ∶ 4[2,24,25]。但是据 Schniederjan 的 Osunkoya 最近的报道，膀胱原发性淋巴瘤男性好发[11]。诊断时中位年龄为 58 岁（年龄范围为 12 ~ 85 岁）[2]，其临床症状包括肉眼血尿、排尿困难、膀胱刺激症状及尿失禁。少数病例伴 EB 病毒感染[10]。

膀胱镜下，淋巴瘤为单发或多发肿块，表现为息肉状，无蒂或有蒂。原发性淋巴瘤好发于膀胱顶部和三角区，后壁和侧壁也可累及。送检组织常常为活检或经尿道切除的标本。肿块表面覆盖黏膜常保持完整，这种现象可作为对诊断有用

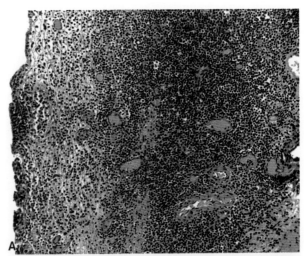

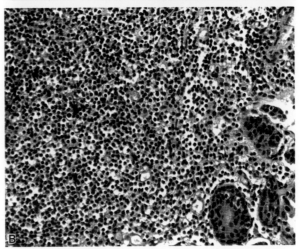

图 20.1 恶性淋巴瘤，小淋巴细胞性（A 和 B）

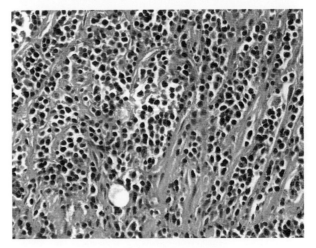

图 20.2 小淋巴细胞性淋巴瘤累及膀胱壁

的线索。偶尔，膀胱壁出现弥漫性增厚。溃疡在原发性淋巴瘤中少见，但为第二常见的病变。黏

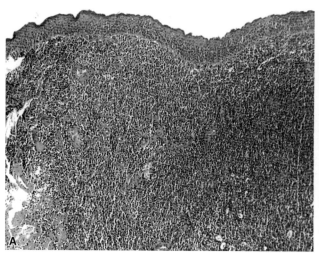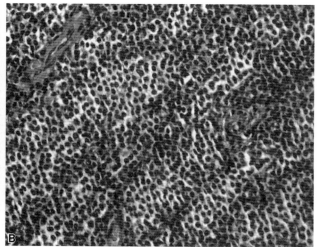

图 20.3 恶性淋巴瘤，小淋巴细胞性（A和B）

膜可见直接出血性改变。

大多数膀胱淋巴瘤以个案的形式报道，组织学分类变化很大，只有一小部分病例应用现代免疫组化方法检测了淋巴瘤的免疫表型。免疫组织化学染色显示几乎所有膀胱淋巴瘤为B细胞起源且表现为单克隆性[12]。最常见类型为结外边缘区黏膜相关组织淋巴瘤（MALT淋巴瘤）（图20.4～20.7）[2,25]，最近的系列研究显示，弥漫大B细胞淋巴瘤是最常见的组织类型[11]。

膀胱原发性淋巴瘤其他类型如Burkitt淋巴瘤、T细胞淋巴瘤，霍奇金淋巴瘤及浆细胞瘤极其罕见[13]。有报道淋巴瘤样肉芽肿和Burkitt淋巴瘤可累及膀胱，通常可引起膀胱排尿困难和肉眼血尿[15,16,32]。膀胱继发性淋巴瘤中，弥漫性大B细胞淋巴瘤是唯一最常见的组织学亚型，其次为滤泡性、小细胞低级别MALT、套细胞、Burkitt淋巴瘤、霍奇金淋巴瘤。

膀胱淋巴瘤的病因目前仍不完全清楚。据报道血吸虫病与膀胱T细胞淋巴瘤相关。少数淋巴瘤病例可同时伴发腺癌和尿路上皮癌。乳头状尿路上皮肿瘤可与膀胱淋巴瘤同时出现，可为原发

也可为继发。膀胱原发性边缘区B细胞MALT淋巴瘤经治疗预后效果非常好[2]。组织学上，肿瘤由弥漫性浸润的淋巴细胞围绕和渗透入正常组织组成。可见中心细胞样细胞和浆细胞一起使膀胱壁结构遭到破坏。MALT淋巴瘤累及膀胱的现象通常出现在非肿瘤性生发中心。淋巴上皮病变也可见于囊性膀胱炎和腺性膀胱炎区域，因此，不应与淋巴上皮瘤样癌或淋巴细胞丰富变异型尿路上皮癌相混淆。由于膀胱是泄殖腔的胚胎衍生物，膀胱淋巴瘤有可能发生在与原肠Peyer小结有关的固有淋巴组织中。此外，MALT淋巴瘤的发生可能是炎性反应的结果，这些炎性反应如与细菌感染有关的慢性膀胱炎有可能诱发MALT淋巴瘤，因此，需要对澄清膀胱原发性淋巴瘤的发病机制更深入的研究。

据估计，膀胱淋巴瘤的一年总体生存率为68%～73%，5年生存率为27%～64%[2,11,17,24,26,28]。如果患者出现膀胱广泛累及，但是以前无淋巴瘤病史，临床症状仅表现为膀胱症状，那么其平均带瘤生存期为4年。膀胱原发性淋巴瘤通常采取的治疗方式包括外科手术，放疗和化疗[2,18,28]。由

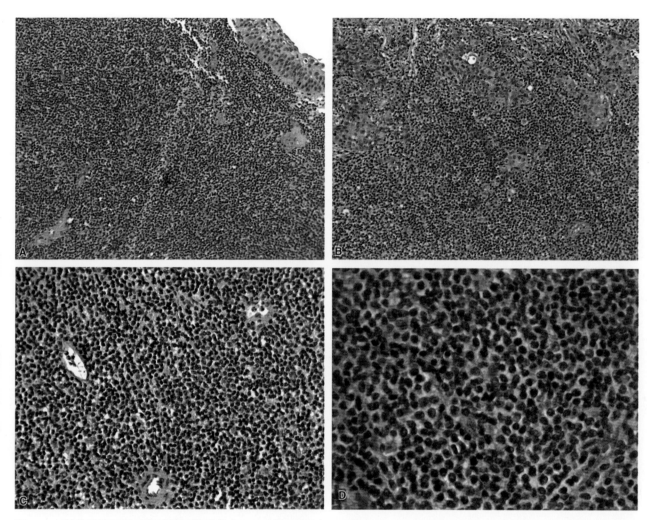

图 20.4　结外边缘区黏膜相关组织淋巴瘤（MALT 淋巴瘤）（A~D）

于该疾病的罕见性，目前尚无标准治疗可循[28]。Kempton 等报道，患有膀胱原发性淋巴瘤的患者经手术切除肿瘤和放疗治疗后，没有一个患者死于肿瘤或出现肿瘤复发现象[2]。

主要鉴别诊断包括淋巴上皮瘤样癌（图20.8）、浆细胞样或淋巴丰富变异型尿路上皮癌、小细胞癌、滤泡性或旺炽性慢性膀胱炎及其他炎性病变[33-37]。由于小活检标本的组织有限，因此，在肿瘤的鉴别诊断中，问题特别突出。如果注意仔细观察组织学特征，并与临床病史相结合，使用恰当的免疫组化染色，将会有助于淋巴瘤及其类似病变的鉴别诊断。淋巴上皮瘤样癌是

膀胱癌一个重要亚型，在诊断，预后和治疗方面具有重要意义。它常显示肿瘤细胞排列成巢状，片状和条索状，细胞分化程度低甚至去分化，有时排列成合胞体，胞质界限不清楚。类似于鼻咽部的淋巴上皮癌（lymphoepithelioma）。细胞核特征有大的泡状核，核仁明显，核分裂象常见。肿瘤组织中淋巴成分有成熟淋巴细胞、浆细胞、组织细胞和中性粒细胞。通过识别这些肿瘤中是否同时存在的尿路上皮癌和尿路上皮原位癌，能够很容易地将其与淋巴瘤进行鉴别。免疫组化检查中，淋巴上皮瘤样癌表达 CK7、p53、p63 和 34βE12，UroVysion FISH 检

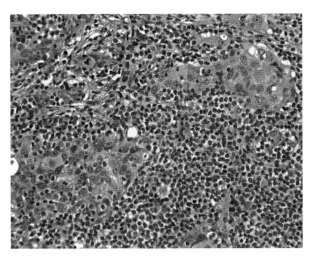

图 20.5　膀胱 MALT 淋巴瘤。注意淋巴上皮病变

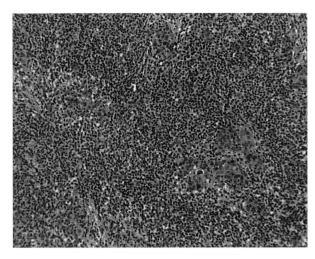

图 20.7　膀胱 MALT 淋巴瘤

测细胞出现分子生物学异常[34]。

20.2　白血病

　　粒细胞肉瘤（绿色瘤，髓系肉瘤）累及膀胱的现象罕见（图 20.9）[14,30,38-40]。其他类型造血系统肿瘤也可继发性累及膀胱。尸检时，死于慢性淋巴细胞白血病和慢性髓性白血病累及膀胱的患者不超过 18%[30]。急性白血病累及膀胱较常见。病变大体上呈现，膀胱黏膜呈结节或灶性出血性增厚。组织学上认为，这些肿瘤与发生在其他器官组织的肿瘤相类似。相关的临床资料和对肿瘤的高度怀疑是避免误诊的关键因素。

20.3　多发性骨髓瘤 / 浆细胞瘤

　　多发性骨髓瘤或孤立性浆细胞瘤累及膀胱的现象极为罕见（图 20.10 和 20.11）[23,41-45]。发病率无性别差异。各年龄段的成人均可发病（年龄范围为 28 ~ 89 岁）。大多数患者会出现血尿症状，尿脱落细胞学检查可发现恶性浆细胞[43]。大体上，肿瘤形成孤立的息肉状或带蒂的肿块，组

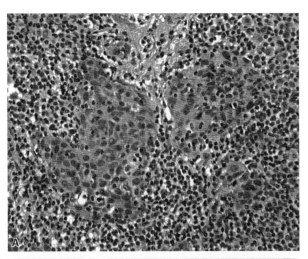

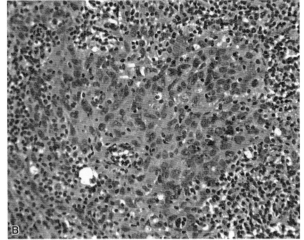

图 20.6　膀胱 MALT 淋巴瘤（A 和 B）

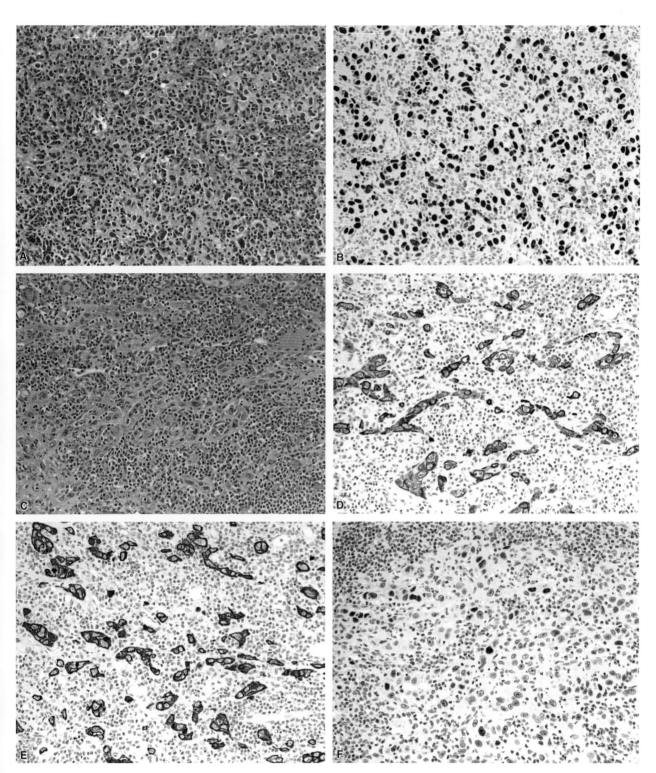

图 20.8　膀胱淋巴上皮病变（A~F）。肿瘤合胞体样生长类似于 MALT 淋巴瘤的淋巴上皮病变（A 和 C）；在淋巴上皮瘤样癌中，免疫组化标记 p53（B 和 F）、CK7（D）、34βE12（E）阳性

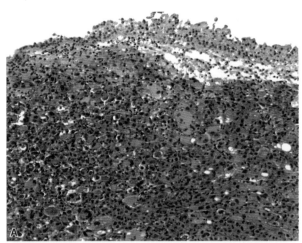

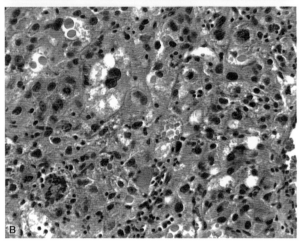

图 20.9　粒细胞肉瘤累及膀胱（A和B）

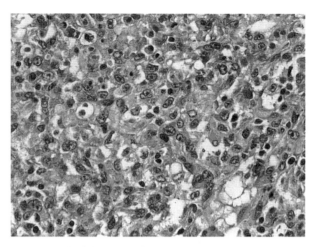

图 20.10　间变性浆细胞瘤累及膀胱

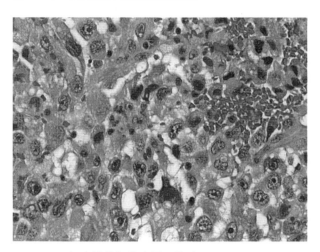

图 20.11　间变性浆细胞瘤累及膀胱

织学上由片状增生的具有不同程度的非典型性的浆细胞组成。表面黏膜通常保持完整。

在膀胱疾病中，其主要的鉴别诊断包括良性病变如慢性膀胱炎伴显著浆细胞浸润，也包括其他恶性肿瘤，如印戒细胞癌和来自其他原发部位的转移性癌，特别是来自乳腺和胃的转移癌（表20.1）[35,36]。肌成纤维细胞增生之所以成为鉴别诊断之一，是因为其可出现显著的浆细胞浸润。

浆细胞样变异型尿路上皮癌是一种少见的尿路上皮癌变异型。其与浆细胞瘤在组织学特点方面具有相似性，特别是有限的活检标本中主要或完全以这种结构为主时，给鉴别诊断造成很大的问题（图 20.12）。有研究报道发现，膀胱有些

浆细胞样变异型尿路上皮癌免疫组化标记CD138（一种浆细胞标记）阳性，这种情况对临床诊断工作是一个巨大的挑战[35,36]。

免疫组化染色，浆细胞样变异型CK7，CK20和AE1/AE3 阳性。原发性印戒细胞癌由于时常出现胞质内空泡，肿瘤细胞黏附性差，病变与多发性骨髓瘤或孤立性浆细胞瘤相类似，诊断时要与其进行鉴别。伴横纹肌样表型的尿路上皮癌在鉴别诊断中也应该考虑到。该病变与浆细胞瘤的区别在于出现显著的核仁和免疫组化标记vimentin阳性的横纹肌样细胞。

膀胱原发性浆细胞瘤较为罕见，当患者具有

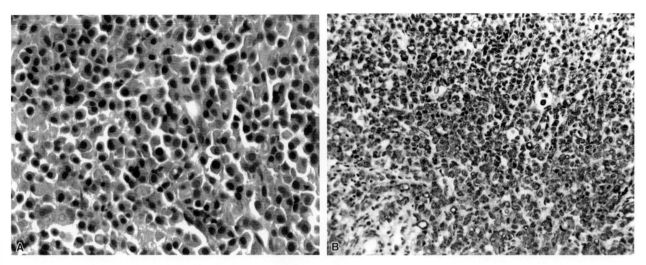

图 20.12　浆细胞样变异型尿路上皮癌（A 和 B）。免疫组化染色 CK 强阳性（B）

表 20.1　尿路上皮肿瘤伴浆细胞样细胞的主要鉴别诊断特征

	细胞特征			免疫组化特征									
	核形状	核仁	胞质	广谱CK	Vim	CK7	CK20	S100	LCA	HMB45	Syn/Chr	CD138	Desmin
淋巴瘤/浆细胞瘤	圆形	±	嗜酸/双嗜性	±	+	−	−	−	+	−	−	+	−
浆细胞样癌	圆形	±	嗜酸/双嗜性	+	−	+	+	−	−	−	−	±	−
横纹肌样癌	圆形	+	嗜酸	±	+	±	±	−	−	−	−	−	−
印戒细胞癌	锯齿状	±	双嗜性/透明	+	−	+	+	−	−	−	−	−	−
神经内分泌癌/小细胞癌	圆形	+	少/嗜酸	±	+	±	−	+	−	−	+	−	−
副神经节瘤	圆形	+	双嗜性/透明	±	+	±	+*	+	−	−	+	−	−
黑色素瘤	圆形	+	嗜酸	±	+	−	−	+	−	+	−	−	−
横纹肌肉瘤	圆形/纺锤形	±	少/嗜酸	±	+	−	−	−	−	−	−	±	+

注：*支持细胞免疫组化染色 S100 蛋白阳性。

多发性骨髓瘤病史，如果表面未检测到尿路上皮成分，此时必须保持一定的警惕性以避免将浆细胞瘤误诊为浆细胞样变异型尿路上皮癌。曾有病例报告，虽然髓外浆细胞瘤已累及膀胱，但是患者未出现明确的多发性骨髓瘤系统性累及的症状。无论如何，出现这种情况的报道仍属罕见，

大多数患者患有系统性疾病。因此，在临床工作中存在疾病诊断问题时，在临床治疗方案中，当有这种诊断考虑时，应用免疫组化辅助检测 CK、vimentin、CD138 以及 κ 和 λ 轻链限制性表达情况可进一步证实诊断。

（付　勇　译）

参考文献

1. Simpson RH, Bridger JE, Anthony PP, James KA, Jury I. Malignant lymphoma of the lower urinary tract. A clinicopathological study with review of the literature. *Br J Urol* 1990; 65:254–60.

2. Kempton CL, Kurtin PJ, Inwards DJ, Wollan P, Bostwick DG. Malignant lymphoma of the bladder: evidence from 36 cases that low grade lymphoma of the MALT-type is the most common primary bladder lymphoma. *Am J Surg Pathol* 1997; 21:1324–33.

3. Freeman C, Berg JW, Cutler SJ. Occurrence and prognosis of extranodal lymphomas. *Cancer* 1972; 29:252–60.

4. Clarke NW, Maxwell AJ. Primary lymphoma of the urinary bladder. *Br J Radiol* 1991; 64:761–2.

5. Grooms AM, Morgan SK, Turner WR Jr. Hematuria and leukemic bladder infiltration. *JAMA* 1973; 223:193–4.

6. Siegelbaum MH, Edmonds P, Seidmon EJ. Use of immunohistochemistry for identification of primary lymphoma of the bladder. *J Urol* 1986; 136:1074–6.

7. Kuhara H, Tamura Z, Suchi T, Hattori R, Kinukawa T. Primary malignant lymphoma of the urinary bladder. A case report. *Acta Pathol Jpn* 1990; 40:764–9.

8. Pawade J, Banerjee SS, Harris M, Isaacson P, Wright D. Lymphomas of mucosa-associated lymphoid tissue arising in the urinary bladder. *Histopathology* 1993; 23:147–51.

9. Ohsawa M, Aozasa K, Horiuchi K, Kanamaru A. Malignant lymphoma of bladder. Report of three cases and review of the literature. *Cancer* 1993; 72:1969–74.

10. Sundaram S, Zhang K. Epstein-Barr virus positive B-cell lymphoproliferative disorder/polymorphous B-cell lymphoma of the urinary bladder: A case report with review of literature. *Indian J Urol* 2009; 25:129–31.

11. Schniederjan SD, Osunkoya AO. Lymphoid neoplasms of the urinary tract and male genital organs: a clinicopathological study of 40 cases. *Mod Pathol* 2009; 22:1057–65.

12. Abraham NZ Jr, Maher TJ, Hutchison RE. Extra-nodal monocytoid B-cell lymphoma of the urinary bladder. *Mod Pathol* 1993; 6:145–9.

13. Bocian JJ, Flam MS, Mendoza CA. Hodgkin's disease involving the urinary bladder diagnosed by urinary cytology: a case report. *Cancer* 1982; 50:2482–5.

14. Forrest JB, Saypol DC, Mills SE, Gillenwater JY. Immunoblastic sarcoma of the bladder. *J Urol* 1983; 130:350–1.

15. Feinberg SM, Leslie KO, Colby TV. Bladder outlet obstruction by so-called lymphomatoid granulomatosis (angiocentric lymphoma). *J Urol* 1987; 137:989–90.

16. Lewis RH, Mannarino FG, Worsham GF, Martin JE, Javadpour N, O'Connell KJ. Burkitt's lymphoma presenting as urinary outflow obstruction. *J Urol* 1983; 130:120–4.

17. Guthman DA, Malek RS, Chapman WR, Farrow GM. Primary malignant lymphoma of the bladder. *J Urol* 1990; 144:1367–9.

18. Hern'andez Alcaraz D, G'omez Pascual JA, Soler Mart'ınez J, Vozmediano Chicharro R, Morales Jim'enez P, Vivas Vargas E, Baena Gonz'alez V. [Bilateral obstructive uropathy as clinical presentation of primary bladder lymphoma]. *Arch Esp Urol* 2009; 62:230–2.

19. Weaver MG, Abdul-Karim FW. The prevalence and character of the muscularis mucosae of the human urinary bladder. *Histopathology* 1990; 17:563–6.

20. Kurtman C, Andrieu MN, Baltaci S, Gogus C, Akfirat C. Conformal radiotherapy in primary non-Hodgkin's lymphoma of the male urethra. *Int Urol Nephrol* 2001; 33:537–9.

21. Mearini E, Zucchi A, Costantini E, Fornetti P, Tiacci E, Mearini L. Primary Burkitt's lymphoma of bladder in patient with AIDS. *J Urol* 2002; 167:1397–8.

22. Krober SM, Aepinus C, Ruck P, Muller-Hermelink HK, Horny HP, Kaiserling E. Extranodal marginal zone B cell lymphoma of MALT type involving the mucosa of both the urinary bladder and stomach. *J Clin Pathol* 2002; 55:554–7.

23. Lemos N, Melo CR, Soares IC, Lemos RR, Lemos FR. Plasmacytoma of the urethra treated by excisional biopsy. *Scand J Urol Nephrol* 2000; 34:75–6.

24. Al-Maghrabi J, Kamel-Reid S, Jewett M, Gospodarowicz M, Wells W, Banerjee D. Primary low grade B-cell lymphoma of mucosa-associated lymphoid tissue type arising in the urinary bladder: report of 4 cases with molecular genetic analysis. *Arch Pathol Lab Med* 2001; 125:332–6.

25. Bates AW, Norton AJ, Baithun SI. Malignant lymphoma of the urinary bladder: a clinicopathological study of 11 cases. *J Clin Pathol* 2000; 53:458–61.

26. Hughes M, Morrison A, Jackson R. Primary bladder lymphoma: management and outcome of 12 patients with a review of the literature. *Leuk Lymphoma* 2005; 46:873–7.

27. Mourad WA, Khalil S, Radwi A, Peracha A, Ezzat A. Primary T-cell lymphoma of the urinary bladder. *Am J Surg Pathol* 1998; 22:373–7.

28. Horasanli K, Kadihasanoglu M, Aksakal OT, Ozagari A, Miroglu C. A case of primary lymphoma of the bladder managed with multimodal therapy. *Nat Clin Pract Urol* 2008; 5:167–70.

29. Ploeg M, Aben KK, Hulsbergen-van de Kaa CA, Schoenberg MP, Witjes JA, Kiemeney LA. Clinical epidemiology of nonurothelial bladder cancer: analysis of the Netherlands Cancer Registry. *J Urol* 2010; 183:915–20.

30. Givler RL. Involvement of the bladder in leukemia and lymphoma. *J Urol* 1971; 105:667–70.

31. Sufrin G, Keogh B, Moore RH, Murphy GP. Secondary involvement of the bladder in malignant lymphoma. *J Urol* 1977; 118:251–3.

32. Fujiwara H, Odawara J, Hayama B, Takanashi Y, Iwama K, Yamakura M, Takeuchi M, Matsue K. Gross hematopyuria presenting as a first symptom due to the bladder infiltration of extranodal Burkitt's lymphoma. *J Clin Oncol* 2010; 28:e252–3.

33. Zukerberg LR, Harris NL, Young RH. Carcinomas of the urinary bladder simulating malignant lymphoma. A report of five cases. *Am J Surg Pathol* 1991; 15:569–76.

34. Williamson SR, Zhang S, Lopez-Beltran A, Shah RB, Montironi R, Tan PH, Wang M, Baldridge LA, MacLennan GT, Cheng L. Lymphoepithelioma-like carcinoma of the urinary bladder: clinicopathologic, immunohistochemical, and molecular features. *Am J Surg Pathol* 2011; 35:474–83.

35. Lopez-Beltran A, Cheng L. Histologic variants of urothelial carcinoma: differential diagnosis and clinical implications. *Hum Pathol* 2006; 37:1371–88.

36. Lopez-Beltran A, Requena MJ, Montironi R, Blanca A, Cheng L. Plasmacytoid urothelial carcinoma of the bladder. *Hum Pathol* 2009; 40:1023–8.

37. Wronski S, Marszalek A. Diagnostic pitfalls of rare urinary bladder tumors: differential diagnosis of lymphoma-like carcinoma of the bladder—a clinicopathologic study and literature review. *J Clin Oncol* 2011; 29:e196–9.

38. Al-Quran SZ, Olivares A, Lin P, Stephens TW, Medeiros LJ, Abruzzo LV. Myeloid sarcoma of the urinary bladder and epididymis as a primary manifestation of acute myeloid leukemia with inv(16). *Arch Pathol Lab Med* 2006; 130:862–6.

39. Hasegeli UA, Altundag K, Saglam A, Tekuzman G. Granulocytic sarcoma of the urinary bladder. *Am J Hematol* 2004; 75:262–3.

40. Aki H, Baslar Z, Uygun N, Ozguroglu M, Tuzuner N. Primary granulocytic sarcoma of the urinary bladder: case report and review of the literature. *Urology* 2002; 60:345.

41. Gesme D Jr, Boatman D, Weinman G, Tewfik H. Extramedullary plasmacytoma of skin, bowel and bladder. *Iowa Med* 1994; 84:354–5.

42. Ho DS, Patterson AL, Orozco RE, Murphy WM. Extramedullary plasmacytoma of the bladder: case report and review of the literature. *J Urol* 1993; 150:473–4.

43. Neal MH, Swearingen ML, Gawronski L, Cotelingam JD. Myeloma cells in the urine. *Arch Pathol Lab Med* 1985; 109:870–2.

44. Thornhill JA, Dervan P, Otridge BW, Fitzpatrick JM, Smith JS. Symptomatic plasmacytoma (myeloma) involving the bladder. *Br J Urol* 1990; 65:542–3.

45. Yang C, Motteram R, Sandeman TF. Extramedullary plasmacytoma of the bladder: a case report and review of literature. *Cancer* 1982; 50:146–9.

第21章

膀胱扩大成形术后尿路上皮癌

21.1　概述　　　　　　　　　　493

21.2　临床特征　　　　　　　　493

21.3　组织病理学　　　　　　　496

21.4　免疫组织化学染色　　　　500

21.5　分子遗传学　　　　　　　501

参考文献　　　　　　　　　　　505

21.1　概述

Mikulicz在19世纪末首先提出使用小肠作为替代以增加膀胱容量[1]，此后，通过使用胃结肠段吻合技术进行膀胱重建的膀胱扩大成形术得到广泛应用，用以治疗膀胱疾病。在预防由高压尿液潴留引起的肾脏疾病发生，恢复尿液储存功能，保证生活质量方面，这项技术非常实用[2-5]。然而，该手术方式也存在一些不可避免的并发症，包括膀胱穿孔、感染、尿路结石及恶性肿瘤，这些并发症在最近几十年才被人们所认识[2,5]。根据Soergel等的研究报告，恶性肿瘤在行膀胱扩大成形术患者中发生率为0.6%（3/483）[4]。由于出现散发性尿路上皮癌个案，因此恶性肿瘤是起源于接受该手术干预治疗的患者自身膀胱还是吻合的胃结肠段在泌尿外科领域引起了极大关注（表21.1）[2,5-18]。

对于发生于膀胱扩大成形术后的肿瘤，其明确的病理特征和潜在分子基因改变，迄今为止仍未得到完全阐明。就其中的尿路上皮癌而言，有相当多的关于其形态学特点、免疫组化特征、通过UroVysion荧光原位杂交技术（FISH）检测到的染色体畸形，以及FGFR3和TP53基因突变检测的系列研究报道[5]。

系统性病例分析研究报告表明，发生于曾接受膀胱扩大成形术患者的肿瘤临床表现较特殊，预后不理想。另外，这些肿瘤常常出现与传统的尿路上皮癌不同的病理组织学特征和基因改变，因此，膀胱扩大成形术后的尿路上皮癌似乎代表了一类罕见的尿路上皮癌变异型[5]。

21.2　临床特征

尽管行膀胱扩大成形术的患者仅少数出现上皮性恶性肿瘤，但是暴露出施行这一手术所面对的风险。与该手术相关的尿路上皮癌发生于年轻人（诊断时平均年龄为37岁，年龄范围29~44岁），在行膀胱扩大成形术治疗其非肿瘤性泌尿疾病术后相当长的潜伏期（平均19年，变化范围17~21年）内发生[5]。与尿路上皮癌发生有关的其他重要危险因素，诸如吸烟、职业暴露、特殊药物使用等，在这些患者中均未出现。发生于成人、儿童及膀胱扩大成形术患者的尿路上皮癌在临床病理和分子生物学特征方面的不同点见表21.2。

在Sung等的研究报告中，男性和女性患者各2例，其中3例出生时就患有脊髓脊膜膨出症，第4例患有梗阻性尿道疾病[5]。针对患者泌尿疾病的治疗，2例行回肠膀胱扩大成形术，另外2例行盲肠膀胱扩大成形术。后来发生恶性肿瘤最初的症状（迹象）包括血尿（3例）、泌尿道感染（1例）和膀胱颈挛缩（1例）。3例肿瘤发生于膀胱本身，另1例起源于自身膀胱和吻合的回肠段接合处。1例仅实施了膀胱切除术治疗，1例施行膀胱切除术治疗联合辅助化疗和放疗，其余2例施行经尿道切除术后化疗。

所有肿瘤均表现出非常强的侵袭性生长方式，这在传统的膀胱尿路上皮癌中罕见。所有患者在最初诊断后不久即出现转移[5]。尽管采取了膀胱切除术后联合辅助化疗和放疗等激进治疗手段，所有患者仍在数月（平均为5个月，变化范围为1.5~8个月）内死于癌症（表21.1）。

对这些患者最理想的治疗方法和临床随访还有待进一步阐明。Soergel等建议，在患者行外

表 21.1　膀胱扩大成形术后尿路上皮癌（移行细胞癌）的文献回顾 [a]

参考文献	发表年份	性别	年龄（岁）	扩大成形术	潜伏期	病理诊断（分期）	转移	肿瘤部位	治疗方法	效果（随访时间）
Smith和Hardy [9]	1971	女	43	回肠膀胱成形术	17	PD UC SD (NR)	NR	NA	膀胱广泛切除术	NR (NR)
Stone 等 [10]	1987	女	54	回肠膀胱成形术	5	UC SD CIS (NR)	阴性	NA	膀胱切除术	NED (NR)
Golomb 等 [11]	1989	男	69	乙状结肠膀胱成形术	24	G3 UC (pT4N0)	阴性	A	部分膀胱切除术	NED (3 年)
Gregoire 等 [12]	1993	男	72	盲肠膀胱成形术	7	UC GD CIS (pT1N0)	阴性	NA	膀胱切除术	AWD (2 年)
Shokeir [13]	1995	女	42	结肠膀胱成形术	19	G2 UC (NR)	阴性	A	膀胱切除术	Alive (3 年)
Barrington 等 [14]	1997	女	46	回肠膀胱成形术	5	CIS (pTis)	阴性	A	膀胱切除术	NED (NR)
Lane和Shah [15]	2000	男	72	回肠膀胱成形术	2	G3 UC (pT1)	阴性	膀胱	膀胱切除术	NED (3 年)
Ali-El-Dein 等 [16]	2002	女	43	回肠膀胱成形术	24	G2 UC (pT3aNo)	阴性	A	膀胱切除术	NR (9 年)
Qiu 等 [17]	2003	女	73	胃膀胱成形术	14	UC SD CIS (NR)	NR	NA	膀胱切除术	NR
Castellan 等 [18]	2007	男	20	胃膀胱成形术	14	PD UC (pT4N2)	阳性	整个替代膀胱	膀胱切除术 CT	DOD (1 个月)
Sung 等 [15]		女	29	回肠膀胱成形术	21	HG G3 UC SD (pT3Nx)	阳性	左侧膀胱壁	膀胱切除术	DOD (8 个月)
		男	44	盲肠膀胱成形术	21	HG G3 UC GD (pT2Nx)	阳性	膀胱	膀胱切除术 CTRT	DOD (8 个月)
		女	37	回肠膀胱成形术	13	HG G3 UC GD (pT3N1)	阳性	A	TUR CT	DOD (3 个月)
		男	39	盲肠膀胱成形术	28	HG G3 UC GD CIS (pT1Nx)	阳性	膀胱	TUR CT	DOD (1 个月)

注：[a] A，吻合口；CT，化疗；DOD，死于疾病；HG，高级别；M，月；NA，吻合口附近；NR，未见报道；UC，尿路上皮癌；G，级别；GD，腺样分化；PD，低分化；
TUR，经尿道切除术；SD，鳞状上皮化生。

表 21.2　发生于成人、儿童及膀胱扩大成形术患者的尿路上皮癌的临床病理特征和分子生物学特征

项目	成人	儿童	膀胱扩大成形术患者
发生率	常见	罕见	罕见
与吸烟的相关性	密切相关	文献记载不一致，可能不相关	不相关
与职业暴露的相关性	密切相关	不相关	不相关
好发性别	男性	男性	男女发病机会均等
肿瘤级别	不等	原发性的为低级别	高级别
肿瘤分期	不定（典型的为分期低）	非浸润性（pTa）	分期高
多灶性	常见	少见	单灶性
好发部位	膀胱三角区	膀胱三角区	邻近肠膀胱吻合口
临床表现	膀胱刺激症状、血尿	膀胱刺激症状、血尿	血尿/肿瘤转移的症状
伴异型增生/原位癌	在浸润性癌中出现	少见	有可能出现
上尿道累及	常见	极其罕见	极其罕见
生物学行为			侵袭的
复发	常见	少见	常见
进展	少见	很少见	常见
转移	少见	很少见	
分子生物学特征	常见 FGFR3 和 TP53 基因突变，常见染色体 9 和 17 畸形	常缺乏分子生物学异常	2q, 5q, 10p, 21p, 21q 基因扩增和 5p, 16p 基因缺失
UroVysion 检查	有用	可能有用	有用

科手术后第 10 年开始进行膀胱镜监测[4]。然而，Hamid 等则提出，至少在术后 15 年内进行膀胱镜监测是没有必要的，其原因在于在这个时间范围内还没有出现检测到肿瘤的报道。不管怎样，这些学者注意到，血尿及其他一些令人担忧的症状提示应该立即采用包括膀胱镜和影像检查等手段进行肿瘤评估[19]。通过尿脱落细胞学检查和分子生物学分析（如 UroVysion FISH）监测肿瘤是否有效还不完全清楚。

21.3　组织病理学

组织学观察，肿瘤组织具有典型的高级别浸润性尿路上皮癌的特点，表现为分裂活性高，淋巴血管浸润，出现肿瘤坏死（图 21.1 ~ 21.3），这些都与肿瘤具有极其明显的侵袭性生物学行为密切相关，是导致广泛转移和预后不良的重要原因[5]。

根据 WHO 分类系统，所有肿瘤归类为 3 级（1973 年）或高级别（2004 年）肿瘤（表 21.1）。全部病例均为浸润性肿瘤；2 例镜下观察浸润至

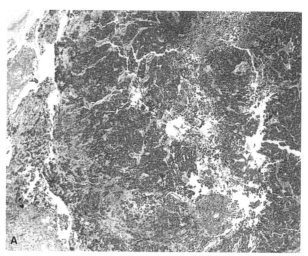

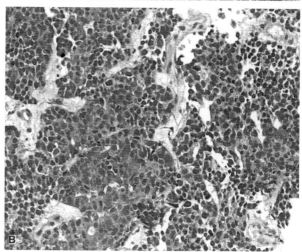

图 21.2　膀胱扩大成形术后高级别尿路上皮癌（A 和 B）。图显示肿瘤坏死

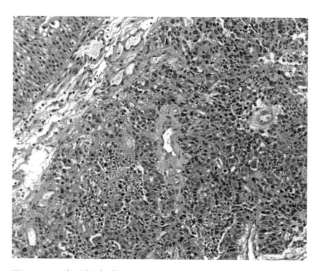

图 21.3　膀胱扩大成形术后高级别尿路上皮癌。图显示肿瘤坏死

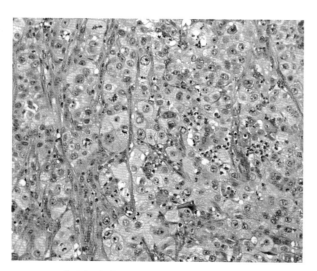

图 21.1　膀胱扩大成形术后高级别尿路上皮癌。图显示非典型核分裂象和核多形性

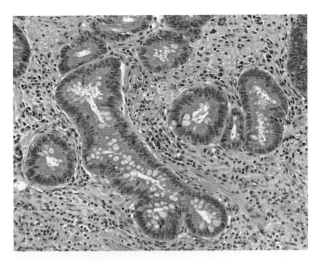

图 21.4　图示肠化生

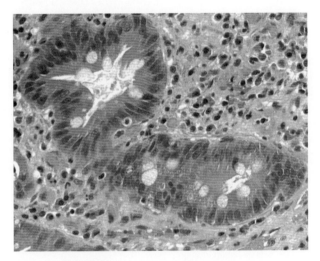

图 21.5　图示肠化生

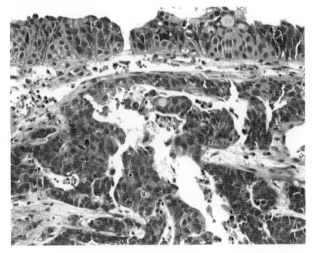

图 21.6　尿路上皮原位癌。图显示上皮下低分化尿路上皮癌

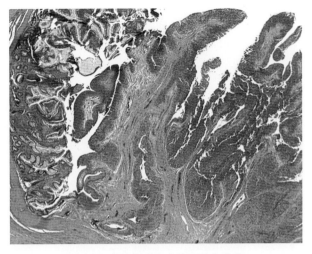

图 21.7　膀胱扩大成形术后乳头状尿路上皮癌

周围软组织（pT3a），1 例浸润至肌层（pT2），其余 1 例经尿道切除标本显示浸润至固有膜（pT1）。

组织学上，发生于膀胱扩大切除术后尿路上皮癌组织病理学变化谱非常宽泛（图 21.4 ~ 21.6）。除了出现见于传统乳头状尿路上皮癌的乳头状肿瘤组织外（图 21.7），这些肿瘤还表现为多种多样的组织结构，包括巢状、条索状、管状和实性片状结构；出现频发腺样分化，偶尔出现鳞状上皮分化（图 21.8 ~ 21.13，表 21.3）。异常的腺样分化倾向突出显示了这些肿瘤在形态学表现方面的独特性。2 例肿瘤含有外生性乳头状结构。具有浸润性条索状结构和巢状结构的肿瘤分别有 3 例和 2 例。1 例具有小管结构，1 例由弥漫性实性片状结构组成。2 例被覆的尿路上皮可见尿路上皮原位癌。

细胞学上，所有肿瘤的细胞胞核明显，染色质团块状，具有明显的多形性，其中 2 例局灶可见染色质深染的细胞核，2 例出现明显核仁。全部 4 例出现胞质嗜酸性和嗜碱性的肿瘤细胞，但是 1 例肿瘤的一个区域似乎具有胞质透明的肿瘤细胞。3 例可见腺样分化，1 例出现鳞状上皮分

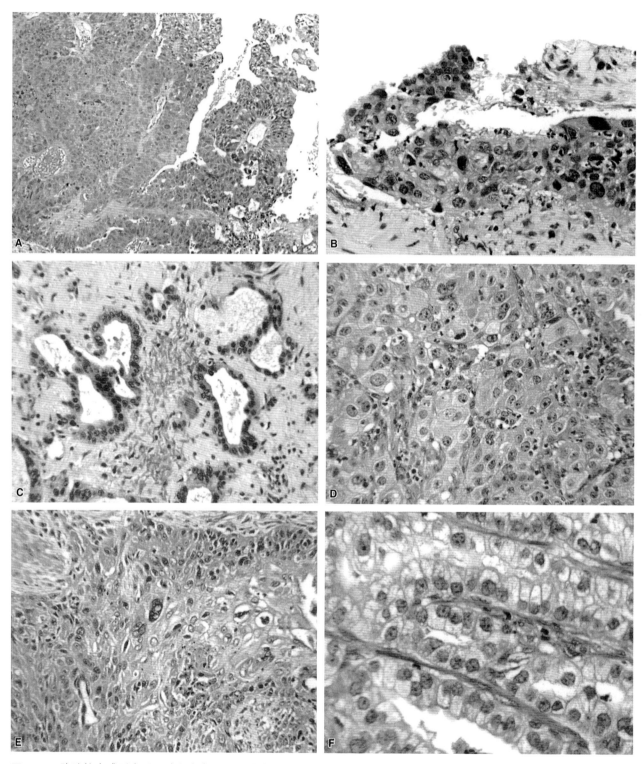

图 21.8 膀胱扩大成形术后尿路上皮癌。(A) 肿瘤显示经典乳头状结构,其中央为纤维血管束,表面被覆核多形性和胞质嗜酸性的肿瘤细胞;(B) 平坦型原位癌显示表面被覆尿路上皮细胞具有多形性特点;(C) 肿瘤细胞形成小管状结构散在分布于膀胱固有膜中;(D) 肿瘤细胞实性弥漫性片状生长,具有空泡状胞核、显著的核仁,嗜碱性胞质及活跃的核分裂象;(E) 鳞状上皮分化,肿瘤细胞出现细胞间桥和胞质角化;(F) 尿路上皮癌胞质完全透明,呈腺样分化

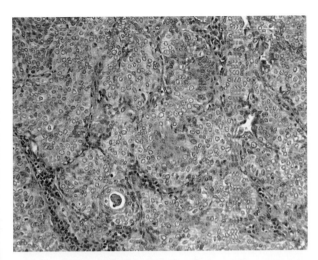

图 21.9　膀胱扩大成形术后高级别尿路上皮癌。注意实性生长方式

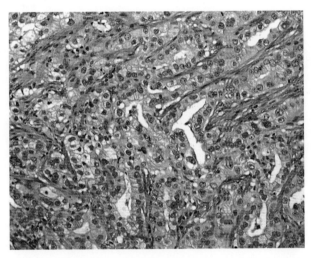

图 21.10　膀胱扩大成形术后高级别尿路上皮癌。注意显示腺样分化

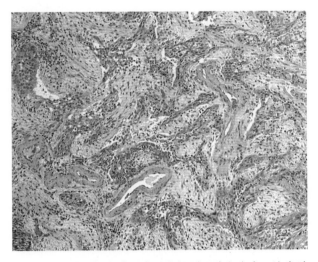

图 21.11　膀胱扩大成形术后高级别尿路上皮癌。注意肿瘤细胞条索状浸润生长于促结缔组织增生的间质中

表 21.3　膀胱扩大成形术后 4 例尿路上皮癌临床病理特征

特征	数量
性别	
男	2
女	2
年龄	平均 37 岁（年龄范围 29～44 岁）
膀胱扩大成形术类型	
回肠膀胱成形术	2
盲肠膀胱成形术	2
膀胱成形术的病因	
脊髓脊膜膨出	3
梗阻性疾病	1
症状	
血尿	3
泌尿道感染	1
膀胱颈挛缩	1
潜伏期	平均 19 年（范围 17～21 年）
手术方式	
膀胱切除	2
经尿道切除	2
辅助治疗	
化疗	2
联合化疗和放疗	1
随访	平均 5 个月（范围 1.5～8 个月）
远处转移	
出现	4
缺乏	0
死于肿瘤	4
肿瘤位置	
膀胱	3
吻合口	1
组织学分级	
2004 WHO 高级别	4
1973 WHO 3 级	4
病理学分期	
pT1	1
pT2	1
pT3a	2
肿瘤生长方式	
乳头状	2
巢状	3
条索状	2
管状	1
实性	1

续　表

特征	数量
肿瘤细胞学	
核空泡状	4
核深染	2
核仁显著	2
胞质嗜酸性	4
胞质透明	1
尿路上皮原位癌	
出现	2
缺乏	2
肿瘤坏死	
出现	4
缺乏	0
混合性分化	
腺样分化	3
鳞状上皮分化	1
肿瘤浸润	
血管淋巴管浸润	3
神经周围浸润	1
核分裂象	平均 12（范围 4～17 个/10 高倍视野）

注：根据参考文献 5 修改。

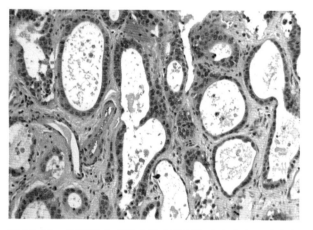

图 21.12　膀胱扩大成形术后高级别尿路上皮癌。注意管状和囊状结构，被覆恶性尿路上皮细胞

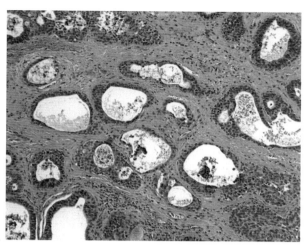

图 21.13　膀胱扩大成形术后高级别尿路上皮癌。注意微囊状结构

化。肿瘤坏死出现于全部 4 例肿瘤。3 例肿瘤可见淋巴血管浸润和 1 例可见神经侵犯。所有肿瘤核分裂活跃，其最活跃区域核分裂象计数每 10 高倍视野平均为 12 个（范围 4～17 个）。

21.4　免疫组织化学染色

　　大多数膀胱尿路上皮肿瘤表达 CK7，因此其可作为诊断尿路上皮癌的敏感标志物之一。相比较而言，CK20 在尿路上皮肿瘤中表达率相当低[20,21]。据 Sung 等的研究报告，在发生于膀胱扩大成形术后尿路上皮癌中，3 例 CK7 表达强阳性，仅有 1 例表达 CK20（图 21.14；表 21.4）。尽管 CK20 表达率低反映了其偏离普通尿路上皮癌的特殊演化进程，然而上述 CK 的表达情况在某

表 21.4　膀胱扩大成形术后 4 例尿路上皮癌免疫组化染色结果

阳性细胞百分比（%）	标志物				
	CDX2	UP Ⅲ	β-Catenin	CK7	CK20
0	2	3	0	1	3
1～25	1	1	0	1	1
26～50	0	0	3	0	0
51～100	1	0	1	2	0

种程度上类似于传统尿路上皮癌。1 例显示 10% 的肿瘤细胞表达 UP Ⅲ，呈胞质和胞膜中等强度染色[5]。在发生于膀胱扩大成形术后尿路上皮癌中，免疫组化标记 CDX2 在 50% 的肿瘤中表达，表达率与其在膀胱原发性腺癌（47%）中的表达率相似。肿瘤细胞中等至强阳性细胞核染色，肿瘤实性和腺样分化区域阳性反应细胞百分比不一（图 21.15）。上述观察结果表明，肿瘤组织腺样结构和 CDX2 免疫组化表达二者合起来更进一步显示了肿瘤肠型分化，有可能在将肠段与自身膀胱合并形成代膀胱的患者中出现尿路上皮癌的病理发病机制中发挥重要作用。

全部肿瘤都可检测到 β-catenin（连环蛋白）异常表达（细胞膜染色减弱），表明 cadherin-catenin（钙黏着蛋白-连环蛋白）复合体功能障碍，结果导致细胞间相互作用的破坏，由此引起这种独特肿瘤的发生和进展。另外，该肿瘤患者 β-catenin 免疫组化染色异常，这一现象与先前报道的 β-catenin 表达降低的尿路上皮癌亚型，其肿瘤分期较晚和预后差相一致。

21.5　分子遗传学

定位于 4p16 染色体上的 FGFR3 基因是酪氨酸激酶受体家族的一个成员，在调控细胞增生、发育和分化的细胞信号传导通路中起到重要的作用[22]。其与配体结合使细胞内的酪氨酸活化，而 FGFR3 基因突变导致受体的组合性激活[23]。含有 FGFR3 基因突变的尿路上皮癌细胞倾向于组织级别低，分期早，因而与更好的临床预后有关[24-28]。相反，定位于 17q23 染色体上的 TP53 基因，编码在细胞周期调控中又称作"关键看门人"的一种蛋白质。TP53 基因突变在浸润性尿路上皮癌

或高级别表浅尿路上皮癌中经常检测到，可作为尿路上皮肿瘤侵袭性的标志。最近的研究主要集中在 FGFR3 和 TP53 在尿路上皮癌发生中的作用。这些研究发现大多数尿路上皮癌具有 FGFR3 或 TP53 突变。有趣的是，除了很少部分肿瘤二者突变会合并发生外，它们总是出现相互排斥。这说明在大多数尿路上皮癌演化过程中 FGFR3 和 TP53 具有两种完全不同的肿瘤发病途径[30,31]。

在对膀胱扩大成形术后尿路上皮癌基因突变分析中，除了 1 例外全部病例没有 FGFR3 或 TP53 基因突变。剩下的 1 例同时含有两个基因的突变[5]。在一个肿瘤中（25%）检测到 FGFR3 基因突变位于外显子 15 的第 646 密码子，同时并发 TP53 突变位于外显子 7 的第 237 密码子（图 21.16）。其余 3 例 FGFR3 或 TP53 基因突变呈阴性。这些不寻常的基因改变，与传统的大多数尿路上皮癌的经典表现不同，表明 FGFR3 和 TP53 基因突变在这种尿路上皮肿瘤亚型中不起重要作用。它们可能通过传统尿路上皮癌不同的发生途径进行演变，导致这些肿瘤出现侵袭性生物学行为和独特的组织病理学特征。

在 UroVysion FISH 分析中，全部 4 例肿瘤显示出特征性染色体改变（表 21.5）[5]。3 号染色体扩增出现于全部 4 例肿瘤，2 例和 3 例分别检测到 7 号和 17 号染色体扩增。另外，在 1 例肿瘤中检测到 9p21 染色体丢失。这些发现表明在这种独特的临床环境中，UroVysion FISH 分析检测对监测少数患者具有潜在的应用价值。

Ivil 等对回肠膀胱扩大成形术后从患者肠膀胱吻合处附近组织制备的印片进行 FISH 研究[32]，结果发现，尽管缺乏组织异型性改变，然而细胞却出现显著的异倍体。最常见的发现是 18 号染色体拷贝数目的改变（单倍体或四倍体），其次

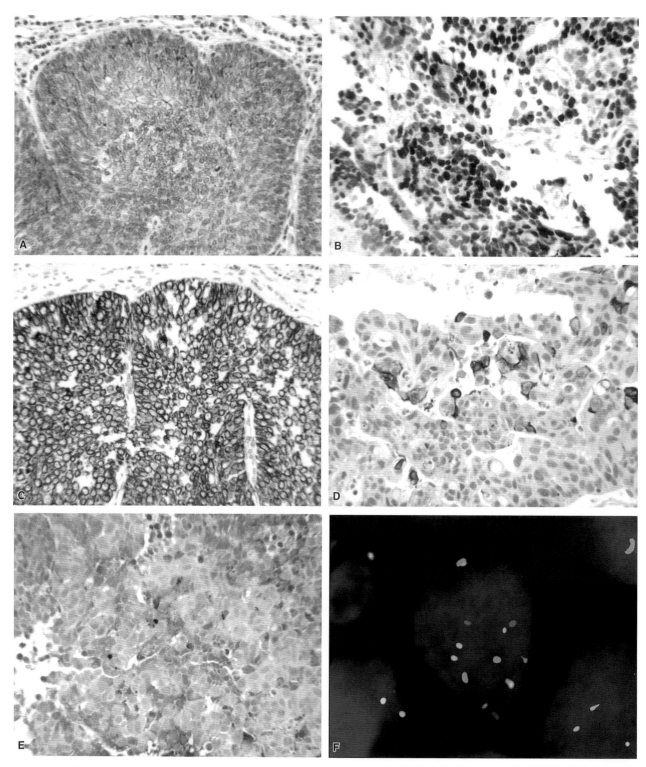

图 21.14 膀胱扩大成形术后高级别尿路上皮癌。（A）肿瘤细胞免疫组化标记 β –catenin 阳性，肿瘤细胞巢胞膜出现中等度着色；（B）肿瘤细胞核 CDX2 强阳性表达；（C）免疫组化 CK7 弥漫性细胞膜和细胞质着色；（D）少量孤立的肿瘤细胞 CK20 强阳性表达；（E）尿路上皮癌 UP Ⅲ 胞膜和胞质局灶性着色；（F）通过 UroVysion 荧光原位杂交技术（FISH）对膀胱扩大成形术后发生的肿瘤进行分析。使用包含 CEP3（红色）、CEP7（绿色）、CAP17（浅蓝绿色）和 9p21（金黄色）的 UroVysion 组合探针进行细胞分裂间期 FISH 检测分析染色体改变。典型的肿瘤细胞呈现 3 号（三个信号），7 号（四个信号），17 号（五个信号）染色体扩增，9p21 染色体（三个信号）丢失

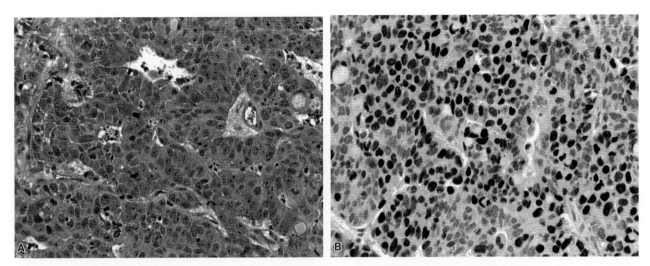

图 21.15　膀胱扩大成形术后高级别尿路上皮癌。注意腺样分化。肿瘤细胞免疫组化CDX2 胞核强阳性

表 21.5　通过 UroVysion FISH 分析膀胱扩大成形术后 4 例尿路上皮癌的染色体改变

例	染色体获得			染色体丢失
	染色体 3	染色体 7	染色体 17	染色体 9p21
1	+	−	+	−
2	+	−	−	−
3	+	+	+	+
4	+	+	+	−

注：根据参考文献 5 修改。

为 9 号染色体出现单倍体，8 号染色体出现单倍体或四倍体。以上结果支持这样的观点，即在一些膀胱扩大成形术患者中，基因不稳定性会甚至出现在形态学正常的组织，特别是那些邻近肠膀胱吻合处的组织。

最近，Appanna 等应用比较基因组杂交技术（CGH 技术）对接受膀胱扩大成形术患者的黏膜组织进行的研究表明，这些患者发生肿瘤的危险性增加[3]。他们同时发现，在没有恶性病变证据的患者中，取自邻近肠膀胱吻合处活检组织与取自远离吻合处活检组织比较，2p、3q、8q、9p、17p、18pq 和 20pq 扩增表现为增加，结果表明邻近于肠吻合处的尿路上皮基因遗传获得不稳定改变。CGH 技术分析表明，来自膀胱扩大成形术后肿瘤的 DNA 显示 2q、5q、10p 和 21pq 扩增，5p 和 16p 丢失[3]。

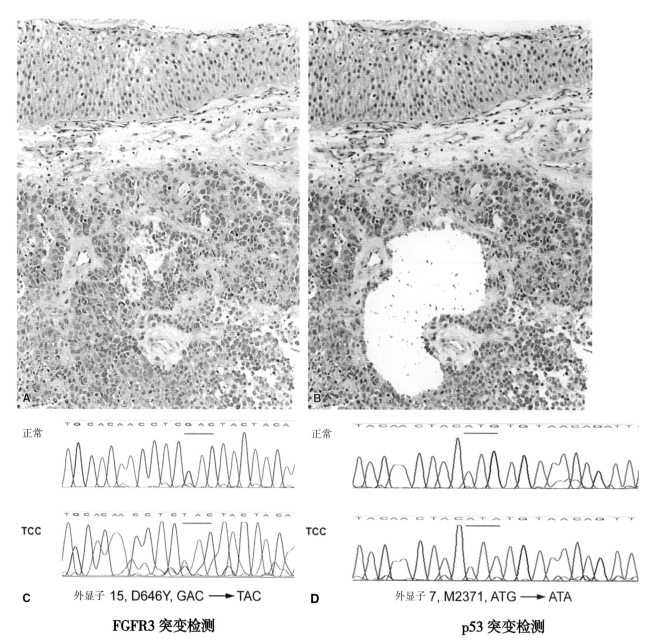

FGFR3 突变检测

p53 突变检测

图 21.16 膀胱扩大成形术后尿路上皮癌 FGFR3 和 TP53 基因突变分析。（A 和 B）激光显微切割捕获尿路上皮癌细胞；（A）HE 切片显示显微切割前尿路上皮癌；（B）显微切割后的相应肿瘤；（C）尿路上皮癌（移行细胞癌，TCC）FGFR3 基因突变分析，色谱图显示外显子 15，D646Y，GAC→TAC。上部的色谱图是正常组织测序；底部的色谱图是尿路上皮癌测序；（D）尿路上皮癌 TP53 基因突变分析。色谱图显示外显子 7，M237I，ATG→ATA，上部的色谱图是正常组织测序；底部的色谱图是尿路上皮癌测序

（付 勇 译）

参考文献

1. Mikulicz J. Zur Operation der angeborenen Blasenspalte. *Centralbl Chir* 1899; 26:641–3.

2. Williamson SR, Lopez-Beltran A, Maclennan GT, Montironi R, Cheng L. Unique clinicopathologic and molecular characteristics of urinary bladder tumors in children and young adults. *Urol Oncol* (in press, 2012).

3. Appanna TC, Doak SH, Jenkins SA, Kynaston HG, Stephenson TP, Parry JM. Comparative genomic hybridization (CGH) of augmentation cystoplasties. *Int J Urol* 2007; 14:539–44.

4. Soergel TM, Cain MP, Misseri R, Gardner TA, Koch MO, Rink RC. Transitional cell carcinoma of the bladder following augmentation cystoplasty for the neuropathic bladder. *J Urol* 2004; 172:1649–52.

5. Sung MT, Zhang S, Lopez-Beltran A, Montironi R, Wang M, Davidson DD, Koch MO, Cain MP, Rink RC, Cheng L. Urothelial carcinoma following augmentation cystoplasty: an aggressive variant with distinct clinicopathological characteristics and molecular genetic alterations. *Histopathology* 2009; 55:161–73.

6. Austen M, Kalble T. Secondary malignancies in different forms of urinary diversion using isolated gut. *J Urol* 2004; 172:831–8.

7. Metcalfe PD, Cain MP, Kaefer M, Gilley DA, Meldrum KK, Misseri R, King SJ, Casale AJ, Rink RC. What is the need for additional bladder surgery after bladder augmentation in childhood? *J Urol* 2006; 176:1801–5.

8. Filmer RB, Spencer JR. Malignancies in bladder augmentations and intestinal conduits. *J Urol* 1990; 143:671–8.

9. Smith P, Hardy GJ. Carcinoma occurring as a late complication of ileocystoplasty. *Br J Urol* 1971; 43:576–9.

10. Stone AR, Davies N, Stephenson TP. Carcinoma associated with augmentation cystoplasty. *Br J Urol* 1987; 60:236–8.

11. Golomb J, Klutke CG, Lewin KJ, Goodwin WE, deKernion JB, Raz S. Bladder neoplasms associated with augmentation cystoplasty: report of 2 cases and literature review. *J Urol* 1989; 142:377–80.

12. Gregoire M, Kantoff P, DeWolf WC. Synchronous adenocarcinoma and transitional cell carcinoma of the bladder associated with augmentation: case report and review of the literature. *J Urol* 1993; 149:115–8.

13. Shokeir AA. Bladder cancer following ileal ureter. Case report. *Scand J Urol Nephrol* 1995; 29:113–5.

14. Barrington JW, Fulford S, Griffiths D, Stephenson TP. Tumors in bladder remnant after augmentation enterocystoplasty. *J Urol* 1997; 157:482–5; discussion 485–6.

15. Lane T, Shah J. Carcinoma following augmentation ileocystoplasty. *Urol Int* 2000; 64:31–2.

16. Ali-El-Dein B, El-Tabey N, Abdel-Latif M, Abdel-Rahim M, El-Bahnasawy MS. Late uro-ileal cancer after incorporation of ileum into the urinary tract. *J Urol* 2002; 167:84–8.

17. Qiu H, Kordunskaya S, Yantiss RK. Transitional cell carcinoma arising in the gastric remnant following gastrocystoplasty: a case report and review of the literature. *Int J Surg Pathol* 2003; 11:143–7.

18. Castellan M, Gosalbez R, Perez-Brayfield M, Healey P, McDonald R, Labbie A, Lendvay T. Tumor in bladder reservoir after gastrocystoplasty. *J Urol* 2007; 178:1771–4; discussion 1774.

19. Hamid R, Greenwell TJ, Nethercliffe JM, Freeman A, Venn SN, Woodhouse CR. Routine surveillance cystoscopy for patients with augmentation and substitution cystoplasty for benign urological conditions: Is it necessary? *BJU Int* 2009; 104:392–5.

20. Hodges KB, Lopez-Beltran A, Emerson RE, Montironi R, Cheng L. Clinical utility of immunohistochemistry in the diagnoses of urinary bladder neoplasia. *Appl Immunohistochem Mol Morphol* 2010; 18:401–10.

21. Jiang J, Ulbright TM, Younger C, Sanchez K, Bostwick DG, Koch MO, Eble JN, Cheng L. Cytokeratin 7 and cytokeratin 20 in primary urinary bladder carcinoma and matched lymph node metastasis. *Arch Pathol Lab Med* 2001; 125:921–3.

22. Chellaiah AT, McEwen DG, Werner S, Xu J, Ornitz DM. Fibroblast growth factor receptor (FGFR) 3. Alternative splicing in immunoglobulin-like domain III creates a receptor highly specific for acidic FGF/FGF– *J Biol Chem* 1994; 269:11620–7.

23. Passos-Bueno MR, Wilcox WR, Jabs EW, Sertie AL, Alonso LG, Kitoh H. Clinical spectrum of

fibroblast growth factor receptor mutations. *Hum Mutat* 1999; 14:115–25.

24. Cheng L, Zhang S, Maclennan GT, Williamson SR, Lopez-Beltran A, Montironi R. Bladder cancer: translating molecular genetic insights into clinical practice. *Hum Pathol* 2011; 42:455–81.

25. Cheng L, Davidson DD, Maclennan GT, Williamson SR, Zhang S, Koch MO, Montironi R, Lopez-Beltran A. The origins of urothelial carcinoma. *Expert Rev Anticancer Ther* 2010; 10:865–80.

26. van Rhijn BW, Vis AN, van der Kwast TH, Kirkels WJ, Radvanyi F, Ooms EC, Chopin DK, Boeve ER, Jobsis AC, Zwarthoff EC. Molecular grading of urothelial cell carcinoma with fibroblast growth factor receptor 3 and

MIB–1 is superior to pathologic grade for the prediction of clinical outcome. *J Clin Oncol* 2003; 21:1912–21.

27. van Rhijn BW, Montironi R, Zwarthoff EC, Jobsis AC, van der Kwast TH. Frequent FGFR3 mutations in urothelial papilloma. *J Pathol* 2002; 198:245–51.

28. Kimura T, Suzuki H, Ohashi T, Asano K, Kiyota H, Eto Y. The incidence of thanatophoric dysplasia mutations in FGFR3 gene is higher in low grade or superficial bladder carcinomas. *Cancer* 2001; 92:2555–61.

29. Fujimoto K, Yamada Y, Okajima E, Kakizoe T, Sasaki H, Sugimura T, Terada M. Frequent association of p53 gene mutation in invasive bladder cancer. *Cancer Res* 1992; 52:1393–8.

30. Bakkar AA, Wallerand H, Radvanyi F, Lahaye JB, Pissard

S, Lecerf L, Kouyoumdjian JC, Abbou CC, Pairon JC, Jaurand MC, Thiery JP, Chopin DK, de Medina SG. FGFR3 and TP53 gene mutations define two distinct pathways in urothelial cell carcinoma of the bladder. *Cancer Res* 2003; 63:8108–12.

31. van Rhijn BW, van der Kwast TH, Vis AN, Kirkels WJ, Boeve ER, Jobsis AC, Zwarthoff EC. FGFR3 and P53 characterize alternative genetic pathways in the pathogenesis of urothelial cell carcinoma. *Cancer Res* 2004; 64:1911–4.

32. Ivil KD, Doak SH, Jenkins SA, Parry EM, Kynaston HG, Parry JM, Stephenson TP. Fluorescence in-situ hybridisation on biopsies from clam ileocystoplasties and on a clam cancer. *Br J Cancer* 2006; 94:891–5.

第22章

其他少见肿瘤

22.1　恶性黑色素瘤　508

22.2　生殖细胞肿瘤　509

　22.2.1　卵黄囊瘤　509

　22.2.2　绒毛膜癌　510

　22.2.3　其他生殖细胞肿瘤　510

22.3　皮样囊肿　510

22.4　横纹肌样瘤　511

22.5　血管周上皮样细胞肿瘤　511

22.6　颗粒细胞瘤　515

参考文献　516

22.1 恶性黑色素瘤

膀胱原发性恶性黑色素瘤罕见[1-12]，男女发病率相同，发病年龄为 44～81 岁。肉眼血尿是最常见的症状，但是一些患有膀胱恶性黑色素瘤的患者还同时表现出全身转移症状。据统计，2/3 的患者诊断后 3 年内死于恶性黑色素瘤转移。同期其他追踪观察研究结果显示，膀胱恶性黑色素瘤患者存活时间不超过 2 年[8,13]。

大体观察可见，恶性黑色素瘤表现为黑褐色到黑色，息肉状或蕈样，实体性或浸润性生长的肿块（图 22.1）。部分病例具有平坦或斑片状外观。肿瘤可发生于膀胱的任何区域，组织形态与发生于全身其他部位的恶性黑色素瘤相似，色素含量多少不等。偶尔，黑色素细胞可出现于邻近的尿路上皮内。膀胱梭形细胞恶性黑色素瘤文献报道有 2 例[1]。

目前公认的膀胱原发性恶性黑色素瘤诊断标准为：无皮肤恶性黑色素瘤病史，紫外灯检查未发现皮肤恶性黑色素瘤消退病灶，各内脏器官未发现原发性恶性黑色素瘤病变，肿瘤播散方式符合膀胱原发。膀胱镜和大体检查几乎所有的肿瘤都呈暗黑色。肿瘤大小 1～8cm。组织学观察，肿瘤显示典型的恶性黑色素瘤特征：肿瘤细胞梭形或多形性、核多形性、胞质内可见黑色素（图 22.2～22.4）。色素含量多少不等，有时缺乏。曾经有 1 例透明细胞型黑色素瘤报道。少数病例与膀胱上皮黑变病有关[14]。据报道有 1 例发生于膀胱憩室。

主要与膀胱转移性恶性黑色素瘤进行鉴别

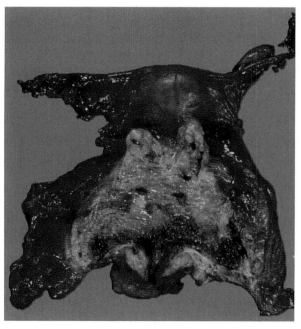

图 22.1 尿道和膀胱颈原发性恶性黑色素瘤。大体：肿瘤部分呈墨黑色

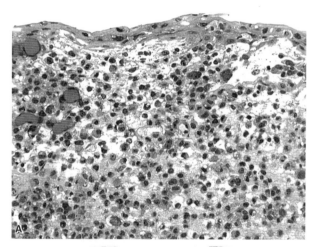
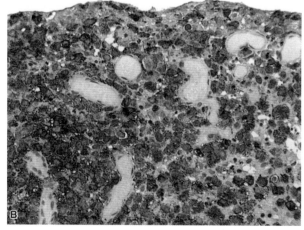

图 22.2 恶性黑色素瘤。肿瘤细胞黏附性差（A）。形态类似于浆细胞样变异型尿路上皮癌，免疫组化 HMB45 强阳性

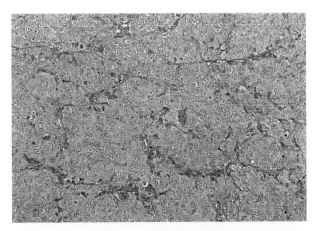

图 22.3 恶性黑色素瘤。典型特征为肿瘤由色素细胞和非色素细胞混合组成。免疫组化标记 S100 蛋白和 HMB45 胞质强阳性（没有显示）

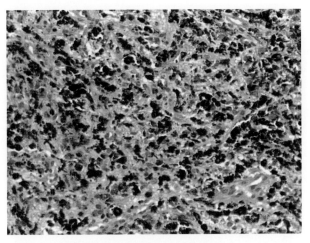

图 22.4 恶性黑色素瘤显著的黑色素沉积

表 22.1 区分膀胱原发性和转移性恶性黑色素瘤的诊断标准

- 无皮肤或其他部位恶性黑色素瘤病史
- 仔细检查整个皮肤表面，包括使用紫外线灯检查脱色区域，排除消退的恶性黑色素瘤
- 临床检查排除眼或其他内脏器官存在原发性恶性黑色素瘤
- 转移或复发方式应更符合膀胱原发性恶性黑色素瘤，而不是膀胱转移性恶性黑色素瘤
- 原发肿瘤诊断后 16 个月无广泛转移
- 邻近肿瘤肿块的黏膜应出现非典型黑色素细胞

（表 22.1）[3]。恶性黑色素瘤转移到膀胱远较膀胱原发多见。尿路上皮癌伴恶性黑色素瘤转移目前仅有 1 例报道[7]。免疫组织化学标记 S100 蛋白、HMB45 或 Melan-A 阳性[8]。

22.2 生殖细胞肿瘤

生殖细胞肿瘤诸如畸胎瘤、精原细胞瘤、绒毛膜癌及卵黄囊瘤很少发生于膀胱[15-23]。

22.2.1 卵黄囊瘤

尽管极其罕见，发生于膀胱和脐尿管残余结构的卵黄囊瘤可见报道[15-17]。据 Taylor 等报道，一名 1 岁高加索男孩出现血尿症状，经检查发现膀胱有一个巨大肿块[15]，大体观可见肿瘤息肉状，有出血、切面凝胶状，可见坏死。镜下观，肿瘤组织可见实性和囊性区域，其内被覆立方形、柱状细胞，细胞质嗜酸性到透明。可见 S-D(Schiller-Duval) 小体和玻璃样小体。该患者经部分膀胱切除术、盆腔淋巴结清扫及化疗，治疗后 4 个月无复发[15]。

另 1 例报道，患者为 2 岁男孩，肿瘤发生于明确的脐尿管残余部位并被完全切除，术后 3 年后仍未发现肿瘤复发[16]。

据 Huang 等研究报告，显微镜下脐尿管卵黄囊瘤由疏松网状、微囊状或大囊状结构组成，间质黏液样改变，肿瘤也可呈局灶实性生长，并可见腺样区域（图 22.5 和 22.6）[17]。其与睾丸肿瘤相似，也可见 S-D 小体。有时卵黄囊瘤与原发性脐尿管癌难以鉴别，特别是 AFP 阳性的脐尿管癌，鉴别诊断的关键在于肿瘤的好发年龄，卵黄囊瘤患者非常年轻（＜ 2 岁），而脐尿管癌患者通常为老年人（年龄＞ 50 岁）。

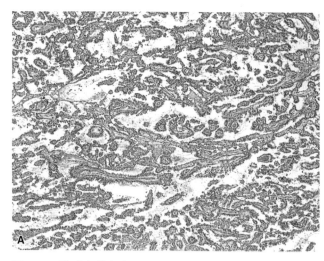

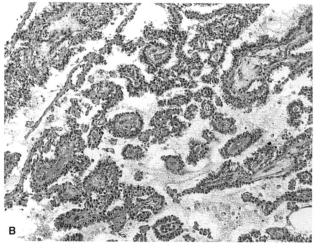

图 22.5 膀胱卵黄囊瘤（A和B）

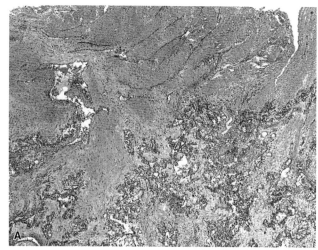

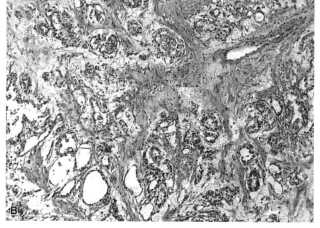

图 22.6 膀胱卵黄囊瘤（A和B）。肿瘤浸润膀胱肌层

22.2.2 绒毛膜癌

膀胱单纯性绒毛膜癌罕见，其常与膀胱乳头状或实性尿路上皮癌合并存在，具有临床侵袭性生物学行为。肿瘤由合体滋养细胞和hCG免疫组化标记阳性的细胞滋养细胞混合组成是其诊断特点（图22.7）。绒毛膜癌应与伴合体滋养细胞的尿路上皮癌鉴别（图22.8；见第12章）[24-29]。在一篇个案报道中，荧光原位杂交显示肿瘤细胞12号染色体出现等臂染色体畸形[20]。出现于其他类型膀胱癌的典型症状如血尿，排尿困难和尿频，同样出现于膀胱绒毛膜癌患者。有些男性患者可出现男性乳腺发育症，也可出现血清hCG升高现象[19-21,30,31]。

22.2.3 其他生殖细胞肿瘤

发生于成人和儿童的膀胱畸胎瘤鲜有报道[32]，其中一名 8 岁儿童经完全切除后治愈[22]。膀胱精原细胞瘤目前为止仅有 1 例报道[23]。

22.3 皮样囊肿

少见，女性膀胱皮样囊肿发病年龄为 30～49 岁，症状非特异[32-34]。出现皮样囊肿典型病理特

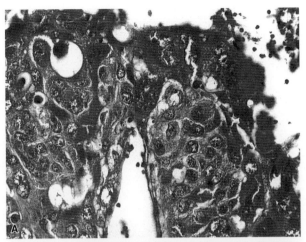

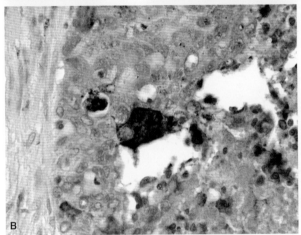

图 22.7　膀胱绒毛膜癌，具有合体滋养细胞紧密包裹细胞滋养细胞的典型形态（A）。仅合体滋养细胞hCG免疫组化阳性（B）

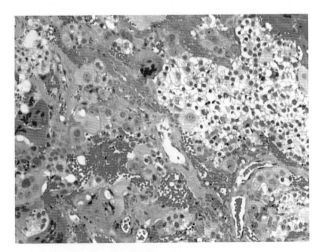

图 22.8　伴合体滋养巨细胞分化的尿路上皮癌。其不应与膀胱绒毛膜癌混淆，后者极其罕见

征，包括头发，牙齿，钙化。应该考虑到来自卵巢畸胎瘤直接扩展到膀胱的可能性。

22.4　横纹肌样瘤

膀胱原发性横纹肌样瘤已有报道。第 1 例发生于 46 岁女性，由尿路上皮癌、高级别肉瘤和横纹肌样肿瘤混合而成，很明显是一例肉瘤样癌[36]。另外 2 例分别发生于 6 岁和 14 岁女孩，具有横纹肌样瘤典型的形态学、免疫组化和超微结构特征[35,37]。诊断关键在于横纹肌样瘤形态特征，免疫组化恒定表达vimentin，伴不同程度CK表达。患者为年轻人，超微结构特征包括旋涡状毗邻细胞核的胞质中间丝。

22.5　血管周上皮样细胞肿瘤

血管周上皮样细胞肿瘤（PEComa）是低级别间叶肿瘤，由组织学和免疫组化染色完全不同的血管周细胞组成[38-42]。PEComa家族包括血管平滑肌脂肪瘤、肺透明细胞（糖）肿瘤和淋巴管平滑肌瘤。PEComa曾称"透明细胞肌黑色素细胞性肿瘤"[43]。肿瘤特征性显示围绕血管呈放射状排列的上皮样细胞，远离血管区域细胞变梭形，免疫组化同时表达肌肉和黑色素细胞标志物（图 22.9 ~ 22.11）。有文献记载的原发于膀胱的PEComa病例为数不多[38,43-46]。临床表现通常为排尿困难和血尿，诊断时平均年龄约为 36 岁。

有关PEComa最大系列报道来自Sukov等，有 3 例报告[46]，第 1 例主要由梭形细胞组成，第 2 例主要由上皮样细胞组成，第 3 例显示梭形和上皮细胞混合组成。在另一份报告中[44]，肿瘤由上皮样细胞组成，偶尔可见梭形细胞，胞质丰

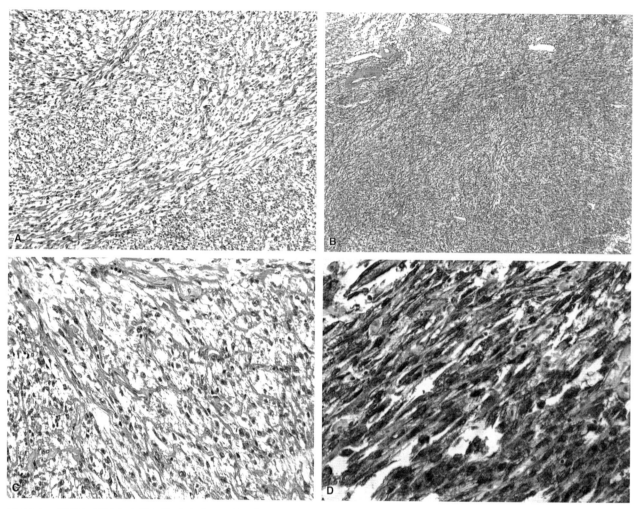

图 22.9 膀胱血管周上皮样细胞肿瘤（A~D）。膀胱 PEComa 由上皮样细胞增生形成，免疫组化 HMB45 阳性（D），肿瘤细胞束状排列

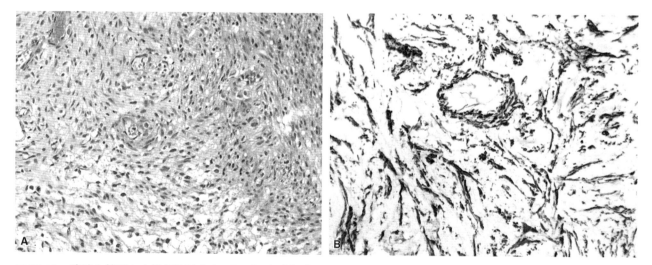

图 22.10 膀胱血管周上皮样细胞肿瘤（A 和 B）。免疫组化平滑肌肌动蛋白阳性（B）

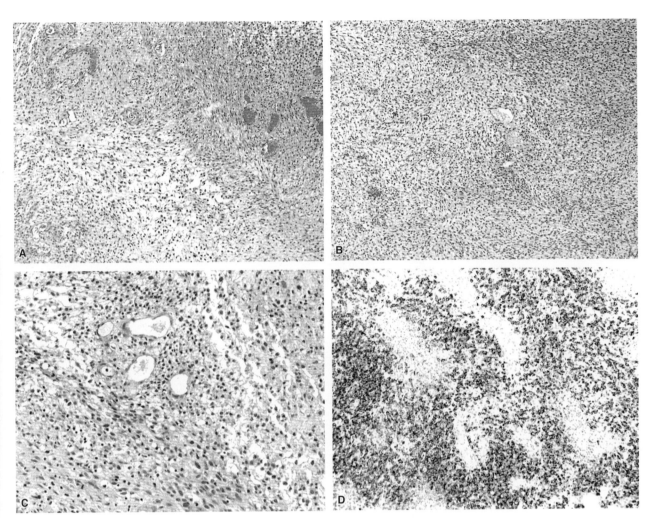

图 22.11　膀胱血管周上皮样细胞肿瘤（A~D）。可见明显的血管结构，膀胱 PEComa 免疫组化标记 HMB45 阳性（D）

富，透明到颗粒状或嗜酸性。细胞核圆形通常均匀一致，可见不明显的核仁和核内包涵体，核分裂罕见或缺如，坏死少见[44]。另外一个肿瘤显示，肿瘤细胞围绕血管周排列，肿瘤细胞有颗粒状嗜酸性胞质，细胞核圆形或卵圆形，空泡状，有明显核仁，局灶可见细胞非典型和少量核分裂（图 22.12）[45]。上述这些肿瘤显示胞质内糖原，其中一些肿瘤细胞不管是否淀粉酶消化，PAS 染色阳性[44,45]。其他肿瘤特指为透明细胞肌黑色素细胞性肿瘤，由透明到嗜酸性上皮样和梭形细胞组成，排列成粗细不等的束状和巢状，巢周有纤细的血管间质[43]。有趣的是，膀胱组织中与血管

周上皮样细胞相对应的正常细胞来源尚未发现。

PEComa 具有多样性的免疫组化染色[38,41,46,47]。肿瘤细胞黑色素细胞免疫组化标志物 HMB45、Melan-A、酪氨酸酶和小眼相关转录因子阳性，肌样标志物（平滑肌肌动蛋白、平滑肌肌球蛋白重链、结蛋白、calponin）和 CD117 弱阳性。血管结构可被网状纤维染色及 CD31 免疫组化标记显示出来。肿瘤细胞不表达 S100 蛋白、广谱 CK（AE1/AE3）、肌球蛋白、Syn 或 CgA。Vimentin 免疫组化标记不确定。

有趣的是，PEComa 据称能够依据形态调控免疫表型表达。如 1 例以梭形细胞为主的 PEComa

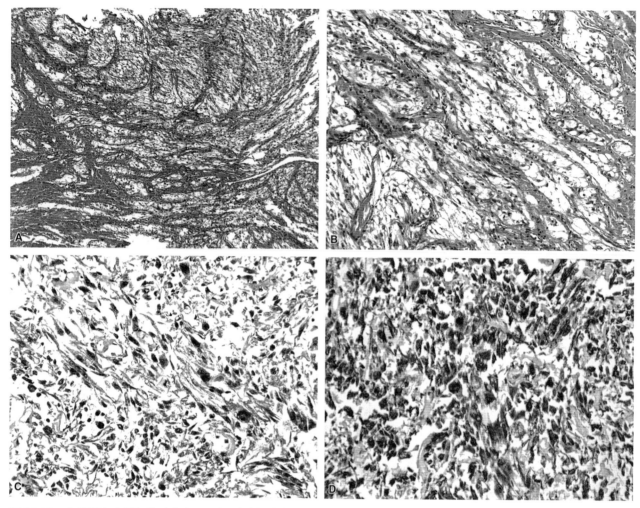

图 22.12　血管周上皮样细胞肿瘤（A~D）。肿瘤细胞有非典型性，免疫组化HMB45 阳性（D）

免疫组化平滑肌肌动蛋白阳性强于 HBM45。相反，单纯上皮样 PEComa 免疫组化 HMB45 阳性，肌动蛋白仅局灶阳性。伴梭形细胞成分的 PEComa 免疫组化染色 PR 可阳性，提示孕激素在肿瘤形态和免疫表型调控方面可能起一定作用。

　　Pan 等近期报道，通过对包括 1 例来自膀胱的 9 例 PEComa 进行比较基因组杂交研究显示[48,49]，所有病例都存在染色体畸变，常见异常包括 19 号染色体（8 例）、16p（6 例）、17p（6 例）、1p（5 例）和 18p（4 例）丢失，X 染色体（6 例）、12q（6 例）、3q（5 例）、5q（4 例）和 2q

（4 例）扩增，仅有的 1 例来自膀胱的病例显示 3p12、10p15、12p11.2-p12 和 12q21 染色体扩增，19q13.1 染色体丢失。12q13-q2 染色体扩增可见于多种类型的肉瘤。TSC2 基因位于染色体 16p，尽管在膀胱 PEComa 中 16p 染色体丢失未检测到，然而在其他部位的 PEComa 中常能够检测到。这些经常发生的染色体畸变表明，发生任何解剖部位的 PEComa 都是一种独特的实体肿瘤。

　　迄今为止，原发性上皮性肿瘤是成年人最常见的膀胱肿瘤，发生于膀胱的软组织病变种类也很多[3,4]。有时由于肿瘤在膀胱外生长而造成膀胱尿路上皮恶性肿瘤侵袭的假象。特别是

PEComa，鉴于肿瘤为发病少见的软组织肿瘤，形态学和免疫组化标记显示肿瘤组织具有双相分化特点，因此诊断时需要与多种病变进行鉴别[38,41,46,50-53]。PEComa诊断时要与下列肿瘤进行鉴别，包括平滑肌瘤、平滑肌肉瘤、副神经节瘤、黑色素瘤、软组织透明细胞肉瘤、上皮样肉瘤、手术后梭形细胞结节、炎性肌成纤维细胞肿瘤、肉瘤样癌及转移癌。平滑肌肿瘤细胞胞质更具嗜酸性且呈巢状排列，其不表达黑色素细胞标记。膀胱原发性恶性黑色素瘤罕见，肿瘤起源自尿路上皮，常常有局灶性黑变病，免疫组化Actin阴性。由梭形和上皮样细胞混合组成的PEComa也要与转移性恶性黑色素瘤鉴别，尤其是合并表达黑色素细胞标记时。然而，与黑色素瘤相比，S100仅在少数PEComa中表达[1]。尽管非常少见，胃肠外间质瘤也会出现上皮样和梭形细胞混合生长的特点。透明细胞黑色素瘤类似于软组织透明细胞肉瘤。后者组织形态学特点与PEComa有重叠。PEComa肿瘤细胞巢周围可见纤细的血管间质，相反，软组织透明细胞肉瘤则无此现象，其巢周为胶原样无血管的间质，免疫组化染色HMB45和S100蛋白阳性，但Actin阴性。术后梭形细胞结节和炎性肌纤维母性肿瘤及肉瘤样癌，依据其组织学特点及免疫组化染色特征能够与PEComa鉴别[38,50,53]。

所有已经报道的膀胱PEComa生物学行为惰性，但是少见情况下，发生在其他部位的PEComa，临床表现为恶性[44]。笔者曾经也遇到过1例恶性PEComa。除了1例失随访，其余的4～6年内没有1例出现复发迹象[43,44]。最近，有人提出了预测发生在所有部位的PEComa肿瘤恶性的一般标准，具备下列两条以上即可判断为恶性：①肿瘤大于5cm；②浸润性生长；③细胞数量多；④高级别核；⑤坏死；⑥血管侵犯；⑦核分裂指数大于等于1/50HPF。如果肿瘤仅有细胞核的多形性（"合体样"特点）或肿瘤大于5cm，则归类为恶性潜能未定的肿瘤[38,41,46,51]。

22.6 颗粒细胞瘤

文献报道的数例颗粒细胞瘤中除了1例为恶性外，其余均为良性[54-61]。1例患者伴神经纤维瘤病[58]。颗粒细胞瘤的发病年龄为23～61岁。无痛性血尿是其最常见症状，时常伴可触及的包块[54-57]。曾经有1例患者出现尿痛及尿频，而其他的则为偶然发现[59,60]。

膀胱颗粒细胞通常经局部病变切除尤其是肿瘤切缘阴性时即可治愈[55-57]。有1例患者接受了术后放疗[57]。据报道，1例患者手术切除肿瘤后10个月和17个月出现复发，但是其后追踪观察2.5年显示该病例肿瘤不再出现[54]。Yoshida报道了1例肿瘤切除6个月复发的患者行再次切除术后3年肿瘤无复发[59]。总之，大多数病例术后随访1～18年肿瘤无复发[54,56-58,60]。

大体上，肿瘤表现不一，或为黄白色，表面光滑，有包膜的肿块，或为"不同寻常的溃疡"，或为表面结节状，不规则的肿块，局部有出血及变性。肿瘤可多灶性发生，最大直径可达9cm。

显微镜下，肿瘤由大的多角形，梭形及圆形细胞组成，排列成柱状和假腺泡状结构，可见纤细的纤维结缔组织间隔（图22.13）。肿瘤细胞可局部挤压并拉伸表面覆盖的尿路上皮[54]。这些尿路上皮或出现溃疡或保持完整。肿瘤细胞胞质丰富，含有许多大小不等淡粉染的颗粒。尽管有文献报道，发生于其他部位的颗粒细胞瘤可出现局灶非典型性，但是肿瘤细胞胞核居中，小而一

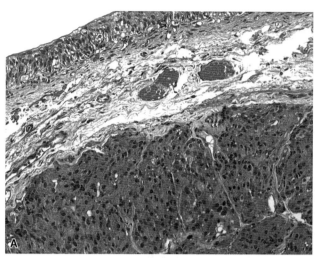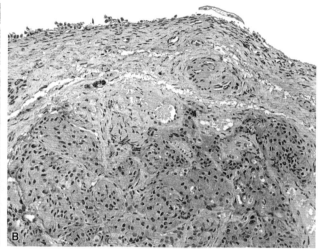

图 22.13 膀胱颗粒细胞瘤（A和B）。肿瘤细胞免疫组化S100蛋白强阳性（B）

致。核分裂象不明显。

颗粒细胞瘤免疫组化S100蛋白和CD68阳性。据报道，NSE和硫酸角蛋白也呈阳性[50−60]。组织学上，肿瘤细胞胞质颗粒PAS染色阳性且耐淀粉酶消化。

膀胱恶性颗粒细胞瘤极其罕见。Ravich等报道了1例发生于一名31岁男性的颗粒细胞"成肌细胞瘤"，认为该肿瘤起源于膀胱[61]。肿瘤体积为12cm×11cm×9cm，但是大体检查和镜下观察看起来均类似颗粒细胞瘤。肿瘤呈结节状，细胞核小，可见淡染嗜酸性胞质颗粒，未见横纹及核分裂。纤细的结缔组织带分隔肿瘤细胞条索。但是肿瘤切除

后复发并广泛转移，患者生存17个月后死亡。有趣的是，多数转移性肿瘤尸检像原发性肿瘤。但此例复发的肿瘤和转移至肺的肿瘤形态明显不同，细胞大，细胞核深染，核质比高。无核分裂象，但可见一些"线粒体"结构[61]。恶性颗粒细胞瘤的诊断标准与发生在其他部位的一样[51]。这些肿瘤具有三个以上下列特点：坏死，梭形，具有显著核仁的泡状核，核分裂象大于2/10HPF，核质比高，细胞多形性。具有3个以下称为"非典型颗粒细胞瘤"，预后很好，无转移风险。

（付 勇 译）

参考文献

1. De Torres I, Fortuno MA, Raventos A, Tarragona J, Banus JM, Vidal MT. Primary malignant melanoma of the bladder: immunohistochemical study of a new case and review of the literature. *J Urol* 1995; 154:525–7.
2. Ironside JW, Timperley WR, Madden JW, Royds JA, Taylor CB. Primary melanoma of the urinary bladder presenting with intracerebral metastases. *Br J Urol* 1985; 57:593–4.
3. Ainsworth AM, Clark WH, Mastrangelo M, Conger KB. Primary malignant melanoma of the urinary bladder. *Cancer* 1976; 37:1928–36.
4. Khalbuss WE, Hossain M, Elhosseiny A. Primary malignant melanoma of the urinary bladder diagnosed by urine cytology: a case report. *Acta Cytol* 2001; 45:631–5.
5. Pacella M, Gallo F, Gastaldi C, Ambruosi C, Carmignani G. Primary malignant melanoma of the bladder. *Int J Urol* 2006;

13:635–7.

6. Tainio HM, Kylmala TM, Haapasalo HK. Primary malignant melanoma of the urinary bladder associated with widespread metastases. *Scand J Urol Nephrol* 1999; 33:406–7.

7. Arapantoni-Dadioti P, Panayiotides J, Kalkandi P, Christodoulou C, Delides GS. Metastasis of malignant melanoma to a transitional cell carcinoma of the urinary bladder. *Eur J Surg Oncol* 1995; 21:92–3.

8. Akbas A, Akman T, Erdem MR, Antar B, Kilicarslan I, Onol SY. Female urethral malignant melanoma with vesical invasion: a case report. *Kaohsiung J Med Sci* 2010; 26:96–8.

9. Siroy AE, Maclennan GT. Primary melanoma of the bladder. *J Urol* 2011; 185:1096–7.

10. Van Ahlen H, Nicolas V, Lenz W, Boldt I, Bockisch A, Vahlensieck W. Primary melanoma of urinary bladder. *Urology* 1992; 40:550–4.

11. Tajima Y, Aizawa M. Unusual renal pelvic tumor containing transitional cell carcinoma, adenocarcinoma and sarcomatoid elements (so-called sarcomatoid carcinoma of the renal pelvis). A case report and review of the literature. *Acta Pathol Jpn* 1988; 38:805–14.

12. Katz EE, Suzue K, Wille MA, Krausz T, Rapp DE, Sokoloff MH. Primary malignant melanoma of the urethra. *Urology* 2005; 65:389.

13. Morichetti D, Mazzucchelli R, Lopez-Beltran A, Cheng L, Scarpelli M, Kirkali Z, Montorsi F, Montironi R. Secondary neoplasms of the urinary system and male genital organs. *BJU Int* 2009; 104:770–6.

14. Sanborn SL, MacLennan G, Cooney MM, Zhou M, Ponsky LE. High grade transitional cell carcinoma and melanosis of urinary bladder: case report and review of the literature. *Urology* 2009; 73:928 e13–5.

15. Taylor G, Jordan M, Churchill B, Mancer K. Yolk sac tumor of the bladder. *J Urol* 1983; 129:591–4.

16. D'Alessio A, Verdelli G, Bernardi M, DePascale S, Chiarenza SF, Giardina C, Cheli M, Rota G, Locatelli G. Endodermal sinus (yolk sac) tumor of the urachus. *Eur J Pediatr Surg* 1994; 4:180–1.

17. Huang HY, Ko SF, Chuang JH, Jeng YM, Sung MT, Chen WJ. Primary yolk sac tumor of the urachus. *Arch Pathol Lab Med* 2002; 126:1106–9.

18. Melicow M. Tumors of the urinary bladder: A clinico-pathological analysis of over 2500 specimens and biopsies. *J Urol* 1955; 74:498–521.

19. Yokoyama S, Hayashida Y, Nagahama J, Nakayama I, Kashima K, Ogata J. Primary and metaplastic choriocarcinoma of the bladder. A report of two cases. *Acta Cytol* 1992; 36:176–82.

20. Hanna NH, Ulbright TM, Einhorn LH. Primary choriocarcinoma of the bladder with the detection of isochromosome 12p. *J Urol* 2002; 167:1781.

21. Cho JH, Yu E, Kim KH, Lee I. Primary choriocarcinoma of the urinary bladder—a case report. *J Korean Med Sci* 1992; 7:369–72.

22. Misra S, Agarwal PK, Tandon RK, Wakhlu AK, Misra NC. Bladder teratoma: a case report and review of literature. *Indian J Cancer* 1997; 34:20–1.

23. Khandekar JD, Holland JM, Rochester D, Christ ML. Extragonadal seminoma involving urinary bladder and arising in the prostate. *Cancer* 1993; 71:3972–4.

24. Shah VM, Newman J, Crocker J, Chapple CR, Collard MJ, O'Brien JM, Considine J. Ectopic beta-human chorionic gonadotropin production by bladder urothelial neoplasia. *Arch Pathol Lab Med* 1986; 110:107–11.

25. Seidal T, Breborowicz J, Malmstrom P. Immunoreactivity to human chorionic gonadotropin in urothelial carcinoma: correlation with tumor grade, stage, and progression. *J Urol Pathol* 1993; 1:397–410.

26. Martin JE, Jenkins BJ, Zuk RJ, Oliver RT, Baithun SI. Human chorionic gonadotrophin expression and histological findings as predictors of response to radiotherapy in carcinoma of the bladder. *Virchows Arch A Pathol Anat Histopathol* 1989; 414:273–7.

27. Grammatico D, Grignon DJ, Eberwein P, Shepherd RR, Hearn SA, Walton JC. Transitional cell carcinoma of the renal pelvis with choriocarcinomatous differentiation. Immunohistochemical and immunoelectron microscopic assessment of human chorionic gonadotropin production by transitional cell carcinoma of the urinary bladder. *Cancer* 1993; 71:1835–41.

28. Campo E, Algaba F, Palacin A, Germa R, Sole-Balcells FJ, Cardesa A. Placental proteins in high grade urothelial neoplasms. An immunohistochemical study of human chorionic gonadotropin, human placental lactogen, and pregnancy-specific beta-1-glycoprotein. *Cancer* 1989; 63:2497–504.

29. Yamase HT, Wurzel RS, Nieh PT, Gondos B. Immunohistochemical demonstration of human

chorionic gonadotropin in tumors of the urinary bladder. *Ann Clin Lab Sci* 1985; 15:414–7.

30. Obe JA, Rosen N, Koss LG. Primary choriocarcinoma of the urinary bladder. Report of a case with probable epithelial origin. *Cancer* 1983; 52:1405–9.

31. Fowler AL, Hall E, Rees G. Choriocarcinoma arising in transitional cell carcinoma of the bladder. *Br J Urol* 1992; 70:333–4.

32. Sabnis RB, Bradoo AM, Desai RM, Bhatt RM, Randive NU. Primary benign vesical teratoma. A case report. *Arch Esp Urol* 1993; 46:444–5.

33. Cauffield EW. Dermoid cysts of the bladder. *J Urol* 1956; 75:801–4.

34. Valizadeh A, Arend P, Diallo B, Kotowitz A, Pontus T. [Dermoid cyst of the bladder. Case report]. *Acta Urol Belg* 1991; 59:79–83.

35. Harris M, Eyden BP, Joglekar VM. Rhabdoid tumour of the bladder: a histological, ultrastructural and immunohistochemical study. *Histopathology* 1987; 11:1083–92.

36. Egawa S, Uchida T, Koshiba K, Kagata Y, Iwabuchi K. Malignant fibrous histiocytoma of the bladder with focal rhabdoid tumor differentiation. *J Urol* 1994; 151:154–6.

37. McBride JA, Ro JY, Hicks J, Ord'o~nez NG, Raney RB, Ayala AG. Malignant rhabdoid tumor of the bladder in an adolescent. Case report and discussion of extrarenal rhabdoid tumor. *J Urol Pathol* 1994; 2:255–63.

38. Williamson SR, Cheng L. Perivascular epithelioid cell tumor of the urinary bladder. *J Urol* 2011; 185:1473–4.

39. Martignoni G, Pea M, Reghellin D, Zamboni G, Bonetti F. PEComas: the past, the present and the future. *Virchows Arch* 2008; 452:119–32.

40. Hornick JL, Fletcher CD. PEComa: What do we know so far? *Histopathology* 2006; 48:75–82.

41. Folpe AL, Kwiatkowski DJ. Perivascular epithelioid cell neoplasms: pathology and pathogenesis. *Hum Pathol* 2010; 41:1–15.

42. Martignoni G, Pea M, Reghellin D, Zamboni G, Bonetti F. Perivascular epithelioid cell tumor (PEComa) in the genitourinary tract. *Adv Anat Pathol* 2007; 14:36–41.

43. Pan C-C, Yu I-T, Yang A-H, Chiang H. Clear cell myomelanocytic tumor of the urinary bladder. *Am J Surg Pathol* 2003; 27:689–92.

44. Parfitt JR, Bella AJ, Wehrli BM, Izawa JI. Primary PEComa of the bladder treated with primary excision and adjuvant interferon-alpha immunotherapy: a case report. *BMC Urol* 2006; 6:20.

45. Kalyanasundaram K, Parameswaran A, Mani R. Perivascular epithelioid tumor of urinary bladder and vagina. *Ann Diagn Pathol* 2005; 9:275–8.

46. Sukov WR, Cheville JC, Amin MB, Gupta R, Folpe AL. Perivascular epithelioid cell tumor (PEComa) of the urinary bladder: report of 3 cases and review of the literature. *Am J Surg Pathol* 2009; 33:304–8.

47. Hodges KB, Lopez-Beltran A, Emerson RE, Montironi R, Cheng L. Clinical utility of immunohistochemistry in the diagnoses of urinary bladder neoplasia. *Appl Immunohistochem Mol Morphol* 2010; 18:401–10.

48. Pan CC, Chung MY, Ng KF, Liu CY, Wang JS, Chai CY, Huang SH, Chen PC, Ho DM. Constant allelic alteration on chromosome 16p (TSC2 gene) in perivascular epithelioid cell tumour

(PEComa): genetic evidence for the relationship of PEComa with angiomyolipoma. *J Pathol* 2008; 214:387–93.

49. Pan CC, Jong YJ, Chai CY, Huang SH, Chen YJ. Comparative genomic hybridization study of perivascular epithelioid cell tumor: molecular genetic evidence of perivascular epithelioid cell tumor as a distinctive neoplasm. *Hum Pathol* 2006; 37:606–12.

50. Cheng L, Foster SR, MacLennan GT, Lopez-Beltran A, Zhang S, Montironi R. Inflammatory myofibroblastic tumors of the genitourinary tract—single entity or continuum? *J Urol* 2008; 180:1235–40.

51. Lott S, Lopez-Beltran A, Maclennan GT, Montironi R, Cheng L. Soft tissue tumors of the urinary bladder, Part I: Myofibroblastic proliferations, benign neoplasms, and tumors of uncertain malignant potential. *Hum Pathol* 2007; 38:807–23.

52. Lott S, Lopez-Beltran A, Montironi R, MacLennan GT, Cheng L. Soft tissue tumors of the urinary bladder: Part II: Malignant neoplasms. *Hum Pathol* 2007; 38:807–23.

53. Cheng L, Zhang S, Alexander R, MacLennan GT, Hodges KB, Harrison BT, Lopez-Beltran A, Montironi R. Sarcomatoid carcinoma of the urinary bladder: the final common pathway of urothelial carcinoma dedifferentiation. *Am J Surg Pathol* 2011; 35:e34–46.

54. Mouradian J, Coleman J, McGovern J, Gray G. Granular cell tumor (myoblastoma) of the bladder. *J Urol* 1974; 112:343–5.

55. Fletcher MS, Aker M, Hill JT, Pryor JP, Whimster WF. Granular cell myoblastoma of the bladder.

Br J Urol 1985; 57:109–10.

56. Seery WH. Granular cell myoblastoma of the bladder: report of a case. *J Urol* 1968; 100:735–7.

57. Mizutani S, Okuda N, Sonoda T. Granular cell myoblastoma of the bladder: report of an additional case. *J Urol* 1973; 110:403–5.

58. Kontani K, Okaneya T, Takezaki T. Recurrent granular cell tumour of the bladder in a patient with von Recklinghausen's disease. *BJU Int* 1999; 84:871–2.

59. Yoshida T, Hirai S, Horii Y, Yamauchi T. Granular cell tumor of the urinary bladder. *Int J Urol* 2001; 8:29–31.

60. Kondo T, Kajimoto S, Okuda H, Toma H, Tanabe K. A case of granular cell tumor of the bladder successfully managed with extraperitoneal laparoscopic surgery. *Int J Urol* 2006; 13:827–8.

61. Ravich A, Stout AP, Ravich RA. Malignant granular cell myoblastoma invovling the urinary bladder. *Ann Surg* 1945; 121:361–72.

第23章

继发性肿瘤

23.1 概论 521

23.2 继发性腺癌 521

　23.2.1 结直肠腺癌累及膀胱 521

　23.2.2 前列腺腺癌累及膀胱 523

23.3 女性生殖道癌累及膀胱 526

　23.3.1 鳞状细胞癌累及膀胱 526

　23.3.2 女性生殖道恶性肿瘤累及膀胱 526

23.4 继发性乳腺小叶癌 527

23.5 浸润性微乳头状癌：原发性还是继发性 527

23.6 来源于其他器官的转移病变 528

参考文献 528

23.1　概论

许多恶性肿瘤可继发性的累及膀胱，继发性肿瘤占所有膀胱肿瘤的比例可高达 14%[1-5]。一项单机构包括 282 例膀胱肿瘤的回顾性研究发现，膀胱继发性肿瘤占所有手术切除的膀胱恶性肿瘤的 2.3%[1]。

膀胱继发性肿瘤大多数来自于邻近器官癌的直接浸润。最常见的原发肿瘤部位包括结肠（21%）、前列腺（19%）以及宫颈（11%）。起源于这些部位的肿瘤大多数通过直接蔓延方式累及膀胱。

从远处器官转移至膀胱的肿瘤比直接扩散至膀胱的相对少见。总体来说，远处转移的肿瘤占膀胱继发性肿瘤的 3.5%。最常见的远处转移部位包括胃（4.3%）、皮肤（黑色素瘤）（3.9%）、肺（2.8%）及乳腺（2.5%）[1]。少见的情况下，肾细胞癌亦可转移至膀胱。

继发性累及膀胱的肿瘤灶 96.7% 是孤立性的，54% 位于膀胱颈或三角区[1]。半数以上的继发性肿瘤为腺癌。膀胱发生任何罕见组织学类型的肿瘤时，表现为单纯的腺癌或鳞状细胞癌时需要首先排除转移性肿瘤的可能。偶尔，盆腔发生的脂肪瘤病可表现为肿瘤扩散至膀胱的假象[6]。

少数膀胱继发性肿瘤可表现出独特的组织学特征从而造成诊断上的困难，在这种情况下熟知临床病史相当重要。病理医师需要熟知膀胱各种继发性肿瘤的发生比例及其组织学表现，重点掌握其与各种膀胱原发性肿瘤及其组织学亚型区分的要点[1,7]。免疫组织化学可帮助区分膀胱原发肿瘤与从其他部位转移或扩散的肿瘤[8,9]。

23.2　继发性腺癌

对膀胱发生的腺癌来说，从邻近器官累及而来比膀胱原发更常见。结肠、前列腺以及女性生殖道发生的腺癌通过转移或直接扩散均可累及膀胱[10]。在某些情况下，这些肿瘤在光镜下可能与膀胱原发的腺癌无法区分，此时其他一些信息和分析则至关重要，这时临床病史和免疫组化分析对正确判断原发或继发性肿瘤至关重要[11]。

23.2.1　结直肠腺癌累及膀胱

组织学上，54% 的膀胱继发性肿瘤为腺癌。结直肠腺癌是最常见累及膀胱的继发性肿瘤（图 23.1 ~ 22.3）。基于不同的预后和治疗方式准确的诊断非常重要[4,12]。临床病史和形态学比较分析具有重要的意义。在膀胱活检和经尿道切除标本中，诊断结直肠扩散而来的腺癌可能具有挑战性。有时候仅仅基于形态学分析可能无法做出原发与继发性腺癌的区分，因光镜、组织化学[13]、免疫组织化学[10,11,14]及电镜表现[10]，两者具有相似的特征。在组织学背景中如果存在尿路上皮肠型化生并伴异型增生支持肿瘤为原发。然而，在做出明确诊断前，要认识到另一种可能的存在，即一个继发性的高分化结直肠腺癌可植入至膀胱的尿路黏膜，组织学表现非常类似于尿路上皮肠化伴异型增生[8,9,11,15-17]。结直肠腺癌累及膀胱可表现为绒毛状突起，与膀胱和结肠原发的绒毛状腺瘤形态学相似。同样的，在这些绒毛状突起中，可存在原位癌的上皮内改变，如筛状结构以及明显的细胞异型性，也可存在结肠癌常见的特征性腺腔内的碎屑，即所谓的"污秽的坏死"。浸润性的成分有时候邻近于表面尿路黏膜之下，产生一种挖掘样癌的组织学

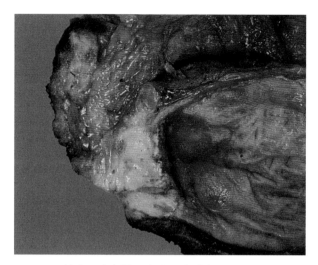

图 23.1　结直肠腺癌侵犯膀胱及前列腺

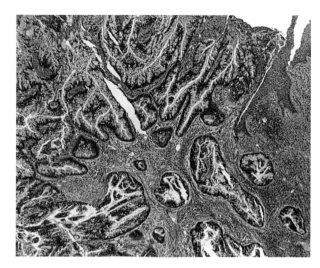

图 23.2　结肠腺癌累及膀胱

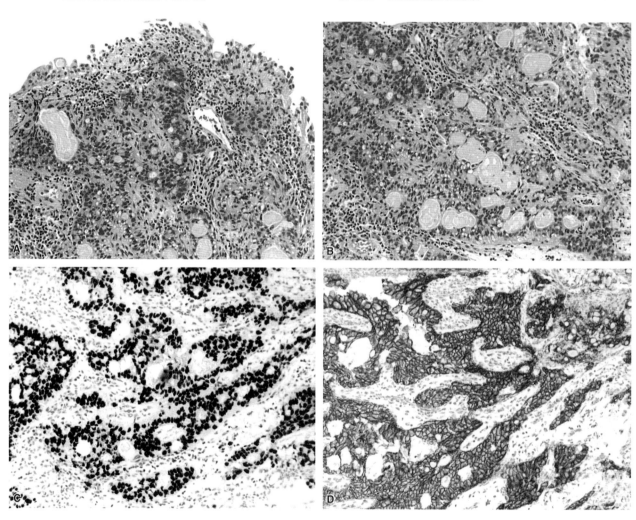

图 23.3　结直肠腺癌累及膀胱（A~D）。肿瘤细胞显示CDX2 阳性（C），β –catenin阳性（D）

表现，总之形态学特征并不总是能够可靠地证实肿瘤为结直肠起源。

膀胱原发的腺癌在免疫组化方面与结直肠原发或转移的腺癌具有许多相似性。因此，在鉴别肿瘤是原发还是转移时，免疫组化套餐的作用是有限的（图 23.3，表 23.1；见第 13 章和第 26 章）。Wang 等对膀胱腺癌病例（包括高到中分化肠型腺癌、印戒细胞癌及透明细胞腺癌）进行了评估[10]，发现 16 例结直肠腺癌中，13 例 β-catenin 显著的核阳性（阳性率 81%）；而膀胱原发性腺癌中，β-catenin 显示胞质阳性、膜阳性或者阴性；结直肠肿瘤中，血栓调节蛋白（thrombomodulin，TM）及 CK7 阴性，而膀胱原发性肿瘤中，TM 及 CK7 的阳性率分别为 59%、65%，这表明它们在鉴别诊断中是有一些作用的。另有研究表明，94% 的结直肠肿瘤 CK20 阳性，而仅 53% 的膀胱肿瘤 CK20 阳性[10]。然而其他学者发现 CK7 在结直肠肿瘤中偶尔阳性[14]。在鉴别肠型膀胱腺癌与伴腺样分化的尿路上皮癌时，Villin 起到一定的辅助作用，但是，在鉴别肠型膀胱腺癌与结直肠肿瘤累及膀胱时，Villin 并没有任何作用[11]。一些学者发现如果 Villin 和 CDX2 均阴性，支持膀胱来源[18]，然而，由于膀胱可发生肠化[8,9,20]，相当多的膀胱原发性肿瘤 CDX2 阳性[19]。

个别病例尽管做了深入的研究，然而仍不一定可确定肿瘤的来源，究竟是膀胱原发性腺癌，还是结直肠腺癌延伸累及膀胱。此时，病理医师与泌尿科医师及时沟通是相当重要的，泌尿科医师需要排除结直肠原发性肿瘤蔓延并累及膀胱的可能性。因为膀胱继发性结直肠腺癌病例通常不需要进行根治性膀胱切除术。

23.2.2 前列腺腺癌累及膀胱

累及膀胱的继发性肿瘤中，第二常见的来源是前列腺腺癌（图 23.4~23.7）。因为常采用雄激素去势治疗进展期前列腺癌，区别肿瘤起源于前列腺还是尿路上皮，与提示患者预后及治疗有很重要的关联。与前列腺腺癌比较，膀胱癌对化疗更加敏感。

继发性受累于前列腺腺癌的病例中，根据肿瘤的组织学特征，大部分病例很容易被识别，通过免疫组化方法可确诊（表 23.2 和 23.3）[8,17]。然而，在小的膀胱活检标本中，鉴别其是前列腺癌复发还是原发性尿路上皮癌时，由于先前的激素治疗或者放疗导致的鳞状分化可引起诊断困难。另外，当肿瘤分化差，或者尿路上皮来源的肿瘤显示明显的小管成分，或更广泛的腺样分化时，诊断将变得有疑问了。分化差的前列腺癌可有核增大，显著的核仁，但是，不同细胞核之间的大小和形状变化很小。高级别尿路上皮癌的细胞核常呈显著的多形性，偶尔呈间变核。即使是分化很差的尿路上皮癌，也有呈巢状生长的趋势，但缺乏前列腺腺癌的筛孔状及

表 23.1 膀胱原发性腺癌 vs 结直肠腺癌

癌类型	CK7	CK20	CDX2	Villin	β-catenin	UP Ⅲ
膀胱腺癌	阳性	阳性	阳性	阳性	阳性（细胞质）	阳性
结直肠腺癌	阴性	阳性	阳性	阳性	阳性（细胞核）	阴性

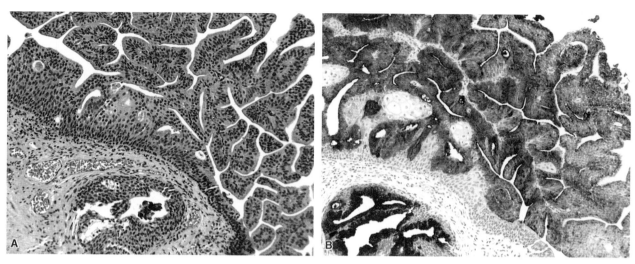

图 23.4　前列腺管状腺癌累及膀胱（A 和 B）。PSA 呈强阳性（B）

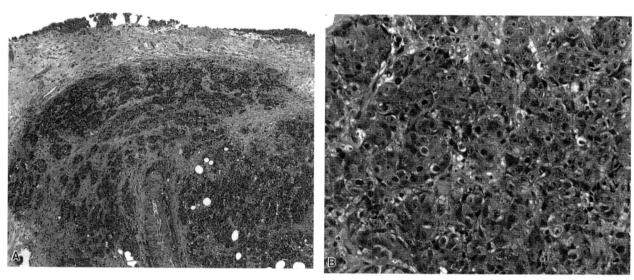

图 23.5　前列腺腺癌累及膀胱（A 和 B）。肿瘤细胞相对一致，胞质丰富，呈嗜酸性，核仁明显

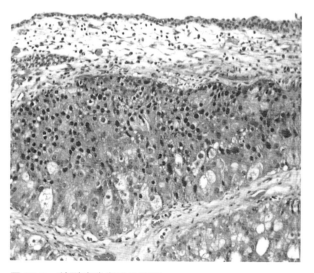

图 23.6　前列腺腺癌累及膀胱

条索样结构。此外，如果有炎症性背景，那更倾向诊断尿路上皮癌。

前列腺腺癌通常表达 PSA、PSAP、AMACR（P504s），这一抗体组合可用于诊断疑难病例（图 23.8；表 23.2）。另外，也可应用高分子角蛋白（34 β E12）、p63、UP Ⅲ 及 TM。结合这些免疫染色，通常可诊断绝大部分的病例。Genega 等通过对比研究了分化很差的前列腺腺癌和尿路上皮癌的免疫组化表达情况，发现 PSA、PSAP 或 Leu7 阳性支持前者，而 34 β E12、CK7 或

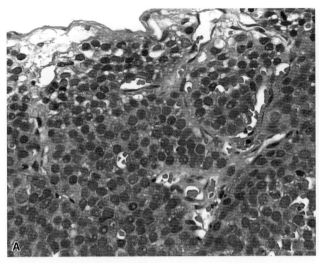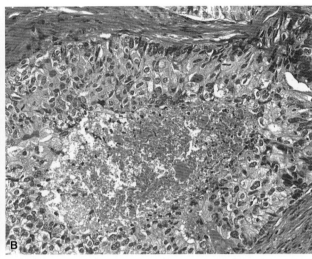

图 23.7　前列腺腺癌累及膀胱（A和B）。注意中央粉刺样坏死（B）

表 23.2　前列腺腺癌与尿路上皮癌

癌类型	PSA/PSAP/P501S	HWMCK	p63	AMACR	CK7	CK20	UP Ⅲ
尿路上皮癌	阴性	阳性	阳性	阳性/阴性	阳性	阳性	阳性
前列腺腺癌	阳性	阴性	阴性	阳性	阳性	阴性	阴性

表 23.3　用于确定肿瘤起源的部分免疫组化标志物

尿路上皮癌：UP Ⅲ，TM，CK7，CK20，GATA3，p63，高分子角蛋白（34βE12），S100P（胎盘 S100）

结直肠腺癌：CDX2（核着色），β–catenin（核着色），CK20

前列腺腺癌：前列腺特异性抗原（PSA），前列腺特异性酸性磷酸酶（PSAP），前列腺特异性膜抗原（PSMA），prostein （P501S），PIN4 鸡尾[高分子角蛋白（34βE12），p63，α–甲基丙二酰辅酶A消旋酶（AMACR;P504S）]

女性生殖道鳞状细胞癌：CK7，高分子角蛋白（34βE12），p63，Mac387，人类乳头瘤病毒（HPV）

肺腺癌：甲状腺转录因子 1（TTF–1），NapsinA

乳腺癌：雌激素受体，孕激素受体，GCDFP–15

肾细胞癌：CD10，PAX2，PAX8，RCC标记（RCCMa），碳酸酐酶–IX（CA9），α甲基丙二酰辅酶A消旋酶 （AMACR;P504S）（乳头状肾细胞癌）

黑色素瘤：HMB45，MelanA/MART–1，tyrosinase，S100

甲状腺癌：thyroglobulin，甲状腺转录因子（TTF–1），galectin–3，及 HBME1（甲状腺乳头状癌）

肝细胞癌：glypican3，CD10，多克隆胚抗原（CEA）

生殖细胞肿瘤：OCT4（精原细胞瘤及胚胎性癌），c-kit（精原细胞瘤），CD30（胚胎性癌），glypican3（卵黄囊瘤），人 绒毛膜促性腺激素（hCG）（绒毛膜癌）

p53 阳性则支持后者[21]。在尿路上皮癌中，PSA 和PSAP一致阴性，但在前列腺腺癌中，它们的表达强度根据肿瘤的分化程度不同而改变[22]。Mhawech 等发现PSA 和PSAP这两个抗体中，一个阳性或两个都阳性时，支持前列腺来源，敏感性达到 95%，特异性达到 100%[22]。UP Ⅲ是一种表达于正常尿路上皮的膜糖蛋白，在尿路上皮癌中显示顶端着色模式。UP Ⅲ阳性支持尿路上皮来源，敏感性达到 60%，特异性达到 100%。类似的是，TM显示中等的敏感性和较强的特异性。

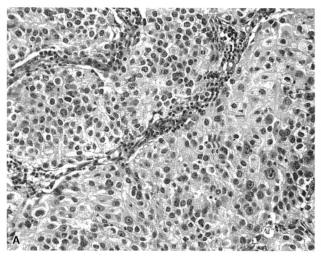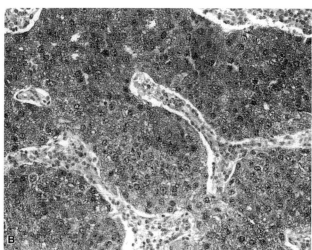

图 23.8 前列腺腺癌累及膀胱（A 和 B）。高级别前列腺腺癌（Gleason 评分 5+5）直接蔓延至膀胱，与尿路上皮癌很相似（A）。PSA 弥漫阳性确定前列腺来源（B）

可联用这两个标记判断是否为尿路上皮来源，敏感性达到 80%，特异性达到 100%。单独应用 CK7、CK20 可能不足以鉴别前列腺腺癌和尿路上皮癌，然而，两者都呈阴性时，支持前列腺来源；两者都呈阳性时，支持尿路上皮来源[22]。

23.3 女性生殖道癌累及膀胱

23.3.1 鳞状细胞癌累及膀胱

膀胱非原发性鳞状细胞癌最常见的是由宫颈癌直接蔓延而来。由于这些肿瘤通过形态学检查及临床很容易被区分，所以极少难以鉴别其是膀胱原发性癌还是宫颈癌继发性累及。

膀胱癌中，鳞状分化与典型的尿路上皮癌相关。原发性单纯性鳞状细胞癌极其少见，必须是纯的鳞状细胞癌，才能诊断膀胱原发性鳞状细胞癌。对于疑难病例，获得可靠的临床病史及应用免疫组化可协助正确诊断。在宫颈原发病变中找到原位癌成分具有诊断价值。尿路上皮癌 UP Ⅲ 及 TM 阳性。尿路上皮癌和宫颈癌中 CK7 均可呈阳性，宫颈癌 CK20 和 34βE12 通常呈阴性，而膀胱尿路上皮癌 CK20 及 34βE12 通常阳性（表 23.3）。最近，Lopez-Beltran 研究了 Mac387 在伴鳞状分化的尿路上皮肿瘤（共 145 例）中的作用[23]，发现在诊断具有鳞状分化的原发性尿路上皮肿瘤方面，Mac387 可能是一个可靠的标记，因此，在鉴别是原发性鳞状细胞癌，还是宫颈癌直接蔓延至膀胱，Mac387 可能具有潜在的应用价值。HPV 阳性支持宫颈鳞状细胞的诊断。

阴道鳞状细胞癌累及膀胱带来的临床病理问题是一样的。

23.3.2 女性生殖道恶性肿瘤累及膀胱

除了鳞状细胞癌，其他起源于女性生殖道的恶性肿瘤，亦可通过直接蔓延或者转移的方式累及膀胱。Vimentin 阳性表达有助于证明肿瘤是子宫内膜来源，因为它可以正确区分 100% 膀胱腺癌和 81% 子宫内膜样腺癌[14]，另外老年女性患者需要考虑转移性卵巢癌累及膀胱的可能性。在大部分病例中，了解临床病史对于疾病的确诊是必不可少的，这对病理医师来说是很有用的。

23.4　继发性乳腺小叶癌

当膀胱肿瘤显示被覆的尿路上皮无异常（包括异型增生或原位癌）时，细胞缺乏黏附性，或呈单个细胞生长模式时，乳腺癌转移至膀胱的可能性增加（图 23.9）。如果肿瘤表现为条索状浸润或者单个细胞累及固有层，鉴别诊断还应该包括罕见的尿路上皮癌变异型：即浆细胞样或印戒细胞变异型，以及具有小叶癌样特征的尿路上皮癌[25]。这种罕见的尿路上皮癌变异型与乳腺小叶癌相似，肿瘤细胞形态一致，缺乏黏附性，呈单个细胞弥散浸润的生长模式。肿瘤细胞缺乏黏附性，呈线性单行列兵样或实片状排列。所有的病例均可找到一些显著胞质内空泡的细胞。部分病例还可见典型的尿路上皮癌或原位癌。大部分肿瘤表达 CK20，不表达雌激素受体及孕激素受体。尤其是在小的活检标本中，识别这种罕见的变异型是很重要的，避免误诊为转移性乳腺小叶癌。

结合准确的临床病史，并利用免疫组织化学，如 ER、PR、UP Ⅲ和 TM 等抗体，有助于准确诊断（表 23.3）[4,26]。

23.5　浸润性微乳头状癌：原发性还是继发性

浸润性微乳头状癌是一变异型，通常具有侵袭性的形态学特点，可发生于膀胱、肺、乳腺、唾液腺、胃肠道及卵巢中（图 23.10）[7,27,28]。起源于不同器官、系统的浸润性微乳头状癌，在形态学上有一定的相似性，且具有发生淋巴管转移的高风险率，因此，利用免疫组化标记来确定肿瘤的原发部位是有必要的。

浸润性微乳头状癌的起源部位不同，免疫组化的表达是否有差异，还不十分清楚。最近，Lotan 等做了一个实验，搜集 47 例患者的原发性浸润性微乳头状癌的组织（其中乳腺 16 例、膀胱 13 例、卵巢 12 例、肺 6 例），将其制作成组织芯片，采用一组（共 11 种）免疫组化标记来鉴别尿路上皮、肺、乳腺及卵巢的浸润性微乳头状癌。每一例肿瘤，通过 MUC1 内外倒置的反极性表达（见第 12 章），证实为浸润性微乳头状癌。研究表明，UP、CK20、TTF-1、ER、WT1、PAX8 和 mammaglobin 免疫染色是最好的组合，最有可能确定肿瘤的原发部位。鉴别尿

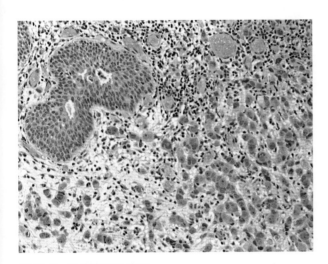

图 23.9　乳腺癌累及膀胱

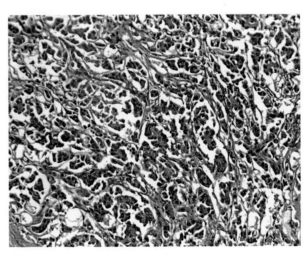

图 23.10　微乳头状癌

路上皮浸润性微乳头状癌的最好的标记是 UP Ⅲ 和 CK20，而 p63、高分子角蛋白、TM 的敏感性以及特异性相对较差。肺浸润性微乳头状癌弥漫一致性表达 TTF-1。乳腺浸润性微乳头状癌 ER 和 mammaglobin 阳性，WT1/PAX8 阴性；然而，卵巢浸润性微乳头状癌 ER 和 WT1/PAX8 阳性，mammaglobin 阴性[28]。

当浸润性微乳头状癌在转移性背景中，或者，其不伴原位癌或经典的癌成分时，想要准确判定其最有可能的原发部位，应联合一组抗体进行染色，包括 UP Ⅲ、CK20、TTF-1、ER、WT1、PAX8 和 mammaglobin 是最有作用的[28]。

23.6　来源于其他器官的转移病变

其他累及膀胱的恶性肿瘤，包括来源于皮肤（黑色素瘤）、胃及肺的[4]，它们都可显示原发性膀胱癌的形态学特征。对于印戒细胞癌部位来源的诊断可能是最具有挑战性的，因为不管来源于膀胱还是胃肠道，它们都显示相似的免疫表型。临床信息的掌握对诊断至关重要。免疫组化研究及其他辅助检查是诊断不可缺少的要素（见第26 章）。

（赵　明　魏健国　译）

参考文献

1. Bates AW, Baithun SI. The significance of secondary neoplasms of the urinary and male genital tract. *Virchows Arch* 2002; 440:640–7.
2. Okaneya T, Inoue Y, Ogawa A. Solitary urethral recurrence of sigmoid colon carcinoma. *Urol Int* 1991; 47:105–7.
3. Goldstein AG. Metastatic carcinoma to the bladder. *J Urol* 1967; 98:209–15.
4. Morichetti D, Mazzucchelli R, Lopez-Beltran A, Cheng L, Scarpelli M, Kirkali Z, Montorsi F, Montironi R. Secondary neoplasms of the urinary system and male genital organs. *BJU Int* 2009; 104:770–6.
5. Velcheti V, Govindan R. Metastatic cancer involving bladder: a review. *Can J Urol* 2007; 14:3443–8.
6. Fogg LB, Smyth JW. Pelvic lipomatosis: a condition simulating pelvic neoplasm. *Radiology* 1968; 90:558–64.
7. Lopez-Beltran A, Cheng L. Histologic variants of urothelial carcinoma: differential diagnosis and clinical implications. *Hum Pathol* 2006; 37:1371–88.
8. Hodges KB, Lopez-Beltran A, Emerson RE, Montironi R, Cheng L. Clinical utility of immunohistochemistry in the diagnoses of urinary bladder neoplasia. *Appl Immunohistochem Mol Morphol* 2010; 18:401–10.
9. Emerson RE, Cheng L. Immunohistochemical markers in the evaluation of tumors of the urinary bladder: a review. *Anal Quant Cytol Histol* 2005; 27:301–16.
10. Wang HL, Lu DW, Yerian LM, Alsikafi N, Steinberg G, Hart J, Yang XJ. Immunohistochemical distinction between primary adenocarcinoma of the bladder and secondary colorectal adenocarcinoma. *Am J Surg Pathol* 2001; 25:1380–7.
11. Tamboli P, Mohsin SK, Hailemariam S, Amin MB. Colonic adenocarcinoma metastatic to the urinary tract versus primary tumors of the urinary tract with glandular differentiation: a report of 7 cases and investigation using a limited immunohistochemical panel. *Arch Pathol Lab Med* 2002; 126:1057–63.
12. Williamson SR, Lopez-Beltran A, Montironi R, Cheng L. Glandular lesions of the urinary bladder: clinical significance and differential diagnosis. *Histopathology* 2011; 58:811–34.
13. Nakanishi K, Tominaga S, Kawai T, Torikata C, Aurues T, Ikeda T. Mucin histochemistry in primary adenocarcinoma of the urinary bladder (of urachal or vesicular origin) and metastatic adenocarcinoma originating in the colorectum. *Pathol Int* 2000;

50:297–303.

14. Torenbeek R, Lagendijk JH, van Diest PJ, Bril H, van de Mollengraft FJM, Meijer CJ. Value of a panel of antibodies to identify the primary origin of adenocarcinomas presenting as bladder carcinoma. *Histopathology* 1998; 32:20–7.

15. Raspollini MR, Nesi G, Baroni G, Girardi LR, Taddei GL. Immunohistochemistry in the differential diagnosis between primary and secondary intestinal adenocarcinoma of the urinary bladder. *Appl Immunohistochem Mol Morphol* 2005; 13:358–62.

16. Silver SA, Epstein JI. Adenocarcinoma of the colon simulating primary urinary bladder neoplasia. A report of nine cases. *Am J Surg Pathol* 1993; 17:171–8.

17. Chuang AY, Demarzo AM, Veltri RW, Sharma RB, Bieberich CJ, Epstein JI. Immunohistochemical differentiation of high grade prostate carcinoma from urothelial carcinoma. *Am J Surg Pathol* 2007; 31:1246–55.

18. Suh N, Yang XJ, Tretiakova MS, Humphrey PA, Wang HL. Value of CDX2, villin, and alpha-methylacyl coenzyme A racemase immunostains in the distinction between primary adenocarcinoma of the bladder and secondary colorectal adenocarcinoma. *Mod Pathol* 2005; 18:1217–22.

19. Werling RW, Yaziji H, Bacchi CE, Gown AM. CDX2, a highly sensitive and specific marker of adenocarcinomas of intestinal origin: and immunohistochemical survey of 476 primary and metastatic carcinomas. *Am J Surg Pathol* 2003; 27:303–10.

20. Sung MT, Lopez-Beltran A, Eble JN, MacLennan GT, Tan PH, Montironi R, Jones TD, Ulbright TM, Blair JE, Cheng L. Divergent pathway of intestinal metaplasia and cystitis glandularis of the urinary bladder. *Mod Pathol* 2006; 19:1395–401.

21. Genega EM, Hutchinson B, Reuter VE, Gaudin PB. Immunophenotype of high grade prostatic adenocarcinoma and urothelial carcinoma. *Mod Pathol* 2000; 13:1186–91.

22. Mhawech P, Uchida T, Pelte MF. Immunohistochemical profile of high grade urothelial bladder carcinoma and prostate adenocarcinoma. *Hum Pathol* 2002; 33:1136–40.

23. Lopez-Beltran A, Requena MJ, Alvarez-Kindelan J, Quintero A, Blanca A, Montironi R. Squamous differentiation in primary urothelial carcinoma of the urinary tract as seen by MAC387 immunohistochemistry. *J Clin Pathol* 2007; 60:332–5.

24. Mazzucchelli R, Morichetti D, Lopez-Beltran A, Cheng L, Scarpelli M, Kirkali Z, Montironi R. Neuroendocrine tumours of the urinary system and male genital organs: clinical significance. *BJU Int* 2009; 103:1464–70.

25. Baldwin L, Lee AH, Al-Talib RK, Theaker JM. Transitional cell carcinoma of the bladder mimicking lobular carcinoma of the breast: a discohesive variant of urothelial carcinoma. *Histopathology* 2005; 46:50–6.

26. Zagha RM, Hamawy KJ. Solitary breast cancer metastasis to the bladder: an unusual occurrence. *Urol Oncol* 2007; 25:236–9.

27. Lopez-Beltran A, Montironi R, Blanca A, Cheng L. Invasive micropapillary urothelial carcinoma of the bladder. *Hum Pathol* 2010; 41:1159–64.

28. Lotan TL, Ye H, Melamed J, Wu XR, Shih Ie M, Epstein JI. Immunohistochemical panel to identify the primary site of invasive micropapillary carcinoma. *Am J Surg Pathol* 2009; 33:1037–41.

第24章

治疗效应

24.1　概述　　　　　　　　　　531

24.2　化疗相关性改变　　　　　531

　　24.2.1　全身用药环磷酰胺（癌得星）

　　　　　　　　　　　　　　531

　　24.2.2　膀胱内治疗　　　　535

24.3　放疗导致的改变　　　　　539

24.4　化学性膀胱炎　　　　　　541

24.5　基因治疗　　　　　　　　541

24.6　光动力及激光治疗　　　　544

　　24.6.1　光动力治疗　　　　544

　　24.6.2　激光治疗　　　　　544

24.7　治疗相关的肉芽肿性膀胱炎　545

　　24.7.1　手术后渐进坏死性肉芽肿　545

　　24.7.2　缝线肉芽肿　　　　545

　　24.7.3　BCG 导致的肉芽肿性膀胱炎

　　　　　　　　　　　　　　545

24.8　手术相关的病理病变　　　545

　　24.8.1　手术后梭形细胞结节　545

　　24.8.2　膀胱扩大术及肠导管相关的

　　　　　　恶性肿瘤　　　　545

参考文献　　　　　　　　　　　545

24.1 概述

膀胱尿路上皮对不同的治疗均可发生反应，这是膀胱本身对腔内灌注疗法-发生的适应性改变，或者作为全身治疗引起的继发性改变的结果。最常见的治疗相关性改变：BCG 肉芽肿性膀胱炎及膀胱术后渐进性坏死的肉芽肿（见第 2 章）。应用于膀胱或者全身的抗肿瘤因子，如硫替哌（三亚乙基硫代磷酰胺）、丝裂霉素 C、环磷酰胺、BCG 及放疗引起的尿路上皮改变，在组织学上可与癌相似。病理医师必须小心存在的诊断陷阱，在评估治疗后的尿路上皮非典型性时，需要谨慎[1-4]。受损的黏膜可形成溃疡，邻近再生的非典型尿路上皮显示假癌样上皮增生（假上皮瘤样增生）。大部分病例中，想要正确诊断现有的上皮及间质改变，了解先前的治疗是至关重要的。当治疗导致的非典型与发育异常/原位癌之间的差异不确定，提示行保守的处理方法，最好是在炎症消退后，再次膀胱镜检查及活检。

目前有关膀胱癌有多种治疗方法，如化疗、免疫治疗、光动力激光治疗以及基因治疗。通常采用膀胱内灌注或者是全身性治疗，随后会导致显著的形态学改变，这些改变可被误诊为癌。病理医师必须区分中毒及药物相关的改变，与肿瘤的进展之间的不同。在评估诊断过程中，临床病史有重要价值的提示意义。

24.2 化疗相关性改变

24.2.1 全身用药环磷酰胺（癌得星）

非尿路上皮的恶性肿瘤及病变，如系统性红斑狼疮、类风湿关节炎、肾病综合征及淋巴组织增生异常，治疗这些疾病时使用这种烷化剂[2,5,6]，反应性代谢产物丙烯醛及磷酰胺芥浓缩于尿液中，并与尿路上皮长期接触。这药物对膀胱黏膜有害，增加了膀胱癌的发生风险。

环磷酰胺治疗可导致间质纤维化、血管改变（内膜增厚、血管壁纤维素沉积以及血管扩张）、尿路上皮非典型性以及出血性膀胱炎（图 24.1 ~ 24.6；表 24.1）。环磷酰胺导致上皮坏死，紧接着迅速地出现尿路上皮非典型再生，这些非典型的特征可被误诊为尿路上皮异型增生或者原位癌，另外常可见假癌样上皮增生（图 24.7），不可误诊为浸润性癌。临床信息对于正确诊断是

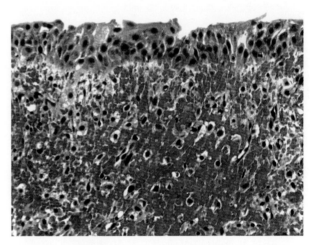

图 24.1 环磷酰胺治疗后导致的出血性膀胱炎。注意尿路上皮细胞的非典型性

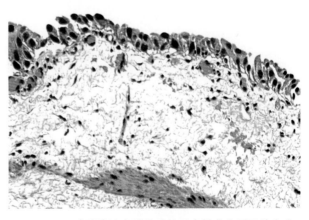

图 24.2 环磷酰胺治疗后导致的反应性非典型尿路上皮，不可误诊为尿路上皮原位癌。相关的临床病史对诊断很重要

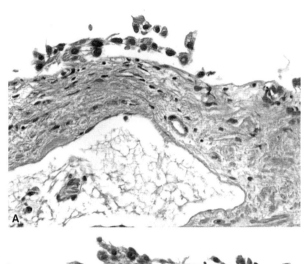

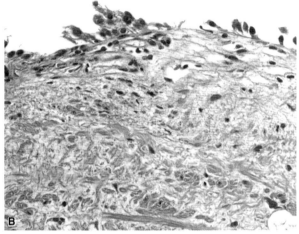

图 24.3 环磷酰胺治疗后导致的反应性非典型尿路上皮（A 和 B），类似于黏附型尿路上皮原位癌

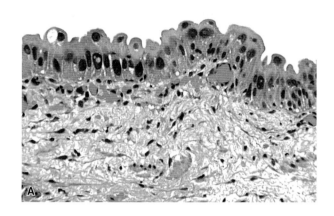

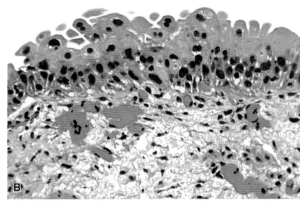

图 24.4 环磷酰胺治疗后导致的反应性非典型尿路上皮（A 和 B）

很关键的。

　　环磷酰胺的代谢效应，包括细胞生长停止及核分裂增多，产生双核的或者多核的细胞、常伴奇异核、类似辐射损伤引起的改变。这种类放射的效应产生核的改变[9,10]，可被误诊为恶性肿瘤。细胞及细胞核增大显著，但是程度不同；细胞核常怪异，轮廓轻微不规则，细胞核常深染[11]。染色质可粗糙，但常均匀分布；核固缩常出现较晚，导致染色质结构缺失；核仁可单个或多个，偶尔核仁很大，由于不规则及清晰的边缘而扭曲。

　　对于伴肌层浸润的膀胱癌患者，环磷酰胺可能需要与其他药物联用进行全身化疗，这已经增

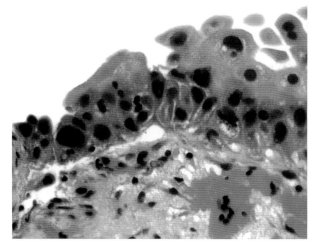

图 24.5 环磷酰胺治疗后导致的反应性非典型尿路上皮

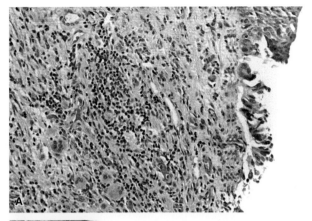

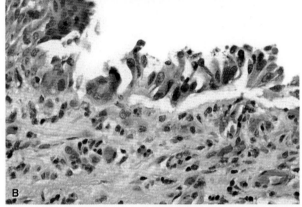

图 24.6　环磷酰胺治疗后导致的反应性非典型尿路上皮（A 和 B）。环磷酰胺治疗后，尿路上皮变形，核染色质深染，与下面红肿的黏膜下层分离。注意黏膜固有层内显著的嗜酸性粒细胞浸润

表 24.1　全身性环磷酰胺治疗相关的病理改变

- 大的双核或多核尿路上皮细胞
- 退行性改变：大的奇异核，类似于放射损伤改变
- 血管改变，包括内膜增厚，血管壁纤维素沉积，及毛细血管扩张
- 出血性膀胱炎
- 多瘤病毒感染活化
- 碱性沉着性膀胱炎（罕见）
- 环磷酰胺治疗导致膀胱癌（罕见）

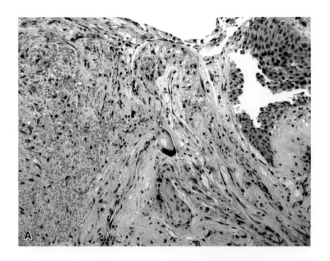

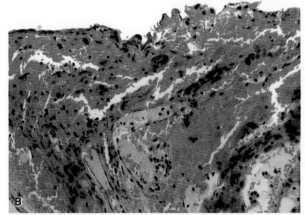

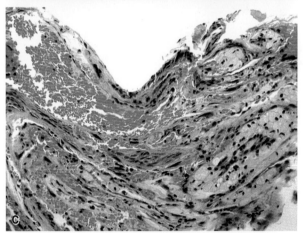

图 24.7　患者，男，15 岁，患有急性粒细胞性白血病，环磷酰胺治疗后导致的出血性膀胱炎（A~C）

加到限于局部疗法的治疗方案中，企图能够降低原发肿瘤的级别，以及减少转移，而且在一些病例中，环磷酰胺作为放射致敏剂使用。形态学改变的主要特征是肿瘤细胞的坏死。相似的效应可见于围手术期化疗后的伴随改变。

出血性膀胱炎可由全身的环磷酰胺治疗引起，并且与剂量无关（图 24.8 和 24.9；见第 3 章）[7,11,13-16]。组织学改变包括血管扩张、黏膜固

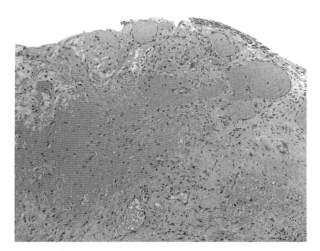

图 24.8 环磷酰胺治疗后导致的出血性膀胱炎

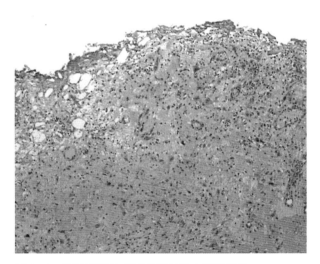

图 24.9 环磷酰胺治疗后导致的出血性膀胱炎

有层严重的水肿及出血，常与上皮层坏死及黏膜溃疡形成相关。在尸体解剖的病例中，25%存在黏膜固有层及固有肌层的纤维化，偶尔可见膀胱壁的钙化[17,18]。

　　全身的环磷酰胺治疗也可导致多瘤病毒（BK病毒）感染的再激活（图 24.10）。在再激活过程的早期，从膀胱脱落的细胞与异型增生或者尿路上皮癌相似。患者在发生多瘤病毒再激活，尿路上皮呈非典型，并无尿路上皮癌的证据时，遇到DNA非整倍性或超二倍体时，可能会将其认作是尿路上皮癌。环磷酰胺治疗后也可出现巨细胞病毒（CMV）的感染（图 24.11 ~ 24.12）。

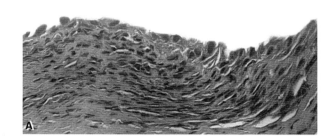

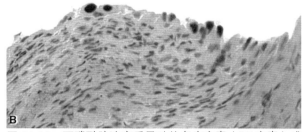

图 24.10 环磷酰胺治疗后导致的多瘤病毒（BK病毒）感染（A）。多瘤病毒免疫染色显示阳性（B）

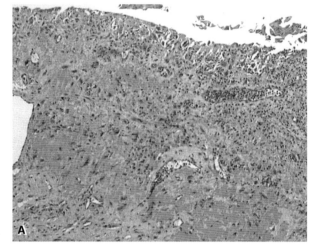

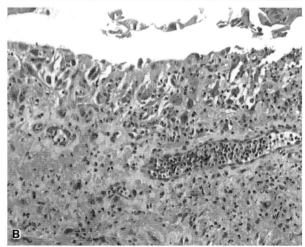

图 24.11 环磷酰胺治疗后导致的巨细胞病毒（CMV）（A和B）。CMV免疫染色显示阳性（未提供图片）

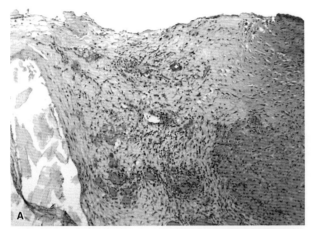

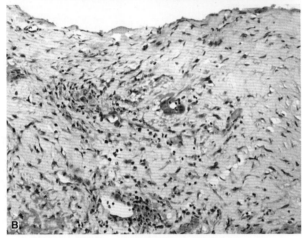

图 24.12 环磷酰胺治疗后导致的巨细胞病毒（CMV）（A 和 B）

目前环磷酰胺增加膀胱癌发生风险的证据，主要以病例报道为基础，也有一些证据显示，环磷酰胺蓄积的总剂量增加，发生膀胱癌的风险相应增加[19,20]。患有淋巴组织增生，或骨髓组织增殖异常，尤其是多发性骨髓瘤及霍奇金病的患者，或器官移植患者，接受环磷酰胺免疫抑制，最容易发生膀胱癌。如果患者既往有膀胱炎病史，那么，与环磷酰胺相关的膀胱癌风险明显增加。在这种情况下，最常见的是尿路上皮癌，尽管有报道过鳞状细胞癌、腺癌、未分化癌、纤维肉瘤、平滑肌肉瘤以及肉瘤样癌[21-24]。少数患者延长给药后也可发生。从原发肿瘤到发生膀胱癌的平均间期不定，一般比

较漫长，可以有 11 年之久。

24.2.2 膀胱内治疗

24.2.2.1 丝裂霉素 C

丝裂霉素 C 是一种抗肿瘤抗生素，是膀胱内化学治疗的试剂，可减少膀胱癌患者肿瘤复发的可能性[25,26]。它依赖 DNA 的碱基组成成分，诱导多种 DNA 链间及链内交联，可降解 DNA 及抑制 DNA 合成，从而，在细胞周期的 G1 晚期及 S 期发挥作用。

丝裂霉素 C 增加尿路上皮表层的脱落与剥落、多核化、胞质空泡形成以及产生奇异的细胞核（图 24.13 ~ 24.16，表 24.2）。保留的细胞剥脱后 48 小时内，紧跟着出现细胞的变性。毒

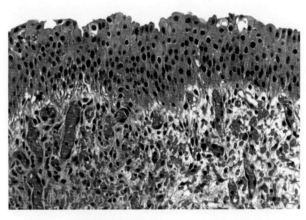

图 24.13 丝裂霉素 C 治疗后导致的反应性非典型尿路上皮。注意核分裂象及间质出血

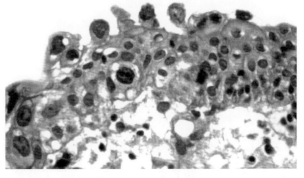

图 24.14 丝裂霉素 C 治疗后导致的反应性非典型尿路上皮

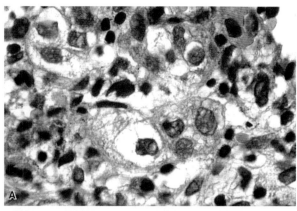

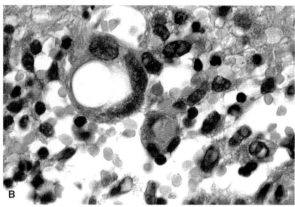

图 24.15 丝裂霉素 C 导致的改变，包括间质非典型，急性与慢性炎症（A 和 B）

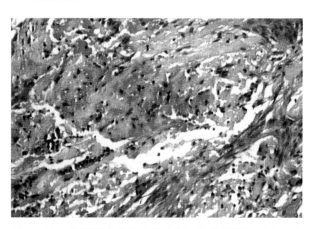

图 24.16 丝裂霉素 C 导致的改变。注意固有肌层（逼尿肌）的坏死

物效应随着持续的暴露不会变得更加严重，撤除药物后，损伤有消退趋势。尿路上皮的剥脱导致很难通过膀胱镜检测及组织学证明，在上述情况中，尿液细胞学很重要[27]。表 24.3 列出了特征，用于鉴别病变是由于膀胱内治疗引起的改变，还

表 24.2　膀胱内化疗相关的病理改变（丝裂霉素 C 及硫替哌）

- 表面尿路上皮剥脱
- 表面的伞细胞非典型改变
- 大细胞，伴核增大，多核，嗜酸性胞质
- 嗜酸性膀胱炎（罕见）
- 出血性膀胱炎（罕见）
- 碱性沉着性膀胱炎（罕见）

是低级别尿路上皮癌。

局部使用丝裂霉素 C 可导致显著的坏死性炎症，可见孤立单个的或者成群的巨噬细胞。组织细胞反应可延伸到膀胱壁，这提示炎症性肿瘤（如炎症性肌纤维母肿瘤）。丝裂霉素 C 也可导致非变应性的嗜酸性膀胱炎[27,28]。这些试剂都不是DNA 复制的代谢抑制剂，因此，不同于环磷酰胺治疗后引起全层的尿路上皮非典型性，一般不形成全层的尿路上皮非典型性。

一些低级别膀胱癌病例中，膀胱内化疗后，可出现平切的乳头结构。

24.2.2.2　硫替哌

三乙烯三亚乙基硫代磷酰胺（硫替哌）是一种多功能烷化剂，是最早的用于膀胱内化疗的药物，并且至今仍在使用。它的作用机制包括DNA、RNA、核苷酸以及蛋白质之间的共价键的形成。结果是抑制核苷酸的合成。除了这个作用，硫替哌还具有直接的细胞毒作用，从而减少细胞的黏附。

硫替哌导致的组织学及细胞学改变，与丝裂霉素 C 类似。与丝裂霉素 C 一样，硫替哌也不是一个 DNA 的代谢抑制剂，因此，不形成环磷酰胺治疗后见到的非典型细胞。它似乎只影响正常或者非恶性的尿路上皮。表面的细胞比较大，常融合、胞质有空泡形成、核增大、深染、提示

表 24.3 膀胱内治疗相关的非典型与低级别尿路上皮癌

特征	治疗相关的非典型（丝裂霉素C，硫替哌）	低级别癌
细胞级别	早期：高；晚期：低	通常高
细胞大小	增大	正常，稍微增大
核质比	正常	增大
染色	深染	深染
核边界	不规则	不规则
染色质	细致，规则	细致，规则
核仁	不定	不定
结构	松散，黏附性差	乳头状及松散的簇状
染色体	二倍体	通常二倍体

变性或再生。一般情况下，细胞核轻微或者中度增大，但染色质的密度无明显增加，当出现温和到中度的染色加深，染色质常缺乏清晰的细微结构，形成染色质污迹。核呈圆形或卵圆形，染色质细腻，或由于变性呈现皱缩的边缘；大的多核化的表面细胞常拥有多个小核仁，以及胞质空泡形成，伴边缘磨损；这些改变几乎全部发生在表面的细胞，通过它们丰富的胞质以及凸出的外边缘可识别。

必须记住，由硫替哌局部化疗导致的细胞学改变并不特异，也可由慢性炎症、插管以及生理盐水滴注引起。不管是低级别恶性肿瘤，还是高级别的恶性肿瘤，都不会因为这些治疗形式改变形态学的特征。

硫替哌及丝裂霉素C抑制肿瘤生长及进展，但它们不消灭癌。很显然，它们剥蚀表面，破坏乳头的顶端，从而使得恶性肿瘤细胞排列成粗短的乳头结构。尿路上皮剥脱导致很难通过膀胱镜检测及组织学观察证明。尽管尿路上皮剥脱，但仍可在布氏巢内见到尿路上皮异型增生及原位癌。

24.2.2.3 其他化疗药

众所周知，盐酸阿霉素（阿霉素）、表柔比星、乙环氧啶、顺铂及米托蒽醌可导致膀胱黏膜的改变[30-32]。药物不同，概率不同。如，表柔比星、盐酸阿霉素导致膀胱炎的概率分别为21%、25%。乙环氧啶导致膀胱炎的概率介于3%~56%之间。盐酸阿霉素可导致化学性膀胱炎。达那唑（一种人工合成的促蛋白合成胆固醇）及邻甲基苯胺（一种皮肤吸收的化学药品）可导致严重的膀胱出血[30]。止痛药非那西汀的化学结构与苯胺染料的类似，滥用该止痛药会增加肾盂及膀胱尿路上皮癌的发生风险[31]。白消安导致的出血性膀胱炎罕见，但是在临床上可有重要意义[32]。最近一报道描述了由氯胺酮导致的一种罕见类型的膀胱炎[33]。作者描述了7个病例，并推断了氯胺酮可导致尿路上皮反应性改变，可类似于原位癌，但长期患癌的风险还有待研究[33]。

24.2.2.4 免疫治疗

1. BCG治疗

理想情况下，膀胱内灌注治疗能消灭残余病变，阻止肿瘤复发，因此，最终避免了肌层浸润、转移引起的严重后果。BCG这种免疫治疗因子拥有较早的高效率以及持久彻底的反应。然而，尽管一些研究已经证实，进行BCG膀胱内灌注后，减退了癌的进展，但平均生存率仍缺乏明确的证据[25,34,35]，比局部用药更容易发生并发症，罕见并发症包括系统性结核杆菌的感染[36]。

　　BCG是一多效的定向于细胞免疫力的免疫刺激因子，特别的是，在体内外的研究已经显示BCG可活化巨噬细胞、自然杀伤细胞、B细胞及各种T细胞（CD4+，CD8+和γδT细胞）。在BCG治疗过程中，对患者尿液中的细胞因子产物进行分析，显示BCG可刺激白细胞介素（IL-1、IL-2、IL-4、IL-6、IL-8、IL-10、IL-12），肿瘤坏死因子α、粒细胞–巨噬细胞集落刺激因子、抗血管生成趋化因子IP-10以及干扰素γ（IFN-γ）的表达。其中，IFN-γ似乎是分支杆菌感染应答中关键性的介质。虽然BCG在膀胱癌中明确的作用机制仍不完全清楚，但是BCG抗肿瘤效用似乎依赖于细胞介导的辅助T细胞的免疫应答。

　　BCG治疗的组织病理学标志是非干酪样肉芽肿（图24.17；见第2章），也可见到其他的改变（表24.4）。

　　2. 其他的免疫治疗剂

　　除BCG外，其他免疫治疗剂也用于预防浅表的膀胱癌。这些药物包括重组体干扰素–α（IFN-α）[25,34,37–39]。众所周知，干扰素家族具有

表 24.4　膀胱内免疫治疗相关的病理改变（BCG，干扰素α）
尿路上皮剥脱及溃疡形成
非干酪样肉芽肿
反应性非典型尿路上皮
退行性改变的尿路上皮细胞
炎症性背景：组织细胞及罕见的多核巨细胞间质水肿（尤其在干扰素α治疗后）
血管周围炎症：淋巴细胞、嗜酸性粒细胞、浆细胞及树突状细胞（干扰素α）
布氏巢内继续存在原位癌，以及剥蚀性膀胱炎

抗病毒，直接抗增生活性、抑制血管生成、调节分化、活化免疫效应细胞、诱导细胞因子生成、增强肿瘤相关抗原表达等作用。目前，IFN-α在浅表膀胱癌治疗中的确切作用仍不明确，需进一步研究。

　　膀胱癌细胞表达大量的IFN-α受体，而且在高级别的病变中，受体的密度更大。干扰素家族可能是通过刺激细胞的免疫应答，来发挥它们间接抗肿瘤的效用。膀胱内的重组体IFN-α通过加大T细胞、自然杀伤细胞与膀胱壁的接触，来增加它们的细胞毒活性，这些改良的免疫细胞活性可持续3~6个月，这增强了尿路上皮癌细胞对细胞毒T细胞的攻击敏感性，直接抑制了肿瘤细胞的增生。

　　IFN治疗相关的病理改变并不特异，它的特征有黏膜固有层水肿、血管周炎症细胞聚集、主要有淋巴细胞、中性粒细胞以及嗜酸性粒细胞。

　　膀胱内的牛痘病毒也被认为是一种对膀胱癌有效的免疫治疗因子[40]。有限的病例研究显示，显著的黏膜及黏膜下炎症细胞浸润，主要为淋巴细胞、嗜酸性粒细胞、浆细胞以及树突状细胞。肿瘤细胞显示受病毒影响的细胞核特征。

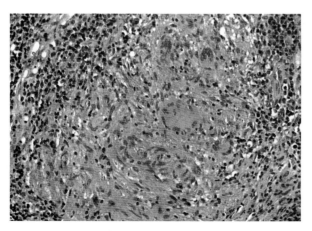

图 24.17　BCG治疗后导致的非干酪样肉芽肿

24.3　放疗导致的改变

放射治疗可导致各种膀胱病变，具有不同的症状及病理学特征[2-4,21,41-47]。根据症状发生的时间，临床过程分为三种反应类型：急性，小于 6个月；亚急性，6 个月～2 年；以及慢性，2～5年。膀胱病变由黏膜、间质以及血管损伤导致，包括伴黏膜溃疡的急性与慢性放射性膀胱炎，以及后期的膀胱挛缩并发症。慢性放射性膀胱炎常发生于接受放疗的宫颈癌（图 24.18）或前列腺癌（图 24.19）患者。

急性炎改变包括尿路上皮剥脱、间质水肿、出血以及伴纤维素沉积的表面溃疡形成（图 24.20～24.26，表 24.5）。依赖膀胱受损的持续时间以及程度，尿沉渣包含细胞碎片、变性或坏死的尿路上皮细胞、不同程度的出血以及其他炎症细胞，包括组织细胞。尿路上皮细胞增大，可显示明显的巨大畸形，伴或不伴双核或多核；也可出现核增大，但核/浆比低，增大的核可有巨大核仁，但是常可见变性，包括空泡形成，染色质透明化，核碎裂，染色质结构缺失；核的不规则性及染色质深染程度反射出核碎裂的不同程度。胞质空泡形成及多染色性是特征性的发现，磨损的边缘提示细胞变性。尿沉渣中细胞学的改变可持续多年。放疗或化疗后不常出现假癌样上皮增生，这需要与癌复发相鉴别（图 24.27 和图 24.28）。

血管改变包括内膜肿胀、坏死，血管壁增厚、玻璃样变性，毛细血管扩张，血管内血栓形成（图 24.29 和 24.30）。常见间质水肿，可偶尔伴奇异的间质细胞，与巨细胞膀胱炎中见到的类似（图 24.31 和 24.32；见第 2 章）。放疗后常可见溃疡形成，黏膜剥脱，急性与慢性炎症，出血，纤维素及含铁血黄素沉积，及间质纤维化、

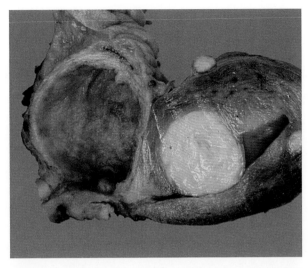

图 24.18　患者，女性，55 岁，因宫颈癌行放射治疗后导致的放射性膀胱炎

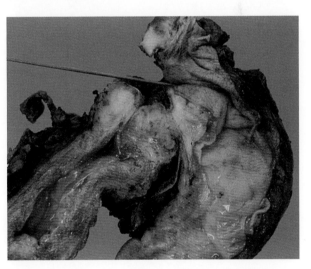

图 24.19　患者，男性，77 岁，因前列腺癌行放射治疗后导致的放射性膀胱炎。该患者并发展为直肠尿道瘘

钙化（图 24.33～24.36）。

放疗损伤后期并发症包括溃疡，由于纤维化导致膀胱显著的挛缩以及输尿管狭窄[46]。放射疗法的长期影响是放疗导致新的膀胱癌的发展，通常为尿路上皮癌，偶尔为鳞状细胞癌。有报道描述过罕见的膀胱肉瘤样癌（或癌肉瘤），以及膀胱肉瘤病例（图 24.37）[2-4,21,41,42]。

详见第 2 章的论述。

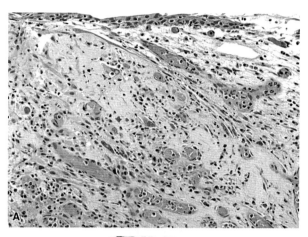

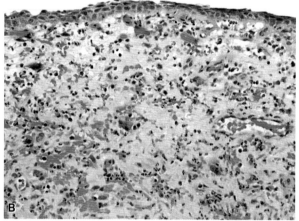

图 24.20 放疗导致的改变，包括黏膜萎缩，黏膜固有层炎症浸润，以及显著的血管充血（A 和 B）

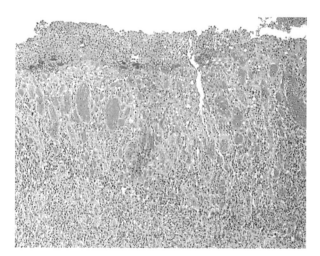

图 24.21 放疗导致的改变。注意表面的溃疡，肉芽组织，以及急性与慢性炎症

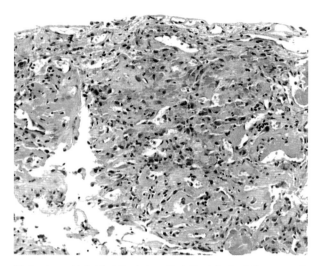

图 24.22 放疗导致的改变。注意尿路上皮剥脱，以及非典型间质细胞

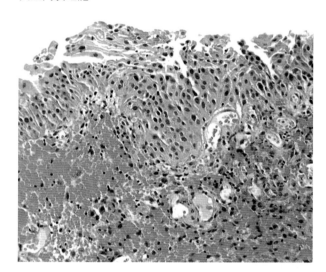

图 24.23 放疗导致的改变。注意尿路上皮非典型，以及黏膜下出血

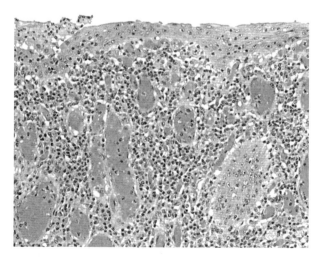

图 24.24 放疗导致的反应性不典型尿路上皮

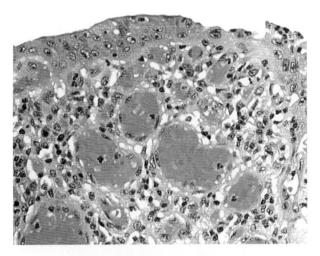

图 24.25　放疗导致的反应性不典型尿路上皮

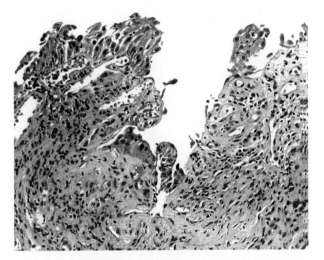

图 24.26　放疗导致的反应性不典型尿路上皮。注意局灶黏膜糜烂，反应性尿路上皮细胞伴丰富的嗜酸性胞质

表 24.5　辐射导致的改变

表面溃疡形成及剥脱
尿路上皮细胞增大，多核化，以及胞质内空泡
　形成
鳞片状上皮结节（反应性）及假上皮瘤样增生
　间质水肿，急性与慢性炎症
血管壁增厚，玻璃样变性，以及血管钙化
　膀胱壁纤维化（后期）

24.4　化学性膀胱炎

　　乙醚性膀胱炎非常罕见，当乙醚被引入膀胱内，溶解抵抗机械压力的导管球囊时，才会发生乙醚性膀胱炎。膀胱内滴注福尔马林控制出血，以及摄入松脂，通过肾脏进行排泄，形成乙醚样损伤，包括出血性尿路上皮的坏死、水肿以及白细胞浸润。在妇产科手术中，邦尼蓝常被滴注入膀胱内，但若不能将浓缩液稀释至 0.5% 的溶液，将会激起严重的化学性膀胱炎。

24.5　基因治疗

　　研究发现，很多癌症的发展与肿瘤抑制基因

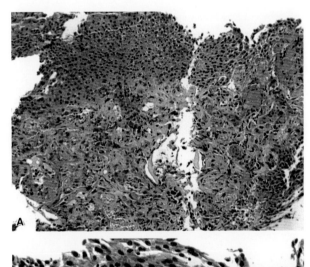

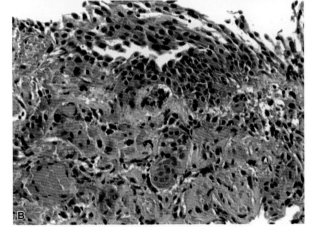

图 24.27　放疗导致的假癌样上皮增生（A 和 B）

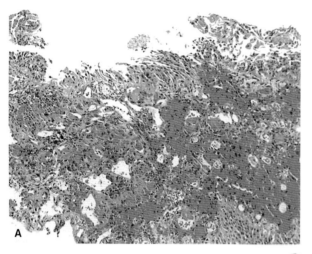

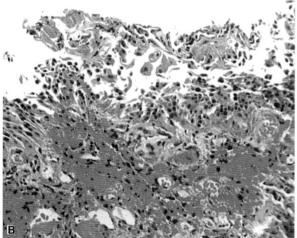

图 24.28 放疗导致的假癌样上皮增生（A和B）

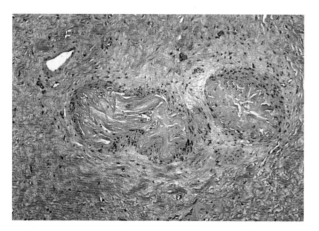

图 24.29 放疗导致小动脉硬化改变显著加快

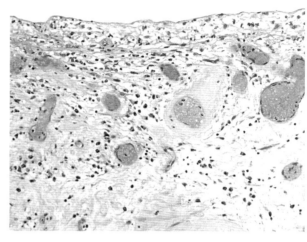

图 24.30 放疗导致的改变。注意玻璃样变性的血管

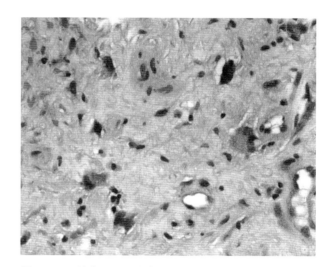

图 24.31 放疗导致的改变。注意非典型间质细胞

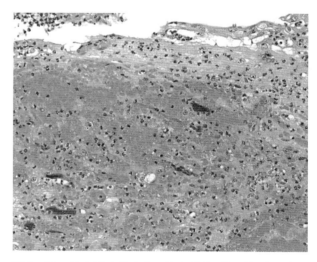

图 24.32 放疗导致的改变。注意非典型间质细胞于出血性的背景中

的功能丧失有关，这提示结合基因置换疗法及化疗可能有效[34,39,48-54]。膀胱癌的研究已经发现一些置换治疗的候选基因，它们是细胞周期相关基因RB、TP53、p21/WAF1以及p16。

肿瘤抑制基因治疗非常适合膀胱内给药。基因矫正及肿瘤疫苗研究，在动物方面已经显示一定的作用，尤其是通过增加膀胱癌细胞对化疗药物的敏感性。这些发现提示，结合基因置换疗法及化疗可能成为有效的、有力的膀胱癌治疗手段。

几乎没有报道描述过，关于基因治疗引起的细胞形态学的研究报道极少。癌症灶区可见到不同程度的坏死（表24.6），在高级别病变中更常见。在较早期病变中，核改变包括染色质及核仁的减少。在晚期病变中，核皱缩，固缩，形态学上与正常的圆形/卵圆形相反，核呈梭形，死亡细胞的细胞核色深、密集、固缩，呈逗号样、缺乏核细节，偶尔可见奇异的深染的核。

正常尿路上皮黏膜很少出现坏死，但常有以B细胞为主的慢性炎症浸润。在正常组织与肿瘤组织交界或肿瘤组织内，可见到一些淋巴细胞浸润。肿瘤灶区可见丰富的巨噬细胞，大部分见于坏死区域。可见到注射部位出血灶以及异物巨细胞反应。

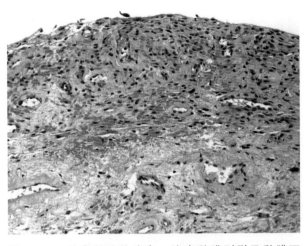

图 24.34　放疗导致的改变。注意黏膜剥脱及黏膜下出血

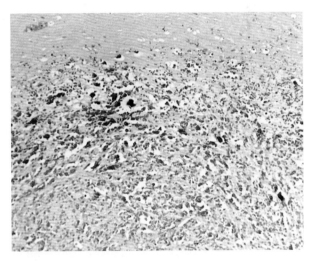

图 24.35　放疗导致的改变。注意间质钙化

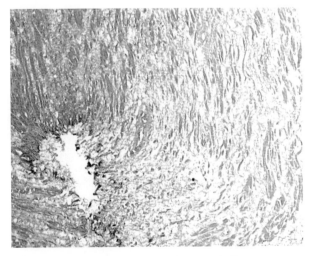

图 24.36　放疗导致的改变。注意坏死及钙化

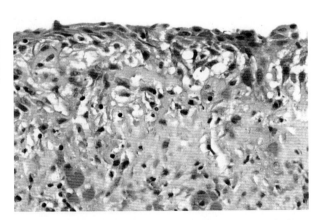

图 24.33　放疗导致的改变，包括细胞学的异常，慢性炎症，以及黏膜下纤维化

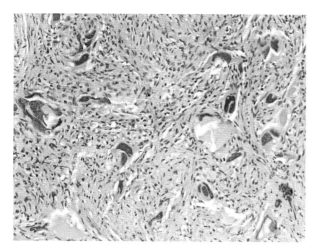

图 24.37 放疗导致的尿路上皮肉瘤样癌。CK显示强阳性（未提供图片）

24.6 光动力及激光治疗

光动力及激光治疗膀胱癌症导致黏膜急性炎症，伴腐肉形成及水肿（表24.7）[55-67]。其他发现包括凝固性坏死（内可伴营养不良钙化）以及坏死组织周围细胞呈梭形细胞人工假象[60,66,67]。

24.6.1 光动力治疗

光动力治疗利用血卟啉衍生物是一种新颖的诊断及治疗膀胱癌方式[55-60,62]，以全身或者局部注射光敏剂为基础，这些药物在肿瘤组织内蓄积，但在正常组织内不蓄积，或者仅仅很小程度上蓄积。当光敏剂通过光被活化，它会导致肿瘤的坏死，保持正常的组织结构。采取这种治疗措施后的1、2天就可以看到应答反应。

治疗效应非常显著，尤其在对抗尿路上皮原位癌时，但全身的皮肤光敏性是有限的。此外，除了偶尔出现膀胱的挛缩，膀胱的局灶刺激症状持续数月很常见。

光敏剂还可以蓄积于间质及血管壁内，提示肿瘤局部缺血为一可能的作用机制。事实上，早期的形态学改变显示血管内凝血以及邻近的肿瘤细胞坏死。

组织学上，它以凝固性坏死为特征，有时伴出血性坏死，与非肿瘤的组织形成清晰的界限。邻近的非肿瘤的组织可显示中度到重度水肿的形态学改变，但坏死罕见。其他发现包括尿路上皮细胞呈现梭形细胞的人工假象，以及营养不良性钙化。

24.6.2 激光治疗

激光治疗已经被用于切除膀胱肿瘤[55,64,68-74]。激光治疗常被用于再次复发的低级别肿瘤的患者，因为很难得到组织进行组织学评估。因为这些病变通常是临床分期Ta期的低级别病变，所以认为在这样的情况下，缺乏活检组织不会损害患者的护理。最常使用的是铵：YAG激光。弹性纤维常被插入标准的膀胱镜或改良过的膀胱镜设备，与激光纤维一起使用。

激光治疗的一个优点是，它允许透壁的凝固性坏死，不伴穿孔及渗出。坏死组织与周围组织

表 24.6 基因治疗相关的病理改变

治疗后的早期，癌中央存在不同程度的坏死，染色质细微结构及核仁缺失
治疗后的后期，核皱缩，核固缩，出现梭形化
正常尿路上皮罕见被坏死累及
重度的慢性炎症浸润固有层，以B细胞为主

表 24.7 光动力及激光治疗相关的病理改变

凝固性坏死，有时伴出血性坏死，与非肿瘤的组织界限清晰
尿路上皮细胞的梭形细胞人工假象
血管内凝血
间质水肿
纤维化及营养不良性钙化

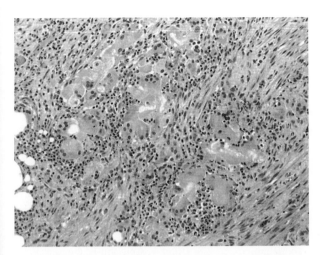

图 24.38　经尿道切除术后导致的肉芽肿。注意显著的嗜酸性粒细胞

的界限非常清晰。邻近癌症的组织内皮细胞可呈非典型，病理医师需要避免将这些细胞误诊为残留的癌。

24.7　治疗相关的肉芽肿性膀胱炎

24.7.1　手术后渐进坏死性肉芽肿

详见第 2 章的论述（图 24.38）。

24.7.2　缝线肉芽肿

详见第 2 章的论述。

24.7.3　BCG 导致的肉芽肿性膀胱炎

详见第 2 章的论述。

24.8　手术相关的病理病变

24.8.1　手术后梭形细胞结节

详见第 19 章的论述。

24.8.2　膀胱扩大术及肠导管相关的恶性肿瘤

详见第 21 章的论述。

（赵　明　魏健国　尹晓娜　译）

参考文献

1. Lopez-Beltran A, Luque RJ, Mazzucchelli R, Scarpelli M, Montironi R. Changes produced in the urothelium by traditional and newer therapeutic procedures for bladder cancer. *J Clin Pathol* 2002; 55:641–7.

2. Lopez-Beltran A. Bladder treatment. Immunotherapy and chemotherapy. *Urol Clin North Am* 1999; 26:535–54.

3. Lopez-Beltran A, Cheng L, Andersson L, Brausi M, de Matteis A, Montironi R, Sesterhenn I, van det Kwast KT, Mazerolles C. Preneoplastic non-papillary lesions and conditions of the urinary bladder: an update based on the Ancona International Consultation. *Virchows Arch* 2002; 440:3–11.

4. Lopez-Beltran A. Urothelial changes induced by therapeutic procedures for bladder cancer. *Anal Quant Cytol Histol* 2006; 28:339.

5. Plotz PH, Klippel JH, Decker JL, Grauman D, Wolff B, Brown BC, Rutt G. Bladder complications in patients receiving cyclophosphamide for systemic lupus erythematosus or rheumatoid arthritis. *Ann Intern Med* 1979; 91:221–3.

6. Lawrence HJ, Simone J, Aur RJ. Cyclophosphamide-induced hemorrhagic cystitis in children with leukemia. *Cancer* 1975; 36:1572–6.

7. Berkson BM, Lome LG, Shapiro I. Severe cystitis induced by cyclophosphamide. Role of surgical management. *JAMA* 1973; 225:605–6.

8. Johnson WW, Meadows DC. Urinary-bladder fibrosis and telangiectasia associated with long-term cyclophosphamide therapy. *N Engl J Med* 1971; 284:290–4.

9. Forni AM, Koss LG, Geller W. Cytological study of the effect of cyclophosphamide on the epithelium of the urinary bladder in man. *Cancer* 1964; 17:1348–55.

10. Helin I, Okmian L. Haemorrhagic cystitis complicating cyclophosphamide treatment in children. Acta *Paediatr Scand* 1973; 62:497–500.

11. Goldman RL, Warner NE. Hemorrhagic cystitis and cytomegalic inclusions in the bladder associated with cyclophosphamide therapy. *Cancer* 1970; 25:7–11.

12. Moulder SL, Roth BJ. Systemic chemotherapy for urothelial transitional cell carcinoma: an overview of toxicity. *Semin Urol Oncol* 2001; 19:194–201.

13. Cox PJ, Abel G. Cyclophosphamide cystitis. Studies aimed at its minimization. *Biochem Pharmacol* 1979; 28:3499–502.

14. deVries CR, Freiha FS. Hemorrhagic cystitis: a review. *J Urol* 1990; 143:1–9.

15. Marshall FF, Klinefelter HF. Late hemorrhagic cystitis following low-dose cyclophosphamide therapy. *Urology* 1979; 14:573–5.

16. Stillwell TJ, Benson RC Jr. Cyclophosphamide-induced hemorrhagic cystitis. A review of 100 patients. *Cancer* 1988; 61:451–7.

17. Pollack HM, Banner MP, Martinez LO, Hodson CJ. Diagnostic considerations in urinary bladder wall calcification. *AJR Am J Roentgenol* 1981; 136:791–7.

18. Francis RS, Shackelford GD. Cyclophosphamide cystitis with bladder wall calcification. *J Can Assoc Radiol* 1974; 25:324–6.

19. Wall RL, Clausen KP. Carcinoma of the urinary bladder in patients receiving cyclophosphamide. *N Engl J Med* 1975; 293:271–3.

20. Rowland RG, Eble JN. Bladder leiomyosarcoma and pelvic fibroblastic tumor following cyclophosphamide therapy. *J Urol* 1983; 130:344–6.

21. Kanno J, Sakamoto A, Washizuka M, Kawai T, Kasuga T. Malignant mixed mesodermal tumor of bladder occurring after radiotherapy for cervical cancer: report of a case. *J Urol* 1985; 133:854–6.

22. Siddiqui A, Melamed MR, Abbi R, Ahmed T. Mucinous (colloid) carcinoma of urinary bladder following long-term cyclophosphamide therapy for Waldenstrom's macroglobulinemia. *Am J Surg Pathol* 1996; 20:500–4.

23. Talar-Williams C, Hijazi YM, Walther MM, Linehan WM, Hallahan CW, Lubensky I, Kerr GS, Hoffman GS, Fauci AS, Sneller MC. Cyclophosphamide-induced cystitis and bladder cancer in patients with Wegener granulomatosis. *Ann Intern Med* 1996; 124:477–84.

24. Fernandes ET, Manivel JC, Reddy PK, Ercole CJ. Cyclophosphamide associated bladder cancer—a highly aggressive disease: analysis of 12 cases. *J Urol* 1996; 156:1931–3.

25. Barlow LJ, Seager CM, Benson MC, McKiernan JM. Novel intravesical therapies for non-muscle-invasive bladder cancer refractory to BCG. *Urol Oncol* 2010; 28:108–11.

26. Murphy WM, Soloway MS, Lin CJ. Morphologic effects of thio-TEPA on mammalian urothelium. Changes in abnormal cells. *Acta Cytol* 1978; 22:550–4.

27. Choe JM, Kirkemo AK, Sirls LT. Intravesical thiotepa-induced eosinophilic cystitis. *Urology* 1995; 46:729–31.

28. Ulker V, Apaydin E, Gursan A, Ozyurt C, Kandiloglu G. Eosinophilic cystitis induced by mitomycin-C. *Int Urol Nephrol* 1996; 28:755–9.

29. Murphy WM, Soloway MS, Finebaum PJ. Pathological changes associated with topical chemotherapy for superficial bladder cancer. *J Urol* 1981; 126:461–4.

30. Scharf J, Nahir M, Eidelman S, Jacobs R, Levin D. Carcinoma of the bladder with azathioprine therapy. *JAMA* 1977; 237:152.

31. Piper JM, Tonascia J, Matanoski GM. Heavy phenacetin use and bladder cancer in women aged 20 to 49 years. *N Engl J Med* 1985; 313:292–5.

32. Pode D, Perlberg S, Steiner D. Busulfan-induced hemorrhagic cystitis. *J Urol* 1983; 130:347–8.

33. Oxley JD, Cottrell AM, Adams S, Gillatt D. Ketamine cystitis as a mimic of carcinoma in situ. *Histopathology* 2009; 55:705–8.

34. Chiong E, Esuvaranathan K. New therapies for non-muscle-invasive bladder cancer. *World J Urol* 2010; 28:71–8.

35. Cheng L, Davidson DD, Maclennan GT, Williamson SR, Zhang S, Koch MO, Montironi R, Lopez-Beltran A. The origins of urothelial carcinoma. *Expert Rev Anticancer Ther* 2010; 10:865–80.

36. Betz SA, See WA, Cohen MB. Granulomatous inflammation in bladder wash specimens after intravesical bacillus Calmette-Gu'erin therapy for transitional cell carcinoma of the bladder. *Am J Clin Pathol* 1993; 99:244–8.

37. Belldegrun AS, Franklin JR, O'Donnell MA, Gomella LG, Klein E, Neri R, Nseyo UO, Ratliff TL, Williams RD. Superficial bladder cancer: the role of interferon-alpha. *J Urol* 1998; 159:1793–801.

38. Shintani Y, Sawada Y, Inagaki T, Kohjimoto Y, Uekado Y, Shinka T. Intravesical instillation therapy with bacillus Calmette-Gu'erin for superficial bladder cancer: study of the mechanism of bacillus Calmette-Gu'erin immunotherapy. *Int J Urol* 2007; 14:140–6.

39. Adam L, Black PC, Kassouf W, Eve B, McConkey D, Munsell MF, Benedict WF, Dinney CP. Adenoviral mediated interferon-alpha 2b gene therapy suppresses the pro-angiogenic effect of vascular endothelial growth factor in superficial bladder cancer. *J Urol* 2007; 177:1900–6.

40. Gomella LG, Mastrangelo MJ, McCue PA, Maguire HJ, Mulholland SG, Lattime EC. Phase I study of intravesical vaccinia virus as a vector for gene therapy of bladder cancer. *J Urol* 2001; 166:1291–5.

41. Lopez-Beltran A, Pacelli A, Rothenberg HJ, Wollan PC, Zincke H, Blute ML, Bostwick DG. Carcinosarcoma and sarcomatoid carcinoma of the bladder: clinicopathological study of 41 cases. *J Urol* 1998; 159:1497–503.

42. Pazzaglia S, Chen XR, Aamodt CB, Wu SQ, Kao C, Gilchrist KW, Oyasu R, Reznikoff CA, Ritter MA. In Vitro radiation-induced neoplastic progression of low grade uroepithelial tumors. *Radiat Res* 1994; 138:86–92.

43. Antonakopoulos GN, Hicks RM, Berry RJ. The subcellular basis of damage to the human urinary bladder induced by irradiation. *J Pathol* 1984; 143:103–16.

44. Marks LB, Carroll PR, Dugan TC, Anscher MS. The response of the urinary bladder, urethra, and ureter to radiation and chemotherapy. *Int J Radiat Oncol Biol Phys* 1995; 31:1257–80.

45. Hietala SO, Winblad B, Hassler O. Vascular and morphological changes in the urinary bladder wall after irradiation. *Int Urol Nephrol* 1975; 7:119–29.

46. Fajardo LF, Berthrong M. Radiation injury in surgical pathology. Part I. *Am J Surg Pathol* 1978; 2:159–99.

47. Chan TY, Epstein JI. Radiation or chemotherapy cystitis with "pseudocarcinomatous" features. *Am J Surg Pathol* 2004; 28:909–13.

48. Dumey N, Mongiat-Artus P, Devauchelle P, Lesourd A, Cotard JP, Le Duc A, Marty M, Cussenot O, Cohen-Haguenauer O. In Vivo retroviral mediated gene transfer into bladder urothelium results in preferential transduction of tumoral cells. *Eur Urol* 2005; 47:257–63.

49. Irie A, Matsumoto K, Anderegg B, Kuruma H, Kashani-Sabet M, Scanlon KJ, Uchida T, Baba S. Growth inhibition efficacy of an adenovirus expressing dual therapeutic *genes*, wild-type p53, and anti-erbB2 ribozyme, against human bladder cancer cells. *Cancer Gene Ther* 2006; 13:298–305.

50. Kikuchi E, Menendez S, Ozu C, Ohori M, Cordon-Cardo C, Logg CR, Kasahara N, Bochner BH. Highly efficient gene delivery for bladder cancers by intravesically administered replication-competent retroviral vectors. *Clin Cancer Res* 2007; 13:4511–8.

51. Lojo Rial C, Wilby D, Sooriakumaran P. Role and rationale of gene therapy and other novel therapies in the management of NMIBC. *Expert Rev Anticancer Ther* 2009; 9:1777–82.

52. Malmstrom PU, Loskog AS, Lindqvist CA, Mangsbo SM, Fransson M, Wanders A, Gardmark T, Totterman TH. AdCD40L immunogene therapy for bladder carcinoma—the first phase I/IIa trial. *Clin Cancer Res* 2010; 16:3279–87.

53. Miyake H, Hara I, Hara S, Arakawa S, Kamidono S. Synergistic chemosensitization and inhibition of tumor growth and metastasis by adenovirus-mediated p53 gene transfer in human bladder cancer model. *Urology* 2000; 56:332–6.

54. Miyake H, Yamanaka K, Muramaki M, Hara I, Gleave ME. Therapeutic efficacy of adenoviral-mediated p53 gene transfer is synergistically enhanced by combined use of antisense oligodeoxynucleotide targeting clusterin gene in a human bladder cancer model. *Neoplasia* 2005; 7:171–9.

55. Svatek RS, Kamat AM, Dinney CP. Novel therapeutics for patients with non-muscle-invasive bladder cancer. *Expert Rev Anticancer Ther* 2009; 9:807–13.

56. Laihia JK, Pylkkanen L, Laato M, Bostrom PJ, Leino L. Protodynamic therapy for bladder cancer: in vitro results of a novel treatment concept. *BJU Int* 2009; 104:1233–8.

57. Juarranz A, Jaen P, Sanz-

Rodriguez F, Cuevas J, Gonzalez S. Photodynamic therapy of cancer. Basic principles and applications. *Clin Transl Oncol* 2008; 10:148–54.

58. Muller M, Reich E, Steiner U, Heicappell R, Miller K. Photodynamic effects of sulfonated aluminum chlorophthalocyanine in human urinary bladder carcinoma cells in vitro. *Eur Urol* 1997; 32:339–43.

59. Kelly JF, Snell ME. Hematoporphyrin derivative: a possible aid in the diagnosis and therapy of carcinoma of the bladder. *J Urol* 1976; 115:150–1.

60. Fanning CV, Staerkel GA, Sneige N, Thomsen S, Myhre MJ, Von Eschenbach AC. Spindling artifact of urothelial cells in post-laser treatment urinary cytology. *Diagn Cytopathol* 1993; 9:279–81.

61. Smith JA Jr. Laser treatment of bladder cancer. *Semin Urol* 1985; 3:2–9.

62. Prout GR Jr, Lin CW, Benson R Jr, Nseyo UO, Daly JJ, Griffin PP, Kinsey J, Tian ME, Lao YH, Mian YZ, et al. Photodynamic therapy with hematoporphyrin derivative in the treatment of superficial transitional-cell carcinoma of the bladder. *N Engl J Med* 1987; 317:1251–5.

63. Shanberg AM, Baghdassarian R, Tansey LA. Use of Nd:YAG laser in treatment of bladder cancer. *Urology* 1987; 29:26–30.

64. Vicente J, Salvador J, Laguna P, Algaba F. Histological evaluation of superficial bladder tumors treated by Nd-YAG laser and transurethral resection. *Eur Urol* 1991; 20:192–6.

65. Keane TE, Petros JA, Velimirovich B, Yue KT, Graham SD Jr. Methoxypsoralen phototherapy of transitional cell carcinoma. *Urology* 1994; 44:842–6.

66. Pisharodi LR, Bhan R. Spindling artefact of urothelial cells. *Diagn Cytopathol* 1995; 12:195.

67. Wong AK, Lupu AN, Shanberg AM. Laser ablation of renal pelvic transitional cell carcinoma in a solitary kidney: a 9-year followup. *Urology* 1996; 48:298–300.

68. Bader MJ, Sroka R, Gratzke C, Seitz M, Weidlich P, Staehler M, Becker A, Stief CG, Reich O. Laser therapy for upper urinary tract transitional cell carcinoma: indications and management. *Eur Urol* 2009; 56:65–71.

69. Gao X, Ren S, Xu C, Sun Y. Thulium laser resection via a flexible cystoscope for recurrent non-muscle-invasive bladder cancer: initial clinical experience. *BJU Int* 2008; 102:1115–8.

70. Ruszat R, Seitz M, Wyler SF, Abe C, Rieken M, Reich O, Gasser TC, Bachmann A. GreenLight laser vaporization of the prostate: single-center experience and long-term results after 500 procedures. *Eur Urol* 2008; 54:893–901.

71. Smith JA Jr. Laser surgery for transitional-cell carcinoma. Technique, advantages, and limitations. *Urol Clin North Am* 1992; 19:473–83.

72. Soler-Martinez J, Vozmediano-Chicharro R, Morales-Jimenez P, Hernandez-Alcaraz D, Vivas-Vargas E, Santos Garcia-Vaquero I, Baena-Gonzalez V. Holmium laser treatment for low grade, low stage, noninvasive bladder cancer with local anesthesia and early instillation of mitomycin C. *J Urol* 2007; 178:2337–9.

73. Yang Y, Wei ZT, Zhang X, Hong BF, Guo G. Transurethral partial cystectomy with continuous wave laser for bladder carcinoma. *J Urol* 2009; 182:66–9.

74. Zhu Y, Jiang X, Zhang J, Chen W, Shi B, Xu Z. Safety and efficacy of holmium laser resection for primary nonmuscle-invasive bladder cancer versus transurethral electroresection: single-center experience. *Urology* 2008; 72:608–12.

第 25 章

膀胱标本的处理与报告

25.1 **标本处理** 550

25.1.1 活检组织和经尿道切除标本 550

25.1.2 膀胱切除术、膀胱前列腺切除术

和盆腔脏器切除术（整块切除）

标本 552

25.1.3 部分膀胱切除术和脐尿管切除

标本 554

25.1.4 淋巴结取材 554

25.2 **病理报告** 555

25.2.1 概述 555

25.2.2 肿瘤大小 557

25.2.3 肿瘤大体形态 560

25.2.4 肿瘤多灶性 560

25.2.5 组织学类型 561

25.2.6 组织学分级 561

25.2.7 肿瘤生长方式 561

25.2.8 淋巴血管侵犯 561

25.2.9 神经周侵犯 563

25.2.10 手术切缘 563

25.2.11 组织人工假象 565

25.2.12 治疗效应 565

参考文献 566

25.1 标本处理

最近已将膀胱标本的处理及报告标准化[1-23]。最常见的膀胱标本是内窥镜活组织检查标本，以及经尿道膀胱切除（TUR）标本。其他标本包括膀胱切除术（部分或全膀胱），膀胱前列腺切除术，盆腔脏器切除术（整块切除）及憩室切除术。脐尿管手术切除物包括膀胱顶、脐尿管及脐窝。

25.1.1 活检组织和经尿道切除标本

小的非浸润性的乳头状肿瘤常采用冷杯钳、热疗钳或者小的热疗套圈切除进行活组织检查（图 25.1）。在计算机化的 X 线断层照相术引导下，用 1.2mm 的切割线，透过膀胱壁进细针穿刺活检，可获得极好的活组织检查结果[24]。热灼人为假象会使得标本无法评估（图 25.2）。这些病例需要重新活检。为了防止组织扭曲变形，在切除后，必须立刻小心地将这些标本放入固定液中。组织可固定在福尔马林或者甲醛生理盐水中，但对于膀胱活检标本，苦味酸固定液可提供更好的保存效果[25]。对于临床怀疑的病变，取样时必须保证足够的深度（图 25.3）。

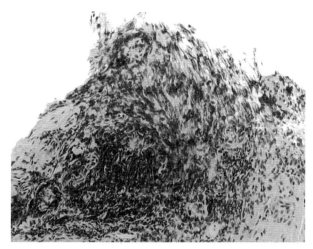

图 25.2 膀胱组织的冷杯钳活检标本，因热灼人工假象严重变形，这个发现无法解释，建议额外的活检

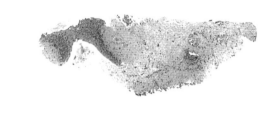

A

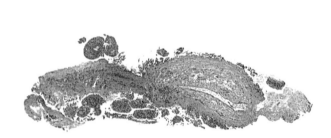

B

图 25.3 在膀胱小的活检标本中，深切很有用。（A）最初的切片未显示任何有意义的病理图像。（B）深切（同一个组织块）显示出一个低级别乳头状尿路上皮癌的图像

通常用热疗套圈经尿道切除大的新生物样本，形成宽度大约 6mm，长度不等的组织条。另外肿瘤基底部切除可用来评估浸润的深度，及有无浸润固有肌层（见第 10 章和第 11 章）。

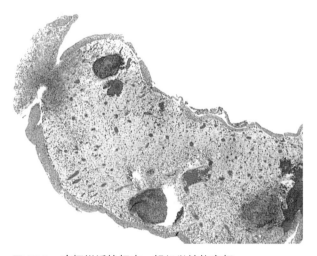

图 25.1 冷杯钳活检标本，组织学结构良好

尿路上皮任何红斑或天鹅绒般的区域都需取样排除尿路上皮原位癌。同样需要在膀胱镜下随机的活检远离肿瘤部位的正常尿路上皮，用来确定浸润的范围。目前已经有提议，在膀胱四个象限的预定部位随机活检取样[26-31]。一些泌尿科医师也建议对尿道进行活检取样，来确定疾病的范围，尤其是 2 级或 3 级（高级别）乳头状尿路上皮癌或尿路上皮原位癌的患者（表 25.1）[28,32,33]。

膀胱经尿道切除术及膀胱活检标本为泌尿科医师提供诊断及预后信息，以便制定监护及治疗方案，以及预测肿瘤对治疗的反应。活检标本组织必须全部包埋进行组织学检查。通过膀胱镜获得的活检组织常常大小不一。每一个小的活检必须至少获得两个层次的切面，正确定向膀胱肿瘤的活检标本是很难的，有时有必要重新包埋及定向组织，以便评估浸润深度。

经尿道切除标本必须总计重量，必须记录受累组织条的数量，以及总的肿瘤大小。避免标本盒装的过满。在这些标本中，可肉眼明显辨认出乳头状肿瘤，必须记录及进行组织学检查。建议全部标本都进行组织病理学检查，但一些实验室倾向于建议检查具有代表性的样品。局部取样的标本中，必须努力选取含有肌肉的碎片；如果仅局部取样，也必须规定标本检查的比例。当样本中没有可评估的固有肌层，必须检查所有的组织（或者，最低限度必须检查 10 块）。

如果肿瘤是非浸润性的，有必要检查所有残

表 25.1　膀胱活检/经尿道膀胱切除标本的报告[a]

大体发现
冷杯钳活检组织
组织碎片大概数目，总体积
是否存在乳头状生长结构
所有的组织碎片都必须检查

经尿道膀胱切除标本
组织碎片大概数目，总体积
切除的组织碎片总重量
如果没全部包埋，描述组织包埋的比例
显微镜下发现
总的评估
表面上皮（完整，溃疡，剥脱）
是否存在固有肌层（逼尿肌）
如果热灼人为假象影响评估，必须描述
肿瘤评估
解剖位置（如果可以）
组织学诊断
详细说明是浸润性或非浸润性尿路上皮癌
组织学分级（我们推荐同时使用 1973 版及 2004 版 WHO 分级系统）
总的结构（如乳头状，平坦型，溃疡型，实性，或结节状）
浸润方式（结节状，小梁状，或弥漫性）
有无淋巴管侵犯
浸润范围（详细说明是否浸润间质，以及浸润深度）
浸润至黏膜固有层
提供浸润范围及/或深度
活检标本中黏膜肌不是均匀地出现的，所以不一定要报告是否浸润黏膜肌
浸润至固有肌层（逼尿肌）
活检标本不能对 T2 期进一步分期（pT2a 与 T2b）
描述肿瘤的分期（如至少 T1，或 T2）
在评注中说明需要完整切除肿瘤才能准确分期
活检标本不能对 T2 期进一步分期（pT2a 与 T2b）
因为脂肪组织可见于膀胱全层，所以活检标本中出现脂肪浸润不一定提示膀胱外浸润（T3）
邻近的黏膜情况
有无异型增生或原位癌
其他发现：肠化，腺性膀胱炎，鳞状上皮化生

注：[a] 在初始标本的评估中，至少需要 10 个蜡块。如果明确有黏膜固有层的浸润，需要检查全部的标本去排除固肌层的浸润，进一步评估浸润的范围。

留的标本，确切排除间质浸润。如果初始的样本中存在黏膜固有层的浸润，建议检查额外的样本排除固有肌层的浸润。推荐泌尿科医师将表浅的与深部的肿瘤基底分开存放容器中，以便鉴定固有肌层的浸润。近来有提议，任何p1期的肿瘤，在最初的TUR后三月，必须再进行额外的TUR，重新对肿瘤进行分级。上述那些标准适用于这个情况。

常规报告标本中固有肌层有无浸润，当无癌存在时，对外科手术质控是有帮助的，但并不是所有的病理医师都会在报告中描述；笔者认为在报告中这是一个有用的陈述。TUR标本不能评估固有肌层浸润的程度（1/2肌层内 vs 1/2肌层外），合理的描述只能存在于至少p2期的肿瘤中。活检标本中出现脂肪组织，并不能明确提示膀胱外的侵犯，因为在固有层及肌层都可存在脂肪[36,37]。

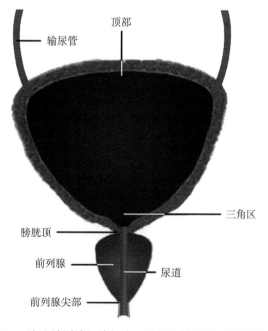

图 25.4 膀胱前列腺切除标本。必须取材肿瘤，膀胱颈，三角区，前壁，后壁，侧壁，顶部，输尿管口（包括壁内部分），切缘（输尿管，尿道，以及膀胱周软组织），及任何看上去异常的膀胱黏膜。前列腺的取材按照前列腺根治切除标本的规范化指南

25.1.2 膀胱切除术、膀胱前列腺切除术和盆腔脏器切除术（整块切除）标本

这些标本的处理过程可概括为三步：①标本定向及有关解剖学结构的辨别（如输尿管）；②标本的固定；③标本的取材（图 25.4，表 25.2）。膀胱表面覆盖的腹膜是可靠的解剖标志。不管是男性还是女性患者，膀胱后壁腹膜比前壁腹膜位置低。如果存在其他盆腔器官，同样可以用来判定标本的方向。男性膀胱后方毗邻直肠、精囊腺，下方毗邻前列腺，前方毗邻耻骨及腹膜。女性阴道位于膀胱后方，子宫位于膀胱上方。当明确标本方向，如果存在两侧输尿管，必须辨别输精管。输尿管固定后更易确定位置和取材，必须记录输尿管的长度及直径，以及膀胱的外部体积。必须墨汁染色标记膀胱的外壁。

表 25.2　膀胱切除术标本的报告

大体发现
　新鲜或固定标本
　标本的性质：部分膀胱切除术，膀胱根治手术，膀
　　　胱前列腺切除术，盆腔脏器切除术
　可辨认的解剖结构、肿瘤及其他可辨认病变的三围
　　　测量结果
　　　累及的部位
　　　生长方式（乳头状、平坦型、溃疡型、实性/
　　　　　结节状、弥漫性、模糊不清的）
　　　肉眼评估浸润情况（至黏膜固有层，或固有
　　　　　肌层）
　　　肉眼评估膀胱外脂肪浸润
　　　肉眼评估邻近器官的浸润，如前列腺，输尿
　　　　　管，尿道，子宫，阴道，或骨盆及腹壁
　　　肉眼评估边缘状况
　淋巴结
　　淋巴结样本的位置及数目
　　　需要报告淋巴结对剖取材还是全部取材
　　　需要报告肉眼可见的淋巴结转移癌

续 表

显微镜下发现

　　肿瘤的解剖位置

　　组织学诊断

　　肿瘤大小及多灶性

　　组织学分级（推荐同时使用 1973 版及 2004 版
　　　　WHO 分级系统）

　　浸润方式（结节状，小梁状，或弥漫性）

　　浸润范围（病理学分期）

　　　　无浸润［（pTa 或 pTis）］

　　　　浸润至固有层（pT1）

　　　　浸润至固有肌层 1/2 内或以外（pT2）

　　　　浸润至膀胱周软组织（pT3）

　　　　肿瘤发生于憩室中（详细描述是否存在逼尿肌）

　　手术切缘

　　　　输尿管切缘

　　　　尿道切缘

　　　　膀胱周软组织切缘

　　　　盆腔软组织切缘（盆腔蔓延的标本）

　　有无淋巴管侵犯

　　其他上皮内异常

　　　　邻近的黏膜是否存在异型增生和原位癌，包
　　　　　　括 Paget 样播散的原位癌

　　　　病变部位及多灶性

　　　　其他发现，包括肠化，鳞化，治疗效应

肿瘤侵犯邻近器官的范围

　　前列腺

　　　　累及前列腺尿道部伴或不伴间质浸润

　　　　累及前列腺腺泡伴或不伴间质浸润

　　　　前列腺间质浸润

　　　　癌经过膀胱颈直接进入前列腺的范围

　　　　膀胱外直接侵犯进入前列腺间质的范围

　　　　经过前列腺内的上皮或膀胱外直接侵犯至
　　　　　　精囊腺

　　输尿管和尿道

　　　　报告黏膜的任何异型增生/肿瘤性改变，
　　　　　　包括 Paget 播散的原位癌

　　　　报告侵犯邻近固有层或固有肌层

　　精囊腺

　　　　报告浸润癌经过上皮或直接侵犯至精囊腺

　　阴道/子宫

　　　　报告其直接蔓延或转移

　　直肠、盆腔和腹腔壁

　　　　报告直接蔓延或转移

续 表

　　淋巴结情况

　　　　报告取材的淋巴结数量

　　　　报告是否存在转移

　　　　如有转移，在报告中说明以下情况：

　　　　　　阳性淋巴结数量

　　　　　　最大转移灶的直径

　　　　　　是否存在淋巴结外蔓延

　　最终病理学分期（使用 2010 TNM 分期系统）

　　辅助研究结果（如有）

　　　　与冰冻切片诊断的关联（如有）

　　　充分的标本固定是组织学准确评估的前提。建议大膀胱标本用福尔马林固定过夜。有人推荐将福尔马林注入膀胱内，可通过 Foley 导管经尿道注入，也可在尿道被固定夹紧的情况下，用一大径规格的注射针通过膀胱顶部注入。推荐在福尔马林固定前打开膀胱，从前方打开膀胱，从尿道到膀胱顶，反转膀胱黏膜便于近距离检查。黏膜任何细微的改变，如颗粒状、溃疡形成、出血或红斑，都需要仔细描述记录。如果发现明显的肿瘤，需要描述记录大小、部位、形态（平坦型、乳头状、实性/结节状；无蒂的、外生性、内生性或溃疡型），颜色以及质地。

　　　标本充分固定后，开始进行输尿管切缘及尿道切缘的取材。当标本包括前列腺，远端尿道切缘在前列腺尖的末端。在三角孔处打开输尿管，检查有无狭窄、扩张、溃疡、憩室或外生性病变。当确定肿瘤位于膀胱内，必须将肿瘤以及膀胱壁全层切开，必须大量全面地取材，以便明确分期，分级及组织学类型。对于大的肿瘤，根据肿瘤的直径，至少每一厘米都必须一个切面，通过这样的方式进行取材，去明确肿瘤与邻近的尿路上皮的关系、浸润的最大深度以及外部的软组织边界。对于大的外生性肿瘤，必须对肿瘤的基底部进行取材，充分评估浸润范围。由于膀胱癌形成的区域效应，看上去正常的黏膜也可检测出隐匿的多灶性癌。从膀胱颈到膀胱顶，以 5mm 的间距将全膀胱横断切开。仔细查找膀胱周脂肪内的淋巴结，有无肉眼的脂肪浸润必须描述记录。

最少量的取材如下：肿瘤（3 块以上，取决于肿瘤的大小）、膀胱颈（1 块）、三角区（2 块）、前壁（2 块）、后壁（2 块）、侧壁（2 块）、顶部（2 块）、输尿管口（包括壁内部分）、切缘（输尿管、尿道以及膀胱周软组织）、任何看上去异常的膀胱黏膜，以及膀胱周淋巴结均需取材[38]。最初的样本取材中，建议根据肿瘤的直径，至少每一公分取一块，最多取 10 块。

手术前的治疗或者重复的 TUR 可使得残留的肿瘤非常不明显。由于 TUR 技术越来越先进，膀胱切除标本中，T0 期癌的发生率增加（见第 11章）。对于这样的病例，需要广泛取材，特别注意看上去异常的黏膜，以及之前肿瘤切除的部位。

对于一个膀胱前列腺标本，从前列腺尿道到膀胱顶部，将从前方打开膀胱。仔细检查尿道黏膜，寻找肿瘤蔓延至前列腺尿道的证据。根据已建立的规则检查前列腺，进行病理学评估，给予基本的前列腺切除标本报告。从尖部到基底部，以 5mm 为间距将前列腺横断切开，切面与腺体后表面垂直。如果肿瘤明显肉眼可见，需要重点描述记录肿瘤位于中央区前列腺尿道，还是更周围一点，这是因为前列腺癌常发生的区域为外周带。膀胱颈部取材非常重要，因为这是尿路上皮癌侵犯前列腺间质的重要途径[39]。最近大量的膀胱前列腺切除全标本包埋分析，强调了彻底的前列腺取材的重要性[40]。

对于盆腔脏器切除标本，根据规范化标准评估直肠、子宫、阴道这些器官。盆腔软组织边缘需要描述记录。因为子宫与直肠位于膀胱后方，优先选择从前面打开膀胱，便于尿路上皮肿瘤描述记录，以及评估肿瘤与这些器官的关系，进行分期。需要取材确定每一个盆腔器官的存在，及证明肿瘤与这些结构之间的关系。这些取材块也可证明每一器官的手术切缘，以及检查每一器官的主要疾病。

25.1.3 部分膀胱切除术和脐尿管切除标本

部分膀胱切除术标本（包括憩室切除），必须根据膀胱根治切除标本指南固定标本及取材（见前面的讨论）。组织边缘进行墨汁染色标记，因为这些代表外科手术的膀胱壁边缘。脐尿管肿瘤切除术是部分膀胱切除术的一个变异体。这些标本由膀胱顶连着脐尿管组成，包括脐窝。墨汁染色标记软组织边缘后，沿着从膀胱到脐窝的长轴方向连续切开脐尿管。用于组织学检查的除了膀胱的标准取材块，还有大量脐尿管的十字取材块。必须恰当进行脐尿管周围软组织边缘以及脐窝周皮肤边缘的取样，用于组织学检查。

25.1.4 淋巴结取材

膀胱的区域淋巴结是髂总动脉分叉以下的盆腔淋巴结，包括下腹、闭孔、髂骨（内侧、外侧或未特殊说明的）、膀胱周、骨盆（未特殊说明的）、骶骨（骶骨旁和骶骨岬），以及骶骨前淋巴结。髂总淋巴结为远处转移部位，分期为 M1 期[41]。目前分区方法是以阳性淋巴结的数目及大小为基础的。

最近的研究强调了淋巴结密度的重要性[42]，建议报告中清楚地记录淋巴结取材的数目。与结肠癌不同，没有规定最少需要取材多少淋巴结，

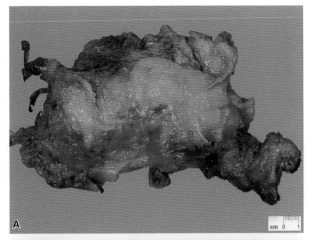

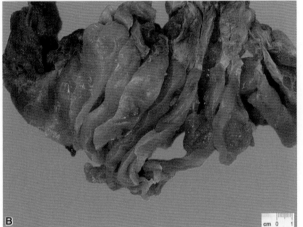

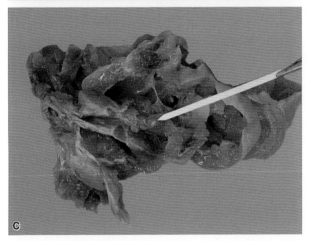

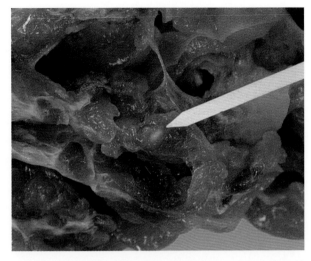

图 25.6　淋巴结显示液有助于从脂肪组织中恢复隐藏的淋巴结。箭头指的是一显示出来的淋巴结

建议至少取 8 枚淋巴结。在疑难病例中，可用一些清理方法寻找发现淋巴结，可能淋巴结在膀胱周脂肪中，因此，除了其他盆腔淋巴结外，在这个区域必须彻底的寻找。淋巴结显示液（LNRS）有助于从脂肪组织中恢复隐藏的淋巴结（图 25.5 和 25.6）。

25.2　病理报告

25.2.1　概述

病理报告不仅包括临床上有用的大体及显微镜信息，还包括临床相关的病史信息[1,1,4-9,11,14,16]。膀胱癌报告必须包括标本类型、肿瘤的解剖位置、大小、形态、组织学类型、组织学分级、TNM（肿瘤、淋巴结及转移）分期、肿瘤生长方式、手术切缘状态、治疗效果、淋巴管侵犯及其他上皮内病变（表 25.1 和 25.2）。这些参数列于表 25.1 和 25.2，图解了膀胱癌活检及膀胱切除标本报告的概要形式。不管肿瘤是什么类型，都必须应用 2010TNM 分期系统发膀胱癌病理报告

图 25.5　淋巴结切除大体标本。（A）这里呈现的是从膀胱根治标本中分离出来的结节的大体图像。图拍摄于福尔马林固定后。注意标本的脂肪本质，以及缺乏任何容易辨认的淋巴结。（B）图显示的是组织固定 12 小时后，用淋巴结显示液的效果（本例是应用的 Carnoy 固定液）。注意脂肪组织变淡。（C）彻底地切开后，通过与邻近的脂肪组织比较，淋巴结呈更明亮的白色，明确找到一枚淋巴结（箭头处）

（见第 11 章）。

活检报告必须记录送检的是什么组织。分开的活检，包括随机活检，需要单独进行报告。对于尿路上皮恶性肿瘤患者来说，一份"活检组织表面剥脱"报告，与一份"未见肿瘤"报告明

显不同[10]。同样，有无固有肌层的浸润，对于浸润黏膜固有层来说，有不同的含义。需要注意区分黏膜固有层内薄的、不连续的黏膜肌层，与固有肌层（图 25.7 ~ 25.10；见第 10 章）。浸润浅肌层的说法是不恰当的。必须清楚报告受累肌肉的类型，浸润黏膜肌层（T1 期癌），浸润逼尿肌（T2 期癌）。根据黏膜肌层浸润深度进行分期没有被推荐[43]，但是，浸润范围指南是临床感兴趣的，必须在报告中体现出，可考虑用目镜测微计测量浸润深度[44-46]。较其他 T1 期膀胱癌患者，浸润深度小于 1.5mm 患者的预后要好得多[46]。

固有肌层（逼尿肌）有或缺失，不管是否有浸润，都必须在报告中指出，作为判定切除标本

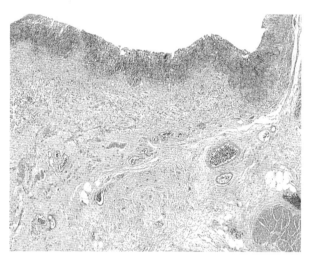

图 25.7　膀胱壁的黏膜固有层。注意黏膜肌（左中部区域），与右下角厚束状的固有肌层的对比

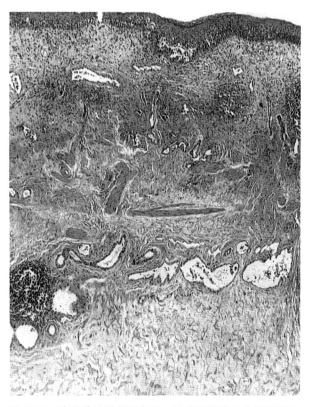

图 25.8　膀胱壁的黏膜固有层。注意黏膜肌（中间区域）

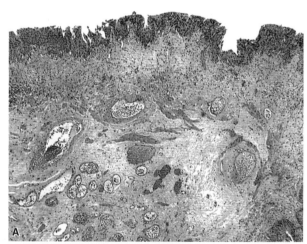

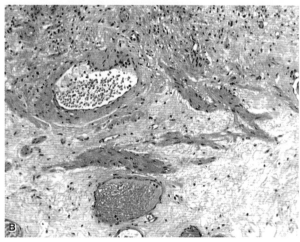

图 25.9　黏膜肌（A 和 B）

范围是否充分的指征。在膀胱活检或者 TUR 标本中，T2 期膀胱癌亚分期（T2a 与 T2b）是不可行的，因为见不到逼尿肌全层的厚度。"表浅肌层的浸润"这个名词在病理报告中会导致混淆。因此，必须避免这样的报告。对于浸润性膀胱癌的活检或者 TUR 标本，一些泌尿科医师建议在病理报告中体现出病理分期（T1 或 T2）。在这样的病例中，推荐报告中标明"至少"pT1 或 pT2 期。

膀胱壁的黏膜固有层及固有肌层都存在脂肪组织（图 25.11）。因此，膀胱活检或者 TUR 标本中出现脂肪的浸润，不一定提示为高分期（pT3）癌。目前，对于 TUR 标本，没有任何可靠的方法去预测癌是否蔓延至膀胱外[47]，然而，如果肿瘤浸润深度达到 4mm 或更深，有很大可能性有膀胱外蔓延[48]。

对于膀胱活检及 TUR 标本，提及是否存在淋巴管侵犯，及注释明确的组织学变异型，如尿路上皮癌微乳头状及巢状变异型，这尤为重要[1,2,49]。对于存在淋巴管侵犯、微乳头状变异型或巢状变异型的尿路上皮癌患者，常考虑用强力的治疗。

膀胱标本的报告书写标准已经统一（表 25.3 和 25.4），美国病理学院（CAP）指出合格的实验室都必须应用 CAP 癌症报告指南。

25.2.2　肿瘤大小

病理报告必须包括最大肿瘤的体积，以及多个病灶的信息。对 249 名 Ta 及 T1 期癌症患者研究分析，Heney 等发现肿瘤的大小是癌症发展的一个显著的预测因子[50]。肿瘤大于等于 5cm 的患者中，35% 发展到浸润固有肌层或者转移，而肿瘤小于 5cm 的患者中，仅有 9% 有进一步发展[50]。

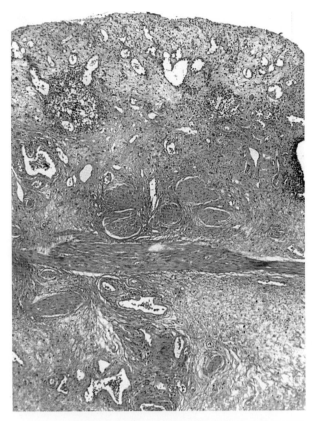

图 25.10　肥厚的黏膜肌。在定向不准的或者破碎的活检标本中，可能很难与固有肌层（逼尿肌）区分

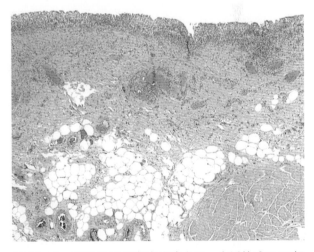

图 25.11　脂肪组织贯穿膀胱壁全层。在活检或 TUR 标本中，出现脂肪浸润并不能提示膀胱外的蔓延（pT3 期膀胱癌）

一研究发现肿瘤的大小是无远处转移生存期的一个独立预测因子，但不是总生存期的预测因子[51]。在最近的膀胱切除标本组中，肿瘤的大小是无远

表 25.3　膀胱癌患者的活检及经尿道膀胱切除标本检查指南（CAP 清单，2011）

手术方式
——活检
——TURBT
——其他（特殊说明）
——未特殊说明

组织学类型
——尿路上皮（移行上皮）癌
——尿路上皮（移行上皮）癌伴鳞状分化
——尿路上皮（移行上皮）癌伴腺样分化
——尿路上皮（移行上皮）癌变异型（特殊说明）
——鳞状细胞癌，经典型
——鳞状细胞癌，变异型（特殊说明）
——腺癌，经典型
——腺癌，变异型（特殊说明）
——小细胞癌
——未分化癌（特殊说明）
——混合细胞型（特殊说明）
——其他（特殊说明）
——癌，不能明确类型

相关的上皮病变（选择所有适用的）
——无明确的病变
——尿路上皮（移行上皮）乳头状瘤（WHO 2004/ISUP）
——尿路上皮（移行上皮）乳头状瘤，内翻型
——尿路上皮（移行上皮）肿瘤，低度恶性潜能（WHO 2004/ISUP）
——无法明确

组织学分级
——不适用
——无法明确

尿路上皮癌（WHO 2004/ISUP）
——低级别
——高级别
——其他（特殊说明）

腺癌及鳞状细胞癌
——GX：无法评估
——G1：分化好
——G2：中分化
——G3：分化差
——其他（特殊说明）

肿瘤的形态（选择所有适用的）
——乳头状
——实性/结节状
——平坦型
——溃疡型
——不明确的
——其他（特殊说明）

充分取材明确固有肌层有无浸润
——未发现固有肌层（逼尿肌）
——存在固有肌层（逼尿肌）
——固有肌层（逼尿肌）模糊不清

淋巴管侵犯
——未发现
——存在
——不明确

肿瘤在显微镜下的浸润范围（选取所有适用的）
——无法评估
——非浸润性乳头状癌
——平坦型原位癌
——肿瘤侵犯黏膜下结缔组织（固有层）
——肿瘤侵犯固有肌层（逼尿肌）
——TURBT 前列腺碎片样本中，尿路上皮原位癌累及前列腺尿道
——TURBT 前列腺碎片样本中，尿路上皮原位癌累及前列腺导管及腺泡
——TURBT 前列腺碎片样本中，尿路上皮癌累及前列腺间质

其他的病理学发现（选取所有适用的）
——尿路上皮异型增生（低级别上皮内瘤变）
——炎症/再生性改变
——治疗相关改变
——热灼人为假象
——囊性/腺性膀胱炎
——鳞化
——肠化
——其他（特殊说明）

处转移生存期、癌特异性生存期，及总生存期的一个独立预测因子[52,53]。肿瘤的最大直径以 3cm 为界，将患者分为不同的预后组（图 25.12）。

表 25.4 膀胱癌患者膀胱切除术（部分，全部，或根治切除；前盆腔脏器切除术）标本的检查指南（CAP目录，2011）

标本类型
——膀胱
——其他（特殊说明）
——未特殊说明的

手术方式
——部分膀胱切除术
——全膀胱切除术
——膀胱根治切除术
——膀胱前列腺根治切除术
——前盆腔脏器切除术
——其他（特殊说明）
——未特殊说明的

肿瘤部位（选取所有适用的）
——三角区
——右侧壁
——左侧壁
——前壁
——后壁
——顶部
——其他（特殊说明）
——未特殊说明的

肿瘤大小
——最大径：____cm
——其他径：____cm×____cm
——无法确定（见注释）

组织学类型
——尿路上皮（移行上皮）癌
——尿路上皮（移行上皮）癌伴鳞状分化
——尿路上皮（移行上皮）癌伴腺样分化
——尿路上皮（移行上皮）癌变异型（特殊说明）
——鳞状细胞癌，经典型
——鳞状细胞癌，变异型（特殊说明）
——腺癌，经典型
——腺癌，变异型（特殊说明）
——小细胞癌
——未分化癌（特殊说明）
——混合细胞型（特殊说明）
——其他（特殊说明）
——癌，不能明确类型

并存的上皮病变（选择所有适用的）
——无明确的病变

——尿路上皮（移行上皮）乳头状瘤（WHO2004/ISUP）
——尿路上皮（移行上皮）乳头状瘤，内翻型
——尿路上皮（移行上皮）肿瘤，低度恶性潜能（WHO2004/ISUP）
——无法明确

组织学分级
——不适用
——无法明确

尿路上皮癌（WHO2004/ISUP）
——低级别
——高级别
——其他（特殊说明）

腺癌和鳞状细胞癌
——GX：无法评估
——G1：分化好
——G2：中分化
——G3：分化差
——其他（特殊说明）

肿瘤外形（选择所有适用的）
——乳头状
——实性/结节状
——平坦型
——溃疡型
——不明确的
——其他（特殊说明）

肿瘤在显微镜下的浸润范围（选取所有适用的）
——未发现
——膀胱周脂肪
——直肠
——前列腺间质
——精囊腺（特殊说明一侧）
——阴道
——子宫及附件
——盆腔侧壁（特殊说明一侧）
——输尿管（特殊说明一侧）
——其他（特殊说明）

切缘（选取所有适用的）
——无法评价
——浸润性癌未累及切缘
——癌距离最近切缘的距离：___mm

特殊说明切缘
——浸润性癌累及切缘

续 表

特殊说明切缘
——原位癌未累及切缘
——原位癌累及切缘
——特殊说明切缘

淋巴管血管侵犯
——未发现
——存在
——不明确

病理学分期（pTNM）
TNM描述符号（只有当适用时需要）（选取所有适用的）
——m（多发的原发性肿瘤）
——r（复发）
——y（治疗后）

原发性肿瘤（pT）
——pTX：无法评估原发肿瘤
——pT0：无原发肿瘤的证据
——pTa：非浸润性乳头状癌
——pTis：原位癌“平坦型肿瘤”
——pT1：肿瘤浸润上皮下结缔组织（固有层）
pT2：肿瘤浸润固有肌层（逼尿肌）
——pT2a：肿瘤浸润浅表固有肌层（1/2 内）
——pT2b：肿瘤浸润浅表固有肌层（1/2 外）
pT3：肿瘤浸润膀胱周组织
——pT3a：显微镜下
——pT3b：显微镜下（膀胱外肿块）
pT4：肿瘤侵犯任何以下组织：前列腺间质，精囊腺，子宫，阴道，盆腔壁，腹壁
——pT4a：肿瘤侵犯前列腺间质，或子宫，或阴道
——pT4b：肿瘤侵犯盆腔壁，或腹壁

区域淋巴结（pN）
——pNX：无法评估淋巴结
——pN0：无淋巴结转移
——pN1：真骨盆内一个区域淋巴结转移（下腹、闭孔、髂外，或骨前淋巴结）
——pN2：真骨盆内多个区域淋巴结转移（下腹、闭孔、髂外，或骨前淋巴结）
——pN3：髂总淋巴结转移
——未发现，或未取到淋巴结
——检查到的淋巴结数目
特殊说明：_____
——不能确定淋巴结数目（解释）
——受累淋巴结的数目（任何大小）
特殊说明：_____
——不能确定淋巴结数目（解释）

续 表

远处转移（pM）
——pM0：无远处转移
——pM1：远处转移
如果知道，需特别说明部位：

其他病理学发现（选取所有适用的）
——前列腺腺癌（应用前列腺癌指南）
——尿路上皮（移行上皮）癌累及尿道，前列腺导管，及腺泡，伴或不伴间质浸润（应用尿道癌指南）
——尿路上皮异型增生（低级别上皮内瘤变）
——炎症/再生性改变
——治疗相关改变
——囊腺性膀胱炎
——鳞化
——肠化
——其他（特殊说明）

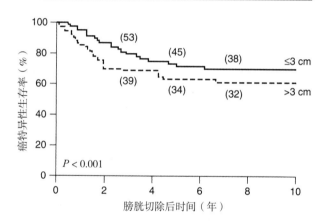

图 25.12　218 名膀胱根治切除手术患者，根据肿瘤的大小不同，对应的癌特异性生存率差异（P<0.001）。肿瘤的大小作为持续变量进行分析，中位值（3cm）作为界限用于研究。括号里的数值显示的分别是随访观察3、5、7年的患者数目

25.2.3　肿瘤大体形态

CAP肿瘤指南及目录包含报告中下述的肿瘤形态：乳头状、实性/结节状、平坦型、溃疡型、模糊不清的或其他特殊型，这些参数的临床作用及预后价值目前还不完全明确。

25.2.4　肿瘤多灶性

同一患者多灶肿瘤的发展，不管是同时还是

异时，是尿路上皮恶性肿瘤一个常见的特征[54-57]。恶化前的改变，如异型增生或原位癌，常发现于浸润性膀胱癌癌旁尿路上皮黏膜[58-59]。膀胱切除标本中，尿路上皮的遗传改变与非典型基因的定位研究，明确了区域癌化在多灶性尿路上皮肿瘤，特别是早期肿瘤发展中的重要性。研究证明，多灶性尿路上皮癌通过独立共存的基因事件，于下尿道多个位置产生[60,61]。然而，其他研究提示多灶性尿路上皮癌是单克隆起源的。在多灶性癌病例中，每一个肿块的位置及大小需要在大体描述中呈现。一些研究提示，肿瘤的多灶性，与尿路上皮癌患者的不良预后相关[50,56,57,64]。在这些研究中，大部分病例仅限于早期（Ta 及 T1）的尿路上皮癌。最近，对包含更多进展期癌的膀胱切除标本进行研究，显示肿瘤的多灶性不具有预后的重要价值[53]。

25.2.5　组织学类型

必须在报告中清楚显示组织学类型及变异型（见第 6 章及第 12~23 章正确分类）。

25.2.6　组织学分级

组织学分级对非浸润性尿路上皮癌的作用最大，不管 1973[65]还是 2004[66]WHO 分级系统都可用于这个目的。本书推荐在报告中同时应用 1973 及 2004 版 WHO 分级系统[1,2,67]。已经推行的 4 级分级系统，比 1973 与 2004 版 WHO 分级系统都有优势；（图 25.13 见第 9 章）。浸润性尿路上皮癌的组织学分级作用有限，因为这些肿瘤大部分是高级别或尿路上皮癌 3 级（见第 9 章）[47,48]。

25.2.7　肿瘤生长方式

膀胱肿瘤常可见不同的生长方式。Jimenez

等提议根据生长方式对浸润性膀胱癌进行分类，他们指出三种常见方式：结节状、小梁状及弥漫性[69]。弥漫性生长的病变具有狭窄的条索状生长，或单个细胞散在间质中。这些肿瘤细胞高度多形性，或小而未分化。这种生长方式肿瘤中常见促结缔组织增生及坏死。非弥漫生长（结节状或小梁状）的肿瘤的中位生存期 85 个月，而弥漫生长的肿瘤预后差，中位生存期 29 个月[69]。最近的一个研究强调突出了评估肿瘤的生长方式的重要意义[70]。结节状、小梁状及弥漫性尿路上皮癌未转移 5 年生存率分别为 94%、74%、12%[70]。

25.2.8　淋巴血管侵犯

淋巴血管侵犯的发生率不定，有报道称可高达 42%（图 25.14~25.16）[71]。不管是膀胱 TUR 标本还是膀胱切除标本，出现淋巴血管的侵犯提示不良预后，并且淋巴血管侵犯情况必须体现在报告中[71-80]。伴及不伴淋巴血管侵犯的 5 年癌特异性生存率分别为 87%、65%[78]。在另一项 283 例膀胱根治术标本的研究中，血管侵犯、病理分期及淋巴结转移都是癌特异性生存率的独立预测因素[77]。近期，对膀胱根治标本根据淋巴血管侵犯进行分级的大部分研究中，显示这个参数是癌特异性生存率的最重要的预测因素（$P=0.009$），超过临床 pT 分期（$P=0.03$）[79]

由于浸润性癌巢周边有人工裂隙，常常很难明确是淋巴血管侵犯[13,81]。人工收缩明显，几乎都均匀地出现在尿路上皮癌的微乳头状变异型中[40]。在有怀疑的病例中，免疫组化 CD31 或 CD34 可着色标记被覆内皮的血管。当出现脉管或淋巴管侵犯，无论免疫组化染色是否辅助明确这一发现，都必须在报告中体现。免疫组化直接对内皮

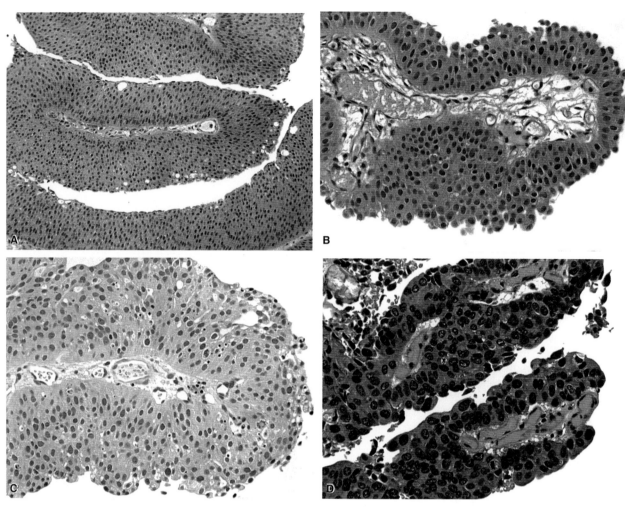

图 25.13 根据新的指南，组织学分级（见第 9 章）。（A）尿路上皮癌 1 级（低级别）;（B）尿路上皮癌 2 级（低级别）;（C）尿路上皮癌 3 级（高级别）;（D）尿路上皮癌 4 级（高级别）

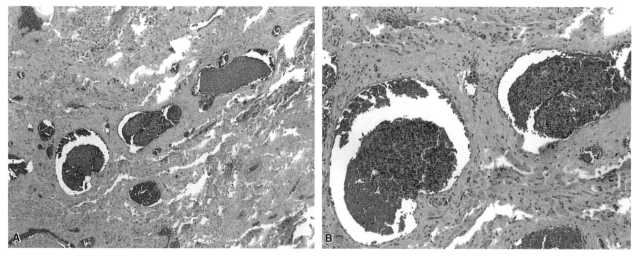

图 25.14 淋巴血管侵犯（A 和 B）

细胞的染色研究发现，HE 检查中所谓的脉管侵犯，最后被证实的少于 40%[9]。

25.2.9　神经周侵犯

在进展期膀胱癌中，神经周侵犯的发生率很高（图 25.17 ~ 25.19）。Leissner 等发现在 283 例膀胱根治标本中，47% 出现神经周侵犯[77]。神经周侵犯常出现在尿路上皮癌脂肪浸润的前面。神经周侵犯的预后意义不确定。在多变量分析中，神经周侵犯不是患者预后的独立预测因素[77,82]。

25.2.10　手术切缘

软组织手术切缘阳性是一显著的不利预后

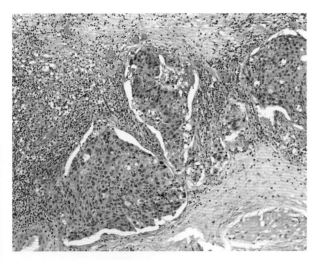

图 25.15　淋巴血管侵犯

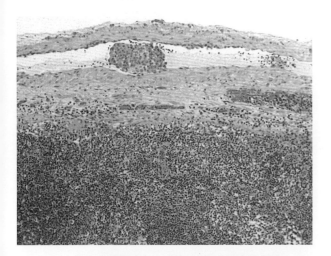

图 25.16　淋巴血管侵犯，一淋巴结的边缘窦脉管内

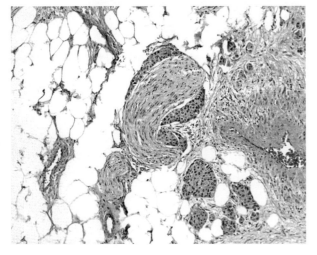

图 25.17　神经周侵犯

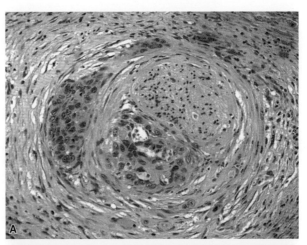

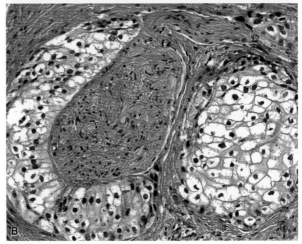

图 25.18　神经周侵犯（A 和 B）

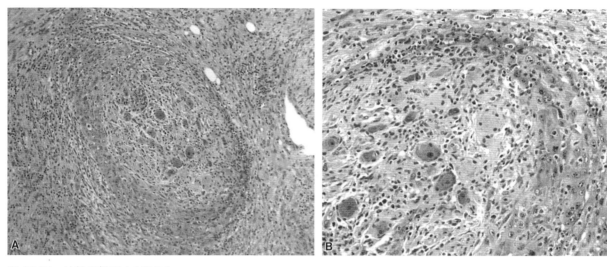

图 25.19　神经周侵犯（A和B）

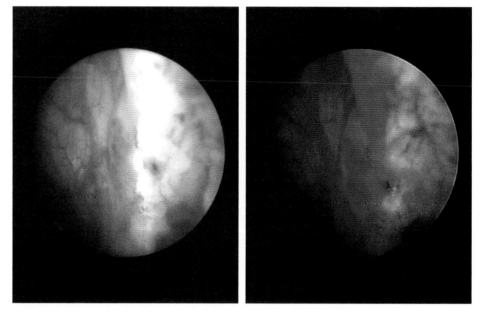

图 25.20　阳性切缘通过标准的白光膀胱镜（左），及荧光膀胱镜（右）显现。氨基己糖氨基酮戊酸盐导致感光的紫质优先蓄积在迅速增生的肿瘤细胞中。当暴露在蓝光中时，这些紫质发出氨基己糖氨基酮戊酸盐

因素[39,53,73]，如果切缘发现肿瘤，那么认为这表明患者残留肿瘤组织（图 25.20 ~ 25.22）。根据墨汁染色的切缘阳性是通过大体检查发现，还是显微镜下发现，切缘阳性分为肉眼阳性或显微镜下阳性。在现代组中，软组织切缘阳性的发生率为4%，并且软组织切缘阳性与癌生存率低相关[39,53]，伴及不伴阳性手术切缘的 5 年肿瘤特异性生存率分别为 32%、72%（图 25.23）[53]。手术切缘阳性的患者，无一生存期大于 10 年的[53]。

在病理报告中，必须分别详细描述手术切缘情况，尤其是阳性时。下述的切缘必须分别报告：左右输尿管、尿道、膀胱周软组织以及盆腔软组织切缘（盆腔蔓延标本）。在尿道腺癌病例中，包括部分膀胱切除伴脐尿管切除及脐窝切除，必须详细描述脐尿管切缘（如脐尿管周围软组织，及脐边缘周围皮肤）情况。

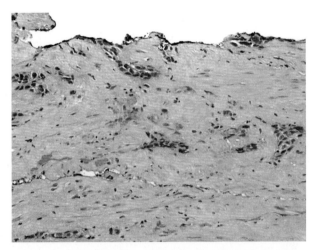

图 25.21　阳性手术切缘。肿瘤细胞存在于墨汁染色的边缘

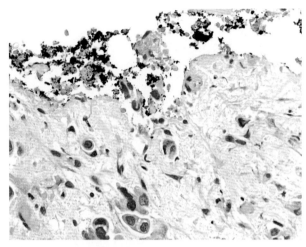

图 25.22　阳性手术切缘

一致、规范的病理评估对临床实验间治疗结果的比较，以及对研究都是很有必要的。

25.2.11　组织人工假象

当遇到重要的组织人为假象时，包括在纱布拭子的辅助下，用活检钳将组织转移去固定时发生的物理扭曲，及热疗套圈过热时导致的组织热灼变形（图 25.24 ~ 25.26；见第 10 章），病理医师都必须告诫外科医师。原位癌上皮特别薄，易

于发生部分或全部（剥脱性膀胱炎）与黏膜固有层分离。偶尔，在布氏巢中发现原位癌成分，尤其是当上面的尿路上皮剥脱时[83]，和外科医师沟通尤为重要。

25.2.12　治疗效应

病理医师需要注意不同治疗方法相关的组织学改变（见第 24 章）。病理报告必须提及有无特殊组织学类型的存在。

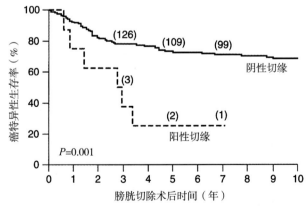

图 25.23　218 名膀胱根治切除手术患者，根据手术切缘情况，对应的癌特异性生存率差异（P=0.001）。括号里的数值显示的分别是随访观察 3、5、7 年的患者数目

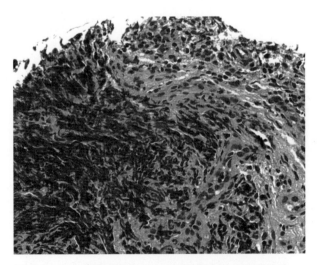

图 25.24　人为挤压假象。这个活检标本是无法评价的

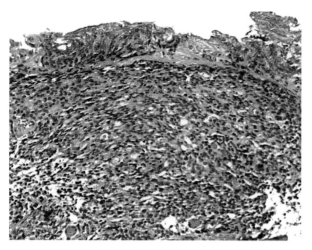

图 25.25　人为挤压假象。尽管存在人为挤压，但是前列腺特异性抗原（PSA）明确了前列腺腺癌的诊断

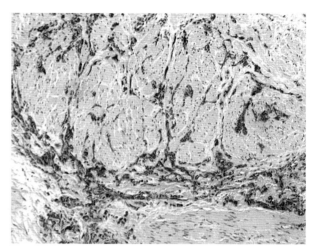

图 25.26　p2 期膀胱癌中人为挤压假象。肿瘤弥漫浸润于固有肌层

（赵　明　魏健国　尹晓娜　译）

参考文献

1. Cheng L, Montironi R, Davidson DD, Lopez-Beltran A. Staging and reporting of urothelial carcinoma of the urinary bladder. *Mod Pathol* 2009; 22(Suppl 2):S70–95.

2. Cheng L, Lopez-Beltran A, MacLennan GT, Montironi R, Bostwick DG. Neoplasms of the urinary bladder. In: Bostwick DG, Cheng L, eds. Urologic Surgical Pathology, 2nd ed. Philadelphia: Elsevier/Mosby, 2008; 259–352.

3. Lopez-Beltran A, Algaba F, Berney DM, Boccon-Gibod L, Camparo P, Griffiths D, Mikuz G, Montironi R, Varma M, Egevad L. Handling and reporting of transurethral resection specimens of the bladder in Europe: a Web-based survey by the European Network of Uropathology (ENUP). *Histopathology* 2011; 58:579–85.

4. Lopez-Beltran A, Bassi P, Pavone-Macaluso M, Montironi R. Handling and pathology reporting of specimens with carcinoma of the urinary bladder, ureter, and renal pelvis. *Eur Urol* 2004; 45:257–66.

5. Amin MB, Srigley JR, Grignon DJ, Reuter VE, Humphrey PA, Cohen MB, Hammond ME. Updated protocol for the examination of specimens from patients with carcinoma of the urinary bladder, ureter, and renal pelvis. *Arch Pathol Lab Med* 2003; 127:1263–79.

6. Recommendations for the reporting of urinary bladder specimens containing bladder neoplasms. Association of Directors of Anatomic and Surgical Pathology. *Hum Pathol* 1996; 27:751–3.

7. Herr HW, Faulkner JR, Grossman HB, Crawford ED. Pathologic evaluation of radical cystectomy specimens: a cooperative group report. *Cancer* 2004; 100:2470–5.

8. Murphy WM, Crissman JD, Johansson SL, Ayala AG. Recommendations for the reporting of urinary bladder specimens that contain bladder neoplasms. *Mod Pathol* 1996; 9:796–8.

9. Bostwick DG, Ramnani D, Cheng L. Diagnosis and grading of bladder cancer and associated lesions. *Urol Clin North Am* 1999; 26:493–507.

10. Parkinson MC, Fisher C. Gross examination of bladder specimens. *J Clin Pathol* 1991; 44:890–5.

11. Lopez-Beltran A, Bollito E, Luque RJ, Montironi R. A practical approach to bladder sampling and diagnostic reporting of pathological findings. *Pathologica* 2001; 93:688–92.

12. Lapham RL, Grignon D, Ro JY.

Pathologic prognostic parameters in bladder urothelial biopsy, transurethral resection, and cystectomy specimens. *Semin Diagn Pathol* 1997; 14:109–22.

13. Lopez-Beltran A, Cheng L. Stage pT1 bladder carcinoma: diagnostic criteria, pitfalls and prognostic significance. *Pathology* 2003; 35:484–91.

14. Hammond EH, Henson DE. Practice protocol for the examination of specimens removed from patients with carcinoma of the urinary bladder, ureter, renal pelvis, and urethra. *Arch Pathol Lab Med* 1996; 120:1103–10.

15. Murphy WM, Grignon DG, Perlman EJ, eds. Tumors of the kidney, bladder, and related urinary structures. Washington D.C.: American Registry of Pathology, 2004.

16. Murphy WM. ASCP survey on anatomic pathology examination of the urinary bladder. *Am J Clin Pathol* 1994; 102:715–23.

17. Montironi R, Mazzucchelli R, Scarpelli M, Lopez-Beltran A, Cheng L. Morphological diagnosis of urothelial neoplasms. *J Clin Pathol* 2008; 61:3–10.

18. Montironi R, Lopez-Beltran A, Scarpelli M, Mazzucchelli R, Cheng L. Morphological classification and definition of benign, preneoplastic and non-invasive neoplastic lesions of the urinary bladder. *Histopathology* 2008; 53:621–33.

19. Chandra A, Griffiths D, McWilliam LJ. Best practice: gross examination and sampling of surgical specimens from the urinary bladder. *J Clin Pathol* 2010; 63:475–9.

20. Manyak MJ, Nochomovitz LE. Cystourethroscopy, biopsy, and tissue preparation. In:

Nochomovitz LE, ed. Bladder Biopsy Interpretation. New York: Raven Press, 1992.

21. Murphy WM, Beckwith JB, Farrow GM. Tumors of the kidney, bladder, and related urinary structures. In: Rosai J, ed. Atlas of Tumor Pathology, 3rd ed., Fascicle 11. Washington, DC: Armed Forces Institute of Pathology, 1994:202–48.

22. Recommendations for the reporting of urinary bladder specimens containing bladder neoplasms. Association of Directors of Anatomic and Surgical Pathology. *Am J Clin Pathol* 1996; 106:568–70.

23. Lesourd A, Billerey C. [Protocol for the pathologic examination of cystectomy and cystoprostatectomy specimens. Proposal for a standardized form]. *Ann Pathol* 2000; 20:85–90.

24. Malmstrom PU, Lonnemark M, Busch C, Magnusson A. Staging of bladder carcinoma by computer tomography-guided transmural core biopsy. *Scand J Urol Nephrol* 1993; 27:193–8.

25. Murphy WM, Ramsey J, Soloway MS. A better nuclear fixative for diagnostic bladder and prostate biopsies. *J Urol Pathol* 1993; 1:79–87.

26. Kirkali Z, Chan T, Manoharan M, Algaba F, Busch C, Cheng L, Kiemeney L, Kriegmair M, Montironi R, Murphy WM, Sesterhenn IA, Tachibana M, Weider J. Bladder cancer: epidemiology, staging and grading, and diagnosis. *Urology* 2005; 66:4–34.

27. Parsons KF, Scott AG, Traer S. Endoscopic biopsy in the diagnosis of peripheral denervation of the bladder. *Br J Urol* 1980; 52:455–9.

28. Sakamoto N, Tsuneyoshi M,

Naito S, Kumazawa J. An adequate sampling of the prostate to identify prostatic involvement by urothelial carcinoma in bladder cancer patients. *J Urol* 1993; 149:318–21.

29. Soloway MS, Murphy W, Rao MK, Cox C. Serial multiple-site biopsies in patients with bladder cancer. *J Urol* 1978; 120:57–9.

30. Vicente Rodriguez J, Laguna Pes P, Salvador Bayarri J, Algaba F, Santaularia Segura JM, Villavicencio Mavrich H. [Endoscopic biopsy in the staging of infiltrating tumor of the bladder]. *Arch Esp Urol* 1994; 47:24–30.

31. Wallace DM, Hindmarsh JR, Webb JN, Busuttil A, Hargreave TB, Newsam JE, Chisholm GD. The role of multiple mucosal biopsies in the management of patients with bladder cancer. *Br J Urol* 1979; 51:535–40.

32. Coloby PJ, Kakizoe T, Tobisu K, Sakamoto M. Urethral involvement in female bladder cancer patients: mapping of 47 consecutive cysto-urethrectomy specimens. *J Urol* 1994; 152:1438–42.

33. Kunze E, Weidhase A, Schulz H. Incidence and morphology of concurrent primary carcinomas of the urinary bladder and prostate in transurethral resection specimens. *Zentralbl Pathol* 1994; 140:113–22.

34. van Rhijn BW, Burger M, Lotan Y, Solsona E, Stief CG, Sylvester RJ, Witjes JA, Zlotta AR. Recurrence and progression of disease in non-muscle-invasive bladder cancer: from epidemiology to treatment strategy. *Eur Urol* 2009; 56:430–42.

35. Montie JE, Abrahams NA, Bahnson RR, Eisenberger MA, El-Galley R, Herr HW, Hudes GR, Kuzel TM, Lange PH,

Patterson A, Pollack A, Richie JP, Sexton WJ, Shipley WU, Small EJ, Trump DL, Walther PJ, Wilson TG. Bladder cancer. Clinical guidelines in oncology. *J Natl Compr Canc Netw* 2006; 4:984–1014.

36. Philip AT, Amin MB, Tamboli P, Lee TJ, Hill CE, Ro JY. Intravesical adipose tissue: a quantitative study of its presence and location with implications for therapy and prognosis. *Am J Surg Pathol* 2000; 24:1286–90.

37. Bochner BH, Nichols PW, Skinner DG. Overstaging of transitional cell carcinoma: clinical significance of lamina propria fat within the urinary bladder. *Urology* 1995; 45:528–31.

38. Rosai J. Appendix E Guidelines for handling of most common and important surgical specimens. Rosai and Ackerman's Surgical Pathology, 9th ed. Philadelphia: Mosby/Elsevier, 2004; 2911–77.

39. Dotan ZA, Kavanagh K, Yossepowitch O, Kaag M, Olgac S, Donat M, Herr HW. Positive surgical margins in soft tissue following radical cystectomy for bladder cancer and cancer specific survival. *J Urol* 2007; 178:2308–12.

40. Montironi R, Cheng L, Mazzucchelli R, Scarpelli M, Kirkali Z, Montorsi F, Lopez-Beltran A. Critical evaluation of the prostate from cystoprostatectomies for bladder cancer: insights from a complete sampling with the whole mount technique. *Eur Urol* 2009; 55:1305–9.

41. Edge S, B, Byrd DR, Compton CC, Fritz AG, Greene FL, Trotti A. American Joint Committee on Cancer Staging Manual, 7th ed. New York: Springer, 2010.

42. Kassouf W, Agarwal PK, Herr HW, Munsell MF, Spiess PE,

Brown GA, Pisters L, Grossman HB, Dinney CP, Kamat AM. Lymph node density is superior to TNM nodal status in predicting disease-specific survival after radical cystectomy for bladder cancer: analysis of pooled data from MDACC and MSKCC. *J Clin Oncol* 2008; 26:121–6.

43. Epstein JI, Amin MB, Reuter VR, Mostofi FK. The World Health Organization/International Society of Urological Pathology consensus classification of urothelial (transitional cell) neoplasms of the urinary bladder. Bladder Consensus Conference Committee. *Am J Surg Pathol* 1998; 22:1435–48.

44. Cheng L, Weaver AL, Neumann RM, Scherer BG, Bostwick DG. Substaging of T1 bladder carcinoma based on the depth of invasion as measured by micrometer. A new proposal. *Cancer* 1999; 86:1035–43.

45. Cheng L, Bostwick DG. Progression of T1 bladder tumors: better staging or better biology. *Cancer* 1999; 86:910–2.

46. Cheng L, Neumann RM, Weaver AL, Spotts BE, Bostwick DG. Predicting cancer progression in patients with stage T1 bladder carcinoma. *J Clin Oncol* 1999; 17:3182–7.

47. Cheng L, Neumann RM, Weaver AL, Cheville JC, Leibovich BC, Ramnani DM, Scherer BG, Nehra A, Zincke H, Bostwick DG. Grading and staging of bladder carcinoma in transurethral resection specimens. Correlation with 105 matched cystectomy specimens. *Am J Clin Pathol* 2000; 113:275–9.

48. Cheng L, Weaver AL, Bostwick DG. Predicting extravesical extension of bladder carcinoma: a novel method based on

micrometer measurement of the depth of invasion in transurethral resection specimens. *Urology* 2000; 55:668–72.

49. Lopez-Beltran A, Cheng L. Histologic variants of urothelial carcinoma: differential diagnosis and clinical implications. *Hum Pathol* 2006; 37:1371–88.

50. Heney NM, Ahmed S, Flanagan MJ, Frable W, Corder MP, Hafermann MD, Hawkins IR. Superficial bladder cancer: progressioin and recurrence. *J Urol* 1983; 130:1083–6.

51. Fung CF, Shipley WU, Young RH, Griffin PP, Convery KM, Kaufman DS, Althausen AF, Heney NM, Prout GR. Prognostic factors in invasive bladder carcinoma in a prospective trial of preoperative adjuvant chemotherapy and radiotherapy. *J Clin Oncol* 1991; 9:1533–42.

52. Cheng L, Neumann RM, Scherer BG, Weaver AL, Nehra A, Zincke H, Bostwick DG. Tumor size predicts the survival of patients with pathologic stage T2 bladder carcinoma: a critical evaluation of the depth of muscle invasion. *Cancer* 1999; 85:2638–47.

53. Cheng L, Weaver AL, Leibovich BC, Ramnani DM, Neumann RM, Scherer BG, Nehra A, Zincke H, Bostwick DG. Predicting the survival of bladder carcinoma patients treated with radical cystectomy. *Cancer* 2000; 88:2326–32.

54. Koss LG, Tiamson EM, Robbins MA. Mapping cancerous and precancerous bladder changes. A study of the urothelium in ten surgically removed bladders. *JAMA* 1974; 227:281–6.

55. Weinstein RS. Origin and dissemination of human urinary bladder carcinoma. *Semin Oncol* 1979; 6:149–56.

56. Lutzeyer W, Rubben H, Dahm H. Prognostic parameters in superficial bladder cancer: an analysis of 315 cases. *J Urol* 1982; 127:250–2.

57. Kiemeney LA, Witjes JA, Heijbroek RP, Verbeek AL, Debruyne FM. Predictability of recurrent and progressive disease in individual patients with primary superficial bladder cancer. *J Urol* 1993; 150:60–4.

58. Koss LG. Mapping of the urinary bladder: its impact on the concepts of bladder cancer. *Hum Pathol* 1979; 10:533–48.

59. Koss LG, Nakanishi I, Freed SZ. Nonpapillary carcinoma in situ and atypical hyperplasia in cancerous bladders: further studies of surgically removed bladders by mapping. *Urology* 1977; 9:442–55.

60. Jones TD, Wang M, Eble JN, MacLennan GT, Lopez-Beltran A, Zhang S, Cocco A, Cheng L. Molecular evidence supporting field effect in urothelial carcinogenesis. *Clin Cancer Res* 2005; 11:6512–19.

61. Hartmann A, Rosner U, Schlake G, Dietmaier W, Zaak D, Hofstaedter F, Knuechel R. Clonality and genetic divergence in multifocal low grade superficial urothelial carcinoma as determined by chromosome 9 and p53 deletion analysis. *Lab Invest* 2000; 80:709–18.

62. Sidransky EA, Frost P, von Eschenbach A, Oyasu R, Preisinger AC, Vogelstein B. Clonal origin of bladder cancer. *N Engl J Med* 1992; 326:737–40.

63. Simon R, Eltze E, Schafer KL, Burger H, Semjonow A, Hertle L, Dockhorn-Dworniczak B, Terpe HJ, Bocker W. Cytogenetic analysis of multifocal bladder cancer supports a monoclonal origin and intraepithelial spread of tumor cells. *Cancer Res* 2001; 61:355–62.

64. Parmar MK, Freedman LS, Hargreave TB, Tolley DA. Prognostic factors for recurrence and followup policies in the treatment of superficial bladder cancer: report from the British Medical Research Council Subgroup on Superficial Bladder Cancer (Urological Cancer Working Party). *J Urol* 1989; 142:284–8.

65. Mostofi FK, Sobin LH, Torloni H. Histological Typing of Urinary Bladder Tumours, Vol. 10. Geneva: World Health Organization, 1973.

66. Eble JN, Sauter G, Epstein JI, Sesterhenn IA, eds. World Health Organization Classification of Tumours: Pathology and Genetics of Tumours of the Urinary System and Male Genital Organs. Lyon, France: IARC Press, 2004.

67. Montironi R, Lopez-Beltran A, Scarpelli M, Mazzucchelli R, Cheng L. 2004 World Health Organization classification of the noninvasive urothelial neoplasms: Inherent problems and clinical reflections. *Eur Urol* 2009; Suppl 8:453–7.

68. Cheng L, Maclennan GT, Lopez-Beltran A. Histologic grading of urothelial carcinoma: A reappraisal. *Hum Pathol* 2012 (in press).

69. Jimenez RE, Gheiler E, Oskanian P, Tiguert R, Sakr W, Wood DP Jr, Pontes JE, Grignon DJ. Grading the invasive component of urothelial carcinoma of the bladder and its relationship with progression-free survival. *Am J Surg Pathol* 2000; 24:980–7.

70. Langner C, Hutterer G, Chromecki T, Rehak P, Zigeuner R. Patterns of invasion and histological growth as prognostic indicators in urothelial carcinoma of the upper urinary tract. *Virchows Arch* 2006; 448:604–11.

71. Saito K, Kawakami S, Fujii Y, Sakura M, Masuda H, Kihara K. Lymphovascular invasion is independently associated with poor prognosis in patients with localized upper urinary tract urothelial carcinoma treated surgically. *J Urol* 2007; 178:2291–6.

72. Andius P, Johansson SL, Holmang S. Prognostic factors in stage T1 bladder cancer: tumor pattern (solid or papillary) and vascular invasion more important than depth of invasion. *Urology* 2007; 70:758–62.

73. Tilki D, Svatek RS, Karakiewicz PI, Novara G, Seitz M, Sonpavde G, Gupta A, Kassouf W, Fradet Y, Ficarra V, Skinner E, Lotan Y, Sagalowsky AI, Stief CG, Reich O, Shariat SF. pT3 Substaging is a prognostic indicator for lymph node negative urothelial carcinoma of the bladder. *J Urol* 2010; 184:470–4.

74. Cho KS, Seo HK, Joung JY, Park WS, Ro JY, Han KS, Chung J, Lee KH. Lymphovascular invasion in transurethral resection specimens as predictor of progression and metastasis in patients with newly diagnosed T1 bladder urothelial cancer. *J Urol* 2009; 182:2625–30.

75. Larsen MP, Steinberg GD, Brendler CB, Epstein JI. Use of Ulex Europaeus Agglutinin I (UEAI) to distinguish vascular and "pseudovascular" invasion in transitional cell carcinoma of bladder with lamina propria invasion. *Mod Pathol* 1990; 3:83–8.

76. Raghavan D, Shipley WU, Garnick MB, Russell PJ, Richie JP. Biology and management of

bladder cancer. *N Engl J Med* 1990; 322:1129–38.

77. Leissner J, Koeppen C, Wolf HK. Prognostic significance of vascular and perineural invasion in urothelial bladder cancer treated with radical cystectomy. *J Urol* 2003; 169:955–60.

78. Lotan Y, Gupta A, Shariat SF, Palapattu GS, Vazina A, Karakiewicz PI, Bastian PJ, Rogers CG, Amiel G, Perotte P, Schoenberg MP, Lerner SP, Sagalowsky AI. Lymphovascular invasion is independently associated with overall survival, cause-specific survival, and local and distant recurrence in patients with negative lymph nodes at radical cystectomy. *J Clin Oncol* 2005; 23:6533–9.

79. Quek ML, Stein JP, Nichols PW, Cai J, Miranda G, Groshen S, Daneshmand S, Skinner EC, Skinner DG. Prognostic significance of lymphovascular invasion of bladder cancer treated with radical cystectomy. *J Urol* 2005; 174:103–6.

80. Türkölmez K, Tokgöz H, Resorlu B, Köse K, Bedük Y. Muscle-invasive bladder cancer: predictive factors and prognostic difference between primary and progressive tumors. *Urology* 2007; 70:477–81.

81. Lopez JI, Angulo JC. The prognostic significance of vascular invasion in stage T1 bladder cancer. *Histopathology* 1995; 27:27–33.

82. Hong SK, Kwak C, Jeon HG, Lee E, Lee SE. Do vascular, lymphatic, and perineural invasion have prognostic implications for bladder cancer after radical cystectomy? *Urology* 2005; 65:697–702.

83. Murphy WM, Beckwith JB, Farrow GM. Tumors of the kidney, urinary bladder, and related structures. In: Atlas of Tumor Pathology, 3rd ed., Fascicle 11. Washington DC: Armed Forces Institute of Pathology, 1994:193–288.

第26章

膀胱免疫组织化学

26.1 用于明确尿路上皮来源的标志物 572

26.2 鉴别固有肌层与黏膜肌 575

26.3 鉴别异型增生、原位癌与反应性
　　　非典型增生 575

26.4 鉴别尿路上皮癌与前列腺腺癌 577

26.5 鉴别膀胱原发性鳞状细胞癌与继发性
　　　鳞状细胞癌 579

26.6 腺性肿瘤 580

26.7 神经内分泌肿瘤 582

26.8 梭形细胞肿瘤 584

26.9 转移性尿路上皮癌 586

26.10 其他说明 586

参考文献 589

在诊断尿路上皮癌的过程中可能会遇到许多充满挑战的问题。大部分尿路上皮肿瘤仅靠形态学就能做出诊断；然而，在一些病例中可能需要免疫组化（IHC）辅助诊断。当把标志物组合起来运用时，IHC在尿路上皮癌诊断中的作用越显重要。

26.1 用于明确尿路上皮来源的标志物

通常仅仅根据形态学特点就能够进行尿路上皮癌的诊断，然而，一些分化差的尿路上皮癌可与非尿路上皮癌类似。因此，如果需要证明是尿路上皮来源，常需借助一组敏感性及特异性好的标志物，这在转移性肿瘤的诊断中尤其重要。需要一个免疫标记套餐来确定尿路上皮来源（图26.1，表26.1）。大量的实践证明：CK20、34βE12及p63对确定尿路上皮来源的作用最大。

尿路上皮表面伞细胞的顶端表面覆盖着尿路上皮斑，即所谓的不对称单位膜。这些斑由尿斑蛋白（uroplakin，UP）构成，UP是一组由哺乳动物的尿路上皮合成的整合跨膜蛋白，是尿路上皮的主要产物[1-4]。现已确定4种UP，包括UP Ⅰa、UP Ⅰb、UP Ⅱ及UP Ⅲ。实践证明UP Ⅲ是一特异性高，但中等敏感的标记尿路上皮肿瘤的标志物[1,5,6]。Kaufmann等发现57%的尿路上皮癌表达UP Ⅲ，而318例非尿路上皮癌显示均不表达UP Ⅲ[5]。Parker及其同事在一项微阵列研究中观察到类似的结果，在他们的研究中498例非尿路上皮肿瘤及正常组织不表达UP Ⅲ，57%（64/112）的尿路上皮肿瘤存在UP Ⅲ的表达[6]。并且还注意到，随着肿瘤从非浸润性进展到浸润性尿路上皮癌的过程中，UP Ⅲ表达的敏感性逐渐降低[7-9]。

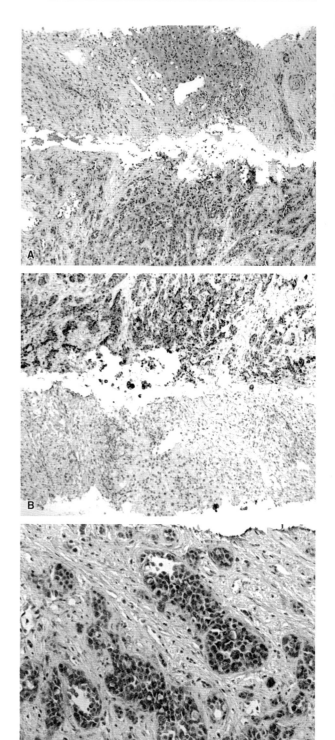

图26.1 累及肝脏的转移性尿路上皮癌（A）。CK20阳性（B），及UP Ⅲ阳性（C）证明其是膀胱原发的

表 26.1　有助于确定尿路上皮来源的标志物

CK7 及 CK20
高分子量角蛋白（34βE12）
p63
尿斑蛋白Ⅲ（UPⅢ）
血栓调节蛋白（thrombomodulin，TM）
胎盘 S100 蛋白（S100P）
GATA-结合蛋白 3（GATA3）

　　血栓调节蛋白（Thrombomodulin，TM）是另一个敏感且特异的尿路上皮标记，在尿路上皮病变中，它的敏感性达 69%，特异性达 96%[6]。另一项研究发现在 91% 的原发性尿路上皮癌中存在 TM 表达[10]。

　　CK7 在多种器官的单层上皮中表达，包括肺、宫颈、乳腺、胆管、肾脏集合管、尿路上皮及间皮。然而，它在大部分胃肠道上皮、肝细胞、肾脏的近端及远端小管及鳞状上皮中不表达。相反，CK20 阳性表达于人类肠上皮、胃小凹细胞、尿路上皮伞细胞及表皮中的 Merkel 细胞。CK20 在很少组织中表达的特性有助于未知来源癌的鉴别诊断，这一作用在与 CK7 联用时尤其明显（表 26.2）。40%~80% 的尿路上皮癌特征性地共同表达 CK7 及 CK20（表 26.2）[6,11]。相反，肝细胞癌、前列腺腺癌、肾细胞癌、鳞状细胞癌以及神经内分泌癌通常显示 CK7、CK20 均阴性。结直肠腺癌高度特异显示 CK7－/CK20+ 免疫表型，而来源于其他部位的大部分癌，包括卵巢、子宫内膜、乳腺、肺及恶性间皮瘤都显示 CK7+/CK20－（表 26.2）[12]。

　　高分子量细胞角蛋白（HMWCK）有代表性地表达于多种上皮中，包括膀胱及前列腺腺体（图 26.2）。在 Moll 目录中，单克隆抗体 34βE12 主要是 CK1、CK5、CK10 及 CK14，对应的分子

表 26.2　使用 CK7 和 CK20 标记确定肿瘤来源

	CK7	CK20
CK7+/CK20+ 为主		
尿路上皮癌	+	+/-
卵巢黏液性肿瘤	+	+
子宫内膜腺癌	+	+/-
小肠腺癌	+/-	+/-
胆管癌	+/-	+/-
胰腺腺癌	+/-	+/-
胃腺癌	-/+	+/-
CK7-/CK20+ 为主		
结直肠腺癌*	-/+	+
阑尾腺癌	-	+
阑尾杯状细胞类癌	-	+
Merkel 细胞癌	-	+
CK7-/CK20- 为主		
前列腺腺癌	-/+	-
肾透明细胞癌	-	-
肾上腺皮质癌	-	-
生殖细胞肿瘤	-	-
食管鳞状细胞癌	-/+	-
头颈部鳞状细胞癌	-/+	-
肝细胞癌	-	-
胃肠道及肺类癌	-	-
高级别神经内分泌癌	-	-
小细胞癌	-/+	-
肺鳞状细胞癌	-/+	-
肺类癌	-/+	-
肺高级别神经内分泌癌	-	-
胸腺瘤	-	-
CK7+/CK20- 为主		
原发性精囊腺腺癌	+	-
卵巢非黏液性癌	+	-
子宫腺癌	+	-
宫颈鳞状细胞癌	+	-
乳腺癌	+	-
乳腺胶样腺癌	+	-
食管腺癌	+	-
肺腺癌	+	-
间皮瘤	+/-	-
甲状腺乳头状及滤泡癌	+	-
涎腺肿瘤	+	-
乳头状肾细胞癌	+	-

*CK7 阳性更常见于直肠癌

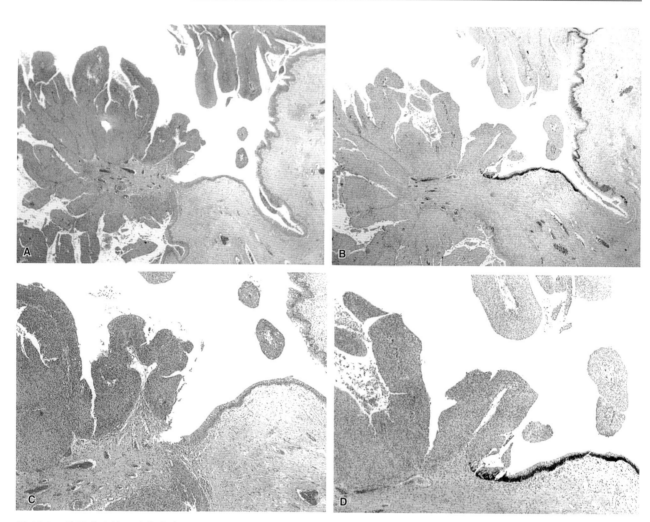

图 26.2　膀胱乳头状尿路上皮癌（A~D）。34βE12 染色一般局限于正常尿路上皮的基底及中间细胞层（B和D）

量分别是 68、58、56.5 和 50kDa[13]。在高级别浸润性尿路上皮癌中，34βE12 是非常敏感的标志物，尤其是当组织经微波热修复后[14]。Parker 等[6]证实 34βE12 表达于 80% 的尿路上皮肿瘤，与先前的研究一致[6,11,15,16]。伴鳞状分化的癌，需要谨慎解读 34βE12 的染色结果。典型的高级别癌弥漫表达 34βE12 时，提示尿路上皮癌的可能性大于前列腺腺癌；当 34βE12 的表达局限于鳞状分化的区域时，不排除前列腺癌的可能性[17]。

p63 是近年来用于确定尿路上皮来源的生物标志物。p63 基因位于染色体 3q27 – 28，是 TP53 基因家族的一员。p63 主要表达于基底细胞

癌、鳞状细胞癌及尿路上皮癌中，但不表达于腺癌中。当被用于免疫组化套餐中时，p63 能提高识别尿路上皮来源的肿瘤的敏感性及特异性。

胎盘 S100（S100P）及 GATA-结合蛋白 3（GATA3）是近期用于尿路上皮癌诊断的标志物。Higgins 等应用互补 DNA 微阵列及 IHC 技术分析了前列腺癌及膀胱癌中的基因表达模式[18]，发现 S100P 在 78%（n=300）的尿路上皮癌中表达，而仅在 2%（n=256）的前列腺腺癌中表达。GATA3 在 67%（n=308）的尿路上皮癌中表达，而前列腺腺癌中均未见表达。当联合使用 S100P 与 GATA3 时，95% 的尿路上皮癌可表达其中一

个或两个标志物标记。总的来讲，他们的研究表明，S100P 与 GATA3 能够用于明确尿路上皮源性肿瘤的新的生物标志物。

由于单个标记的局限性，需要联合应用一组标记用于尿路上皮来源的诊断。用 112 例尿路上皮肿瘤检测 UP Ⅲ、TM、34βE12 和 CK20 的免疫组化表达[6]，UP Ⅲ（64/112）57% 阳性；TM（77/112）69% 阳性；34βE12（88/110）80% 阳性；CK20（53/110）48% 阳性，作者认为 TM、34βE12 及 CK20 的共表达强烈提示尿路上皮来源。当 TM、34βE12 及 CK20 中任意两项表达时，提示尿路上皮源性，但是需要临床病理学相关性分析[6]。

26.2　鉴别固有肌层与黏膜肌

在进展期膀胱癌中，尤其是经尿道切除标本，区分固有肌层与黏膜肌是很困难的问题[19]。Council 与 Hameed 研究了很多区分固有肌层与黏膜肌的平滑肌细胞的免疫标志物，包括 vimentin 及 Smoothelin[20]。Smoothelin 是一新的平滑肌特异性收缩蛋白，只表达于分化成熟的平滑肌细胞中，不表达于增生的、非收缩的平滑肌细胞或肌成纤维细胞中（图 26.3）。研究发现 vimentin 与 Smoothelin 差异性的表达可区分这两个肌层。在固有肌层中，Smoothelin 的强阳性表达敏感性及特异性均达 100%，而 vimentin 的敏感性 93%，特异性 82%。研究发现，9%（1/11）的病例的固有肌层中，Smoothelin 呈中度阳性表达。Paner 等研究了 10 例经尿道切除标本，有类似的发现，提示 Smoothelin 在固有肌层与黏膜肌中相对不同的免疫组化染色模式，使得它在膀胱尿路上皮的分期中成为一有价值的标记[21]。

26.3　鉴别异型增生、原位癌与反应性非典型增生

在良性及反应性尿路上皮中，即使在重度炎症的背景下，CK20 通常局限表达于表面的伞细胞中，偶尔表达于中间细胞[4,22]。然而，在异型增生与原位癌中，这种局限性表达模式将不存在，至少局灶地缺失，31/36 的病例中全层尿路上皮阳性表达 CK20[23]。因此，CK20 的异常表达可辅助形态学进行异型增生的诊断，且在与反应性尿路上皮增生病变的鉴别诊断中有很大作用（图 26.4）。CK20 的异常表达也可预测尿路上皮异型增生患者的复发情况，虽然这一发现尚未明确[24]。CK20 与 HWMCK34βE12 的异常表达也可预测膀胱癌的复发[25]。

早期多数研究描述了 CK20、p53、Ki-67 及 CD44 在正常尿路上皮，异型增生、原位癌鉴别诊断中的作用（图 26.5-26.7，表 26.3）[4,26-28]。在正常尿路上皮中，CK20 局限于最表面的伞细胞阳性表达，而 CD44 局限于基底及基底旁尿路上皮细胞表达，p53 阴性或仅局灶呈核阳性表达。在反应性非典型增生的尿路上皮中，CD44 全层阳性表达，CK20 与 p53 的表达情况与在正常上皮中一样。在原位癌中，CK20 呈弥漫、强的胞质染色，p53 阳性表达于全层。正常尿路上皮中，Ki-67 阴性或仅局灶阳性，而在异型增生及原位癌中，表达增加。Yin 等推荐利用包括 CK20 及 Ki-67 免疫组化标志物来鉴别原位癌与扁平非肿瘤性尿路上皮[29]。88% 的原位癌病例中，CK20 表达于深部的尿路上皮细胞，而在非肿瘤性尿路上皮中，CK20 表达限于表面细胞。另外，与非肿瘤性尿路上皮比较，原位癌中 Ki-67 增殖指数显著增加。这些结果提示，

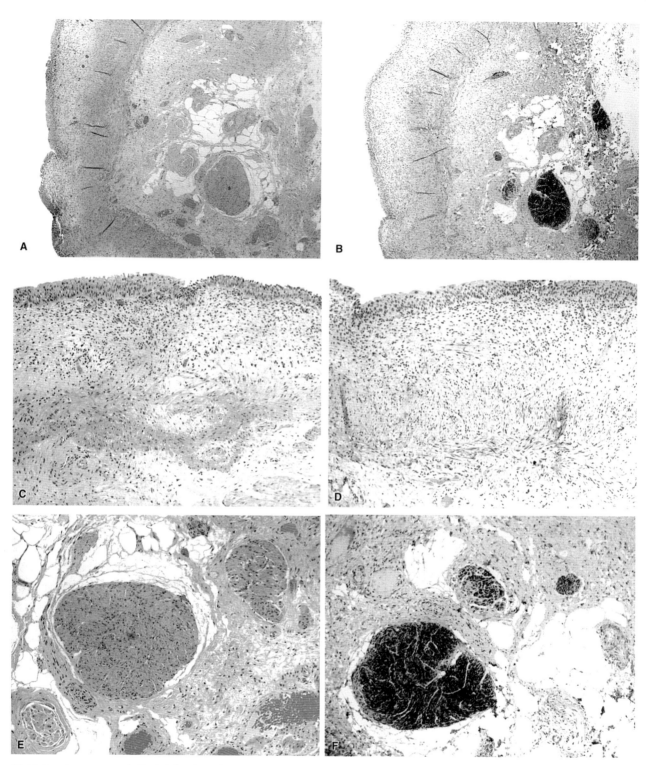

图 26.3　Smoothelin 在鉴别黏膜肌与固有肌层中的作用（A~F）。黏膜肌中 Smoothelin 阴性或弱阳性（D）。固有肌层（逼尿肌）Smoothelin 呈强阳性（B 和 F）

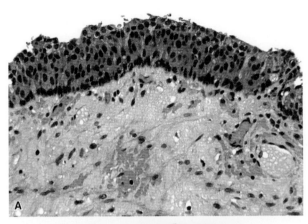

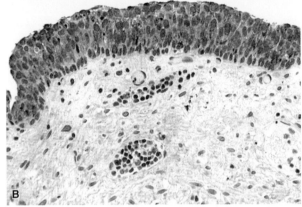

图 26.4　尿路上皮异型增生（A 和 B）。CK20 通常局限于正常尿路上皮的表面细胞。CK20 异常表达有助于诊断尿路上皮异型增生（B）

CK20 或 Ki-67 的异常表达，都需要提高怀疑异型增生或原位癌的可能性。p16 是一肿瘤抑制基因，在细胞周期中扮演重要角色。近来，Yin 等发现，与正常及反应性非典型增生比较，原位癌中 p16 表达增加，提示 p16 可能是一可靠的尿路上皮原位癌的标记[30]。

　　RNA 结合蛋白 IMP3（KOC）的表达似乎在诊断高级别乳头状肿瘤、浸润性尿路上皮癌及尿路上皮原位癌中都有作用[31]。Li 等发现 IMP3 通常在良性及/或低级别尿路上皮肿瘤中不表达，而常在高级别尿路上皮病变，包括原位癌中过度表达[31]。联合检测 p53 和 IMP3 似乎可进一步增加诊断的准确性。

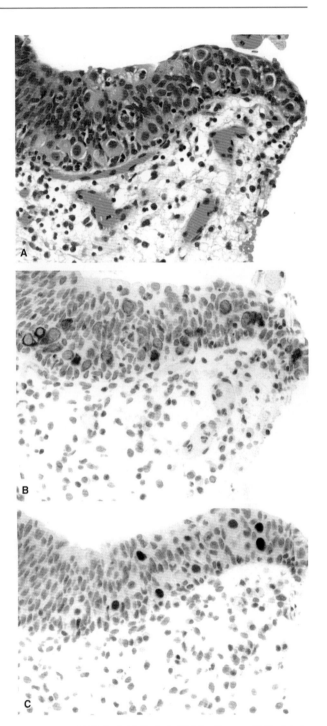

图 26.5　尿路上皮原位癌（CIS），Paget 播散（A）。CK20（B）及 p53（C）染色突出了恶性 CIS 细胞

26.4　鉴别尿路上皮癌与前列腺腺癌

　　前列腺腺癌延伸蔓延至膀胱时可能会给诊断带来困难，有时形态学难以与低分化的尿路

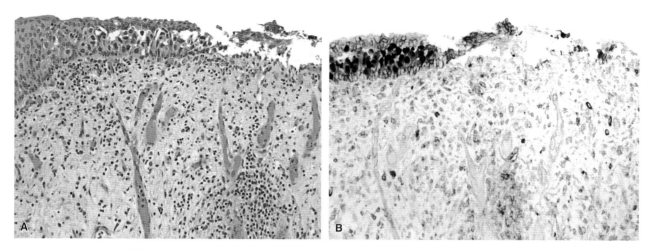

图 26.6　尿路上皮异型增生（A 和 B）。URO-3 三联染色（B）：（CD44、p53、和 CK20）（A 和 B）。CD44（蓝色）胞质、p53（棕色）核及 CK20（红色）胞质染色

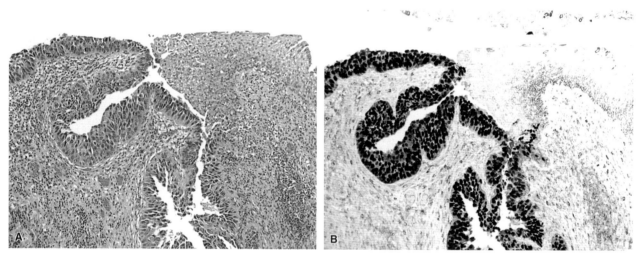

图 26.7　尿路上皮原位癌（A 和 B）。URO-3 三联染色（B）：（CD44、p53 和 CK20）（A 和 B）。CD44（蓝色）胞质、p53（棕色）核及 CK20（红色）胞质染色

表 26.3　部分平坦型尿路上皮病变的免疫组化特征

	正常上皮	反应性非典型增生	异型增生	原位癌
CK20	局限于伞细胞	局限于伞细胞	较深层增加着色	可全层
CD44	局限于基底细胞	全层增加着色	缺失	缺失
p53	缺失	缺失	阳性	阳性

上皮癌区分（图 26.8）。此外，尿路上皮癌伴腺样分化或透明细胞特征时极其类似前列腺腺癌。在这些情况下，免疫组化分析就显得相当重要（表 26.4）[4,27]。Kunju 等评估了前列腺特异性抗原（PSA），前列腺特异性酸性磷酸酶（PSAP）、34βE12、CK7、CK20 及 p63 免疫组化标记在鉴别诊断中的价值，发现这组套餐可有效鉴别尿路上皮癌与低分化的前列腺腺癌[32]，发现 95% 的前列腺癌，97% 的尿路上皮癌表达具有诊断性的免疫表型：前列腺癌 PSA+/34βE12－/p63－；

而尿路上皮癌 PSA - 34β E12+/p63+。需要强调的是，随着 Gleason 评分增加，PSA 与 PSAP 的表达会减弱或缺失。另外 TM 与 UP Ⅲ 这一组合在一些病例的鉴别诊断中亦有帮助。两者都表达支持尿路上皮来源，而在前列腺腺癌中都呈阴性。虽然 CK7+/CK20+ 或 CK7+/CK20 - 支持尿路上皮癌，CK7 - /CK20 - 支持前列腺来源，但是部分病例中结果常常会有重叠。其次较新的标记，如 P501S、前列腺特异性膜抗原（PSMA）、proPSA（pPSA）及 NKX3 可能有辅助作用[33]。目前使用的套餐包含 PSA、PSAP 及 AMACR（P504S），这些标记通常阳性表达于前列腺腺癌中。当这些研究不确定时，追加检查 UP Ⅲ、TM 及 p63。结合这些免疫染色结果，通常可以解决绝大部分病例的诊断问题（表 26.4）。

26.5　鉴别膀胱原发性鳞状细胞癌与继发性鳞状细胞癌

　　癌伴有鳞状分化的诊断具有很大的挑战性。诊断膀胱原发性鳞状细胞癌严格限于单纯性、缺乏尿路上皮成分的肿瘤[34]。大多数膀胱原发性鳞状细胞癌及继发性宫颈的鳞状细胞癌，都阳性表达 34β E12 及 p63，这种情况下，这两个标记作用有限。近来，Lopez-Beltran 研究了 145 例伴鳞状分化尿路上皮肿瘤中 Mac387 的表达[35]（Mac387 属于骨髓单核细胞 L1 抗原，该抗原是钙粒蛋白家族一成员，钙粒蛋白家族通过上皮细

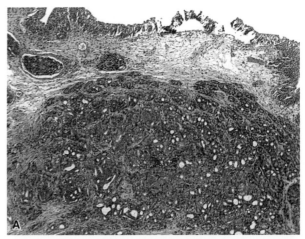
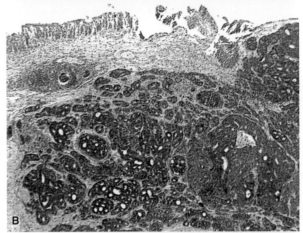
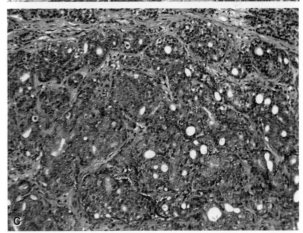

图 26.8　管型前列腺腺癌累及膀胱（A~C）。前列腺特异性抗原呈强阳性（B）

表 26.4　鉴别前列腺癌与尿路上皮癌的免疫组化套餐

	PSA	PSAP	34β E12	p63	UP Ⅲ	TM
前列腺癌	+	+	-	-	-	-
尿路上皮癌	-	-	+	+	+	+

胞及角化细胞分配），发现Mac387可能是原发性尿路上皮肿瘤伴鳞状分化的一可靠标记，并在鉴别宫颈鳞状细胞癌继发性累及膀胱中有一定的作用。原位杂交或IHC检测人类乳头状瘤病毒（HPV）也有一定的作用（图26.9）。膀胱原发性鳞状细胞癌一般HPV阴性。

26.6 腺性肿瘤

膀胱腺性病变的鉴别诊断是非常广泛的，其中，膀胱原发性腺癌与继发性腺癌累及膀胱的鉴别具有挑战性（见第13章）[36]。膀胱原发性腺癌的免疫组化表型不定，与CK7、CK20、villin、

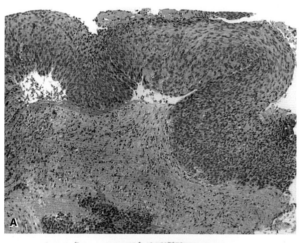

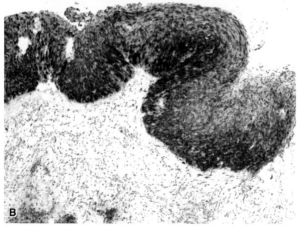

图26.9 宫颈原位鳞状细胞癌蔓延至膀胱（A和B）。p16、HPV感染的替代标记，呈强阳性（B）

β-catenin及CDX2这些经典的标记有不同程度的重叠（图26.10）。通常免疫表型类似于结肠腺癌[4,36]。

β-catenin是一种钙黏蛋白结合蛋白，在信号传导及细胞黏附中，起着关键的作用[37]。近来发现，β-catenin功能异常与尿路上皮恶性肿瘤的演进相关[38-40]。Hanlin等研究了膀胱原发性腺癌，与继发性结直肠腺癌的免疫组化区别[41]。免疫组化研究显示，81%的继发于结直肠腺膀胱腺癌中显示肿瘤细胞β-catenin核阳性，但在所有膀胱原发性腺癌中都显示阴性。59%的膀胱原发性腺癌中TM阳性。villin在膀胱肠型腺癌中显示阳性[42]。总的来说，这些发现提示，包含CK7、CK20、TM及β-catenin的免疫染色套餐，在鉴别膀胱原发性腺癌与继发性结直肠腺癌中具有诊断价值。

CDX2基因属于同源异形盒基因，调节肠上皮的分化及维护[43]。一些研究已经证实，CDX2过度表达于不同部位的腺癌及肠化的腺上皮中[44,45]。在泌尿道，已经有报道显示，高达83%的肠化病例中CDX2阳性[46]，47%的原发性腺癌CDX2阳性[47]。

膀胱原发性印戒细胞癌是极其罕见的、预后很差的高级别肿瘤[48,49]。Thomas等在9例伴有印戒细胞形态学的肿瘤中，评估了包含CK7、CK20、villin-1、CDX2及β-catenin免疫组化标记的表达情况[48]，发现CDX2及villin缺失似乎是明确原发性膀胱来源的最有力的标记。他们还发现E-cadherin在伴有印戒细胞特征的肿瘤亚型中表达，可被误认为转移性乳腺小叶癌。当然小数量样本病例的研究较局限，并不能得出可靠的结论。DelSordo等应用了一免疫组化套餐，鉴别5例膀胱原发性印戒细胞癌与继发性印戒细胞癌[49]，发现3例CK20弥漫阳性，但另2例CK7+/CK20-。同样胃、肺及乳腺拥有相似的免疫表

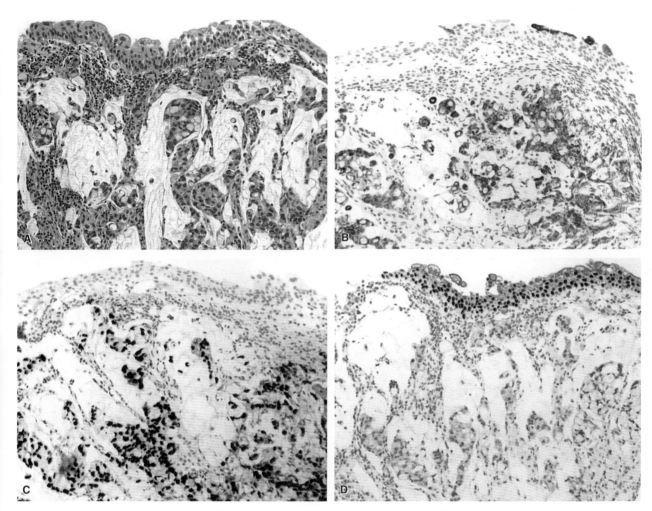

图 26.10　结直肠腺癌累及膀胱（A~D）。肿瘤细胞CK20 强阳性（B）CDX2 强阳性（C），p63 阴性（D）。p63 表达于正常尿路上皮的基底及中间层细胞

型，这种表达模式不一定支持膀胱原发性肿瘤。

形态学上，膀胱透明细胞腺癌类似于女性生殖道的对应肿瘤[50]。尽管免疫组化结果多样，大部分的肿瘤表达 AE1/AE3、CK7、CK20 及 CA-125，提示苗勒来源。然而，经典的尿路上皮癌及许多其他部位的癌都可见 CA-125 表达。因此，CA-125 阳性不能证明苗勒来源。原发性的鉴别诊断考虑到后肾腺瘤（肾源性化生）的可能。后肾腺瘤 EMA 及低分子量角蛋白 CAM5.2 阳性，CEA 阴性。相反，透明细胞腺癌 CAM5.2、EMA 及 CEA 阳性。不管是后肾腺瘤，还是透明细胞腺癌，都曾有报道 AMACR（P504S）阳性

（图 26.11）[50,51]。因此，AMACR 在鉴别诊断中没有作用。Herawi 等将透明细胞腺癌与后肾腺瘤进行比较，发现透明细胞腺癌，Ki-67 的增殖指数平均高达 50%，而后肾腺瘤 Ki-67 的增殖指数较低，一般不超过 2%[52]。相似的是，20% 的透明细胞腺癌中，p53 呈核阳性，而仅 4% 的后肾腺瘤 p53 阳性，前者明显高于后者。Gilcrease 等评估了 4 例透明细胞腺癌与 13 例后肾腺瘤的免疫组化特征[53]，发现 MIB1 显著高于 30 个 /200个细胞阳性，及 p53 强阳性支持透明细胞腺癌的诊断。疑难病例中，相对特异的 PAX2 及 PAX8 阳性支持后肾腺瘤的诊断[54,55]。

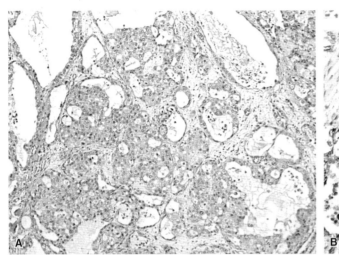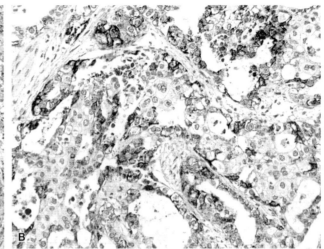

图 26.11　透明细胞腺癌（A和B），P504S呈强阳性（B）

继发性肿瘤由其他器官直接蔓延至膀胱，或远处病变通过血管淋巴管扩散所致（见第23章）[56]。Bates与Baithun检测了282例继发性肿瘤病例，由其他器官直接蔓延累及膀胱多见，前列腺、结直肠及宫颈是最常见的肿瘤部位[57]。转移至膀胱的肿瘤常见的原发部位是胃、肺及乳腺。约1/3的膀胱继发性肿瘤是结直肠腺癌。单独依靠形态学鉴别膀胱继发性结直肠腺癌与膀胱原发性腺癌是很困难的。免疫组化研究在鉴别诊断中常至关重要。然而传统的标记如CK7、CK20、villin及CDX2在鉴别膀胱原发性腺癌与继发性肿瘤中有很大程度上的重叠。例如，在膀胱原发性肠型腺癌中，33%～100%的病例显示CDX2阳性[58]。Wang等分析了17例膀胱原发性腺癌及16例继发性结直肠癌中包括CK7、CK20及TM的表达情况，用来确定这一套餐是否可以鉴别这两组肿瘤[41]。发现CK7及TM在原发性腺癌中表达不定，在所有继发性结直肠腺癌中均阴性。相反，高达94%继发性结直肠腺癌表达CK20，而仅53%的膀胱原发性腺癌表达CK20，因此推荐采用包含CK7、CK20及TM在内的免疫组化套餐，可以可

靠地鉴别膀胱原发性腺癌与结直肠来源的继发性腺癌。

26.7　神经内分泌肿瘤

神经内分泌肿瘤可累及膀胱（见第15章）[59-61]。组织学上，膀胱的小细胞癌类似于肺或胃肠道的小细胞癌[60,62]，与尿路上皮癌拥有共同的克隆来源[63]。12%～61%的病例中，CIS、经典型尿路上皮癌、腺癌或肉瘤样癌可与膀胱小细胞癌共同存在[59,62]。分子遗传学研究提示小细胞癌与同时存在的尿路上皮癌的克隆来源相同[63]。目前已广泛地研究了膀胱小细胞癌的免疫组化表型（表26.5）[4,27,59,64,65]。Iczkowski等评估了46例膀胱小细胞癌中CgA、CD44v6、CAM5.2、γ–enolase及syn的表达（图26.12）[66]。21例（46%）病例中，小细胞癌与尿路上皮癌共存。CgA及CD44v6这两种免疫组化标记在鉴别小细胞癌与伴小细胞特征的低分化尿路上皮癌中具有重要的作用。65%的小细胞癌表达CgA，CgA在小细胞癌中的特异性为97%，仅有1例（5%）尿路

上皮癌呈弱阳性。CD44v6 在尿路上皮癌中的特异性为 80%，60% 的病例着色，而 7% 的小细胞癌病例阳性。在鉴别肺腺癌与肺外腺癌，肺小细胞癌与 Merkel 细胞癌中，甲状腺转录因子 1（TTF-1）被认为是一可靠的标记。然而，Jones 等发现约 40% 的膀胱小细胞癌显示 TTF-1 阳性（图 26.13）[65]。因此，TTF-1 免疫染色不能鉴别膀胱原发性小细胞癌与其他部位转移性的小细胞癌。另外 TTF-1 也可表达于宫颈小细胞癌及卵巢腺癌中[59]。

　　类癌在形态学及免疫组化上与肺或胃肠道对应的病变类似[67,68]。这些肿瘤显示 CK、NSE、CgA、CD57 及 syn 强而弥漫的免疫染色[67]。罕见的是，TTF-1 在类癌中也可阳性，但意义仍不确定[65,68]。

　　大细胞神经内分泌癌在形态学上同样类似于肺的相应病变[69,70]。这些肿瘤可以是纯的，也可与其他成分共存，如典型的尿路上皮癌、鳞状细胞癌、腺癌或肉瘤样癌[62]。大细胞神经内分泌癌一般显示神经内分泌标记 CgA、CD56、NSE 及 syn 阳性，也显示 CAM5.2、AE1/AE3 及 EMA 阳性[69]。由于罕见，在诊断膀胱原发性大细胞神经内分泌癌前，必须着重考虑是由肺原发性转移的。

　　膀胱原始神经外胚叶肿瘤（PNET）是一种极其罕见的，侵袭性高的恶性肿瘤，属于尤文肿瘤家族[71,72]。形态学上，它属于小圆细胞肿瘤

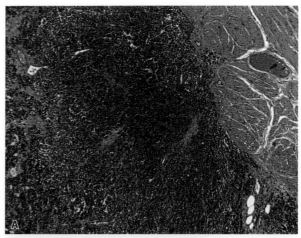

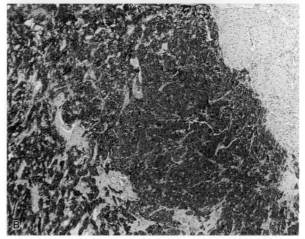

图 26.12　膀胱小细胞癌（A 和 B），syn 呈阳性（B）。注意固有肌层的浸润

范畴，常伴广泛的坏死。肿瘤细胞显示 CD99 及 CD117（c-kit）强阳性，AE1/AE3 及 S100 蛋白局灶阳性[71]。CD99 对 PNET 或尤文肉瘤并不特异，但在这些肿瘤中几乎均表达。鉴别诊断包括其他小圆蓝细胞肿瘤，如小细胞癌、淋巴瘤及横纹肌

表 26.5　在膀胱小圆蓝细胞肿瘤的鉴别诊断中免疫组化的特征

	LCA	CD99	MD	NE	CD117	TTF-1	AE1/AE3
原始神经外胚层肿瘤	−	+	−	不定+	+	−	不定+
小细胞癌	−	−	−	+	−/+	+/−	不定+
淋巴瘤	+	不定+	−	−	−	−	−
横纹肌肉瘤	−	−	+	−/+	−	−	−

注：MD，肌分化标志物；NE，神经内分泌标志物。

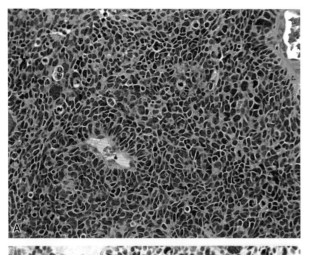

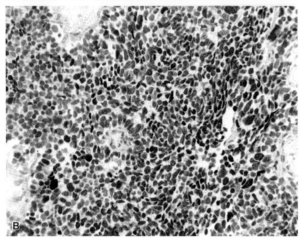

图 26.13 膀胱小细胞癌（A 和 B），TTF-1 呈阳性（B）。多种器官的小细胞癌中都可见到 TTF-1 阳性着色，不是肺原发的特异性标记

26.8 梭形细胞肿瘤

因为鉴别诊断很广泛，在形态学及免疫组化上有许多重叠，临床实践中对膀胱梭形细胞病变的诊断相当具有挑战性（见第 16 章、第 19 章和第 22 章）[74-77]。肉瘤样癌是典型的双相性肿瘤，具有上皮及间叶分化的形态学和免疫表型特征[74,78,79]。肉瘤样癌常包含经典型尿路上皮癌成分，后者显示广谱 CK 及 UP Ⅲ 阳性（表 26.6）。罕见伴有小细胞癌的病例，CgA 或 syn 阳性可确诊。间叶成分常为未分化的高级别梭形细胞肿瘤，显示 vimentin 阳性。骨肉瘤是最常见的异源性成分，其次是软骨肉瘤、横纹肌肉瘤，平滑肌肉瘤、脂肪肉瘤或血管肉瘤。梭形细胞成分表达 vimentin 及对应的间叶分化类型特异性标记。一些肉瘤样癌的病例可几乎全部由梭形细胞组成，这时单靠形态学诊断有一定的难度。然而，由于膀胱原发性肉瘤相当罕见，成人膀胱的任何恶性梭形细胞肿瘤必须首先考虑肉瘤样癌的可能，除非证实是其他肿瘤（图 26.14）[4]。除了临床病例特征，纯的肉瘤 IHC 不表达上皮标记，或电镜下不显示细胞桥粒及张力丝。vimentin 阳性是肉瘤的特征，肉瘤样癌中几乎均阳性，在这两者鉴别中无任何价值[80]。

Westfall 等利用一组免疫组化套餐用于鉴别

肉瘤（表 26.5）。PNETs 偶尔显示 CgA 及 syn 阳性，小细胞癌常显示 CK 阳性。在这样的情况下，超微结构或基因研究可能有助于诊断。淋巴及肌标记缺失基本可排除淋巴瘤及横纹肌肉瘤的可能[73]。

表 26.6　膀胱部分梭形细胞病变的免疫组化

	CK	p63	SMA/MSA/desmin	EMA	Vimentin	ALK-1	p53
手术后梭形细胞结节	-/+	-	+/-	-	+	-	-/+
炎性肌纤维母性肿瘤	-/+	-	+/-	-	+	+	-
软化斑及肉阜	-	-	-	-	+	-	-
肉瘤样癌	+	+	+/-	+	+	-	+/-
平滑肌肉瘤	-	-	+	-	+	-	+/-
横纹肌肉瘤	-	-	+	-	+	-	-/+

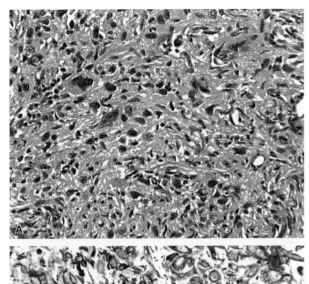

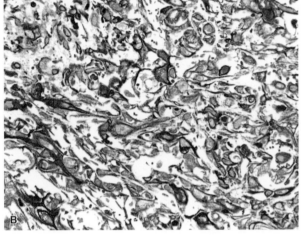

图 26.14　膀胱肉瘤样癌（A 和 B），AE1/AE3 呈阳性（B）

45 例膀胱梭形细胞病变（10 例炎性肌纤维母肿瘤、22 例肉瘤样尿路上皮细胞癌及 13 例平滑肌肉瘤），这些免疫组化标记包括 AE1/AE3、34βE12、CK5/6、p63、SMA 及 ALK[81]。研究发现，CK5/6 在 27% 的肉瘤样癌中阳性，具有一定的特异性；炎性肌纤维母肿瘤及平滑肌肉瘤中均阴性。虽然 CK5/6 的敏感性相对较低，但有助于鉴别肉瘤样癌与炎性肌纤维母肿瘤及平滑肌肉瘤中。Kaufmann 等人研究表明 34βE12 与 CK5/6 在肉瘤样癌中着色的比例相似[82]，认为二者在肉瘤样癌的诊断中具有相同的价值[81]。平滑肌肌动蛋白（SMA）在 IMT 中阳性率 100%，肉瘤样癌中阳性率 73%，平滑肌肉瘤中阳性率 85%，提示该标记在鉴别诊断

中不是特别有用。而广谱 CK 标记 AE1/AE3 在 IMT 及肉瘤样癌中的阳性表达率分别为 78%，70%。仅 20% 的 IMT 表达 ALK-1（图 26.15）[75,83-85]，在肉瘤样癌及平滑肌肉瘤中没有发现 ALK-1 的表达。70% 的肉瘤样癌中 p63 阳性，而所有的 IMT 中 p63 阴性。p63 阳性时支持诊断肉瘤样癌的诊断。总的来说，p63 弥漫阳性有助于鉴别肉瘤样癌、IMT 及平滑肌肉瘤。广谱 CK、SMA 及 ALK-1 组合同时阳性支持 IMT；34βE12、CK5/6 及 p63 阳性则支持肉瘤样癌。SMA 阳性，而其他标记均阴性时，支持平滑肌肉瘤（表 26.6）。

外科器械操作手术后数月可出现手术后梭形细胞结节（PSCN）。免疫组化方面，部分病例中

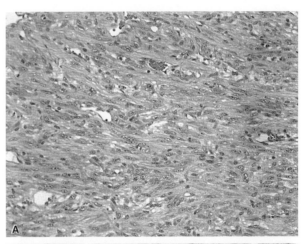

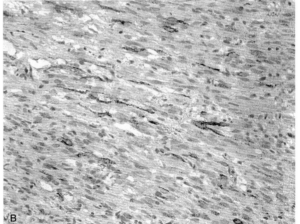

图 26.15　膀胱炎性肌纤维母肿瘤（A 和 B），ALK 阳性（B）

AE1/AE3、CAM5.2 及 vimentin 阳性，类似于 IMT（表 26.6）。然而，一些病例仅 vimentin 阳性[86]。PSCN 的鉴别诊断包括肉瘤样癌、黏液性平滑肌肉瘤、横纹肌肉瘤及恶性纤维组织细胞瘤。p53 免疫染色可有助于鉴别这些病变，在 PSCN 中 p53 仅稀少表达，而在恶性间叶肿瘤中表达更强更弥漫[66]。

另外伴有明显梭形细胞形态的血管周上皮样细胞肿瘤（PEComas），首先需要考虑与平滑肌肉瘤的鉴别。免疫组化方面，两个肿瘤都表达 SMA；女性生殖道的平滑肌肉瘤显示异常的 HMB45 免疫着色，但是平滑肌肉瘤不表达其他黑色素细胞分化标记。相反，PEComas 表达肌源性及黑色素细胞标记，包括 HMB45（图 26.16）、MelanA/Mart1、MITF、SMA，罕见情况下 desmin 可见表达（见第 22 章）。其他梭形细胞恶性肿瘤，例如膀胱肉瘤样癌或 IMT，通常可依靠形态学及免疫组化表型鉴别。

26.9 转移性尿路上皮癌

当尿路上皮癌转移至其他部位，认识其尿路上皮来源可能很困难，尤其是高级别尿路上皮癌常伴鳞状及腺样分化。UP Ⅲ 标记对于尿路上皮来源具有高度特异性[1,5,6,87]，但它的敏感性是有限的。TM、34βE12 及 CK20 组合的表达强烈提示尿路上皮来源[11,88-90]，当 3 个标记中有 2 个阳性仍提示尿路上皮来源（表 26.1）[6]。

卵巢 Brenner 肿瘤在组织学类似尿路上皮肿瘤，可显示 UP Ⅲ 阳性，因此，对于 UP Ⅲ 阳性转移癌的女性患者，卵巢和膀胱均有可能为原发部位[5,87]。Brenner 肿瘤与膀胱尿路上皮癌之间存在着免疫表型的差别，尿路上皮癌通常表达 TM 及 CK20，而 Brenner 肿瘤一般不表达这两种抗体[91]。卵巢移行细胞癌罕见（6%）表达 UP Ⅲ，一般呈 UP Ⅲ－/CK20－/WT1+ 表型，而与其相反，82% 的 Brenner 肿瘤 UP Ⅲ＋[87]。事实上，UP Ⅲ 及其他标记的着色差异，提示了 Brenner 肿瘤是卵巢唯一的尿路上皮肿瘤[92]。

26.10 其他说明

膀胱癌有多种形态学表现以及组织学变异型（图 26.17 ~ 26.19）（见第 12 ~ 14 章）。IHC 在现代泌尿外科学病理实践中是必不可少的[93,94]。

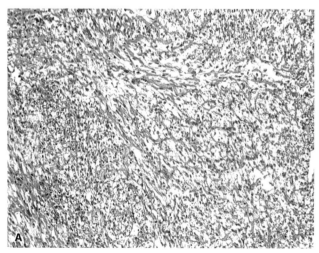
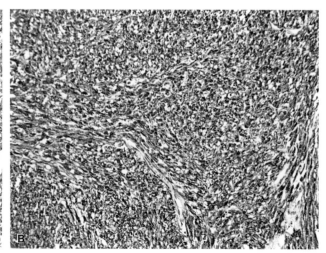

图 26.16　膀胱血管周上皮样细胞肿瘤（PEComas）（A 和 B），HMB45 呈阳性（B）

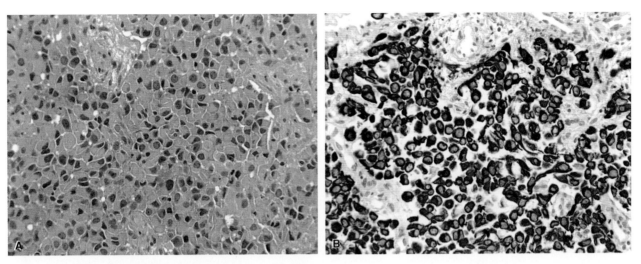

图 26.17　尿路上皮癌浆细胞样变异型（A 和 B），CK7 呈阳性（B）

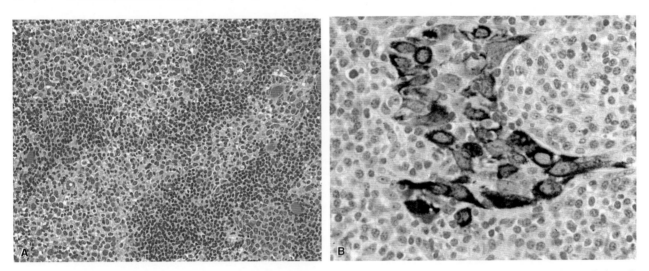

图 26.18　膀胱淋巴上皮瘤样癌（A 和 B），AE1/AE3 呈阳性（B）。分离的或者不规则的岛岛状尿路上皮细胞见夹杂大片淋巴细胞，类似 MALT 淋巴瘤。上皮成分广谱角蛋白 AE1/AE3 呈强阳性

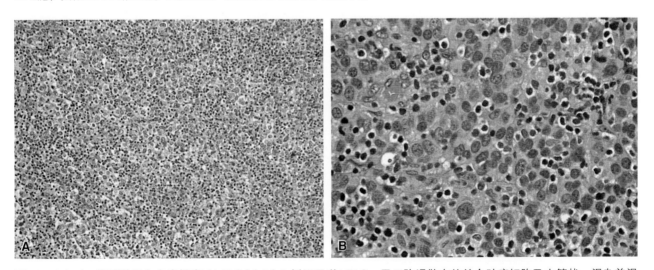

图 26.19（1）　膀胱淋巴上皮瘤样癌（LELC）（A）1 例泌尿道 LELC，显示弥漫散在的单个肿瘤细胞及小簇状，混杂着混合的炎症细胞成分。（B）高倍镜显示肿瘤细胞呈合胞体样与淋巴细胞及嗜酸性粒细胞紧密混合排列。

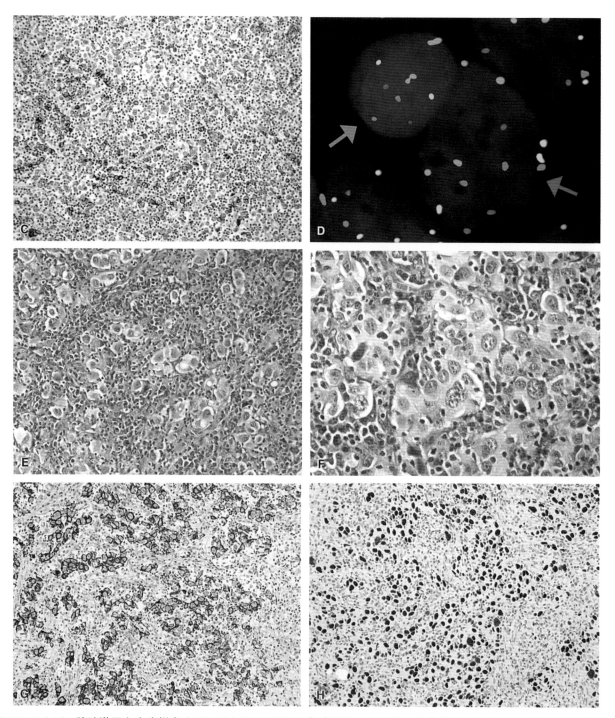

图 26.19（2） 膀胱淋巴上皮瘤样癌（LELC）（C）34βE12 免疫组化，突出显示上皮成分。（D）LELC 的 FISH 分析，利用分裂间期 FISH 检测染色体突变。UroVysion 探针设置包含 CEP3（红色）、CEP7（绿色）、CEP17（浅绿色）和 9p21（金色）。典型的 LELC 肿瘤细胞（红色箭头）显示获得 3 号染色体（三信号）、7 号染色体（三信号）、17 号染色体（四信号）及 21 染色体 9p（t 三信号）。相反，淋巴细胞（绿色箭头）显示每个染色体正常拷贝数目（每个探针双信号）。（E 和 F）另一病例，显示某种程度上较大量聚集的上皮细胞，伴有泡状核及显著的核仁。（G）IHC，CK7 可突出上皮成分。（H）IHC，p53 在大部分的肿瘤细胞中显示强烈的核阳性

（赵　明　魏健国　尹晓娜　译）

参考文献

1. Moll R, Wu XR, Lin JH, Sun TT. Uroplakins, specific membrane proteins of urothelial umbrella cells, as histological markers of metastatic transitional cell carcinomas. *Am J Pathol* 1995; 147:1383–97.

2. Yuasa T, Yoshiki T, Isono T, Tanaka T, Okada Y. Molecular cloning and expression of uroplakins in transitional cell carcinoma. *Adv Exp Med Biol* 2003; 539:33–46.

3. Olsburgh J, Harnden P, Weeks R, Smith B, Joyce A, Hall G, Poulsom R, Selby P, Southgate J. Uroplakin gene expression in normal human tissues and locally advanced bladder cancer. *J Pathol* 2003; 199:41–9.

4. Hodges KB, Lopez-Beltran A, Emerson RE, Montironi R, Cheng L. Clinical utility of immunohistochemistry in the diagnoses of urinary bladder neoplasia. *Appl Immunohistochem Mol Morphol* 2010; 18:401–10.

5. Kaufmann O, Volmerig J, Dietel M. Uroplakin III is a highly specific and moderately sensitive immunohistochemical marker for primary and metastatic urothelial carcinomas. *Am J Clin Pathol* 2000; 113:683–7.

6. Parker DC, Folpe AL, Bell J, Oliva E, Young RH, Cohen C, Amin MB. Potential utility of uroplakin III, thrombomodulin, high molecular weight cytokeratin, and cytokeratin 20 in noninvasive, invasive, and metastatic urothelial (transitional cell) carcinomas. *Am J Surg Pathol* 2003; 27:1–10.

7. Kageyama S, Yoshiki T, Isono T, Tanaka T, Kim CJ, Yuasa T, Okada Y. High expression of human uroplakin Ia in urinary bladder transitional cell carcinoma. *Jpn J Cancer Res* 2002; 93:523–31.

8. Mhawech P, Iselin C, Pelte MF. Value of immunohistochemistry in staging T1 urothelial bladder carcinoma. *Eur Urol* 2002; 42:459–63.

9. Xu X, Sun TT, Gupta PK, Zhang P, Nasuti JF. Uroplakin as a marker for typing metastatic transitional cell carcinoma on fine-needle aspiration specimens. *Cancer* 2001; 93:216–21.

10. Ordonez NG. Thrombomodulin expression in transitional cell carcinoma. *Am J Clin Pathol* 1998; 110:385–90.

11. Jiang J, Ulbright TM, Younger C, Sanchez K, Bostwick DG, Koch MO, Eble JN, Cheng L. Cytokeratin 7 and cytokeratin 20 in primary urinary bladder carcinoma and matched lymph node metastasis. *Arch Pathol Lab Med* 2001; 125:921–3.

12. Folpe AL, Gown AM, Lamps LW, Garcia R, Dail DH, Zarbo RJ, Schmidt RA. Thyroid transcription factor–1: immunohistochemical evaluation in pulmonary neuroendocrine tumors. *Mod Pathol* 1999; 12:5–8.

13. Moll R, Franke WW, Schiller DL, Geiger B, Krepler R. The catalog of human cytokeratins: patterns of expression in normal epithelia, tumors and cultured cells. *Cell* 1982; 31:11–24.

14. Varma M, Morgan M, Amin MB, Wozniak S, Jasani B. High molecular weight cytokeratin antibody (clone 34betaE12): a sensitive marker for differentiation of high grade invasive urothelial carcinoma from prostate cancer. *Histopathology* 2003; 42:167–72.

15. Genega EM, Hutchinson B, Reuter VE, Gaudin PB. Immunophenotype of high grade prostatic adenocarcinoma and urothelial carcinoma. *Mod Pathol* 2000; 13:1186–91.

16. Oliai BR, Kahane H, Epstein JI. A clinicopathologic analysis of urothelial carcinomas diagnosed on prostate needle biopsy. *Am J Surg Pathol* 2001; 25:794–801.

17. Varma M, Morgan M, Amin MB, Wozniak S, Jasani B. High-molecular-weight cytokeratin antibody (clone 34betaE12) as a urothelial marker: a note of caution. *Histopathology* 2004; 44:189–90.

18. Higgins JP, Kaygusuz G, Wang L, Montgomery K, Mason V, Zhu SX, Marinelli RJ, Presti JC Jr, van de Rijn M, Brooks JD. Placental S100 (S100P) and GATA3: markers for transitional epithelium and urothelial carcinoma discovered by complementary DNA microarray. *Am J Surg Pathol* 2007; 31:673–80.

19. Cheng L, Montironi R, Davidson DD, Lopez-Beltran A. Staging and reporting of urothelial carcinoma of the urinary bladder. *Mod Pathol* 2009; 22 (Suppl 2):S70–95.

20. Council L, Hameed O. Differential expression of immunohistochemical markers in bladder smooth muscle and myofibroblasts, and the potential utility of desmin, smoothelin, and

vimentin in staging of bladder carcinoma. *Mod Pathol* 2009; 22:639–50.

21. Paner GP, Shen SS, Lapetino S, Venkataraman G, Barkan GA, Quek ML, Ro JY, Amin MB. Diagnostic utility of antibody to smoothelin in the distinction of muscularis propria from muscularis mucosae of the urinary bladder: a potential ancillary tool in the pathologic staging of invasive urothelial carcinoma. *Am J Surg Pathol* 2009; 33:91–8.

22. Hodges KB, Lopez-Beltran A, Davidson DD, Montironi R, Cheng L. Urothelial dysplasia and other flat lesions of the urinary bladder: clinicopathologic and molecular features. *Hum Pathol* 2010; 41:155–62.

23. Harnden P, Eardley I, Joyce AD, Southgate J. Cytokeratin 20 as an objective marker of urothelial dysplasia. *Br J Urol* 1996; 78:870–5.

24. Harnden P, Mahmood N, Southgate J. Expression of cytokeratin 20 redefines urothelial papillomas of the bladder. *Lancet* 1999; 353:974–7.

25. Ramos D, Navarro S, Villamon R, Gil-Salom M, Llombart-Bosch A. Cytokeratin expression patterns in low grade papillary urothelial neoplasms of the urinary bladder. *Cancer* 2003; 97:1876–83.

26. Kunju LP, Lee CT, Montie J, Shah RB. Utility of cytokeratin 20 and Ki–67 as markers of urothelial dysplasia. *Pathol Int* 2005; 55:248–54.

27. Emerson RE, Cheng L. Immunohistochemical markers in the evaluation of tumors of the urinary bladder: a review. *Anal Quant Cytol Histol* 2005; 27:301–16.

28. Requena MJ, Alvarez-Kindelan J, Blanca A. Immunohistochemical markers in the evaluation of

tumors of the urinary bladder: a review. *Anal Quant Cytol Histol* 2007; 29:380–2.

29. Yin H, He Q, Li T, Leong AS. Cytokeratin 20 and Ki–67 to distinguish carcinoma in situ from flat non-neoplastic urothelium. *Appl Immunohistochem Mol Morphol* 2006; 14:260–5.

30. Yin M, Bastacky S, Parwani AV, McHale T, Dhir R. p16ink4 immunoreactivity is a reliable marker for urothelial carcinoma in situ. *Hum Pathol* 2008; 39:527–35.

31. Li L, Xu H, Spaulding BO, Cheng L, Simon R, Yao JL, di Sant'Agnese PA, Bourne PA, Huang J. Expression of RNA-binding protein IMP3 (KOC) in benign urothelium and urothelial tumors. *Hum Pathol* 2008; 39:1205–11.

32. Kunju LP, Mehra R, Snyder M, Shah RB. Prostate-specific antigen, high-molecular-weight cytokeratin (clone 34betaE12), and/or p63: an optimal immunohistochemical panel to distinguish poorly differentiated prostate adenocarcinoma from urothelial carcinoma. *Am J Clin Pathol* 2006; 125:675–81.

33. Chuang AY, Demarzo AM, Veltri RW, Sharma RB, Bieberich CJ, Epstein JI. Immunohistochemical differentiation of high grade prostate carcinoma from urothelial carcinoma. *Am J Surg Pathol* 2007; 31:1246–55.

34. Cheng L, Lopez-Beltran A, MacLennan GT, Montironi R, Bostwick DG. Neoplasms of the urinary bladder. In: Bostwick DG, Cheng L, eds. Urologic Surgical Pathology, 2nd ed. Philadelphia: Elsevier/Mosby, 2008:259–352.

35. Lopez-Beltran A, Requena MJ, Alvarez-Kindelan J, Quintero A, Blanca A, Montironi R. Squamous differentiation in

primary urothelial carcinoma of the urinary tract as seen by MAC387 immunohistochemistry. *J Clin Pathol* 2007; 60:332–5.

36. Williamson SR, Lopez-Beltran A, Montironi R, Cheng L. Glandular lesions of the urinary bladder: clinical significance and differential diagnosis. *Histopathology* 2011; 58:811–34.

37. Behrens J, Vakaet L, Friis R, Winterhager E, Van Roy F, Mareel MM, Birchmeier W. Loss of epithelial differentiation and gain of invasiveness correlates with tyrosine phosphorylation of the E-cadherin/beta-catenin complex in cells transformed with a temperature-sensitive v-SRC gene. *J Cell Biol* 1993; 120:757–66.

38. Bilim V, Kawasaki T, Katagiri A, Wakatsuki S, Takahashi K, Tomita Y. Altered expression of beta-catenin in renal cell cancer and transitional cell cancer with the absence of beta-catenin gene mutations. *Clin Cancer Res* 2000; 6:460–6.

39. Shimazui T, Schalken JA, Giroldi LA, Jansen CF, Akaza H, Koiso K, Debruyne FM, Bringuier PP. Prognostic value of cadherin-associated molecules (alpha-, beta-, and gamma-catenins and p120cas) in bladder tumors. *Cancer Res* 1996; 56:4154–8.

40. Syrigos KN, Harrington K, Waxman J, Krausz T, Pignatelli M. Altered gamma-catenin expression correlates with poor survival in patients with bladder cancer. *J Urol* 1998; 160:1889–93.

41. Wang HL, Lu DW, Yerian LM, Alsikafi N, Steinberg G, Hart J, Yang XJ. Immunohistochemical distinction between primary adenocarcinoma of the bladder and secondary colorectal adenocarcinoma. *Am J Surg*

Pathol 2001; 25:1380–7.

42. Tamboli P, Mohsin SK, Hailemariam S, Amin MB. Colonic adenocarcinoma metastatic to the urinary tract versus primary tumors of the urinary tract with glandular differentiation: a report of 7 cases and investigation using a limited immunohistochemical panel. *Arch Pathol Lab Med* 2002; 126:1057–63.

43. Silberg DG, Sullivan J, Kang E, Swain GP, Moffett J, Sund NJ, Sackett SD, Kaestner KH. Cdx2 ectopic expression induces gastric intestinal metaplasia in transgenic mice. *Gastroenterology* 2002; 122:689–96.

44. Ko S, Chu KM, Luk JM, Wong BW, Yuen ST, Leung SY, Wong J. CDX2 co-localizes with liver-intestine cadherin in intestinal metaplasia and adenocarcinoma of the stomach. *J Pathol* 2005; 205:615–22.

45. Osawa H, Kita H, Satoh K, Ohnishi H, Kaneko Y, Mutoh H, Tamada K, Ido K, Sugano K. Aberrant expression of CDX2 in the metaplastic epithelium and inflammatory mucosa of the gallbladder. *Am J Surg Pathol* 2004; 28:1253–4.

46. Sung MT, Lopez-Beltran A, Eble JN, MacLennan GT, Tan PH, Montironi R, Jones TD, Ulbright TM, Blair JE, Cheng L. Divergent pathway of intestinal metaplasia and cystitis glandularis of the urinary bladder. *Mod Pathol* 2006; 19:1395–401.

47. Suh N, Yang XJ, Tretiakova MS, Humphrey PA, Wang HL. Value of CDX2, villin, and alpha-methylacyl coenzyme A racemase immunostains in the distinction between primary adenocarcinoma of the bladder and secondary colorectal adenocarcinoma. *Mod*

Pathol 2005; 18:1217–22.

48. Thomas AA, Stephenson AJ, Campbell SC, Jones JS, Hansel DE. Clinicopathologic features and utility of immunohistochemical markers in signet-ring cell adenocarcinoma of the bladder. *Hum Pathol* 2009; 40:108–16.

49. Del Sordo R, Bellezza G, Colella R, Mameli MG, Sidoni A, Cavaliere A. Primary signet-ring cell carcinoma of the urinary bladder: a clinicopathologic and immunohistochemical study of 5 cases. *Appl Immunohistochem Mol Morphol* 2009; 17:18–22.

50. Sung MT, Zhang S, MacLennan GT, Lopez-Beltran A, Montironi R, Wang M, Tan PH, Cheng L. Histogenesis of clear cell adenocarcinoma in the urinary tract: evidence of urothelial origin. *Clin Cancer Res* 2008; 14:1947–55.

51. Gupta A, Wang HL, Policarpio-Nicolas ML, Tretiakova MS, Papavero V, Pins MR, Jiang Z, Humphrey PA, Cheng L, Yang XJ. Expression of alpha-methylacyl-coenzyme A racemase in nephrogenic adenoma. *Am J Surg Pathol* 2004; 28:1224–9.

52. Herawi M, Drew PA, Pan CC, Epstein JI. Clear cell adenocarcinoma of the bladder and urethra: cases diffusely mimicking nephrogenic adenoma. *Hum Pathol* 2010.

53. Gilcrease MZ, Delgado R, Vuitch F, Albores-Saavedra J. Clear cell adenocarcinoma and nephrogenic adenoma of the urethra and urinary bladder: a histopathologic and immunohistochemical comparison. *Hum Pathol* 1998; 29:1451–6.

54. Tong GX, Melamed J, Mansukhani M, Memeo L, Hernandez O, Deng FM,

Chiriboga L, Waisman J. PAX2: a reliable marker for nephrogenic adenoma. *Mod Pathol* 2006; 19:356–63.

55. Tong GX, Weeden EM, Hamele-Bena D, Huan Y, Unger P, Memeo L, O'Toole K. Expression of PAX8 in nephrogenic adenoma and clear cell adenocarcinoma of the lower urinary tract: evidence of related histogenesis? *Am J Surg Pathol* 2008; 32:1380–7.

56. Morichetti D, Mazzucchelli R, Lopez-Beltran A, Cheng L, Scarpelli M, Kirkali Z, Montorsi F, Montironi R. Secondary neoplasms of the urinary system and male genital organs. *BJU Int* 2009; 104:770–6.

57. Bates AW, Baithun SI. Secondary neoplasms of the bladder are histological mimics of nontransitional cell primary tumours: clinicopathological and histological features of 282 cases. *Histopathology* 2000; 36:32–40.

58. Werling RW, Yaziji H, Bacchi CE, Gown AM. CDX2, a highly sensitive and specific marker of adenocarcinomas of intestinal origin: and immunohistochemical survey fo 476 primary and metastatic carcinomas. *Am J Surg Pathol* 2003; 27:303–10.

59. Wang X, MacLennan GT, Lopez-Beltran A, Cheng L. Small cell carcinoma of the urinary bladder—histogenesis, genetics, diagnosis, biomarkers, treatment, and prognosis. *Appl Immunohistochem Mol Morphol* 2007; 15:8–18.

60. Pant-Purohit M, Lopez-Beltran A, Montironi R, MacLennan GT, Cheng L. Small cell carcinoma of the urinary bladder. *Histol Histopathol* 2010; 25:217–21.

61. Wick MR. Immunohistology of neuroendocrine and neuroectodermal tumors. *Semin*

Diagn Pathol 2000; 17:194–203.

62. Cheng L, Pan CX, Yang XJ, Lopez-Beltran A, MacLennan GT, Lin H, Kuzel TM, Papavero V, Tretiakova M, Nigro K, Koch MO, Eble JN. Small cell carcinoma of the urinary bladder: a clinicopathologic analysis of 64 patients. *Cancer* 2004; 101:957–62.

63. Cheng L, Jones TD, McCarthy RP, Eble JN, Wang M, MacLennan GT, Lopez-Beltran A, Yang XJ, Koch MO, Zhang S, Pan CX, Baldridge LA. Molecular genetic evidence for a common clonal origin of urinary bladder small cell carcinoma and coexisting urothelial carcinoma. *Am J Pathol* 2005; 166:1533–9.

64. Abrahams NA, Moran C, Reyes AO, Siefker-Radtke A, Ayala AG. Small cell carcinoma of the bladder: a contemporary clinicopathological study of 51 cases. *Histopathology* 2005; 46:57–63.

65. Jones TD, Kernek KM, Yang XJ, Lopez-Beltran A, MacLennan GT, Eble JN, Lin H, Pan CX, Tretiakova M, Baldridge LA, Cheng L. Thyroid transcription factor 1 expression in small cell carcinoma of the urinary bladder: an immunohistochemical profile of 44 cases. *Hum Pathol* 2005; 36:718–23.

66. Iczkowski KA, Shanks JH, Allsbrook WC, Lopez-Beltran A, Pantazis CG, Collins TR, Wetherington RW, Bostwick DG. Small cell carcinoma of urinary bladder is differentiated from urothelial carcinoma by chromogranin expression, absence of CD44 variant 6 expression, a unique pattern of cytokeratin expression, and more intense gamma-enolase expression. *Histopathology* 1999; 35:150–6.

67. Murali R, Kneale K, Lalak N, Delprado W. Carcinoid tumors of the urinary tract and prostate. *Arch Pathol Lab Med* 2006; 130:1693–706.

68. Martignoni G, Eble JN. Carcinoid tumors of the urinary bladder. Immunohistochemical study of 2 cases and review of the literature. *Arch Pathol Lab Med* 2003; 127:e22–24.

69. Lee KH, Ryu SB, Lee MC, Park CS, Juhng SW, Choi C. Primary large cell neuroendocrine carcinoma of the urinary bladder. *Pathol Int* 2006; 56:688–93.

70. Evans AJ, Humphrey PA, Belani J, van der Kwast TH, Srigley JR. Large cell neuroendocrine carcinoma of prostate: a clinicopathologic summary of 7 cases of a rare manifestation of advanced prostate cancer. *Am J Surg Pathol* 2006; 30:684–93.

71. Lopez-Beltran A, Perez-Seoane C, Montironi R, Hernandez-Iglesias T, Mackintosh C, de Alava E. Primary primitive neuroectodermal tumour of the urinary bladder: a clinico-pathological study emphasising immunohistochemical, ultrastructural and molecular analyses. *J Clin Pathol* 2006; 59:775–8.

72. Ellinger J, Bastian PJ, Hauser S, Biermann K, Muller SC. Primitive neuroectodermal tumor: rare, highly aggressive differential diagnosis in urologic malignancies. *Urology* 2006; 68:257–62.

73. Cheng L, Pan C, Yang XJ, Lopez-Beltran A, MacLennan GT, Lin H, Kuzel TM, Papavero V, Tretiakova M, Nigro K, Koch MO, Eble JN. Small cell carcinoma of the urinary bladder: a clinicopathologic analysis of 64 patients. *Cancer* 2004; 101:957–62.

74. Cheng L, Zhang S, Alexander R, MacLennan GT, Hodges KB, Harrison BT, Lopez-Beltran A, Montironi R. Sarcomatoid carcinoma of the urinary bladder: the final common pathway of urothelial carcinoma dedifferentiation. *Am J Surg Pathol* 2011; 35:e34–46.

75. Cheng L, Foster SR, MacLennan GT, Lopez-Beltran A, Zhang S, Montironi R. Inflammatory myofibroblastic tumors of the genitourinary tract—single entity or continuum? *J Urol* 2008; 180:1235–40.

76. Lott S, Lopez-Beltran A, Maclennan GT, Montironi R, Cheng L. Soft tissue tumors of the urinary bladder, Part I: Myofibroblastic proliferations, benign neoplasms, and tumors of uncertain malignant potential. *Hum Pathol* 2007; 38:807–23.

77. Lott S, Lopez-Beltran A, Montironi R, MacLennan GT, Cheng L. Soft tissue tumors of the urinary bladder: Part II: Malignant neoplasms. *Hum Pathol* 2007; 38:807–23.

78. Sung MT, Wang M, MacLennan GT, Eble JN, Tan PH, Lopez-Beltran A, Montironi R, Harris JJ, Kuhar M, Cheng L. Histogenesis of sarcomatoid urothelial carcinoma of the urinary bladder: evidence for a common clonal origin with divergent differentiation. *J Pathol* 2007; 211:420–30.

79. Lopez-Beltran A, Pacelli A, Rothenberg HJ, Wollan PC, Zincke H, Blute ML, Bostwick DG. Carcinosarcoma and sarcomatoid carcinoma of the bladder: clinicopathological study of 41 cases. *J Urol* 1998; 159:1497–503.

80. Guarino M, Tricomi P, Giordano F, Cristofori E. Sarcomatoid

carinomas: pathological and histopathogenetic considerations. *Pathology* 1996; 28:298–305.

81. Westfall DE, Folpe AL, Paner GP, Oliva E, Goldstein L, Alsabeh R, Gown AM, Amin MB. Utility of a comprehensive immunohistochemical panel in the differential diagnosis of spindle cell lesions of the urinary bladder. *Am J Surg Pathol* 2009; 33:99–105.

82. Kaufmann O, Fietze E, Mengs J, Dietel M. Value of p63 and cytokeratin 5/6 as immunohistochemical markers for the differential diagnosis of poorly differentiated and undifferentiated carcinomas. *Am J Clin Pathol* 2001; 116:823–30.

83. McKenney JK, Amin MB. The role of immunohistochemistry in the diagnosis of urinary bladder neoplasms. *Semin Diagn Pathol* 2005; 22:69–87.

84. Harik LR, Merino C, Coindre JM, Amin MB, Pedeutour F, Weiss SW. Pseudosarcomatous myofibroblastic proliferations of the bladder: a clinicopathologic study of 42 cases. *Am J Surg Pathol* 2006; 30:787–94.

85. Freeman A, Geddes N, Munson P, Joseph J, Ramani P, Sandison A, Fisher C, Parkinson MC. Anaplastic lymphoma kinase (ALK 1) staining and molecular analysis in inflammatory myofibroblastic tumours of the bladder: a preliminary clinicopathological study of nine cases and review of the literature. *Mod Pathol* 2004; 17:765–71.

86. Montgomery EA, Shuster DD, Burkart AL, Esteban JM, Sgrignoli A, Elwood L, Vaughn DJ, Griffin CA, Epstein JI. Inflammatory myofibroblastic tumors of the urinary tract: a clinicopathologic study of 46 cases, including a malignant example inflammatory fibrosarcoma and a subset associated with high grade urothelial carcinoma. *Am J Surg Pathol* 2006; 30:1502–12.

87. Logani S, Oliva E, Amin MB, Folpe AL, Cohen C, Young RH. Immunoprofile of ovarian tumors with putative transitional cell (urothelial) differentiation using novel urothelial markers: histogenetic and diagnostic implications. *Am J Surg Pathol* 2003; 27:1434–41.

88. Chu P, Wu E, Weiss LM. Cytokeratin 7 and cytokeratin 20 expression in epithelial neoplasms: a survey of 435 cases. *Mod Pathol* 2000; 13:962–72.

89. Wang NP, Zee S, Zarbo RJ, Bacchi CE, Gown AM. Coordinate expression of cytokeratins 7 and 20 defines unique subsets of carcinomas. *Appl Immunohistochem* 1995; 3:99–107.

90. Moll R, Lowe A, Laufer J, Franke WW. Cytokeratin 20 in human carcinomas: a new histodiagnostic marker detected by monoclonal antibodies. *Am J Pathol* 1992; 140:427–47.

91. Ordonez NG. Transitional cell carcinomas of the ovary and bladder are immunophenotypically different. *Histopathology* 2000; 36:433–8.

92. Riedel I, Czernobilsky B, Lifschitz-Mercer B, Roth LM, Wu XR, Sun TT, Moll R. Brenner tumors but not transitional cell carcinomas of the ovary show urothelial differentiation: immunohistochemical staining of urothelial markers, including cytokeratins and uroplakins. *Virchows Arch* 2001; 438:181–91.

93. Williamson SR, Zhang S, Lopez-Beltran A, Shah RB, Montironi R, Tan PH, Wang M, Baldridge LA, MacLennan GT, Cheng L. Lymphoepithelioma-like carcinoma of the urinary bladder: clinicopathologic, immunohistochemical, and molecular Features. *Am J Surg Pathol* 2011; 35:474–83.

94. Bostwick DG, Cheng L, eds. Urologic Surgical Pathology, 2nd ed. Philadelphia: Elsevier/Mosby, 2008.

第27章

脐尿管病理

27.1　概述　　595

27.2　先天性异常　　595

　　27.2.1　脐尿管未闭　　595

　　27.2.2　脐尿管残留　　595

　　27.2.3　脐尿管囊肿　　597

27.3　感染状态　　598

27.4　脐尿管的良性肿瘤　　598

　　27.4.1　腺瘤及绒毛状腺瘤　　598

　　27.4.2　良性软组织肿瘤　　598

27.5　恶性肿瘤　　598

　　27.5.1　脐尿管腺癌　　600

　　27.5.2　尿路上皮癌　　603

　　27.5.3　鳞状细胞癌　　603

　　27.5.4　起源于脐尿管的肉瘤　　604

　　27.5.5　起源于脐尿管的其他恶性肿瘤　　604

参考文献　　604

27.1 概述

胚胎学上，脐尿管是一连接膀胱尖部与脐的管道，将废物从胎儿的膀胱排泄出[1-3]。它可以远离脐动脉，也可与脐动脉相连，随着发育以后逐渐萎缩并闭塞，仅遗留一些纤维性条索。脐尿管亦可见各种病变[4-13]。脐尿管异常主要包括脐尿管未闭、持续的脐尿管残留及脐尿管囊肿。这些主要发生于膀胱的顶部（54%）、后壁（44%）及前壁中线（2%）[8,14]。脐尿管畸形或脐尿管残留囊肿可继发细菌感染。脐尿管良性肿瘤包括腺瘤及各种软组织肿瘤。脐尿管的恶性肿瘤不常见，腺癌是最常见的，亦可发生鳞状细胞癌及尿路上皮癌。一些脐尿管肉瘤曾被描述。下面描述这些不常见病变的临床病例特征。

27.2 先天性异常

27.2.1 脐尿管未闭

脐尿管未闭通常发生于出生时，可以是完全性或部分性的（图 27.1）。出生时由于从膀胱到脐的管道未闭，完全性脐尿管未闭导致尿液从脐残端或脐流出[15]。它发生于任何年龄，男女比约 2 : 1。脐常肿胀及发炎。大部分患者不伴其他的发育异常，有一些有先天性的腹部肌肉缺失，这是梅干腹综合征的一部分。

多数是部分性脐尿管未闭，至少有灶区管腔关闭，导致脐尿管窦、膀胱脐尿管窦或膀胱憩室形成。少数脐尿管两端都关闭，但中间部分未闭；罕见情况下在发育异常的脐尿管中可形成结石。膀胱脐尿管窦的患者，结石与膀胱结石在化学成分上相似。外科病理学诊断医师极少会遇到

脐尿管未闭的活检组织标本。

27.2.2 脐尿管残留

脐尿管残留来源于连接脐与膀胱的胚胎尿囊蒂残留（图 27.2 和 27.3）[1-3]。脐尿管残留一般发生于幼年晚期或成年人，高达 33% 的成人可持续存在[2,4,5,8-11,13,16]。脐尿管残留一般无症状，有症状的病例一般见于年轻的小孩。脐尿管残留最常见的问题是炎症及囊肿形成。患者出现腹痛及泌尿道感染症状；当脐尿管残留与膀胱或者脐交通连接时，症状尤其常见；严重的病例，由于腹腔内受感染的脐尿管囊肿破裂，导致出现腹膜炎[12]。多数由金黄色葡萄球菌感染导致。最近的一项研究提示，脐尿管残留是脐尿管癌的危险因素，儿科脐尿管病变患者必须接受手术切除，防止成年后继发多种病变[13]。

膀胱的黏膜表面，脐尿管残留可形成一冲洗腔开口或一小乳头；然而在大部分病例中，开口是缺失的。组织学上，脐尿管残留衬覆尿路上皮，然而亦可见柱状黏液分泌细胞。有报道一位 45 岁女性脐尿管残留患者伴发息肉状错构瘤的报道[17]。

目前有关无症状病例的手术切除适应证暂不清楚。Copp 等人指出不伴有衬覆上皮的残留不太可能发展成癌，可以不进行外科治疗[5]。研究中，衬覆尿路上皮的脐尿管残留最常见（38%），其次是不伴有完整衬覆上皮的纤维间质（31%）。脐尿管道衬覆其他类型的上皮，包括胃肠道上皮、鳞状上皮、化生的上皮及混合性（尿路上皮、胃肠道上皮或尿路上皮伴鳞化）[5]。由脐尿管残留发生的最常见的恶性肿瘤是癌。专家假设，偶然识别的脐尿管残留更不太会显示真的衬覆上皮，因此更不太需要切除。然而，他们发现偶然的发现与衬覆上皮的缺失之间无联系，决定

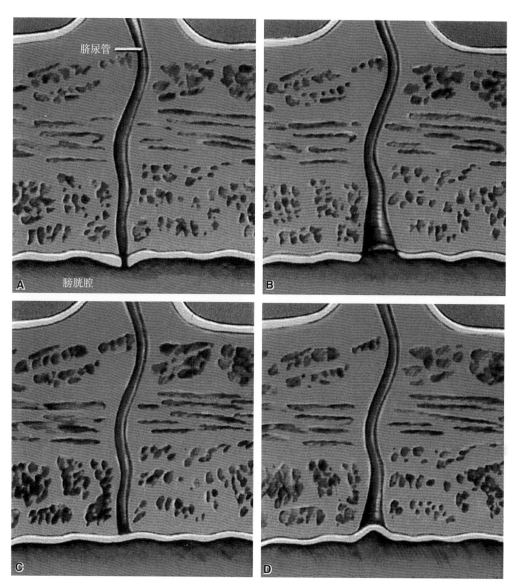

图 27.1 脐尿管进入膀胱的通路（A~D）。（A）脐尿管未闭伴黏膜乳头形成。（B）脐尿管未闭伴宽大的开口。（C）闭锁的脐尿管伴黏膜覆盖。（D）闭锁的脐尿管伴黏膜凹陷

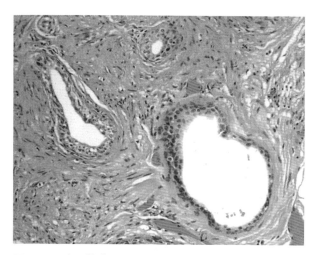

图 27.2 脐尿管残留

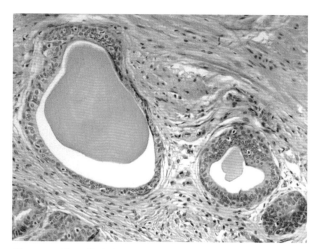

图 27.3 脐尿管残留

是否进行手术切除暂不明确[5]。

　　在膀胱癌切除标本中，偶尔通过组织学可识别出脐尿管残留。因此，了解这些标本的解剖位置及组织学表现，有助于与膀胱腺性病变，或与宫颈子宫内膜异位的鉴别，这些通常形成肿块，且出现相应的临床表现。脐尿管残留的衬覆上皮常见的是尿路上皮，而鳞状上皮相对少见。

27.2.3　脐尿管囊肿

　　脐尿管囊肿可发生于脐尿管的任何部位，可以很小而被偶然发现的，也可以很大具有张力（图 27.4 ~ 27.8）。单房或多房，较小的囊肿通常衬覆尿路上皮或立方上皮细胞，但也可见柱状上皮[12]；较大的囊肿通常衬覆萎缩的上皮。合并感

染时，囊肿上皮可消失，囊壁被肉芽组织或瘢痕组织所取代。大的脐尿管憩室，如梅干腹综合征

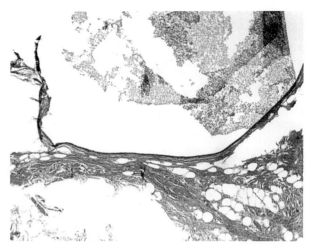

图 27.5　脐尿管囊肿

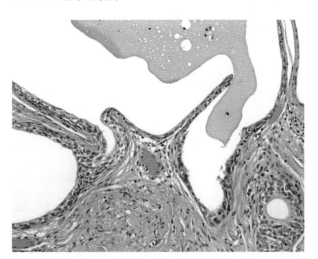

图 27.6　脐尿管囊肿

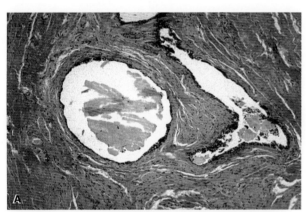

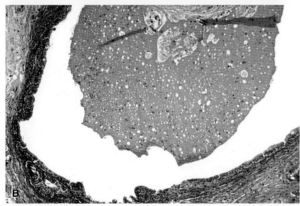

图 27.4　脐尿管囊肿（A 和 B）。（A）尸检中，偶尔发现的脐尿管壁内段伴温和的囊性扩张；（B）有症状的脐尿管囊肿伴显著的扩张

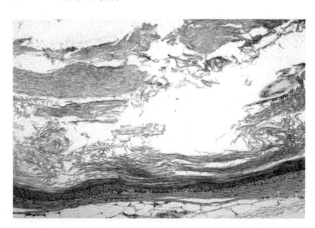

图 27.7　脐尿管囊肿。位于膀胱顶的巨大囊肿，被覆角化的鳞状上皮。临床上，考虑该囊肿由脐尿管分压而来

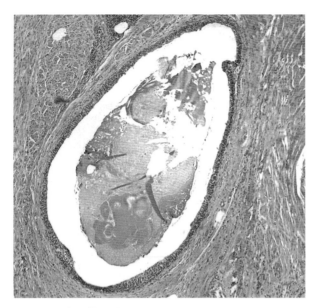

图 27.8　脐尿管囊肿

中的，由于脐尿管阻塞，需要进行手术切除。脐尿管及其残留物也可感染结核、包虫或放线菌。

27.3　感染状态

脐尿管的细菌感染一般发生于发育异常或囊肿中。已经有报道显示，化脓性细菌感染与脐尿管窦道、膀胱脐尿管窦道、盲脐尿管或脐尿管囊肿相关。化脓性感染常发展成脓肿或自发地通过脐排出，或流入膀胱，破裂累及到腹膜会导致严重的并发症。一些病例中，判定是否伴随脐尿管异常是很困难的。更罕见的是，有结核、放线菌、包虫及硼砂感染累及脐尿管和脐尿管黄色肉芽肿性炎的报道[18,19]。

27.4　脐尿管的良性肿瘤

27.4.1　腺瘤及绒毛状腺瘤

脐尿管的良性上皮性肿瘤罕见，大部分是腺瘤[5,13,20-33]。大部分发生于脐尿管的下 1/3 处。

报道平均大小介于数毫米至 8cm 之间。患者常出现黏蛋白尿。

巨检，肿瘤呈充满黏液的腔或囊性病变，可呈多房。显微镜下，上皮由高柱状细胞或杯状细胞构成，常与结肠腺上皮相似。因此，这些肿瘤常被描述为绒毛状，管状绒毛状，或管状腺瘤。上皮可呈乳头状或平坦型，有时混有尿路上皮。

脐尿管绒毛状腺瘤是一不常见的良性腺上皮肿瘤，呈外生性生长，可伴随脐尿管腺癌，多见于膀胱的其他部位中[23]。组织学上，与结肠的绒毛状腺瘤相似，显示被覆柱状黏液细胞及杯状细胞，伴有纤细的纤维血管轴心、核复层、拥挤和深染（图 27.9 ~ 27.11）。绒毛状腺瘤中 CK20 100% 阳性，CK7 56% 阳性，CEA 89% 阳性，EMA 22% 阳性，酸性黏液 AB PAS 78% 阳性[23]。

鉴别诊断包括脐尿管残留、脐尿管囊肿、腺癌及乳头状尿路上皮癌伴绒毛样形态。绒毛状腺瘤是膀胱一良性腺性肿瘤，组织学上与肠道的对应肿瘤类似。评估浅表标本的浸润是困难的，重新活检或者经尿道切除可能有一定的作用。一些病例已发现立方上皮及尿路上皮，当病变结构简单，单层被覆上皮，并且不伴有增生活性的证据时，鉴别多房的脐尿管囊肿与腺瘤可能比较困难。

27.4.2　良性软组织肿瘤

这些肿瘤极少发生于脐尿管，包括纤维瘤、平滑肌瘤及肌纤维瘤。患者年龄介于 45 ~ 80 岁，更常见于女性。有报道曾描述过脐尿管纤维腺瘤[34]及成熟性畸胎瘤的病例[35]。

27.5　恶性肿瘤

脐尿管恶性肿瘤罕见，预后差[16,36-40]。

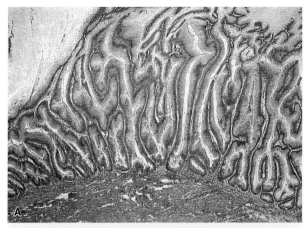

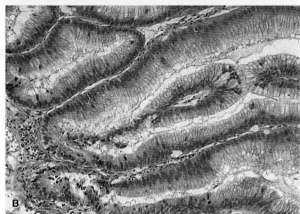

图 27.9　脐尿管绒毛状腺瘤（A 和 B）。（A）部分膀胱顶部被绒毛状生长物取代，高倍镜下（B）显示伴低级别异型增生的绒毛状腺瘤的典型特征，切除暴露了其延伸至脐尿管内

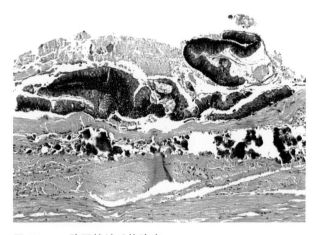

图 27.11　脐尿管绒毛状腺瘤

萨诸塞州的 17688 名住院患者进行调查，有 2 例脐尿管癌[42,43]。

　　由于绝大部分脐尿管恶性肿瘤累及膀胱，对于病理医师来说，最困难的问题是区分是脐尿管肿瘤，还是膀胱原发肿瘤累及脐尿管；当累及膀胱顶时，鉴别尤其困难。Wheeler 及 Hill 提出了区分膀胱腺癌与脐尿管腺癌的诊断标准[44]，这些标准后来被 Mostofi 及其同事进一步修正补充（表 27.1）[45]。

　　尽管脐尿管腺癌有明确的诊断标准，然而实际工作中常不能确切区分进展期癌是膀胱还是脐尿管来源。除非脐尿管来源的证据确凿，否则一般认为是膀胱而非脐尿管来源。类似的诊断标准

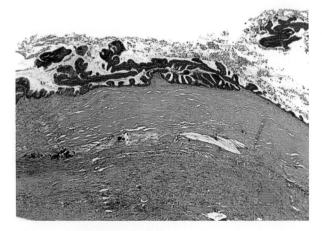

图 27.10　脐尿管绒毛状腺瘤

据统计在北美及欧洲，脐尿管癌占膀胱癌 0.07% ~ 0.7%，在日本占 1.2%[41]；在瑞典癌症资料库中显示，5 万人中有 1 例脐尿管癌；对马

表 27.1　脐尿管起源腺癌的诊断标准

癌位于膀胱顶部或前壁
在膀胱顶部区域内，无囊性或腺性膀胱炎
相比固有层（黏膜下层），以浸润固有肌层为主；膀胱黏膜表面可完整或形成溃疡
脐尿管残留与癌相关联
耻骨弓上一肿块
癌浸润整个膀胱壁，直接蔓延通过前腹壁内的 Retzius 区域
肿瘤与膀胱顶部上覆的尿路上皮有明显的分界
证实不是继发性癌

表 27.2　脐尿管肿瘤的分期

Ⅰ期	癌限于脐尿管黏膜内
Ⅱ期	浸润限于脐尿管内
Ⅲ期	局部蔓延
ⅢA	蔓延至膀胱
ⅢB	蔓延至腹壁
ⅢC	蔓延至腹膜
ⅢD	蔓延至其他内脏
Ⅳ期	有转移
ⅣA	转移至区域淋巴结
ⅣB	远处部位转移

适用于膀胱顶发生的肉瘤[46]。

脐尿管肉瘤的临床分期与脐尿管腺癌的分期相似，并不考虑组织学亚型（表 27.2）[47]。

27.5.1　脐尿管腺癌

脐尿管腺癌发病率远低于膀胱的非脐尿管腺癌，但它是最常见的脐尿管癌，占脐尿管癌的 85%～90%[16,37-41,47-51]。70% 以上发生于 20～84 岁的患者，男女比 2：1。脐尿管腺癌的生存率比膀胱腺癌低。大部分脐尿管腺癌发生于 50～70 岁，比膀胱本身的腺癌患者要年轻约 10 岁。

血尿是最常见的症状（71%），其次是疼痛（42%）、刺激症状（40%）及脐流脓（2%）。表现为耻骨弓上肿块的患者约 25% 的病例出现黏蛋白尿。膀胱镜下，肿瘤从膀胱顶或膀胱前壁突出，呈息肉样或乳头状，有时有产生胶状或血性分泌物从脐孔排出。经尿道活检常可有助于明确诊断。

X 线造影显示膀胱顶部充盈缺损。疾病的早期，肿瘤较小；然而，一些病例中，脐尿管癌可形成一相当大的肿块，浸润 Retzius 耻骨后区域，或延伸至前腹壁，后期由于黏液区域常进展为钙化，放射影像学识别出钙化可能是最初的临床表现[40]。点状钙化强烈提示为脐尿管来源肿瘤[40]。

脐尿管腺癌常累及膀胱顶部肌壁，可破坏表面黏膜（图 27.12 和 27.13）。肿块可以是不连续的，但它遵循脐尿管残留的路线，形成一个相对大的肿块，浸润 Retzius 区域，达到前腹壁。黏液性病变趋向钙化，而这些钙化在腹部普通 X 线中被检测出。在疾病的早期，膀胱黏膜未被破坏，但当肿瘤达到膀胱腔内时，黏膜最终形成溃疡。肿瘤切口表面呈现为明亮的淡褐色，反射出它的黏液成分。虽然脐尿管分期与膀胱癌一样，应用肿瘤、淋巴结、转移（TNM）分期系统，Sheldon 等提议了该肿瘤—特别的分期系统[47]（表 27.2），该系统可能与脐尿管癌的预后相关[37]。

显微镜下，脐尿管腺癌有各种不同的组织

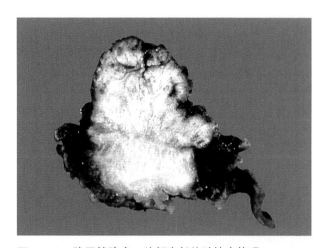

图 27.12　脐尿管腺癌。外部生长的肿块大体观

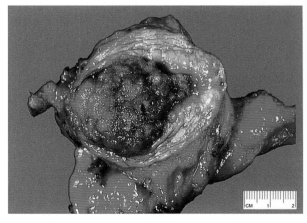

图 27.13　脐尿管腺癌，大体观

学表现（图 27.14～27.18）。分为黏液性、肠型、非特殊类型、印戒细胞型及混合型；这些亚型类似于膀胱本身的腺癌变异型（见第 13 章）。黏液性最常见[52]。非黏液性类型常类似结肠经典的腺癌，包括胶状黏液癌（图 27.19～27.21）、印戒细胞癌及高级别低分化腺癌，任何类型的肿瘤间质可伴有骨化[40,53]。一项 24 例脐尿管腺癌的研究中，12 例（50%）是黏液癌、7 例（29%）是肠型腺癌、4 例（17%）是混合型、1 例（4%）是印戒细胞癌[54]。黏液癌以细胞外黏液池或黏液湖为显著特征，单个细胞、柱状细胞巢或印戒细胞漂浮在其中，罕见的是，它可能是导致腹膜假黏液瘤的原因[55]。脐尿管肠型腺癌非常类似结肠型腺癌，两者很难鉴别[56]。

发生于脐尿管的纯印戒细胞癌极其罕见；最

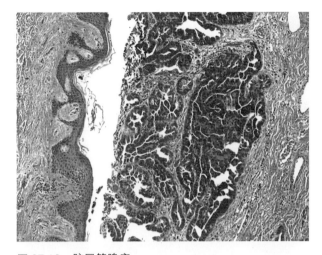

图 27.16　脐尿管腺癌

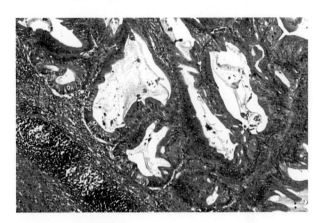

图 27.17　脐尿管腺癌

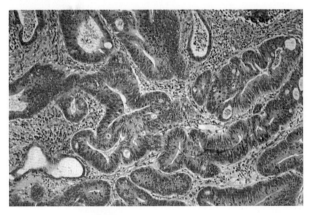

图 27.14　脐尿管腺癌

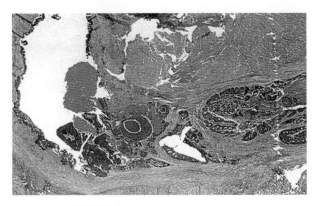

图 27.15　脐尿管腺癌

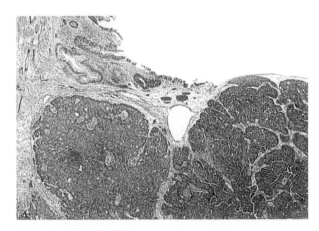

图 27.18　脐尿管腺癌

常见的是黏液癌中伴有印戒细胞分化。由于脐尿管印戒细胞癌具有明显的侵袭性，很多学者认为其是腺癌一独立的组织学亚型[57-60]。大部分病例与典型的腺癌混合，印戒细胞存在于腺体内或

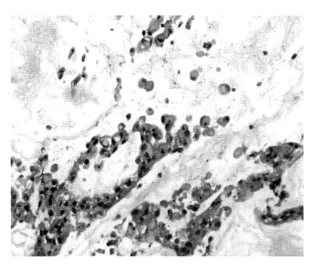

图 27.19 脐尿管腺癌，胶状（黏液）型

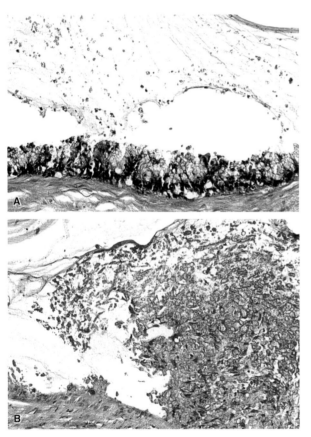

图 27.20 脐尿管腺癌，胶状（黏液）型（A和B）。显著的囊性扩张伴腔内黏液（A），囊肿衬覆上皮缺失

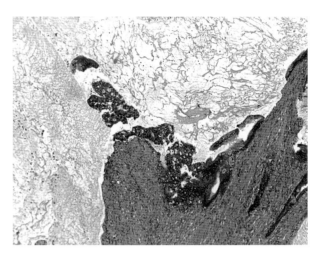

图 27.21 脐尿管腺癌，胶状（黏液）型

在典型的胶状癌的黏液湖内。弥漫浸润型类似于皮革胃[50]。纯印戒细胞癌占所有脐尿管腺癌病例的比率小于 10%。脐尿管印戒细胞癌的包含标准与膀胱的相似，包括至少一灶弥漫的皮革胃样

生长的成分，及不存在尿路上皮癌[59]。男女比3：1，与经典的脐尿管腺癌的相似，患者平均年龄介于 48～54 岁[54,59]。局部复发常见，并通常发生于转移之前。复发的部位包括骨盆、膀胱、手术切口及腹壁。最常见的转移部位依次是淋巴结、肺、腹膜、网膜、肠系膜、肝、骨及小肠。

正常的脐尿管包含嗜银细胞[61]，脐尿管腺癌大概起源于脐尿管残留，可显示神经内分泌分化。这些细胞表达神经内分泌标记，如 CgA 和 Syn。脐尿管腺癌中的这些神经内分泌细胞的意义仍不明确。有报道描述，2 例脐尿管腺癌混合大细胞神经内分泌癌[62]，还有 1 例脐尿管腺癌混合小细胞神经内分泌癌。另外，也有报道描述了 2 例脐尿管腺癌伴灶区淋巴上皮样癌成分[63]，1 例混合性结肠型腺癌及大细胞神经内分泌癌[64]。免疫组化研究显示了在伴有神经内分泌成分的病例中，chromogranin、serotonin、somatostatin、NSE 及 CEA 阳性[50,65]。

免疫组化方面，脐尿管腺癌 CEA 及 CD15 阳性。近来一研究发现这些肿瘤 CD20 阳性，CK7 及 34βE12 却不一定阳性。大部分显示β-catenin 呈胞质及膜染色，但有 1 例呈灶区

核阳性[37]。与尿路上皮癌不同，脐尿管腺癌与膀胱腺癌显示识别结肠上皮蛋白的单克隆抗体7E12H12 阳性[66]。Paner 等人发现 p63、CK7、CK20、CDX2、核 β-catenin、claudin-18 及Reg Ⅳ 的阳性表达率分别为 3%、50%、100%、85%、6%，53% 及 85%[67]。核 β-catenin 着色一般见于结肠腺癌，罕见于脐尿管腺癌。

膀胱腺癌与脐尿管腺癌具有相似的组织学及免疫组化特征，因此二者的鉴别相当困难。然而，鉴别这两者是至关重要的，因为治疗方案不同。脐尿管腺癌最初的诊断标准包括位于膀胱顶部，无囊性或腺性膀胱炎，浸润肌层伴有完整的或溃疡的被覆上皮，具有脐尿管残留，一耻骨弓上的肿块，肿瘤与表面上皮有明显的分界，及在膀胱壁内延伸至 Retzius 区域[44]。然而，脐尿管残留可发生于膀胱顶外面，如果肿瘤广泛浸润时，可能无法找到残存的脐尿管。1985 年，Johnson 与同事提议可适当应用相对较少限制的标准，仅限于 3 条：①肿瘤位于膀胱顶部；②肿瘤与表面上皮有明显的分界；③排除其他器官肿瘤继发性累及膀胱[50]。当无异型增生到恶性肿瘤的转变，伴有毗邻的或远隔的囊性膀胱炎及腺性膀胱炎的病例将被这些标准包含在内[50]。当膀胱黏膜有异型增生改变或伴有异型增生的肠化时，这倾向排除脐尿管来源[68]。免疫组化有助于鉴别诊断。非脐尿管膀胱腺癌显示，29% ~ 67% 的病例中,CEA 阳性;73% 的病例中,LeuM1（CD15）阳性。相反，这两种标记在脐尿管腺癌中持续表达[69-72]。

脐尿管癌一个有趣的、提示性的特征是肿瘤累及膀胱顶的肌壁，有时不伴有上方黏膜的破坏。然而这一特征在原发性及继发性腺癌中均可出现。肿瘤上方的尿路上皮显示完整常出现于该病的早期，当肿瘤侵犯膀胱腔时，黏膜开始形成溃疡。

鉴别诊断包括转移性或邻近直接蔓延的结直肠腺癌，临床上很容易进行鉴别（见第 13 章和 23 章）[44,51,73]。与结肠腺癌不同，脐尿管癌及膀胱癌不产生硫酸化的酸性黏多糖[74]。脐尿管癌可累及脐孔及卵巢[75,76]。恶性淋巴瘤罕见，偶尔在形态学上类似于发生在脐尿管的印戒细胞癌[77]。

脐尿管腺癌的处理方法包括部分膀胱切除术，伴脐切除术，包含整个脐尿管残留物[16,37-39,50]。复发常见，尤其是部分膀胱切除的病例。报道描述，5 年生存率介于 25% ~ 61%，印戒细胞腺癌似乎是最具有侵袭性的；事实上，一些专家将纯的印戒细胞癌与伴有少许印戒细胞成分的腺癌都包括在这一组内。肿瘤可在膀胱壁内弥漫浸润类似于皮革胃的表现。

27.5.2 尿路上皮癌

脐尿管尿路上皮癌占所有脐尿管癌的比例小于 5%[16,37-40]，好发生于 40 岁以上的男性，典型症状是血尿及疼痛。显微镜下，与膀胱的尿路上皮癌类似。脐尿管癌可伴混合性分化，在同一病例里可出现包含腺癌、鳞状细胞癌及尿路上皮癌的成分[73]。有报道描述了一异时发生的膀胱尿路上皮癌及脐尿管尿路上皮癌的病例[78]。

治疗方法是部分膀胱切除术或膀胱根治切除术，包括脐切除术。

27.5.3 鳞状细胞癌

鳞状细胞癌约占脐尿管癌的 4%[79-84]，患者平均年龄为 50 岁（范围 27 ~ 77 岁），男性较女性多见，癌可发生于膀胱表面或壁内，并与发生于膀胱的相似，是一种侵袭性很强的鳞状细胞癌。

可采取部分膀胱切除术，但这可增加复发的风险。

27.5.4 起源于脐尿管的肉瘤

脐尿管的肉瘤占脐尿管恶性肿瘤的比例小于10%，与癌相比，发生于更年轻的人群（平均年龄22岁）[47,85,86]，男女发生率一致，无性别差异。常见的症状包括疼痛、脐流液或膀胱刺激症状，但血尿未曾报道过。最常见的组织学类型包括纤维肉瘤、横纹肌肉瘤、平滑肌肉瘤、血管周细胞瘤、梭形细胞肉瘤或未分化肉瘤。

27.5.5 起源于脐尿管的其他恶性肿瘤

性腺外的原发于脐尿管的生殖细胞肿瘤极其罕见[87-89]。近来报道描述了1例发生于44岁女性脐尿管原发性卵黄囊瘤的病例，临床表现为下腹部疼痛6个月，伴有肿块的持续性增大[89]。肿瘤切除时发现，肿瘤与膀胱顶之间有一蒂相连，未侵犯邻近的器官。显微镜检查显示肿瘤内可见上皮样细胞、假性囊肿、黏液性背景及S-D小体。免疫组化显示肿瘤细胞表达AE1/AE3、AFP及α_1-antitrypsin。

有时卵黄囊瘤与原发性脐尿管腺癌鉴别时有一定的挑战性，尤其当脐尿管腺癌标记AFP阳性时。最关键的区别特征是患者年龄，卵黄囊瘤患者年纪很轻（<2岁），而脐尿管腺癌患者年龄高于50岁[89]。

（赵　明　魏健国　尹晓娜　译）

参考文献

1. Begg RC. The urachus: its anatomy, histology and development. J Anat 1930; 64:170–83.
2. Marshall FF. Embryology of the lower genitourinary tract. Urol Clin North Am 1978; 5:3–15.
3. Bauer SB, Retik AB. Urachal anomalies and related umbilical disorders. Urol Clin North Am 1978; 5:195–211.
4. Eble JN. Abnormalities of the urachus. In: Young RH, ed. Pathology of the Urinary Bladder. New York: Churchill Livingstone, 1989.
5. Copp HL, Wong IY, Krishnan C, Malhotra S, Kennedy WA. Clinical presentation and urachal remnant pathology: implications for treatment. J Urol 2009; 182:1921–4.
6. Young RH. Non-neoplastic disorders of the urinary bladder. In: Bostwick DG, Cheng L, eds. Urologic Surgical Pathology, 2nd ed. Philadelphia: Elsevier/Mosby, 2008; 215–58.
7. Williamson SR, Lopez-Beltran A, Montironi R, Cheng L. Glandular lesions of the urinary bladder:clinical significance and differential diagnosis. Histopathology 2011; 58:811–34.
8. Schubert GE, Pavkovic MB, Bethke-Bedurftig BA. Tubular urachal remnants in adult bladders. J Urol 1982; 127:40–2.
9. Sterling JA, Goldsmith R. Lesions of urachus which appear in the adult. Ann Surg 1953; 137:120–8.
10. Berman SM, Tolia BM, Laor E, Reid RE, Schweizerhof SP, Freed SZ. Urachal remnants in adults. Urology 1988; 31:17–21.
11. Newman BM, Karp MP, Jewett TC, Cooney DR. Advances in the management of infected urachal cysts. J Pediatr Surg 1986; 21:1051–4.
12. Nair KP. Mucous metaplasia and rupture of urachal cyst as a rare cause of acute abdomen. Br J Urol 1987; 59:281–2.
13. Ashley RA, Inman BA, Routh JC, Rohlinger AL, Husmann DA, Kramer SA. Urachal anomalies: a longitudinal study of urachal remnants in children and adults. J Urol 2007; 178:1615–8.
14. Gearhart JP, Jeffs RD. Urachal abnormalities. In: Walsh PC, Retik AB, Stamey TA, Vaughan ED, eds. Campbell's Urology, 6th ed. Philadelphia: W.B. Saunders, 1992; 1815–21.
15. Nix JT, Menville JG, Albert M,

Wendt DL. Congenital patent urachus. J Urol 1958; 79:264–73.

16. Ashley RA, Inman BA, Sebo TJ, Leibovich BC, Blute ML, Kwon ED, Zincke H. Urachal carcinoma: clinicopathologic features and long-term outcomes of an aggressive malignancy. Cancer 2006; 107:712–20.

17. Park C, Kim H, Lee YB, Song JM, Ro JY. Hamartoma of the urachal remnant. Arch Pathol Lab Med 1989; 113:1393–5.

18. Sakamoto S, Ogata J, Sakazaki Y, Ikegami K. Fungus ball formation of Aspergillus in the bladder: an unusual case report. Eur Urol 1978; 4:388–9.

19. King DT, Lam M. Actinomycosis of the urinary bladder: association with an intrauterine contraceptive device. J Am Med Assoc 1978; 240:1512–3.

20. Eble JN, Young RH. Benign and low grade papillary lesions of the urinary bladder: a review of the papilloma-papillary carcinoma controversy and a report of five typical papillomas. Semin Diagn Pathol 1989; 6:351–71.

21. Eble JN, Hull MT, Rowland RG, Hostetter M. Villous adenoma of the urachus with mucusuria: a light and electron microscopic study. J Urol 1986; 135:1240–4.

22. Hamm FC. Benign cytadenoma of the bladder probably of urachal origen. J Urol 1940; 44:227–30.

23. Cheng L, Montironi R, Bostwick DG. Villous adenoma of the urinary tract: a report of 23 cases, including 8 with coexistent adenocarcinoma. Am J Surg Pathol 1999; 23:764–71.

24. Miller DC, Gang DL, Gavris V, Alroy J, Ucci AA, Parkhurst EC. Villous adenoma of the urinary bladder: a morphologic or biologic entity? Am J Clin Pathol 1983; 79:728–31.

25. Trotter SE, Philp B, Luck R, Ali M, Fisher C. Villous adenoma of the bladder. Histopathology 1994; 24:491–3.

26. Seibel JL, Prasad S, Weiss RE, Bancila E, Epstein JI. Villous adenoma of the urinary tract: a lesion frequently associated with malignancy. Hum Pathol 2002; 33:236–41.

27. Adegboyega PA, Adesokan A. Tubulovillous adenoma of the urinary bladder. Mod Pathol 1999; 12:735–8.

28. Val-Bernal JF, Mayorga M, Garijo MF. Villous adenoma of the urinary tract: a lesion frequently associated with malignancy. Hum Pathol 2002; 33:1150.

29. Tamboli P, Ro JY. Villous adenoma of urinary tract: a common tumor in an uncommon location. Adv Anat Pathol 2000; 7:79–84.

30. Rubin J, Khanna OP, Damjanov I. Adenomatous polyp of the bladder: a rare cause of hematuria in young men. J Urol 1981; 126:549–50. 577 Pathology of the Urachus

31. Husain AS, Papas P, Khatib G. Villous adenoma of the urinary bladder presenting as gross hematuria. Pathol. 1996; 4:299–306.

32. Billis A, Lima AC, Queiroz LS, Cia EM, Oliveira ER, Pinto W Jr. Adenoma of bladder in siblings with renal dysplasia. Urology 1980; 16:299–302.

33. West DC, Orihuela E, Pow-sang M, Adekosan A, Cowan DF. Villous adenoma-like lesions associated with invasive transitional cell carcinoma of the bladder. Urol Pathol 1995; 3:263–8.

34. Loening S, Richardson JR Jr. Fibroadenoma of the urachus. J Urol 1974; 112:759–61.

35. Defabiani N, Iselin CE, Khan HG, Pache JC, Rohner S. Benign teratoma of the urachus. Br J Urol 1998; 81:760–1.

36. Lane V. Prognosis in carcinoma of the urachus. Eur Urol 1976; 2:282–3.

37. Gopalan A, Sharp DS, Fine SW, Tickoo SK, Herr HW, Reuter VE, Olgac S. Urachal carcinoma: a clinicopathologic analysis of 24 cases with outcome correlation. Am J Surg Pathol 2009; 33:659–68.

38. Wright JL, Porter MP, Li CI, Lange PH, Lin DW. Differences in survival among patients with urachal and nonurachal adenocarcinomas of the bladder. Cancer 2006; 107:721–8.

39. Herr HW, Bochner BH, Sharp D, Dalbagni G, Reuter VE. Urachal carcinoma: contemporary surgical outcomes. J Urol 2007; 178:74–8; discussion 78.

40. Lopez-Beltran A, Nogales F, Donne CH, Sayag JL. Adenocarcinoma of the urachus showing extensive calcification and stromal osseous metaplasia. Urol Int 1994; 53:110–3.

41. Ghazizadeh M, Yamamoto S, Kurokawa K. Clinical features of urachal carcinoma in Japan: review of 157 patients. Urol Res 1983; 11:235–8.

42. von Garrelts B, Moberg A, Ohman U. Carcinoma of the urachus. Review of the literature and report of two cases. Scand J Urol Nephrol 1971; 5:91–5.

43. Cornil C, Reynolds CT, Kickham CJ. Carcinoma of the urachus. J Urol 1967; 98:93–5.

44. Wheeler JD, Hill WT. Adenocarcinoma involving the urinary bladder. Cancer 1954; 7:119–35.

45. Mostofi FK, Thomson RV, Dean AL Jr. Mucous adenocarcinoma of the urinary bladder. Cancer 1955; 8:741–58.

46. Hayman J. Carcinoma of the urachus. Pathology 1984; 16:167–71.

47. Sheldon CA, Clayman RV, Gonzalez R, Williams RD, Fraley EE. Malignant urachal lesions. J Urol 1984; 131:1–8.

48. Loening SA, Jacobo E, Hawtrey CE, Culp DA. Adenocarcinoma of the urachus. J Urol 1978; 119:68–71.

49. Mattelaer P, Wolff JM, Jung P, WIJ, Jakse G. Adenocarcinoma of the urachus: 3 case reports and a review of the literature. Acta Urol Belg 1997; 65:63–7.

50. Johnson DE, Hodge GB, Abdul-Karim FW, Ayala AG. Urachal carcinoma. Urology 1985; 26:218–21.

51. Whitehead ED, Tessler AN. Carcinoma of the urachus. Br J Urol 1971; 43:468–76.

52. Burnett AL, Epstein JI, Marshall FF. Adenocarcinoma of urinary bladder: classification and management. Urology 1991; 37:315–21.

53. Okamoto K, Fukuyama T, Okamoto E, Yoshida O, Hiai H. Adenocarcinoma of the urachus associated with stromal osseous metaplasia. Urol Int 1993; 51:240–2.

54. Grignon DJ, Ro JY, Ayala AG, Johnson DE, Ordonez NG. Primary adenocarcinoma of the urinary bladder. A clinicopathologic analysis of 72 cases. Cancer 1991; 67:2165–72.

55. Jacobs LB, Brooks JD, Epstein JI. Differentiation of colonic metaplasia from adenocarcinoma of urinary bladder. Hum Pathol 1997; 28:1152–7.

56. Fish DE, Rose DS, Adamson A, Goldin RD, Witherow RO. Neoplastic Paneth cells in a mucinous adenocarcinoma of the bladder. Br J Urol 1994; 73:105–6.

57. Alonso-Gorrea M, Mompo-Sanchis JA, Jorda-Cuevas M, Froufe A, Jimenez-Cruz JF. Signet ring cell adenocarcinoma of the urachus. Eur Urol 1985; 11:282–4.

58. Jakse G, Schneider HM, Jacobi GH. Urachal signet-ring cell carcinoma, a rare variant of vesical adenocarcinoma: incidence and pathological criteria. J Urol 1978; 120:764–6.

59. Grignon DJ, Ro JY, Ayala AG, Johnson DE. Primary signet-ring cell carcinoma of the urinary bladder. Am J Clin Pathol 1991; 95:13–20.

60. Loggie BW, Fleming RA, Hosseinian AA. Peritoneal carcinomatosis with urachal signet-cell adenocarcinoma. Urology 1997; 50:446–8.

61. Satake T, Takeda A, Matsuyama M. Argyrophil cells in the urachal epithelium and urachal adenocarcinoma. Acta Pathol Jpn 1984; 34:1193–9.

62. Abenoza P, Manivel C, Sibley RK. Adenocarcinoma with neuroendocrine differentiation of the urinary bladder. Clinicopathologic, immunohistochemical, and ultrastructural study. Arch Pathol Lab Med 1986; 110:1062–6.

63. Williamson SR, Zhang S, Lopez-Beltran A, Shah RB, Montironi R, Tan PH, Wang M, Baldridge LA, MacLennan GT, Cheng L. Lymphoepithelioma-like carcinoma of the urinary bladder: clinicopathologic, immunohistochemical, and molecular Features. Am J Surg Pathol 2011; 35:474–83.

64. Abenoza P, Manivel C, Fraley EE. Primary adenocarcinoma of urinary bladder. Clinicopathologic study of 16 cases. Urology 1987; 29:9–14.

65. Melamed MR, Farrow GM, Haggitt RC. Urologic neoplasma. In: Proceedings of the 50th Annual Antomic Pathology Slide Seminar of the American Society of Clinical Pathologists. Chicago: ASCP Press, 1987.

66. Pantuck AJ, Bancila E, Das KM, Amenta PS, Cummings KB, Marks M, Weiss RE. Adenocarcinoma of the urachus and bladder expresses a unique colonic epithelial epitope: an immunohistochemical study. J Urol 1997; 158:1722–7.

67. Paner GP, McKenney JK, Barkan GA, Yao JL, Frankel WL, Sebo TJ, Shen SS, Jimenez RE. Immunohistochemical analysis in a morphologic spectrum of urachal epithelial neoplasms: diagnostic implications and pitfalls. Am J Surg Pathol 2011; 35:787–98.

68. Young RH, Bostwick DG. Florid cystitis glandularis of intestinal type with mucin extravasation: a mimic of adenocarcinoma. Am J Surg Pathol 1996; 20:1462–8. 578 Pathology of the Urachus

69. Hodges KB, Lopez-Beltran A, Emerson RE, Montironi R, Cheng L. Clinical utility of immunohistochemistry in the diagnoses of urinary bladder neoplasia. Appl Immunohistochem Mol Morphol 2010; 18:401–10.

70. Grignon D, Ro J, Ayala A, Johnson D, Ordonez N. Primary adenocarcinoma of the urinary bladder: a clinicopathologic analysis of 72 cases. Cancer 1990; 67:2165–72.

71. Emerson RE, Cheng L. Immunohistochemical markers in the evaluation of tumors of the urinary bladder: a review. Anal Quant Cytol Histol 2005; 27:301–16.

72. Torenbeek R, Lagendijk JH, van Diest PJ, Bril H, van de

Mollengraft FJM, Meijer CJ. Value of a panel of antibodies to identify the primary origin of adenocarcinomas presenting as bladder carcinoma. Histopathology 1998; 32:20–7.

73. Kitami K, Masuda N, Chiba K, Kumagai H. [Carcinoma of the urachus with variable pathological findings: report of a case and review of literature]. Hinyokika Kiyo 1987; 33:1459–64.

74. Tiltman AJ, Maytom PA. Adenocarcinoma of the urinary bladder. Histochemical distinction between urachal and metastatic carcinomas. S Afr Med J 1977; 51:74–5.

75. Giordano GG. Orbital metastasis from a urachal tumor. Arch Ophthalmol 1995; 113:413–5.

76. Young RH. Urachal adenocarcinoma metastatic to the ovary simulating primary mucinous cystadenocarcinoma of the ovary: report of a case. Virchows Arch 1995; 426:529–32.

77. Siegel RJ, Napoli VM. Malignant lymphoma of the urinary bladder. A case with signet-ring cells simulating urachal adenocarcinoma. Arch Pathol Lab Med 1991; 115:635–7.

78. Satake I, Nakagomi K, Tari K, Kishi K. Metachronous transitional cell carcinoma of the urachus and bladder. Br J Urol 1995; 75:244.

79. Chow YC, Lin WC, Tzen CY, Chow YK, Lo KY. Squamous cell carcinoma of the urachus. J Urol 2000; 163:903–4.

80. Shaaban AA, Orkubi SA, Said MT, Yousef B, Abomelha MS. Squamous cell carcinoma of the urinary bladder. Ann Saudi Med 1997; 17:115–9.

81. Lin RY, Rappoport AE, Deppisch LM, Natividad NS, Katz W. Squamous cell carcinoma of the urachus. J Urol 1977; 118:1066–7.

82. Jimi A, Munaoka H, Sato S, Iwata Y. Squamous cell carcinoma of the urachus. A case report and review of literature. Acta Pathol Jpn 1986; 36:945–52.

83. Utz DC, Schmitz SE, Fugelso PD, Farrow GM. Proceedings: A clinicopathologic evaluation of partial cystectomy for carcinoma of the urinary bladder. Cancer 1973; 32:1075–7.

84. Richie JP, Waisman J, Skinner DG, Dretler SP. Squamous carcinoma of the bladder: treatment by radical cystectomy. J Urol 1976; 115:670–2.

85. Powley PH. Sarcoma of the urachus. Br J Surg 1961; 48:649–50.

86. Butler DB, Rosenberg HS. Sarcoma of the urachus. Arch Surg 1959; 79:724–8.

87. D'Alessio A, Verdelli G, Bernardi M, DePascale S, Chiarenza SF, Giardina C, Cheli M, Rota G, Locatelli G. Endodermal sinus (yolk sac) tumor of the urachus. Eur J Pediatr Surg 1994; 4:180–1.

88. Romero-Rojas A, Messa-Botero OA, Melo-Uribe MA, Diaz-Perez JA, Chinchilla-Olaya SI. Primary yolk sac tumor of the urachus. Int J Surg Pathol 2011; 19:658–61.

89. Huang HY, Ko SF, Chuang JH, Jeng YM, Sung MT, Chen WJ. Primary yolk sac tumor of the urachus. Arch Pathol Lab Med 2002; 126:1106–9.

第28章

肾盂、输尿管、尿道病理

28.1	**先天性发育异常**	**609**
	28.1.1 肾盂及输尿管	609
	28.1.2 尿道	610
28.2	**肾盂肾炎、输尿管炎及尿道炎**	**610**
28.3	**良性病变及类似癌的病变**	**610**
	28.3.1 特发性腹膜后纤维化	610
	28.3.2 纤维上皮性息肉	613
	28.3.3 子宫内膜异位	613
	28.3.4 尿道炎症性息肉	613
	28.3.5 尿道肉阜	614
	28.3.6 尿道憩室	615
	28.3.7 异位的前列腺组织	615
	28.3.8 肾盂上皮下血肿	616
28.4	**肾盂及输尿管肿瘤**	**616**
	28.4.1 良性尿路上皮肿瘤	617

	28.4.2 伴非典型的平坦型尿路上皮病变	617
	28.4.3 尿路上皮癌	617
	28.4.4 腺癌	623
	28.4.5 鳞状细胞癌	623
28.5	**尿道肿瘤**	**623**
	28.5.1 尿道的良性上皮性肿瘤	624
	28.5.2 尿道癌	625
28.6	**软组织肿瘤**	**630**
	28.6.1 肾盂及输尿管	630
	28.6.2 尿道	630
28.7	**其他肿瘤**	**630**
参考文献		**631**

本章具体介绍日常外科病理实践中发生于肾盂、输尿管、尿道最常见的病变及肿瘤的诊断与鉴别诊断，包括临床表现、巨检及显微镜下特征。大部分这些病变与发生在膀胱的同类病变相似，并介绍目前的肿瘤分类及根据 2010 年修订的 TNM（肿瘤、淋巴结、转移）分期系统[1]。进一步介绍新近认识的免疫组化及分子病理的研究结果。

28.1　先天性发育异常

28.1.1　肾盂及输尿管

一些先天性发育异常可发生于肾盂及/或输尿管[2]。最常见的输尿管畸形包括输尿管重复、异位、发育不全、输尿管疝及阻塞病变（图 28.1）。出现 2 种及以上的畸形，称为复合性畸形。

双输尿管（即输尿管重复）是最常见的畸形，约 0.8% 的尸检中可见到，常伴双肾盂。输尿管重复最可能是部分性及单侧性的。

输尿管异位伴或不伴有输尿管重复是膀胱输尿管反流最常见的原因。异位附着可位于直肠、阴道、尿道或异常地位于膀胱内。输尿管发育不全常伴随肾发育不全。

巨输尿管（由原发性或继发于反流导致）特征为近的纵行肌纤维的缺失，以环状肌为主，或肌纤维与外膜的纤维化（图 28.2 和 28.3）。肾发

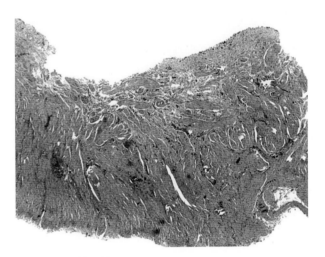

图 28.2　巨输尿管

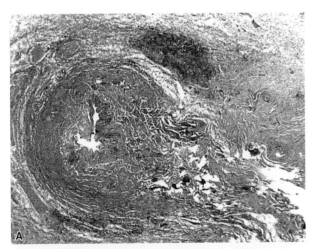

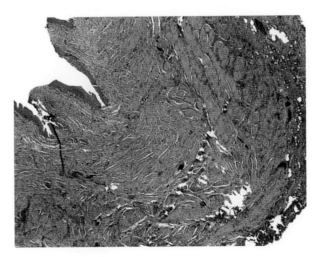

图 28.3　巨输尿管

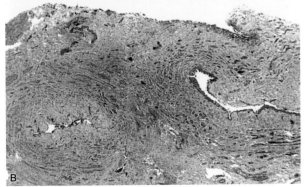

图 28.1　输尿管重复（A 和 B）

育异常的病例通常合并输尿管通常发育异常。

输尿管疝（输尿管壁内段先天性扩张）是远端输尿管在膀胱内段开口处显著扩张。输尿管疝可见于很多病例中，可导致阻塞或反流。

输尿管阻塞可发生于泌尿道的任意部位，好发于输尿管肾盂连接处。儿童期的输尿管肾盂连接处阻塞是泌尿道阻塞最重要的原因。输尿管憩室及炎症也可引起阻塞（图28.4和28.5）。

28.1.2 尿道

一些发生于尿道的先天性发育异常已有报道。最常见的包括重复、先天性尿道息肉（常发生于前列腺尿道）及尿道瓣（常导致尿道阻塞症状）。尿道重复可伴随复合性肾脏及泌尿生殖畸形发生。下尿道阻塞病变包括后尿道瓣、尿道狭窄或闭锁。

28.2 肾盂肾炎、输尿管炎及尿道炎

肾盂、输尿管炎症性病变通常是肾盂肾炎或反流性肾病的延伸。描述的及非特异性的术语称之为泌尿道任何区域良性的急性，或慢性炎症性病变，但更好发于膀胱（图28.6~28.10；见第2章）。Peyronie病见于阴茎尿道切除标本，该病以胶原结构破坏及血管周淋巴细胞浸润为特征（图28.11和28.12）[3]。

28.3 良性病变及类似癌的病变

大部分良性病变及类似癌的病变更常见于膀胱（表28.1；详见第3~5章的论述）。然而，需要注意的是更常见于上尿道的疾病。

28.3.1 特发性腹膜后纤维化

腹膜后纤维化是少见病变，以腹膜后结构包

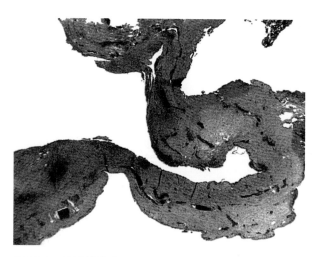

图 28.4 输尿管憩室

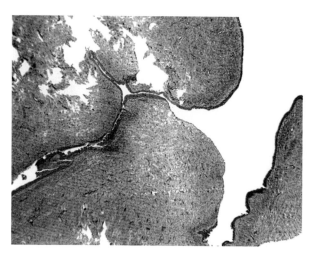

图 28.5 输尿管憩室

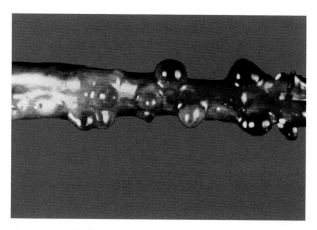

图 28.6 囊性输尿管炎（大体观）

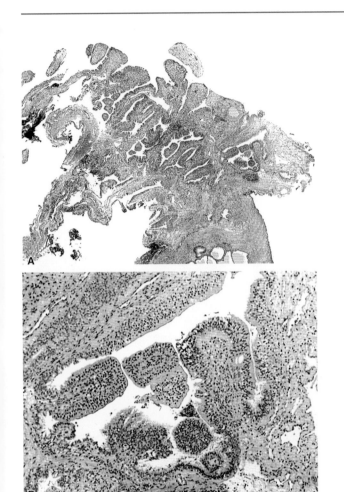

图 28.7　乳头状尿道炎（A 和 B）

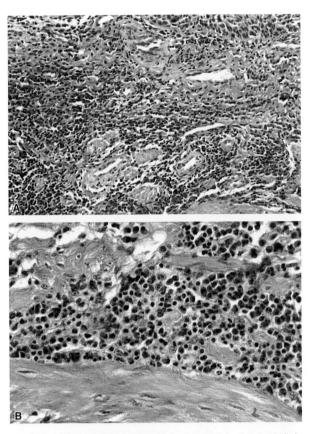

图 28.8　特发性嗜酸性输尿管炎（A 和 B）。（A）黏膜完整，但黏膜下存在重度的炎症，大量的嗜酸性细胞浸润。（B）肌壁受累

绕为特征，例如输尿管及腹主动脉纤维化及慢性炎（图 28.13 和 28.14）[4,5]。临床上，影像学检查显示输尿管偏离中线，输尿管被坚固的纤维化组织包裹，可伴数量不等的胶原纤维沉积；部分区域，病变显示淋巴细胞及浆细胞浸润，偶尔可见淋巴滤泡形成；间质也可水肿，在一些病例中，病变呈现黏液样外观，还需考虑黏液性脂肪肉瘤的可能性。

　　近来已证明特发性腹膜后纤维化与 IgG4 介导的自身免疫性疾病相关联[4,6-12]。IgG4 相关硬化性疾病是近年来认识的一个疾病，很多器官系统均可发生，包括自身免疫性胰腺炎[13-15]，这些患者可有多个器官受累及，约 50% 的特发性

图 28.9　Peyronie 病，注意胶原结构的破坏

腹膜后纤维化病例显示 IgG4 阳性，应该被包含在 IgG4 相关硬化性疾病的谱系内[6]。

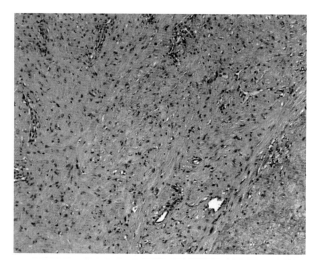

图 28.10 Peyronie病

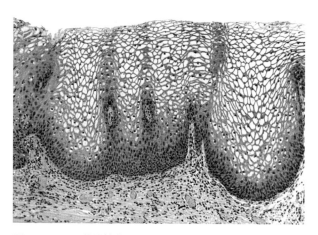

图 28.11 尿道的鳞化

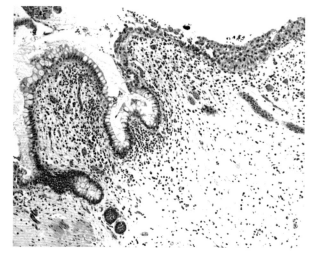

图 28.12 尿道的肠化

表 28.1 肾盂及输尿管肿瘤的组织学分类

上皮性肿瘤
　　良性
　　　　尿路上皮乳头状瘤
　　　　内翻性乳头状瘤
　　　　鳞状细胞乳头状瘤
　　　　绒毛状腺瘤
　　恶性
　　　　尿路上皮癌
　　　　　　微乳头状
　　　　　　巢状
　　　　　　微囊状
　　　　　　内翻性
　　　　　　透明细胞
　　　　　　伴鳞状分化
　　　　　　伴腺样分化
　　　　　　淋巴上皮瘤样
　　　　　　肉瘤样
　　　　　　巨细胞
　　　　鳞状细胞癌
　　　　腺癌
　　　　小细胞癌
　　　　未分化癌
非上皮性肿瘤
　　良性
　　　　纤维上皮性息肉
　　　　平滑肌瘤
　　　　纤维组织细胞瘤
　　　　神经纤维瘤
　　　　血管瘤
　　　　脂肪瘤
　　　　冬眠瘤
　　恶性
　　　　平滑肌肉瘤
　　　　横纹肌肉瘤
　　　　纤维肉瘤
　　　　血管肉瘤
　　　　骨肉瘤
　　　　恶性外周神经鞘肿瘤
其他
　　嗜铬细胞瘤
　　类癌
　　Wilms瘤
　　绒毛膜癌
　　恶性黑色素瘤
　　淋巴瘤
　　浆细胞瘤

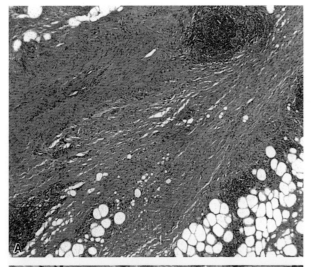

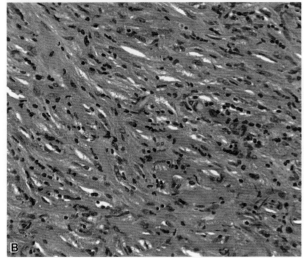

图 28.13　特发性腹膜后纤维化（A 和 B）

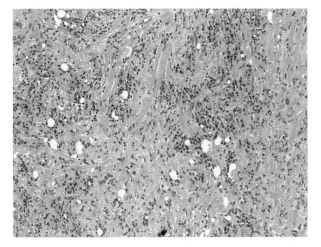

图 28.14　特发性腹膜后纤维化

28.3.2　纤维上皮性息肉

纤维上皮性息肉是一不常见的输尿管良性病变，好发于年轻成年男性，表现为血尿、间歇性侧腹疼痛，或表现为阻塞症状。最常发生于精阜或后尿道区域，也可发生于邻近的输尿管，左侧更常见，其他部位罕见。显微镜下，显示一息肉样突起，间质疏松水肿、血管丰富、衬覆的尿路上皮萎缩或轻度增生（图 28.15）。间质伴轻度慢性炎症细胞浸润，少数病例存在显著的组织细胞成分。

28.3.3　子宫内膜异位

子宫内膜异位更常发生于膀胱，但病变也可发生于上尿道，输尿管是最常见的部位（见第 4 章）[16]。子宫内膜异位一般发生于生育年龄的女性，高达 50% 有骨盆手术病史。临床表现包括尿频、排尿困难及血尿；75% 的病例中，这些症状随着月经的到来而加剧。显微镜下，病变由异位的子宫内膜腺体及间质组成，伴有含铁血黄素沉积（诊断需要具有这三点之中的两点）（图 28.16 和 28.17）。子宫内膜腺体一般衬覆立方细胞，胞质嗜酸性，核呈假复层可见分裂象。间质包含泡沫样组织细胞及一些慢性炎症细胞；腺体周围缺失内膜间质；未进行雌激素替代的绝经后的妇女，可在无子宫内膜间质的情况下诊断子宫内膜异位[16]。在这样的病例中，腺体仍然显示子宫内膜腺体的形态。某些病例中，子宫内膜间质可被弹性纤维状间质取代，与乳腺的放射性瘢痕相似。

28.3.4　尿道炎症性息肉

尿道炎症性息肉一般由炎性细胞和血管性间质构成，衬覆正常或增生的尿路上皮，间质内伴大量的炎症细胞成分，可延伸至尿路上皮。

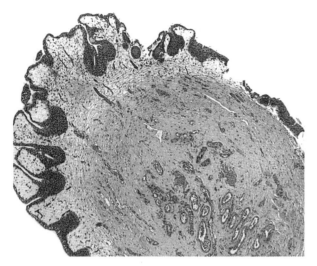

图 28.15 纤维上皮性息肉

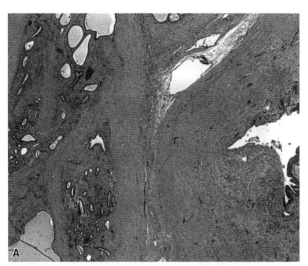

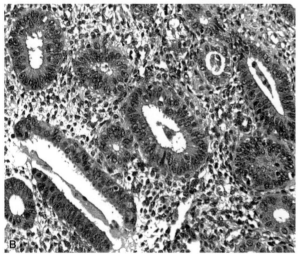

图 28.16 输尿管子宫内膜异位（A和B）

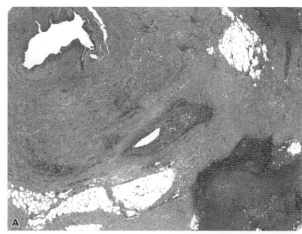

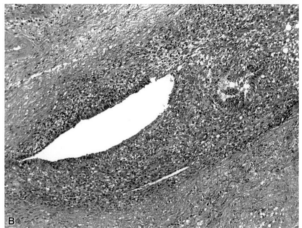

图 28.17 输尿管子宫内膜异位（A和B）

28.3.5 尿道肉阜

尿道肉阜通常发生于绝经后女性，平均年龄 68 岁[17]，一般呈红色伴有疼痛的输尿管外口肿块（图 28.18）。其病因学仍不明确。尿道肉阜可以无症状，或表现为血尿、排尿困难及疼痛。肿块常为远端尿道后壁或侧壁的一结节状或有蒂的红斑病变。组织学上，在炎症性的背景中有过度增生的成纤维细胞及内皮细胞，类似于肉芽组织（图 28.19 ~ 28.21）。尿道肉阜缺乏明显的细胞学非典型，核分裂指数不显著。偶尔极少的病例可有非典型的间质细胞，增加了恶性肿瘤的可能性。免疫组化方面，尿道肉阜CK阴性。尿路上皮可显示增生、化生或被剥脱。偶尔需与癌肉瘤或肌成纤维细胞增生病变相互鉴别（图 28.22）。近来，该疾病已证明与自身免疫性病变相关联[17]。30% 的病例显示 IgG4 阳性（图 28.23）[17]。

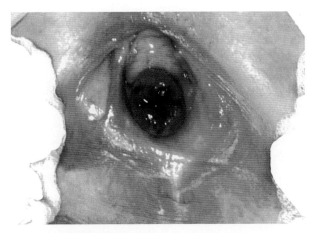

图 28.18　尿道肉阜

28.3.6　尿道憩室

尿道憩室常发生于女性，并常无症状。大部分衬覆尿路上皮，但可见鳞状及腺样化生。尿道憩室可发生肾源性腺瘤（肾源性化生）或癌。

28.3.7　异位的前列腺组织

异位的前列腺组织发生于青少年或年轻成人，表现为血尿或尿路刺激症状（见第 4 章）[18]。一些病例中，非典型细胞可脱落于尿液中。这些病变最常发生于前列腺尿道后段，由良性前列腺腺体及其上衬覆完整的尿路上皮构成（图 28.24～28.26）。分泌细胞 PSA 阳性，基底细胞层 34 β E12 阳性。

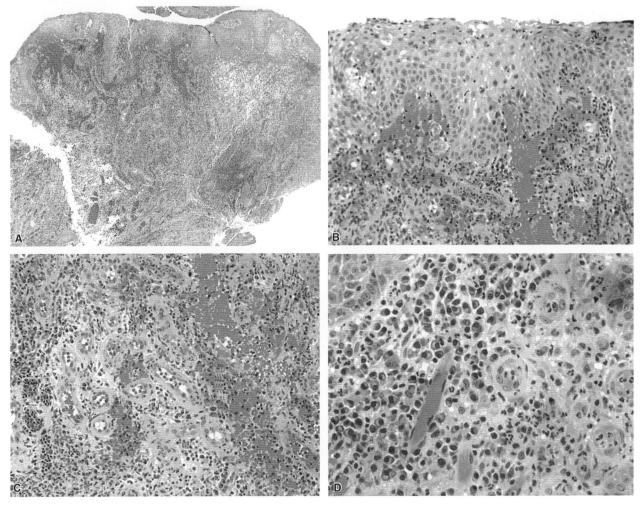

图 28.19　尿道肉阜（A～D）

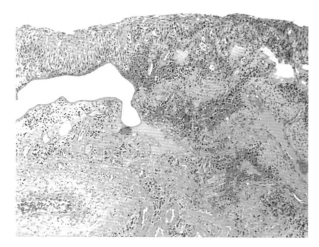

图 28.20 尿道肉阜

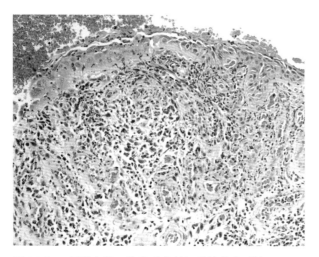

图 28.21 尿道肉阜。注意反应性间质的非典型性

前列腺尿道精阜腺体在活检组织中容易与前列腺腺癌混淆，其表现为数量增加的拥挤的前列腺小腺泡。然而，上皮细胞常为立方的、嗜酸性细胞，更多见的是胞质淡染，伴小的细胞核及小核仁或无核仁。在精阜腺体增生中，基底细胞层是存在的。常可见同心圆样的淀粉样小体及偶然的碎片。

28.3.8 肾盂上皮下血肿

肾盂上皮下血肿临床上与癌相似[19]。显微镜下，以上皮下出血及尿路上皮糜烂、剥脱为特征（图 28.27 和 28.28）。

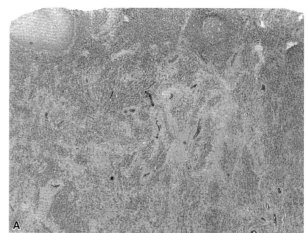

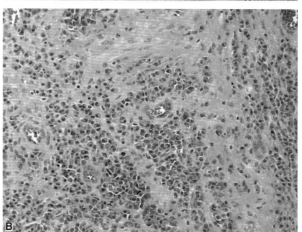

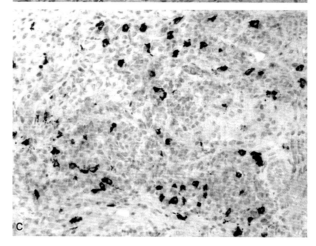

图 28.22 尿道肉阜（A~C）。IgG4 阳性（C），与自身免疫性疾病有关联

28.4 **肾盂及输尿管肿瘤**

发生于肾盂及输尿管的肿瘤在形态学上与发生于膀胱的同类肿瘤相似（表 28.1）。这些

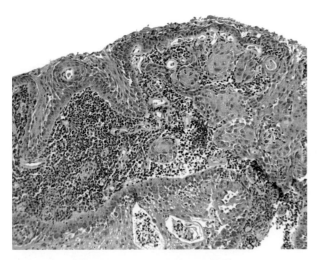

图 28.23　尿道肉阜。注意假癌样上皮增生

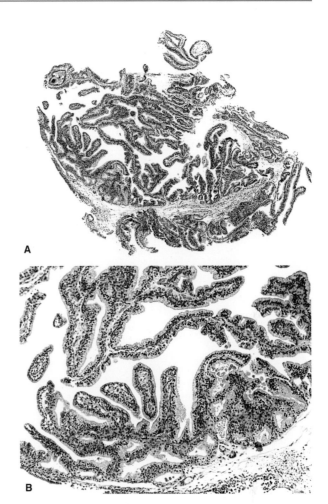

图 28.25　尿道前列腺息肉（A 和 B）

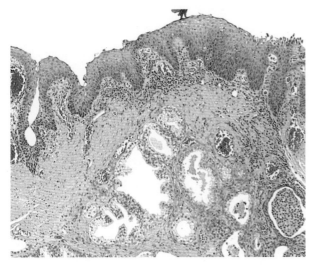

图 28.24　前列腺异位

肿瘤的发生率介于 0.0007% ~ 0.0011%，男女比 1.7∶1，目前女性患者的发病率在逐年增加[20-24]。肾盂及输尿管肿瘤占所有泌尿道肿瘤的 8%，更常见于年纪较大的患者（平均年龄 70 岁）[25]。超过 90% 都是尿路上皮癌。主要的表现症状是血尿及侧腹部疼痛[20,26-34]。

28.4.1　良性尿路上皮肿瘤

大部分良性尿路上皮肿瘤是尿路上皮乳头状瘤、内翻性乳头状瘤、绒毛状腺瘤或鳞状上皮乳头状瘤[35-39]。这些病变常偶然被发现，组织学

与膀胱的相应病变类似。膀胱及肾盂可同时发生内翻性乳头状瘤[38]。罕见的是，肾源性腺瘤可发生于肾盂及输尿管。上尿道罕见发生良性上皮性肿瘤（见第 5 章）。

28.4.2　伴非典型的平坦型尿路上皮病变

其分类与膀胱中的相应病变相似（见第 6 和 7 章）。

28.4.3　尿路上皮癌

4.3.1　临床特征

发生于肾盂及肾盏的尿路上皮癌为输尿管的尿路上皮癌两倍多（图 28.29 和 28.30）[2]，病变常

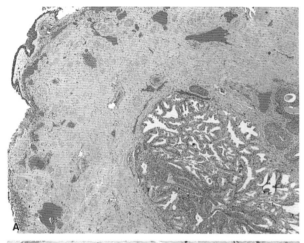

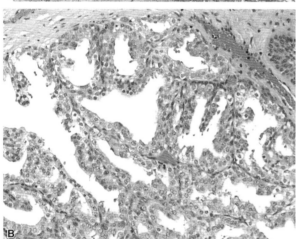

图 28.26 女性尿道的异位前列腺组织。（A）低倍镜下，女性尿路上皮下，一前列腺异位病灶。（B）高倍镜下，位于中间区域复杂的腺体结构。注意轻微的核增大，伴偶见的核仁。笔者认为其为反应性改变，不可以当作高级别前列腺上皮内肿瘤

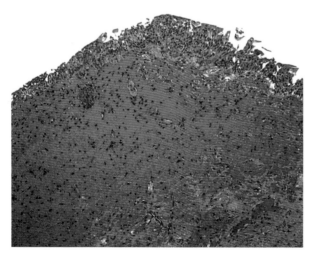

图 28.27 肾盂黏膜下血管瘤在临床上类似癌

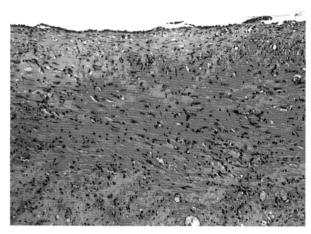

图 28.28 肾盂黏膜下血管瘤

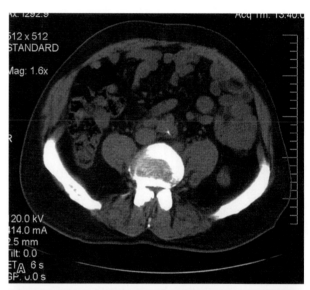

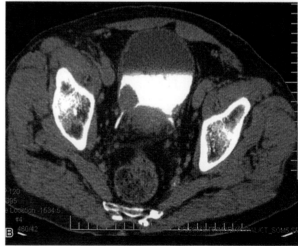

图 28.29 输尿管尿路上皮癌。CT显示腹膜后腺病（A）。同一患者还有上覆于输尿管开口的输尿管癌（B）

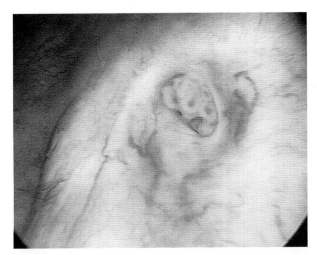

图 28.30　输尿管尿路上皮癌。可见从左侧输尿管开口长出的乳头状输尿管肿瘤

呈多灶性。输尿管及肾盂癌可两侧同时发生或异时发生。膀胱恶性肿瘤病原学及易感因素包括滥用非那西丁、肾乳头状坏死、巴尔干肾病、包含放射学对照物质、泌尿道感染或肾结石等[30-32,34,40,41]。

一些输尿管肿瘤可伴发遗传性非息肉病结肠癌综合征（Lynch 综合征）[41,42]，肾积水及肾结石可伴发肾盂肿瘤，而输尿管积水 / 狭窄可伴发输尿管肿瘤[43]。上尿道尿路上皮癌治疗后，膀胱肿瘤复发最重要的危险因素是膀胱先前的病史及上尿道肿瘤的多灶性[44]。

当对肿瘤的病理分期及组织学分级进行校正分析后，发现上尿路和下尿路的尿路上皮癌的生物学行为没有差异[45]。

4.3.2　大体病理

大体观，肿瘤分为乳头状、息肉样、结节状、溃疡型或弥漫型（图 28.31 和 28.32）。一些肿瘤扩张至整个肾盂，有的肿瘤形成溃疡或呈浸润性，导致管壁增厚[26,28,31,46]。高级别的肿瘤可表现为一界限不清的肿块，累及肾实质，类似原发性肾细胞癌。

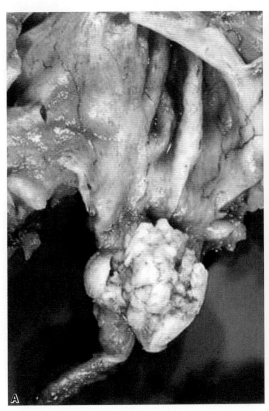
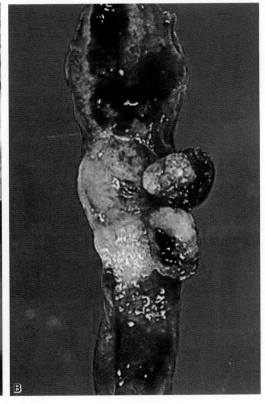

图 28.31　输尿管肾盂连接处（A）及输尿管（B）乳头状尿路上皮癌

4.3.3 显微镜下病理学

肾盂恶性肿瘤类似膀胱尿路上皮肿瘤，具有相似的组织学，包括乳头状非浸润性或浸润性肿瘤、原位癌及实性浸润性癌（图 28.33 ~ 28.38）[20,27,28,30,31,47,48]。上尿道内可见尿路上皮癌的整个形态学谱系及其变异型。肿瘤类型包括那些显示鳞状及腺样分化、内翻性生长、不同的形态学变异型（巢状、微囊状、微乳头状、透明细胞、浆细胞样）及低分化或未分化癌（淋巴上皮瘤样、肉瘤样及多形巨细胞）（图 28.39 ~ 28.40）[28,40,48-64]。发生于肾盂及输尿管的肉瘤样癌罕见，预后差，可显示同源或异源的间质成分（图 28.41）[55,57,65]。该部位报道的罕见绒毛膜癌绒目前认为是高级别尿路上皮癌伴滋养分化[66,67]。根据 AJCC 2010 年修订的 TNM（肿瘤、淋巴结及转移）分期系统，肾盂及输尿管肿瘤拥有独立的 TNM 分期系

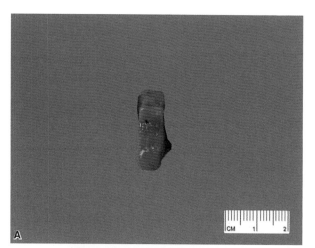

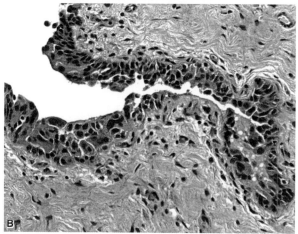

图 28.32　输尿管尿路上皮原位癌（A 和 B）

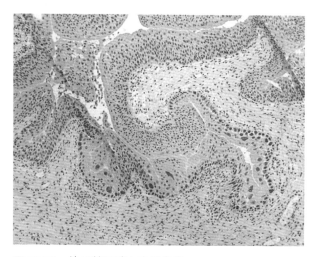

图 28.33　输尿管尿路上皮原位癌

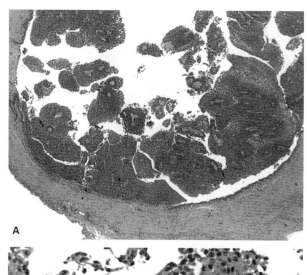

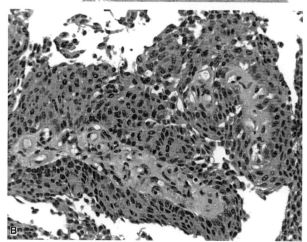

图 28.34　输尿管乳头状尿路上皮癌（A 和 B）

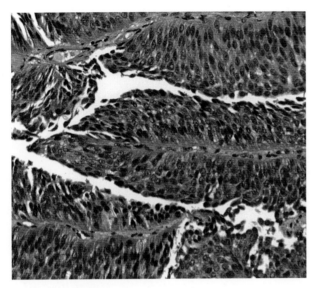

图 28.35　输尿管乳头状尿路上皮癌

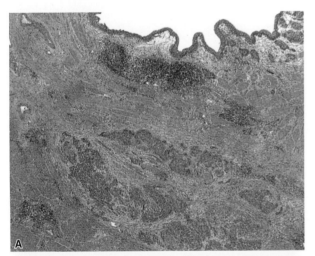

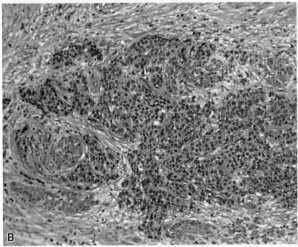

图 28.36　输尿管浸润性尿路上皮癌（A 和 B）。肿瘤侵犯固有肌层

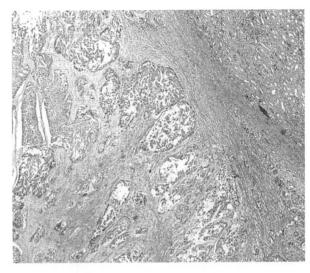

图 28.37　肾盂尿路上皮癌，累及肾实质

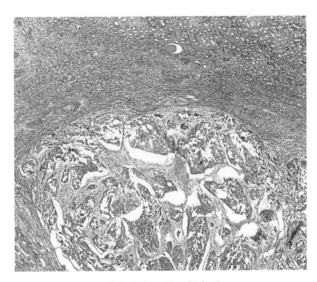

图 28.38　肾盂尿路上皮癌，累及肾实质

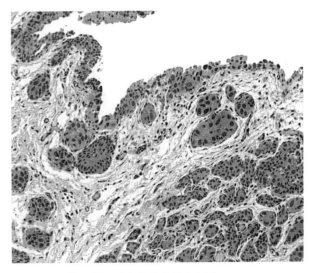

图 28.39　输尿管尿路上皮癌巢状变异型

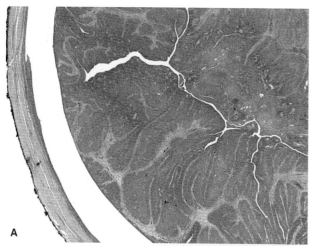

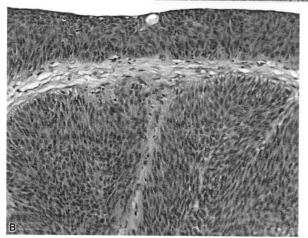

图 28.40 输尿管尿路上皮癌内翻变异型（A和B）

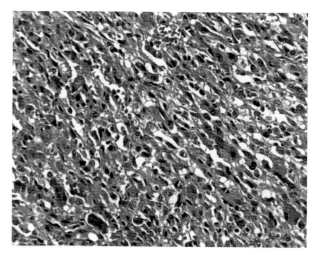

图 28.41 输尿管肉瘤样癌

测因子[28,46,69,70]；此外，Ki-67 过度表达也有一定的预后价值，ErbB2 的表达是一预测上尿路上皮癌中疾病发展及疾病相关生存率的因子[71,72]；淋巴管侵犯也是上尿道尿路上皮癌的一不良预后因子，是一独立预测短期内复发的生存率因子。

4.3.4 尿路上皮癌分级

根据 1973 年 WHO 制定的膀胱尿路上皮肿瘤规范分级系统对尿路上皮肿瘤进行分级，或者将 1973 WHO 分级及 2004 WHO 分级都描述于最终的病理报告中（见第 9 章）[28,30,36,68]。近年来，许多学者都怀疑上尿道内是否存在低度恶性潜能的尿路上皮肿瘤（PUNLMP）[28,30,36,68]。

4.3.5 免疫组化及分子病理

该部位的一些尿路上皮癌免疫组化显示 α-fetoprotein 或 cyclooxygenase-2 阳性[63,73]。肾细胞癌及尿路上皮癌可同时存在。p63 及 34βE12，在尿路上皮癌与低分化肾细胞癌的鉴别诊断中有重要意义。肾盂输尿管及膀胱的尿路上皮癌与膀胱癌显示相似的分子遗传学特征，但微卫星不稳定性（MSI）在上尿道癌中更常见[74-78]，50% ~75% 的患者存在 9 号染色体长短臂的缺失；在上尿道进展期浸润性肿瘤中，常可见附加于

统（表 28.2）[1]。

最重要的预后因素是肿瘤分期[1,28]。评估这些标本，当浸润肌层（pT2）但以 Paget 或黏膜内模式延伸至肾小管，避免过度分期为 pT3 肿瘤是很重要的[68]。pTa/pTis 病变患者的生存率为100%，而 pT2 患者的生存率降至 75%；pT3 及pT4 肿瘤患者、结节状累及的肿瘤患者，以及手术后有残留的患者的生存率都比较低[34]。其他预后因素包括患者年龄、治疗方法[28,46]，侵犯的肿瘤巢特征（弥漫性 VS 结节状或小梁状）、血管侵犯以及肿瘤坏死也有一定的预后意义；广泛的凝固性肿瘤坏死（显微镜下大于 10% 的肿瘤区域）是肾盂及输尿管肿瘤患者不良预后的一独立的预

表 28.2　肾盂及输尿管肿瘤的 TNM 分类（2010 年指南）

T：原发性肿瘤
　　TX　　无法评估原发性肿瘤
　　T0　　无原发性肿瘤证据
　　Ta　　乳头状非浸润性癌
　　Tis　　原位癌
　　T1　　肿瘤浸润至上皮下结缔组织
　　T2　　肿瘤浸润至固有肌层
　　T3　　（肾盂）肿瘤浸润至肌层外，到达肾盂周脂肪或肾实质
　　T3　　（输尿管）肿瘤浸润至肌层外的输尿管周脂肪
　　T4　　肿瘤浸润至邻近的器官，或穿过整个肾脏，到达肾周脂肪
N：区域淋巴结
　　NX　　无法评估区域淋巴结
　　N0　　无区域淋巴结转移
　　N1　　单个淋巴结转移，最大直径 ≤ 2cm
　　N2　　单个淋巴结转移，最大直径 > 2cm，但 ≤ 5cm；或多个淋巴结转移，但每个最大直径都 ≤ 5cm
　　N3　　有一淋巴结转移，最大直径 > 5cm
M：远处转移
　　M0　　无远处转移
　　M1　　有远处转移

p53 突变的 17 号染色体短臂缺失；20%~30% 的上尿道癌显示 MSI 及错配修复蛋白 MSH2、MLH1 或 MSH6 的缺失[74]；20%~33% 的伴有 MIS 的病例中，可见 TGFβ-RⅡ、Bax、MSH3 及 MSH6 基因序列突变，表明了肿瘤发生分子途径类似于一些错配修复缺陷的结直肠癌；伴 MIS 的肿瘤有着不同的临床及组织学特征，包括肿瘤的低分期、低级别、乳头状生长方式及女性患病率更高；一些肿瘤显示一内翻性的生长方式[74-78]。

28.4.4　腺癌

纯的肾盂及输尿管腺癌罕见，与膀胱腺癌的形态学类型相似（包括肠型、黏液性、印戒细胞）（图 28.42）[55,60,79]。腺性（小肠）化生、肾结石及反复感染是腺癌的易感因素。大部分腺癌是高级别的，表现为广泛的侵犯。输尿管可发生腺性膀胱炎，需与高分化的腺癌鉴别。腺癌的病理学特征与膀胱腺癌相似（见第 13 章）[80,81]。

28.4.5　鳞状细胞癌

鳞状细胞癌十分罕见，但可发生于肾盂，此处的发生率低于尿路上皮癌[54,61,82]。约 40% 的肾盂尿路上皮癌病例伴鳞状分化[39,47]，纯的鳞状细胞癌通常为高级别及高分期肿瘤，常侵犯肾脏；通常发生于肾结石、慢性炎症或伴鳞化的背景中[82]；一些鳞状细胞癌可表现为高钙血症，但与 EB 病毒感染无关[83]，5 年随访生存率很低[82]，病理学特征与膀胱的鳞状细胞癌相似（见第 14 章）。

28.5　尿道肿瘤

尿道肿瘤包括介于膀胱及尿道口之间男女尿

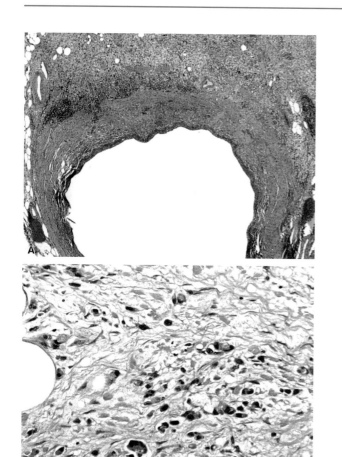

图 28.42 输尿管印戒细胞腺癌（A和B）

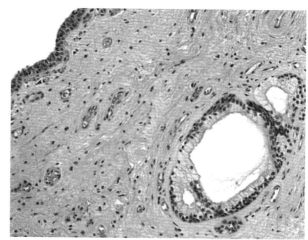

图 28.43 正常尿道。注意尿道腺

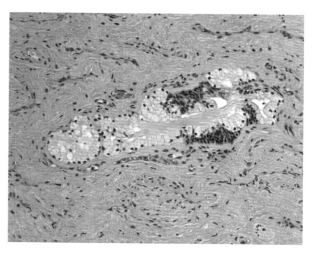

图 28.44 尿道的尿道腺体

道的上皮性及非上皮性肿瘤，以及起源于附属腺（尿道球腺、尿道腺及女性尿道旁腺）的肿瘤（图 28.43 和 28.44，表 28.3）。尿道的上皮性肿瘤罕见，女性是男性的 3～4 倍，男性的尿道癌的临床及病理学特征较女性显著不同，这个差异似乎是由于两性的尿道解剖及组织学间显著的差异造成的。不管是女性尿道后天性的狭窄，还是先天性的憩室，都会导致女性容易患癌。目前认为，柱状或黏液腺癌起源于腺性化生，而显示 PSA 阳性的筛状腺癌，似乎起源于尿道旁腺[18]。

28.5.1 尿道的良性上皮性肿瘤

任何性别的尿道良性上皮性肿瘤都极其罕见，

发生于男性尿道的与女性尿道的相似。有一些鳞状细胞乳头状瘤、绒毛状腺瘤、尖锐湿疣及尿路上皮乳头状瘤的罕见报道（图 28.45～28.49）[84]。其他肿瘤，包括平滑肌瘤、神经纤维瘤、副神经节瘤、内翻性乳头状瘤及肾源性腺瘤[85-87]，也都曾有报道，炎症性或纤维血管性息肉偶尔发生于尿道，病理学特征与发生于膀胱及其他部位的相应病变一样。尿道的绒毛状腺瘤常伴随直肠的管状绒毛状腺瘤及腺癌[88,89]。

表 28.3　尿道肿瘤的WHO 组织学分类

上皮性肿瘤
良性
鳞状细胞乳头状瘤
绒毛状腺瘤
尿路上皮乳头状瘤，包括内翻性乳头状瘤
恶性
原发性
鳞状细胞癌
尿路上皮癌
腺癌
透明细胞癌
非透明细胞癌
肠型
胶状（黏液性）癌
印戒细胞癌
腺癌，未特殊说明
神经内分泌癌
未分化癌
继发性
非上皮性肿瘤
良性
平滑肌瘤
血管瘤
血管球肌瘤
恶性
恶性黑色素瘤
非霍奇金淋巴瘤
浆细胞瘤
瘤样病变
纤维上皮性息肉
前列腺息肉
肉阜
尖锐湿疣
肾源性腺瘤（化生）
附属腺肿瘤
恶性
尿道球腺癌、尿道腺癌和尿道旁腺癌

28.5.2　尿道癌

28.5.2.1　大体特征

肿瘤最常侵犯远端尿道及尿道口，呈外生性结节状、浸润型或乳头状病变，常伴有溃疡形成

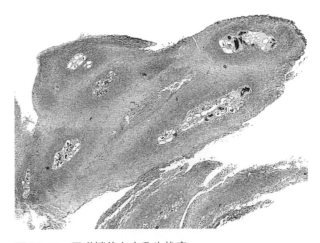

图 28.45　尿道鳞状上皮乳头状瘤

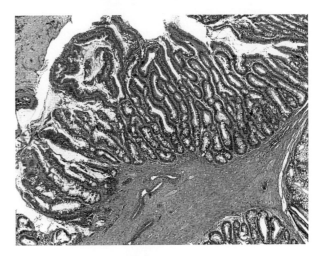

图 28.46　尿道绒毛状腺瘤

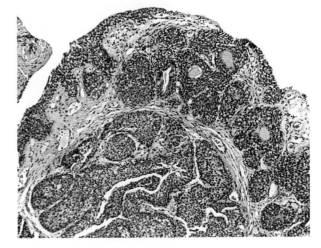

图 28.47　尿道内翻性乳头状瘤

（图 28.50 和 28.51）[90-95]。肿瘤累及近端尿道的尿路上皮的外观有很大的差异，肿瘤可呈乳头状

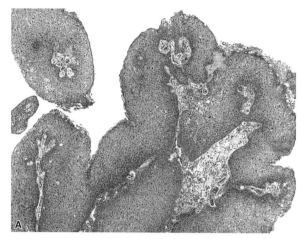

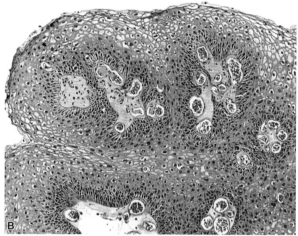

图 28.48　尿道尖锐湿疣（A 和 B）

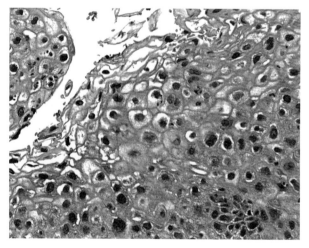

图 28.49　尿道尖锐湿疣

生长，亦可表现为红斑样、白斑样、结节状或浸润性生长[90-95]。腺癌常为大的浸润性或膨胀性肿块，可有外生性的表面，切面可为黏液性、胶

冻状或囊性，这些肿瘤可发生于尿道憩室内，亦可发生于阴茎尿道、球膜尿道或前列腺尿道，部位常决定肿瘤的大体及组织学表现[95-100]。这些肿瘤的生长方式呈溃疡型、结节状、乳头状、菜花样或边界不清。由于解剖部位不同，男性与女性尿道癌在组织学上存在一定的差异。远端尿道及尿道口肿瘤 70% 为鳞状细胞癌，近端尿道肿瘤 20% 为尿路上皮癌，或 10% 为腺癌[90-100]。

尿路上皮肿瘤可分为非浸润性的乳头状低级别或高级别尿路上皮癌、尿路上皮原位癌或浸

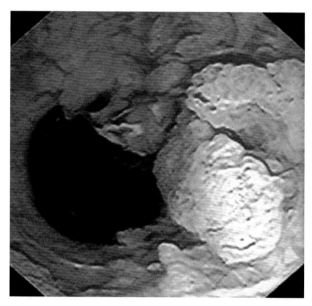

图 28.50　膀胱镜下观：起源于尿道的低级别尿路上皮癌

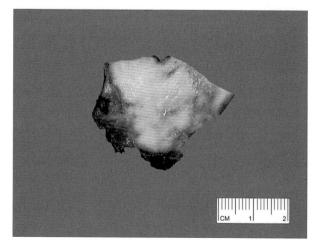

图 28.51　尿道尿路上皮癌大体观

润性尿路上皮癌（图 28.52 ~ 28.53）[91,94]。原位
癌可累及尿道下腺体，呈局灶性或广泛累及，不
可误诊为浸润性癌；深部浸润性癌为高级别，伴
或不伴乳头状成分，以不规则巢状、片状或束状
生长，伴显著的和（或）炎症反应；肿瘤可显示
鳞化、腺性分化或不常见的形态学变异（巢状、
微囊状、微乳头状、透明细胞或浆细胞样）（图
28.54）[66]。小细胞癌或肉瘤样癌成分罕见[97]。
阴茎尿道及球膜尿道中，约 75% 的癌为鳞状细胞
癌，其次是尿路上皮癌（前列腺尿道常见，阴茎
尿道及球膜尿道不常见）、腺癌（球膜尿道）或
未分化癌[64,90-100]。尿路上皮癌可累及前列腺尿
道，显示与女性尿道中描述的肿瘤相同的级别及
组织学谱系，可与膀胱肿瘤同时或异时发生[91]。
前列腺尿道尿路上皮癌的特征是，高级别肿瘤常
具有以派杰样方式向前列腺导管及腺泡中蔓延的
倾向[91]。CK7+/CK20+ 的病例，如必需鉴别蔓延
至尿道的外阴 Paget 病（CK7+/CK20- ）及恶黑
（HMB45+/MelanA+），极少的前列腺导管腺癌起
源于尿道周导管，可类似高级别乳头状尿路上皮
癌，这一点必须避免误诊，因为前列腺肿瘤的治
疗方法显著不同（图 28.55）。免疫组化评估有助
于疑难病例的诊断。

　　尿路上皮肿瘤分级与膀胱中概括的一样（见
第 9 章）[64,101,102]。起源于前列腺尿道的尿路上
皮癌有单独的 TNM 分期系统（表 28.4）[1]，整体
的预后相对较差[90-100]，肿瘤分期及位置是重要
的预后因素。男性与女性患者中，近端尿道肿瘤
的总生存率都高于远端尿道肿瘤（肿瘤的 5 年生
存率：女性患者近端尿道 51% *vs.* 远端尿道 6%；
男性患者近端尿道 50% *vs.* 远端尿道 20% ）。两种
性别中，pT 肿瘤分期高及出现淋巴结转移都是不
良预后因素。

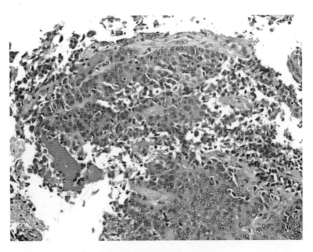

图 28.52　尿道高级别乳头状尿路上皮癌

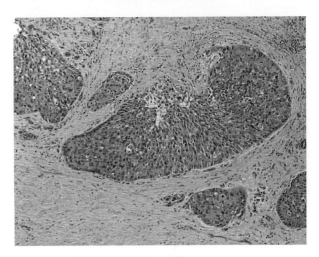

图 28.53　尿道浸润性尿路上皮癌

　　尿道癌的鉴别诊断包括一些肿瘤样病变，如
肾源性化生（肾源性腺瘤）、纤维上皮性、前列
腺息肉、尖锐湿疣及肉阜[94]。

28.5.2.2　尿道鳞状细胞癌

　　尿道鳞状细胞癌跨度范围从高分化（包括罕
见的疣状癌）到中分化（最常见）和低分化[90-100]，
在组织学上与其他部位的浸润性鳞状细胞癌相似
（图 28.56 ~ 28.58）。鳞状细胞癌分级标准一般与
其他器官的癌相似——按照分化程度标准分为
高、中及低分化癌。

　　不管是男性患者，还是女性患者，尿道鳞
状细胞癌均与高危险组 HPV 感染相关[77,78]。女

表 28.4　尿道肿瘤 TNM 分类（2010 年修订）

T：原发性肿瘤

　　TX　　无法评估原发性肿瘤

　　T0　　无原发性肿瘤证据

尿道（男性及女性）

　　Ta　　非浸润性乳头状，息肉样，或绒毛状癌

　　Tis　　原位癌

　　T1　　肿瘤浸润至上皮下结缔组织

　　T2　　肿瘤侵犯以下任何组织：尿道海绵体，前列腺，尿道旁肌

　　T3　　肿瘤侵犯以下任何组织：阴茎海绵体，前列腺包膜外，前阴道，膀胱颈

　　T4　　肿瘤浸润至邻近的器官

前列腺（前列腺尿道）尿路上皮（移行上皮）癌

　　Tis pu　原位癌，累及前列腺尿道

　　Tis pd　原位癌，累及前列腺导管

　　T1　　肿瘤浸润至上皮下结缔组织

　　T2　　肿瘤侵犯以下任何组织：前列腺间质，尿道海绵体，尿道旁肌

　　T3　　肿瘤侵犯以下任何组织：阴茎海绵体，前列腺包膜外，前阴道，膀胱颈（蔓延至前列腺外）

　　T4　　肿瘤浸润至邻近的器官（侵犯膀胱）

N：区域淋巴结

　　NX　　无法评估区域淋巴结

　　N0　　无区域淋巴结转移

　　N1　　单个淋巴结转移，最大直径小于等于 2cm

　　N2　　单个淋巴结转移，最大直径大于 2cm；或多个淋巴结转移

M：远处转移

　　M0　　无远处转移

　　M1　　有远处转移

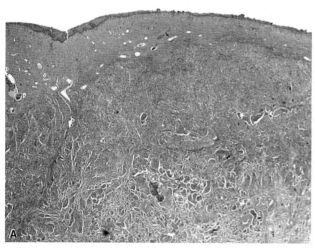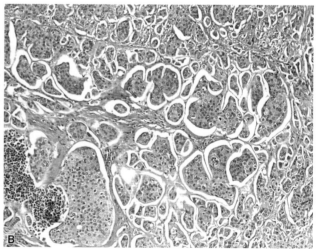

图 28.54　尿道尿路上皮癌微乳头状变异型（A 和 B）

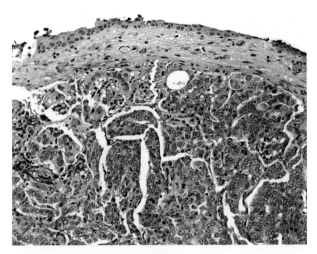

图 28.55　前列腺腺癌累及膀胱

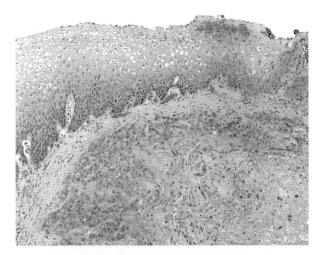

图 28.58　尿道鳞状细胞癌

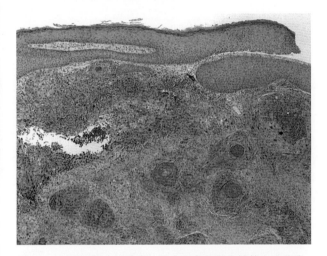

图 28.56　尿道鳞状细胞癌。注意上房的角化鳞状上皮化生

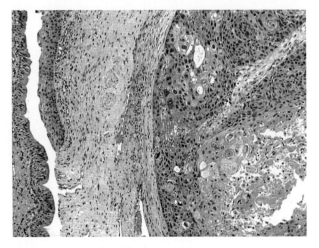

图 28.57　尿道鳞状细胞癌

性患者中，高达 60% 的尿路上皮癌病例中检测出了 HPV16 或 HPV18；男性患者中，30% 的尿

路上皮癌病例中检测出了 HPV16，而在尿道球部的肿瘤通常显示阴性。一些 HPV16 阳性的肿瘤可能有更好的预后。低危险组 HPV（HPV6 或 HPV11）感染在尿道尖锐湿疣的病因学中扮演至关重要的角色。不管在尿道中，还是在膀胱中，尿路上皮癌与 HPV 的关系仍存在争议，发病率与地理或人口统计相关[103]。

28.5.2.3　尿道腺癌

女性尿道腺癌有两种类型，透明细胞腺癌（约 40%）及非透明细胞腺癌（约 60%），后者常显示类似于泌尿道其他部分的类型（肠型、黏液性、印戒细胞或非特指腺癌）的特征。透明细胞腺癌一般以实性、管状、囊管状或乳头状为特征的混合性生长模式（图 28.59 和 28.60）[90-100]，细胞学特征从低级别（局灶类似肾源性腺瘤）到高级别（更常见）。常可见坏死、高核分裂活性、广泛的浸润性生长，与肾源性腺瘤的关系仍不明确。腺癌的分级标准一般与其他器官的癌相似——按照分化程度标准分为高、中及低分化癌。

尿道球腺癌可显示黏液性、乳头状、腺样囊性、腺泡状或管状结构。女性尿道周腺体腺癌为透明细胞或黏液性，常显示 PSA 阳性表达。

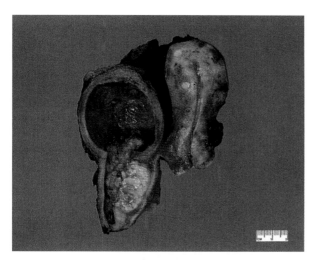

图 28.59 尿道透明细胞腺癌

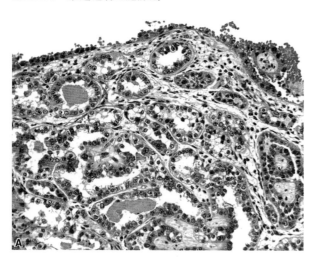

图 28.60 尿道透明细胞腺癌（A和B），AMACR显示阳性（B）

在明确诊断尿道腺癌之前，必须排除转移性腺癌，尤其是来源于结直肠原发的腺癌（图 28.61）。

28.6 软组织肿瘤

28.6.1 肾盂及输尿管

起源于肾盂和（或）输尿管的非上皮性肿瘤或肿瘤样病变的罕见病例已有报道描述，包括平滑肌瘤、神经纤维瘤、纤维组织细胞瘤、血管瘤、脂肪瘤、冬眠瘤或血管球瘤[26,104-110]。恶性软组织肿瘤包括平滑肌肉瘤，及相对少见的横纹肌肉瘤、骨肉瘤、纤维肉瘤、血管肉瘤、恶性施万细胞瘤及尤文肉瘤；不管是肌成纤维细胞增生性病变，还是胃肠道间质瘤样病变，都可发生[105-111]；还需要鉴别伴显著的假肉瘤样间质的纤维上皮性息肉[111]。

28.6.2 尿道

起源于尿道的软组织肿瘤的罕见病例已有报道[112-114]。良性肿瘤包括平滑肌瘤，其形态学及免疫表型与其他器官的相似；女性患者中，平滑肌瘤可显示 ER 阳性，平滑肌瘤也可作为平滑肌瘤病综合征（食管及直肠平滑肌瘤）的一部分发生[112-114]；另外也有血管瘤的报道。

28.7 其他肿瘤

有极少的输尿管嗜铬细胞瘤病例报道，肾盂及输尿管类癌同样罕见，必须与转移性病变相鉴别[26,105-111]，肾盂小细胞癌罕见于老年患者[26,61]，这些具有侵袭性的肿瘤常包含尿路上皮癌病灶，具有典型的神经内分泌免疫表型；肾盂及输尿

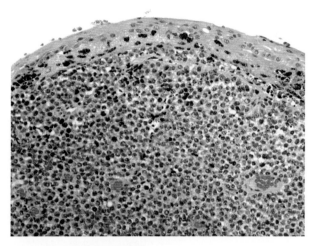

图 28.62 尿道恶性黑素瘤

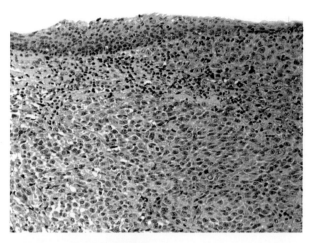

图 28.63 尿道恶性黑素瘤

管淋巴瘤常伴随全身性疾病，但有局限于肾盂的浆细胞瘤报道[115]。Wilms 瘤局限于肾盂，或蔓延至输尿管。肾盂的恶性黑素瘤在文献中较罕见[26,104]。

有报道描述了 1 例肾盂中的病变，它是非常稀奇的，是由 Liesegang 环构成的肿瘤样病变[116]。在男性及女性尿道中，都有过恶性黑素瘤的报道，其中一些病例是无黑素的黑素瘤，类似于尿道癌（图 28.62 和 28.63）[117]。原发性非霍奇金淋巴瘤及浆细胞瘤都曾有报道[112]，尿道也可发生类癌，还有其他一些罕见的病变也已被注意（图 28.64）。

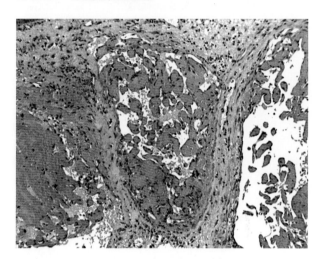

图 28.64 尿道血管内乳头状内皮细胞增生

（赵 明 魏健国 姚秀娟 译）

参考文献

1. Edge S, B, Byrd DR, Compton CC, Fritz AG, Greene FL, Trotti A. American Joint Committee on Cancer Staging Manual, 7th ed. New York: Springer, 2010.
2. Bonsib SM, Cheng L. Renal pelvis and ureter. In: Bostwick DG, Cheng L, eds. Urologic Surgical Pathology, 2nd ed. Philadelphia: Elsevier/Mosby, 2008; 173–94.
3. Davis CJ. The microscopic pathology of Peyronie's disease. *J Urol* 1997; 157:282–4.
4. Corradi D, Maestri R, Palmisano A, Bosio S, Greco P, Manenti L, Ferretti S, Cobelli R, Moroni G, Dei Tos AP, Buzio C, Vaglio A. Idiopathic retroperitoneal fibrosis: clinicopathologic features and differential diagnosis. *Kidney Int* 2007; 72:742–53.
5. Vaglio A, Salvarani C, Buzio C. Retroperitoneal fibrosis. *Lancet* 2006; 367:241–51.
6. Zen Y, Onodera M, Inoue D, Kitao A, Matsui O, Nohara T, Namiki M, Kasashima S, Kawashima A, Matsumoto Y,

Katayanagi K, Murata T, Ishizawa S, Hosaka N, Kuriki K, Nakanuma Y. Retroperitoneal fibrosis: a clinicopathologic study with respect to immunoglobulin G4. *Am J Surg Pathol* 2009; 33:1833–9.

7. Miyajima N, Koike H, Kawaguchi M, Zen Y, Takahashi K, Hara N. Idiopathic retroperitoneal fibrosis associated with IgG4-positive-plasmacyte infiltrations and idiopathic chronic pancreatitis. *Int J Urol* 2006; 13:1442–4.

8. Miura H, Miyachi Y. IgG4-related retroperitoneal fibrosis and sclerosing cholangitis independent of autoimmune pancreatitis. A recurrent case after a 5-year history of spontaneous remission. *JOP* 2009; 10:432–7.

9. Gill J, Taylor G, Carpenter L, Lewis C, Chiu W. A case of hyperIgG4 disease or IgG4-related sclerosing disease presenting as retroperitoneal fibrosis, chronic sclerosing sialadenitis and mediastinal lymphadenopathy. *Pathology* 2009; 41:297–300.

10. Kikuno N, Sato H, Ryoji O. Case of IgG4-related retroperitoneal fibrosis with concomitant rheumatoid arthritis. *Int J Urol* 2010; 17:1011–2.

11. Marumo K, Tatsuno S, Noto K. Elevated serum IgG4 may predict sensitivity to steroid therapy in retroperitoneal fibrosis. *Int J Urol* 2009; 16:427.

12. Matsushita M, Fukui T, Uchida K, Nishio A, Okazaki K. Atypical retroperitoneal fibrosis associated with biliary stricture: IgG4-related sclerosing disease? *Scand J Gastroenterol* 2009; 44:1146–7.

13. Okazaki K, Uchida K, Fukui T. Recent advances in autoimmune pancreatitis: concept, diagnosis, and pathogenesis. *J Gastroenterol* 2008; 43:409–18.

14. Yamamoto H, Yamaguchi H, Aishima S, Oda Y, Kohashi K, Oshiro Y, Tsuneyoshi M. Inflammatory myofibroblastic tumor versus IgG4-related sclerosing disease and inflammatory pseudotumor: a comparative clinicopathologic study. *Am J Surg Pathol* 2009; 33:1330–40.

15. Zen Y, Nakanuma Y. IgG4-related disease: a cross-sectional study of 114 cases. *Am J Surg Pathol* 2010; 34:1812–9.

16. Al-Khawaja M, Tan PH, MacLennan GT, Lopez-Beltran A, Montironi R, Cheng L. Ureteral endometriosis: clinicopathological and immunohistochemical study of 7 cases. *Hum Pathol* 2008; 39:954–9.

17. Conces MR, Williamson SR, Montironi R, Lopez-Beltran A, Scarpelli M, Cheng L. Urethral caruncle: clinicopathologic features and evidence supporting etiology as an IgG4-associated disease (submitted).

18. Halat S, Eble JN, Grignon DG, Lacy S, Montironi R, MacLennan GT, Lopez-Beltran A, Tan PH, Baldridge LA, Cheng L. Ectopic prostatic tissue: histogenesis and histopathologic characteristics. *Histopathology* 2011; 58:750–8.

19. Iczkowski KA, Sweat SD, Bostwick DG. Subepithelial pelvic hematoma of the kidney clinically mimicking cancer: report of six cases and review of the literature. *Urology* 1999; 53:276–9.

20. Lopez-Beltran A, Sauter G, Gasser T, Hartmann A, Schmitz-Dr̈ager BJ, Helpap B, Ayala AG, Tamboli P, Knowles MA, Sidransky D, Cordon-Cardo C, Jones PA, Cairns P, Simon R, Amin MB. Urothelial tumors: infiltrating urothelial carcinoma. In: Eble JN, Sauter G, Epstein JI,

Sesterhenn I, eds. World Health Organization Classification of Tumors. Pathology and Gentics of Tumors of the Urinary System and Male Genital Organs. Lyon, France: IARC Press, 2004.

21. Lopez-Beltran A, Maclennan GT, de la Haba-Rodriguez J, Montironi R, Cheng L. Research advances in apoptosis-mediated cancer therapy: a review. *Anal Quant Cytol Histol* 2007; 29:71–8.

22. Lopez-Beltran A, Perez-Seoane C, Montironi R, Hernandez-Iglesias T, Mackintosh C, de Alava E. Primary primitive neuroectodermal tumour of the urinary bladder: a clinico-pathological study emphasising immunohistochemical, ultrastructural and molecular analyses. *J Clin Pathol* 2006; 59:775–8.

23. Bostwick DG, Ramnani D, Cheng L. Diagnosis and grading of bladder cancer and associated lesions. *Urol Clin North Am* 1999; 26:493–507.

24. Bostwick DG, Mikuz G. Urothelial papillary (exophytic) neoplasms. *Virchows Arch* 2002; 441:109–16.

25. Jemal A, Siegel R, Ward E, Murray T, Xu J, Smigal C, Thun MJ. Cancer statistics, 2006. *CA Cancer J Clin* 2006; 56:106–30.

26. Busby JE, Brown GA, Tamboli P, Kamat AM, Dinney CP, Grossman HB, Matin SF. Upper urinary tract tumors with nontransitional histology: a single-center experience. *Urology* 2006; 67:518–23.

27. Perez-Montiel D, Wakely PE, Hes O, Michal M, Suster S. High grade urothelial carcinoma of the renal pelvis: clinicopathologic study of 108 cases with emphasis on unusual morphologic variants. *Mod Pathol* 2006; 19:494–503.

28. Langner C, Hutterer G, Chromecki T, Leibl S, Rehak P, Zigeuner R. Tumor necrosis as prognostic indicator in transitional cell carcinoma of the upper urinary tract. *J Urol* 2006; 176:9104.

29. Holmang S, Johansson SL. Impact of diagnostic and treatment delay on survival in patients with renal pelvic and ureteral cancer. *Scand J Urol Nephrol* 2006; 40:479–84.

30. Holmang S, Johansson SL. Urothelial carcinoma of the upper urinary tract: comparison between the WHO/ISUP 1998 consensus classification and WHO 1999 classification system. *Urology* 2005; 66:274–8.

31. Olgac S, Mazumdar M, Dalbagni G, Reuter VE. Urothelial carcinoma of the renal pelvis: a clinicopathologic study of 130 cases. *Am J Surg Pathol* 2004; 28:1545–52.

32. Holmang S, Johansson SL. Synchronous bilateral ureteral and renal pelvic carcinomas: incidence, etiology, treatment and outcome. *Cancer* 2004; 101:741–7.

33. Park S, Hong B, Kim CS, Ahn H. The impact of tumor location on prognosis of transitional cell carcinoma of the upper urinary tract. *J Urol* 2004; 171:621–5.

34. Kirkali Z, Tuzel E. Transitional cell carcinoma of the ureter and renal pelvis. *Crit Rev Oncol Hematol* 2003; 47:155–69.

35. Sung MT, Eble JN, Wang M, Tan PH, Lopez-Beltran A, Cheng L. Inverted papilloma of the urinary bladder: a molecular genetic appraisal. *Mod Pathol* 2006; 19:1289–94.

36. Sauter G, Algaba, F, Amin, MB, Busch, C, Cheville, J, Gasser, T, Grignon, D, Hofstaedter, F, Lopez-Beltran, A, and Epstein, JI. Non-invasive urothelial neoplasias. In: Eble JN, Sauter G, Epstein JI, Sesterhenn IA, eds. WHO Classification of Non-invasive Papillary Urothelial Tumors. In World Health Organization Classification of Tumors. Pathology and Gentics of Tumors of the Urinary System and Male Genital Organs, Lyon, France: IARCC Press, 2004.

37. Cameron KM, Lupton CH. Inverted papilloma of the lower urinary tract. *Br J Urol* 1976; 48:567–77.

38. Darras J, Inderadjaja N, Vossaert P. Synchronous inverted papilloma of bladder and renal pelvis. *Urology* 2005; 65:798.

39. Guo CC, Fine SW, Epstein JI. Noninvasive squamous lesions in the urinary bladder: a clinicopathologic analysis of 29 cases. *Am J Surg Pathol* 2006; 30:883–91.

40. Perez-Montiel D, Hes O, Michal M, Suster S. Micropapillary urothelial carcinoma of the upper urinary tract: clinicopathologic study of five cases. *Am J Clin Pathol* 2006; 126:86–92.

41. Bermejo JL, Eng C, Hemminki K. Cancer characteristics in Swedish families fulfilling criteria for hereditary nonpolyposis colorectal cancer. *Gastroenterology* 2005; 129:1889–99.

42. Brock KE, Gridley G, Brown LM, Yu MC, Schoenberg JB, Lynch CF, McLaughlin JK. Dietary factors and cancers of the renal pelvis and ureter. *Cancer Epidemiol Biomarkers Prev* 2006; 15:1051–3.

43. Chow WH, Lindblad P, Gridley G, Nyren O, McLaughlin JK, Linet MS, Pennello GA, Adami HO, Fraumeni JF Jr. Risk of urinary tract cancers following kidney or ureter stones. *J Natl Cancer Inst* 1997; 89:1453–7.

44. Azemar MD, Comperat E, Richard F, Cussenot O, Roupret M. Bladder recurrence after surgery for upper urinary tract urothelial cell carcinoma: frequency, risk factors, and surveillance. *Urol Oncol* 2011; 29:130–6.

45. Catto JW, Yates DR, Rehman I, Azzouzi AR, Patterson J, Sibony M, Cussenot O, Hamdy FC. Behavior of urothelial carcinoma with respect to anatomical location. *J Urol* 2007; 177:1715–20.

46. Langner C, Hutterer G, Chromecki T, Rehak P, Zigeuner R. Patterns of invasion and histological growth as prognostic indicators in urothelial carcinoma of the upper urinary tract. *Virchows Arch* 2006; 448:604–11.

47. Lopez-Beltran A. Immunohistochemical markers in evaluation of urinary and bladder tumors. *Anal Quant Cytol Histol* 2007; 29:121–2.

48. Lopez-Beltran A, Cheng L. Histologic variants of urothelial carcinoma: differential diagnosis and clinical implications. *Hum Pathol* 2006; 37:1371–88.

49. Lopez-Beltran A, Bassi P, Pavone-Macaluso M, Montironi R. Handling and pathology reporting of specimens with carcinoma of the urinary bladder, ureter, and renal pelvis. *Eur Urol* 2004; 45:257–66.

50. Jones TD, Wang M, Eble JN, MacLennan GT, Lopez-Beltran A, Zhang S, Cocco A, Cheng L. Molecular evidence supporting field effect in urothelial carcinogenesis. *Clin Cancer Res* 2005; 11:6512–9.

51. Roig JM, Amerigo J, Velasco FJ, Gimenez A, Guerrero E, Soler JL, Gonzalez-Campora R. Lymphoepithelioma-like carcinoma of ureter.

Histopathology 2001; 39:106–7.

52. Lopez-Beltran A, Escudero AL, Cavazzana AO, Spagnoli LG, Vicioso-Recio L. Sarcomatoid transitional cell carcinoma of the renal pelvis. A report of five cases with clinical, pathological, immunohistochemical and DNA ploidy analysis. *Pathol Res Pract* 1996; 192:1218–24.

53. Leroy X, Leteurtre E, De La Taille A, Augusto D, Biserte J, Gosselin B. Microcystic transitional cell carcinoma: a report of 2 cases arising in the renal pelvis. *Arch Pathol Lab Med* 2002; 126:859–61.

54. Kobayashi M, Hashimoto S, Hara Y, Kobayashi Y, Nakamura S, Tokue A, Shimizu H. [Squamous carcinoma with pseudosarcomatous stroma of the renal pelvis and ureter: a case report]. *Hinyokika Kiyo* 1994; 40:55–9.

55. Kotliar SN, Wood CG, Schaeffer AJ, Oyasu R. Transitional cell carcinoma exhibiting clear cell features. A differential diagnosis for clear cell adenocarcinoma of the urinary tract. *Arch Pathol Lab Med* 1995; 119:79–81.

56. Fukunaga M, Ushigome S. Lymphoepithelioma-like carcinoma of the renal pelvis: a case report with immunohistochemical analysis and in situ hybridization for the Epstein-Barr viral genome. *Mod Pathol* 1998; 11:1252–6.

57. Thiel DD, Igel TC, Wu KJ. Sarcomatoid carcinoma of transitional cell origin confined to renal pelvis. *Urology* 2006; 67:622 e9–11.

58. Holmang S, Thomsen J, Johansson SL. Micropapillary carcinoma of the renal pelvis and ureter. *J Urol* 2006; 175:463–7.

59. Baydar D, Amin MB, Epstein JI. Osteoclast-rich undifferentiated carcinomas of the urinary tract. *Mod Pathol* 2006; 19:161–71.

60. Hes O, Curik R, Mainer K, Michal M. Urothelial signet-ring cell carcinoma of the renal pelvis with collagenous spherulosis: a case report. *Int J Surg Pathol* 2005; 13:375–8.

61. Shimasaki N, Inoue K, Nishigawa H, Kuroda N, Shuin T. Combined small cell carcinoma and sarcomatoid squamous cell carcinoma in the renal pelvis. *Int J Urol* 2005; 12:686–9.

62. Acikalin MF, Kabukcuoglu S, Can C. Sarcomatoid carcinoma of the renal pelvis with giant cell tumor-like features: case report with immunohistochemical findings. *Int J Urol* 2005; 12:199–203.

63. Shiga Y, Kawai K, Shimazui T, Iijima T, Noguchi M, Akaza H. Case of alpha-fetoprotein-producing transitional cell carcinoma of the renal pelvis. *Int J Urol* 2004; 11:117–8.

64. Lopez-Beltran A. Bladder cancer: clinical and pathological profile. *Scand J Urol Nephrol Suppl* 2008:95–109.

65. Wang X, MacLennan GT, Zhang S, Montironi R, Lopez-Beltran A, Tan PH, Foster S, Baldridge LA, Cheng L. Sarcomatoid carcinoma of the upper urinary tract: clinical outcome and molecular characterization. *Hum Pathol* 2009; 40:211–7.

66. Lopez-Beltran A, Requena MJ, Luque RJ, Alvarez-Kindelan J, Quintero A, Blanca AM, Rodriguez ME, Siendones E, Montironi R. Cyclin D3 expression in primary Ta/T1 bladder cancer. *J Pathol* 2006; 209:106–13.

67. Onishi T, Franco OE, Shibahara T, Arima K, Sugimura Y. Papillary adenocarcinoma of the renal pelvis and ureter producing carcinoembryonic antigen, carbohydrate antigen 19–9 and carbohydrate antigen 125. *Int J Urol* 2005; 12:214–6.

68. Lopez-Beltran A, Luque RJ, Alvarez-Kindelan J, Quintero A, Merlo F, Carrasco JC, Requena MJ, Montironi R. Prognostic factors in stage T1 grade 3 bladder cancer survival: the role of G1-S modulators (p53, p21Waf1, p27Kip1, Cyclin D1, and Cyclin D3) and proliferation index (Ki67-MIB1). *Eur Urol* 2004; 45:606–12.

69. Langner C, Hutterer G, Chromecki T, Winkelmayer I, Rehak P, Zigeuner R. pT classification, grade, and vascular invasion as prognostic indicators in urothelial carcinoma of the upper urinary tract. *Mod Pathol* 2006; 19:272–9.

70. Zigeuner R, Shariat SF, Margulis V, Karakiewicz PI, Roscigno M, Weizer A, Kikuchi E, Remzi M, Raman JD, Bolenz C, Bensalah K, Capitanio U, et al. Tumour necrosis is an indicator of aggressive biology in patients with urothelial carcinoma of the upper urinary tract. *Eur Urol* 2009; 57:575–81.

71. Tsai YS, Tzai TS, Chow NH, Wu CL. Frequency and clinicopathologic correlates of ErbB1, ErbB2, and ErbB3 immunoreactivity in urothelial tumors of upper urinary tract. *Urology* 2005; 66:1197–202.

72. Kamijima S, Tobe T, Suyama T, Ueda T, Igarashi T, Ichikawa T, Ito H. The prognostic value of p53, Ki–67 and matrix metalloproteinases MMP–2 and MMP–9 in transitional cell carcinoma of the renal pelvis and ureter. *Int J Urol* 2005; 12:941–7.

73. Miyata Y, Kanda S, Nomata K,

Eguchi J, Kanetake H. Expression of cyclooxygenase-2 and EP4 receptor in transitional cell carcinoma of the upper urinary tract. *J Urol* 2005; 173:56–60.

74. Simon R, Jones PA, Sidransky D, Cordon-Cardo C, Cairns P, Amin MB, Gasser T, Knowles MA. Genetics and predictive factors of non-invasive urothelial neoplasias. In: Eble JN, Sauder G, Epstein JI, Sesterhenn IA, eds. WHO Classification of Non-invasive Papillary Urothelial Tumors. In World Health Organization Classification of Tumors. Pathology and Gentics of Tumors of the Urinary System and Male Genital Organs, Lyon, France: IARCC Press, 2004.

75. Hartmann A, Schlake G, Zaak D, Hungerhuber E, Hofstetter A, Hofstaedter F, Knuechel R. Occurrence of chromosome 9 and p53 alterations in multifocal dysplasia and carcinoma in situ of human urinary bladder. *Cancer Res* 2002; 62:809–18.

76. Ericson KM, Isinger AP, Isfoss BL, Nilbert MC. Low frequency of defective mismatch repair in a population-based series of upper urothelial carcinoma. *BMC Cancer* 2005; 5:23.

77. Maloney KE, Wiener JS, Walther PJ. Oncogenic human papillomaviruses are rarely associated with squamous cell carcinoma of the bladder: evaluation by differential polymerase chain reaction. *J Urol* 1994; 151:360–4.

78. Wiener JS, Walther PJ. A high association of oncogenic human papillomaviruses with carcinomas of the female urethra: polymerase chain reaction-based analysis of multiple histological types. *J Urol* 1994; 151:49–53.

79. Lopez-Beltran A, Nogales F, Donne CH, Sayag JL. Adenocarcinoma of the urachus showing extensive calcification and stromal osseous metaplasia. *Urol Int* 1994; 53:110–3.

80. Nogales FF, Andujar M, Beltran AL, Martinez JL, Zuluaga A. Adenocarcinoma of the renal pelvis. A report of two cases. *Urol Int* 1994; 52:172–5.

81. Torres Gomez FJ, Torres Olivera FJ. [Renal pelvis mucinous carcinoma. Case report]. *Arch Esp Urol* 2006; 59:300–2.

82. Talwar N, Dargan P, Arora MP, Sharma A, Sen AK. Primary squamous cell carcinoma of the renal pelvis masquerading as pyonephrosis: a case report. *Indian J Pathol Microbiol* 2006; 49:418–20.

83. Ng KF, Chuang CK, Chang PL, Chu SH, Wallace CG, Chen TC. Absence of Epstein-Barr virus infection in squamous cell carcinoma of upper urinary tract and urinary bladder. *Urology* 2006; 68:775–7.

84. Reuter VE. Urethra. In: Bostwick DG, Cheng L, eds. Urologic Surgical Pathology, 2nd ed. Philadelphia: Elsevier/Mosby, 2008:595–614.

85. Boyle M, Gaffney EF, Thurston A. Paraganglioma of the prostatic urethra. A report of three cases and a review of the literature. *Br J Urol* 1996; 77:445–8.

86. Fine SW, Chan TY, Epstein JI. Inverted papillomas of the prostatic urethra. *Am J Surg Pathol* 2006; 30:975–9.

87. Sung MT, Maclennan GT, Lopez-Beltran A, Montironi R, Cheng L. Natural history of urothelial inverted papilloma. *Cancer* 2006; 107:2622–7.

88. Cheng L, Montironi R, Bostwick DG. Villous adenoma of the urinary tract: a report of 23 cases, including 8 with coexistent adenocarcinoma. *Am J Surg Pathol* 1999; 23:764–71.

89. Noel JC, Fayt I, Aguilar SF. Adenosquamous carcinoma arising in villous adenoma from female vulvar urethra. *Acta Obstet Gynecol Scand* 2006; 85:373–6.

90. Kuroda N, Shiotsu T, Ohara M, Hirouchi T, Mizuno K, Miyazaki E. Female urethral adenocarcinoma with a heterogeneous phenotype. *APMIS* 2006; 114:314–8.

91. Achiche MA, Bouhaoula MH, Madani M, Azaiez M, Chebil M, Ayed M. [Primary transitional cell carcinoma of the bulbar urethra]. *Prog Urol* 2005; 15:1145–8.

92. Shalev M, Mistry S, Kernen K, Miles BJ. Squamous cell carcinoma in a female urethral diverticulum. *Urology* 2002; 59:773.

93. Hruby G, Choo R, Lehman M, Herschorn S, Kapusta L. Female clear cell adenocarcinoma arising within a urethral diverticulum. *Can J Urol* 2000; 7:1160–3.

94. Velazquez EF, Soskin A, Bock A, Codas R, Cai G, Barreto JE, Cubilla AL. Epithelial abnormalities and precancerous lesions of anterior urethra in patients with penile carcinoma: a report of 89 cases. *Mod Pathol* 2005; 18:917–23.

95. Yvgenia R, Ben Meir D, Sibi J, Koren R. Mucinous adenocarcinoma of posterior urethra. Report of a case. *Pathol Res Pract* 2005; 201:137–40.

96. Cimentepe E, Bayrak O, Unsal A, Koc A, Ataoglu O, Balbay MD. Urethral adenocarcinoma mimicking urethral caruncle. *Int Urogynecol J Pelvic Floor Dysfunct* 2006; 17:96–8.

97. Jayamohan Y, Urs L, Rowland

RG, Woolums S, Lele SM. Periurethral carcinosarcoma: a report of 2 cases with a review of the literature. *Arch Pathol Lab Med* 2005; 129:e91–3.

98. Stein JP, Clark P, Miranda G, Cai J, Groshen S, Skinner DG. Urethral tumor recurrence following cystectomy and urinary diversion: clinical and pathological characteristics in 768 male patients. *J Urol* 2005; 173:1163–8.

99. Wiedemann A, Muller H, Jaussi J, Rabs U. [Mesonephric carcinoma of the urethra. A case report]. *Urologe A* 2005; 44:396–400.

100. Kato H, Kobayashi S, Islam AM, Nishizawa O. Female para-urethral adenocarcinoma: histological and immunohistochemical study. *Int J Urol* 2005; 12:117–9.

101. Maclennan GT, Kirkali Z, Cheng L. Histologic grading of noninvasive papillary urothelial neoplasms. *Eur Urol* 2007; 51:889–98.

102. Copp HL, Wong IY, Krishnan C, Malhotra S, Kennedy WA. Clinical presentation and urachal remnant pathology: implications for treatment. *J Urol* 2009; 182:1921–4.

103. Lopez-Beltran A, Escudero AL. Human papillomavirus and bladder cancer. *Biomed Pharmacother* 1997; 51:252–7.

104. Nagahara A, Kawagoe M, Matsumoto F, Tohda A, Shimada K, Yasui M, Inoue M, Kawa K, Hamana K, Nakayama M. Botryoid Wilms' tumor of the renal pelvis extending into the bladder. *Urology* 2006; 67:845 e15–7.

105. Ferrero Doria R, Garcia Victor F, Moreno Perez F, Gasso Matoses M, Diaz Calleja E. [Cavernous haemangioma as the cause of ureteral pyelic junction obstruction]. *Arch Esp Urol* 2005; 58:960–3.

106. Kapusta LR, Weiss MA, Ramsay J, Lopez-Beltran A, Srigley JR. Inflammatory myofibroblastic tumors of the kidney: a clinicopathologic and immunohistochemical study of 12 cases. *Am J Surg Pathol* 2003; 27:658–66.

107. Ho PH, Chen SY, Hsueh C, Lai MW, Chao HC, Chang PY. Inflammatory myofibroblastic tumor of renal pelvis presenting with prolonged fever and abdominal pain in children: report of 1 case and review of literature. *J Pediatr Surg* 2005; 40:e35–7.

108. Hirsch MS, Dal Cin P, Fletcher CD. ALK expression in pseudosarcomatous myofibroblastic proliferations of the genitourinary tract. *Histopathology* 2006; 48:569–78.

109. Peyromaure M, Mao K, Comperat E, de Pinieux G, Beuzeboc P, Zerbib M. [Leiomyosarcoma of the renal pelvis]. *Prog Urol* 2005; 15:538–9.

110. Herawi M, Parwani AV, Edlow D, Smolev JK, Epstein JI. Glomus tumor of renal pelvis: a case report and review of the literature. *Hum Pathol* 2005; 36:299–302.

111. Parada D, Moreira O, Gledhill T, Luigii JC, Paez A, Pardo M. Cellular pseudosarcomatous fibroepithelial stromal polyp of the renal pelvis. *APMIS* 2005; 113:70–4.

112. Dell'Atti C, Missere M, Restaino G, Carlino S, Cucci E, Ciuffreda M, Sallustio G. Primary lymphoma of the female urethra. *Rays* 2005; 30:269–72.

113. Ozel B, Ballard C. Urethral and paraurethral leiomyomas in the female patient. *Int Urogynecol J Pelvic Floor Dysfunct* 2006; 17:93–5.

114. Daneshmand S. Adenomatous polyp of the verumontanum causing bladder outlet obstruction. *ScientificWorldJournal* 2004; 4 (Suppl 1):89–91.

115. Bozas G, Tassidou A, Moulopoulos LA, Constandinidis C, Bamias A, Dimopoulos MA. Non-Hodgkin's lymphoma of the renal pelvis. *Clin Lymphoma Myeloma* 2006; 6:404–6.

116. Vizcaino JR, Macedo-Dias JA, Teixeira-de-Sousa JM, Silva RM, Carpenter S. Pseudotumour of renal pelvis: Liesegang rings mimicking a solid neoplasm of the renal pelvis. *Histopathology* 2005; 47:115–7.

117. Sanchez-Ortiz R, Huang SF, Tamboli P, Prieto VG, Hester G, Pettaway CA. Melanoma of the penis, scrotum and male urethra: a 40-year single institution experience. *J Urol* 2005; 173:1958–65.

第29章

肿瘤复发的分子遗传因素

29.1	概述	638
29.2	与肿瘤复发相关的分子通路	638
	29.2.1　FGFR3 突变与低复发风险相关	
		638
	29.2.2　TP53 突变与高复发风险相关	
		639
29.3	能预测膀胱癌复发的基因表达特征	640
29.4	多种标志物联合预测肿瘤复发	641

29.5	表观遗传学改变预测肿瘤复发	644
29.6	其他基因改变预测肿瘤复发	644
29.7	预测膀胱癌复发的血清标志物	645
29.8	膀胱癌复发的内环境和干细胞因素	645
29.9	标志物的可靠性和实验偏倚	646
29.10	膀胱癌早期检测前景和分子标志物	646
参考文献		647

29.1 概述

膀胱癌是一种异质性肿瘤，具有多种形态学变异和临床学表现[1-3]。临床和病理参数广泛用于预测临床预后，但对于个别情况，这些参数的参考价值有限。术后患者主要有三个风险因素，包括复发、进展为高级别癌和更高的临床分期。在疾病不同分期中，这些风险因素为临床医师所熟知，但针对个体化风险评估，它们的参考依据还是远远不足。

膀胱尿路上皮癌复发是临床主要关心的问题（表29.1）。膀胱癌复发率为50%～90%，其中25%会进展为浸润性癌[3-9]。尽管有膀胱肿瘤根治术以及全身化疗，然而多数进展期患者死于转移[8,10-13]。

经过首次治疗，80%的膀胱尿路上皮癌的患者在1～2年内复发。形态学分析评估肿瘤复发价值有限。分子及基因分析为预测膀胱肿瘤复发提供了新的视野（表29.2）[4,5,11,14-17]。

29.2 与肿瘤复发相关的分子通路

分子学改变对于膀胱癌预防及治疗策略有一定参考价值[4,5,11,14-24]。膀胱癌2个主要分子通路已经明确：FGFR3和TP53相关通路（表29.3）。它们具有不同基因组、表观遗传及基因表达特征，其结果与惰性低级别和侵袭性高级别癌不同临床病理表现有关。因此，这些分子学的发现可用于评估肿瘤复发的风险和侵袭性的高低（见第30～34章）。

29.2.1 FGFR3突变与低复发风险相关

如前所述，膀胱癌的发生至少有2个独立机

表 29.1　肿瘤复发的分子预测临床因素

高级别尿路上皮癌常难以通过经尿道切除术根治，经常复发
80%膀胱尿路上皮癌会复发，此类复发的肿瘤常出现其他的疾病进展
常规的临床和病理参数广泛用于预测临床结局，但是对于复发，其应用价值有限
近来发现分子学改变有预测肿瘤复发的潜能
膀胱癌常是多灶性疾病，互相独立，同时或连续发生。最近分子学发现一种转化介质，其效应能影响尿路上皮整体的变化
肿瘤干细胞可能是引起复发的主要内在原因。肿瘤进展及内环境癌化是其复发的重要机制

表 29.2　可预测肿瘤复发的分子标记应用

尿路上皮癌的基因表达特征可用于预测肿瘤复发情况，它可以是染色体或等位基因等基因组学水平的改变
FGFR3和TP53基因突变能区别低级别和高级别膀胱癌
染色体杂合性缺失（LOH）和荧光原位杂交（FISH）方法可分析遗传学改变
综合评估基因表达谱能发现潜在的、具有临床应用价值的标记
启动子异常甲基化机制对肿瘤抑癌基因、调节因子和下游因子的失活十分重要。组蛋白修饰在肿瘤复发过程扮演了一定角色。某些基因启动子表观遗传学改变也与肿瘤复发风险增减相关
多种标志物能提供全面评估，可更准确地预测肿瘤的临床行为。组合的生物标志物是预测肿瘤复发的强有力工具

制[4,5,11,14-24]。在膀胱浅表乳头状癌中，FGFR3突变与低复发率明显相关[15,25-27]。Van Rhijn等分析了72例膀胱癌患者，发现34/53pTaG1-2的病例存在FGFR3突变[28]，其余19例高分期肿瘤无FGFR3突变。另一项57例浅表性膀胱癌的研究中，随访12个月的研究结果显示，FGFR3野生型患者复发率为61%，而突变型FGFR3患者复发率仅有20%。FGFR3野生型年复发率比

表 29.3 膀胱癌的不同癌变通路

FGFR3 和 TP53 突变被认为是两条截然不同的肿瘤发生通路
FGFR3 突变常见于 7 号、10 号和 15 号外显子，TP53 突变常见于 5 号、7 号、8 号和 10 号外显子
肿瘤复发由一系列因素共同影响，例如 FGFR3 和 TP53 突变及二者相关的下游因子变化，凋亡通路改变，细胞黏附分子修饰，肿瘤抑制因子表观遗传学的变化和染色体重排
FGFR3 突变与浅表低级别尿路上皮癌较低的复发率有关
TP53 突变与癌级别高、浸润性和复发风险升高相关
5% 膀胱癌同时发生 FGFR3 和 TP53 突变，这可能代表第三种癌变通路，引发高级别癌

突变型高 4.7 倍[28]。

Hernandez 等人对 747 例膀胱非浸润性癌患者评价了 FGFR3 突变的发生率及预后价值[29]。他们把 FGFR3 突变与复发、进展及致死率联系起来，中位随访期是 62.6 个月。通过直接测序法，研究人员发现 FGFR3 7 号及 10 号外显子突变。研究发现 FGFR3 突变在低度恶性肿瘤（77%）和 TaG1/TaG2（61%/58%）中，较 TaG3（34%）和 T1G3（17%）普遍。多变量分析显示突变增加了复发风险，而单变量分析发现，只有 TaG1 期肿瘤有较明显的高复发风险率，并且复发患者的预后不会更差[29]。研究结果显示，膀胱癌 FGFR3 突变提示患者预后较好，不过对于 TaG1 期肿瘤患者，可能有较高复发风险。

FGFR3 蛋白在低度恶性潜能乳头状瘤（PUNLMP）中表达增加。Barbisan 等研究了 80 例 PUNLMP，41 例无复发肿瘤中有 81% 强 FGFR3 表达，而 39 例复发肿瘤中 FGFR3 的表达率仅为 56%，提示强 FGFR3 表达预示 PUNLMP 复发可能性小[30]。

膀胱内翻性乳头状瘤中同样发现 FGFR3 突变[24]。Lott 等分析了 20 例尿道内翻性乳头状瘤，并对 FGFR3（7 号、10 号和 15 号外显子）和 TP53 基因突变进行 DNA 测序[24]。45%（9/20）存在 FGFR3 单点突变，有 4 例存在多点突变。7 例有 7 号外显子突变，位于 R248C、S249T、L259L、P260P 和 V266M。2 例有 10 号及 15 号外显子突变，位于 A366D、H412H、E627D、D641N 和 H643。15 号外显子突变中，有 4 例含有 N653H，最频繁突变发生在 R248C。全部病例均不存在 TP53 突变。平均随访 78 个月，肿瘤无复发或进展。这些研究表明，尿路上皮低级别/低分期肿瘤与高级别/高分期肿瘤的分子学改变是截然不同的[24]。

29.2.2 TP53 突变与高复发风险相关

诸多研究表明，TP53 突变与高肿瘤分级、侵袭性、复发风险和临床转归有密切联系。如前所述，TP53 突变与 FGFR3 突变两者互相排斥的[18,26,31]。研究原发和复发尿路上皮癌中 TP53 的 5~8 号外显子突变情况，发现 TP53 突变主要发生于高度恶性及浸润性肿瘤。原发高级别肿瘤与异时复发肿瘤拥有同样存在的 TP53 突变，表明为同一克隆起源[32]。

Ecke 等研究了 75 例膀胱非浸润性癌的 TP53 基因突变情况，发现肿瘤总的复发率为 76%（57/75），野生型为 69%（34/49），突变型为 89%（23/26）。TP53 突变型患者无进展生存期显著缩短，而且比野生型更常发展为进展期[33]。这些结果显示，TP53 基因突变预示更高的肿瘤复发率和进展率。

Hernandez 等跟踪调查 119 例 T1G3 期尿路上皮癌患者[34]，并研究了 TP53 或 FGFR3 突变与肿瘤复发的关系。17%存在FGFR3突变，66%存在TP53突变。FGFR3/TP53突变分布如下：野生型/野生型（35%），突变型/野生型（8%），野生型/突变型（49%），突变型/突变型（9%）。它的基因缺陷模式与低级别浅表性尿路上皮癌截然不同。这些T1G3肿瘤可能处于膀胱癌2条主要分子通路的十字路口上，因此可能出现第三种突变类型——2条通路同时激活[34]。

TP53影响预后的基因突变一直以来被认为与临床预后相关。然而不同研究的结果不同，有人认为是独立决定因素[35,36]，有人认为是预后非独立影响因素[37]，或根本与膀胱癌结局无关[38,39]。Malats等[38]回顾分析了117项研究中发表的168篇文献，评估TP53突变在膀胱癌中与复发、进展和死亡率的关系。结果显示，通过多元检验，27%的研究认为TP53过度表达与预后关系密切，进展率和死亡率平均为50%和29%。作者认为，当应用COX模型分析时，由于存在偏倚，结论可能存在过度评价。TP53能否作为提示膀胱癌结局的预后因素依然论据不足，仍需要做进一步研究。

29.3 能预测膀胱癌复发的基因表达特征

高通量DNA芯片技术能确定膀胱肿瘤最普遍和最相关的基因改变。通过基因表达差异的聚类分析可以确定相应标记，鉴别组织病理或临床结局之间的不同。这些分析同样也可以获得潜在治疗靶点。基因表达特征能在疾病最早期阶段预测肿瘤的侵袭性，这可用于常规治疗或是为将来治疗筛选出靶点[4,5,14]。

基因表达分析为功能性DNA的改变提供了一个新的视角。对于每一个肿瘤来说，都可把基因型与临床表型结合起来。医师们能通过分子芯片分析技术获取更完整的基因表达谱，提高预测肿瘤复发的潜能。特殊类型膀胱肿瘤有截然不同的基因表达特征。

Dyrskjot等[40]通过芯片技术，分析了40例膀胱癌，确定了与临床相关的肿瘤亚型。通过分析31例肿瘤表达模式，总结出Ta期肿瘤不复发与经常复发间的差别。一项独立的研究明确分子分型的临床应用价值。分子分型可预测初诊为非浸润性膀胱癌患者的复发风险。同时，作者通过交叉有效性验证方法，建立了32个基因的分子分型模型，可予以区分良性及浸润性肿瘤。一项包含68例肿瘤的独立测试显示基因分型和临床病理分期关系密切。

有人认为，膀胱癌的发生与进展是特殊基因或表型改变逐步积累的结果。这种改变常常被称为基因特征。许多研究已经明确了临床结局与基因特殊表达之间的联系。基因表达特征不仅可用来选择与复发相关的基因，而且也可以选择与浸润和进展相关的基因表达。Ito等研究了34例经尿道膀胱肿瘤切除术，且治疗结果已知的膀胱癌患者，其中20例为浸润性，22例为浅表性，确定了高风险膀胱癌。cDNA芯片杂交技术明确了25个基因。这些基因表达与复发相关，其中包括PAK1。一项86例膀胱癌研究表明PAK1表达与复发相关。术后24个月，高表达PAK1的肿瘤复发率几乎是低表达的3倍。采用免疫组化技术检测PAK1蛋白。经多变量分析，PAK1蛋白高表达是肿瘤复发的独立因素[41]。笔者推测是PAK1促使膀胱癌的复发。

DNA芯片分析技术也可以明确膀胱癌异质性的原因。另一项研究采用cDNA芯片技术，分析了 40 例低级别浅表性膀胱癌病例，其中包括 20 例复发和 20 例非复发[42]。检测基因包含基质金属蛋白酶、癌基因和细胞周期相关基因。通过分析，在复发病例里，基质金属蛋白酶 –1、–2、–9、–12 及 –15，转化生长因子–β1，血管内皮生长因子和 fos 表达上调。基质金属蛋白酶 –1，–12，转化生长因子–β1，血管内皮生长因子和 fos 能预测肿瘤的复发[42,43]。

膀胱癌基因表达特征的研究可以了解膀胱癌复发和进展的原因，也可区分出具有特殊临床表型的患者。

29.4 多种标志物联合预测肿瘤复发

膀胱癌复发研究方向已经从单一标记或通路演变为多种标记和综合分析，预测肿瘤临床行为（第 33 章和 34 章将进一步阐述）。尽管诸如 Ki-67 之类的标志物能直接提示高增殖活性，而且和肿瘤复发密切相关，但是用于评估疾病风险并不十分可靠[44-46]。非浸润性膀胱癌早期复发与血管内皮生长因子高表达和高微血管密度有一定联系[47,48]。相较于单一标记，多种标志物或通路联合应用能更精准预测复发风险。

为预测肿瘤复发，明确一个主要方向是许多研究的焦点。在过去的十年里，很多研究结果罗列出膀胱癌复发相关的潜在分子标志物，如 FGFR3 和 TP5 基因突变、凋亡通路的变化、细胞黏附分子的修饰、肿瘤抑制基因表达遗传调控的改变以及染色体重排，这些都曾被视为复发预测因子。一些分子标志物被给予厚望，认为能评估复发风险。而仅有少数研究能同时分析多种分子标志物间的相互作用。Van Rhijn 等收集了 286 例膀胱尿路上皮癌，研究其 FGFR3 状况和 MIB1、

p53、p27Kip1 等表达情况。172 例（60%）存在 FGFR3 突变。88%G1 级肿瘤存在 FGFR3 突变，而 G3 级肿瘤仅有 16%。G1 级肿瘤 MIB1、p53 和 p27Kip1 异常表达率分别为 5%、2% 和 3%，而 G3 级肿瘤表达率分别为 85%、60% 和 56%。通过对复发率、进展疾病和相关生存率进行多因素分析，作者发现 FGFR3 和 MIB1 对上述因素有显著意义。作者认为，FGFR3 突变联合 MIB1、p53 和 p27Kip1 检测对提示临床预后有非常重要的作用。

Yurakh 等收集了 84 例膀胱癌患者，检测 p14ARF、p15INK4B、p16A 纯合子缺失和 9p21、TP53 突变杂合性丢失。免疫组化检测 p53、p16、p14、p21，p27、pRb、Ki-67、MDM2 及 cyclinD1 等蛋白表达情况，统计其总生存率、无复发生存率和无进展生存率[49]。结果表明 p14ARF、p15INK4B、p16A 纯合子缺失，低表达 p14，高 Ki-67 指数的病例无复发生存率均较短。9p21 纯合子缺失和 p14 下调是早期复发的独立影响因子[49]。Chatterjee 等收集了 164 例浸润性癌或复发的高级别尿路上皮癌的患者，联合分析 p53、p21 和 pRb 改变，预测膀胱癌进展情况[36]。依据分期进行分析，发现这些蛋白的改变与复发周期和总生产率有密切联系。相较于单一应用，多种分子联合分析能提供更多可靠预测信息。但是，作者还发现，联合分子标志物仍旧在一些病例里出现假阳性或假阴性的结果。

Shariat 等运用联合分子标志物的方法分析了 191 例 pTa 到 PT3N0M0 的膀胱癌患者。所有患者均行膀胱根治术和双侧淋巴结清扫术，并中位随访 3.1 年。联合应用多种免疫组化方法分析标志物，包括 p53、pRb、p21、p16 和 cyclinE1（图 29.1 和 29.2）[50]。结果发现，在预测膀胱癌复发方面，这些标志物联合应用比现行方法更有说

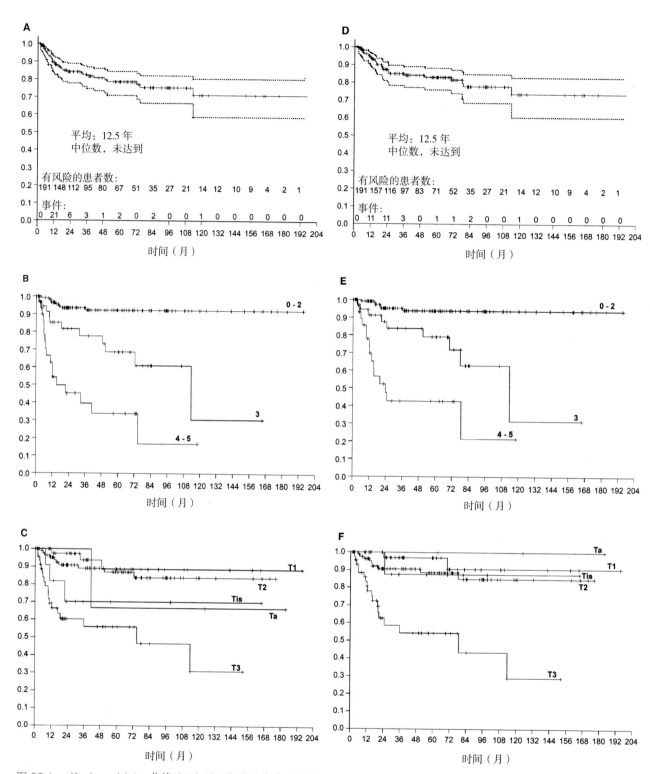

图 29.1 Kaplan-Meier 曲线（A）总无复发生存率（虚线，95% 信赖区间）；（B）根据标志物改变的数量得出总无复发生存率；（C）根据病理分期得出总无复发生存率；（D）癌特异性生存率（虚线，95% 信赖区间）；（E）根据标志物改变的数量得出癌特异性生存率；（F）根据病理分期得出癌特异性生存率

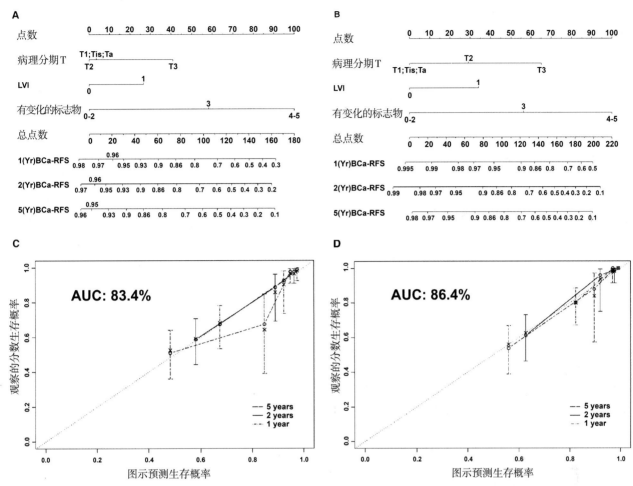

图 29.2 （A）pTa–3N0M0 膀胱癌患者，膀胱切除及淋巴结清扫术后 1 年、2 年、5 年年复发风险术后曲线。说明：从 T 分期轴，向上划直线，得到相应的复发分数。其他轴线重复步骤，得到分数。把获得的分数总和，从总分轴向无复发预测轴线划线，便可得到 1、2、5 年无复发率。（B）手术后列线图的校准曲线，预测根治术及双侧淋巴结切除术后疾病复发的风险。（C）手术后列线图，预测 pTa–3N0M0 的膀胱尿路上皮癌患者，经过根治术及双侧淋巴结切除术治疗后，1 年、2 年及 5 年癌特异性生存率的危险。（D）手术后列线图的校准曲线，预测根治术及双侧淋巴结切除术后，癌特异性生存率的危险

服力。通过单因素分析发现，异常表达的标志物的数量比其他因素诸如病理分期、淋巴管浸润、年龄及伴发原位癌更能精准预测病变复发。

标志物改变数量越多其预测精确度越高。多变量回归分析得出，改变数量为 3 个和 4～5 个复发危险性是 0～2 个的 3.8 和 11.2 倍[50]。相较于 T 分期，标志物改变的数量与肿瘤复发风险和死亡率关系更加密切。

细胞凋亡分子机制的改变在尿路上皮癌发生

过程中也是至关重要的。肿瘤细胞存活与抵抗损伤是肿瘤进展的先决条件。联合应用几种凋亡标记物预测肿瘤复发的能力也有所研究。最近一项研究，采用多种凋亡标志物，如 BCL2、CASP3、p53 和 survivin，发现这些标志物与肿瘤复发风险相关，同时对肿瘤的进展起到辅助作用[51]。将 226 例膀胱癌标本制作成组织芯片，通过免疫组化检测以上 4 种标志物。32%～64% 的病例存在表达异常。中位随访 37

个月，复发率增加 1.7 ~ 2.7 倍，癌症相关死亡率增加 2.0 ~ 3.2 倍。多种凋亡标志物联合应用能帮助预测高复发的患者。

29.5 表观遗传学改变预测肿瘤复发

启动子 CpG 岛甲基化是基因转录的主要调节因子和基因稳定性的保障（见第 32 章和第 34 章）[52-54]。DNA 甲基化发生改变常见于人类肿瘤。启动子区域正常非甲基化 CpG 岛发生甲基化时，可引起肿瘤抑癌基因表达缺失。膀胱癌启动子甲基化，及抑癌基因如 RUNX3、p16、E-cadherin 表达下降已有文献报道[55]。研究还发现了其他启动子甲基化的基因，如 hMLH1、MGMT、VHL、DAPK 和 GSTP1[56]。越来越多证据表明，表型基因沉默在浅表性膀胱癌发生过程中起重要作用[57,58]。分析原发非浸润性膀胱癌中的 20 个癌症相关基因（p14ARF、p16、STAT1、SOCS1、DR3、DR6、PIG7、BCL2、hTERT、BAX、EDNRB、DAPK、RASSF1A、FADD、TMS-1、E-cadherin、ICAM1、TIMP3、MLH1、COX2），研究发现 SOCS1、STAT1、BCL2、DAPK 和 E-cadherin 等基因甲基化增加肿瘤复发率，TIMP3 甲基化增加无复发生存率[59]。非复发组，有 7% 患者的上述基因启动子甲基化，而复发组为 28%。随访 24 个月发现，DAPK 超甲基化患者的肿瘤复发率为 88%，而无甲基化为 28%。在预测非浸润膀胱癌复发方面，DAPK 甲基化可能是个重要标记[59]。其他小组也有相同的发现[60]。此外还发现，88% 病例 DAPK 超甲基化提示浅表性膀胱癌复发[60]。

相关研究已经证明，膀胱癌多种基因经过启动子甲基化，肿瘤抑癌基因表达沉默。Christoph 等评估了 110 例膀胱癌 4 种 TP53 目标基因甲基化情况，包括 APAF1、CASP8、DAPK1 和 IGFBP3[57]。研究发现，2 种抑癌基因 APAF1 及 IGFBP3 的甲基化情况，可以区分高复发肿瘤和低复发肿瘤，不仅可用于 pTa 和 pT1，浸润性癌也适用[57]。

组蛋白修饰与 DNA 复制、转录和修复密切联系。丝氨酸 139 组蛋白 H2AX（γ-H2AX）磷酸化与 DNA 断裂相关。Cheung 等收集了 60 例膀胱癌患者，使用多克隆抗体检测 γ-H2AX 异常蛋白表达情况[61]。研究发现，γ-H2AX 阴性患者的膀胱癌比阳性患者的膀胱癌更容易复发。综上所述，表观遗传学改变在肿瘤复发的机制方面起着重要作用[61]。

29.6 其他基因改变预测肿瘤复发

微卫星标记和染色体缺失有望用于膀胱癌筛查、诊断和预测复发。那些不可逆转的 DNA 改变称为基因签名。先前已经有研究报道过微卫星分析在膀胱癌诊断和筛查方面很有帮助[62-64]。然而，采用微卫星分析膀胱癌所获取的复发、进展、生存率等结果常自相矛盾或不可解释。浸润性膀胱癌常有 2q、5q、8p、9p、9q、10q、11p、18q 和 Y 号染色体丢失[4,5,14,16,22,23,54,65-77]。9p21 LOH 明显缩短复发间隔。低 9p21 指数（平均 9p 信号小于 0.9）预示更低的无复发生存率[78]。

Edwards 等观察了 109 例来自 47 位患者的原发和复发膀胱癌。观察 9 号染色体上 3 个位点（9p21 的 NK4A、9q32 ~ 33 的 DBCI 和 9q34 的 TSCI）基因的突变情况[19]，结果提示存在 9q34 位点丢失的患者复发风险明显高于未丢失组[79]。

其他学者也同样报道了膀胱癌 9p 和

9q34LOH，来筛选高复发风险患者[80,81]。Simoneau 等收集 139 例 Ta 或 T1 期膀胱癌，研究 28 个 9 号染色体微卫星位点 LOH[81]。随访 163 位患者 8 年，显示 9 号染色体任何 LOH 都与复发风险增加有关。然而，有四个部位与特别高复发风险密切相关。那些检出 9ptr‐p22、9q22.3、9q33 和 9q34 缺失的肿瘤比无缺失者更早复发[81]。在尿路上皮转化过程中，9 号染色体等位基因缺失可能是早期事件[11]。

Fornari 等研究了 59 例膀胱癌复发患者和 25 例无复发患者，分析了 10 条不同染色体，13 个微卫星点的 LOH[82]。59 例患者中位随访 23 个月，25 例患者中位随访 25 个月[82]。非浸润性尿路上皮癌中，11p 的 LOH 与肿瘤复发相关。其他学者也明确了 D11S490 或 D17S928 的 LOH 与肿瘤复发相关。膀胱癌患者的染色体时常发生一定数量及结构上的改变。然而某一种改变是否与某一特定肿瘤发生通路或染色体改变相关联，这一点目前并不清楚[80]。

用 UroVysion（多靶点 FISH）可检测 3 号、7 号和 17 号染色体改变及 9p21 缺失（第 32 章将进一步阐述）[4,17,23,54,75]。Gofrit 等研究 64 例非肌层浸润膀胱癌，评估是否 UroVysion 能预测肿瘤复发[83]。所有患者至少随访 6 个月，经过 UroVysion 初次检查后，其中 40 位（62.5%）发现异常。中位随访 13.5 个月后，21 位（33%）患者肿瘤复发（Ta 期 13 位，T1 期 5 位，Tis 期 3 位）。UroVysion 异常组和正常组肿瘤复发比例分别为 45% 和 12.5%。在 18/21（86%）病例当中，UroVysion 发现检查早于确诊肿瘤复发，包括所有高级别肿瘤[83]。FISH 阳性患者会在 1 年内复发[84]。

29.7　预测膀胱癌复发的血清标志物

少量研究表明，血清标志物可作为膀胱癌复发的一个预测因子。血清标志物可用于评估膀胱癌复发风险和监测肿瘤复发。Zhao 等应用 ELISA 方法，检测 209 位膀胱癌患者血浆血管生成素水平，并与年龄、性别、种族相匹配的 208 位正常人比较[85]。复发患者血浆血管生成素水平明显高于无复发组。因此，血浆血管生成素水平可以作为肿瘤复发风险预测因子[85]。

29.8　膀胱癌复发的内环境和干细胞因素

尿路上皮癌常常发生内环境变化，随之影响尿路上皮细胞整体情况（见第 34 章）[52-54]。内环境致癌证据来自一些研究，如膀胱多灶性肿瘤、不同表型膀胱癌共存和膀胱前驱病变。癌症是由一个或一些肿瘤干细胞克隆性增生而来。每个肿瘤干细胞及其谱系拥有一组特异性基因组，表观遗传和生物表型特征[32,86,87]。Jones 等以 21 位患者、58 例肿瘤为研究对象，进行了与肿瘤干细胞相关的研究。这些患者因多灶尿路上皮癌接受外科切除手术。所有患者泌尿道均有 2~4 处癌灶。结果表明每个共存的肿瘤有独特克隆特征。每个肿瘤都独立地发生于一个转化的祖细胞，通过致癌因子影响，在内环境扩散[54]。根据尿路上皮癌变的内环境理论[54]，转化因子影响大片区域，致使肿瘤干细胞到处扩散。

当代癌症模型假设基于这样一个事实，即仅有少数细胞能形成新的肿瘤。癌症是由一个或一些肿瘤干细胞克隆性增殖所致[14,88-90]。每个肿瘤干细胞及其谱系拥有一组特异性基因组、表观遗传和生物表型特征[32,86,87]。肿瘤复发可能来源于残留的干细胞。证据表明，肿瘤干细胞在膀胱癌发生、复发和进展过程中起着至关重要的作用。

很多病例即使经过各种方案治疗，如外科手术、化疗和放疗已经根除肿瘤，肿瘤仍然可能复发。这可能是原发肿瘤外肿瘤干细胞未被完全清除的缘故[91]。近来研究表明，目前大多数治疗清除了敏感的分化型细胞，它比肿瘤干细胞敏感[89,90]。逃脱的肿瘤干细胞会另觅合适环境生存、增生和扩增，形成新的肿瘤。

29.9　标志物的可靠性和实验偏倚

21世纪，研究分子的出版物不计其数。在新的标志物应用于临床之前，标志物可靠性研究和临床经验必不可少。在肯定任何联系之前，要排除任何偏倚。Dyrskjot等研究了404例膀胱癌，发现了88个基因进展标志物，由标准的临床危险变量独立地预测肿瘤的进展[92]。52个基因分期标志物可准确地将肿瘤分期分类，68个基因标志物可精确检测到标本中的CIS。然而，无RNA微点阵特征或标志物互相结合可准确预测肿瘤复发。这一阴性研究结果包含26个基因复发预测点，显示不同的中等及高复发率[93]。标志物系统仍需要多机构、大标本量的独立数据进行反复验证。

当前，许多前瞻性研究里面，一些潜在的复发标志物仍然要接受检验，确定作为独立预测结局因素的可行性。

29.10　膀胱癌早期检测前景和分子标志物

随着知识的积累，基因发现和临床应用间的差距有待思考（见第34章）[4]。评估肿瘤的关键遗传通路和表达特征时，应该建立一系列分子标志物，以预测肿瘤复发和进展转化的可能性。FGFR3和TP53突变通路与低级别和高级别膀胱癌有关联，不仅能用于诊断和评估预后，还能用于潜在治疗。FGFR3和TP53或其下游通路靶向疗法将会是膀胱癌治疗的新方案。

膀胱癌的预防至关重要。然而，目前是否存在明确的致癌物引发上述两条通路还未可知。致癌物如何介导内环境癌化，理清某些高频基因突变，也有待研究。这不仅能阐明其潜在的致癌机制，并且能改进预防和治疗策略。

当前，尿液脱落细胞广泛应用于复发检测。细胞学诊断主要依赖形态，准确性受标本限制（见第30章）。细胞学检测高级别癌效果明显，不过对于低级别癌，敏感性和特异性均不高。随着分子技术方面知识的积累，新的标志物将出现，用于膀胱癌诊断、生存和预后。当前可行的许多检测方法，比如UroVysion、BTA stat/BTA-TRAK，NMP22和ImmunoCyt/uCyt，已经广泛应用，美国食品药品监督管理局建议向临床推广（第30、31、32章将进一步阐述）。

（赵　明　魏健国　姚秀娟　译）

参考文献

1. Cheng L, Neumann RM, Weaver AL, Cheville JC, Leibovich BC, Ramnani DM, Scherer BG, Nehra A, Zincke H, Bostwick DG. Grading and staging of bladder carcinoma in transurethral resection specimens. Correlation with 105 matched cystectomy specimens. Am J Clin Pathol 2000; 113:275–9.

2. Cheng L, Neumann RM, Nehra A, Spotts BE, Weaver AL, Bostwick DG. Cancer heterogeneity and its biologic implications in the grading of urothelial carcinoma. Cancer 2000; 88:1663–70.

3. Cheng L, Lopez-Beltran A, MacLennan GT, Montironi R, Bostwick DG. Neoplasms of the urinary bladder. In: Bostwick DG, Cheng L, eds. Urologic Surgical Pathology, 2nd ed. Philadelphia: Elsevier/Mosby, 2008; 259–352.

4. Cheng L, Zhang S, Maclennan GT, Williamson SR, Lopez-Beltran A, Montironi R. Bladder cancer: translating molecular genetic insights into clinical practice. Hum Pathol 2011; 42:455–81.

5. Cheng L, Davidson DD, Maclennan GT, Williamson SR, Zhang S, Koch MO, Montironi R, Lopez-Beltran A. The origins of urothelial carcinoma. Expert Rev Anticancer Ther 2010; 10:865–80.

6. Raghavan D, Shipley WU, Garnick MB, Russell PJ, Richie JP. Biology and management of bladder cancer. N Engl J Med 1990; 322:1129–38. 618 Molecular Determinants of Tumor Recurrence

7. Grossman HB, Soloway M, Messing E, Katz G, Stein B, Kassabian V, Shen Y. Surveillance for recurrent bladder cancer using a point-of-care proteomic assay. JAMA 2006; 295:299–305.

8. Jacobs BL, Lee CT, Montie JE. Bladder cancer in 2010: How far have we come? CA Cancer J Clin 2010; 60:244–72.

9. Bostwick DG, Cheng L. Urologic Surgical Pathology, 2nd ed. Philadelphia: Elsevier/Mosby, 2008.

10. Black PC, Brown GA, Dinney CP. Molecular markers of urothelial cancer and their use in the monitoring of superficial urothelial cancer. J Clin Oncol 2006; 24:5528–35.

11. Wu XR. Urothelial tumorigenesis: a tale of divergent pathways. Nature Rev Cancer 2005; 5:713–25.

12. Cheng L, Weaver AL, Leibovich BC, Ramnani DM, Neumann RM, Sherer BG, Nehra A, Zincke H, Bostwick DG. Predicting the survival of bladder carcinoma patients treated with radical cystectomy. Cancer 2000; 88:2326–32.

13. Cheng L, Neumann RM, Weaver AL, Spotts BE, Bostwick DG. Predicting cancer progression in patients with stage T1 bladder carcinoma. J Clin Oncol 1999; 17:3182–7.

14. Cheng L, Zhang D. Molecular Genetic Pathology. New York: Humana Press/Springer, 2008.

15. Cheng L, Zhang S, Davidson DD, MacLennan GT, Koch MO, Montironi R, Lopez-Beltran A. Molecular determinants of tumor recurrence in the urinary bladder. Future Oncol 2009; 5:843–57.

16. Cheng L, Zhang S, Alexander R, MacLennan GT, Hodges KB, Harrison BT, Lopez-Beltran A, Montironi R. Sarcomatoid carcinoma of the urinary bladder: the final common pathway of urothelial carcinoma dedifferentiation. Am J Surg Pathol 2011; 35:e34–46.

17. Lacy S, Lopez-Beltran A, MacLennan GT, Foster SR, Montironi R, Cheng L. Molecular pathogenesis of urothelial carcinoma: the clinical utility of emerging new biomarkers and future molecular classification of bladder cancer. Anal Quant Cytol Histol 2009; 31:5–16.

18. van Rhijn BW, van der Kwast TH, Vis AN, Kirkels WJ, Boeve ER, Jobsis AC, Zwarthoff EC. FGFR3 and P53 characterize alternative genetic pathways in the pathogenesis of urothelial cell carcinoma. Cancer Res 2004; 64:1911–4.

19. Wallerand H, Bakkar AA, de Medina SG, Pairon JC, Yang YC, Vordos D, Bittard H, Fauconnet S, Kouyoumdjian JC, Jaurand MC, Zhang ZF, Radvanyi F, Thiery JP, Chopin DK. Mutations in TP53, but not FGFR3, in urothelial cell carcinoma of the bladder are influenced by smoking: contribution of exogenous versus endogenous carcinogens. Carcinogenesis 2005; 26:177–84.

20. Bakkar AA, Wallerand H, Radvanyi F, Lahaye JB, Pissard S, Lecerf L, Kouyoumdjian JC, Abbou CC, Pairon JC, Jaurand MC, Thiery JP, Chopin DK, de Medina SG. FGFR3 and TP53 gene mutations define two distinct pathways in urothelial cell carcinoma of the bladder.

Cancer Res 2003; 63:8108–12.

21. Sung MT, Lopez-Beltran A, Eble JN, MacLennan GT, Tan PH, Montironi R, Jones TD, Ulbright TM, Blair JE, Cheng L. Divergent pathway of intestinal metaplasia and cystitis glandularis of the urinary bladder. Mod Pathol 2006; 19:1395–401.

22. Sung MT, Eble JN, Wang M, Tan PH, Lopez-Beltran A, Cheng L. Inverted papilloma of the urinary bladder: a molecular genetic appraisal. Mod Pathol 2006; 19:1289–94.

23. Sung MT, Wang M, MacLennan GT, Eble JN, Tan PH, Lopez-Beltran A, Montironi R, Harris JJ, Kuhar M, Cheng L. Histogenesis of sarcomatoid urothelial carcinoma of the urinary bladder: evidence for a common clonal origin with divergent differentiation. J Pathol 2007; 211:420–30.

24. Lott S, Wang M, MacLennan GT, Lopez-Beltran A, Montironi R, Sung M-T, Tan P-H, Cheng L. FGFR3 and TP53 mutation analysis in inverted urothelial papilloma: incidence and etiological considerations. Mod Pathol 2009; 22:627–32.

25. van Rhijn BW, Lurkin I, Radvanyi F, Kirkels WJ, van der Kwast TH, Zwarthoff EC. The fibroblast growth factor receptor 3 (FGFR3) mutation is a strong indicator of superficial bladder cancer with low recurrence rate. Cancer Res 2001; 61:1265–8.

26. van Rhijn BW, Burger M, Lotan Y, Solsona E, Stief CG, Sylvester RJ, Witjes JA, Zlotta AR. Recurrence and progression of disease in non-muscle-invasive bladder cancer: from epidemiology to treatment strategy. Eur Urol 2009; 56:430–42.

27. van Rhijn BW, Lurkin I, Chopin DK, Kirkels WJ, Thiery JP, van der Kwast TH, Radvanyi F, Zwarthoff EC. Combined microsatellite and FGFR3 mutation analysis enables a highly sensitive detection of urothelial cell carcinoma in voided urine. Clin Cancer Res 2003; 9:257–63.

28. van Rhijn BW, Lurkin I, Radvanyi F, Kirkels WJ, van der Kwast TH, Zwarthoff EC. The fibroblast growth factor receptor 3 (FGFR3) mutation is a strong indicator of superficial bladder cancer with low recurrence rate. Cancer Res 2001; 61:1265–8.

29. Hernandez S, Lopez-Knowles E, Lloreta J, Kogevinas M, Amoros A, Tardon A, Carrato A, Serra C, Malats N, Real FX. Prospective study of FGFR3 mutations as a prognostic factor in nonmuscle invasive urothelial bladder carcinomas. J Clin Oncol 2006; 24:3664–71.

30. Barbisan F, Santinelli A, Mazzucchelli R, Lopez-Beltran A, Cheng L, Scarpelli M, van der Kwast T, Montironi R. Strong immunohistochemical expression of fibroblast growth factor receptor 3, superficial staining pattern of cytokeratin 20, and low proliferative activity define those papillary urothelial neoplasms of low malignant potential that do not recur. Cancer 2008; 112:636–44.

31. Shariat SF, Ashfaq R, Sagalowsky AI, Lotan Y. Predictive value of cell cycle biomarkers in nonmuscle invasive bladder transitional cell carcinoma. J Urol 2007; 177:481–7.

32. Dahse R, Gartner D, Werner W, Schubert J, Junker K. P53 mutations as an identification marker for the clonal origin of bladder tumors and its recurrences. Oncol Rep 2003; 10:2033–7.

33. Ecke TH, Sachs MD, Lenk SV, Loening SA, Schlechte HH. TP53 gene mutations as an independent marker for urinary bladder cancer progression. Int J Mol Med 2008; 21:655–61. 619 Molecular Determinants of Tumor Recurrence.

34. Hernandez S, Lopez-Knowles E, Lloreta J, Kogevinas M, Jaramillo R, Amoros A, Tardon A, Garcia-Closas R, Serra C, Carrato A, Malats N, Real FX. FGFR3 and Tp53 mutations in T1G3 transitional bladder carcinomas: independent distribution and lack of association with prognosis. Clin Cancer Res 2005; 11:5444–50.

35. George B, Datar RH, Wu L, Cai J, Patten N, Beil SJ, Groshen S, Stein J, Skinner D, Jones PA, Cote RJ. p53 gene and protein status: the role of p53 alterations in predicting outcome in patients with bladder cancer. J Clin Oncol 2007; 25:5352–8.

36. Chatterjee SJ, Datar R, Youssefzadeh D, George B, Goebell PJ, Stein JP, Young L, Shi SR, Gee C, Groshen S, Skinner DG, Cote RJ. Combined effects of p53, p21, and pRb expression in the progression of bladder transitional cell carcinoma. J Clin Oncol 2004; 22:1007–13.

37. Lopez-Knowles E, Hernandez S, Kogevinas M, Lloreta J, Amoros A, Tardon A, Carrato A, Kishore S, Serra C, Malats N, Real FX. The p53 pathway and outcome among patients with T1G3 bladder tumors. Clin Cancer Res 2006; 12:6029–36.

38. Malats N, Bustos A, Nascimento CM, Fernandez F, Rivas M, Puente D, Kogevinas M, Real FX. P53 as a prognostic marker for bladder cancer: a meta-analysis and review. Lancet Oncol 2005;

6:678–86.

39. Frank I, Cheville JC, Blute ML, Lohse CM, Karnes RJ, Weaver AL, Sebo TJ, Nehra A, Zincke H. Prognostic value of p53 and MIB–1 in transitional cell carcinoma of the urinary bladder with regional lymph node involvement. Cancer 2004; 101:1803–8.

40. Dyrskjot L, Thykjaer T, Kruhoffer M, Jensen JL, Marcussen N, Hamilton-Dutoit S, Wolf H, Orntoft TF. Identifying distinct classes of bladder carcinoma using microarrays. Nat Genet 2003; 33:90–6.

41. Ito M, Nishiyama H, Kawanishi H, Matsui S, Guilford P, Reeve A, Ogawa O. P21-activated kinase 1: a new molecular marker for intravesical recurrence after transurethral resection of bladder cancer. J Urol 2007; 178:1073–9.

42. Choi YD, Cho NH, Ahn HS, Cho KS, Cho SY, Yang WJ. Matrix metalloproteinase expression in the recurrence of superficial low grade bladder transitional cell carcinoma. J Urol 2007; 177:1174–8.

43. Modlich O, Prisack HB, Pitschke G, Ramp U, Ackermann R, Bojar H, Vogeli TA, Grimm MO. Identifying superficial, muscle-invasive, and metastasizing transitional cell carcinoma of the bladder: use of cDNA array analysis of gene expression profiles. Clin Cancer Res 2004; 10:3410–21.

44. Margulis V, Shariat SF, Ashfaq R, Sagalowsky AI, Lotan Y. Ki-67 is an independent predictor of bladder cancer outcome in patients treated with radical cystectomy for organ-confined disease. Clin Cancer Res 2006; 12:7369–73.

45. Gontero P, Casetta G, Zitella A, Ballario R, Pacchioni D, Magnani C, Muir GH, Tizzani A. Evaluation of p53 protein overexpression, Ki67 proliferative activity and mitotic index as markers of tumour recurrence in superficial transitional cell carcinoma of the bladder. Eur Urol 2000; 38:287–96.

46. Helpap B, Schmitz-Drager BJ, Hamilton PW, Muzzonigro G, Galosi AB, Kurth KH, Lubaroff D, Waters DJ, Droller MJ. Molecular pathology of non-invasive urothelial carcinomas (part I). Virchows Arch 2003; 442:309–16.

47. Inoue K, Kamada M, Slaton JW, Fukata S, Yoshikawa C, Tamboli P, Dinney CP, Shuin T. The prognostic value of angiogenesis and metastasis-related genes for progression of transitional cell carcinoma of the renal pelvis and ureter. Clin Cancer Res 2002; 8:1863–70.

48. Crew JP, O'Brien T, Bradburn M, Fuggle S, Bicknell R, Cranston D, Harris AL. Vascular endothelial growth factor is a predictor of relapse and stage progression in superficial bladder cancer. Cancer Res 1997; 57:5281–5.

49. Yurakh AO, Ramos D, Calabuig-Farinas S, Lopez-Guerrero JA, Rubio J, Solsona E, Romanenko AM, Vozianov AF, Pellin A, Llombart-Bosch A. Molecular and immunohistochemical analysis of the prognostic value of cell-cycle regulators in urothelial neoplasms of the bladder. Eur Urol 2006; 50:506–15; discussion 515.

50. Shariat SF, Karakiewicz PI, Ashfaq R, Lerner SP, Palapattu GS, Cote RJ, Sagalowsky AI, Lotan Y. Multiple biomarkers improve prediction of bladder cancer recurrence and mortality in patients undergoing cystectomy. Cancer 2008; 112:315–25.

51. Karam JA, Lotan Y, Karakiewicz PI, Ashfaq R, Sagalowsky AI, Roehrborn CG, Shariat SF. Use of combined apoptosis biomarkers for prediction of bladder cancer recurrence and mortality after radical cystectomy. Lancet Oncol 2007; 8:128–36.

52. Davidson DD, Cheng L. "Field cancerization" in the urothelium of the bladder. Anal Quant Cytol Histol 2006; 28:337–8.

53. Cheng L, Gu J, Ulbright TM, MacLennan GT, Sweeney CJ, Zhang S, Sanchez K, Koch MO, Eble JN. Precise microdissection of human bladder carcinomas reveals divergent tumor subclones in the same tumor. Cancer 2002; 94:104–10.

54. Jones TD, Wang M, Eble JN, MacLennan GT, Lopez-Beltran A, Zhang S, Cocco A, Cheng L. Molecular evidence supporting field effect in urothelial carcinogenesis. Clin Cancer Res 2005; 11:6512–9.

55. Kim WJ, Quan C. Genetic and epigenetic aspects of bladder cancer. J Cell Biochem 2005; 95:24–33.

56. Tada Y, Wada M, Taguchi K, Mochida Y, Kinugawa N, Tsuneyoshi M, Naito S, Kuwano M. The association of death-associated protein kinase hypermethylation with early recurrence in superficial bladder cancers. Cancer Res 2002; 62:4048–53.

57. Christoph F, Weikert S, Kempkensteffen C, Krause H, Schostak M, Miller K, Schrader M. Regularly methylated novel pro-apoptotic genes associated with recurrence in transitional cell carcinoma of the bladder. Int J Cancer 2006; 119:1396–402.

58. Dominguez G, Carballido J, Silva J, Silva JM, Garcia JM,

Menendez J, Provencio M, Espana P, Bonilla F. p14ARF promoter hypermethylation in plasma DNA as an indicator of disease recurrence in bladder cancer patients. Clin Cancer Res 2002; 8:980–5. 620 Molecular Determinants of Tumor Recurrence.

59. Friedrich MG, Chandrasoma S, Siegmund KD, Weisenberger DJ, Cheng JC, Toma MI, Huland H, Jones PA, Liang G. Prognostic relevance of methylation markers in patients with non-muscle invasive bladder carcinoma. Eur J Cancer 2005; 41:2769–78.

60. Tada Y, Wada M, Taguchi K, Mochida Y, Kinugawa N, Tsuneyoshi M, Naito S, Kuwano M. The association of death-associated protein kinases hypermethylation with early recurrence in superficial bladder cancers. Cancer Res 2002; 62:4048–53.

61. Cheung WL, Albadine R, Chan T, Sharma R, Netto GJ. Phosphorylated H2AX in noninvasive low grade urothelial carcinoma of the bladder: correlation with tumor recurrence. J Urol 2009; 181:1387–92.

62. Lopez-Beltran A, Alvarez-Kindelan J, Luque RJ, Blanca A, Quintero A, Montironi R, Cheng L, Gonzalez-Campora R, Requena MJ. Loss of heterozygosity at 9q32-33 (DBC1 locus) in primary non-invasive papillary urothelial neoplasm of low malignant potential and low grade urothelial carcinoma of the bladder and their associated normal urothelium. J Pathol 2008; 215:263–72.

63. van Tilborg AA, de Vries A, de Bont M, Groenfeld LE, Zwarthoff EC. The random development of LOH on chromosome 9q in superficial bladder cancers. J Pathol 2002; 198:352–8.

64. Stoehr R, Zietz S, Burger M, Filbeck T, Denzinger S, Obermann EC, Hammerschmied C, Wieland WF, Knuechel R, Hartmann A. Deletions of chromosomes 9 and 8p in histologically normal urothelium of patients with bladder cancer. Eur Urol 2005; 47:58–63.

65. Wu XR. Urothelial tumorigenesis: a tale of divergent pathways. Nat Rev Cancer 2005; 5:713–25.

66. Dalbagni G, Presti J, Reuter V, Fair WR, Cordon-Cardo C. Genetic alterations in bladder cancer. Lancet 1993; 342:469–71.

67. Knowles MA, Elder PA, Williamson M, Cairns JP, Shaw ME, Law MG. Allelotype of human bladder cancer. Cancer Res 1994; 54:531–8.

68. Rosin MP, Cairns P, Epstein JI, Schoenberg MP, Sidransky D. Partial allelotype of carcinoma in situ of the human bladder. Cancer Res 1995; 15:5213–6.

69. Cheng L, MacLennan GT, Pan CX, Jones TD, Moore CR, Zhang S, Gu J, Patel NB, Kao C, Gardner TA. Allelic loss of the active X chromosome during bladder carcinogenesis. Arch Pathol Lab Med 2004; 128:187–90.

70. Cheng L, MacLennan GT, Zhang S, Wang M, Pan CX, Koch MO. Laser capture microdissection analysis reveals frequent allelic losses in papillary urothelial neoplasm of low malignant potential of the urinary bladder. Cancer 2004; 101:183–8.

71. Cheng L, Jones TD, McCarthy RP, Eble JN, Wang M, MacLennan GT, Lopez-Beltran A, Yang XJ, Koch MO, Zhang S, Pan CX, Baldridge LA. Molecular genetic evidence for a common clonal origin of urinary bladder small cell carcinoma and coexisting urothelial carcinoma. Am J Pathol 2005; 166:1533–9.

72. Jones TD, Wang M, Eble JN, MacLennan GT, Lopez-Beltran A, Zhang S, Cocco A, Cheng L. Molecular evidence supporting field effect in urothelial carcinogenesis. Clin Cancer Res 2005; 11:6512–9.

73. Jones TD, Carr MD, Eble JN, Wang M, Lopez-Beltran A, Cheng L. Clonal origin of lymph node metastases in bladder carcinoma. Cancer 2005; 104:1901–10.

74. Sung MT, Zhang S, MacLennan GT, Lopez-Beltran A, Montironi R, Wang M, Tan PH, Cheng L. Histogenesis of clear cell adenocarcinoma in the urinary tract: evidence of urothelial origin. Clin Cancer Res 2008; 14:1947–55.

75. Jones TD, Zhang S, Lopez-Beltran A, Eble JN, Sung MT, MacLennan GT, Montironi R, Tan PH, Zheng S, Baldridge LA, Cheng L. Urothelial carcinoma with an inverted growth pattern can be distinguished from inverted papilloma by fluorescence in-situ hybridization, immunohistochemistry, and morphologic analysis. Am J Surg Pathol 2007; 31:1861–7.

76. Cheng L, Bostwick DG, Li G, Zhang S, Vortmeyer AO, Zhuang Z. Conserved genetic findings in metastatic bladder cancer: a possible utility of allelic loss of chromosomes 9p21 and 17p13 in diagnosis. Arch Pathol Lab Med 2001; 125:1197–9. 77. Houskova L, Zemanova Z, Babjuk M, Melichercikova J, Pesl M, Michalova K. Molecular cytogenetic characterization and diagnostics of bladder cancer. Neoplasma 2007; 54:511–6.

78. Kawauchi S, Sakai H, Ikemoto K,

Eguchi S, Nakao M, Takihara H, Shimabukuro T, Furuya T, Oga A, Matsuyama H, Takahashi M, Sasaki K. 9p21 index as estimated by dual-color fluorescence in situ hybridization is useful to predict urothelial carcinoma recurrence in bladder washing cytology. Hum Pathol 2009; 40:1783–9.

79. Edwards J, Duncan P, Going JJ, Watters AD, Grigor KM, Bartlett JM. Identification of loci associated with putative recurrence genes in transitional cell carcinoma of the urinary bladder. J Pathol 2002; 196:380–5.

80. Edwards J, Duncan P, Going JJ, Grigor KM, Watters AD, Bartlett JM. Loss of heterozygosity on chromosomes 11 and 17 are markers of recurrence in TCC of the bladder. Br J Cancer 2001; 85:1894–9.

81. Simoneau M, LaRue H, Aboulkassim TO, Meyer F, Moore L, Fradet Y. Chromosome 9 deletions and recurrence of superficial bladder cancer: identification of four regions of prognostic interest. Oncogene 2000; 19:6317–23.

82. Fornari D, Steven K, Hansen AB, Jepsen JV, Poulsen AL, Vibits H, Horn T. Transitional cell bladder tumor: predicting recurrence and progression by analysis of microsatellite loss of heterozygosity in urine sediment and tumor tissue. Cancer Genet Cytogenet 2006; 167:15–19.

83. Gofrit ON, Zorn KC, Silvestre J, Shalhav AL, Zagaja GP, Msezane LP, Steinberg GD. The predictive value of multi-targeted fluorescent in-situ hybridization in patients with history of bladder cancer. Urol Oncol 2008; 26:246–9.

84. Nguyen CT, Litt DB, Dolar SE, Ulchaker JC, Jones JS, Brainard JA. Prognostic significance of nondiagnostic molecular changes in urine detected by UroVysion fluorescence in situ hybridization 621 Molecular Determinants of Tumor Recurrence during surveillance for bladder cancer. Urology 2009; 73:347–50.

85. Zhao H, Grossman HB, Delclos GL, Hwang LY, Troisi CL, Chamberlain RM, Chenoweth MA, Zhang H, Spitz MR, Wu X. Increased plasma levels of angiogenin and the risk of bladder carcinoma: from initiation to recurrence. Cancer 2005; 104:30–5.

86. Denzinger S, Mohren K, Knuechel R, Wild PJ, Burger M, Wieland WF, Hartmann A, Stoehr R. Improved clonality analysis of multifocal bladder tumors by combination of histopathologic organ mapping, loss of heterozygosity, fluorescence in situ hybridization, and p53 analyses. Hum Pathol 2006; 37:143–51.

87. Duggan BJ, Gray SB, McKnight JJ, Watson CJ, Johnston SR, Williamson KE. Oligoclonality in bladder cancer: the implication for molecular therapies. J Urol 2004; 171:419–25.

88. Jordan CT, Guzman ML, Noble M. Cancer stem cells. N Engl J Med 2006; 355:1253–61.

89. Pan CX, Zhu W, Cheng L. Implications of cancer stem cells in the treatment of cancer. Future Oncol 2006; 2:723–31.

90. Cheng L, Zhang S, Davidson DD, Montironi R, Lopez-Beltran A. Implications of cancer stem cells for cancer therapy. In: Bagley R, G, Teicher BA, eds. Cancer Drug Discovery and Development: Stem Cells and Cancer. New York: Humana Press/Springer, 2009.

91. Blagosklonny MV. Why therapeutic response may not prolong the life of a cancer patient: selection for oncogenic resistance. Cell Cycle 2005; 4:1693–8.

92. Dyrskjot L, Zieger K, Real FX, Malats N, Carrato A, Hurst C, Kotwal S, Knowles M, Malmstrom PU, de la Torre M, Wester K, Allory Y, et al. Gene expression signatures predict outcome in non-muscle-invasive bladder carcinoma: a multicenter validation study. Clin Cancer Res 2007; 13:3545–51.

93. Schultz IJ, Wester K, Straatman H, Kiemeney LA, Babjuk M, Mares J, Willems JL, Swinkels DW, Witjes JA, Malmstrom PU, de Kok JB. Gene expression analysis for the prediction of recurrence in patients with primary Ta urothelial cell carcinoma. Eur Urol 2007; 51:416–23.

第30章

尿脱落细胞学检查

30.1	概述	653
30.2	样本类型	653
30.3	尿细胞学检查样本的正常成分	653
	30.3.1 表层（伞）细胞	653
	30.3.2 尿路上皮的深层细胞	654
	30.3.3 含黏液的上皮细胞	655
	30.3.4 鳞状细胞	655
	30.3.5 其他细胞成分	655
	30.3.6 非细胞成分	656
30.4	炎症损伤	656
	30.4.1 细菌	656
	30.4.2 真菌	657
	30.4.3 病毒	657
	30.4.4 吸虫及其他寄生虫	658
30.5	尿细胞学中的反应性变化	658
	30.5.1 结石病	658
	30.5.2 药物作用	659
	30.5.3 放射疗法作用	660
30.6	肾移植的尿细胞学	660
30.7	其他良性情况	660
30.8	良性肿瘤及类似肿瘤的发展过程	661

30.9	异型增生及原位尿路上皮癌的细胞学诊断	662
30.10	恶性肿瘤的细胞学诊断	664
	30.10.1 1级尿路上皮癌	664
	30.10.2 2级（低级别）和3/4级（高级别）尿路上皮癌	665
	30.10.3 鳞状细胞癌	668
	30.10.4 腺癌	668
	30.10.5 神经内分泌癌，包括小细胞癌	668
	30.10.6 其他恶性肿瘤	669
30.11	继发性肿瘤	669
30.12	膀胱外解剖部位的细胞学	669
30.13	诊断陷阱的来源	669
	30.13.1 创伤或仪器使用	670
	30.13.2 细胞保存	670
	30.13.3 人类多瘤病毒	670
	30.13.4 结石病	670
	30.13.5 药物及其他治疗过程	670
参考文献		671

30.1　概述

尿脱落细胞学检查有助于诊断膀胱、尿道、输尿管和肾盂的各种良恶性疾病[1]。本书主要关注膀胱尿路上皮疾病的细胞学诊断。尿细胞学检查有很大的局限性，比如，这种方法对于 1 级或低级乳头状肿瘤的鉴别并不完全可靠[2-9]。但是，细胞学检查对于膀胱原位癌和高级别癌的鉴别相当好。膀胱癌确诊和治疗后出现复发症状或者已经复发的患者，应用尿脱落细胞学检查的诊断准确率是很高的。尿细胞学检查的主要适应证和类别见表 30.1 和 30.2[1-49]。由于这项检测经常用于血尿症的检查，建议在报告中报道红细胞的存在、数量和保存状态。

30.2　样本类型

大部分尿细胞学检查的样本来自于自排尿、导管尿、膀胱清洗尿[39,40]，以及回肠膀胱术或结肠袋中的新膀胱尿[41-43]。标明样本要求的收集方法十分关键。

30.3　尿细胞学检查样本的正常成分

30.3.1　表层（伞）细胞

无论样本的种类和收集方法，表层尿路上皮细胞都是尿沉渣的常见成分。这种细胞有一个或多个大的细胞核，直径达 $30\mu m$，与表层鳞状细胞大小相似（图 30.1 ~ 30.4）。常见双核细胞，细胞大小超过单核表层细胞，并且胞核较小。多核表层细胞是尿沉渣最主要的成分，尤其是局部膀胱出口梗阻患者的清洗样本。多核表层细胞特

表 30.1　应用尿细胞检查的主要适应证

鉴别膀胱原位癌及高级别癌
评估患者血尿及尿路症状
监视患者膀胱癌发展的风险
诊断及随访上尿路癌
随访及监测有膀胱癌发病史的患者
随访及监测患者膀胱扩大术后的情况
评估各种膀胱癌治疗方案的效果

表 30.2　尿细胞检查的主要诊断分类

非肿瘤相关细胞学
　　正常细胞/非恶性细胞
　　良性细胞改变（如炎性变化）
　　特殊类型

肿瘤相关细胞学
　　存在非典型细胞，倾向为反应性
　　　　特殊类型（如结石、化疗等）
　　非特殊类型
　　　　非典型细胞，不确定肿瘤
　　　　少量轻度到中度非典型尿路上皮细胞，呈单细胞和细胞簇；这提示反应性病变，但也要考虑肿瘤；结合临床综合条件进行考虑
　　　　少量高度非典型尿路上皮细胞，倾向于低级别肿瘤；不能排除反应性病变需重复检查或进一步研究
　　　　重度非典型细胞，高度怀疑为癌；结合临床综合条件进行考虑
　　存在恶性细胞时
　　　　存在恶性细胞，最符合尿路上皮癌（注明低级别与高级别）
　　　　存在恶性细胞，最符合尿路上皮原位癌或高级别尿路上皮癌
　　　　存在恶性细胞，注明尿路上皮癌、鳞状细胞癌、腺癌、小细胞癌、肉瘤样癌等
　　　　存在恶性细胞，非特指哪一类细胞

别大，易与巨细胞混淆。常将其误诊为巨噬细胞或肿瘤细胞。DNA 含量为正常细胞的两倍（四倍体）[44-46]，异倍体更可能是恶性的[4,47-51]。

细胞核染色质的边缘浓密、清楚。核染色质轻微颗粒状，外观像"盐和胡椒"，常包含一个

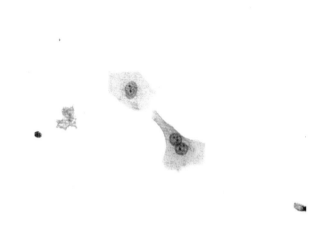

图 30.1　表层细胞

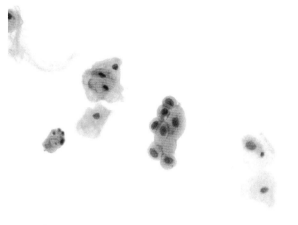

图 30.4　表层细胞和混合鳞状细胞的中间层细胞（中央）

或多个核仁。与自排尿相比，在膀胱清洗液中细胞核的结构保存更完好。女性的性染色体（巴氏小体）与核膜相连。这些细胞的细胞质通常嗜蓝色，呈颗粒状，有时形成空泡。

30.3.2　尿路上皮的深层细胞

尿路上皮的深层细胞比表层细胞小（图 30.5）。用器械取得的样本，细胞常成簇片状剥落。自排尿中可观察到单个小尿路上皮细胞，通常出现在表面细胞层发生炎症和破坏时。尿路上皮细胞簇可能紧密聚集，并且呈现乳头状球形外观，边界清晰。这类细胞大量出现，尤其背景为血性时，可能是低级别乳头状癌[52,53]。被器械移动的深层细胞常松散成簇。细胞呈多边形或长形，有时呈柱状，与其他细胞相连时胞质伸长。只有表层细胞会自发片状剥落，故在没有使用膀胱器械的自排尿中观察到大量这类细胞簇具有重要意义。这类细胞中嗜碱胞质的数量取决于细胞来源的深度，多见于来源于表层的细胞。单个细胞的大小和形状与基底旁鳞状细胞相似。自排尿中这些细胞呈球形，胞质扩张。较小的尿路上皮细胞的胞核大小相似，直径约 5μm。胞核常呈

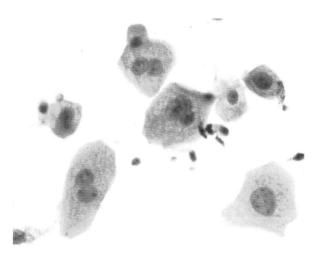

图 30.2　表层细胞。伞细胞双核、细小核染色质和偶尔有的核仁

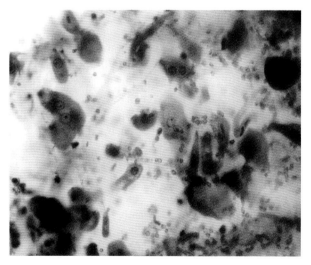

图 30.3　表层细胞

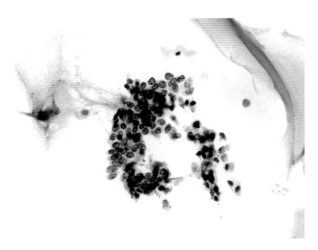

图 30.5 基底细胞

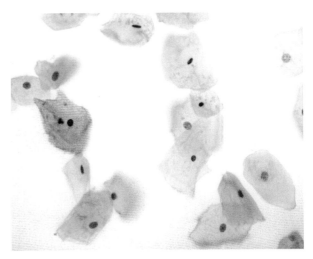

图 30.6 鳞状细胞，胞核小且固缩、胞核均匀"玻璃样"、形状多边形、边缘常折叠

轻微颗粒状，包含一个核仁，少数有两个。自排尿中胞核变淡、不透明，有时略微变黑。因此，高核质比的成簇细胞仅存在于中间尿路上皮细胞脱落的自排尿中。

30.3.3 含黏液的上皮细胞

有时尿细胞学样本含分泌黏液的柱状上皮细胞，这类细胞的胞核位于周围，胞质清晰膨胀，可能具有纤毛。多见于囊性和腺性膀胱炎。透明细胞前列腺癌和前列腺癌也具有空泡呈柱状的细胞，因此，推荐样本中观察到这类细胞的患者做膀胱镜检查。

30.3.4 鳞状细胞

尿沉渣中常见不同大小和分化程度的鳞状细胞，尤其是女性的样本（图 30.6），但较少见于分离小阴唇和切除包皮后收集到的样本。女性的这类细胞起源于外阴和尿道或者膀胱三角区的鳞状上皮，通常生成糖原。自排尿样本也可能包含来自于外阴、阴道或子宫颈的鳞状细胞。男性的这类鳞状上皮细胞来源于尿道末端，少数为阴道型鳞状上皮化生。这些良性鳞状细胞可能是表

层细胞、中间细胞和小的副基底细胞。舟状细胞是中间鳞状细胞，胞质含大量糖原，胞核位于周围，巴氏染色呈黄色。怀孕、更年期早期，以及男性或女性接受激素（雌性激素）治疗前列腺癌时会出现这类细胞。女性尿沉渣中鳞状细胞的数量可用于判断雌激素活性（称为"尿细胞像"）。鳞状细胞有时也呈无核、角化。这类角化的"鬼影"细胞对尿道狭窄、黏膜白斑病及膀胱鳞状细胞癌的诊断具有重要意义[10]。

30.3.5 其他细胞成分

来自于肾小管的细胞有时会出现在尿沉渣中。这类细胞通常较小且保存情况不好，核固缩、深染，胞质颗粒状、嗜酸性。有时，这些管状细胞广泛存在于急性肾小管坏死时，这类细胞在尿液中的作用还不明确。肾脏移植患者若出现肾小管细胞，则意味着有移植排斥反应[54]。有时，尿液中也有来源于前列腺和精囊的细胞，这类细胞伴随有精子，常在前列腺按摩后出现[55]。

泌尿道炎症反应时可观察到巨噬细胞，单核或多核，有小细胞空泡，有时出现吞噬碎片。红

图 30.7　草酸钙晶体

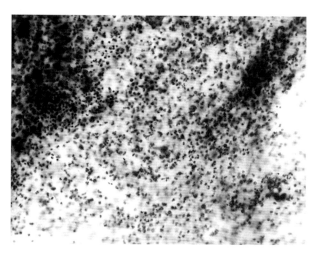

图 30.8　急性膀胱炎。注意大量中性粒细胞和退行性细胞的出现

细胞是尿样本中常见成分，特别是血尿症患者[10]。当红细胞呈"鬼影细胞"或者胞膜有凸起（棘红细胞）时，表示上泌尿道出血。正常尿样本中很少有淋巴细胞和中性粒细胞，这类细胞出现提示炎症反应。

30.3.6　非细胞成分

　　自排尿中也有尿酸盐和草酸钙，为多角形透明晶状体（图 30.7）。尿液酸性变化后会出现这些物质，没有诊断意义。真正的尿酸晶体十分少见，其他晶体几乎没有诊断价值[56]。自排尿和由仪器取得的尿样本中包含污染物和肾脏脱落物。

30.4　炎症损伤

30.4.1　细菌

　　多种细菌影响尿路上皮细胞，大多数是大肠埃希菌，其他是革兰阴性杆菌。急性膀胱炎相关的组织活检和细胞检查很少，研究表明尿样本中有大量以伞细胞、坏死物质和中性粒细胞为主的炎细胞（图 30.8）。坏死肿瘤有明显坏死和炎症，

尤其是高级别尿路上皮癌和鳞状细胞癌。急性炎症的尿样本需彻底检测非典型细胞。

　　慢性膀胱炎的尿沉渣通常以含巨噬细胞和红细胞的慢性炎症为背景[10]。尿路上皮细胞大量存在，并且保存不良，有时聚集成簇，胞质呈颗粒状并形成空泡。当细胞退化，特别是存在血细胞时，细胞质中出现无意义的球形嗜伊红包含体。核略微扩大且深染，胞核轮廓正常，染色质颗粒状。尿路上皮细胞可能出现坏死、核固缩、胞质空泡化。溃疡型膀胱炎可观察到大片尿路上皮细胞。

　　间质性膀胱炎为慢性膀胱炎并发黏膜下层炎症，无特征性细胞改变[11]。嗜酸性膀胱炎主要表现为嗜酸性，见于过敏失调、前期活检或丝裂霉素C治疗的患者[57]。艾滋病或者接受卡介苗治疗的尿路上皮癌患者可能有肉芽肿性膀胱炎，尿沉渣中有炎症细胞，也包含长簇状结节碎片、胡萝卜状类上皮细胞，有时伴随多核的朗格汉斯巨细胞和非典型尿路上皮细胞[58,59]。以上特征在膀胱结核病患者中也可观察到。

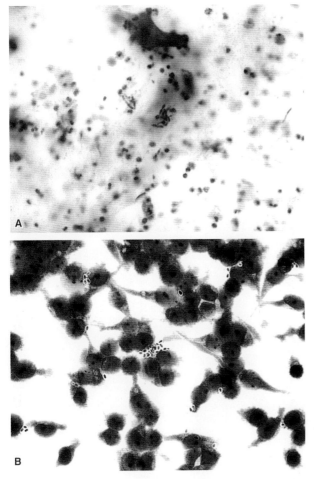

图 30.9 白色念珠菌（A 和 B），注意出现假菌丝和出芽酵母

表 30.3 病毒相关的特征性细胞改变

巨细胞病毒
　　细胞增大
　　高核质比
　　"猫头鹰眼"状嗜碱性核内包涵体；偶见小而深
　　　　染的胞质内包涵体

单纯性疱疹病毒
　　细胞增大，多核，毛玻璃样染色质
　　高核质比
　　染色质不透明，无结构
　　嗜酸性核内包涵体

多瘤病毒
　　细胞增大
　　高核质比
　　染色质不透明，无结构，常见核膜着色
　　核可被品红着色
　　核内包涵体几乎充满整个胞核

乳头瘤病毒
　　核周清晰的胞质区（挖空细胞）
　　胞核增大，深染

30.4.2　真菌

真菌有时会影响下泌尿道，特别是膀胱，最常见的病菌是白色念珠菌（图 30.9）。孕妇、糖尿病患者、免疫功能损伤的患者（如艾滋病患者、接受化疗的癌症患者、接受骨髓移植）和长期留置导管的患者易患念珠菌膀胱炎。真菌在尿沉渣中以酵母形式存在，呈小卵圆形或分支状无包膜的假菌丝。其余不常见真菌包括皮炎芽生菌、曲霉属真菌和接合菌（毛霉菌病）。曲霉属真菌是常见实验室污染菌[11]。

30.4.3　病毒

几种重要病毒可引起尿路上皮细胞形态学改变，容易与恶性肿瘤混淆。形成胞核及胞质内包涵体为病毒感染的主要特征（表 30.3）。

单纯性疱疹病毒是细胞内病毒，感染病毒大量复制可引起尿路上皮细胞畸形，易被观察到（图 30.10）。病毒复制早期，感染细胞的胞核外观呈毛玻璃样，染色质边界模糊。细胞常有多个胞核，多个胞核紧密排列，呈波浪状。病毒感染后期，病毒颗粒集中在胞核中心，形成嗜酸性明亮包涵体，其边缘有狭窄的空白区或光环[11,56]。巨细胞病毒常见于免疫功能受损的新生儿（图 30.11）以及艾滋病患者。尿沉渣中易观察到特征性改变，包括巨细胞，其嗜碱性的胞核包涵体周围有大的空白区，有一个明显的外环为浓缩的核染色质。

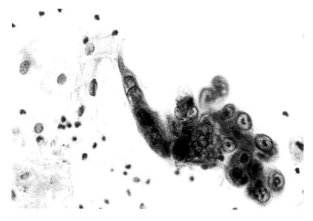

图 30.10　单纯性疱疹病毒感染

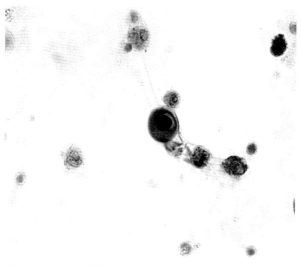

图 30.11　巨细胞病毒感染

基于成人血清的研究表明，多瘤病毒感染十分普遍，自排尿中的潜在病毒可被激活和识别出来[60-69]。BK病毒是多瘤病毒的一种，它导致的细胞畸形易与癌症混淆，故在尿细胞学中很重要，因其与发育异常的尿路上皮细胞相似也被称为"诱饵细胞"（图 30.12）[60,61]。在感染复制时，BK病毒产生大而均匀、嗜碱性胞核内含物，几乎充满整个胞核。有时内含物细的边缘与染色质边缘分离开。感染的细胞常增大且含单个胞核，但也存在双核及多核细胞[62]。一些病例的细胞学图片很引人注意，并且容易被误诊为癌症[63]。少数尿液多瘤病毒感染由JC病毒引起，与进行

性多病灶脑白质病有关。

已发现超过120种人类乳头状瘤病毒，类型6和11与尖锐湿疣有关。湿疣可能在尿道出现，常产生挖空细胞，流入自排尿中。尿路上皮癌少数也显示感染类型16和18人类乳头状瘤病毒[70]。

30.4.4　吸虫及其他寄生虫

埃及血吸虫感染（见第2章）是膀胱中最主要的寄生虫感染。感染后有两种重要的细胞学形态改变，辨别卵细胞和恶性肿瘤与这些改变有关[57]。卵细胞有透明的荚膜，窄端有剑样突起，被称为端刺。尿样本中新鲜及钙化的卵细胞很容易被识别。寄生虫的家禽流行病感染，称为毛蚴，释放于人类粪便和尿液中，其卵细胞保留了端刺。

其他常见肠寄生虫也对膀胱产生影响，包括蛔虫、蛲虫和丝虫病介质。

30.5　尿细胞学中的反应性变化

多种条件会引起尿路上皮的反应性变化（表30.4）。相关的病例对评价尿细胞样本十分重要。

30.5.1　结石病

约40%的结石病患者的自排尿的细胞学检查结果中有异常发现[52]。这些患者有许多良性尿路上皮细胞形成的边缘光滑的带有丰富表层细胞的细胞簇（图 30.13），但这些细胞倾向成簇，单个细胞更少和核染色质更细[52]。这些变化可能与低级别尿路上皮癌相重叠。结石对肾盂、输尿管和膀胱黏膜有磨损，使得细胞学样本与使用仪器时很相似。结石病引起的非典型尿路上皮细胞很少见[1,11]。但是，结石病依然是尿细胞学中一个主要的诊断陷阱，总是在尿细胞学报告中涉及。

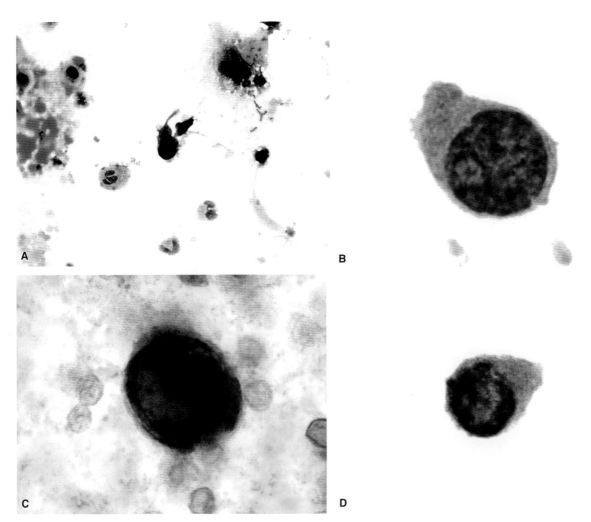

图 30.12　多瘤病毒感染（A~D）。注意诱饵细胞，容易与尿路上皮原位癌混淆

表 30.4　尿路上皮异型性不同诊断

泌尿道情况
　　尿道导管插入术或膀胱镜检查
　　尿路结石
　　慢性膀胱炎和腺性膀胱炎
　　放疗和化疗引起的细胞变化
　　不典型和（或）增生尿路上皮
　　肿瘤（1 级、低级尿路上皮癌）
肾实质情况
　　急性肾小管坏死
　　乳头状坏死
　　肾梗死
　　急性同种异体移植物排斥伴随缺血性坏死

30.5.2　药物作用

膀胱内用药如卡介苗、丝裂霉素 C 和塞替派常用于膀胱癌及其复发的治疗，会引起细胞增大和胞质空泡的形成（图 30.14 和 30.15）。膀胱内化疗可导致尿细胞学检查出现高的假阳性率，样本送到研究室做研究时需注明这一点[4]。

膀胱内用药如烷化剂、环磷酰胺和白消铵对尿路上皮有显著作用，导致尿路上皮产生细胞学显著畸形（图 30.16）。这些药物会引起尿路上皮细胞的异常变化，包括带明显胞核和核仁放大，与低分化癌相似[1,11,71,72]。大剂量环磷酰胺已被证实可引起尿路上皮癌、平滑肌肉瘤和癌肉瘤[73,74]。

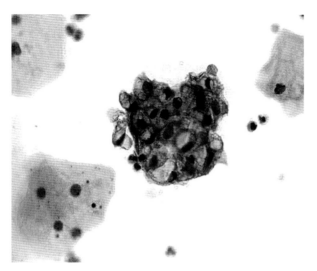

图 30.13 结石病。注意表面伞细胞簇，细胞轮廓光滑、胞质空泡化

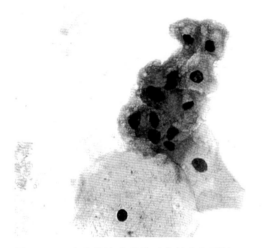

图 30.14 卡介苗治疗后的反应性非典型性

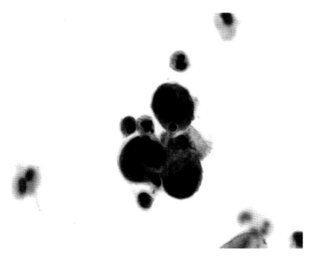

图 30.15 丝裂霉素 C 治疗后的反应性非典型性

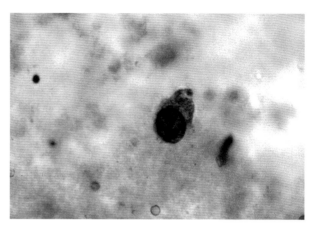

图 30.16 环磷酰胺治疗后的反应性非典型性

30.5.3 放射疗法作用

放射疗法主要引起细胞明显放大，使细胞形状异常，胞核及胞质空泡化，这些变化在治疗数年后还会存在（图 30.17 和 30.18）[11,75,76]。

30.6 肾移植的尿细胞学

肾移植患者的集合小管上皮细胞保存良好。尿样本中的集合小管细胞胞质空泡较少，胞核球形不透明。排斥反应即将发生的一个特征是尿液中出现大量T淋巴细胞和红细胞。红细胞边缘浓密，中心清晰，提示该细胞为肾脏来源。排斥反应中也存在组织碎片，包括坏死的肾小管和透明管型[54]。

30.7 其他良性情况

鳞状上皮部分或完全角化，临床上称为黏膜白斑病，常替代尿路上皮，膀胱镜检查时黏膜呈灰白色。尿样本中可能存在无核角化细胞，提示角化过度。当巴氏染色将这些细胞着色时，需进一步检查以排除鳞状细胞癌[10,11]。腺性膀胱炎会脱落带纤毛、含黏液的上皮细胞，含外周核及

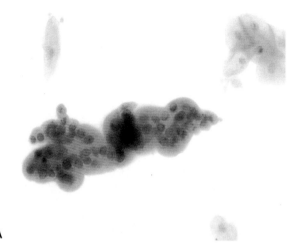

A

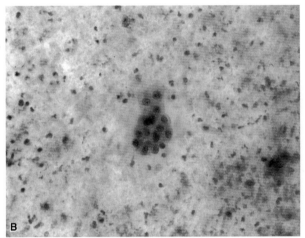

B

图 30.17　放射治疗后的反应性非典型性（A 和 B）

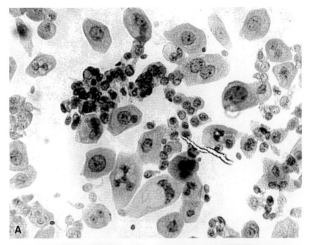

A

B

图 30.18　放射治疗后的反应性非典型性（A 和 B）

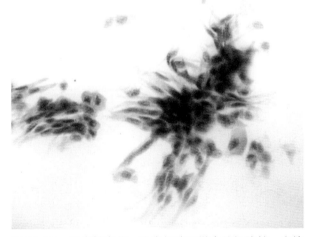

图 30.19　反应性变化。注意细胞质增大的细胞簇，由输尿管刷引起

透明胞质。这些细胞也可能被误诊为腺癌。软化斑患者的尿样本中有大量巨噬细胞，活检后这类免疫细胞可释放出来，并且可在尿液中检测到。通常易在巨噬细胞胞质内发现球形、嗜酸性或钙化的 Michaelis - Guttmann 体，可用于证实活检中可疑的诊断。

多种条件如使用仪器可造成假阳性结果（以下为进一步讨论）（图 30.19）。

30.8　良性肿瘤及类似肿瘤的发展过程

乳头状瘤、内翻性乳头状瘤或者肾源性腺瘤（肾源性化生）没有独特的细胞变化特征。因此，

凭细胞学发现无法对这类疾病做出精确诊断[77,78]。膀胱尖锐湿疣并不常见，可能与尿道或外阴部的湿疣有关。典型挖空细胞病的特征是鳞状细胞具有深染的胞核，以及核周有空白带或光环。这些

变化是因感染人类乳头状瘤病毒类型 6 和 11 引起的。男性自排尿样本中出现挖空细胞提示有膀胱或尿道的损伤，女性出现这类细胞提示可能存在下生殖道污染。有时，挖空细胞可能被误诊为鳞状细胞癌。已有报道指出，尿样本中出现子宫内膜类型的腺细胞与子宫内膜异位有关[79]。

30.9 异型增生及原位尿路上皮癌的细胞学诊断

异型增生仅有的细胞学表现可能是查见极少量非典型尿路上皮细胞[80]。在细胞学样本中很难识别或无法识别符合异型增生的细胞学改变[11]。因此，仅依靠尿样本很少能诊断出尿路上皮异型增生，一旦发现极少数类似 CIS 的非典型细胞，可能会促使临床医师进行膀胱内镜随机活检，以排除平坦型尿路上皮病变。

尿道 CIS 的特征是存在恶性细胞，大小一致，细胞体积或大或小（表 30.5 和 30.6）[21,36,72,81–85]。

CIS 细胞流入尿液后显示高级别尿路上皮癌的细胞特征，因此，通过细胞学检查 CIS 比尿道异型增生更容易检测出来。CIS 细胞较大，常为单个，高核质比且胞核深染（图 30.20 ~ 30.23）。CIS 患者的尿细胞学样本核仁突出、胞核轮廓不规则、染色质粗糙、出现核分裂象和腺状或鳞状化生。

导管插入或清洗样本中包含组织碎片，而不是单个细胞，胞核重叠且具有非典型结构特征。Demir 等认为细胞套叠或"细胞自相残杀"现象在 CIS 中特别常见（65%）[85]。为了避免误诊，病理医师应熟知 CIS 损伤的组织变异（见第 7 章）。

由于 CIS 是非浸润性病变，样本背景干净，没有坏死碎片、血液和炎症。有时，特别是活检后，细胞体积变大且具有异质性。有明显炎症存在时，区分 CIS 与浸润性癌需谨慎。细胞学样本检查无法鉴别出小浸润性癌，特别是 CIS 存在时。膀胱内治疗如应用卡介苗后可能会有 CIS，

表 30.5　反应性非典型性、原位癌和尿路上皮肿瘤的细胞学特征

	反应性非典型性	原位癌	1 级癌	2 ~ 4 级癌
细胞				
排列	乳头状聚集	大量单个细胞	乳头状和疏松细胞簇	单个细胞或疏松细胞簇
大小	增大	增大	增大、一致	增大、多形
数量	可变	可变	大量	可变
胞质	液泡化	变成熟	均匀	可变
核质比	正常/升高	升高	升高	升高
胞核				
位置	中心	中心	偏位	偏位
大小	增大	增大	增大	可变
形态	排列均一	多核、自噬	排列均一	可变
边缘	光滑	明显膜不规则	不规则（皱褶、缺口）	不规则
染色质	周围灰尘样	增大、颗粒粗糙、分散	细小、均匀	粗糙、不均匀
核仁	常较大	较少	小/缺失	可变
背景	可变	干净	干净	不干净、肿瘤引起

表 30.6 尿路上皮癌分级的细胞学标准

形态学特征	原位癌	1 级癌	2 级癌	3/4 级癌
背景	干净	干净	干净	不干净、肿瘤引起
细胞排列	大量单个细胞，少量碎片	大量尿路上皮细胞碎片	大量单个细胞和尿路上皮碎片	大量单个细胞和碎片
胞核特点	多核体、自噬	稍微增大	胞核聚集重叠	多核体、自噬
核膜	明显膜不规则	规则、圆或椭圆形	极少膜不规则	明显膜不规则
染色质	增大、颗粒粗糙，均匀分散	细颗粒（囊泡）	轻微颗粒状，均匀分散	轻微颗粒状，不均匀分散
核仁	较小	偶尔有微小核仁	多变微小核仁	微小核仁
胞质特点	变成熟	成熟细胞出现	中度成熟	不成熟、鳞状和（或）腺状

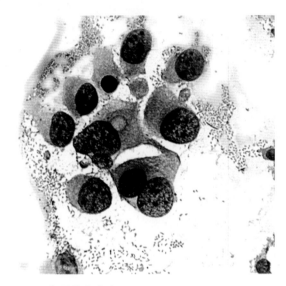

图 30.20 原位尿路上皮癌

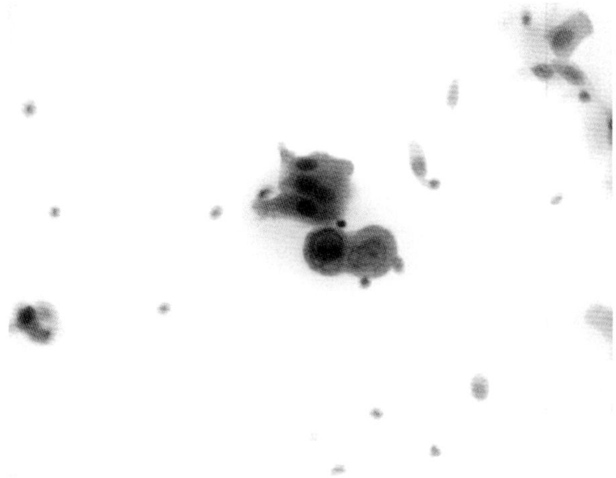

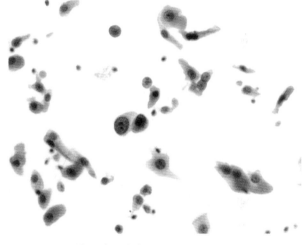

图 30.22 原位尿路上皮癌

图 30.21 原位尿路上皮癌。恶性细胞的胞核比相邻正常尿路上皮细胞大 4~5 倍

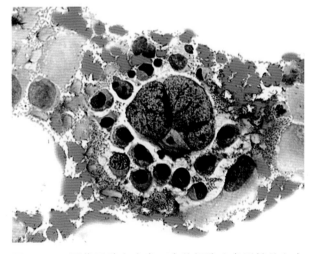

图 30.23 原位尿路上皮癌，大的细胞（多形性的）变异型

使得持续性肿瘤很难区分治疗变化。卡介苗治疗后的持续性或复发CIS的细胞染色质粗糙、清晰（图30.20～30.23），而不是不透明、污染或无特点的（图30.14和30.15）。

检测CIS的敏感性为66%～83%[81-84]。对592例膀胱样本进行研究，其中包括50例CIS，诊断为"怀疑高级别肿瘤"或者"确定高级别肿瘤"对于CIS的敏感性为70%，特异性为99%[81]。

30.10 恶性肿瘤的细胞学诊断

30.10.1 1级尿路上皮癌

尿细胞学检查是一种常用的、无侵害性的监测膀胱癌的方法，但对1级尿路上皮癌进行精确

细胞学诊断依然存在问题。最近引进的2004版世界卫生组织肿瘤分类容易引起细胞病理医师的混淆[14]。本书提出一种包含1973版和2004版世界卫生组织肿瘤分类特点的新分类系统，主要修改是：①删除低度恶性潜能的乳头状尿路上皮肿瘤；②在报告中使用数字（1～4级）和分类（低级别与高级别）两种系统；③将2004版的高级别尿路上皮癌细分为3级和4级（第9章进一步讨论）（图30.24）[14]。这一提议中，1级（低级别）尿路上皮癌与2004版分类中低潜在恶性乳头状尿路上皮肿瘤及1973版分类中的1级一致；2级（低级别）尿路上皮癌与2004版分类中定义的低级别尿路上皮癌一致[14]。

尿细胞学检查无法确诊乳头状瘤和1级尿路上皮癌，尽管有些细胞学研究提出发现了这

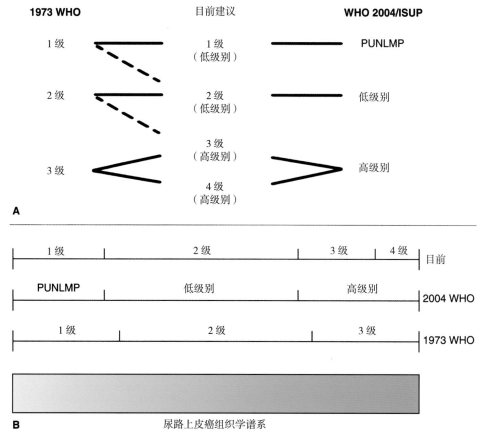

图30.24　新提出的分类系统和1973版及2004版世界卫生组织分类系统的对比

些低级别病变。同时，通过尿细胞学检查也无法区分乳头状瘤和 1 级尿路上皮癌[78,86]。尿路上皮细胞簇常呈乳头状结构，很难与触诊、使用仪器或由结石和膀胱炎刺激等因素引起的脱落良性正常尿路上皮区分[52,53]。自排尿中出现自发脱落的良性尿路上皮细胞簇有可能是乳头状瘤，前提是临床上可以排除外伤。1 级尿路上皮癌有以下诊断特征，即在细胞块切片中区发现带有中央结缔组织或毛细血管的肿瘤碎片（表 30.5 和 30.6）[87]。对于良性尿路上皮细胞簇和 1 级尿路上皮癌的肿瘤碎片的微观特征的区分，只取得了有限的进展[37]。有研究者发现尿沉渣中存在低级别乳头状尿路上皮肿瘤脱落的细胞和细胞簇（图 30.25 和 30.26）[88]。这些特征包括核质比增高、胞核增大深染以及核仁缺失。这类肿瘤中 70% 会出现以上特征，但是这些特征也可能由轻微创伤引起[24]。因此，有报道称细胞学诊断的准确率只有 33%[37]。但不管怎样，出现这些细胞簇是进行纤维膀胱镜检查的充分指征。

　　1 级尿路上皮癌与器械损伤所致的人工现象间的区别是，前者细胞簇边缘粗糙，后者良性细胞簇边缘光滑、紧密连接、胞质深染[53]。鉴别1 级尿路上皮癌的敏感性为 45%，特异性为 98%，其细胞学标准是核质比增高、胞核边缘不规则及胞质均匀[6]。总体上准确度是 76%，阴性诊断的特异性为 82%，阳性诊断的敏感性为 96%[7]。另一项研究发现 1 级尿路上皮癌的敏感性是 90%，特异性是 65%，其诊断基于无炎症，并且出现高核质比、浅染、胞核凹缺以及小核仁的单个和重叠细胞[4]。尽管有以上的发现，1 级尿路上皮癌仍是尿细胞学中假阴性结果的主要来源[4]。

　　辅助技术（见第 29 ~ 34 章）可用于鉴别尿路上皮良性及肿瘤细胞，包括 DNA 倍体分析[88]、

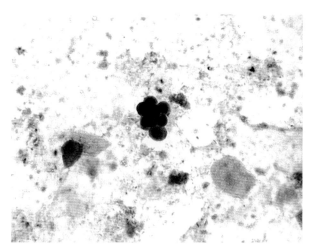

图 30.25　1 级（低级别）乳头状尿路上皮癌

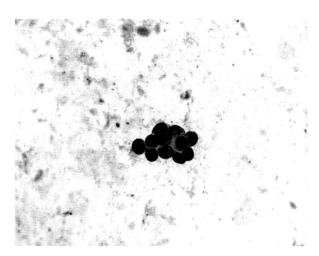

图 30.26　1 级（低级别）乳头状尿路上皮癌

免疫组织化学标记[89]和由荧光原位杂交技术检测的染色体个数异常[90]。对于肿瘤复发的预测，数字图像分析优于膀胱冲洗细胞学技术[91]。

30.10.2　2 级（低级别）和 3/4 级（高级别）尿路上皮癌

　　以上尿路上皮癌主要的诊断特征见表 30.5 和 30.6。很难区分 1 级与 2 级尿路上皮癌（图 30.27 ~ 30.29），以及 3/4 级（高级别）尿路上皮癌（图 30.30 ~ 30.35）与尿路上皮 CIS（表 30.5 和 30.6）。与良性上皮细胞不同的是，这些癌细胞含有大量畸形的胞核和胞质。尿细胞学的主要

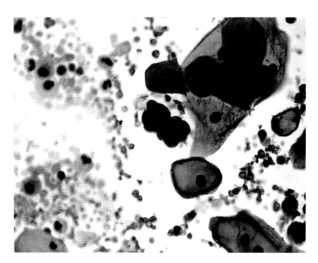

图 30.27　2 级（低级别）乳头状尿路上皮癌

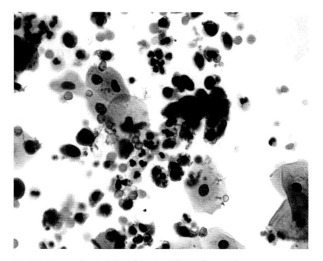

图 30.30　3 级（高级别）乳头状尿路上皮癌

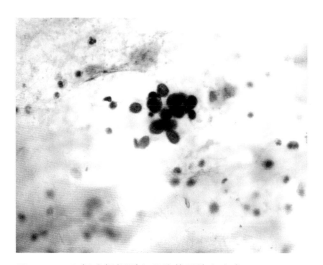

图 30.28　2 级（低级别）乳头状尿路上皮癌

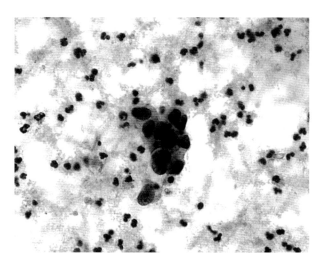

图 30.31　3 级（高级别）乳头状尿路上皮癌，注意背景不干净

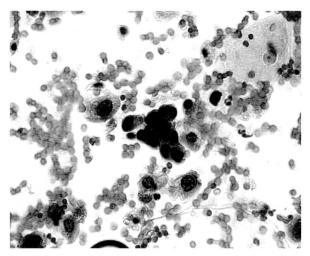

图 30.29　2 级（低级别）乳头状尿路上皮癌

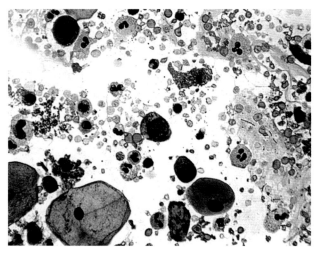

图 30.32　3 级（高级别）尿路上皮癌，注意背景不干净

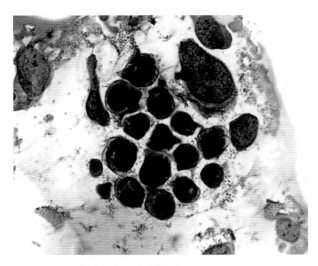

图 30.33 4 级（高级别）尿路上皮癌

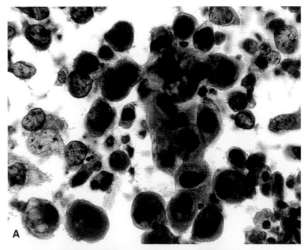

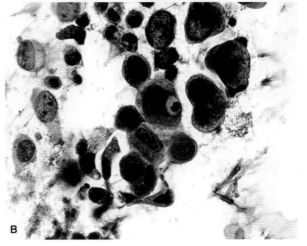

图 30.35 4 级（高级别）尿路上皮癌（A和B）。注意自噬（或细胞吞噬）是高级别尿路上皮癌的典型特征

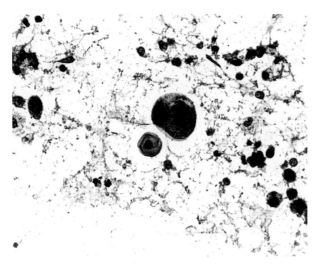

图 30.34 4 级（高级别）尿路上皮癌

价值是诊断和监视无法使用膀胱镜的高级别肿瘤，包括CIS和隐匿的浸润性癌[21,92]。

自排尿中，低级别与高级别尿路上皮癌细胞在大小和形状上多样化。胞核增大，染色质粗糙颗粒状，深染，胞核轮廓异常，核仁明显，以及很容易观察到多核癌细胞和核分裂象[93]。

膀胱清洗液中尿路上皮癌的胞核深染较不明显，使得核仁增大更明显了。细胞保存情况并不好，特别是发生炎症或坏死时。可观察到多种退化改变，包括细胞质破损或形成空泡、胞质包涵体非特异嗜酸性以及胞核固缩。一些高级别乳

头状肿瘤的主要细胞学发现是癌细胞疏松成群，为单个肿瘤细胞或两三个成群[11,92]。一些病例中，大量胞核轮廓不规则的细胞与 1 级尿路上皮癌相似。大部分病例可观察到胞核轮廓不规则的非典型尿路上皮细胞，提示临床医师进行膀胱镜检查。

尽管检查结果十分多样化，尿细胞学检查和活组织检查间也有存在着良好的关联[2-9,27,94]。大约2/3 的 1 级尿路上皮癌或低潜在恶性的乳头状尿道肿瘤可疑或恶性。2 级尿路上皮癌的敏感性增高到80%，3 级增高到95%。所有尿路上皮CIS可被诊断为可疑或阳性。总体上，主要膀胱

癌的尿细胞学敏感性为 45%～97%。Loh 等报道82% 的膀胱复发肿瘤可被尿细胞学检查预测[95]。尿细胞学检查两个主要缺陷是，接受膀胱内化疗的患者出现高假阳性率，1 级或低级别尿路上皮癌患者出现高假阴性率。

30.10.3 鳞状细胞癌

浸润性鳞状细胞癌常见于非洲和中东地区，尤其是感染埃及裂体吸虫的患者。另一方面，鳞状肿瘤在发达国家不常见，在膀胱肿瘤中占比不超过 3%（见第 14 章）。鳞状细胞癌高发于严重脊髓损伤患者和神经性膀胱功能障碍的长期存活患者。

鳞状细胞癌可呈现不同程度的分化。高分化浸润性鳞状细胞癌患者的自排尿的细胞学检查略微呈现特征性（图 30.36 和 30.37）。出现明显角质化细胞对于诊断是有帮助的，巴氏染色后细胞质呈深黄或橙色，胞核大、不规则且固缩。可能观察到鳞状细胞珠，以角蛋白为核心，细胞排列在其周围[11]。背景中常有明显坏死和"鬼影细胞"。可在低分化鳞状细胞癌患者的尿液中观察到混合性癌细胞，细胞分界清楚，胞质嗜酸性，胞核较大[10,11]。这些细胞大部分是非整倍体[96]。

30.10.4 腺癌

结肠型腺癌尿沉渣中包含柱状癌细胞，有时成簇，胞核较大且深染，核仁较大。低分化黏液癌的癌细胞较小，形状多为球形或方形，胞核较大且深染，核仁突出，质较少、嗜碱性，有时保存不良的肿瘤细胞核会剥去。当大的胞质液泡包含黏液时，胞核可能被挤到核周，是印戒细胞癌的诊断特征[97,98]。

透明细胞癌的癌细胞较大，有大量小液泡或

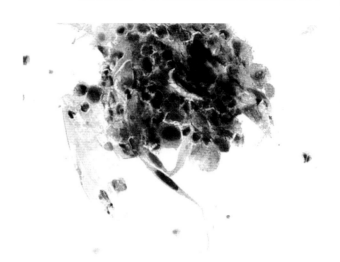

图 30.36 鳞状细胞癌。注意梭形细胞的胞核多形性

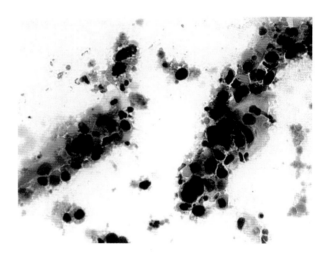

图 30.37 鳞状细胞癌。注意角化细胞，胞核深染、胞质染色浓厚明亮

颗粒状胞质，开放性泡状核以及突出的核仁。这些细胞通常来自于圆形乳头状细胞簇，大部分是DNA 非整倍体[99,100]。

30.10.5 神经内分泌癌，包括小细胞癌

小细胞癌的癌细胞较小，大约是淋巴细胞的 4 倍大小，胞核紧凑固缩，胞质弱嗜碱性[101-103]，核仁不明显。对诊断很有帮助的特征是存在大量小簇状的肿瘤细胞，排列紧密伴有胞核挤压塑形[11]。核仁不明显的细胞簇对于区分这些细胞与恶性淋巴瘤很有帮助。淋巴瘤细胞不成簇，通常至少包

含一个核仁。显示神经内分泌分化需要进行免疫组织化学或超微研究。

少数类癌（低级别神经内分泌癌）和大细胞神经内分泌癌可通过尿细胞学检查诊断出来[104,105]。

30.10.6 其他恶性肿瘤

尿路上皮癌可能包含超过一种组织类型的病灶，包括鳞状细胞癌、腺癌、小细胞癌、肉瘤样癌及其他肿瘤（见第 12 ~ 17 章）。从这些肿瘤的细胞学检查中很少能发现可引起混合型肿瘤的特征。通常以一种细胞学类型为主，尽管有时会观察到混合的癌细胞。

通过细胞学检查可诊断的不常见癌症包括肉瘤、黑素瘤、淋巴瘤、浆细胞瘤、卵黄囊瘤和绒毛膜癌[106~108]。大多数病例的尿细胞学检查对诊断结果的作用并不是决定性的，但是当免疫细胞化学检查已进行或膀胱镜检查和活组织检查为恶性时，尿细胞学检查可能提示准确的诊断。

30.11 继发性肿瘤

有时在尿沉渣中可观察到转移性恶性肿瘤。最常见的转移来自于邻近或连续的器官，包括女性的子宫颈、子宫内膜或卵巢，男性的前列腺以及两者的结肠。这些病例的尿细胞学检查可能显示鳞状细胞癌或腺癌。诊断通常要求注意临床病理的联系。可通过尿样本诊断出来少数淋巴瘤、白血病和黑素瘤。

30.12 膀胱外解剖部位的细胞学

与膀胱肿瘤无关的原发性尿道癌极为罕见。

最常见的原发性尿道癌有鳞状细胞癌、腺癌和尿路上皮癌，但总体上，这些肿瘤都比较少见。其他少见的尿道或上尿路癌包括恶性黑素瘤和透明细胞腺癌。尿细胞学检查广泛应用于膀胱癌切除术后的监测。这些检查能显示残留尿道的 CIS 或早期浸润癌[21]。

尿细胞学常用于诊断肾盂和输尿管的尿路上皮癌，特别是高级别癌。低级别尿路上皮癌的诊断问题与膀胱相似[109]。细胞学家应考虑到尿细胞学检查中，上尿道正常表层和中间层细胞与膀胱中对应细胞相比，细胞更小，核质比更高。

尿细胞学在检测肾细胞癌方面的应用并不尽如人意。大或髓样肿瘤的癌细胞较大，细胞质透明或空泡化，核仁明显。

前列腺癌特别是高级别癌可能在自发性排尿或前列腺按摩后释放出细胞。尿沉渣中的癌细胞较小，常为圆形或柱状，可观察到小细胞簇。胞质嗜碱性，胞核开放泡状，核仁突出。前列腺按摩对前列腺癌的早期检测并没有用。

30.13 诊断陷阱的来源

尿细胞学检查中一个常见的错误是将良性细胞的变化诊断为恶性（表 30.7）（见前面章节的讨论）。对良性细胞改变的认知是细胞学实践的基础。

表 30.7 下尿道细胞学的主要诊断陷阱

将低级别尿路上皮癌诊断为良性
将正常或变性的尿路上皮过度诊断为恶性
将 HPV 感染过度诊断为恶性
将环磷酰胺效应过度诊断为恶性

30.13.1 创伤或仪器使用

正常的尿路上皮受到磨损或创伤时，常常以圆形或椭圆形组织碎片的形式片状脱落，常为乳头状成簇（图 30.38 和 30.39）。用力触诊、导管插入或任何形式的仪器使用都可能形成这种上皮细胞簇。这类细胞簇大量出现很容易被误认为是乳头状癌，尽管具有润滑剂和少量血液的背景[30,53,110]。另一个可能会导致错误的重要原因是，大量表层尿路上皮细胞（伞细胞）因其大的胞核及多变的核特征，可被误认为癌细胞[72]，但这些伞细胞的

核质比通常较低。单纯膀胱扩张或慢性膀胱出口梗阻会引起这类伞细胞释放到自排尿中。

30.13.2 细胞保存

自排尿特别是早晨第一次排尿的沉渣中细胞常保存不良，对诊断造成困难。应避免通过自排尿诊断癌症，除非形态学表现无可争议，并且存在保存良好的肿瘤细胞[11]。

30.13.3 人类多瘤病毒

多瘤病毒形成的大的细胞核内包涵体，与癌细胞的胞核相似。但是这些包涵体均匀，缺乏在癌细胞中观察到的粗糙染色质颗粒[62]。这是一个重要的可引起诊断错误的因素，会导致患者进行昂贵而漫长的随访观察。

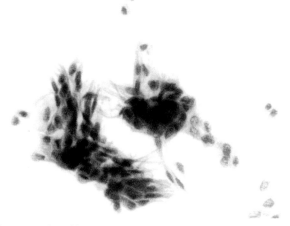

图 30.38　仪器使用后的反应性变化。输尿管清洗样本中聚集片状增大的尿路上皮细胞，胞质稠密胞核增大，但胞核相对均一，背景干净

30.13.4 结石病

如前所述，下尿道结石可能像粗糙的仪器一样，释放出上皮碎片，这些碎片较大，外形呈乳头状，与低级别乳头状癌相似[52]。由于大量表皮细胞的反应性核异常也可能造成诊断困难（图 30.13）[4,11,72]。慢性膀胱出口梗阻史、侧腹部痛或非增强 CT 的结石 X 线诊断也许能防止这类诊断错误发生。

30.13.5 药物及其他治疗过程

多种药剂刺激可引起尿细胞变化，包括化疗药剂、放射疗法及其他干预措施。膀胱内化疗会引起高假阳性率[4]。免疫功能不全的患者同时感染多瘤病毒时，会使诊断更加困难[11]。淋巴瘤患者接受环磷酰胺治疗后，可能发展成尿路上皮癌或肉瘤[73,74]。

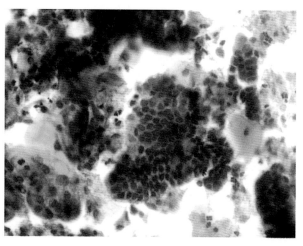

图 30.39　仪器使用后的反应性变化。细胞排列成乳头状外形，可能与乳头状尿路上皮癌混淆

（赵　明　魏健国　姚秀娟　译）

参考文献

1. Koss LG, Melamed MR. Koss' Diagnostic Cytology and Its Histopathologic Bases. Philadelphia: Lippincott Williams & Wilkins, 2005.
2. Tetu B. Diagnosis of urothelial carcinoma from urine. *Mod Pathol* 2009; 22(Suppl 2):S53–9.
3. Bastacky S, Ibrahim S, Wilczynski SP, Murphy WM. The accuracy of urinary cytology in daily practice. *Cancer* 1999; 87:118–28.
4. Maier U, Simak R, Neuhold N. The clinical value of urinary cytology: 12 years of experience with 615 patients. *J Clin Pathol* 1995; 48:314–7.
5. Raab SS, Grzybicki DM, Vrbin CM, Geisinger KR. Urine cytology discrepancies: frequency, causes, and outcomes. *Am J Clin Pathol* 2007; 127:946–53.
6. Raab SS, Lenel JC, Cohen MB. Low grade transitional cell carcinoma of the bladder. Cytologic diagnosis by key features as identified by logistic regression analysis. *Cancer* 1994; 74:1621–6.
7. Raab SS, Slagel DD, Jensen CS, Teague MW, Savell VH, Ozkutlu D, Lenel JC, Cohen MB. low grade transitional cell carcinoma of the urinary bladder: application of select cytologic criteria to improve diagnostic accuracy [corrected]. *Mod Pathol* 1996; 9:225–32.
8. Lokeshwar VB, Soloway MS. Current bladder tumor tests: Does their projected utility fulfill clinical necessity? *J Urol* 2001; 165:1067–77.
9. Turco P, Houssami N, Bulgaresi P, Troni GM, Galanti L, Cariaggi MP, Cifarelli P, Crocetti E, Ciatto S. Is conventional urinary cytology still reliable for diagnosis of primary bladder carcinoma? Accuracy based on data linkage of a consecutive clinical series and cancer registry. *Acta Cytol* 2011; 55:193–6.
10. Fracchia JA, Motta J, Miller LS, Armenakas NA, Schumann GB, Greenberg RA. Evaluation of asymptomatic microhematuria. *Urology* 1995; 46:484–9.
11. Koss LG. Errors and pitfalls in cytology of the lower urinary tract. *Monogr Pathol* 1997:60–74.
12. Ooms EC, Veldhuizen RW. Cytological criteria and diagnostic terminology in urinary cytology. *Cytopathology* 1993; 4:51–4.
13. Potts SA, Thomas PA, Cohen MB, Raab SS. Diagnostic accuracy and key cytologic features of high grade transitional cell carcinoma in the upper urinary tract. *Mod Pathol* 1997; 10:657–62.
14. Cheng L, MacLennan GT, Lopez-Beltran A. Histologic grading of urothelial carcinoma: A reappraisal. *Hum Pathol* 2012 (in press).
15. Messing EM, Teot L, Korman H, Underhill E, Barker E, Stork B, Qian J, Bostwick DG. Performance of urine test in patients monitored for recurrence of bladder cancer: a multicenter study in the United States. *J Urol* 2005; 174:1238–41.
16. Berlac PA, Holm HH. Bladder tumor control by abdominal ultrasound and urine cytology. *J Urol* 1992; 147:1510–2.
17. Chow NH, Tzai TS, Cheng HL, Chan SH, Lin JS. Urinary cytodiagnosis: Can it have a different prognostic implication than a diagnostic test? *Urol Int* 1994; 53:18–23.
18. Koss LG, Deitch D, Ramanathan R, Sherman AB. Diagnostic value of cytology of voided urine. *Acta Cytol* 1985; 29:810–6.
19. Schwalb DM, Herr HW, Fair WR. The management of clinically unconfirmed positive urinary cytology. *J Urol* 1993; 150:1751–6.
20. Curry JL, Wojcik EM. The effects of the current World Health Organization/International Society of Urologic Pathologists bladder neoplasm classification system on urine cytology results. *Cancer* 2002; 96:140–5.
21. Gamarra MC, Zein T. Cytologic spectrum of bladder cancer. *Urology* 1984; 23:23–6.
22. Papanicolaou GN. Cytology of the urine sediment in neoplasms of the urinary tract. *J Urol* 1947; 57:375–9.
23. Orandi A, Orandi M. Urine cytology in the detection of bladder tumor recurrence. *J Urol* 1976; 116:568–9.
24. Murphy WM, Soloway MS, Jukkola AF, Crabtree WN, Ford KS. Urinary cytology and bladder cancer. The cellular features of transitional cell neoplasms. *Cancer* 1984; 53:1555–65.
25. Ajit D, Dighe S, Desai S. Has urine cytology a role to play in the era of fluorescence in situ hybridization? *Acta Cytol* 2010; 54:1118–22.
26. Boon ME, Blomjous CE, Zwartendijk J, Heinhuis RJ, Ooms EC. Carcinoma in situ of the urinary bladder. Clinical presentation, cytologic pattern

and stromal changes. *Acta Cytol* 1986; 30:360–6.

27. Brimo F, Vollmer RT, Case B, Aprikian A, Kassouf W, Auger M. Accuracy of urine cytology and the significance of an atypical category. *Am J Clin Pathol* 2009; 132:785–93.

28. Broghamer WL Jr, Parker JE, Harty JI, Gilkey CM. Cytohistologic correlation of urothelial lesions secondary to photodynamic therapy. *Acta Cytol* 1989; 33:881–6.

29. Cant JD, Murphy WM, Soloway MS. Prognostic significance of urine cytology on initial followup after intravesical mitomycin C for superficial bladder cancer. *Cancer* 1986; 57:2119–22.

30. Chu YC, Han JY, Han HS, Kim JM, Suh JK. Cytologic evaluation of low grade transitional cell carcinoma and instrument artifact in bladder washings. *Acta Cytol* 2002; 46:341–8.

31. Deshpande V, McKee GT. Analysis of atypical urine cytology in a tertiary care center. *Cancer* 2005; 105:468–75.

32. Highman WJ. Transitional carcinoma of the upper urinary tract: a histological and cytopathological study. *J Clin Pathol* 1986; 39:297–305.

33. Highman WJ. Flat in situ carcinoma of the bladder: cytological examination of urine in diagnosis, follow up, and assessment of response to chemotherapy. *J Clin Pathol* 1988; 41:540–6.

34. Kern WH. The cytology of transitional cell carcinoma of the urinary bladder. *Acta Cytol* 1975; 19:420–8.

35. Sedlock DJ, MacLennan GT. Urine cytology in the evaluation of upper tract urothelial lesions. *J Urol* 2004; 172:2406.

36. Rosa B, Cazin M, Dalian G. Urinary cytology for carcinoma in situ of the urinary bladder. *Acta Cytol* 1985; 29:117–24.

37. Wiener HG, Vooijs GP, van't Hof-Grootenboer B. Accuracy of urinary cytology in the diagnosis of primary and recurrent bladder cancer. *Acta Cytol* 1993; 37:163–9.

38. Nabi G, Greene DR, O'Donnell M. How important is urinary cytology in the diagnosis of urological malignancies? *Eur Urol* 2003; 43:632–6.

39. Matzkin H, Moinuddin SM, Soloway MS. Value of urine cytology versus bladder washing in bladder cancer. *Urology* 1992; 39:201–3.

40. Bian Y, Ehya H, Bagley DH. Cytologic diagnosis of upper urinary tract neoplasms by ureteroscopic sampling. *Acta Cytol* 1995; 39:733–40.

41. Malmgren RA, Soloway MS, Chu EW, Del Vecchio PR, Ketcham AS. Cytology of ileal conduit urine. *Acta Cytol* 1971; 15:506–9.

42. Ajit D, Dighe SB, Desai SB. Cytology of Ileal conduit urine in bladder cancer patients: diagnostic utility and pitfalls. *Acta Cytol* 2006; 50:70–3.

43. Watarai Y, Satoh H, Matubara M, Asakawa K, Kamaguchi H, Nagai S, Murase Y, Yokoyama M, Kimura G, Tamura K, Sugisaki Y. Comparison of urine cytology between the ileal conduit and Indiana pouch. *Acta Cytol* 2000; 44:748–51.

44. Amberson JB, Laino JP. Image cytometric deoxyribonucleic acid analysis of urine specimens as an adjunct to visual cytology in the detection of urothelial cell carcinoma. *J Urol* 1993; 149:42–5.

45. Kline MJ, Wilkinson EJ, Askeland R, Given RW, Stephen C, Hendricks JB. DNA tetraploidy in Feulgen-stained bladder washings assessed by image cytometry. *Anal Quant Cytol Histol* 1995; 17:129–34.

46. Biesterfeld S, Gerres K, Fischer-Wein G, Bocking A. Polyploidy in non-neoplastic tissues. *J Clin Pathol* 1994; 47:38–42.

47. Katz RL, Sinkre PA, Zhang HH, Kidd L, Johnston D. Clinical significance of negative and equivocal urinary bladder cytology alone and in combination with DNA image analysis and cystoscopy. *Cancer* 1997; 81:354–64.

48. Liu J, Katz R, Shin HJ, Johnston DA, Zhang HZ, Caraway NP. Use of mailed urine specimens in diagnosing urothelial carcinoma by cytology and DNA image analysis. *Acta Cytol* 2005; 49:157–62.

49. Pritchett TR, Kanzler AW, Nichols PW, Bakke AC, Hechinger MK, Skinner DG, Parker JW. A simple and practical technic for detecting cancer cells in urine and urinary bladder washings by flow cytometry. *Am J Clin Pathol* 1985; 84:191–6.

50. Tribukait B, Gustafson H, Esposti P. Ploidy and proliferation in human bladder tumors as measured by flow-cytofluorometric DNA-analysis and its relations to histopathology and cytology. *Cancer* 1979; 43:1742–51.

51. Koss LG, Wersto RP, Simmons DA, Deitch D, Herz F, Freed SZ. Predictive value of DNA measurements in bladder washings. Comparison of flow cytometry, image cytophotometry, and cytology in patients with a past history of urothelial tumors. *Cancer* 1989; 64:916–24.

52. Highman W, Wilson E. Urine cytology in patients with calculi.

J Clin Pathol 1982; 35:350–6.

53. Kannan V, Bose S. Low grade transitional cell carcinoma and instrument artifact. A challenge in urinary cytology. *Acta Cytol* 1993; 37:899–902.

54. Roberti I, Reisman L, Burrows L, Lieberman KV. Urine cytology and urine flow cytometry in renal transplantation—a prospective double blind study. *Transplantation* 1995; 59:495–500.

55. Rupp M, O'Hara B, McCullough L, Saxena S, Olchiewski J. Prostatic carcinoma cells in urine specimens. *Cytopathology* 1994; 5:164–70.

56. Marcussen N, Schumann J, Campbell P, Kjellstrand C. Cytodiagnostic urinalysis is very useful in the differential diagnosis of acute renal failure and can predict the severity. *Ren Fail* 1995; 17:721–9.

57. Eltoum IA, Suliaman SM, Ismail BM, Ismail AI, Ali MM, Homeida MM. Evaluation of eosinophiluria in the diagnosis of schistosomiasis hematobium: a field-based study. *Am J Trop Med Hyg* 1992; 46:732–6.

58. Betz SA, See WA, Cohen MB. Granulomatous inflammation in bladder wash specimens after intravesical bacillus Calmette-Gu'erin therapy for transitional cell carcinoma of the bladder. *Am J Clin Pathol* 1993; 99:244–8.

59. Schwalb MD, Herr HW, Sogani PC, Russo P, Sheinfeld J, Fair WR. Positive urinary cytology following a complete response to intravesical bacillus Calmette-Guerin therapy: pattern of recurrence. *J Urol* 1994; 152:382–7.

60. Crabbe JG. "Comet" or "decoy" cells found in urinary sediment smears. *Acta Cytol* 1971; 15:303–5.

61. Koss LG. On decoy cells. *Acta Cytol* 2005; 49:233–4.

62. Koss LG, Sherman AB, Eppich E. Image analysis and DNA content of urothelial cells infected with human polyomavirus. *Anal Quant Cytol* 1984; 6:89–94.

63. Seftel AD, Matthews LA, Smith MC, Willis J. Polyomavirus mimicking high grade transitional cell carcinoma. *J Urol* 1996; 156:1764.

64. Filie AC, Wilder AM, Brosky K, Kopp JB, Miller KD, Abati A. Urinary cytology associated with human polyomavirus and indinavir therapy in HIV-infected patients. *Am J Clin Pathol* 2002; 117:922–6.

65. Herawi M, Parwani AV, Chan T, Ali SZ, Epstein JI. Polyoma virus-associated cellular changes in the urine and bladder biopsy samples: a cytohistologic correlation. *Am J Surg Pathol* 2006; 30:345–50.

66. Hashida Y, Yunis EJ. Polyomavirus inclusions in urinary cytology. *Am J Clin Pathol* 1981; 75:767.

67. Thamboo TP, Jeffery KJ, Friend PJ, Turner GD, Roberts IS. Urine cytology screening for polyoma virus infection following renal transplantation: the Oxford experience. *J Clin Pathol* 2007; 60:927–30.

68. Semple K, Lovchik J, Drachenberg C. Identification of polyoma BK virus in kidney transplant recipients by shell vial cell culture assay and urine cytology. *Am J Clin Pathol* 2006; 126:444–7.

69. Kipp BR, Sebo TJ, Griffin MD, Ihrke JM, Halling KC. Analysis of polyomavirus-infected renal transplant recipients' urine specimens: correlation of routine urine cytology, fluorescence in situ hybridization, and digital image analysis. *Am J Clin Pathol*

2005; 124:854–61.

70. Lopez-Beltran A, Escudero AL, Carrasco-Aznar JC, Vicioso-Recio L. Human papillomavirus infection and transitional cell carcinoma of the bladder. Immunohistochemistry and in situ hybridization. *Pathol Res Pract* 1996; 192:154–9.

71. Forni AM, Koss LG, Geller W. Cytological study of the effect of cyclophosphamide on the epithelium of the urinary bladder in man. *Cancer* 1964; 17:1348–55.

72. Murphy WM. Current status of urinary cytology in the evaluation of bladder neoplasms. *Hum Pathol* 1990; 21:886–96.

73. Travis LB, Curtis RE, Boice JD Jr, Fraumeni JF Jr. Bladder cancer after chemotherapy for non-Hodgkin's lymphoma. *N Engl J Med* 1989; 321:544–5.

74. Wall RL, Clausen KP. Carcinoma of the urinary bladder in patients receiving cyclophosphamide. *N Engl J Med* 1975; 293:271–3.

75. Macfarlane EW, Ceelen GH, Taylor JN. Urine cytology after treatment of bladder tumors. *Acta Cytol* 1964; 8:288–92.

76. Loveless KJ. The effects of radiation upon the cytology of benign and malignant bladder epithelia. *Acta Cytol* 1973; 17:355–60.

77. Stilmant MM, Siroky MB. Nephrogenic adenoma associated with intravesical bacillus Calmette-Gu'erin treatment: a report of 2 cases. *J Urol* 1986; 135:359–61.

78. Wolinska WH, Melamed MR, Klein FA. Cytology of bladder papilloma. *Acta Cytol* 1985; 29:817–22.

79. Schneider V, Smith MJ, Frable WJ. Urinary cytology in endometriosis of the bladder. *Acta Cytol* 1980; 24:30–3.

80. Murphy WM, Soloway MS. Urothelial dysplasia. *J Urol* 1982; 127:849–54.

81. Garbar C, Mascaux C, Wespes E. Is urinary tract cytology still useful for diagnosis of bladder carcinomas? A large series of 592 bladder washings using a five-category classification of different cytological diagnoses. *Cytopathology* 2007; 18:79–83.

82. Halling KC, King W, Sokolova IA, Meyer RG, Burkhardt HM, Halling AC, Cheville JC, Sebo TJ, Ramakumar S, Stewart CS, Pankratz S, O'Kane DJ, Seelig SA, Lieber MM, Jenkins RB. A comparison of cytology and fluorescence in situ hybridization for the detection of urothelial carcinoma. *J Urol* 2000; 164:1768–75.

83. Gudjonsson S, Isfoss BL, Hansson K, Domanski AM, Warenholt J, Soller W, Lundberg LM, Liedberg F, Grabe M, Mansson W. The value of the UroVysion assay for surveillance of non-muscle-invasive bladder cancer. *Eur Urol* 2008; 54:402–8.

84. Moonen PM, Merkx GF, Peelen P, Karthaus HF, Smeets DF, Witjes JA. UroVysion compared with cytology and quantitative cytology in the surveillance of non-muscle-invasive bladder cancer. *Eur Urol* 2007; 51:1275–80.

85. Demir MA, Ryd W, Aldenborg F, Holmang S. Cytopathological expression of different types of urothelial carcinoma in situ in urinary bladder washings. *BJU Int* 2003; 92:906–10.

86. Renshaw AA, Nappi D, Weinberg DS. Cytology of grade 1 papillary transitional cell carcinoma. A comparison of cytologic, architectural and morphometric criteria in cystoscopically obtained urine. *Acta Cytol* 1996; 40:676–82.

87. Green LK, Meistrich H. Dramatically increased specificity and sensitivity in detecting low grade papillary TCC via a combination of cytospin and cell blocking techniques. *Mod Pathol* 1995; 8:40A.

88. Sack MJ, Artymyshyn RL, Tomaszewski JE, Gupta PK. Diagnostic value of bladder wash cytology, with special reference to low grade urothelial neoplasms. *Acta Cytol* 1995; 39:187–94.

89. Panosian KJM, Lopez-Beltran A, Croghan G. An immunohistochemical evaluation of urinary bladder cytology utilizing monoclonal antibodies. *World J Urol* 1989; 7:73–79.

90. Cajulis RS, Haines GK 3rd, Frias-Hidvegi D, McVary K, Bacus JW. Cytology, flow cytometry, image analysis, and interphase cytogenetics by fluorescence in situ hybridization in the diagnosis of transitional cell carcinoma in bladder washes: a comparative study. *Diagn Cytopathol* 1995; 13:214–24.

91. Van der Poel HG, Boon ME, van Stratum P, Ooms EC, Wiener H, Debruyne FM, Witjes JA, Schalken JA, Murphy WM. Conventional bladder wash cytology performed by four experts versus quantitative image analysis. *Mod Pathol* 1997; 10:976–82.

92. Rife CC, Farrow GM, Utz DC. Urine cytology of transitional cell neoplasms. *Urol Clin North Am* 1979; 6:599–612.

93. Shenoy UA, Colby TV, Schumann GB. Reliability of urinary cytodiagnosis in urothelial neoplasms. *Cancer* 1985; 56:2041–5.

94. Zein T, Wajsman Z, Englander LS, Gamarra M, Lopez C, Huben RP, Pontes JE. Evaluation of bladder washings and urine cytology in the diagnosis of bladder cancer and its correlation with selected biopsies of the bladder mucosa. *J Urol* 1984; 132:670–1.

95. Loh CS, Spedding AV, Ashworth MT, Kenyon WE, Desmond AD. The value of exfoliative urine cytology in combination with flexible cystoscopy in the diagnosis of recurrent transitional cell carcinoma of the urinary bladder. *Br J Urol* 1996; 77:655–8.

96. Shaaban AA, Tribukait B, el-Bedeiwy AF, Ghoneim MA. Characterization of squamous cell bladder tumors by flow cytometric deoxyribonucleic acid analysis: a report of 100 cases. *J Urol* 1990; 144:879–83.

97. Kim SS, Choi YD, Nam JH, Kwon DD, Juhng SW, Choi C. Cytologic features of primary signet ring cell carcinoma of the bladder: a case report. *Acta Cytol* 2009; 53:309–12.

98. Bardales RH, Pitman MB, Stanley MW, Korourian S, Suhrland MJ. Urine cytology of primary and secondary urinary bladder adenocarcinoma. *Cancer* 1998; 84:335–43.

99. Tribukait B. Clinical DNA flow cytometry. *Med Oncol Tumor Pharmacother* 1984; 1:211–8.

100. Hausdorfer GS, Chandrasoma P, Pettross BR, Carriere CA. Cytologic diagnosis of mesonephric adenocarcinoma of the urinary bladder. *Acta Cytol* 1985; 29:823–6.

101. Rollins S, Schumann GB. Primary urinary cytodiagnosis of a bladder small-cell carcinoma. *Diagn Cytopathol* 1991; 7:79–82.

102. Yamaguchi T, Imamura Y, Shimamoto T, Kawada T, Nakayama K, Tokunaga S, Yasuda

M. Small cell carcinoma of the bladder. Two cases diagnosed by urinary cytology. *Acta Cytol* 2000; 44:403–9.

103. McRae S, Garcia BM. Cytologic diagnosis of a primary pure oat cell carcinoma of the bladder in voided urine. A case report. *Acta Cytol* 1997; 41:1279–83.

104. Rudrick B, Nguyen GK, Lakey WH. Carcinoid tumor of the renal pelvis: report of a case with positive urine cytology. *Diagn Cytopathol* 1995; 12:360–3.

105. Oshiro H, Gomi K, Nagahama K, Nagashima Y, Kanazawa M, Kato J, Hatano T, Inayama Y. Urinary cytologic features of primary large cell neuroendocrine carcinoma of the urinary bladder: a case report. *Acta Cytol* 2010; 54:303–10.

106. Khalbuss WE, Hossain M, Elhosseiny A. Primary malignant melanoma of the urinary bladder diagnosed by urine cytology: a case report. *Acta Cytol* 2001; 45:631–5.

107. Tanaka T, Yoshimi N, Sawada K, Takami T, Sugie S, Etori F, Kachi H, Mori H. Ki–1-positive large cell anaplastic lymphoma diagnosed by urinary cytology. A case report. *Acta Cytol* 1993; 37:520–4.

108. Mokhtar GA, Yazdi H, Mai KT. Cytopathology of extramedullary plasmacytoma of the bladder: a case report. *Acta Cytol* 2006; 50:339–43.

109. Gourlay W, Chan V, Gilks CB. Screening for urothelial malignancies by cytologic analysis and flow cytometry in a community urologic practice: a prospective study. *Mod Pathol* 1995; 8:394–7.

110. Kapur U, Venkataraman G, Wojcik EM. Diagnostic significance of 'atypia' in instrumented versus voided urine specimens. *Cancer* 2008; 114:270–4.

第31章

血尿的评估及尿检法

31.1　概述　　　　　　　　　　　　　　677

31.2　实验室调查　　　　　　　　　　677

31.3　异形的红细胞提示肾小球疾病　678

31.4　下泌尿道及肾脏上皮　　　　　679

31.5　肾脏上皮　　　　　　　　　　　681

31.6　尿沉渣中的肾脱落物　　　　　682

31.7　尿道结石病　　　　　　　　　　682

31.8　血尿的最佳细胞诊断尿检法　　683

参考文献　　　　　　　　　　　　　　684

31.1 概述

泌尿道疾病最常见的症状是血尿，约 21% 的美国人（包括 2% 的儿童）出现该症状[1-19]。血尿的定义是 10～15ml 混合良好的新鲜离心尿中，每高倍视野中至少 3 个红细胞，最好至少有三次不同批次的检查结果记录到这种现象[2]。高达 3% 的健康成人排泄少量的红细胞（高达 2 个红细胞/高倍镜视野，相当于每毫升尿液中有 1000 个红细胞），因此，避免将这些病例过度诊断为血尿是非常重要的。

尿液中的红细胞可能由创伤导致，或是由于泌尿道中的各种原因或状况而产生的自发反应。红细胞及白细胞从血管壁渗出或漏出的自发过程，可能是由于各种原因导致血管通透性增加引起的。血管通常保持正常通透性状态，除了肾小球性血尿，它是由内皮细胞及肾小球基底膜受损伤而引起的。血尿可为隐血（肉眼不能发现，通常是在体检中的实验室检查时偶然被发现），也可为肉眼血尿（通常对患者来说很明显），或伴随血凝块。肉眼血尿颜色一般比较异常，从粉红到鲜红到暗红。仅 1ml 血就可引起尿液颜色的显著改变。血尿可无症状，或有症状，可为暂时性的，或持久性的。血尿常伴随其他身体状况，如蛋白尿、高血压、水肿等。完整的病史采集及体格检查常常是必要的，且需关注家族病史、疼痛综合征以及慢性内科疾病。

血尿可发生于泌尿道的任何部位，有很多原因导致血尿的发生，如解剖结构异常、结石、药物治疗、泌尿道感染、剧烈运动、异物、创伤、血红蛋白病、凝血障碍、肾小球肾炎、良性前列腺增生及恶性肿瘤等（表 31.1 和 31.2）[6]。仅小部分的血尿病例由疾病筛查明确，然而这些病例

最终归因于膀胱癌[20]。参照美国泌尿外科协会的最佳实践方法，明确持续性血尿的来源是很重要的[2]。血尿没有"安全"等级，持续性无痛血尿的患者必须进行泌尿外科检查，包括尿检、尿培养、影像学检查（图 31.1）、尿化学及血清套餐、尿细胞学及分子生物学检测（见第 8 章、29 章、30 章、32～34 章）。Cohen 等建议，非肾小球性血尿的患者需进行影像学检查，根据有无探测到病变，随后进行尿细胞学检查[4]。对于有患膀胱癌高风险的患者，即使无尿细胞学检查或影像学检查异常，也要持续进行膀胱镜检查。需要进行膀胱镜检查的膀胱癌风险因素，包括吸烟、长期大量使用非那西丁、男性、50 岁以上、血吸虫暴露、频繁的泌尿道感染及暴露于工业化学试剂或染料等。

31.2 实验室调查

常规的尿检包括合并肉眼观察的试剂棒（纤维素试纸）检测、尿沉渣的显微镜检查，综合检测泌尿道的化学及结构的异常。纤维素试纸约有 90% 的敏感性，可检测到三个或更多的红细胞，或等量的血红蛋白或肌红蛋白[7]。虽然血尿的程度与潜在病变的严重性无关，但是，在确诊为其他疾病前，也必须将血尿看作为严重疾病的症状[5]。

纤维素试纸试验及验证性试验检测蛋白质、葡萄糖及胆色素具有标准化的操作规程，很容易实施，但在微观检查的过程中存在大量的不一致性。操作不规范，尿检的量，处理的方法、评估及报告的方法以及个人执行检查的技术能力都是可变因素。不幸的是，除非再次检测，在临床上并没有继续追踪大部分异常的尿检[14]。一研究

表 31.1 下泌尿道及肾实质血尿的可能原因

下尿道出血的可能原因	上尿道（肾）出血的可能原因
肿瘤（尿道、膀胱、前列腺、输尿管和肾盂）	原发性肾小球病变
	IgA 肾病
梗阻性尿路病	感染后肾小球肾炎
	膜增生性肾小球肾炎
良性前列腺增生	肾小球灶性硬化
	继发性肾小球病变
结石病（结石）	狼疮性肾炎
	Henoch - Schonlein 综合征
感染（膀胱炎、前列腺炎、血吸虫病、结核病和	血管炎（多动脉炎）
尖锐湿疣）	Wegner 肉芽肿
	溶血性尿毒症综合征
	特发性混合性冷沉球蛋白血症
系统性出血障碍或凝血紊乱	间质性肾炎
	家族性疾病
创伤	遗传性肾炎（Alport 综合征）
	肾肿瘤（肾细胞癌）
放射治疗	血管异常（恶性高血压）
	镰状细胞病代谢障碍
器械操作	多囊肾
	感染
激烈运动	肾盂肾炎（急性或慢性）
	结核
月经污染	巨细胞病毒
	BK 多瘤病毒
子宫内膜异位	肾结石
	轻链免疫球蛋白病（多发性骨髓瘤）
	糖尿病
	淀粉样变性

证明了血红蛋白纤维素试纸对（17 例）尿路上皮原位癌 100% 的敏感性（图 31.2 和 31.3）[21]，但是特异性较差。

只有当纤维素试纸检测异常时，才进行显微镜检查，不过不应该提倡该步骤的应用。不幸的是，对纤维素试纸检测的唯一信任，显著地降低了尿检检测到严重且可治愈疾病的敏感性。推荐纤维素试纸检测联合显微镜检查，这可大大地提高泌尿道疾病的检出率。分子检测方法，如 FISH 检测，有助于检测恶性尿路上皮细胞（图

31.4；见第 29 章、第 32 ~ 34 章）。

31.3 异形的红细胞提示肾小球疾病

肾小球来源的红细胞是"异形的"（异常、畸形），而从肾小管及下尿道血管中漏出的红细胞是"同形的"（大小及形状正常、细胞膜光滑，血红蛋白内容物均匀一致）。异形的红细胞有两个特征：每一个"靶"细胞都必须有透明及清晰的血红素中央包涵体，周围环绕透明带。当红细

表 31.2　导致血尿的部分药物、色素、利尿剂和其他因素ª

药物	其他
抗生素	色素
青霉素	横纹肌溶解（肌红蛋白）
头孢菌素	血红蛋白（输血反应）
利福平	血红素（溶血）
红霉素	利尿剂
磺胺类药	噻嗪类
氨基糖苷类	呋塞米
四环素	氨苯蝶啶
非甾体消炎药	氯噻酮
对乙酰氨基酚	其他
乙酰水杨酸	放射性对照物
萘普生	顺铂
布洛芬	重金属（金，镉，汞）
消炎痛	有机溶剂
保泰松	
托美汀	
甲灭酸	
苯氧苯丙酸	
其他药物	
卡托普利	
西咪替丁	
苯巴比妥	
苯妥英钠	
干扰素	
锂	

ª 可能产生血尿的原因，包括抗生素、非甾体消炎药、抗凝剂、利尿剂、抗癌剂和色素。特定的食物（甜菜根）可产生类似血尿的症状。

胞移行通过肾单位时，渗透压冲击可导致其他异形红细胞的细胞膜产生一个或一些异常的结构（"水泡"）。

大部分研究者认为，尿液中即使仅存在一个异形的红细胞也是有临床意义的，不过，有关这一点的争议持续存在。即使异形红细胞仅伴随少量的蛋白质，也是有特别的意义，提示为肾小球来源的出血。不同的学者，根据异形红细胞所占总红细胞的百分比来诊断肾血尿的标准不同，从 40% ~ 80% 不等[22]。

31.4　下泌尿道及肾脏上皮

尿路上皮由两种截然不同的细胞层构成。较大的细胞形成具有保护作用的表层，通常仅为单个细胞层，覆盖整个尿路上皮。这些表面的细胞，或叫伞细胞，其胞质丰富、淡染或胞质内有空泡形成，胞核大、呈圆形，染色质均匀。

尿路上皮（中间）细胞的胞核通常为圆形至卵圆形，胞质中等、均质、以嗜碱性为主。尿路上皮碎片常见于膀胱冲洗液中，及插入过导尿管

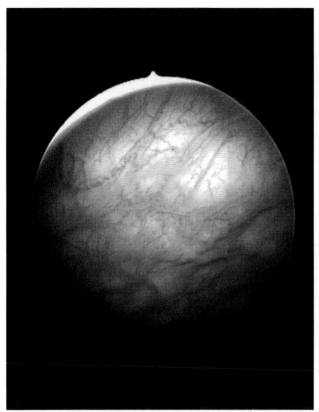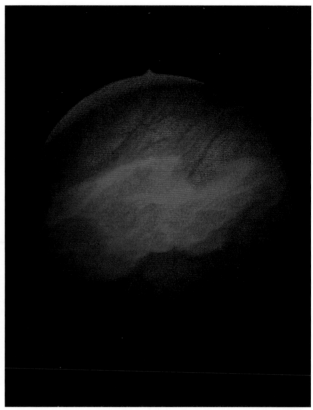

图 31.1　尿路上皮原位癌（CIS）:（左）标准的白光膀胱镜检查直视图,（右）荧光膀胱镜检查直视图。（右）在荧光膀胱镜下，CIS 呈红色外观。而在标准的白光膀胱镜（左）下可能很难探测到这些 CIS。氨基己糖氨基酮戊酸盐产生感光卟啉，优先迅速蓄积于增生的肿瘤细胞中。当这些卟啉暴露于蓝光中，可放射出红色荧光

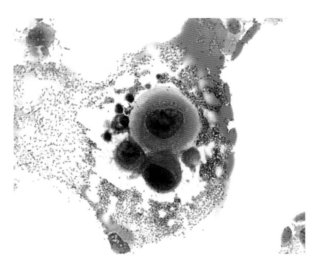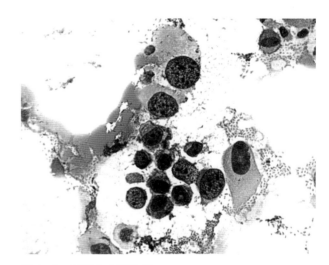

图 31.2　尿路上皮原位癌　　　　　　　图 31.3　尿路上皮原位癌

的标本中（图 31.5），然而，在自然排泄的尿液中发现尿路上皮碎片是不正常的，可能伴随乳头状瘤或低级别尿路上皮癌。

　　在尿沉渣中，尿路上皮细胞的大小变化最显

著，直径为 20 ~ 100μm 的典型的"伞"细胞。伞细胞常具有反应性核，有时多核。基底层的尿路上皮细胞较小，圆形，胞膜界限清楚、增厚；可见核仁及嗜酸性的微核仁，尤其是在伴有炎症

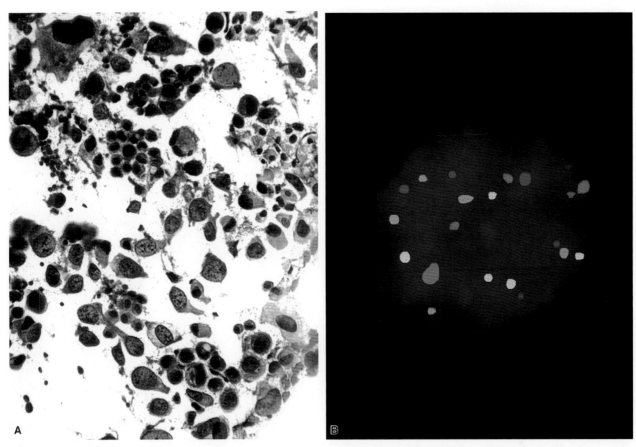

图 31.4　（A）高级别尿路上皮癌。（B）尿路上皮癌的 FISH 检测。正常的尿路上皮细胞每个探针有两个信号：CEP3（红色），CEP7（绿色），CEP17（青色），9p21（黄色）。尿路上皮癌细胞显示扩增：3 号染色体（红色，7 个信号），7 号染色体（绿色，4 个信号），17 号染色体（青色，5 个信号），染色体 9p21（黄色，5 个信号）

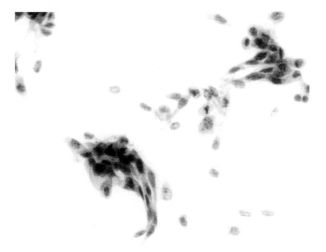

图 31.5　器械操作后尿液冲洗标本的反应性改变。注意成片的尿路上皮细胞伸长，胞质致密，胞核增大

的病例，或者在结石排出后的修复过程中。偶尔，大的尿路上皮碎片显示包含中性粒细胞的胞质空泡。不仅在下泌尿道尿路上皮异型增生或肿瘤中，且在炎症发展过程中，都可见多核，核增大及核深染现象。因此，在进行其他治疗之前，需要通过活检或者膀胱镜下肿块切除等方法明确细胞的非典型。

31.5　肾脏上皮

从肾小球囊至髓袢起始处的肾单位，螺旋小管上皮细胞是最大的细胞。正常人体中这些细胞比较罕见，但在由于休克、各种药物、重金属、免疫抑制剂及其他毒素引起的肾毒性及肾缺血的病例中，可见大量脱落的此类细胞。

尿液中，很容易识别近端及远端小管细胞，因为它们比较大（直径介于 $20\sim60\mu m$），且不规则延伸，或呈雪茄样外观、胞质嗜碱性、呈粗糙的颗粒状。胞质的边缘不清晰，可呈凹凸不平或撕裂状。颗粒状的胞质包含大量的线粒体超微结构。胞核较单个红细胞稍大，偶尔也可是双倍或三倍大。有趣的是，近端及远端小管细胞呈单个的，从不成簇或成片出现，在干净明亮显微镜视野中，常被误诊为小的颗粒管型，仔细观察会发现它们仅仅由单个细胞构成。近端及远端肾小管细胞从基底膜脱落，在尿液中可见到保存完整的细胞，或细胞"影"，或仍保持细胞大小及胞质特征的坏死细胞。

衬覆于近端及远端髓袢的肾小管细胞很小（直径介于 $12\sim18\mu m$）。每一个细胞都有一个轻度偏位的核，染色质粗糙，甚至分散。由于这些细胞可对代谢或局部缺血刺激产生反应，偶可见核仁，但无多核形成。胞质呈多边形到柱状，细颗粒状，一致的嗜碱性，边界清楚。偶可见胞质内空泡形成，尤其是在反应性情况下。这些细胞可吞噬脱落样物，结晶及碎片。

正常人的尿液中，可见极少量的集合管细胞，但当伴随肾脏脱落物及/或碎片时，具有重要意义。多种临床情况下可见异常数量的集合管细胞（每个高倍镜视野下多于 1 个），包括休克、创伤、烧伤及暴露于毒素中。肾移植患者出现持续的集合长达 48 小时的管细胞增多，提示临床排斥。

尿液中的肾上皮细胞碎片提示严重的肾小管损伤（"局部出血性坏死"），在休克后存活及恢复过程中，这些细胞完全来源于集合管，这提示流向肾小管的血液缺失（缺血性损伤），随后整片腐肉形成，或部分肾小管缺失上皮再生。这种

小管再生过程类似于宫颈涂片中的"修复"。根据形态学特征，这些碎片可分为 5 种类型：①梭形碎片；②碎片与脱落物相连或围绕脱落物；③铺路状路面或"横切的"碎片；④碎片伴反应性细胞的或非细胞的包涵体［呈脱落物样，结晶，或色素（胆汁）包涵体］；⑤圆柱状管样碎片。

31.6 尿沉渣中的肾脱落物

肾小球疾病及肾实质疾病患者的尿沉渣中可见肾脱落物。脱落物由 Tamm - Horsfall 蛋白构成，形成于远端小管及集合管内。正常人群中，透明的及罕见的颗粒状脱落物可能由于脱水、发热、运动及其他因素造成。这样的脱落物是生理性正常表现。相反，非生理性的脱落物由异常的尿蛋白组成，包含各种容易明确的细胞。脱落物基质中包含的细胞类型、脱落物的宽度以及脱落物的数量均可提示潜在疾病的严重程度。出现异常数量的蛋白质、血液、白细胞、亚硝酸盐、胆红素都与各种类型的脱落物相关。

31.7 尿道结石病

在工业化的社会，15 个人中约有 1 人患有肾脏结石，发生于所有的年龄段，男女性别无差异并伴有明显的遗传易感性[23]。

泌尿道结石由代谢废物构成，在结石形成的最早期常发生血尿。由于排泄物的溶质（草酸钙、磷酸钙、磷酸镁铵、鸟粪石或三联磷酸盐、尿酸、胱氨酸）增加，异常的尿 pH 值、尿停滞、脱水或尿浓缩，从而形成结石。当结石长到一定的大小，患者会出现一些症状，从钝痛到剧痛，

常等同于分娩或未麻醉进行腹部手术的疼痛。结石从显微镜下很小的碎屑颗粒，增大到尿砂大小，最后形成大的结石。

结石可发生于泌尿道任何部位，很多患者可自行排除结石。大的结石需要外科介入，或体外冲击波碎石术，使其变成可排出的碎片。

31.8　血尿的最佳细胞诊断尿检法

最佳尿检细胞诊断方法（OCU）应包括所有的检测要素，以获得对尿沉渣全面、定量的评价以及相关生化指标的评估（表 31.3）。这一检测方法常结合常规尿检的检查方法，包括纤维素试纸试验及验证性试验，如 SSA 检测蛋白质、尿胆红素检测片检测胆红素及尿糖试片检测葡萄糖。此外，制备细胞标本方法的改进也促使显微镜下的细胞成像得到最大程度的恢复，以及质量的评估。诊断结果判读包含发现化学的及显微镜下的检查结果之间的关联，告知临床医师存在哪些化学的及显微镜下的异常。OCU 常为未来检测及可能的治疗方法提供建议。OCU 优于患者常规无污染的尿沉渣检查（表 31.4）。

OCU 的临床作用是它能够检测出各种类型的单个核细胞、病毒或非病毒包涵体以及癌前期及癌细胞。OCU 有助于鉴别诊断及监测肾小管损伤情况，如急性肾小管坏死、肾小管间质炎症（肾炎）、急性肾脏同种异体排斥以及原发性或继发性肾疾病。OCU 也有助于鉴别肾脏及下尿道的炎症、感染、变性或肿瘤；有助于评估及监测免疫抑制的患者；有助于筛查伴有肾中毒或致癌暴露的患者；以及有助于排除一些需要进行肾活检的病例[9]。

通过 OCU 鉴别肾细胞的来源（肾小球、肾

表 31.3　最佳尿细胞学检查法 6 要素

患者病史
尿液样本的物理检查：颜色，形状及比重
化学检查：多参数试剂纤维素试纸检测，以及验证性化学检测
尿沉渣显微镜下检查：标准化的沉渣回收及高对比度的透明巴氏染色
显微镜下定量检测，明确临床上重要的沉渣实质，及系统地评估 10 种特定的形态学因素：背景，细胞结构，上皮碎片，包涵体细胞，红细胞，中性粒细胞，嗜酸性粒细胞，淋巴细胞，肾小管细胞，及脱落物
诊断阐述，并提供合适的建议，包括可能的验证性试验及临床随访

表 31.4　最佳尿细胞学检查法的优点

改善尿沉渣的观察
为确定泌尿道病变的本质提供最早的信息
根据成本效益将患者进行分类，为其提供合适的专家（如泌尿科医师，肾科医师）
提供一种非侵袭性的监测患者的方法
充分利用结果的临床病理关联
将沉渣结果报告标准化
适合各种大小的实验室及环境
需要很少的设备及很小的空间
可自动化操作
为回顾和质控提供固定标准的尿沉渣结果数据

小管、间质或血管细胞）需要同一研究者及不同研究者之间高度的一致性意见。在 89% 的自身肾脏及 77% 的移植肾脏中，OCU 结果判读与活检的结果相关。在自身及移植肾脏中，OCU 单独诊断为肾小球病变的敏感性为 91%，特异性为 85%。严重程度评分也显示出，不管是在本身的肾脏，还是在移植的肾脏中，OCU 与肾活检结果相关（表 31.5）。严重程度评分与肌酐浓度呈正相关。活检证实为肾小球病变的病例中，与活检仅显示正常肾小球相比较，当活检显示增生性肾小球病变时，通过 OCU 可发现更多严重的改变。

表 31.5　最佳尿细胞学检查法与肾活检之间的对比

病变部位	敏感性	特异性	精确度	阳性预测值	阴性预测值
肾小球	0.95	0.85	0.91	0.90	0.92
肾小管	0.80	0.89	0.88	0.57	0.96
肾间质	0.78	0.87	0.82	0.88	0.76
小管间质	0.91	0.91	0.91	0.95	0.83
血管	0.50	0.74	0.64	0.58	0.67

OCU 超越肾活检的一个优势是在必要的情况下可多次重复检查，对患者无风险。重复的 OCU 检查可随着时间的变迁，观察肾脏疾病的进展及退化[24,25]。

以连续的 100 名隐血患者为研究对象，研究通过 OCU 明确尿液中血液的来源及病因学的准确性[15]。30% 的患者患有泌尿疾病，3 名患有肾肿瘤（2 名为 I 期肾细胞癌，1 名为肾血管平滑肌脂肪瘤），2 名患有膀胱尿路上皮癌，8 名患有尿路结石。OCU 不仅明确了膀胱癌，还明确了 7 例尿路结石，但是没有发现肾肿瘤（可能是由于肾肿瘤必须有一定意义的大小及分期，以及直接接触远端集合系统从而能够脱落恶性细胞）。出现异形红细胞及红细胞脱落物强烈提示肾实质疾病。研究者发现，OCU 增加了诊断效用，并可区分显微镜下血尿是膀胱来源还是肾来源的。

OCU 在评估患者的无症状血尿、泌尿综合征以及肾脏疾病方面是有效的。30 年的经验及广泛的实践证明 OCU 优于标准的检测方法，如常规的显微镜尿分析法及肌酐检测法。OCU 是先进的实验室检测方法，其价廉，非侵袭性，经过规范培训的技术人员及病理医师很容易操作。

（赵　明　魏健国　姚秀娟　译）

参考文献

1. Chan D, Ong A, Schoenberg M. Microscopic hematuria. *N Engl J Med* 2003; 349:1292–3.
2. Grossfeld GD, Litwin MS, Wolf JS Jr, Hricak H, Shuler CL, Agerter DC, Carroll PR. Evaluation of asymptomatic microscopic hematuria in adults: the American Urological Association best practice policy—part II: patient evaluation, cytology, voided markers, imaging, cystoscopy, nephrology evaluation, and followup. *Urology* 2001; 57:604–10.
3. Grossfeld GD, Litwin MS, Wolf JS, Hricak H, Shuler CL, Agerter DC, Carroll PR. Evaluation of asymptomatic microscopic hematuria in adults: the American Urological Association best practice policy—part I: definition, detection, prevalence, and etiology. *Urology* 2001; 57:599–603.
4. Cohen RA, Brown RS. Clinical practice. Microscopic hematuria. *N Engl J Med* 2003; 348:2330–8.
5. Thaller TR, Wang LP. Evaluation of asymptomatic microscopic hematuria in adults. *Am Fam Physician* 1999; 60:1143–52, 1154.
6. Neiberger RE. The ABC's of evaluating children with hematuria. *Am Fam Physician* 1994; 49:623–8.
7. Sutton JM. Evaluation of hematuria in adults. *JAMA* 1990; 263:2475–80.
8. Nabi G, Greene D, O'Donnell MO. Suspicious urinary cytology with negative evaluation for malignancy in the diagnostic investigation of haematuria: How to follow up? *J Clin Pathol* 2004; 57:365–8.
9. Schumann GB, Colon VF. Urine

cytology. Part II: renal cytology. *Am Fam Physician* 1980; 21:102–6.

10. Yadin O. Hematuria in children. *Pediatr Ann* 1994; 23:474–8, 481–5.

11. Messing EM, Madeb R, Young T, Gilchrist KW, Bram L, Greenberg EB, Wegenke JD, Stephenson L, Gee J, Feng C. Long-term outcome of hematuria home screening for bladder cancer in men. *Cancer* 2006; 107:2173–9.

12. Golin AL, Howard RS. Asymptomatic microscopic hematuria. *J Urol* 1980; 124:389–91.

13. Chiong E, Gaston KE, Grossman HB. Urinary markers in screening patients with hematuria. *World J Urol* 2008; 26:25–30.

14. Ritchie CD, Bevan EA, Collier SJ. Importance of occult haematuria found at screening. *Br Med J (Clin Res Ed)* 1986; 292:681–3.

15. Fracchia JA, Motta J, Miller LS, Armenakas NA, Schumann GB, Greenberg RA. Evaluation of asymptomatic microhematuria. *Urology* 1995; 46:484–9.

16. Jaffe JS, Ginsberg PC, Gill R, Harkaway RC. A new diagnostic algorithm for the evaluation of microscopic hematuria. *Urology* 2001; 57:889–94.

17. Nakamura K, Kasraeian A, Iczkowski KA, Chang M, Pendleton J, Anai S, Rosser CJ. Utility of serial urinary cytology in the initial evaluation of the patient with microscopic hematuria. *BMC Urol* 2009; 9:12.

18. Ripley TL, Havrda DE, Blevins S, Culkin D. Early evaluation of hematuria in a patient receiving anticoagulant therapy and detection of malignancy. *Pharmacotherapy* 2004; 24:1638–40.

19. Yun EJ, Meng MV, Carroll PR. Evaluation of the patient with hematuria. *Med Clin North Am* 2004; 88:329–43.

20. Lokeshwar VB, Soloway MS. Current bladder tumor tests: Does their projected utility fulfill clinical necessity? *J Urol* 2001; 165:1067–77.

21. Halling KC, King W, Sokolova IA, Karnes RJ, Meyer RG, Powell EL, Sebo TJ, Cheville JC, Clayton AC, Krajnik KL, Ebert TA, Nelson RE, et al. A comparison of BTA stat, hemoglobin dipstick, telomerase and Vysis UroVysion assays for the detection of urothelial carcinoma in urine. *J Urol* 2002; 167:2001–6.

22. Dinda AK, Saxena S, Guleria S, Tiwari SC, Dash SC, Srivastava RN, Singh C. Diagnosis of glomerular haematuria: role of dysmorphic red cell, G1 cell and bright-field microscopy. *Scand J Clin Lab Invest* 1997; 57:203–8.

23. Amato M, Lusini ML, Nelli F. Epidemiology of nephrolithiasis today. *Urol Int* 2004; 72 Suppl 1:1–5.

24. Marcussen N, Schumann J, Campbell P, Kjellstrand C. Cytodiagnostic urinalysis is very useful in the differential diagnosis of acute renal failure and can predict the severity. *Ren Fail* 1995; 17:721–9.

25. Marcussen N, Schumann JL, Schumann GB, Parmar M, Kjellstrand C. Analysis of cytodiagnostic urinalysis findings in 77 patients with concurrent renal biopsies. *Am J Kidney Dis* 1992; 20:618–28.

第32章

尿液生物学标志物

32.1	概述	687
32.2	UroVysion FISH 检测	687
32.3	膀胱肿瘤抗原（BTA）	691
32.4	核基质蛋白 22	694
32.5	免疫细胞化学染色	695
32.6	尿液膀胱癌抗原	696
32.7	血红蛋白纤维素试纸	696
32.8	尿液其他标志物	696

32.9	辅助研究	696
32.9.1	流式细胞术 /DNA 多倍体分析	696
32.9.2	数字图像分析	697
32.9.3	免疫组织化学染色（IHC）与 ELISA	697
32.9.4	分子遗传学研究	698
参考文献		699

32.1　概述

尿液细胞学在尿路上皮恶性肿瘤诊断和处理中具有极其重要的作用。然而，尿液细胞检出膀胱癌的敏感性较低，并且对低级别肿瘤特别不敏感。因此，仍需要更优良的手段用于首诊和随后的复发或进展的监测。

近几年，通过尿液标本的高利用度，尿路上皮癌检测的敏感性和特异性方面有了实质性的提升。新方法提供了更精确的信息，能够更好地辅助泌尿科医师治疗膀胱癌。随着对尿路上皮癌潜在分子和基因改变更加深入的认识，新的成果不断产生和完善[1-4]。现在有很多新的标志物用于临床实践中，其中一些标志物优于尿液细胞[4-6]。一项大宗研究对比了不同商业检测手段之间的敏感性和特异性，也评估了这些尿液标志物的预后价值（表 32.1）[4]。

获有专利的标志物包括 UroVysion、ImmunoCyt、BTA（膀胱肿瘤抗原）、NMP22（核基质蛋白 22）和血红蛋白纤维素试纸。非专利标志物包括 DNA 倍数、增殖标志物、凋亡标志物、癌基因标志物、基因甲基化、生长因子、分裂受体、细胞黏附标志物、端粒酶活性、环氧化酶 -2 表达、血管内皮生长因子、多重耐药蛋白和其他标志物（见第 29、33 和 34 章）[5,7-93]。

绝大多数研究提供了与敏感性和特异性有关的数据。低敏感性提示存在大量的假阴性结果（延误癌症诊断）。低特异性表明大量假阳性结果，假如过度诊断为癌，会导致非必要检查，如膀胱镜[94]。由于很多研究因素不同，不同的研究可能没有对比性，这些研究因素包括患者的选取、确认偏倚、病例有限、随访周期有限、缺少病理审查、不同技术获取样本的变化、截点的不

同和不同的结果报告阈值等[95]。决策分析模型表明尿液癌症标志物与膀胱镜和（或）细胞学交替使用会更经济有效[96]。

本章将讨论当前基于细胞的膀胱肿瘤标志物的临床应用，着重强调尿液细胞学在膀胱癌诊断以及个体化预测方面的进展（表 32.2）。基于组织的标志物和预测因子将在下一章讨论（见第 33 章）。

32.2　UroVysion FISH检测

尿液 FISH 检测（UroVysion，Vysis，DownersGrove，Illinois）是对细胞学检查的有效补充。UroVysion 是第一个美国 FDA 认证的采用 FISH 方法检测膀胱癌的项目。FDA 于 2001 年[26]首先批准它用于监测膀胱癌患者的复发，以及后续血尿的情况（肉眼和镜下血尿）[97]。UroVysion 是多彩和多靶点 FISH 检查。3、7、17 号染色体采用着丝粒探针（CEP），9p21 采用位点特异型探针（LSI），分别显示红色、绿色、青色和黄色的信号（图 32.1 和 32.2）[10,23-26,97]。尿路上皮肿瘤常有上述 3 条染色体中 1 条或多条为多倍体性或 9p21 位点缺失等异常情况（表 32.3）。

UroVysion 至少需要检测分析 25 个形态异常的细胞。异常细胞定义为胞核大，核型不规则，DAPI 点状染色和聚集。异常细胞的信号分布显示 3 个或以上信号，或者出现以下一个或多个情况，诸如 CEP3 红色、CEP7 绿色、CEP17 青色或者 9p21 纯合性缺失（无 LSI9p21 黄色信号）。分析持续到获得 4 个或更多的细胞显示多个染色体，或 12 个或更多的细胞显示 9p21 纯合性缺失。如果未检测到上述变化，则要分析整个样本。确定染色体异常细胞（多倍体或 9p21 纯合性缺失）的数量，报告结果为阳性或阴性。临近

表 32.1　检测膀胱癌尿液生物学标志物

标志物	敏感性（范围 %）	特异性（范围 %）	PPV	NPV	评价
Cytology	60（46～76）	83（67～99）	77	88	低级别肿瘤敏感性低
*UroVysion	78（69～87）	81（66～95）	68	71	高特异性，低级别肿瘤敏感性低
*BTA	61（32～89）	66（50～82）	63	67	敏感性取决于肿瘤级别，良性膀胱疾病特异性低
*NMP22	71（56～85）	90（85～94）	57	60	高假阳性率，易受感染和BCG影响
*ImmunoCyt	57（29～84）	79（73～85）	72	74	低级别肿瘤敏感，检测复发不敏感
UBC	70（36～79）	82（88～93）	52	60	低敏感性，不单用
*FDP	67（41～93）	85（77～94）	26	99	表达水平与肿瘤级别和分期关联
Telomerase	72（53～91）	73（46～99）	93	73	标本缺少标准化处理过程
CYFRA21-1	87（74～99）	68（57～78）	56	70	结石，感染和BCG治疗会导致假阳性
Microsatellite LOH	90（81～91）	88（79～96）	—	—	低级别和高级别肿瘤都敏感，持续白细胞尿会对结果有影响
CK20	65（82～87）	90（55～70）	86	65	截点值有待明确
HA-HAase	83（78～83）	78（78～91）	64	91	对低和高级别和分期的肿瘤均敏感
TPS	65（50～80）	79（63～95）	—	—	与肿瘤体积相关，复发敏感性和特异性均低
MUC72	69（62～76）	87（94～96）	97	56	受肿瘤级别而不是体积影响

*美国FDA推荐使用的尿液标志物。

表 32.2　尿生物学标志物使用主要指征

膀胱癌患者跟踪及随访
肉眼评估/镜下血尿
细胞学结果不典型
评估治疗反应
患癌高风险人员筛查
上泌尿道肿瘤检测

截点值（多倍体细胞为 4 个或 9p21 纯合性缺失细胞为 12 个）的报告要小心处理。结果须经另一位技师确认。如果检测结果仍然意义不明，则需要换新的样本重新检测。

UroVysioFISH 检查显著提升了尿液细胞学检查的敏感性，从 58% 增加到 81%。其特异性为96%，与细胞学的特异性（98%）相近[23]。结果对比，它优于 BTA、尿血红蛋白纤维素试纸检查和端粒酶等检查方法[23,26]。此方法可成功地用于常规的细胞学玻片[98,99]。UroVysio 可有效地鉴别低级别乳头状尿路上皮癌，以及良性病变如反应性病变等（图 32.3～32.5，见第 30 章和 31 章进一步阐述）。

有一项前瞻性研究采用多中心、随机、双盲等方法评估 UroVysion 用于检测血尿的临床应用情况，总共收录了 23 个临床中心的 497 例病例。95% 病例，FISH 和细胞学结果可信[97]。所有患者都有肉眼或镜下血尿症状，无膀胱癌既往史。其中 50 例（10%）确诊为膀胱癌，1 例为输尿管癌。FISH 可检测出 69% 的尿路上皮癌病例，而细胞学检出率为 38%。排除低级别肿瘤和 TaG1 肿瘤后，FISH 检出率为 84%（25/30），而细胞学检出率为50%（15/30）。基于上述研究结果，FDA 推荐血尿患者进行 UroVysion[97]。随后很多研究都提出UroVysion 可适用于多种不同临床环境。

UroVysion 可用于膀胱癌随访，也可以用于其他方面，如尿液细胞学异常后筛查、卡介苗治

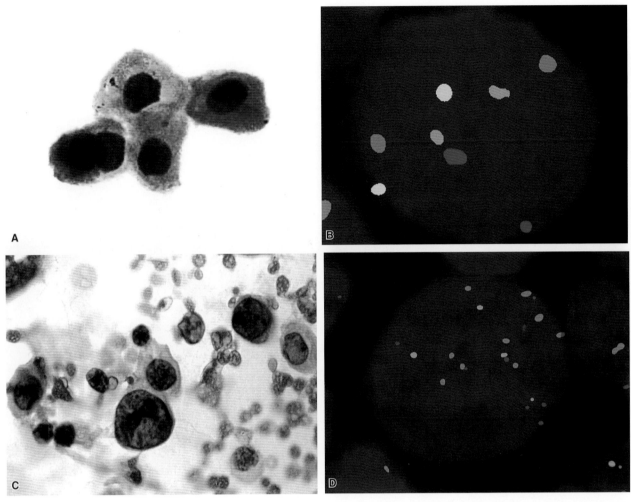

图 32.1　UroVysion FISH检测尿路上皮癌。（A）正常尿路上皮癌。（B）CEP3（红色），CEP7（绿色），CEP17（青色）和9p21（黄色），每类探针信号数为 2 个。（C）恶性肿瘤细胞。（D）信号改变表明染色体数目增加，7 条红（CEP3），9 条绿（CEP7），4 条青（CEP17）和黄色缺失（9p21）

疗后随访，或作为细胞学补充诊断。UroVysion总的敏感性为 69%～97%，但是在低级别和分期的肿瘤敏感性显著降低[12,13]。Schlomer收集了108 例无癌和 108 例行膀胱镜检查的病例[14]。结果表明，针对具有膀胱镜下肉眼可见病变的病例，UroVysion阳性预测值为 100%。而在膀胱镜检查不确定或既往无癌症病史的病例中，只要无假阴性结果，阳性预测值也达到 100%。并且UroVysion可检测出 100% 膀胱镜阴性但实际为癌的病例[14]。

UroVysion对卡介苗治疗的病例非常有效。其

结果与膀胱镜检查和组织学检查结果的符合率为92%，表明其检测结果不受卡介苗治疗影响[100]。因此，UroVysion结合了细胞学检查的简单易行和膀胱镜检查的许多优点。对于尿路上皮癌患者的细胞学诊断和随访来说，UroVysion是一个有价值的补充检查手段。同样，UroVysion在肿瘤复发的预测、分级和预后等方面也都很有价值[16-19,101]。

在一项病理活检证实为膀胱癌的 64 例患者的临床研究中，40 例（62.5%）患者的UroVysion检测结果阳性。中位随访时间 13.5 个月，45%

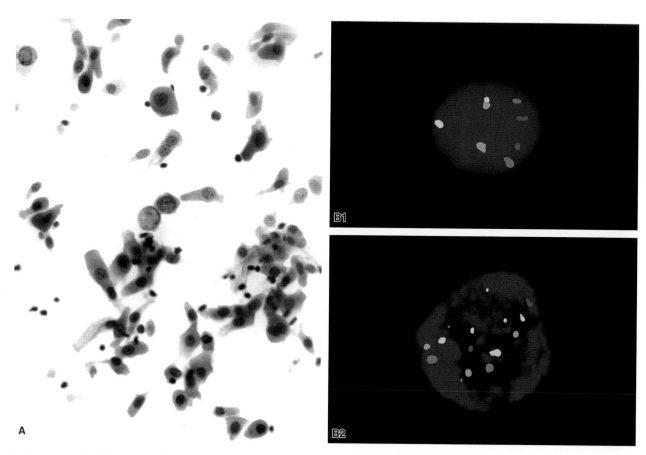

图 32.2 （A）原位癌。（B1 和 B2）UroVysion FISH检测。（B1）正常上皮显示 2 个信号，CEP3（红色）、CEP7（绿色）、CEP17（青色）和 9p21（黄色）。（B2）原位癌细胞 17 号染色体及 9p21 臂数目增加，5 条青色，6 条黄色，3 号及 7 号染色体为二倍体，信号正常，2 条红色，2 条绿色

患者的 UroVysion 阳性病例肿瘤复发，正常对照组为 12.5%[18]。UroVysion 阳性在 18/21 例中预示肿瘤复发，其中包括所有高级别肿瘤。Mian 等为了确定与浅表膀胱癌复发相关的独立预测因子，采用 UroVysion 检测了 75 例尿液标本。FISH 阴性或 9p21-/CEP3+ 与低复发风险相关，而 UroVysion 检测中细胞 CEP7+/17+ 与高复发风险有关。中位随访 30 个月，低风险组 9 例（33%）复发，但是高风险组 18 例（67%）在 18 个月内复发。因此，对这类患者而言 UroVysion 可预测复发风险及无病生存率[16]。

膀胱癌为异质性肿瘤，有不同的临床表现和不同的染色体改变。Houskova 等研究了 128 例尿液标本。采用 UroVysion 检测，并结合肿瘤组织学分级。1、2、3 级肿瘤 UroVysion 阳性率分别为 64%、64% 和 92%，表明 UroVysion 可以作为一个很好的分级工具[19]。

UroVysion 可直观且定量评价细胞异常，因而特受关注。膀胱原位癌的诊断常较困难。病变膀胱镜下不明显，也不必做活检。Gudjonsson 等研究表明，UroVysion 可 100% 确定原位癌（5 例），其中 2 例膀胱镜未能确诊[20]。Halling 等也发现 UroVysion 在原位癌的敏感性为 100%（17 例），显著高于细胞学检查[24]。Sarosdy 及其同事发现在原位癌的敏感性为 100%（7 例），而细胞学检查为 33%[26]。但是，目前采用盲法研

表 32.3 尿液细胞标本 UroVysion 解读[a]

同一个细胞 4 种探针中 2 个或以上信号显示增加（比如 3 或更多），则称之为多体细胞

形态异常细胞的定义

核大

核型不规则

"斑点状" DAPI 染色

细胞呈簇（排除重叠）

至少评估 2.5 个保存良好的细胞

先挑选那些形态异常的细胞，如果这类细胞少，则选取体积或核最大的细胞

如果形态异常的细胞不明显，便要观察整个标本，计数形态最异常细胞的核

记录形态异常细胞的染色体特征

获得（大于等于 3 个信号）：3 号染色体（红色）、7 号染色体（绿色）、17 号染色体（青色）中大于等于 2 个出现染色体信号数目增加，或两个 LSI 9p21 拷贝均丢失

如果周围的细胞也表达异常染色体模式，即使细胞形态正常，也要记录

如果 3 号，7 号或 17 号染色体中两条染色体信号丢失，则增加失败，结果无法判读

一些非二倍体细胞至少包含一个信号，但结果又与上述诊断标准不符。这些细胞要与二倍体细胞一起计算，累计形态异常细胞的总数

记录所有形态异常细胞总数（二倍体或异常倍体）

分析了 25 个形态异常细胞后，只要符合以下标准中任何一条，就可以停止分析

25 个细胞中大于等于 4 个细胞显示 2 个或以上染色体（3，7，17）数目增加

25 个细胞中大于等于 12 个细胞无 9p21 信号

否则要持续分析至出现如下情况

4 个细胞染色体数目增加

12 个细胞无 9p21 信号，或标本分析结束

[a] 根据 UroVysion 试剂盒说明书改编

究原位癌的文献还很少。随着更多研究的开展，UroVysion 将会拓展新的临床应用，例如用于石蜡包埋的标本。Schwarz 及其同事就发现 91%（30/33）原位癌存在 1 条或更多条染色体出现多倍体性，（22/31）9p21 缺失为 74%。作者认为，这种技术不仅限于细胞学，对疑难组织学活检也有很好的辅助诊断作用[28]。

最近 Anderson 癌症中心的一项包含 600 例患者的 1006 份连续的尿标本研究，发现 UroVysion 检测和细胞学检测膀胱癌的敏感性分别为 58% 和 39%，特异性分别为 66% 和 84%[102]。

32.3 膀胱肿瘤抗原（BTA）

BTA stat 是一种实时胶乳凝集免疫分析检测法，使用 2 个单克隆抗体检测尿液补体因子 H 相关蛋白。H 因子是一种水溶性糖蛋白，具有调节补体激活的功能，似乎对肿瘤细胞发挥免疫保护功能。当癌浸润时，这些高分子基底膜复合物就会产生，水解上皮周围的支持间质。尿路上皮肿瘤出现浸润或尿路上皮结构重建时，这些物质就会被排泄到尿液中。BTA stat 检测快速、便捷易懂。最近出现一种经优化后的检测方法——BTATRAK。它是利用酶联免疫吸附（ELISA）的标准定量检测方法，可以通过免疫酶标定量检

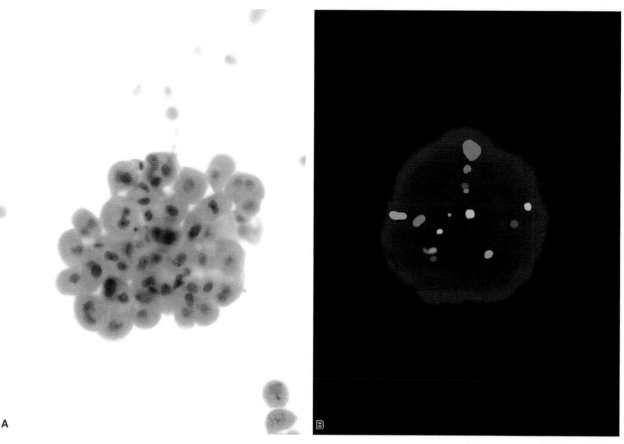

A

图 32.3 （A）低级别乳头状尿路上皮，（B）UroVysion FISH检查，结果为恶性的表达模式，3 条红色（CEP3），4 条绿色（CEP7），3 条青色（CEP17）和 3 条黄色信号

测。因此，其敏感性和特异性都要优于只能定性的 BTA stat[9,23,103,104,116-124]。两者检测高级别病变的敏感性较高，与细胞学结果相似[30]。

BTA 监测有尿路上皮癌既往史的患者，其特异性从 40% 提高到 70%，明显高于单一细胞学检查的 17%～32%。细胞学的敏感性为 90%～96%，BAT 为 100%，两者相似[9,23,105,106,116-124]。有意思的是，对于原位癌患者，细胞学检查比 BAT 具有更好的预测作用[104,107,129,130]。因此，BAT 用于低级别尿路上皮乳头状癌患者的价值更大[9,108,131,132]。它现在普遍用作膀胱镜辅助手段，以及用于高风险患者的筛选[9,104]。炎症、感染和血尿会导致假阳性[109]。尽管具有很高的敏感性，基于其特异性较低的缺陷，BTATRAK 和

BTAstat 使用受限[110,111]。BTA 识别尿路上皮癌明显优于细胞学，敏感性是细胞学的 2 倍[112,113]。BAT 具有高水平的敏感性，显示其用于膀胱癌的诊断及随访具有应用价值，并具备可能的预后价值[114,115]。

BTA 能识别原发和复发的肿瘤，敏感性分别为 90% 和 74%，还能发现常规膀胱镜不能发现的肿瘤[125,126]。ALA 介导的荧光膀胱镜光动力学癌症诊断效果略微优于BAT[127]。

一项多中心研究发现，BAT 能识别 82% 原发癌，敏感性高于细胞学检查的 30%[128]。对于发生在上泌尿道的癌症，它的敏感性和特异性分别为 82% 和 89%，要好于输尿管冲洗细胞学和尿液脱落细胞检查[113]。它常常作为膀胱镜癌症诊

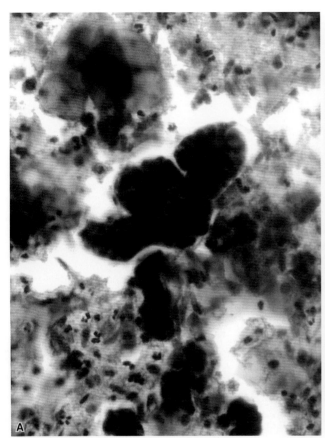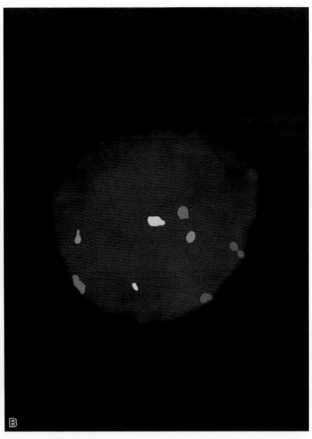

图 32.4　此尿液标本来自一位 80 岁老年男性，留置导尿管。（A）可以看到大量堆积的乳头样结构。这就难以区分良性反应性细胞和低级别肿瘤细胞。（B）正常 UroVysion 表达模式确定是良性细胞

断的辅助手段，将来可能充当筛选高危患者的角色[130]。BAT能有效地识别具有高复发风险的患者[120,131]。但是，有人认为BAT并不比细胞学和血尿分析更有价值[124]。

2002 年，Halling 发现对于 pT1 到 pT4a 和 pTis 病变，BAT 的敏感性为 94%，总特异性为 78%。敏感性随肿瘤级别而上升，1 级为 50%，2 级为 72%，3 级为 91%[23]。Schroeder 及其同事发现 BAT 敏感性稍低，总体敏感性为 53%[32]。Schroeder 文章里有 2 例原发 CIS 未被 BTA 确诊。Sarosdy 也有相似的发现。BTA 敏感性为 50%，2 级和 3 级病变大于 70%。BTA 作为一种筛查手段，具有一定的假阳性率，通常由泌尿道炎症性疾病引起。

近来多篇报道指出，BAT 的敏感性和特异性与尿液脱落细胞学检查相当。不过鉴于假阳性率，它比较适合充当细胞学的辅助手段，而不是作为独立的筛选检查[133-135]。相反，其他研究则指出普查人群假阳性率仅为 2%[136]。肉眼血尿、尿道结石（90%）、尿培养阳性和前列腺增生（73%）的群体假阳性率更高[120,137,138]。静脉注射治疗后，患者 BAT 特异性更低，未经治疗组（81%），注射治疗后组（71%），正在治疗组（65%）。未经治疗组和正在治疗组差异显著（P=0.023），未经治疗组与注射治疗后组无明显差异。注射治疗后组与正在治疗组也同样无明显差异。静脉注射治疗会对 BAT 检查有一定的影响，因此，应避免此类患者接受 BAT 检查[139]。

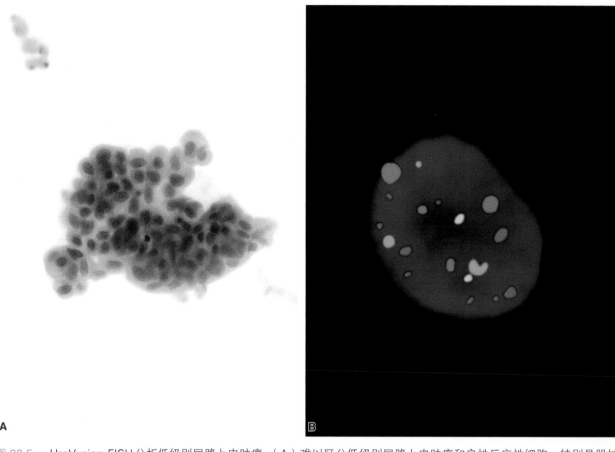

A

B

图 32.5　UroVysion FISH 分析低级别尿路上皮肿瘤。（A）难以区分低级别尿路上皮肿瘤和良性反应性细胞，特别是器械操作过后。（B）异常 UroVysion 表达模式提示为恶性

有报道指出，BAT 检查比 NMP22 检查更能识别出肿瘤病变，另一些则不然[135,140-144]。BTA 识别膀胱癌敏感性为 70%~89%，而 NMP22 为 67%~69%，BAT 特异性为 71%~79%，略高于 NMP22 的 65%~70%[140,143]。Giannopoulos 等得出相反的结论，认为 NMP22 更加特异[145]。一项为期 4 年包含 225 例病例的前瞻性研究表明，BTA 比透明质酸和透明质酸酶检查的有效性低且差。两者敏感性及特异性分别为 63%vs.74%，94% vs.61%[146]。

32.4　核基质蛋白 22

NMP22 是一种核基质蛋白，在正常人中通常表达很低，而膀胱癌患者则高表达[4,5,81]。商业化 NMP22 是一种定量 ELISA 方法。它采用 2 种抗体分别识别 2 种抗原，具有快速、便捷和容易判读等优点，并且适用于很多临床实验室。同时具备简便、无创和经济实惠等特点[147]。对于镜下血尿膀胱癌的患者，NMP22 敏感性为 71%，特异性为 90%，分别高于细胞学的 60% 和 83%[2,4,119,144,148,149]。NMP22 在有膀胱癌病史的患者中的敏感性为 59%~100%[150,151]。NMP22 能识别 100% 浸润性癌，以及 70% 的恶性肿瘤[152-154]。

当截点值取为 6 单位/ml 时，NMP22 识别膀胱癌的敏感性更高，pTa 为 83%，pT1 为 91%，而细胞学则为 20% 和 64%[155]。相同的差异也存在于依据肿瘤级别分级后患者当中：NMP22

阳性率分别为 86%、97% 和 90%；细胞学分别为 38%、44% 和 80%[156]。检测癌症复发，推荐 NMP22 选取值为 6 单位 /ml，值越高复发概率越高[151]。有些学者选取不同的阳性和阴性截点值，可比性有限。Chaha 采用 ROC 曲线发现最佳值为 4.75 单位 /ml，敏感性为 42%，特异性为 85%，阳性率为 39%，阴性率为 89%[157]。Poulakis 及其同事同样采用 ROC 曲线，发现最佳值为 8.25 单位 /ml，敏感性为 85%，特异性为 68%，特异性显著低于细胞学的 96%[122]。Oge 等以 10 单位 /ml 为截点值，总的敏感性和特异性分别为 72% 和 73%[158]。Friedrich 采用相同的截点值，发现敏感性和特异性分别为 69% 及 65%，明显低于 BTA stat 和 LewisX 抗原检查[143]。Boman 及其同事发现体积小和低级别肿瘤的复发诊断率很低[142]。Chahal 及其同事认为 NMP22 充其量只能作为膀胱癌的一个诊断标志物[157]。Grossman 等报道 NMP22 的敏感性及特异性分别为 56% 和 85%，而细胞学为 16% 和 99%[33]。

NMP22 检查会适当延长低风险癌症患者的膀胱镜随访周期。NMP22 能很好地预测肿瘤情况[152,159]。一项研究表明，该检查可作为膀胱镜前期筛查[160]。尿路感染及结石会干扰结果，必须排除[135,159,161,162]。菌尿及血尿显著地影响结果，并导致假阳性[162]。不过这些大部分都是与膀胱癌复发有关的因素。有经尿道电切术史会降低准确性，尿路分流术也会如此[163]。

NMP22 检查采用列线图时，能更好地预测尿路上皮癌的复发与进展概率[70]。不过，由于不同机构诊断标准各异，该项检查可信度还不能十分确定[43,71]。有些研究认为 BTA 检查更敏感，NMP22 更特异，但是另外报道认为 NMP22 更好[140,141,144,145]。

32.5　免疫细胞化学染色

免疫细胞化学染色技术开发出 3 种荧光标记单克隆抗体识别尿路上皮癌抗原，分别是 2 种胞质黏液相关蛋白 –M344、19A211 和高分子型 CEA[4,5,164]，绿色荧光表示膀胱癌黏蛋白阳性，红色则为糖化 CEA 阳性。

针对 1493 例癌症患者的检测结果表明，该方法累计特异性为 90%，敏感性为 96%，并且能够检出所有高级别肿瘤[165]。Pfister 等证实免疫细胞化学染色检查具有高敏感性[166]。然而，一项多中心研究对比单独采用细胞学、免疫细胞化学染色或两者联合检查方法的差异，显示总的敏感性分别为 23%、81% 和 81%，总的特异性分别为 93%、75% 和 73%。尤为重要的是，免疫细胞化学检查能识别 71% 小肿瘤（小于 1cm）[167]。对于小肿瘤即便是低级别肿瘤，它也具有高的敏感性，而且阴性预测值较高。此检查项目可减少膀胱镜检查频率，以及用于监测低风险膀胱癌患者[4,17,31,168]。在另一项研究中，免疫细胞化学染色的敏感性为 76%，优于细胞学的 21%，UroVysion 的 13%[169]。细胞学、免疫细胞化学染色及 UroVysion 的特异性分别为 63%、97% 和 90%[169]。

当联合应用免疫细胞化学染色和细胞学检查 CIS 时，敏感性几乎高达 100%，同样也提高了 3 级肿瘤的诊断率，从 75% 提高到 94%。而低级别低分期肿瘤的诊断率从 50% 提高到 90%[170]。一项瑞典的连续前瞻性研究显示，组织学证实为膀胱癌时，免疫细胞化学染色复发敏感性为 100%，特异性为 69%[171]。相反，一项荷兰的研究，共随访 104 位癌症患者，结果显示 ROC 曲线下面积仅为 60%，这可能是观察者间较高的变异性所致[172]。免疫细胞化学染色在 1 级、2 级和 3 级肿瘤的敏感性分别为 79%、84% 和 92%[17]。

Schmitz-Drager 等指出膀胱镜和免疫细胞化学染色联合应用诊断膀胱癌的敏感性为 100%，而膀胱镜与细胞学合用的敏感性仅比单用细胞学略有提升[35]。免疫细胞化学染色与其他检查手段相比，主要优势在于低级别和高级别肿瘤的诊断敏感性[17]。Lodde 等报道指出，对 37 位患者的尿液检查，细胞学敏感性为 50%，免疫细胞化学染色为 75%，联用结果为 87%[15,173]。

Messing 等研究显示免疫细胞化学染色能 100% 诊断 CIS（5 例），与 UroVysion 诊断相似。当和细胞学联用，CIS 或 3 级肿瘤的诊断敏感性更高。同时，作者综述里面这两类诊断也是相结合的[167]。

细胞学和免疫细胞化学染色联用比单用细胞学可以明显增加上泌尿道肿瘤的诊断率，因此，能改进高复发风险（约 29%）患者的临床诊疗过程[15,173]。

32.6 尿液膀胱癌抗原

IDL Biotech（Sollentona，Sweden）的尿液抗原 ELISA 方法检测血尿膀胱癌患者的敏感性为 64%，特异性为 73%。结果低于 BTAstat（78%）和 NMP22（75%），高于流式细胞学方法（61%）[119]。BCG 治疗的膀胱癌患者标本 65 例，其中 7 例为假阳性，常常是由于尿路感染所致[159,161]。最近有报道指出，尿膀胱癌抗原与 DNA/角蛋白流式细胞学联合应用可使敏感性增加至 89%[161]。如果选取 1 为尿膀胱癌抗原的截点值，诊断特异性与 BTAstat 检查一致，敏感性为 60%，低于 BTAstat（75%）或 NMP22（65%）[142]。

32.7 血红蛋白纤维素试纸

患者在未行膀胱镜检查前，癌症筛查及复发监控时，尿血红蛋白纤维素试纸的敏感性和特异性都普遍低于现行大部分的商业检查手段，只有 54%～74% 和 50%～51%[121,144]。

32.8 尿液其他标志物

具有癌症诊断价值的其他标志物包括表观遗传标志物、端粒酶、microRNA 和 Survivin（见第 33 章和第 34 章）[4,38,40,78,90,174-176]。

32.9 辅助研究

32.9.1 流式细胞术/DNA 多倍体分析

流式细胞术一般不适用于尿液标本。为了获得足够检查的细胞标本，要用生理盐水通过橡胶软管或膀胱镜强力冲洗膀胱 5～10 次。不同亚群的膀胱上皮就能通过交互式数字图像分析加以区分。出现非整倍体的细胞系或超过 16% 的细胞 DNA 超二倍体（DNA 拷贝多于 2 个），则高度怀疑为癌。没有非整倍体的细胞系或少于 11% 细胞 DNA 超二倍体，则癌可能性小。如果 11%～16% 的细胞超二倍体，但是不存在非整倍体，则判定为可疑。细胞学和图像分析联合应用可以监测肿瘤复发情况[177,178]。

在泌尿道鳞状细胞癌和膀胱腺癌中，DNA 多倍体分析与膀胱和上泌尿道癌症级别和分期相关。目前在大部分实验室中，这种方法仍然只是处于科研研究阶段。绝大部分 WHO1 级肿瘤为二倍体，高级别肿瘤（WHO3 级，包含 CIS）为非整倍体，低级别肿瘤（WHO2 级）为二倍体或非二倍体[179-184]。

多倍体与肿瘤浸润性密切联系。二倍体肿瘤常浸润至固有层，而非整倍体肿瘤常浸润至肌层[182,185,186]。半数非整倍体低级别肿瘤为四倍体。只有少数四倍体低级别肿瘤有深部浸润。四倍体低级别肿瘤不像其他非整倍体肿瘤浸润膀胱壁。四倍体可能是浸润性非整倍体肿瘤的中间阶段[187]。双峰非整倍体CIS比单峰更容易进展为浸润性[188]。周围上皮也拥有同样的DNA异常[189]。这表明非整倍体肿瘤来源于整个非整倍体的异常上皮[182]。S期在膀胱癌预后中的意义仍然不清楚，尽管有 2 项报道指出作为化疗后患者的预测因素，它比DNA多倍体要好[190,191]。

使用流式细胞术进行评估，DNA多倍体提高了细胞学对未治疗癌症患者的预测价值[192]。虽然另一篇研究否认这个结论[119]。DNA的倍体分析同样也对低和高分期肿瘤和输液治疗或全身化疗的患者有价值。流式细胞术需要大量的细胞，因此，对于发现小的非整倍体肿瘤可能不十分有效。这种肿瘤常会出现在原先就有CIS的病例[193]。在识别恶性肿瘤细胞方面，DNA计算机图像分析与流式细胞术拥有同样的敏感性。处理细胞量少的标本，DNA计算机图像分析更有优势[194]。当与细胞学联用，DNA图像细胞仪敏感性为68%，特异性为100%[195]。调整肿瘤分级和分期后，DNA含量可预测乳头状尿路上皮癌复发情况[183,196]。

肾盂及输尿管尿路上皮癌DNA多倍体模式与膀胱癌相似[181]。非整倍体肿瘤比二倍体预后更差[181,185,186,197]。

高分化鳞状细胞癌常是二倍体，中低分化癌常是非整倍体[198]。膀胱血吸虫相关鳞状细胞癌的患者，在膀胱根治切除后，DNA多倍体有预测生存率的作用[199]。大部分原发腺癌为非整倍体。

32.9.2　数字图像分析

对于细胞量少的标本，一些研究者认为数字图像分析要好于DNA多倍体流式分析。两者敏感性分别为 91% 和 71%[200]。更进一步，预测膀胱镜检查正常的患者的肿瘤复发情况，数字图像分析要优于细胞学检查，而对于高级别肿瘤，两种方法效果相当[201]。联合应用细胞学和数字图像分析将会是检测肿瘤复发的可靠手段，而且还可以用于高风险肿瘤的监控[202]。计算机辅助定量形态参数区分尿液反应性肾小管上皮和低级别尿路上皮癌细胞很有效[203]。定量形态参数包括 5 个核形态因素：核面积、周长、圆度、最大径和线性。线性是反应性肾小管上皮和低级别尿路上皮癌细胞最大的区别[203]。

数字图像分析尽管有这些应用价值，不过由于技术过于复杂及费用昂贵，并没有在大多数机构得到推广。

32.9.3　免疫组织化学染色（IHC）与 ELISA

已经有相当多的标志物用于尿液标本检测（第 33 ~ 34 章）[4,93]。应用尿液标本CK20免疫组化染色检测尿路上皮癌具有潜在的应用价值[204]。Panosian 及其同事用单克隆抗体Ki-67（增殖指数）检测尿液标本[205]。血型抗原免疫组化染色，以及其他肿瘤标志物已经向细胞学临床实践推行[206-210]。伴随肿瘤的演变过程，A、B和H抗原会出现丢失现象，这与细胞表面糖蛋白及糖脂成分生化及结构改变有关。高级别和侵袭性肿瘤的血型反应减弱。CEA也已经用于评估脱落尿路上皮癌细胞。在一定情况下，上述这些免疫组化染色检查可能有临床使用价值。

采用免疫放射技术 CYFRA 21-1 可测量尿中可溶性 CK19 片段浓度。取 4.9μg/L 为截点浓度，敏感性为 79%，特异性为 89%，是采用细胞学检测 1 级肿瘤敏感性的 3 倍[211]。然而，结石、感染和 BCG 治疗会导致假阳性。肿瘤上皮表达 CK20，正常上皮不表达。从膀胱癌患者尿液标本提取 mRNA，其敏感性为 91%，特异性为 67%[212]。

肿瘤进展的标志物 T138 能识别一种表面抗原，它和肿瘤分期一起能作为肿瘤转移的预测因子[165]。黏多糖透明质酸能促进细胞转移及黏附，在膀胱癌患者尿中的水平（ELISA 方法）提高了 3~5 倍[213]。

32.9.4 分子遗传学研究

对尿路上皮癌形成过程中分子学基础的了解已经有了显著的进步[1]。这些科学发现已被成功地运用于临床实践中（见第 29 章、第 31 章、第 33~34 章）[4,93]。尿液样本的分子分析逐步成为常规检测。很多分子平台已被应用于尿液样本的分析中。FISH 检测有助于研究许多染色体异常（见之前的 FISH 讨论）[4,10,23,24,200,214]。在所有级别的 26 例膀胱癌中，FISH 发现 83% 的肿瘤中存在 8 号及 12 号染色体异常[200]。

微卫星分析研究显示，在尿路上皮肿瘤中，常出现 2q、3p、4p、5q、8p、9p、9q、10q、11p、13q、17p 及 18q 等位基因（已知的肿瘤抑制基因的位点）的不平衡[1,3,4,19,60,215-246]。在微卫星分析中，将患者正常的细胞（口腔黏膜或外周血细胞）与尿液细胞做对比，进行 PCR（聚合酶链反应）操作，如果存在杂合性缺失（LOH）或者微卫星不稳定性，就会显示出电泳分离的位点（预设的最常规改变位点，如 3p、8p、9p、11p、

17p 及 18q）[46,247-252]。然而，检测常会受到尿液中白细胞的干扰（对接受过 BCG 治疗的患者无作用），鳞状上皮也可干扰结果[215-217]。

比较基因组杂交技术[253-256]，或是一项新的检测尿液样本中多态性微卫星标记的方法（对膀胱癌的复发具有高度敏感性），已用来发现膀胱癌中其他的染色体不平衡[248]。应用来自 3、4、8、11、14 及 17 号染色体的微卫星引物的等位基因缺失指纹分析显示，88% 的肿瘤（包括 69% 的最初细胞学诊断为良性病变的肿瘤）是阳性[252]。对 T1 期膀胱癌患者的尿液 DNA 样本，进行变性梯度凝胶电泳分析预测其复发，敏感性为 69%，特异性为 100%[249]。利用 24 个微卫星标记探测膀胱癌的 LOH 研究显示，其敏感性为 96%，特异性为 100%[250]。

尿液样本的微卫星分析已被研究用于治疗后的膀胱癌患者的监测。Van der Aa 等通过分析定位于 10 号染色体的 20 个微卫星标记，对 228 名患者进行了评估[46]。通过微卫星分析监测肿瘤复发情况，其截面敏感性和特异性为 58%（49/84）和 73%（531/731）。如果微卫星分析持续阳性，2 年复发风险率为 83%，反之阴性则降到 22%。数据显示微卫星是一个强有力的肿瘤复发预测因子[46]。

Hoque 等利用 HuSNP 芯片技术分析单核苷酸多态性（SNP）。研究发现 100%（31/31）膀胱癌患者的尿液 DNA 标本存在 24 个或更多的 DNA 突变，而在 9 例对照组病例中并没有发现相同的突变。因此，在诊断膀胱癌方面，HuSNP 芯片技术分析不失为一种有价值的方法[257]。

采用尿沉淀物中 DNA 甲基化标志物来检测膀胱癌的尝试一直在进行[4,38,90,91,251,258-261]。Yu 等有一项研究表明，应用甲基化特异 PCR 技术，在

3 个膀胱癌细胞系，少量癌组织和尿液沉积物里发现 59 种肿瘤相关基因。在来自 139 例膀胱癌患者、23 例膀胱非癌性病变患者（年纪匹配）、6 例有神经系统疾病、7 例健康志愿者的尿液沉积物中，发现 21 个候选基因，其中 15 个基因明确存在超甲基化，且对尿沉淀物里 11 个基因系列进行分析，结果表明 92% 膀胱癌病例显示其与癌症正相关[38]。由 GDF15、TMEFF2 和 VIM 组成的甲基化检测套餐，检测肿瘤敏感性为 94%，特异性为 100%[90]。尿液标本甲基化分析敏感性高于细胞学，结果为 91% *vs*.46%[261]。

有一项关于 54 例尿路上皮细胞癌和对应正常膀胱黏膜的 Wnt 拮抗基因甲基化研究，结果表明膀胱癌甲基化水平明显高于正常膀胱黏膜。敏感性为 77%，特异性为 67%[91]。

甲基化特异 PCR 技术检测显示，从膀胱癌患者肿瘤组织或尿液标本提取的 DNA 中 81% 有明确的甲基化。从正常对照组尿液提取的 DNA 不存在 Wnt 拮抗基因甲基化。因此，Wnt 拮抗基因甲基化状态分析对尿液细胞学来说，是一个非常好的表观遗传学生物标志物[91]。

通过对 576 例样本基因表达分析，Mengua 及其同事发现一个 12+2 基因表达特征，其对膀胱癌的诊断和侵袭性的预测有价值[92]。总体来讲，这项基因套餐在鉴别肿瘤和正常样本方面敏感性为 98%，特异性为 99%。在预测肿瘤侵袭性方面敏感性为 79%，特异性为 92%[92]。深刻认识尿液标本基因表达特征，将有助于进一步促进膀胱癌的发现和监测（详见第 34 章的论述）[4]。

（赵　明　魏健国　姚秀娟　译）

参考文献

1. Cheng L, Davidson DD, MacLennan GT, Williamson SR, Zhang S, Koch MO, Montironi R, Lopez-Beltran A. The origins of urothelial carcinoma. Expert Rev Anticancer Ther 2010; 10:865-80.

2. Cheng L, Zhang S, Davidson DD, MacLennan GT, Koch MO, Montironi R, Lopez-Beltran A. Molecular determinants of tumor recurrence in the urinary bladder. Future Oncol 2009; 5:843-57.

3. Cheng L, Zhang D. Molecular Genetic Pathology. New York: Humana Press/Springer, 2008.

4. Cheng L, Zhang S, Maclennan GT, Williamson SR, Lopez-Beltran A, Montironi R. Bladder cancer: translating molecular genetic insights into clinical practice. Hum Pathol 2011; 42:455-81.

5. Tetu B. Diagnosis of urothelial carcinoma from urine. Mod Pathol 2009; 22 (Suppl 2):S53-9.

6. Proctor I, Stoeber K, Williams GH. Biomarkers in bladder cancer. Histopathology 2010; 57:1-13.

7. Kaufman DS, Shipley WU, Feldman AS. Bladder cancer. Lancet 2009; 374:239-49.

8. Dinney CP, McConkey DJ, Millikan RE, Wu X, Bar-Eli M, Adam L, Kamat AM, Siefker-Radtke AO, Tuziak T, Sabichi AL, Grossman HB, Benedict WF, Czerniak B. Focus on bladder cancer. Cancer Cell 2004; 6:111-6. 667 Urine-based Biomarkers

9. van Rhijn BW, van der Poel HG, van der Kwast TH. Urine markers for bladder cancer surveillance: a systematic review. Eur Urol 2005; 47:736-48.

10. Bubendorf L, Grilli B, Sauter G, Mihatsch MJ, Gasser TC, Dalquen P. Multiprobe FISH for enhanced detection of bladder cancer in voided urine specimens and bladder washings. Am J Clin Pathol 2001; 116:79-86.

11. Habuchi TMM, Droller MJ, Hemstreet GP 3rd, Grossman HB, Schalken JA, Schmitz-Drager BJ, Murphy WM, Bono AV, Goebell P, Getzenberg RH, Hautmann SH, Messing E, Fradet Y, Lokeshwar VB. Prognostic markers for bladder cancer: International Consensus Panel on bladder tumor markers. Urology 2005; 66:64-74.

12. Lokeshwar VB, Habuchi T, Grossman HB, Murphy WM, Hautmann SH, Hemstreet GP

3rd, Bono AV, Getzenberg RH, Goebell P, Schmitz-Drager BJ, Schalken JA, Fradet Y, Marberger M, Messing E, Droller MJ. Bladder tumor markers beyond cytology: International Consensus Panel on bladder tumor markers. Urology 2005; 66:35-63.

13. Moonen PM, Merkx GF, Peelen P, Karthaus HF, Smeets DF, Witjes JA. UroVysion compared with cytology and quantitative cytology in the surveillance of non-muscle-invasive bladder cancer. Eur Urol 2007; 51:1275-80.

14. Schlomer BJ, Ho R, Sagalowsky A, Ashfaq R, Lotan Y. Prospective validation of the clinical usefulness of reflex fluorescence in situ hybridization assay in patients with atypical cytology for the detection of urothelial carcinoma of the bladder. J Urol 2010; 183:62-7.

15. Lodde M, Mian C, Comploj E, Palermo S, Longhi E, Marberger M, Pycha A. uCyt+ test: alternative to cystoscopy for less-invasive followup of patients with low risk of urothelial carcinoma. Urology 2006; 67:950-4.

16. Mian C, Lodde M, Comploj E, Lusuardi L, Palermo S, Mian M, Maier K, Pycha A. Multiprobe fluorescence in situ hybridisation: prognostic perspectives in superficial bladder cancer. J Clin Pathol 2006; 59:984-7.

17. Mian C, Maier K, Comploj E, Lodde M, Berner L, Lusuardi L, Palermo S, Vittadello F, Pycha A. uCyt+/ImmunoCyt in the detection of recurrent urothelial carcinoma: an update on 1991 analyses. Cancer 2006; 108:60-5.

18. Gofrit ON, Zorn KC, Silvestre J, Shalhav AL, Zagaja GP, Msezane LP, Steinberg GD. The predictive value of multi-targeted fluorescent in-situ hybridization in patients with history of bladder cancer. Urol Oncol 2008; 26:246-9.

19. Houskova L, Zemanova Z, Babjuk M, Melichercikova J, Pesl M, Michalova K. Molecular cytogenetic characterization and diagnostics of bladder cancer. Neoplasma 2007; 54:511-6.

20. Gudjonsson S, Isfoss BL, Hansson K, Domanski AM, Warenholt J, Soller W, Lundberg LM, Liedberg F, Grabe M, Mansson W. The value of the UroVysion assay for surveillance of non-muscle-invasive bladder cancer. Eur Urol 2008; 54:402-8.

21. Liedberg F, Anderson H, Chebil G, Gudjonsson S, Hoglund M, Lindgren D, Lundberg LM, Lovgren K, Ferno M, Mansson W. Tissue microarray based analysis of prognostic markers in invasive bladder cancer: Much effort to no avail? Urol Oncol 2008; 26:17-24.

22. Kipp BR, Halling KC, Campion MB, Wendel AJ, Karnes RJ, Zhang J, Sebo TJ. Assessing the value of reflex fluorescence in situ hybridization testing in the diagnosis of bladder cancer when routine urine cytological examination is equivocal. J Urol 2008; 179:1296-301.

23. Halling KC, King W, Sokolova IA, Meyer RG, Burkhardt HM, Halling AC, Cheville JC, Sebo TJ, Ramakumar S, Stewart CS, Pankratz S, O 扎ane DJ, Seelig SA, Lieber MM, Jenkins RB. A comparison of cytology and fluorescence in situ hybridization for the detection of urothelial carcinoma. J Urol 2000; 164:1768-75.

24. Halling KC, King W, Sokolova IA, Meyer RG, Burkhardt HM, Halling AC, Cheville JC, Sebo TJ, Ramakumar S, Stewart CS, Pankratz S, O 扎ane DJ, Seelig SA, Lieber MM, Jenkins RB. A comparison of cytology and fluorescence in situ hybridization for the detection of urothelial carcinoma. J Urol 2000; 164:1768-75.

25. Sokolova IA, Halling KC, Jenkins RB, Burkhardt HM, Meyer RG, Seelig SA, King W. The development of a multitarget, multicolor fluorescence in situ hybridization assay for the detection of urothelial carcinoma in urine. J Mol Diagn 2000; 2:116-23.

26. Sarosdy MF, Schellhammer P, Bokinsky G, Kahn P, Chao R, Yore L, Zadra J, Burzon D, Osher G, Bridge JA, Anderson S, Johansson SL, Lieber M, Soloway M, Flom K. Clinical evaluation of a multi-target fluorescent in situ hybridization assay for detection of bladder cancer. J Urol 2002; 168:1950-4.

27. Ferreira CS, Papamichael K, Guilbault G, Schwarzacher T, Gariepy J, Missailidis S. DNA aptamers against the MUC1 tumour marker: design of aptamer-antibody sandwich ELISA for the early diagnosis of epithelial tumours. Anal Bioanal Chem 2008; 390:1039-50.

28. Schwarz S, Rechenmacher M, Filbeck T, Knuechel R, Blaszyk H, Hartmann A, Brockhoff G. Value of multicolour fluorescence in situ hybridisation (UroVysion) in the differential diagnosis of flat urothelial lesions. J Clin Pathol 2008; 61:272-7.

29. Hautmann SH, Lokeshwar VB, Schroeder GL, Civantos F, Duncan RC, Gnann R, Friedrich MG, Soloway MS. Elevated tissue expression of hyaluronic acid and hyaluronidase validates the HA-HAase urine test for bladder cancer. J Urol 2001; 165:2068-74.

30. Lokeshwar VB, Soloway MS. Current bladder tumor tests: Does their projected utility fulfill clinical necessity? J Urol 2001; 165:1067-77.

31. Hautmann S, Toma M, Lorenzo Gomez MF, Friedrich MG, Jaekel T, Michl U, Schroeder GL, Huland H, Juenemann KP, Lokeshwar VB. Immunocyt and the HA-HAase urine tests for the detection of bladder cancer: a side-by-side comparison. Eur Urol 2004; 46:466-71.

32. Schroeder GL, Lorenzo-Gomez MF, Hautmann SH, Friedrich MG, Ekici S, Huland H, Lokeshwar V. A side by side comparison of cytology and biomarkers for bladder cancer detection. J Urol 2004; 172:1123-6.

33. Grossman HB, Messing E, Soloway M, Tomera K, Katz G, Berger Y, Shen Y. Detection of bladder cancer using a point-of-care proteomic assay. JAMA 2005; 293:810-6.

34. Goebell PJ, Groshen SL, Schmitz-Drager BJ. Guidelines for development of diagnostic markers in bladder cancer. World J Urol 2008; 26:5-11.

35. Schmitz-Drager B, Tirsar LA, Schmitz-Drager C, Dorsam J, Bismarck E, Ebert T. Immunocytology in the assessment of patients with painless gross haematuria. BJU Int 2008; 101:455-8.

36. Schmitz-Drager BJ, Fradet Y, Grossman HB. Bladder cancer markers in patient management: the current perspective. World J Urol 2008; 26:1-3.

37. Schmitz-Drager BJ, Tirsar LA, Schmitz-Drager C, Dorsam J, Mellan Z, Bismarck E, Ebert T. Immunocytology in the assessment of patients with asymptomatic hematuria. World J Urol 2008; 26:31-7.

38. Yu J, Zhu T, Wang Z, Zhang H, Qian Z, Xu H, Gao B, Wang W, Gu L, Meng J, Wang J, Feng X, Li Y, Yao X, Zhu J. A novel set of DNA methylation markers in urine sediments for sensitive/specific detection of bladder cancer. Clin Cancer Res 2007; 13:7296-304.

39. Eissa S, Ali-Labib R, Swellam M, Bassiony M, Tash F, El-Zayat TM. Noninvasive diagnosis of bladder cancer by detection of matrix metalloproteinases (MMP?) and MMP?) and their inhibitor (TIMP?) in urine. Eur Urol 2007; 52:1388-96.

40. Eissa S, Swellam M, Ali-Labib R, Mansour A, El-Malt O, Tash FM. Detection of telomerase in urine by 3 methods: evaluation of diagnostic accuracy for bladder cancer. J Urol 2007; 178:1068-72.

41. Lotan Y, Bensalah K, Ruddell T, Shariat SF, Sagalowsky AI, Ashfaq R. Prospective evaluation of the clinical usefulness of reflex fluorescence in situ hybridization assay in patients with atypical cytology for the detection of urothelial carcinoma of the bladder. J Urol 2008; 179:2164-9.

42. Kausch I, Bohle A. Molecular aspects of bladder cancer III. Prognostic markers of bladder cancer. Eur Urol 2002; 41:15-29.

43. Karakiewicz PI, Shariat SF, Palapattu GS, Gilad AE, Lotan Y, Rogers CG, Vazina A, Gupta A, Bastian PJ, Perrotte P, Sagalowsky AI, Schoenberg M, Lerner SP. Nomogram for predicting disease recurrence after radical cystectomy for transitional cell carcinoma of the bladder. J Urol 2006; 176:1354-61; discussion 1361-2.

44. Margulis V, Shariat SF, Ashfaq R, Sagalowsky AI, Lotan Y.

Ki?7 is an independent predictor of bladder cancer outcome in patients treated with radical cystectomy for organ-confined disease. Clin Cancer Res 2006; 12:7369-73.

45. Khaled HM, Bahnassy AA, Raafat AA, Zekri AR, Madboul MS, Mokhtar NM. Clinical significance of altered nm23-H1, EGFR, RB and p53 expression in bilharzial bladder cancer. BMC Cancer 2009; 9:32.

46. van der Aa MN, Zwarthoff EC, Steyerberg EW, Boogaard MW, Nijsen Y, van der Keur KA, van Exsel AJ, Kirkels WJ, Bangma C, van der Kwast TH. Microsatellite analysis of voided-urine samples for surveillance of low grade non-muscle-invasive urothelial carcinoma: feasibility and clinical utility in a prospective multicenter study (Cost-Effectiveness of followup of Urinary Bladder Cancer trial [CEFUB]). Eur Urol 2009; 55:659-67.

47. Hoque MO, Lee CC, Cairns P, Schoenberg M, Sidransky D. Genome-wide genetic characterization of bladder cancer: a comparison of high-density single-nucleotide polymorphism arrays and PCR-based microsatellite analysis. Cancer Res 2003; 63:2216-22.

48. Hoque MO, Lee J, Begum S, Yamashita K, Engles JM, Schoenberg M, Westra WH, Sidransky D. High-throughput molecular analysis of urine sediment for the detection of bladder cancer by high-density single-nucleotide polymorphism array. Cancer Res 2003; 63:5723-6.

49. Byun HM, Wong HL, Birnstein EA, Wolff EM, Liang G, Yang AS. Examination of IGF2 and H19 loss of imprinting in bladder cancer. Cancer Res 2007;

67:10753-8.

50. Urakami S, Shiina H, Enokida H, Kawakami T, Kawamoto K, Hirata H, Tanaka Y, Kikuno N, Nakagawa M, Igawa M, Dahiya R. Combination analysis of hypermethylated Wnt-antagonist family genes as a novel epigenetic biomarker panel for bladder cancer detection. Clin Cancer Res 2006; 12:2109-16.

51. Yates DR, Rehman I, Abbod MF, Meuth M, Cross SS, Linkens DA, Hamdy FC, Catto JW. Promoter hypermethylation identifies progression risk in bladder cancer. Clin Cancer Res 2007; 13:2046-53.

52. Catto JW, Miah S, Owen HC, Bryant H, Myers K, Dudziec E, Larre S, Milo M, Rehman I, Rosario DJ, Di Martino E, Knowles MA, Meuth M, Harris AL, Hamdy FC. Distinct microRNA alterations characterize high- and low grade bladder cancer. Cancer Res 2009; 69:8472-81.

53. Catto JW, Azzouzi AR, Rehman I, Feeley KM, Cross SS, Amira N, Fromont G, Sibony M, Cussenot O, Meuth M, Hamdy FC. Promoter hypermethylation is associated with tumor location, stage, and subsequent progression in transitional cell carcinoma. J Clin Oncol 2005; 23:2903-10.

54. Catto JW, Azzouzi AR, Amira N, Rehman I, Feeley KM, Cross SS, Fromont G, Sibony M, Hamdy FC, Cussenot O, Meuth M. Distinct patterns of microsatellite instability are seen in tumours of the urinary tract. Oncogene 2003; 22:8699-706.

55. Dyrskjot L, Ostenfeld MS, Bramsen JB, Silahtaroglu AN, Lamy P, Ramanathan R, Fristrup N, Jensen JL, Andersen CL, Zieger K, Kauppinen S, Ulhoi BP, Kjems J, Borre M, Orntoft TF. Genomic profiling of microRNAs in bladder cancer: miR-129 is associated with poor outcome and promotes cell death in vitro. Cancer Res 2009; 69:4851-60.

56. Dyrskjøt L, Zieger K, Real FX, Malats N, Carrato A, Hurst C, Kotwal S, Knowles M, Malmström PU, de la Torre M, Wester K, Allory Y, Vordos D, Caillault A, Radvanyi F, Hein AM, Jensen JL, Jensen KM, Marcussen N, Orntoft TF. Gene expression signatures predict outcome in non-muscle-invasive bladder carcinoma: a multicenter validation study. Clin Cancer Res 2007; 13:3545-51.

57. Grossman HB, Blute ML, Dinney CP, Jones JS, Liou LS, Reuter VE, Soloway MS. The use of urine-based biomarkers in bladder cancer. Urology 2006; 67:62-4.

58. Grossman HB, Soloway M, Messing E, Katz G, Stein B, Kassabian V, Shen Y. Surveillance for recurrent bladder cancer using a point-of-care proteomic assay. JAMA 2006; 295:299-305.

59. Adam L, Zhong M, Choi W, Qi W, Nicoloso M, Arora A, Calin G, Wang H, Siefker-Radtke A, McConkey D, Bar-Eli M, Dinney C. miR?00 expression regulates epithelial-to-mesenchymal transition in bladder cancer cells and reverses resistance to epidermal growth factor receptor therapy. Clin Cancer Res 2009; 15:5060-72.

60. Wu XR. Urothelial tumorigenesis: a tale of divergent pathways. Nat Rev Cancer 2005; 5:713-25.

61. Hutterer GC, Karakiewicz PI, Zippe C, L/decke G, Boman H, Sanchez-Carbayo M, Casella R, Mian C, Friedrich MG, Eissa S, Akaza H, Serretta V, Hedelin H, Rupesh R, Miyanaga N, Sagalowsky AI, Perrotte P, Lotan Y, Marberger MJ, Shariat SF. Urinary cytology and nuclear matrix protein 22 in the detection of bladder cancer recurrence other than transitional cell carcinoma. BJU Int 2008; 101:561-5.

62. Bolenz C, Shariat SF, Karakiewicz PI, Ashfaq R, Ho R, Sagalowsky AI, Lotan Y. Human epidermal growth factor receptor 2 expression status provides independent prognostic information in patients with urothelial carcinoma of the urinary bladder. BJU Int 2010; 106:1216-22.

63. Karam JA, Lotan Y, Ashfaq R, Sagalowsky AI, Shariat SF. Survivin expression in patients with non-muscle-invasive urothelial cell carcinoma of the bladder. Urology 2007; 70:482-6.

64. Karam JA, Lotan Y, Karakiewicz PI, Ashfaq R, Sagalowsky AI, Roehrborn CG, Shariat SF. Use of combined apoptosis biomarkers for prediction of bladder cancer recurrence and mortality after radical cystectomy. Lancet Oncol 2007; 8:128-36.

65. Margulis V, Lotan Y, Shariat SF. Survivin: a promising biomarker for detection and prognosis of bladder cancer. World J Urol 2008; 26:59-65.

66. Karakiewicz PI, Shariat SF, Palapattu GS, Perrotte P, Lotan Y, Rogers CG, Amiel GE, Vazina A, Gupta A, Bastian PJ, Sagalowsky AI, Schoenberg M, Lerner SP. Precystectomy nomogram for prediction of advanced bladder cancer stage. Eur Urol 2006; 50:1254-60.

67. Shariat SF, Marberger MJ, Lotan Y, Sanchez-Carbayo M, Zippe C, Ludecke G, Boman H, Sawczuk I, Friedrich MG, Casella R, Mian C, Eissa S, et al. Variability in the

performance of nuclear matrix protein 22 for the detection of bladder cancer. J Urol 2006; 176:919-26; discussion 926.

68. Shariat SF, Ashfaq R, Sagalowsky AI, Lotan Y. Predictive value of cell cycle biomarkers in nonmuscle invasive bladder transitional cell carcinoma. J Urol 2007; 177:481-7.

69. Shariat SF, Zlotta AR, Ashfaq R, Sagalowsky AI, Lotan Y. Cooperative effect of cell-cycle regulators expression on bladder cancer development and biologic aggressiveness. Mod Pathol 2007; 20:445-59.

70. Shariat SF, Zippe C, L/decke G, Boman H, Sanchez-Carbayo M, Casella R, Mian C, Friedrich MG, Eissa S, Akaza H, Sawczuk I, Serretta V, Huland H, Hedelin H, Rupesh R, Miyanaga N, Sagalowsky AI, Wians F Jr, Roehrborn CG, Lotan Y, Perrotte P, Benayoun S, Marberger MJ, Karakiewicz PI. Nomograms including nuclear matrix protein 22 for prediction of disease recurrence and progression in patients with Ta, T1 or CIS transitional cell carcinoma of the bladder. J Urol 2005; 173:1518-25.

71. Shariat SF, Karakiewicz PI, Palapattu GS, Amiel GE, Lotan Y, Rogers CG, Vazina A, Bastian PJ, Gupta A, Sagalowsky AI, Schoenberg M, Lerner SP. Nomograms provide improved accuracy for predicting survival after radical cystectomy. Clin Cancer Res 2006; 12:6663-76.

72. Shariat SF, Karakiewicz PI, Ashfaq R, Lerner SP, Palapattu GS, Cote RJ, Sagalowsky AI, Lotan Y. Multiple biomarkers improve prediction of bladder cancer recurrence and mortality in patients undergoing cystectomy. Cancer 2008; 112:315-25.

73. Shariat SF, Karam JA, Lerner SP. Molecular markers in bladder cancer. Curr Opin Urol 2008; 18:1-8.

74. Shariat SF, Karam JA, Margulis V, Karakiewicz PI. New blood-based biomarkers for the diagnosis, staging and prognosis of prostate cancer. BJU Int 2008; 101:675-83.

75. Shariat SF, Karam JA, Raman JD. Urine cytology and urine-based markers for bladder urothelial carcinoma detection and monitoring: developments and future prospects. Biomark Med 2008; 2:165-80.

76. Shariat SF, Margulis V, Lotan Y, Montorsi F, Karakiewicz PI. Nomograms for bladder cancer. Eur Urol 2008; 54:41-53.

77. Shariat SF, Bolenz C, Godoy G, Fradet Y, Ashfaq R, Karakiewicz PI, Isbarn H, Jeldres C, Rigaud J, Sagalowsky AI, Lotan Y. Predictive value of combined immunohistochemical markers in patients with pT1 urothelial carcinoma at radical cystectomy. J Urol 2009; 182:78-84.

78. Shariat SF, Karakiewicz PI, Godoy G, Karam JA, Ashfaq R, Fradet Y, Isbarn H, Montorsi F, Jeldres C, Bastian PJ, Nielsen ME, Muller SC, Sagalowsky AI, Lotan Y. Survivin as a prognostic marker for urothelial carcinoma of the bladder: a multicenter external validation study. Clin Cancer Res 2009; 15:7012-9.

79. Shariat SF, Lotan Y, Karakiewicz PI, Ashfaq R, Isbarn H, Fradet Y, Bastian PJ, Nielsen ME, Capitanio U, Jeldres C, Montorsi F, Muller SC, Karam JA, Heukamp LC, Netto G, Lerner SP, Sagalowsky AI, Cote RJ. p53 predictive value for pT1?N0 670 Urine-based Biomarkers disease at radical cystectomy. J Urol 2009; 182:907-13.

80. Shariat SF, Youssef RF, Gupta A, Chade DC, Karakiewicz PI, Isbarn H, Jeldres C, Sagalowsky AI, Ashfaq R, Lotan Y. Association of angiogenesis related markers with bladder cancer outcomes and other molecular markers. J Urol 2010; 183:1744-50.

81. Shariat SF, Savage C, Chromecki TF, Sun M, Scherr DS, Lee RK, Lughezzani G, Remzi M, Marberger MJ, Karakiewicz PI, Vickers AJ. Assessing the clinical benefit of nuclear matrix protein 22 in the surveillance of patients with nonmuscle-invasive bladder cancer and negative cytology: a decision-curve analysis. Cancer 2011; 117:2892-7.

82. Svatek RS, Karam J, Karakiewicz PI, Gallina A, Casella R, Roehrborn CG, Shariat SF. Role of urinary cathepsin B and L in the detection of bladder urothelial cell carcinoma. J Urol 2008; 179:478-84.

83. Lotan Y, Capitanio U, Shariat SF, Hutterer GC, Karakiewicz PI. Impact of clinical factors, including a point-of-care nuclear matrix protein-22 assay and cytology, on bladder cancer detection. BJU Int 2009; 103:1368-74.

84. Margulis V, Lotan Y, Karakiewicz PI, Fradet Y, Ashfaq R, Capitanio U, Montorsi F, Bastian PJ, Nielsen ME, Muller SC, Rigaud J, Heukamp LC, Netto G, Lerner SP, Sagalowsky AI, Shariat SF. Multi-institutional validation of the predictive value of Ki-67 labeling index in patients with urinary bladder cancer. J Natl Cancer Inst 2009; 101:114-9.

85. Svatek RS, Herman MP, Lotan Y, Casella R, Hsieh JT, Sagalowsky AI, Shariat SF. Soluble Fas-promising novel urinary marker

for the detection of recurrent superficial bladder cancer. Cancer 2006; 106:1701-7.

86. Tilki D, Singer BB, Shariat SF, Behrend A, Fernando M, Irmak S, Buchner A, Hooper AT, Stief CG, Reich O, Ergun S. CEACAM1: a novel urinary marker for bladder cancer detection. Eur Urol 2010; 57:648-54.

87. Lotan Y. Role of biomarkers to predict outcomes and response to therapy. Urol Oncol 2010; 28:97-101.

88. Lotan Y, Shariat SF, Schmitz-Drager BJ, Sanchez-Carbayo M, Jankevicius F, Racioppi M, Minner SJ, Stohr B, Bassi PF, Grossman HB. Considerations on implementing diagnostic markers into clinical decision making in bladder cancer. Urol Oncol 2010; 28:441-8.

89. Robinson VL, Porter M, Messing E, Fradet Y, Kamat AM, Lotan Y. BCAN Think Tank session 2: Molecular detection of bladder cancer: the path to progress. Urol Oncol 2010; 28:334-7.

90. Costa VL, Henrique R, Danielsen SA, Duarte-Pereira S, Eknaes M, Skotheim RI, Rodrigues A, Magalhaes JS, Oliveira J, Lothe RA, Teixeira MR, Jeronimo C, Lind GE. Three epigenetic biomarkers, GDF15, TMEFF2, and VIM, accurately predict bladder cancer from DNA-based analyses of urine samples. Clin Cancer Res 2010; 16:5842-51.

91. Urakami S, Shiina H, Enokida H, Kawakami T, Kawamoto K, Hirata H, Tanaka Y, Kikuno N, Nakagawa M, Igawa M, Dahiya R. Combination analysis of hypermethylated Wnt-antagonist family genes as a novel epigenetic biomarker panel for bladder cancer detection. Clin Cancer Res 2006; 12:2109-16.

92. Mengual L, Burset M, Ribal MJ, Ars E, Marin-Aguilera M, Fernandez M, Ingelmo-Torres M, Villavicencio H, Alcaraz A. Gene expression signature in urine for diagnosing and assessing aggressiveness of bladder urothelial carcinoma. Clin Cancer Res 2010; 16:2624-33.

93. Caraway NP, Katz RL. A review on the current state of urine cytology emphasizing the role of fluorescence in situ hybridization as an adjunct to diagnosis. Cancer Cytopathol 2010; 118:175?3.

94. Droller MJ. Current concepts of tumor markers in bladder cancer. Urol Clin North Am 2002; 29:229-34.

95. Albert PS, McShane LM, Shih JH. Latent class modeling approaches for assessing diagnostic error without a gold standard: with applications to p53 immunohistochemical assays in bladder tumors. Biometrics 2001; 57:610-9.

96. Lotan Y, Roehrborn CG. Cost-effectiveness of a modified care protocol substituting bladder tumor markers for cystoscopy for the followup of patients with transitional cell carcinoma of the bladder: a decision analytical approach. J Urol 2002; 167:75-9.

97. Sarosdy MF, Kahn PR, Ziffer MD, Love WR, Barkin J, Abara EO, Jansz K, Bridge JA, Johansson SL, Persons DL, Gibson JS. Use of a multitarget fluorescence in situ hybridization assay to diagnose bladder cancer in patients with hematuria. J Urol 2006; 176:44-7.

98. Mezzelani A, Dagrada G, Alasio L, Sozzi G, Pilotti S. Detection of bladder cancer by multitarget multicolour FISH: comparative analysis on archival cytology and paraffin-embedded tissue.

Cytopathology 2002; 13:317-25.

99. Skacel M, Pettay JD, Tsiftsakis EK, Procop GW, Biscotti CV, Tubbs RR. Validation of a multicolor interphase fluorescence in situ hybridization assay for detection of transitional cell carcinoma on fresh and archival thin-layer, liquid-based cytology slides. Anal Quant Cytol Histol 2001; 23:381-7.

100. Kipp BR, Karnes RJ, Brankley SM, Harwood AR, Pankratz VS, Sebo TJ, Blute MM, Lieber MM, Zincke H, Halling KC. Monitoring intravesical therapy for superficial bladder cancer using fluorescence in situ hybridization. J Urol 2005; 173:401-9.

101. Whitson J, Berry A, Carroll P, Konety B. A multicolour fluorescence in situ hybridization test predicts recurrence in patients with high-risk superficial bladder tumours undergoing intravesical therapy. BJU Int 2009; 104:336-9.

102. Caraway NP, Khanna A, Fernandez RL, Payne L, Bassett RL Jr, Zhang HZ, Kamat A, Katz RL. Fluorescence in situ hybridization for detecting urothelial carcinoma: a clinicopathologic study. Cancer Cytopathol 2010; 118:259-68.

103. Ellis WJ, Blumenstein BA, Ishak LM, Enfield DL. Clinical evaluation of the BTA TRAK assay and 671 Urine-based Biomarkers comparison to voided urine cytology and the Bard BTA test in patients with recurrent bladder tumors. The Multi Center Study Group. Urology 1997; 50:882-7.

104. Leyh H, Treiber U, Thomas L, et al. Results of a European multicenter tria comparing the BTA TRAK test to urine cytology in patients suspected of having

bladder cancer (Abstract). J Urol 1998; 159:244.

105. Raitanen MP, Marttila T, Nurmi M, Ala-Opas M, Nieminen P, Aine R, Tammela TL; Finnbladder Group. Human complement factor H related protein test for monitoring bladder cancer. J Urol 2001; 165:374-7.

106. Ishak LM, Ellis WJ. A comparison of the BTA stat and the BTA TRAK assays: two new tests for the detection of recurrent bladder cancer (BC) in urine (Abstract). J Urol 1998; 159:245.

107. Landman J, Chang Y, Kavaler E, Droller MJ, Liu BC. Sensitivity and specificity of NMP-22, telomerase, and BTA in the detection of human bladder cancer. Urology 1998; 52:398-402.

108. Van der Poel HG, Van Balken MR, Schamhart DH, Peelen P, de Reijke T, Debruyne FM, Schalken JA, Witjes JA. Bladder wash cytology, quantitative cytology, and the qualitative BTA test in patients with superficial bladder cancer. Urology 1998; 51:44-50.

109. van Rhijn BW, van der Poel HG, van der Kwast TH. Urine markers for bladder cancer surveillance: a systematic review. Eur Urol 2005; 47:736-48.

110. Tetu B. Diagnosis of urothelial carcinoma from urine. Mod Pathol 2009; 22 Suppl 2:S53-9.

111. Vrooman OP, Witjes JA. Molecular markers for detection, surveillance and prognostication of bladder cancer. Int J Urol 2009; 16:234-43.

112. Sozen S, Biri H, Sinik Z, Kupeli B, Alkibay T, Bozkirli I. Comparison of the nuclear matrix protein 22 with voided urine cytology and BTA stat test in the diagnosis of transitional cell carcinoma of the bladder. Eur Urol 1999; 36:225-9.

113. Walsh IK, Keane PF, Ishak LM, Flessland KA. The BTA stat test: a tumor marker for the detection of upper tract transitional cell carcinoma. Urology 2001; 58:532-5.

114. Gutierrez Banos JL, del Henar Rebollo Rodrigo M, Antolin Juarez FM, Garcia BM. Usefulness of the BTA STAT Test for the diagnosis of bladder cancer. Urology 2001; 57:685-9.

115. Raitanen MP; FinnBladder Group. The role of BTA stat Test in follow-up of patients with bladder cancer: results from FinnBladder studies. World J Urol 2008; 26:45-50.

116. Raitanen MP, Kaasinen E, Lukkarinen O, Kauppinen R, Viitanen J, Liukkonen T, Tammela TL; Finnbladder Group. Analysis of false-positive BTA STAT test results in patients followed up for bladder cancer. The Bard BTA stat test in monitoring of bladder cancer. Urology 2001; 57:680-4.

117. Ishak L, Ellis WJ. A comparison of the BTA stat and the BTA TRAK assay: two new tests for the detection of recurrent bladder cancer (BC) in urine. J Urol 1998; 159:245.

118. Irani J, Desgrandchamps F, Millet C, Toubert ME, Bon D, Aubert J, Le Duc A. BTA stat and BTA TRAK: A comparative evaluation of urine testing for the diagnosis of transitional cell carcinoma of the bladder. Eur Urol 1999; 35:89-92.

119. Boman H, Hedelin H, Jacobsson S, Holmang S. Newly diagnosed bladder cancer: the relationship of initial symptoms, degree of microhematuria and tumor marker status. J Urol 2002; 168:1955-9.

120. Quek P, Chin CM, Lim PH. The role of BTA stat in clinical practice. Ann Acad Med Singapore 2002; 31:212-6.

121. Halling KC, King W, Sokolova IA, Karnes RJ, Meyer RG, Powell EL, Sebo TJ, Cheville JC, Clayton AC, Krajnik KL, Ebert TA, Nelson RE, et al. A comparison of BTA stat, hemoglobin dipstick, telomerase and Vysis UroVysion assays for the detection of urothelial carcinoma in urine. J Urol 2002; 167:2001-6.

122. Poulakis V, Witzsch U, De Vries R, Altmannsberger HM, Manyak MJ, Becht E. A comparison of urinary nuclear matrix protein-22 and bladder tumour antigen tests with voided urinary cytology in detecting and following bladder cancer: the prognostic value of false-positive results. BJU Int 2001; 88:692-701.

123. Raitanen MP, Aine R, Kylmala T, Kallio J, Liukkonen T, Tammela T. The dilemma of suspicious urine cytology in patients being followed for bladder cancer. Ann Chir Gynaecol 2001; 90:256-9.

124. Fernandez Gomez JM, Garcia Rodriguez J, Escaf Barmadah S, Raigoso P, Rodriguez Martinez JJ, Allende MT, Casasola Chamorro J, Rodriguez Faba O, Martin Benito JL, Regadera Sejas FJ. [Urinary BTA-TRAK in the followup of superficial transitional-cell bladder carcinoma]. Arch Esp Urol 2002; 55:41-9.

125. Pode D, Shapiro A, Wald M, Nativ O, Laufer M, Kaver I. Noninvasive detection of bladder cancer with the BTA stat test. J Urol 1999; 161:443-6.

126. Raitanen MP, Leppilahti M, Tuhkanen K, Forssel T, Nylund P, Tammela T. Routine followup cystoscopy in detection of recurrence in patients being monitored for bladder cancer.

Ann Chir Gynaecol 2001; 90:261-5.

127. Lipinski M, Jeromin L. Comparison of the bladder tumour antigen test with photodynamic diagnosis in patients with pathologically confirmed recurrent superficial urinary bladder tumours. BJU Int 2002; 89:757-9.

128. Raitanen MP, Marttila T, Kaasinen E, Rintala E, Aine R, Tammela TL. Sensitivity of human complement factor H related protein (BTA stat) test and voided urine cytology in the diagnosis of bladder cancer. J Urol 2000; 163:1689-92.

129. Landman J, Chang Y, Kavaler E, Droller MJ, Liu BC. Sensitivity and specificity of NMP-22, telomerase, and BTA in the detection of human bladder cancer. Urology 1998; 52:398-402.

130. Leyh H, Hall R, Mazeman E, Blumenstein BA. Comparison of the Bard BTA test with voided urine and bladder wash cytology in the diagnosis and management of cancer of the bladder. Urology 1997; 50:49-53.

131. Raitanen MP, Kaasinen E, Lukkarinen O, Kauppinen R, Viitanen J, Liukkonen T, Tammela TL. Analysis of false-positive BTA STAT test results in patients followed up for bladder cancer. Urology 2001; 57:680-4.

132. Van der Poel HG, Van Balken MR, Schamhart DH, Peelen P, de Reijke T, Debruyne FM, Schalken JA, Witjes JA. Bladder wash cytology, quantitative cytology, and the qualitative BTA test in patients with superficial bladder cancer. Urology 1998; 51:44-50.

133. Nasuti JF, Gomella LG, Ismial M, Bibbo M. Utility of the BTA stat test kit for bladder cancer screening. Diagn Cytopathol 1999; 21:27-9.

134. Gibanel R, Ribal MJ, Filella X, Ballesta AM, Molina R, Alcaraz A, Alcover JB. BTA TRAK urine test increases the efficacy of cytology in the diagnosis of low grade transitional cell carcinoma of the bladder. Anticancer Res 2002; 22:1157-60.

135. Ohtani M, Iwasaki A, Shiraiwa H. [Urinary tumor marker for urothelial cancer]. Gan To Kagaku Ryoho 2001; 28:1933-7.

136. Raitanen MP, Tammela TL. Specificity of human complement factor H-related protein test (Bard BTA stat Test). Scand J Urol Nephrol 1999; 33:234-6.

137. Oge O, Kozaci D, Gemalmaz H. The BTA stat test is nonspecific for hematuria: an experimental hematuria model. J Urol 2002; 167:1318?; discussion 1319-20.

138. Wald M, Halachmi S, Amiel G, Madjar S, Mullerad M, Miselevitz I, Moskovitz B, Nativ O. Bladder tumor antigen stat test in non-urothelial malignant urologic conditions. Isr Med Assoc J 2002; 4:174-5.

139. Raitanen MP, Hellstrom P, Marttila T, Korhonen H, Talja M, Ervasti J, Tammela TL. Effect of intravesical instillations on the human complement factor H related protein (BTA stat) test. Eur Urol 2001; 40:422-6.

140. Oge O, Atsu N, Sahin A, Ozen H. Comparison of BTA stat and NMP22 tests in the detection of bladder cancer. Scand J Urol Nephrol 2000; 34:349-51.

141. Giannopoulos A, Manousakas T, Gounari A, Constantinides C, Choremi-Papadopoulou H, Dimopoulos C. Comparative evaluation of the diagnostic performance of the BTA stat test, NMP22 and urinary bladder cancer antigen for primary and recurrent bladder tumors. J Urol

2001; 166:470-5.

142. Boman H, Hedelin H, Holmang S. Four bladder tumor markers have a disappointingly low sensitivity for small size and low grade recurrence. J Urol 2002; 167:80-3.

143. Friedrich MG, Hellstern A, Hautmann SH, Graefen M, Conrad S, Huland E, Huland H. Clinical use of urinary markers for the detection and prognosis of bladder carcinoma: a comparison of immunocytology with monoclonal antibodies against Lewis X and 486p3/12 with the BTA STAT and NMP22 tests. J Urol 2002; 168:470-4.

144. Saad A, Hanbury DC, McNicholas TA, Boustead GB, Morgan S, Woodman AC. A study comparing various noninvasive methods of detecting bladder cancer in urine. BJU Int 2002; 89:369-73.

145. Giannopoulos A, Manousakas T, Mitropoulos D, Botsoli-Stergiou E, Constantinides C, Giannopoulou M, Choremi-Papadopoulou H. Comparative evaluation of the BTAstat test, NMP22, and voided urine cytology in the detection of primary and recurrent bladder tumors. Urology 2000; 55:871-5.

146. Lokeshwar VB, Schroeder GL, Selzer MG, Hautmann SH, Posey JT, Duncan RC, Watson R, Rose L, Markowitz S, Soloway MS. Bladder tumor markers for monitoring recurrence and screening comparison of hyaluronic acid-hyaluronidase and BTA-stat tests. Cancer 2002; 95:61-72.

147. Zippe C, Pandrangi L, Agarwal A. NMP22 is a sensitive, cost-effective test in patients at risk for bladder cancer. J Urol 1999; 161:62-5.

148. Carpinito GA, Rukstalis DB, Pandrangi LV, et al. Prospective

multi-center study of NMP22 and cytology in patients with hematuria. J Urol 1998; 159:245.

149. Miyanaga N, Akaza H, Tsukamoto T, Ishikawa S, Noguchi R, Ohtani M, Kawabe K, Kubota Y, Fujita K, Obata K, Hirao Y, Kotake T, Ohmori H, Kumazawa J, Koiso K. Urinary nuclear matrix protein 22 as a new marker for the screening of urothelial cancer in patients with microscopic hematuria. Int J Urol 1999; 6:173-7.

150. Ludecke G, Farkas P, Edler M, et al. Nuclear matrix protein 22 (NMP22): A tumor marker in primary diagnosis and follow up of bladder cancer. J Urol 1998; 159:244.

151. Stampfer DS, Carpinito GA, Rodriguez-Villanueva J, Willsey LW, Dinney CP, Grossman HB, Fritsche HA, McDougal WS. Evaluation of NMP22 in the detection of transitional cell carcinoma of the bladder. J Urol 1998; 159:394-8.

152. Soloway MS, Briggman V, Carpinito GA, Chodak GW, Church PA, Lamm DL, Lange P, Messing E, Pasciak RM, Reservitz GB, Rukstalis DB, Sarosdy MF, Stadler WM, Thiel RP, Hayden CL. Use of a new tumor marker, urinary NMP22, in the detection of occult or rapidly recurring transitional cell carcinoma of the urinary tract following surgical treatment. J Urol 1996; 156:363-7.

153. Paoluzzi M, Cuttano MG, Mugnaini P, Salsano F, Giannotti P. Urinary dosage of nuclear matrix protein 22 (NMP22) like biologic marker of transitional cell carcinoma (TCC): a study on patients with hematuria. Arch Ital Urol Androl 1999; 71:13-8.

154. Lee KH. Evaluation of the NMP22 test and comparison with voided urine cytology in the detection of bladder cancer. Yonsei Med J 2001; 42:14-8.

155. Gutierrez Banos JL, Rebollo Rodrigo MH, Antolin Juarez FM, Martin Garcia B. NMP 22, BTA stat test and cytology in the diagnosis of bladder cancer: a comparative study. Urol Int 2001; 66:185-90.

156. Del Nero A, Esposito N, Curro A, Biasoni D, Montanari E, Mangiarotti B, Trinchieri A, Zanetti G, Serrago MP, Pisani E. Evaluation of urinary level of NMP22 as a diagnostic marker for stage pTa-pT1 bladder cancer: comparison with urinary cytology and BTA test. Eur Urol 1999; 35:93-7.

157. Chahal R, Darshane A, Browning AJ, Sundaram SK. Evaluation of the clinical value of urinary NMP22 as a marker in the screening and surveillance of transitional cell carcinoma of the urinary bladder. Eur Urol 2001; 40:415-20; discussion 421.

158. Oge O, Atsu N, Kendi S, Ozen H. Evaluation of nuclear matrix protein 22 (NMP22) as a tumor marker in the detection of bladder cancer. Int Urol Nephrol 2001; 32:367-70.

159. Sanchez-Carbayo M, Urrutia M, Gonzalez de Buitrago JM, Navajo JA. Utility of serial urinary tumor markers to individualize intervals between cystoscopies in the monitoring of patients with bladder carcinoma. Cancer 2001; 92:2820-8.

160. Witjes JA, van der Poel HG, van Balken MR, Debruyne FM, Schalken JA. Urinary NMP22 and karyometry in the diagnosis and followup of patients with superficial bladder cancer. Eur Urol 1998; 33:387-91.

161. Sanchez-Carbayo M, Ciudad J, Urrutia M, Navajo JA, Orfao A. Diagnostic performance of the urinary bladder carcinoma antigen ELISA test and multiparametric DNA/cytokeratin flow cytometry in urine voided samples from patients with bladder carcinoma. Cancer 2001; 92:2811-9.

162. Atsu N, Ekici S, Oge OO, Ergen A, Hascelik G, Ozen H. False-positive results of the NMP22 test due to hematuria. J Urol 2002; 167:555-8.

163. Ishii T, Okadome A, Takeuchi F, Hiratsuka Y. Urinary levels of nuclear matrix protein 22 in patients with urinary diversion. Urology 2001; 58:940-2.

164. Williamson SR, Montironi R, Lopez-Beltran A, MacLennan GT, Davidson DD, Cheng L. Diagnosis, evaluation and treatment of carcinoma in situ of the urinary bladder: the state of the art. Crit Rev Oncol Hematol 2010; 76:112-26.

165. Fradet Y. Phenotypic characterization of bladder cancer. Eur Urol 1998; 33:5-6.

166. Pfister C, Chautard D, Devonec M, Perrin P, Chopin D, Rischmann P, Bouchot O, Beurton D, Coulange C, Rambeaud JJ. Immunocyt test improves the diagnostic accuracy of urinary cytology: results of a French multicenter study. J Urol 2003; 169:921-4.

167. Messing EM, Teot L, Korman H, Underhill E, Barker E, Stork B, Qian J, Bostwick DG. Performance of urine test in patients monitored for recurrence of bladder cancer: a multicenter study in the United States. J Urol 2005; 174:1238-41.

168. Tetu B, Tiguert R, Harel F, Fradet Y. ImmunoCyt/uCyt+ improves the sensitivity of urine cytology in patients followed for urothelial

carcinoma. Mod Pathol 2005; 18:83-9.

169. Sullivan PS, Nooraie F, Sanchez H, Hirschowitz S, Levin M, Rao PN, Rao J. Comparison of ImmunoCyt, UroVysion, and urine cytology in detection of recurrent urothelial carcinoma: a "plit-sample" study. Cancer 2009; 117:167-73.

170. Fradet Y. Recent advances in the management of superficial bladder tumors. Can J Urol 2002; 9:1544-50.

171. Olsson H, Zackrisson B. ImmunoCyt a useful method in the followup protocol for patients with urinary bladder carcinoma. Scand J Urol Nephrol 2001; 35:280-2.

172. Vriesema JL, Atsma F, Kiemeney LA, Peelen WP, Witjes JA, Schalken JA. Diagnostic efficacy of the ImmunoCyt test to detect superficial bladder cancer recurrence. Urology 2001; 58:367-71.

173. Lodde M, Fradet Y. The detection of genetic markers of bladder cancer in urine and serum. Curr Opin Urol 2008; 18:499-503.

174. Yu J, Zhu T, Wang Z, Zhang H, Qian Z, Xu H, Gao B, Wang W, Gu L, Meng J, Wang J, Feng X, Li Y, Yao X, Zhu J. A novel set of DNA methylation markers in urine sediments for sensitive/specific detection of bladder cancer. Clin Cancer Res 2007; 13:7296-304.

175. Eissa S, Swellam M, Ali-Labib R, Mansour A, El-Malt O, Tash FM. Detection of telomerase in urine by 3 methods: evaluation of diagnostic accuracy for bladder cancer. J Urol 2007; 178:1068-72.

176. Shariat SF, Lotan Y, Saboorian H, Khoddami SM, Roehrborn CG, Slawin KM, Ashfaq R. Survivin expression is associated with features of biologically aggressive prostate carcinoma. Cancer 2004; 100:751-7.

177. Mora LB, Nicosia SV, Pow-Sang JM, Ku NK, Diaz JI, Lockhart J, Einstein A. Ancillary techniques in the followup of transitional cell carcinoma: a comparison of cytology, histology and deoxyribonucleic acid image analysis cytometry in 91 patients. J Urol 1996; 156:49-54; discussion 54-5.

178. de la Roza GL, Hopkovitz A, Caraway NP, Kidd L, Dinney CP, Johnston D, Katz RL. DNA image analysis of urinary cytology: prediction of recurrent transitional cell carcinoma. Mod Pathol 1996; 9:571-8.

179. Shiina H, Urakami S, Shirakawa H, Shigeno K, Himeno Y, Mizutani M, Igawa M, Ishibe T. Evaluation of the argyrophilic nucleolar organizer region, nuclear DNA content and mean nuclear area in transitional cell carcinoma of bladder using a quantitative image analyzer. Eur Urol 1996; 29:99-105.

180. van Velthoven R, Petein M, Oosterlinck WJ, Raviv G, Janssen T, Roels H, Pasteels JL, Schulman C, Kiss R. The additional predictive value contributed by quantitative chromatin pattern description as compared to DNA ploidy level measurement in 257 superficial bladder transitional cell carcinomas. Eur Urol 1996; 29:245-51.

181. al-Abadi H, Nagel R. Deoxyribonucleic acid content and survival rates of patients with transitional cell carcinoma of the bladder. J Urol 1994; 151:37-42.

182. Lee SE, Park MS. Prognostic factors for survival in patients with transitional cell carcinoma of the bladder: evaluation by histopathologic grade, pathologic stage and flow-cytometric analysis. Eur Urol 1996; 29:193-8.

183. Pantazopoulos D, Ioakim-Liossi A, Karakitsos P, Aroni K, Kakoliris S, Kanavaros P, Kyrkou KA. DNA content and proliferation activity in superficial transitional cell carcinoma of the bladder. Anticancer Res 1997; 17:781-6.

184. Nakopoulou L, Constantinides C, Papandropoulos J, Theodoropoulos G, Tzonou A, Giannopoulos A, Zervas A, Dimopoulos C. Evaluation of overexpression of p53 tumor suppressor protein in superficial and invasive transitional cell bladder cancer: comparison with DNA ploidy. Urology 1995; 46:334-40.

185. Lopez-Beltran A, Croghan GA, Croghan I, Matilla A, Gaeta JF. Prognostic factors in bladder cancer. A pathologic, immunohistochemical, and DNA flow-cytometric study. Am J Clin Pathol 1994; 102:109-14.

186. Lopez-Beltran A, Croghan GA, Croghan I, Huben RP, Mettlin C, Gaeta JF. Prognostic factors in survival of bladder cancer. Cancer 1992; 70:799-807.

187. Bucci B, Pansadoro V, De Paula F, Florio A, Carico E, Zupi G, Vecchione A. Biologic characteristics of T1 papillary bladder cancer. Flow cytometric study of paraffin-embedded material. Anal Quant Cytol Histol 1995; 17:121-8.

188. Norming U, Tribukait B, Gustafson H, Nyman CR, Wang NN, Wijkstrom H. Deoxyribonucleic acid profile and tumor progression in primary carcinoma in situ of the bladder: a study of 63 patients with grade 3 lesions. J Urol 1992; 147:11-5.

189. Norming U, Nyman CR, Tribukait

B. Comparative flow cytometric deoxyribonucleic acid studies on exophytic tumor and random mucosal biopsies in untreated carcinoma of the bladder. J Urol 1989; 142:1442-7.

190. deVere White R, Deitch AD, Daneshmand S, et al. Predictors of outcome in bladder transitional cell carcinoma (TCC) treated by intravesical chemotherapy. J Urol 1998; 159:145.

191. Turkolmez K, Baltaci S, Beduk Y, Muftuoglu YZ, Gogus O. DNA ploidy and S-phase fraction as predictive factors of response and outcome following neoadjuvant methotrexate, vinblastine, epirubicin and cisplatin (M-VEC) chemotherapy for invasive bladder cancer. Scand J Urol Nephrol 2002; 36:46-51.

192. Barlandas-Rendon E, Muller MM, Garcia-Latorre E, Heinschink A. Comparison of urine cell characteristics by flow cytometry and cytology in patients suspected of having bladder cancer. Clin Chem Lab Med 2002; 40:817-23.

193. Bakhos R, Shankey TV, Flanigan RC, Fisher S, Wojcik EM. Comparative analysis of DNA flow cytometry and cytology of bladder washings: review of discordant cases. Diagn Cytopathol 2000; 22:65-9.

194. Slaton JW, Dinney CP, Veltri RW, Miller CM, Liebert M, O杜owd GJ, Grossman HB. Deoxyribonucleic acid ploidy enhances the cytological prediction of recurrent transitional cell carcinoma of the bladder. J Urol 1997; 158:806-11.

195. Planz B, Synek C, Deix T, Bocking A, Marberger M. Diagnosis of bladder cancer with urinary cytology, immunocytology and DNA-image-cytometry. Anal Cell Pathol 2001; 22:103-9.

196. Rotterud R, Skomedal H, Berner A, Danielsen HE, Skovlund E, Fossa SD. TP53 and p21WAF1/CIP1 behave differently in euploid versus aneuploid bladder tumours treated with radiotherapy. Acta Oncol 2001; 40:644-52.

197. Lopez-Beltran A, Escudero AL, Vicioso L, Munoz E, Carrasco JC. Human papillomavirus DNA as a factor determining the survival of bladder cancer patients. Br J Cancer 1996; 73:124-7.

198. Shaaban AA, Tribukait B, el-Bedeiwy AF, Ghoneim MA. Characterization of squamous cell bladder tumors by flow cytometric deoxyribonucleic acid analysis: a report of 100 cases. J Urol 1990; 144:879-83.

199. Elsobky E, El-Baz M, Gomha M, Abol-Enein H, Shaaban AA. Prognostic value of angiogenesis in schistosoma-associated squamous cell carcinoma of the urinary bladder. Urology 2002; 60:69-73.

200. Cajulis RS, Haines GK 3rd, Frias-Hidvegi D, McVary K, Bacus JW. Cytology, flow cytometry, image analysis, and interphase cytogenetics by fluorescence in situ hybridization in the diagnosis of transitional cell carcinoma in bladder washes: a comparative study. Diagn Cytopathol 1995; 13:214-24.

201. Van der Poel HG, Boon ME, van Stratum P, Ooms EC, Wiener H, Debruyne FM, Witjes JA, Schalken JA, Murphy WM. Conventional bladder wash cytology performed by four experts versus quantitative image analysis. Mod Pathol 1997; 10:976-82.

202. Caraway NP, Khanna A, Payne L, Kamat AM, Katz RL. Combination of cytologic evaluation and quantitative digital cytometry is reliable in detecting recurrent disease in patients with urinary diversions. Cancer 2007; 111:323-9.

203. Ohsaki H, Hirakawa E, Kagawa K, Nakamura M, Kiyomoto H, Haba R. Value of computer-assisted quantitative nuclear morphometry for differentiation of reactive renal tubular cells from low grade urothelial carcinoma. Cytopathology 2010; 21:334-8.

204. Golijanin D, Shapiro A, Pode D. Immunostaining of cytokeratin 20 in cells from voided urine for detection of bladder cancer. J Urol 2000; 164:1922-5.

205. Panosian KJM, Lopez-Beltran A, Croghan G, Gaeta JF, Gamarra M. An immunohistochemical evaluation of urinary bladder cytology utilizing monoclonal antibodies. World J Urol 1989; 7:173-9.

206. Sheinfeld J, Reuter VE, Melamed MR, Fair WR, Morse M, Sogani PC, Herr HW, Whitmore WF, Cordon-Cardo C. Enhanced bladder cancer detection with the Lewis X antigen as a marker of neoplastic transformation. J Urol 1990; 143:285-8.

207. Sheinfeld J, Reuter VE, Sarkis AS, Cordon-Cardo C. Blood group antigens in normal and neoplastic urothelium. J Cell Biochem Suppl 1992; 16I:50-5.

208. Sheinfeld J, Reuter VE, Fair WR, Cordon-Cardo C. Expression of blood group antigens in bladder cancer: current concepts. Semin Surg Oncol 1992; 8:308-15.

209. Witjes JA, Umbas R, Debruyne FM, Schalken JA. Expression of markers for transitional cell carcinoma in normal bladder mucosa of patients with bladder cancer. J Urol 1995; 154:2185-9.

210. Golijanin D, Sherman Y, Shapiro A, Pode D. Detection of bladder tumors by immunostaining of the Lewis X antigen in cells from voided urine. Urology 1995; 46:173-7.

211. Nisman B, Barak V, Shapiro A, Golijanin D, Peretz T, Pode D. Evaluation of urine CYFRA 21? for the detection of primary and recurrent bladder carcinoma. Cancer 2002; 94:2914-22.

212. Klein A, Zemer R, Buchumensky V, Klaper R, Nissenkorn I. Expression of cytokeratin 20 in urinary cytology of patients with bladder carcinoma [see comments]. Cancer 1998; 82:349-54.

213. Lokeshwar VB, Obek C, Soloway MS, Block NL. Tumor-associated hyaluronic acid: a new sensitive and specific urine marker for bladder cancer [published erratum appears in Cancer Res 1998 Jul 15; 58(14):3191]. Cancer Res 1997; 57:773-7.

214. Skacel M, Fahmy M, Brainard JA, Pettay JD, Biscotti CV, Liou LS, Procop GW, Jones JS, Ulchaker J, Zippe CD, Tubbs RR. Multitarget fluorescence in situ hybridization assay detects transitional cell carcinoma in the majority of patients with bladder cancer and atypical or negative urine cytology. J Urol 2003; 169:2101-5.

215. Dalbagni G, Presti J, Reuter V, Fair WR, Cordon-Cardo C. Genetic alterations in bladder cancer. Lancet 1993; 342:469-71.

216. Knowles MA, Elder PA, Williamson M, Cairns JP, Shaw ME, Law MG. Allelotype of human bladder cancer. Cancer Res 1994; 54:531-8.

217. Rosin MP, Cairns P, Epstein JI, Schoenberg MP, Sidransky D. Partial allelotype of carcinoma in situ of the human bladder. Cancer Res 1995; 15:5213-6.

218. Cheng L, MacLennan GT, Pan CX, Jones TD, Moore CR, Zhang S, Gu J, Patel NB, Kao C, Gardner TA. Allelic loss of the active X chromosome during bladder carcinogenesis. Arch Pathol Lab Med 2004; 128:187-90.

219. Cheng L, MacLennan GT, Zhang S, Wang M, Pan CX, Koch MO. Laser capture microdissection analysis reveals frequent allelic losses in papillary urothelial neoplasm of low malignant potential of the urinary bladder. Cancer 2004; 101:183-8.

220. Cheng L, Jones TD, McCarthy RP, Eble JN, Wang M, MacLennan GT, Lopez-Beltran A, Yang XJ, Koch MO, Zhang S, Pan CX, Baldridge LA. Molecular genetic evidence for a common clonal origin of urinary bladder small cell carcinoma and coexisting urothelial carcinoma. Am J Pathol 2005; 166:1533-9.

221. Cheng L, Gu J, Ulbright TM, MacLennan GT, Sweeney CJ, Zhang S, Sanchez K, Koch MO, Eble JN. Precise microdissection of human bladder cancers reveals divergent tumor subclones in the same tumor. Cancer 2002; 94:104-10.

222. Jones TD, Carr MD, Eble JN, Wang M, Lopez-Beltran A, Cheng L. Clonal origin of lymph node metastases in bladder carcinoma. Cancer 2005; 104:1901-10.

223. Sung MT, Eble JN, Wang M, Tan PH, Lopez-Beltran A, Cheng L. Inverted papilloma of the urinary bladder: a molecular genetic appraisal. Mod Pathol 2006; 19:1289-94.

224. Sung MT, Wang M, MacLennan GT, Eble JN, Tan PH, Lopez-Beltran A, Montironi R, Harris JJ, Kuhar M, Cheng L. Histogenesis of sarcomatoid urothelial carcinoma of the urinary bladder: evidence for a common clonal origin with divergent differentiation. J Pathol 2007; 211:420-30.

225. Sung MT, Zhang S, MacLennan GT, Lopez-Beltran A, Montironi R, Wang M, Tan PH, Cheng L. Histogenesis of clear cell adenocarcinoma in the urinary tract: evidence of urothelial origin. Clin Cancer Res 2008; 14:1947-55.

226. Jones TD, Zhang S, Lopez-Beltran A, Eble JN, Sung MT, MacLennan GT, Montironi R, Tan PH, Zheng S, Baldridge LA, Cheng L. Urothelial carcinoma with an inverted growth pattern can be distinguished from inverted papilloma by fluorescence in-situ hybridization, immunohistochemistry, and morphologic analysis. Am J Surg Pathol 2007; 31:1861-7.

227. Cheng L, Zhang S, Alexander R, MacLennan GT, Hodges KB, Harrison BT, Lopez-Beltran A, Montironi R. Sarcomatoid carcinoma of the urinary bladder: the final common pathway of urothelial carcinoma dedifferentiation. Am J Surg Pathol 2011; 35:e34-46.

228. Cheng L, Bostwick DG, Li G, Zhang S, Vortmeyer AO, Zhuang Z. Conserved genetic findings in metastatic bladder cancer: a possible utility of allelic loss of chromosomes 9p21 and 17p13 in diagnosis. Arch Pathol Lab Med 2001; 125:1197-9.

229. Jones TD, Wang M, Eble JN, MacLennan GT, Lopez-Beltran A, Zhang S, Cocco A, Cheng L. Molecular evidence supporting field effect in urothelial carcinogenesis. Clin Cancer Res 2005; 11:6512-9.

230. Prat E, Bernues M, Caballin MR, Egozcue J, Gelabert A, Miro R. Detection of chromosomal imbalances in papillary bladder tumors by comparative genomic hybridization. Urology 2001; 57:986-92.

231. Simon R, Burger H, Brinkschmidt C, Bocker W, Hertle L, Terpe HJ. Chromosomal aberrations associated with invasion in papillary superficial bladder cancer. J Pathol 1998; 185:345-51.

232. Richter J, Wagner U, Schraml P, Maurer R, Alund G, Knonagel H, Moch H, Mihatsch MJ, Gasser TC, Sauter G. Chromosomal imbalances are associated with a high risk of progression in early invasive (pT1) urinary bladder cancer. Cancer Res 1999; 59:5687-91.

233. Simon R, Burger H, Semjonow A, Hertle L, Terpe HJ, Bocker W. Patterns of chromosomal imbalances in muscle invasive bladder cancer. Int J Oncol 2000; 17:1025-9.

234. Bruch J, Wohr G, Hautmann R, Mattfeldt T, Bruderlein S, Moller P, Sauter S, Hameister H, Vogel W, Paiss T. Chromosomal changes during progression of transitional cell carcinoma of the bladder and delineation of the amplified interval on chromosome arm 8q. Genes Chromosomes Cancer 1998; 23:167-74.

235. Natrajan R, Louhelainen J, Williams S, Laye J, Knowles MA. High-resolution deletion mapping of 15q13.2-q21.1 in transitional cell carcinoma of the bladder. Cancer Res 2003; 63:7657-62.

236. Shaw ME, Knowles MA. Deletion mapping of chromosome 11 in carcinoma of the bladder. Genes Chromosomes Cancer 1995; 13:1-8.

237. Tsai YC, Nichols PW, Hiti AL, Williams Z, Skinner DG, Jones PA. Allelic losses of chromosomes 9, 11, and 17 in human bladder cancer. Cancer Res 1990; 50:44-7.

238. Houskova L, Zemanova Z, Babjuk M, Melichercikova J, Pesl M, Michalova K. Molecular cytogenetic characterization and diagnostics of bladder cancer. Neoplasma 2007; 54:511-6.

239. Sandberg AA, Berger CS. Review of chromosome studies in urological tumors. II. Cytogenetics and molecular genetics of bladder cancer. J Urol 1994; 151:545-60.

240. Miyao N, Tsai YC, Lerner SP, Olumi AF, Spruck CH 3rd, Gonzalez-Zulueta M, Nichols PW, Skinner DG, Jones PA. Role of chromosome 9 in human bladder cancer. Cancer Res 1993; 53:4066-70.

241. Seripa D, Parrella P, Gallucci M, Gravina C, Papa S, Fortunato P, Alcini A, Flammia G, Lazzari M, Fazio VM. Sensitive detection of transitional cell carcinoma of the bladder by microsatellite analysis of cells exfoliated in urine. Int J Cancer 2001; 95:364-9.

242. Hartmann A, Schlake G, Zaak D, Hungerhuber E, Hofstetter A, Hofstaedter F, Knuechel R. Occurrence of chromosome 9 and p53 alterations in multifocal dysplasia and carcinoma in situ of human urinary bladder. Cancer Res 2002; 62:809-18.

243. Cairns P, Shaw ME, Knowles MA. Initiation of bladder cancer may involve deletion of a tummor suppressor gene on chromosome 9. Oncogene 1993; 8:1083-5.

244. Linnenbach AJ, Pressler LB, Seng BA, Kimmel BS, Tomaszewski JE, Malkowicz SB. Characterization of chromosome 9 deletions in transitional cell carcinoma by microsatellite assay. Hum Mol Genet 1993; 2:1407-11.

245. Hartmann A, Schlake G, Zaak D, Hungerhuber E, Hofstetter A, Hofstaedter F, Knuechel R. Occurrence of chromosome 9 and p53 alterations in multifocal dysplasia and carcinoma in situ of human urinary bladder. Cancer Res 2002; 62:809-18.

246. Lacy S, Lopez-Beltran A, MacLennan GT, Foster SR, Montironi R, Cheng L. Molecular pathogenesis of urothelial carcinoma: the clinical utility of emerging new biomarkers and future molecular classification of bladder cancer. Anal Quan Cytol Histol 2009; 31:5-16.

247. Seripa D, Parrella P, Gallucci M, Gravina C, Papa S, Fortunato P, Alcini A, Flammia G, Lazzari M, Fazio VM. Sensitive detection of transitional cell carcinoma of the bladder by microsatellite analysis of cells exfoliated in urine. Int J Cancer 2001; 95:364-9.

248. Utting M, Werner W, Dahse R, Schubert J, Junker K. Microsatellite analysis of free tumor DNA in urine, serum, and plasma of patients: a minimally invasive method for the detection of bladder cancer. Clin Cancer Res 2002; 8:35-40.

249. Curigliano G, Ferretti G, Flamini G, Goldhirsch A, de Braud F, Calabro MG, Mandaly M, Nole F, De Pas T, D'ddessi A, Cittadini A. Diagnosis of T1 bladder transitional cell carcinoma by denaturing gradient gel electrophoresis urinalysis. Anticancer Res 2001; 21:3015-20.

250. Neves M, Ciofu C, Larousserie F, Fleury J, Sibony M, Flahault A, Soubrier F, Gattegno B. Prospective evaluation of genetic abnormalities and telomerase expression in exfoliated urinary cells for bladder cancer detection.

J Urol 2002; 167:1276-81.

251. Hoque MO, Begum S, Topaloglu O, Chatterjee A, Rosenbaum E, Van Criekinge W, Westra WH, Schoenberg M, Zahurak M, Goodman SN, Sidransky D. Quantitation of promoter methylation of multiple genes in urine DNA and bladder cancer detection. J Natl Cancer Inst 2006; 98:996-1004.

252. Larsson PC, Beheshti B, Sampson HA, Jewett MA, Shipman R. Allelic deletion fingerprinting of urine cell sediments in bladder cancer. Mol Diagn 2001; 6:181-8.

253. Kallioniemi A, Kallioniemi OP, Citro G, Sauter G, DeVries S, Kerschmann R, Caroll P, Waldman F. Identification of gains and losses of DNA sequences in primary bladder cancer by comparative genomic hybridization. Genes Chromosomes Cancer 1995; 12:213-9.

254. Voorter C, Joos S, Bringuier PP, Vallinga M, Poddighe P, Schalken J, du Manoir S, Ramaekers F, Lichter P, Hopman A. Detection of chromosomal imbalances in transitional cell carcinoma of the bladder by comparative genomic hybridization. Am J Pathol 1995; 146:1341-54.

255. Richter J, Jiang F, Gorog JP, Sartorius G, Egenter C, Gasser TC, Moch H, Mihatsch MJ, Sauter G. Marked genetic differences between stage pTa and stage pT1 papillary bladder cancer detected by comparative genomic hybridization. Cancer Res 1997; 57:2860-4.

256. Fadl-Elmula I, Kytola S, Leithy ME, Abdel-Hameed M, Mandahl N, Elagib A, Ibrahim M, Larsson C, Heim S. Chromosomal aberrations in benign and malignant bilharzia-associated bladder lesions analyzed by comparative genomic hybridization. BMC Cancer 2002; 2:5.

257. Hoque MO, Lee J, Begum S, Yamashita K, Engles JM, Schoenberg M, Westra WH, Sidransky D. High-throughput molecular analysis of urine sediment for the detection of bladder cancer by high-density single-nucleotide polymorphism array. Cancer Res 2003; 63:5723-6.

258. Chan MW, Chan LW, Tang NL, Tong JH, Lo KW, Lee TL, Cheung HY, Wong WS, Chan PS, Lai FM, To KF. Hypermethylation of multiple genes in tumor tissues and voided urine in urinary bladder cancer patients. Clin Cancer Res 2002; 8:464-70.

259. Friedrich MG, Weisenberger DJ, Cheng JC, Chandrasoma S, Siegmund KD, Gonzalgo ML, Toma MI, Huland H, Yoo C, Tsai YC, Nichols PW, Bochner BH, Jones PA, Liang G. Detection of methylated apoptosis-associated genes in urine sediments of bladder cancer patients. Clin Cancer Res 2004; 10:7457-65.

260. Vinci S, Giannarini G, Selli C, Kuncova J, Villari D, Valent F, Orlando C. Quantitative methylation analysis of BCL2, hTERT, and DAPK promoters in urine sediment for the detection of non-muscle-invasive urothelial 677 Urine-based Biomarkers carcinoma of the bladder: a prospective, two-center validation study. Urol Oncol 2011; 29:150-6.

261. Chan MW, Chan LW, Tang NL, Tong JH, Lo KW, Lee TL, Cheung HY, Wong WS, Chan PS, Lai FM, To KF. Hypermethylation of multiple genes in tumor tissues and voided urine in urinary bladder cancer patients. Clin Cancer Res 2002; 8:464-70.

262. Horstmann M, Patschan O, Hennenlotter J, Senger E, Feil G, Stenzl A. Combinations of urine-based tumour markers in bladder cancer surveillance. Scand J Urol Nephrol 2009; 43:461-6.

263. Babjuk M, Soukup V, Pesl M, Kostirova M, Drncova E, Smolova H, Szakacsova M, Getzenberg R, Pavlik I, Dvoracek J. Urinary cytology and quantitative BTA and UBC tests in surveillance of patients with pTapT1 bladder urothelial carcinoma. Urology 2008; 71:718-22.

264. May M, Hakenberg OW, Gunia S, Pohling P, Helke C, Lubbe L, Nowack R, Siegsmund M, Hoschke B. Comparative diagnostic value of urine cytology, UBC-ELISA, and fluorescence in situ hybridization for detection of transitional cell carcinoma of urinary bladder in routine clinical practice. Urology 2007; 70:449-53.

265. Schroeder GL, Lorenzo-Gomez MF, Hautmann SH, Friedrich MG, Ekici S, Huland H, Lokeshwar V. A side by side comparison of cytology and biomarkers for bladder cancer detection. J Urol 2004; 172:1123-6.

266. Ramakumar S, Bhuiyan J, Besse JA, Roberts SG, Wollan PC, Blute ML, O' ane DJ. Comparison of screening methods in the detection of bladder cancer. J Urol 1999; 161:388-94.

267. Eissa S, Labib RA, Mourad MS, Kamel K, El-Ahmady O. Comparison of telomerase activity and matrix metalloproteinase? in voided urine and bladder wash samples as a useful diagnostic tool for bladder cancer. Eur Urol 2003; 44:687-94.

268. Gkialas I, Papadopoulos G, Iordanidou L, Stathouros G,

Tzavara C, Gregorakis A, Lykourinas M. Evaluation of urine tumor-associated trypsin inhibitor, CYFRA 21?, and urinary bladder cancer antigen for detection of high grade bladder carcinoma. Urology 2008; 72:1159-63.

269. Nisman B, Barak V, Shapiro A, Golijanin D, Peretz T, Pode D. Evaluation of urine CYFRA 21? for the detection of primary and recurrent bladder carcinoma. Cancer 2002; 94:2914-22.

270. Fernandez-Gomez J, Rodriguez-Martinez JJ, Barmadah SE, Garcia Rodriguez J, Allende DM, Jalon A, Gonzalez R, Alvarez-Mugica M. Urinary CYFRA 21.1 is not a useful marker for the detection of recurrences in the followup of superficial bladder cancer. Eur Urol 2007; 51:1267-74.

271. Schneider A, Borgnat S, Lang H, Regine O, Lindner V, Kassem M, Saussine C, Oudet P, Jacqmin D, Gaub MP. Evaluation of microsatellite analysis in urine sediment for diagnosis of bladder cancer. Cancer Res 2000; 60:4617-22.

272. van Rhijn BW, Smit M, van Geenen D, Wijnmaalen A, Kirkels WJ, van der Kwast TH, Kuenen-Boumeester V, Zwarthoff EC. Surveillance with microsatellite analysis of urine in bladder cancer patients treated by radiotherapy. Eur Urol 2003; 43:369-73.

273. Soyuer I, Tokat F, Tasdemir A. Significantly increased accuracy of urothelial carcinoma detection in destained urine slides with combined analysis of standard cytology and CK?0 immunostaing. Acta Cytol 2009; 53:357-60.

274. Hautmann S, Toma M, Lorenzo Gomez MF, Friedrich MG, Jaekel T, Michl U, Schroeder GL, Huland H, Juenemann KP, Lokeshwar VB. Immunocyt and the HA-HAase urine tests for the detection of bladder cancer: a side-by-side comparison. Eur Urol 2004; 46:466-71.

275. Pu XY, Wang ZP, Chen YR, Wang XH, Wu YL, Wang HP. The value of combined use of survivin, cytokeratin 20 and mucin 7 mRNA for bladder cancer detection in voided urine. J Cancer Res Clin Oncol 2008; 134:659-65.

第33章

基于组织的生物标志物

33.1　概述　　　　　　　　　　　　　715

33.2　细胞增殖标志物　　　　　　　715

33.3　细胞凋亡标记　　　　　　　　717

33.4　抑癌基因　　　　　　　　　　717

　　33.4.1　TP53 和细胞周期调节子　717

　　33.4.2　视网膜母细胞瘤基因　　720

　　33.4.3　TSC1　　　　　　　　　721

　　33.4.4　FHIT　　　　　　　　　721

　　33.4.5　PTEN　　　　　　　　　721

　　33.4.6　p63　　　　　　　　　　722

33.5　生长因子及受体　　　　　　　722

　　33.5.1　成纤维细胞生长因子受体 3　722

　　33.5.2　表皮生长因子受体　　　723

　　33.5.3　血管内皮生长因子　　　723

　　33.5.4　酸性成纤维细胞生长因子　723

　　33.5.5　碱性成纤维细胞生长因子　723

33.6　原癌基因　　　　　　　　　　724

　　33.6.1　ERBB2（HER2）　　　　724

　　33.6.2　HRAS　　　　　　　　　724

　　33.6.3　MDM2　　　　　　　　　725

　　33.6.4　MYC　　　　　　　　　725

　　33.6.5　细胞周期蛋白 D1 和 D3　725

33.7　细胞黏附标记　　　　　　　　726

　　33.7.1　E-cadherin　　　　　　726

　　33.7.2　整合素　　　　　　　　727

　　33.7.3　CD44　　　　　　　　　727

　　33.7.4　F 和 G 肌动蛋白　　　727

33.8　血管密度　　　　　　　　　　727

　　33.8.1　微血管密度　　　　　　727

　　33.8.2　淋巴管密度　　　　　　728

33.9　端粒酶　　　　　　　　　　　728

33.10　其他标志物　　　　　　　　728

　　33.10.1　多药耐药蛋白　　　　728

　　33.10.2　环氧化酶 2　　　　　728

　　33.10.3　凝溶胶蛋白　　　　　729

　　33.10.4　其他　　　　　　　　729

33.11　联合生物标志物和列线图　　730

33.12　生物标志物对膀胱肿瘤病理学分类的

　　　　影响　　　　　　　　　　　731

33.13　未来展望　　　　　　　　　732

参考文献　　　　　　　　　　　　　732

33.1　概述

在发达国家中尿路上皮癌是发病率排名第 5 的常见癌症，约占所有癌症的 5%[1-2]。许多相关因素都有引发膀胱癌的风险，包括吸烟、芳香胺暴露、砷暴露、慢性血吸虫感染、放射治疗和烷基化剂等[3-5]。

低级别乳头状肿瘤约占膀胱肿瘤的 80%。这些肿瘤通常表现为浅表型、外生型或乳头状病变。大多数患者（75%）为 pTis、pTa 或 pT1 肿瘤，20% 是 pT2 肿瘤，5% 为转移性肿瘤。推测这些肿瘤起源于正常膀胱移行上皮细胞的增生性改变，如乳头状瘤，随后发生血管生成性反应，并促进肿瘤的进一步发展。尽管这些肿瘤有很高的复发率，但其自身特性难以使其成为浸润性肿瘤。这些肿瘤大多数采用膀胱内灌注进行化疗，五年生存率约为 90%。10% ~ 20% 的病例出现疾病进展，多达 50% 的 pT1 肿瘤可能进一步进展[6]。因此，迫切需要生物标志物能够鉴别出具有进展和转移潜力的肿瘤[7-14]。

近年来，对于新标志物的发现取得了巨大的进展，这些标志物与分子水平上的改变相关，并在诊断、肿瘤分类、预后和预测个体患者对治疗的反应方面具有临床相关性（表 33.1）。然而，这些及其他生物标志物是如何有效地用于改善膀胱癌的诊疗还有待进一步了解（见第 29 章、第 32 章和第 34 章）。

33.2　细胞增殖标志物

细胞核增殖抗原（PCNA）是一种非组蛋白的核蛋白，它作为 DNA 聚合酶的辅助因子发挥作用，主要在 S 期表达，与细胞周期密切相关。在

表 33.1　部分膀胱癌分子标志物

增殖标志物
　　增殖细胞核抗原（PCNA）
　　Ki-67/MIB1
细胞凋亡标志物
　　BCL2
　　BAX
　　半胱天冬酶 3（CASP3）
　　Survivin
　　其他
肿瘤抑制基因、癌基因、突变基因以及细胞周期调控基因
　　p53
　　p21（WAF1、Cip1、CDKN1A）、p16（INK4、CDKN2A、MTS1）、p15（INK4B）、p27（Kip1），视网膜母细胞瘤基因（RB）
　　TSC1
　　脆弱 histine 三联基因（FHIT 基因）
　　PTEN
　　Tp63
　　HER2（ERBB2）
　　HRAS
　　MDM2
　　MYC
　　Cyclins D1、D3（CCND1、CCND3）
　　其他
生长因子和受体
　　成纤维细胞生长因子 3（FGFR3）
　　表皮生长因子受体（EGFR）
　　血管内皮生长因子（VEGF）
　　酸性成纤维细胞生长因子，基本成纤维细胞生长因子（bFGF）
　　其他
细胞黏附标志物
　　E-cadherin
　　整合素 CD44
　　F 和 G 肌动蛋白
　　其他
血管密度
　　微血管密度
　　淋巴管密度
端粒酶
其他蛋白标志物
　　多药耐药蛋白
　　环氧酶 2

续表

凝胶溶素

自分泌运动因子

管腔上皮细胞抗原（LEA.135）

雄激素受体

雌激素受体

尿激酶型纤溶酶原激活物因子

表面糖蛋白T138

玻尿酸

转化生长因子（TGF）β1

乙二醛酶系统

FEZ1/LTS1 抑癌基因

STK15/BTAK/AuroraA 基因产物

过氧化物酶体增殖子激活受体γ

组织多肽特异性抗原

胸苷酸合成酶

胸苷磷酸化酶（血小板衍生的内皮细胞生长因子）

二氢脱氢酶基质金属蛋白酶1（MMP1）

金属蛋白酶组织抑制剂（TIMP）1 脯氨酸的蛋白
　　激酶F（A）

丛生骨粘连蛋白小窝蛋白1（CAV1）

糖脂和羧基转移酶GM3 合酶低氧诱导因子（HIF）
　　2αS100 钙结合蛋白A4（S100A4）

膀胱癌相关蛋白（BCL0）

组织蛋白酶MAGEA4 蛋白

氧气调节蛋白（ORF150）

肝癌上调蛋白（HUP）

其他

基于尿的标志物（专有商业标志物）

见第 32 章

ImmunoCyt

BTA

NMF22

UBC抗原

荧光原位杂交（FISH）和 UroVysion

血红蛋白试纸

DNA多倍体

见第 32 章

杂合性损失和微卫星不稳定性

见第 29 章和第 34 章

甲基化标志物

见第 34 章

microRNA

见第 34 章

膀胱癌中，PCNA标记指数范围为 5%～92%，能预测癌症复发、放射治疗反应和生存期[15,17-19]。PCNA标记指数在 30%以下的二倍体尿路上皮癌细胞不会复发，而PCNA指数大于 30%的非整倍体癌通常会复发[20]。同 Ki-67 一样，PCNA的表达与膀胱癌胞核形态具有相关性[21,22]。此外，在没有复发的患者中，细胞凋亡标志物（常见于 90%的 Ta 和 T1 膀胱癌）与PCNA的比值较高[23]。

Ki-67 蛋白是一种单克隆抗体，识别表达于细胞周期的 S、G1、G2 和 M 期的人细胞核抗原。Ki-67 的表达指的是在冰冻组织标本上，出现免疫反应的胞核的比例，与癌症分级和分期相关[24-27]。在膀胱的进展期尿路上皮癌中，一些研究者已经报道了Ki-67 指数的预后意义[26-30]。淋巴结转移灶中，Ki-67 的表达模式与原发癌灶类似[31]。此外，多变量分析显示，Ki-67 的表达可预测尿路上皮癌的复发，但有些情况不是这样[27,36]。来自于 6 个中心的 713 名尿路上皮癌患者接受了根治性膀胱切除和淋巴结清扫术，Margulis 等检测了这些病例的 Ki-67 表达。这些患者中有 318 名（44.6%）膀胱癌复发。设置大于 20%的肿瘤细胞表达 Ki-67 为阳性阈值，观察发现，Ki-67 的阳性率与疾病复发的概率增加显著正相关[28]。

MIB1 是一种单克隆抗体，在经福尔马林固定好石蜡包埋切片上，它与 Ki-67 有相同的免疫原性，其表达与 p53 密切相关[37]。在 62 例出现组织学一级的复发癌症患者的多变量分析中，与 p53、HER2 和 BCL2 的表达相比，MIB1 免疫阳性是唯一可预测复发和癌特异性存活率的重要指标，标记指数大于 30%的患者比标记指数低的患者预后差。随着肌层浸润深度的增加，标记指数会上升[22,38,39]。

33.3 细胞凋亡标记

BCL2 是一种原癌基因，其编码的线粒体膜蛋白会阻断细胞凋亡，而不影响细胞增殖。在良性、异常增生的尿路上皮和高达 80% 的尿路上皮癌中可以观察到 BCL2 免疫反应，但是在 CIS 中则观察不到[27,37,40-43]。随着癌组织分期和分级的增加，BCL2 表达会降低，尽管这个问题一直存在争议[27,37,40,44]。不论什么年龄的手术治疗患者，BCL2 的表达与预后无关[45]。对于接受放射治疗的患者来说，BCL2 免疫反应与复发和生存期缩短相关[46]。

野生型 TP53 会导致细胞凋亡，而突变型 TP53 则抑制凋亡（见下面的讨论）。有趣的是，BCL2 更多在低级别尿路上皮癌中表达，而突变型 TP53 则更常见于高级别和晚期的癌症。一种可能的解释是，突变型 TP53 延长了有着明确遗传缺陷的细胞的生存期，使得它们变得更不稳定，更具临床侵袭性；相反地，BCL2 的表达可能是延长细胞生存的早期事件，使细胞获得启动性遗传缺陷，而没有影响 DNA 校对和修复机制[27]。

其他的细胞凋亡标志物包括促凋亡蛋白 BAX，它可能是一种预测生存期的独立因素；然而，该标志物和另外两种（FAS 受体和 CASPASE3）与膀胱癌的凋亡率无关[40,47]。大多数癌症具有 BAX（52%~73%）和 BCL-X L（81%）免疫反应性，但仅少数表达 BCL-XS（29%）[40,46]。BCL-X L 和 BCL-XS 的表达与高级别、晚期癌症相关[40]。胱天蛋白酶相关抑制剂生存素是另一种值得期待的膀胱癌的生物标志物[48-53]。

33.4 抑癌基因

33.4.1 TP53 和细胞周期调节子

33.4.1.1 TP53

p53 蛋白是一个 53kDa 的 DNA 结合磷蛋白，由位于 17 号染色体（17p13.1）（表 33.2）的短臂上的抑癌基因编码。它是细胞周期 G1/S 的门控基因[54]，发挥肿瘤抑制作用，该转录因子调节细胞生长，抑制细胞进入 S 期。p53 还能调节抗凋亡基因如 BAX 的表达。该基因的缺失或突变会导致失调和异常的生长，使得在调控下增殖得以持续的细胞凋亡减少。

野生型 TP53 的半衰期为 20~30 分钟，然而由于降解减少，突变型 TP53 的半衰期延长，估计约为 24 小时。TP53 的突变最常累及外显子 5~11，大约 95% 的突变发生在外显子 5~8 之间的 DNA 结合域，因此该区域称为 TP53 基因的热点区域。TP53 的突变通常是错义置换，主要发生在基因产物的氨基酸 130 和 290 之间的一个特定区域，包括 117~142、171~181、239~258 和 270~286 残基之间。这些区域在物种间高度保守，并且可能对 TP53 正常功能的发挥必不可少。对于富含嘌呤的突变型 TP53 来说，包含密码子 280~285 的区域是一个突变热点区域，其似乎是化学致癌物的靶点[55]。p53 基因 72 位密码子在精氨酸残基 72 的多态性与纯合性与膀胱癌的高发风险相关，尽管其他研究对该观点有争议[56,57]。

许多人类癌症中会发生 TP53 的基因杂合性（LOH）缺失[58]，因此，当 TP53 的正常等位基因缺失或失活时，TP53 可能促进了癌变。杂合状态下出现转化活性的原因可能是在突变型和野生

表 33.2　尿路上皮肿瘤选择性突变

基因	染色质位置	膀胱肿瘤中的频率	机制
p16	9p21	大于 50%	KN2 的失活，导致细胞周期的信号通路不受控制
FGFR3	4p16.3 外显子 7、10、15	74% pTa 21% pT1 16% 大于 pT2 大于整体的 40%	激活 RAS–MAPK 信号通路
ERBB2（HER2）	17q23	37%～50%，尤其是大于 pT2 期	编码受体蛋白酪氨酸激酶
TP53	17p13 Exons5 - 8	50% 的高级别或浸润性癌	抗凋亡基因的调控
MDM2	12q14	4%～6%	蛋白降解规律
EGFR1	7p12.3 - p12.1	30%～50% 浸润性癌	酪氨酸激酶
HRAS	13q14.1 - 14.2	30%～40%	癌基因
RB1	13q14.1 - 14.2	大于 50% 的高品位尿路上皮癌	细胞增殖加快
FHIT	3p	25%～60%	肿瘤抑制基因
SFRP1	8p	25%～30%	肿瘤抑制基因
PTEN	10q23	大于等于 50%	肿瘤抑制基因
DBC1	9q32～33	大于 50%	肿瘤抑制基因
PTCH（Gorlin 综合征）	9q22	大于 50%	肿瘤抑制基因
TSC1	9q34	12%～34%	肿瘤抑制基因

型 TP53 之间形成了的寡聚复合物。在含有突变型 TP53 基因的转化细胞中，胞质中含有改变了的蛋白复合物，而野生型 TP53 蛋白则降解[57]。

　　突变型 TP53 基因可以与 RAS 基因互相作用，使含有内源性野生型 p53 蛋白的原代培养的成纤维细胞发生转化[59]。在一些癌症患者中，17 号染色体位点的缺失与其他染色体异常同时出现，提示 TP53 突变是一个癌变过程的晚期事件。癌细胞非整倍体反映了染色体的不稳定性，可能在选择具有 TP53 基因突变的癌细胞时发挥作用。这个过程可能导致残存的野生型等位基因的缺失，以及正常的 p53 蛋白控制生长的功能失活[60]。

　　在 50% 的膀胱肿瘤患者中，特别是晚期阶段的患者，可以发现 TP53 肿瘤抑制基因的错义突变[61]。在高级别浸润性肿瘤和表浅型原位癌（CIS）中，TP53 的突变是很常见的（高于

50%）。因此，携带 TP53 突变的肿瘤患者比没有突变的预后更差，而且复发率更高。针对野生型与突变型 TP53 膀胱癌患者的生存期，一项对照研究表明，携带突变型 TP53 的患者生存期显著减少（中位生存期为 12 个月，而野生型 TP53 为 51 个月）[62,63]。不足为奇，携带突变型 p21 的肿瘤患者预后也较差，复发率较高。

　　如人乳头瘤病毒（HPV）E6 蛋白等病毒蛋白可以使 p53 蛋白失活。在乳头状非侵袭性和侵袭性癌症中，偶然可以检测到 HPV（在一项研究中为 12%），HPV 的存在与较高分期和分级相关[56,64-71]。HPV 阳性的癌症患者中突变很少出现 TP53，推测它们具有不同的病因通路[72]。

　　在许多人类癌症中，TP53 突变或 TP53 基因功能失活非常常见，往往会造成生长调控不正常。突变导致半衰期延长，p53 蛋白积累到一定

水平时，可以通过免疫组织化学方法在癌细胞核中检测到。多种癌症中 p53 蛋白的过表达与预后不良有关，而且似乎早于 CIS（浸润性膀胱癌的前驱病变）中 9 号染色体的丢失[70]。

在使用福尔马林固定且脱蜡后的切片时，检测 p53 抗原的大多数抗体需要进行抗原修复。由于在固定、组织预处理环节和抗体结合位点的不同，染色结果可能存在差异。免疫组织化学方法依赖于存在 TP53 错义突变的细胞中 p53 蛋白的积累，其原理尚不明确，免疫反应通常但并不总是提示 TP53 突变[31]。野生型 p53 蛋白可能在 p53活化（包括缺氧和 DNA 损伤）过程中积聚。此外，并非所有的 TP53 错义突变都导致蛋白的积累，因此，可能导致假阴性免疫组化结果。最后，根据突变位点和程度的不同，TP53 失活的程度可能不同。尽管如此，免疫反应和 TP53 突变有很强的正相关性[59,74]。良性上皮很少显示p53 染色，而在癌组织中 18% ~ 78% 的病例有表达[75-78]。在判读阳性和阴性染色时，使用了不同的阈值，包括 0%[79,80]、10%[27,78,81] 和 20% 的细胞[27,37,75,77-83]。染色结果的不均一性反映了肿瘤的异质性。在一项研究中，研究人员发现癌灶的中心区域与浸润前沿区域的表达没有差异[31]。

细胞性尿沉渣可以用于 TP53 突变的遗传分析[84,85]。然而，在显微切割得到的肿瘤中，TP53突变的情况与尿和血液中的相关性很差，86 例淋巴结转移的突变情况与原发癌类似[31]。

尿路上皮癌中的 TP53 的改变，可能会增加患者对化疗药物的敏感性，促进 DNA 的损伤，这些药物包括阿霉素和顺铂[87,88]。在具有 TP53突变的患者中，辅助化疗使复发的风险降低了 3倍，中位时间大约 9 年的随访发现生存期增加了2.6 倍[87]。而 TP53 无突变的患者接受化疗后无明

显生存优势。这些结果表明，患者在承受癌症进展和死亡（TP53 突变）最大风险的同时，也可能得到了辅助化疗的最大利益，TP53 的状态可以识别这样的患者。然而，根据文献报道，TP53突变的肿瘤对于各种疗法，包括化疗、放疗和DNA 损伤剂（包括顺铂和阿霉素）的反应是不相同的[80-92]。在癌症 T1 期接受尿道切除术的患者，无论其组织学级别如何，TP53 的状态不能预测卡介苗治疗的最初临床反应[93,04]。

在尿路上皮癌，细胞核 p53 蛋白免疫反应与以下指标相关：高级别、高阶段、血管侵犯、癌症复发和进展、存活率降低以及包括 17p 缺失和17 多倍体的 TP53 突变[27,37,45,75,82,83,95-99,104,105,108-114]。在许多研究中，其免疫反应具有独立预后意义，但是也一直存在争议[27,75,76,79,80,82,96,99,100,106,108,115-120]。在 T1 期膀胱癌中，与较少细胞显示 p53 阳性的病例相比，超过 20% 的癌细胞 p53 阳性的患者有较高的进展率（分别为每年 3% 和 21% 的进展率）[115]。类似地，超过 20% 细胞 p53 阳性的 CIS 比仅有少数细胞着色的病例有较高的进展率（分别为每年16% 与 86%）[75,116,121-123]。相反，一项研究表明，当对 p53 和 BCL 同时分析时，癌症分级和分期是患者生存期的唯一的独立预测因素[27]。

当与其他因素结合时，p53 的预测价值可以提升。p53 阳性免疫反应和 DNA 异倍体是紧密相关的，当联合使用时，提示浸润性癌患者具有非常差的预后[100]；相反，另一项研究发现，p53 的表达和 DNA 倍数状态无相关性[101]。

CIS 病例中约 65% 具有 TP53 突变，比异型病例的 28% 至不典型增生病例的 33% 的比例要大得多[124-126]。这种高频突变与浸润性尿路上皮癌中的相似，可以从遗传基础上解释 CIS 为什么很容易发生进展[124]。此外，TP53 种系传

递突变在有癌症倾向的家庭发生，其中包括Li-Fraumeni综合征[127]。在一项研究中，18例的浸润性膀胱癌中有11例存在TP53基因突变，而最常见的突变是单碱基对替换[128]。11例中7例发生错义突变，而3例发生无义突变。尿液中的沉积物也可检测到TP53突变[128]，可预测疾病的进展[129]。一项研究中，25例患者有23例为膀胱癌，肌层浸润性癌的TP53突变发生率显著高于非肌层浸润性癌（分别为58%和8%）[112]。36%～51%的高级别膀胱癌病例含有多种TP53突变[59,130]。这些分子研究证实了膀胱癌p53蛋白的免疫组织化学表达情况。

在尿路上皮癌和人类其他癌症中，p21和p16基因的突变检测结果表明，类似的生物学效应可能是由于在TP53调节通路中不同基因的改变所导致的（见下面的讨论）[131,132]。

33.4.1.2　p21（WAF1、Cip1、CDKN1A）

p53诱导TP53依赖基因的表达。此类基因的一个典范是p21基因（WAF^^Cip^^CDKN^A），在细胞周期中，周期依赖性蛋白激酶（CDK）启动G1期，而p21编码的21-kDa蛋白可以抑制CDK的作用。肿瘤中TP53功能的缺失会导致下游靶基因p21的表达下调。TP53基因突变导致p21基因无法启动，进而失去对CDK复合物的抑制，使得G1期启动。对p53依赖性CDK抑制子的发现，使该基因与细胞周期调节的基础性酶作用机制之间建立了联系。

p21基因是通过TP53转录激活并介导TP53依赖的G1期滞留，导致DNA损伤（见TP53，上文）。尽管TP53和p21表达之间没有明显的关联，但在接受以顺铂为基础的全身化疗时，p21阳性的肿瘤患者比p21阴性患者有更长的生存期（分别为60个月和23个月）[106]。同样，在

有肌层浸润的患者接受放疗后，p21的表达可以预测癌症患者的生存期[46,111]。p21和TP53的结合使用可增加对此类患者生存期预测的准确性；P21、TP53同时表达的癌症患者有最佳的生存率，而p21不表达、TP53表达的患者预后最差[133]。

33.4.1.3　p16（INK4、CDKN2A、MTS1）

p16基因位于第9号染色体上，高达60%的与血吸虫病相关的鳞状细胞癌病例中异常表达p16基因，而膀胱上皮癌病例中只有18%异常表达[134-136]。而且p16和TP53的异常是相互排斥的，提示膀胱癌发病机制中存在互补作用[135]。TP53和nm23-H1的协同表达与预后差相关，虽然nm23-H1自身仅能预测肿瘤的侵袭和复发[137,138]。

据观察，40%～51%的膀胱癌出现原癌基因p16的表达，而在良性尿路上皮中没有表达[139]。p16表达下调与癌症分级、分期增加、预后差有关，虽然也有一些研究报道了相反的结果[139,141]。最近的一项研究发现，在Ta或T1原发癌之后出现肌层浸润的病例中，p16表达显著高于最初诊断为肌层浸润癌的病例[142]。

33.4.1.4　p15（INK4B、CDKN2B）

该基因编码9号染色体p21上的胞周期蛋白依赖性激酶抑制剂。在良性尿路上皮中表达其信使RNA（mRNA），浅表癌中表达会降低，而在肌层浸润性癌中表达具有异质性[143]。

33.4.2　视网膜母细胞瘤基因

视网膜母细胞瘤（RB）基因位于13p14号染色体上，编码一个105kDa的蛋白质，在所有成熟细胞中都具有调节转录活性（表33.2）。正常基因产物抑制细胞周期所需基因的表达。细胞周期蛋白和周期蛋白依赖性激酶通过磷酸化

使 RB 基因产物失活。在无 RB 基因突变时，对应于 HPV16 开放阅读框 E6 的翻译蛋白可以使 pRB（RB 蛋白）灭活[144]。编码 p16 蛋白的 p16 基因功能的丧失，是 RB 的上游启动事件，能够维持 pRB 处于激活或低磷酸状态。p16 的缺失与 RB 蛋白的功能失活相关，或许是由于 p16 基因缺陷的细胞可以通过磷酸化使大量 pRB 基因失活，所以，在一些研究报道中 RB1 缺失或过表达的患者预后相同[145]。

RB 基因的任何突变可能导致对转录因子中 E2F 转录因子家族的抑制作用减弱，从而促进细胞增殖。已经发现，高于 50% 的高级别尿路上皮癌都发生了 p53 和 RB 突变，约 14% 的浸润性膀胱癌出现 EIF3 扩增[146-148]。

所有的人体组织均表达 pRB。Rb 基因的失活突变和 pRB 表达的减少发生在视网膜母细胞瘤及其他癌症中[149]。在人类癌症中，RB 的主要两种改变是缺失和突变。基因的大片段丢失会导致基因正常产物的缺失[149]。突变，包括改变基因功能的核苷酸替换，出现不合适的起始信号，多剪接位点，终止密码子移位，氨基酸被取代，转录将被破坏，会产生一种截短型基因产物，或以其他方式损坏 mRNA。这种改变导致 pRB 功能性蛋白的缺失[150]。膀胱癌中 RB 的改变通常是精确的点突变，而不是主要片段的缺失。在高级别肌层浸润性膀胱癌的发生、发展中，RB 基因是主要遗传因素之一[144]。30% 的高级别乳头状和非乳头状尿路上皮癌会发生 RB 基因功能的缺失。RB 基因的缺失与 RB 基因位点的 LOH 有关，这与高级别肿瘤和肌层浸润相关。淋巴结转移灶的 pRB 表达与原位癌的类似[31]。

pRB 表达改变与尿路上皮癌患者的生存期缩短相关[150]。在良性尿路上皮黏膜和非浸润性尿路上皮癌的大多数细胞中有 pRB 表达[151]。pRB 免疫组织化学检测似乎可有效预测癌症进展，但没有被常规使用[144,152,153]。

在尿沉渣检测中，20% 的 CIS 和 32% 的膀胱癌中都有 RB 和 LMYC 等位基因的缺失，但癌症组织和尿液沉渣之间结果的相关性不密切[154]。

33.4.3　TSC1

TSC1 基因（结节性硬化症）编码蛋白质 HAMARTIN，在结节性硬化症患者中有突变。TSC1 位于 9q34[155]。LOH 研究表明，34% 的膀胱癌，特别是 Ta 肿瘤中，该基因有突变，其他研究者报道在膀胱上皮癌中，TSC1 基因突变率为 11% ~ 13%[155-158]。

33.4.4　FHIT

组氨酸三联体（FHIT）基因位于染色体 3 短臂（3p14.2 区域），在膀胱肿瘤中其蛋白表达减少。25% ~ 60% 的膀胱癌中均发现 FHIT 基因的缺失，且在高级别肿瘤中更加常见。该基因缺失的患者预后较差且存活率低[159-161]。

33.4.5　PTEN

PTEN（第 10 号染色体缺失的磷酸酶及张力蛋白同源基因）位于 10q23 号染色体，这是高级别尿路上皮癌中常见的 LOH 区域[158,162-164]。PTEN 的缺失导致 PI3 激酶活化（作用方式与 TSC1 相同）。Tsuruta 等报道了 53% 的原发性膀胱癌患者肿瘤细胞胞质或核中 PTEN 蛋白的表达减弱或缺失[165]。94% 晚期膀胱癌病例的 PTEN 蛋白表达显著减少（特别是在核中），这种 PTEN 表达的减少与疾病的分期和级别有关[165]。PTEN 的表达与患者的生存无关[166]。PTEN 表达降低与膀胱肿瘤的浸润性有关。根据肿瘤分期与级别的不同，PTEN 的表达有明显的差异[167]。然而，PTEN 表达与疾病复发、进展或无进展生存期无明显相关性[167]。

33.4.6　p63

p63 是 TP53 基因家族，存在于正常尿路上皮中，但是在大部分浸润性癌中缺失[166]。p63（-/-）的小鼠无尿路上皮分化[168]。

33.5　生长因子及受体

33.5.1　成纤维细胞生长因子受体 3

成纤维细胞生长因子受体（FGFR）3 是胚胎发育、细胞生长、分化、增殖以及血管生成的关键基因[160]。FGFR 由四个活性成分组成，即 FGFR1 ~ 4。这些都是高亲和性的细胞表面相关受体，由 4 号染色体的 4p16.3 编码[170]。各成分是由细胞外结构域（由氨基末端疏水信号肽及 3 个免疫球蛋白结构域组成，成纤维细胞生长因子结合在后者上）、疏水的跨膜结构域和细胞内酪氨酸激酶结构域组成。FGFR3 突变通常引起常染色体显性骨骼发育不良综合征，如软骨发育不全和软骨发育不良[167,171]。从正常尿路上皮向恶性上皮转化时，FGFR3 突变（尤其是外显子 7、10 和 15）可能是最早的遗传学改变之一，其依据是在尿路上皮乳头状瘤中发现了 FGFR3 突变[172]。突变大多发生在低级别早期肿瘤中，在尿路上皮癌中，有八个点突变（错义）可引起受体的细胞外、跨膜和（或）胞质结构域的替换[172-175]。目前的研究表明，74% 的 PTa 肿瘤、21% 的 pT1 肿瘤、16% 的大于 pT2 肿瘤和 0% 的原位癌有这种突变[173,174,176]。据报道，40% 以上的尿路上皮癌患者有 FGFR3 突变，而其他部位肿瘤缺少该突变，可能提示 FGFR3 突变是尿路上皮肿瘤的特异性事件。

据推测，FGFR3 突变会导致 RAS-MAPK 通路的活化，然而，并非所有的 FGFR3 突变的肿瘤都有该通路活化[177,178]。RAS 突变与约 15% 的膀胱肿瘤相关。PIK3CA 是 PI3 激酶的一个催化亚基，PIK3CA 的突变也被发现与低等级和早期肿瘤相关（但没有 FGFR3 突变与低等级和早期肿瘤之间那么强的相关性）。报告表明，大约 20% 的 Ta 肿瘤存在这种突变，并且存在突变的肿瘤中，约 26% 共同存在 PIK3CA 与 FGFR3 的突变。在膀胱肿瘤的发生和进展中，还需要更多的研究来明确 FGFR3 及其他遗传学异常的关系[179]。

实时荧光定量 PCR 可检测尿路上皮 FGFR3 基因与其他 FGFR 基因的表达。FGFR3 不同的亚型已经明确。最常见的是 FGFR3b（可抑制 FGF 增殖的激活）和 FGFR3c（间质亚型）。在许多肿瘤中，亚型的转换发生于 FGFR3b 和 FGFR3c 之间，这可能表示一种自分泌或旁分泌途径，从而刺激肿瘤中的 FGFR3 信号。

分别在约为 30% 和 70% 的低级尿路上皮癌中发现了 HRAS（下文讨论）和 FGFR3 突变，这种模式可能提示，低度恶性肿瘤的细胞恶性转化是由于 RTK-RAS 途径的激活导致的[178,180]。然而，到目前为止，没有研究发现是否可以在同一个肿瘤中同时存在这两种突变[180]。

FGFR3 基因点突变存在于高达 88% 的低级别癌中，而这些与患者年龄或临床状态无关[181,182]。值得注意的是，一份报告发现，约 75% 的乳头状瘤有该基因突变，代表了尿路上皮乳头状瘤中最早的遗传学缺陷。

33.5.2　表皮生长因子受体

表皮生长因子受体（EGFR）是一种酪氨酸激酶，与 FGFR3 类似。它是由位于染色体 7p13 的一个原癌基因编码。EGFR 是一个 170kDa 的跨膜生长调节糖蛋白。胞外结构域代表配体结合位点，它是表皮生长因子（EGF）和转化生长因子 α（TGFA）的一个受体。EGF 与受体的结合，通过正常受体的内吞和酪氨酸激酶的刺激作用使其下调[183,184]。5% 的膀胱上皮癌存在 EGFR 扩增，23% 肿瘤出现其蛋白过表达，这与预后较差和更具侵袭性的肿瘤行为相关[185,186]。无法进行泛素化降解可以解释某些肿瘤细胞的胞质中出现的 EGFR 积累[186]。一些研究表明，多达 30%～50% 的浸润性膀胱癌中存在 EGFR 的过表达[187]。目前，实体瘤患者 I 期临床试验中，除了膀胱上皮癌以外，发现了两个靶向治疗位点：靶向该受体的胞外域的特异性单克隆抗体和受体胞内区域的酪氨酸激酶小分子抑制剂。最近已经在肺癌中研究吉非替尼的治疗效果，研究结果表明，它抑制 DNA 合成，降低细胞增殖速率，尤其是在 EGFR1 突变的癌症中[188-190]。EGFR 和 ERBB2 的过表达与肿瘤的侵袭性和较差的预后相关[191,192]。

EGFR 存在于许多细胞中，包括正常尿路上皮的基底细胞层、染色时，以细胞膜染色为主[193]。EGFR 的免疫反应性存在于约 50% 的膀胱癌中，在 T2 期到 T4 癌症中的表达增加（71% 的病例），在浸润性癌的浸润前沿区域表达最强[194]。

EGFR 的免疫反应与膀胱癌复发、复发时间缩短、生存期缩短相关，虽然存在一些相互矛盾的结果[194-196]。膀胱癌 EGFR 的免疫反应性和细胞增殖指数之间（使用溴脱氧尿苷染色得出）有

强相关性，提示该受体可能参与肿瘤诱发和增殖作用[194]。此外，EGFR 免疫反应性的上调与血型抗原缺失及 T 抗原的协同表达提示，有缺陷的糖基化参与尿路上皮癌的发生，并与分期增加有关[197]。EGFR 的免疫反应可能与 c-Jun 癌蛋白的表达有关[198]。

33.5.3　血管内皮生长因子

血管内皮生长因子（VEGF），以及在较低程度上的碱性成纤维细胞生长因子（见下文）是膀胱癌细胞血管生成的主要诱导物[198]。与良性尿路上皮的相比，癌细胞的 VEGF mRNA 和蛋白水平较高，VEGF 的高表达水平提示预后不良[200-204]。但是，尿液中的 VEGF 含量与癌症的分期、大小或分级不相关[203]。VEGF 的抑制剂——血小板反应蛋白 1 似乎在血管生成中发挥关键作用；在尿路上皮癌的早期阶段，其下调使得从抗血管生成表型向血管生成表型转变[99]。

33.5.4　酸性成纤维细胞生长因子

酸性成纤维细胞生长因子是 16kDa 单体蛋白，最初从正常脑组织中纯化得到，并广泛分布于正常人体组织[194]。它存在于大多尿路上皮癌中，在肿瘤细胞的免疫反应强度和频率与癌的分级和分期有关。

33.5.5　碱性成纤维细胞生长因子

碱性成纤维细胞生长因子是其家族的 9 个成纤维细胞生长因子中的一个，该家族所有成员对肝素具有强亲和力，FGFR 的功能性配体具有内在酪氨酸激酶活性。碱性成纤维细胞生长因子存在于正常尿路上皮的基底层、正常的肌层和周围的血管中，但仅表达于 13% 的尿路上皮

癌[205]。碱性成纤维细胞生长因子是一种强效血管生成因子，当存在该因子时，可独立预测膀胱肿瘤的复发[206]。

33.6 原癌基因

33.6.1 ERBB2（HER2）

ERBB2（HER2）基因位于 17q23 号染色体，编码另一种酪氨酸激酶蛋白受体[186,207,208]。与乳腺癌相同，尿路上皮癌也有这种蛋白的扩增。免疫组织化学分析表明，37%～50%的膀胱癌过表达 HER2 蛋白，特别是晚期肿瘤（级别大于 pT2）。因此，ERBB2 基因可能是将来膀胱癌治疗的潜在靶点[209,210]。其他研究显示，ERBB2 过表达发生在 10%～50% 的浸润性膀胱癌中。ERBB3 和 ERBB4 也被认为与低级别非浸润性乳头状肿瘤有关[186,207,208,211]。

在正常细胞中 HER2 原癌基因是单拷贝基因，定位于染色体 17q12～21.32 上。它编码的蛋白质位于胞质膜，具有胞外（HER1）成分、跨膜成分和一个胞内的（HER2）185kDa 的成分[212]。HER2 具有酪氨酸激酶活性，与 EGFR 有 85% 的同源性[212]。跨膜段与 EGFR 关系并不密切，胞外结构域与 EGFR 的同源性只有 40%。

目前尿路上皮癌 HER2 的免疫反应性通常是在细胞膜上，虽然胞质表达也有报道[193,213]。染色细胞弥漫性分布，没有倾向于表达在肿瘤的浅表细胞或基底细胞或正常尿路上皮的趋势。在正常和炎性尿路上皮中，HER2 蛋白表达率从 2%～65%，并且存在于 19% 的异型增生和 64% 的 CIS 中[214]。随着尿路上皮癌的分期

增加和复发，HER2 蛋白的免疫反应性随之增加，虽然有报道称 HER2 染色和预后无明显相关性[140,196,212,216,217]。最近的一份报道显示，HER2 的表达能独立预测癌症相关的生存期[218]。一项前瞻性研究发现，在高级别肌层浸润性尿路上皮癌患者中，接受紫杉醇为基础的化疗治疗后，71%的高级别尿路上皮癌有 HER2 表达。HER2 表达患者的癌症死亡率风险较低，这表明化疗敏感性和 HER2 表达之间可能有关联[219]。

33.6.2 HRAS

大多数研究者发现，在 30%～40% 的膀胱癌中，HRAS 基因上的 12、13 和 61 密码子存在突变（导致组成性激活）。据报道，突变率从 0～84% 不等。转基因小鼠的研究提示，在良性尿路上皮向尿路上皮增生，并随后发展到低级别乳头状瘤的转化中，HRAS 致癌基因可能与该进程相关[220-224]。但目前人体研究数据不支持 RAS 突变与浅表性或浸润性尿路上皮癌之间有直接的关联。

人类的 RAS 基因家族，包括 HRAS、KRAS 和 NRAS，是一个很好的典范，可展示细胞基因的突变或可导致恶性转化的过表达[225]。这些基因编码一组紧密相关的 21kDa 的蛋白质（P21）。RAS p21 与鸟嘌呤核苷酸有高度亲和力，并具有鸟苷三磷酸酶的活性。蛋白质锚定到细胞膜的胞质面，是影响细胞增殖信号的转换器[225]。

有两种机制可以解释 RAS 基因如何转化细胞。其一涉及 12、13、29 和 61 号密码子上的单核苷酸突变，它可以导致该基因产物 p21 蛋白的一个核苷酸置换，使 GTP 结合结构域的酶活性降低；第二种机制涉及 RAS 基因产物的过表达。

RAS 基因的突变是尿路上皮癌中最常见的

遗传性改变[225]。这些突变通常发生于 HRAS 的 12 号密码子上，较少发生于第 13 或 61 号密码子。有时 KRAS 基因也受到影响。在人类膀胱癌细胞系 T24 中，通过导入反义寡核苷酸使功能性 HRAS 基因失活，可抑制细胞增殖，表明 HRAS 突变是这种肿瘤细胞的高增殖性所必需的。大约 50% 的膀胱癌会发生 HRAS 突变[225]。HRAS 基因的 12 号密码子的第二个核苷酸发生 G-T 替换，导致基因产物 p21 的甘氨酸替换为缬氨酸，这是人类膀胱癌的优势突变[227,228]。高级别非整倍体膀胱癌中 HRAS 基因 12 号密码子的突变率比低级别二倍体乳头状癌的高，但与癌症级别或分期没有明确的相关性。通过免疫组织化学检测 p21 基因也得到类似结果。p21 过表达与 DNA 倍数有关，而与分级和分期无关[229]。在膀胱癌中已发现了 c-HRAS 基因多态性，但 C-HRAS 基因分型在患者的临床治疗中作用是有限的[230]。29% 的患者观察到 KAS 突变，但其临床意义尚无前瞻性研究[231]。

33.6.3 MDM2

MDM2 基因位于染色体 12q14 上，编码一个与 p53 的相互作用的癌蛋白，并导致该蛋白的降解。当存在 TP53 接触性突变时，MDM2 不能发挥降解作用。*

TP53 突变可以是接触突变，阻止 p53 基因作为 MDM2 基因的转录因子；或者是由于蛋白解折叠引起核内蛋白聚集的结构突变。可以在免疫组化图像中观察到这些解折叠的 p53 蛋白。在膀胱癌中均存在两种 TP53 突变机制，野生型 p53 可以激活原癌基因核蛋白 MDM2[103,232]。

MDM2 的过表达与高级别肿瘤负相关[233,234]。在 67% 的非浸润性和早期浸润性（pT1）膀胱癌中，这种蛋白表达均有增加，但只存在于 27% 肌层浸润性癌的病例中。总体而言约 4%~6% 的膀胱癌有 MDM2 扩增，虽然一些现有数据表明，MDM2 的状态和肿瘤级别或分期之间没有明显的相关性[235-238]。

33.6.4 MYC

MYC/CCND1 拷贝数增加，可能会在膀胱癌肌层浸润之前发生，并与癌症分期有关[239,240]。然而，MYC 蛋白过度表达和 MYC 基因扩增之间没有相关性，提示即使出现大量基因拷贝，表达调控也可能有效[240]。MYC 扩增与 TP53 缺失和 DNA 多倍体有关[240]。MYC 是无进展和癌特异性生存的独立预测因子[166]。

33.6.5 细胞周期蛋白 D1 和 D3

CCND1 基因位于染色体 11q13 上，编码细胞周期蛋白 D1（Cyclin D1），已经确定核蛋白 Cyclin D1 是 PRAD1 的原癌基因，也很有可能是 BCL1 的原癌基因。它是在细胞周期的早期分裂时表达的核蛋白。Cyclin D1 结合到细胞周期蛋白依赖性激酶（CDK）上，在细胞周期进展中显示特定的周期性表达，表明在生长调控中起重要作用。它与 pRB 及其他细胞周期相关蛋白如 PCNA、p21 相互作用。良性和异型增生的尿路上皮（包括内翻性乳头状瘤）不表达 Cyclin D1[241]。

Cyclin D1 免疫组化表达的研究具有矛盾性。

---

*译者注：接触性突变（contact mutation）是 p53 基因突变的一种类型（类型 I）。类型 I：错义突变，影响 DNA-结合表面的残基，破坏蛋白-DNA 结合位点（如 p53-Trp248 和 p53-His273）；类型 II：破坏蛋白构象的错义突变（如 p53-Ala143，p53-His175，p53-His179，和 p53-Gly281）；类型 III：无效突变，完全破坏蛋白功能 [插入或缺失（框移突变），无义突变和剪接点突变]

一项研究发现胞核 Cyclin D1 仅在 Ta 和 T1 阶段的乳头状尿路上皮癌中表达，在侵袭性癌或非乳头状癌中不表达。在一些研究中，Cyclin D1 与癌症分级和进展的相关性明显降低[139,241,242]。Cyclin D1 与 PCNA 和 p53 的表达呈负相关，表明 Cyclin D1 抑制细胞增殖，促进肿瘤分化。相反，其他研究发现，尽管具有 Cyclin D1 免疫反应的癌症复发比 Cyclin D1 免疫反应阴性的癌更为迅速，Cyclin D1 表达与分级、分期也无相关性[243,244]。81% 的非肌层浸润性癌和 38% 的肌层浸润性肿瘤中有 Cyclin D1 mRNA 的表达[245]。相比而言，只有 10%～15% 的膀胱癌出现 11q13 区域扩增，所以，基因扩增后的调控决定了 Cyclin D1 的表达水平[245]。众多结果表明，CyclinD1 的遗传改变可能是尿路上皮癌变过程的早期事件。患者预后的差异，可能是由于 Cyclin D1 基因的多态性引起的，该基因的 A 等位基因突变与日本患者膀胱癌的风险增加有关[246]。联合检测 Cyclin D1 低表达、P27（Kip1）低表达和 Ki-67 高表达能很好地预测复发情况[35]。

最近，在膀胱癌中发现了 CyclinD3 的失调[347,248]。CyclinD3 是另一种 G1-S 期调控因子，通过免疫组化和网格计数法研究了 Cyclin D3 和肿瘤细胞增殖的关系。为了验证免疫组化表达结果，在一部分病例中通过免疫印迹（Western Blotting）定量检测了 CyclinD3 的表达。CyclinD3 的过表达与更大的肿瘤（直径大于 5cm；$P<0.0001$）和肿瘤高增殖性（高于 10%；Ki-67 的标记指数；$P=0.025$）有关。在 2004 年世界卫生组织（WHO）分级系统中，Ta 期（$P=0.035$，ANOVA）和 T1 期（$P=0.047$，t 检验）肿瘤中 Cyclin D3 表达水平上调。CyclinD3 与其他临床病理参数、G1-S 期调节子或 9p21LOH 无关。Cox 多因素分析发现 CyclinD3[$P=0.0012$，相对危险度（RR）=5.2366]、肿瘤大小（$P=0.0115$，RR=4.4442）和 CyclinD1（$P=0.0065$，RR=3.3023）是无进展生存期的独立预测指标，其中 CyclinD3 表达风险最高[247]。

33.7 细胞黏附标记

33.7.1 E-cadherin

E-cadherin（上皮型钙黏蛋白）是钙黏着蛋白分子家族的上皮性成员，是 80kDa～120kDa 的跨膜糖蛋白，分子量为 723～748 个氨基酸，参与细胞间黏附作用。它们具有细胞外、跨膜和胞质结构域，细胞外结构域包含钙结合位点，以保护该分子免于被蛋白水解[249-251]。胞质结构域与连环蛋白和胞质成分组成复合物。

正常人体上皮免疫组织化学检测中，88% 的细胞显示强烈的 E-cadherin 膜着色[252-254]。表层细胞腔面方向的膜是缺乏染色的，因为它是细胞与基底膜接触的部分。93% 的 CIS、21%～98% 的低级别癌和 45%～76% 的浸润性癌中均有着色[249,252,255]。

E-cadherin 的表达与癌症分期呈负相关，表明它参与了浸润性过程[252,256]。在原发癌和淋巴结转移中，E-cadherin 的表达是相同的[31]。E-cadherin 的表达和存活率之间密切相关；不过，即使是高级别癌症，E-cadherin 着色正常似乎表明预后良好[253,257,258]。基质金属蛋白酶与 E-cadherin 的高比值率与微血管密度相关，预示预后较差[256]。E-cadherin 的血清浓度与癌症分级、表现出的肿瘤数目和癌症的复发有关，但与组织切片中的免疫反应无关[259]。

甲基化在癌症 E-cadherin 基因失活中起着关键作用，有 63% ~ 84% 的恶性病例出现 E-cadherin 启动子区域的甲基化，相比而言，良性上皮只有 0% ~ 24% 出现[260,261]。100% 的癌症样本在第 892 位和 940 位核苷酸（nt）这两个位点出现甲基化[260]。

33.7.2 整合素

整合素是黏附分子的另一个家族，是以非共价连接的 α 和 p 亚基跨膜异二聚体。至少有 8 个不同的整合素，每一个整合素具有共同的 p 亚基，能够与各种 α 亚基结合。整合素作为细胞外分子受体，大致可分成主要结合基底膜类（胶原和层粘连蛋白）、主要结合到细胞外基质蛋白类（纤维蛋白原、纤连蛋白和血小板反应蛋白）和充当细胞黏附分子（主要作用于淋巴细胞）这几类[262]。正常尿路上皮不表达 α1 亚基、α4 亚基或 α5 亚基，但基底细胞层比管腔细胞表达更强的 α2 亚基和 α3 亚基细胞膜染色。从 Ta 和 T1 癌发展到 T2 ~ 3 期的过程中，α2p1 的表达逐渐丧失，在较小程度上，α3p1 的表达也下调[262]。正常尿路上皮 α6p4 整合素与Ⅶ型胶原共定位在基底细胞和固有层的交界处[262]。在非浸润性膀胱癌中，整合素存在于基底上层和基底细胞，Ⅶ型胶原仍结合在半桥粒基底细胞锚定复合物上。这一发现表明，低级别癌的锚定复合物是正常的或仅稍微有些改变，而在 83% 的浸润性癌中，整合素或Ⅶ型胶原之一丢失，或两者均丢失，提示出现黏附异常[262]。

33.7.3 CD44

CD44（PGP-1，ECM Ⅲ，Hermes 抗原）是细胞表面的糖蛋白的一个家族，主要参与上皮细胞的细胞间、细胞与基质间的相互作用[263]。正常尿路上皮会表达 CD44，但在早期非浸润性乳头状尿路上皮癌中表达量更多，且会随着浸润性的增强逐渐丢失[138,264,-266]。在一组小样本实验中，CD44 异常的基因过表达产物与浸润性程度和癌症复发有关[138]。尿液标本的脱落癌细胞也检出不同的 CD44 蛋白异构体和 mRNAs[167-269]。尿液样品中 CD44v8-10 与标准 CD44 的比率可以预测侵袭性和无病生存期[269]。血清可检测出可溶性 CD44 蛋白，男性膀胱癌与健康对照者相比，前者血清中 CD44 的含量更低[270]。

33.7.4 F 和 G 肌动蛋白

肌动蛋白聚合的改变与膀胱癌的表型有关，并且可能是早期浸润和进展的有用标志物[88]。这种改变是由于激活了致癌肌动蛋白信号传导途径（如 RAS 和 SRC）或肌动蛋白结合的肿瘤抑制蛋白（如 E-钙黏蛋白、凝溶胶蛋白等）失活而导致的。

细胞骨架蛋白、F 肌动蛋白及其前身 G 肌动蛋白的含量，是反映细胞分化下降和患膀胱癌风险的标志[271,272]。分化相关的变化发生在癌变的早期，可以在体外实验中通过视黄醇或其他分化促进剂处理来逆转[273]。

33.8 血管密度

33.8.1 微血管密度

血管生成是癌症生长的一个重要组成部分，通过计算小血管的数量，建立微血管密度评分（每单位面积的血管数目）来间接测量血管生长的好坏[206]。至今为止，对所有膀胱癌患者的微血管密度的数据进行回顾性分析和比较有一定的困难，因为微血管密度测量的方法、患者人群和结果变量都存在差异[206,274]。最近已经提出膀胱癌及其他癌症测定微血管密度的标准，以便于确定建议的预测值[275,276]。

淋巴结转移的微血管密度与原发癌的微血管密度类似[31]。尿路上皮癌中微血管密度的增加可以预测淋巴结转移、复发和不良预后[278,279]。该参数是一个独立的预后因子[258,278,279]。有血吸虫病相关性的膀胱腺癌患者有类似的结果[280]。然而，其他报告发现微血管密度与癌症复发或进展无相关性[120]。

33.8.2   淋巴管密度

淋巴管密度可以通过免疫组化检测D2-40来确定，D2-40是一种特定的淋巴管内皮细胞标志物[281]。Fernandez及其同事对108例肌层浸润性膀胱癌进行了D2-40和增殖标志物Ki-67的双重免疫标记[282]。97%的病例观察到肿瘤周围淋巴管，60%的病例观察到肿瘤内淋巴管。较高的肿瘤内淋巴管密度与分化程度差显著相关，而较高的肿瘤周围淋巴管密度与淋巴结转移有关。然而，淋巴管密度对生存没有影响。这些结果表明，淋巴管生成可能有助于肿瘤的转移，从而为膀胱癌的治疗提供了潜在靶点[282]。

33.9   端粒酶

染色体末端称为端粒，它随着细胞的每一次正常分裂而逐步缩短，最终导致染色体复制能力的丧失。端粒缩短像生物时钟一样，诱导细胞衰老和死亡，而通过端粒酶，一种修复染色体末端的DNA聚合酶，可以延长细胞的寿命，保持复制

能力。端粒酶的存在或表达的增加涉及各种器官中癌细胞的永生化和生长优势，也包括膀胱[283]。

根据对组织提取物的研究，良性上皮很少或没有端粒酶活性，而几乎所有的癌症则高表达端粒酶[284,285]。最近一项研究用福尔马林固定石蜡包埋的组织进行原位杂交检测，证实了这些结论[286]。

大部分含有癌细胞的尿液样本可检测到端粒酶活性，而大多数良性上皮细胞的样品则没有[287-292]。用基于PCR扩增的方法对端粒重复序列（TRAP）进行扩增，检测尿液样本中端粒酶活性，分析表明，与细胞学相比，该方法有很好的灵敏度和特异性（分别为74%～84%和69%～93%）[292-294]。然而，将BTA统计测试和NMP22与TRAP法进行比较，得到的结果相互矛盾[295-297]。来自最近同一中心的一项比较分析发现，相对于其他标志物，该标志物的灵敏度（46%）和特异性（74%）更差[298]。端粒酶活性与癌症的分期、分级、多灶性或癌症复发无关[295,288]。

33.10   其他标志物

33.10.1   多药耐药蛋白

在膀胱癌患者中，P-糖蛋白/多药耐药蛋白1（MDR1）、多药耐药蛋白1和3（分别为MRP1和MRP3）与阿霉素抗性有显著的相关性[299]。治疗后残留和复发的癌细胞中，这些蛋白质的表达比在未治疗的原发肿瘤中高得多。

33.10.2   环氧化酶2

环氧化酶2（COX2）在尿路上皮癌中的表达高于良性尿路上皮，并且COX2的表达与肿瘤的

分级相关。COX2 是否能预测使用 COX2 抑制剂治疗的反应，目前仍未确定。

33.10.3 凝溶胶蛋白

凝溶胶蛋白在半桥粒的形成过程中围绕在肌动蛋白核心的周围，在肌动蛋白聚合和恶性肿瘤细胞重塑中发挥作用[62,63,304]。凝溶胶蛋白基因（GSN）位于染色体 9q33，这是尿路上皮癌中的一个最频繁缺失的基因位点。对膀胱癌的各种样本进行测序分析、基因表达谱分析、免疫组化分析和反相蛋白质阵列分析，研究表明，凝溶胶蛋白低表达的患者比凝溶胶蛋白表达水平较高的患者生存时间更短。事实上，TP53 突变的患者（相对于野生型的 TP53）也显示出低的凝溶胶蛋白表达水平，这表明了凝溶胶蛋白可能具有肿瘤抑制功能。这些结果说明在未来，很有可能通过靶向特定的肌动蛋白信号通路，进行治疗性干预和可能的预防[62,63,304]。数据表明，肌动蛋白的变化与膀胱癌的发展和进展相关，并且特定的重塑模式可能与膀胱癌的不同阶段有关。

在原位癌和膀胱癌中，细胞骨架蛋白凝溶胶蛋白的表达与良性尿路上皮的相比明显下降，可以很好地独立预测癌症的复发和进展[255]。

33.10.4 其他

在有限的研究中，对多种其他标志物进行了评估，良性上皮不表达自分泌运动因子受体（AMFR 或 gp78），它在尿路上皮癌的表达是患者手术治疗后预后的独立预测因素[257]。免疫组化检测表面糖蛋白腔上皮抗原（LEA.135）的表达，在高级别和晚期癌症中表达逐步降低[305]。雄激素受体是类固醇激素核受体超家族的成员，在大多数尿路上皮癌中表达，但良性尿路上皮中不表

达[306,307]。尿激酶纤溶酶原激活物是一种丝氨酸蛋白酶，对于肌层浸润性膀胱癌而淋巴结阴性患者而非上尿路癌患者，其表达情况是生存期的独立预测因子，它的基因是位于染色体 3p14.2 区域组氨酸三联体（FHIT）基因，在大多数尿路上皮癌中异常表达[308-311]。

12% 的浅表型膀胱癌中可检测到雌激素受体，但它并不能预测生存期[312]。

TGFβ1 及其受体表达的改变在尿路上皮癌中较常见，而 TGFβ1 和 TGFβRl 的过表达与癌症进展和死亡率独立相关[313]。另一项研究表明，良性尿路上皮和低级别肿瘤比 CIS 和高级别肿瘤的 TGFP1 表达量高；TGFP1 与白介素 4 一起作用可能诱发间质浸润灶周围的腱糖蛋白 C 的表达[314]。

乙二醛酶可解除甲基乙二醛的细胞毒性，与良性上皮相比，它在浸润性膀胱癌中的表达量不变或增加（分别为乙二醛酶 I 和乙二醛 II）[315]。与非浸润性癌中的含量相比，糖基转移酶家族的成员 p3GNT2 在浸润性癌中的表达下调[316]。通过免疫组化法在 61.67%（37/60）的膀胱原位癌中发现了 FEZ1、LZTS1 抑癌基因产物[317]。有丝分裂激酶编码基因 STK15、BTAK、AuroraA 的蛋白质产物的表达与高级别癌症的浸润和死亡率密切相关[318]。过氧化物酶体增殖物激活受体 γ 在乳头状瘤中比实性肿瘤中更为常见[319]。组织多肽特异性抗原与肿瘤大小、分期和分级有关，在癌症的诊断中其具有 95% 的特异性和 33% 的灵敏度[320]。低表达的胸苷酸合成酶（嘧啶合成的关键酶），高表达的二氢嘧啶脱氢酶（一个重要的嘧啶修复酶），可以预测术后较长的无癌生存期[321]。胸苷磷酸化酶水平在高级别肌层浸润性癌[322]和复发的癌症中是最高的[323]。

尿基质金属蛋白酶 1（MMP1）与癌症的发

展和死亡率相关，而组织金属蛋白酶抑制剂-a（TIMP1）则无相关性[324]；然而，另一份报告发现，患者TIMP1高表达比低表达的预后更差[325]。脯氨酸蛋白激酶F在高级别和晚期尿路上皮癌中过表达，并与复发和死亡率密切相关[326]。多变量、多个临床和病理因素分析表明凝集素mRNA的高表达能独立预测较低的无复发生存率[327]。骨黏连基因表达与基质金属蛋白酶2的表达及肿瘤的分级、分期和进展相关[328]。Ku蛋白参与DNA双链断裂修复，与良性膀胱组织相比，其在癌组织中的表达量显著增加[329]。

膀胱癌小窝蛋白1免疫反应性与级别相关，但与癌症进展或生存期无明显联系[330]。糖脂GM3的表达和尿路上皮癌的侵袭能力呈负相关[331]。浸润性癌中检测到缺氧诱导因子（HIF）2a、内皮PAS结构域蛋白1的表达，而浅表型癌中则无表达[332]。钙结合蛋白S100A4通常表达于浸润性癌和转移癌，预测存活率也降低[333]。

通过比对非浸润性癌中mRNA表达谱，发现了一个新的基因（BLCAP或BC10），随着组织浸润的发展该基因表达下调[334]。尿液样本中组织蛋白酶L是半胱氨酸蛋白酶，随着癌症的浸润性和级别增加，其表达量升高；相反，组织蛋白酶B和H没有增加[335]。膀胱癌鞘糖脂sialosy Le（X）的表达能预测浸润和转移；其他糖类抗原无此预测价值[336]。MAGEA4蛋白在鳞状细胞癌中比腺癌、肉瘤样癌、小细胞癌和尿路上皮癌中的表达更为普遍（46%对27%、29%、25%、19%），并能预测癌特异性生存期的降低[337]。150kDa的氧调节蛋白ORP150在膀胱癌（尤其是高级别）中普遍表达；其表达与基质金属蛋白酶2的表达相关[338]。有关肝癌上调蛋白（HUP）的初步研究揭示了在恶性与良性组织尿路上皮的

检测中，有89%的灵敏度和100%的特异性[339]。作者认为在检测尿路上皮肿瘤的尿液筛查中，该指标具有潜在利用价值。

33.11　联合生物标志物和列线图

风险分层是临床实践决策中的重要组成部分，对一位既定患者而言，多种因素会影响治疗方案的选择。目前的肿瘤、淋巴结和转移灶（TNM）分期系统仍然是根治性膀胱切除后预后的标准决定因素。然而，在每一个分期范畴内，肿瘤生物学异质性和各预后组内患者的特点会导致预后的显著差异。分子变量与TNM分期的结合可能会改进风险预测。

列线图是一个数学公式或算法的图示，它结合了若干预测因子，为连续变量建模，预测特定终点[340]。通过综合每一位患者所有相关的持续影响预后的因素，在预测结果方面，列线图能提供比基于风险分组模式和临床专家所给出的更准确的结果[341]。

在提高目前预后指标的准确性上，分子标志物提供了一个有前途的方法。当同时考虑多个预测变量时，风险预测可能会更加精确和可靠。多元列线图有助于对膀胱切除后的特定时间点的事件进行预测，可以使预测的准确性增加[342,343]。利用临床变量、病理特征和从患者肿瘤中检测到的分子变量的知识，可以计算出来尿路上皮癌复发风险级数或转移的概率[343-349]。目前，已经制定了几种膀胱切除术后列线图，以帮助预测手术治疗膀胱癌的预后，并协助决定根治性膀胱切除后使用的辅助治疗。

Shariat等的研究显示，在一组pTa-pT3期淋巴结阴性的尿路上皮癌患者中，接受根治性膀胱

切除术后，检测 5 个包括 p53、pRB、p21、p27 和 cyclin E1 在内的细胞循环调控因子，提高了竞争风险列线图预测膀胱癌复发和患者存活情况的准确性。82% 的患者可以检测到细胞循环调控因子含量的改变，其中 20% 患者有 3 种生物标志物改变，而 16% 患者有 4 种或者 5 种改变的生物标志物。在根治性膀胱切除手术后，含有 3 种或者更多生物标志物改变的患者，他们的膀胱癌复发和死亡的风险是通常情况下的 4 ~ 10 倍[347]。

另一项研究中，Shariat 等使用一组大型国际病例制定出了列线图，可精确预测 Ta、T1 或者 CIS 尿路上皮癌患者的癌症复发和进展情况[345]。针对组织学改变的多元回归模型可确认癌症复发情况，其入组病例为来自 10 个参与中心的 2542 例膀胱尿路上皮癌患者，其中 957 位患者患有复发癌症。作者评估了核基质蛋白 22（NMP22）检测结果和传统的细胞学检查，以及患者年龄、性别。肿瘤级别跨度为 1 级（24%）、2 级（43%）和 3 级（33%）。类似的，肿瘤分期包括 Ta（45%），T1 和（或）CIS（32%）以及 T2 或更晚期（23%）。作者鉴定出，对于任何尿路上皮癌复发，修正拔靴法预测准确度为 84%。类似的，3 级病变（Ta、T1、CIS）以及 T2 或者更晚期（任何级别）尿路上皮癌的预测准确度分别为 87% 和 86%。这项研究发现列线图特别适合预测尿路上皮癌复发或者 3 级 Ta、T1、CIS。但是，列线图在用于 T2 或者更晚期尿路上皮癌时，其预测的复发概率比实际观察到的要高。按照这些原则，列线图与传统分期和含有分子特征的预测信息相结合，最终可能为患者提供关于复发风险的建议以及协助选择最佳治疗方案。

Catto 等比较了模糊神经网络模型（NFM）、人工神经网络（ANN）和传统统计学方法对于膀胱癌行为预测的准确度。作者利用 p53 和错配蛋白作为分子标志物，纳入临床病理信息，研究了 109 位膀胱癌患者。每个方法中，模型的建立是为了预测肿瘤的复发和复发的时间。两个人工智能方法预测肿瘤复发的准确度为 88% ~ 95%，高于普通统计学方法[350]。

33.12　生物标志物对膀胱肿瘤病理学分类的影响

许多研究者评估了包含 FGFR3 在内的肿瘤突变与癌症恶化和复发的关联。但是，最近的数据表明，在 Ta 期膀胱肿瘤中，FGFR3 突变使复发风险逐渐增加。不过，它的存在或缺失并不预示着任何肿瘤分期或分级的进展。

一项多中心研究评估了膀胱肿瘤的 Ki-67 免疫染色状态和 FGFR3 突变状态，结果将这些肿瘤归为 3 个预测组：分子级别 1（FGFR3 突变型、低 Ki-67 指数），有最高的生存概率；分子级别 2（FGFR3 野生型、低 Ki-67 指数，或者 FGFR3 突变型和高 Ki-67 指数）具有中等存活率；分子级别 3（FGFR3 野生型、高 Ki-67 指数），与低存活率相关[351-356]。这项研究提到未来可能基于膀胱肿瘤的分子构成对膀胱肿瘤进行分类。

膀胱肿瘤分子遗传学上的研究进展可能在未来改变目前推荐的膀胱肿瘤 2004 WHO 分级系统[357,358]。有关不同肿瘤实体的分子图谱上的发现越来越多，基于这些发现，在一些专业测试可行的地方最终可能使用一个独立的分类表。由于许多具有低度恶性潜能的乳头状泌尿上皮肿瘤和低级别乳头状尿路上皮癌表现出类似的遗传学图谱，这最终可能改变现存定义，重新编制膀胱肿瘤诊断过程[357,358]。是否存在LOH可能在这些定义中起主要作用。

33.13 未来展望

众多研究者为寻找分子生物标志物做出了相当大的努力，这些标志物能够可靠的协助预测膀胱癌复发。认识到尿路上皮癌变过程中存在两条不同通路，代表着在尿路上皮癌的治疗管理上向前跨越了一大步，因为这将促进更多特异性的新的治疗策略的发展。但是，尿路上皮癌变、进展、复发和转移过程仍涉及许多未被发现的分子改变。目前还没有分子生物标志物可以明确预测癌症复发，但已鉴定出几个有希望的候选预测标志物。膀胱肿瘤的复发，可能通过存在于受整体致癌作用影响的共同区域的癌症干细胞转化形成。复发相关分子通路和基因的改良定义将产生膀胱泌尿上皮肿瘤临床处理和治疗的全新指南。此外，理解膀胱尿路上皮恶性转化的机制，将有助于理解制定更好的预防和早期检测的策略。

（金 苏 译）

参考文献

1. Jemal A, Siegel R, Xu J, Ward E. Cancer statistics, 2010. *CA Cancer J Clin* 2010; 60:277–300.

2. Jemal A, Bray F, Center MM, Ferlay J, Ward E, Forman D. Global cancer statistics. *CA Cancer J Clin* 2011; 61:69–90.

3. Cheng L, Lopez-Beltran A, MacLennan GT, Montironi R, Bostwick DG. Neoplasms of the urinary bladder. In: Bostwick DG, Cheng L, eds. Urologic Surgical Pathology, 2nd ed. Philadelphia: Elsevier/Mosby, 2008; 259–352.

4. Eble JN, Sauter G, Epstein JI, Sesterhenn IA, eds. World Health Organization Classification of Tumours: Pathology and Genetics of Tumours of the Urinary System and Male Genital Organs. Lyon, France: IARC Press, 2004.

5. Kirkali Z, Chan T, Manoharan M, Algaba F, Busch C, Cheng L, Kiemeney L, Kriegmair M, Montironi R, Murphy WM, Sesterhenn IA, Tachibana M, Weider J. Bladder cancer: epidemiology, staging and grading, and diagnosis. *Urology* 2005; 66:4–34.

6. Cheng L, Neumann RM, Weaver AL, Spotts BE, Bostwick DG. Predicting cancer progression in patients with stage T1 bladder carcinoma. *J Clin Oncol* 1999; 17:3182–7.

7. Cheng L, Zhang S, Maclennan GT, Williamson SR, Lopez-Beltran A, Montironi R. Bladder cancer: translating molecular genetic insights into clinical practice. *Hum Pathol* 2011; 42:455–81.

8. Soloway MS. Progression and survival in patients with T1G3 bladder tumors. *Urology* 2002; 59:631.

9. Mhawech-Fauceglia P, Cheney RT, Schwaller J. Genetic alterations in urothelial bladder carcinoma: an updated review. *Cancer* 2006; 106:1205–16.

10. Proctor I, Stoeber K, Williams GH. Biomarkers in bladder cancer. *Histopathology* 2010; 57:1–13.

11. Mitra AP, Datar RH, Cote RJ. Molecular pathways in invasive bladder cancer: new insights into mechanisms, progression, and target identification. *J Clin Oncol* 2006; 24:5552–64.

12. Dinney CP, McConkey DJ, Millikan RE, Wu X, Bar-Eli M, Adam L, Kamat AM, Siefker-Radtke AO, Tuziak T, Sabichi AL, Grossman HB, Benedict WF, Czerniak B. Focus on bladder cancer. *Cancer Cell* 2004; 6:111–6.

13. Jacobs BL, Lee CT, Montie JE. Bladder cancer in 2010: How far have we come? *CA Cancer J Clin* 2010; 60:244–72.

14. Raghavan D. Bladder cancer: optimal application of preclinical models to suitable translational questions. *Sci Transl Med* 2010; 2:22ps11.

15. Blasco-Olaetxea E, Belloso L, Garcia-Tamayo J. Superficial bladder cancer: study of the proliferative nuclear fraction as a prognostic factor. *Eur J Cancer* 1996; 32A:444–6.

16. Chen G, Lin MS, Li RC. Expression and prognostic value of proliferating cell nuclear antigen in transitional cell carcinoma of the urinary bladder. *Urol Res* 1997; 25:25–30.

17. Cheng HL, Chow NH, Tzai TS, Tong YC, Lin JS, Chan SH, Yang WH, Chang CC, Lin YM. Prognostic significance of proliferating cell nuclear antigen expression in transitional cell carcinoma of the upper urinary tract. *Anticancer Res* 1997; 17:2789–93.

18. Ogura K, Habuchi T, Yamada H, Ogawa O, Yoshida O. Immunohistochemical analysis of p53 and proliferating cell nuclear antigen (PCNA) in bladder cancer: positive immunostaining and radiosensitivity. *Int J Urol* 1995; 2:302–8.

19. Shiina H, Igawa M, Nagami H, Yagi H, Urakami S, Yoneda T, Shirakawa H, Ishibe T, Kawanishi M. Immunohistochemical analysis of proliferating cell nuclear antigen, p53 protein and nm23 protein, and nuclear DNA content in transitional cell carcinoma of the bladder. *Cancer* 1996; 78:1762–74.

20. Pantazopoulos D, Ioakim-Liossi A, Karakitsos P, Aroni K, Kakoliris S, Kanavaros P, Kyrkou KA. DNA content and proliferation activity in superficial transitional cell carcinoma of the bladder. *Anticancer Res* 1997; 17:781–6.

21. Ogura K, Fukuzawa S, Habuchi T, Ogawa O, Yoshida O. Correlation of nuclear morphometry and immunostaining for p53 and proliferating cell nuclear antigen in transitional cell carcinoma of the bladder. *Int J Urol* 1997; 4:561–6.

22. Bozlu M, Orhan D, Baltaci S, Yaman O, Elhan AH, Tulunay O, Muftuoglu YZ. The prognostic value of proliferating cell nuclear antigen, Ki–67 and nucleolar organizer region in transitional cell carcinoma of the bladder. *Int Urol Nephrol* 2002; 33:59–66.

23. Chen L, Wang X, Mei H, et al. [Apoptosis and expression of PCNA in superficial transitional cell bladder cancer as related to recurrence]. *Zhonghua Wai Ke Za Zhi* 1998; 36:484–6.

24. Okamura K, Miyake K, Koshikawa T, Asai J. Growth fractions of transitional cell carcinomas of the bladder defined by the monoclonal antibody Ki–67. *J Urol* 1990; 144:875–8.

25. Busch C, Price P, Norton J, Parkins CS, Bailey MJ, Boyd J, Jones CR, A'Hern RP, Horwich A. Proliferation in human bladder carcinoma measured by Ki-67 antibody labelling: its potential clinical importance. *Br J Cancer* 1991; 64:357–60.

26. Mulder AH, Van Hootegem JC, Sylvester R, ten Kate FJ, Kurth KH, Ooms EC, Van der Kwast TH. Prognostic factors in bladder carcinoma: histologic parameters and expression of a cell cycle-related nuclear antigen (Ki–67). *J Pathol* 1992; 166:37–43.

27. Nakopoulou L, Vourlakou C, Zervas A, Tzonou A, Gakiopoulou H, Dimopoulos MA. The prevalence of bcl–2, p53, and Ki–67 immunoreactivity in transitional cell bladder carcinomas and their clinicopathologic correlates. *Hum Pathol* 1998; 29:146–54.

28. Margulis V, Lotan Y, Karakiewicz PI, Fradet Y, Ashfaq R, Capitanio U, Montorsi F, Bastian PJ, Nielsen ME, Muller SC, Rigaud J, Heukamp LC, Netto G, Lerner SP, Sagalowsky AI, Shariat SF. Multi-institutional validation of the predictive value of Ki-67 labeling index in patients with urinary bladder cancer. *J Natl Cancer Inst* 2009; 101:114–9.

29. Margulis V, Shariat SF, Ashfaq R, Sagalowsky AI, Lotan Y. Ki-67 is an independent predictor of bladder cancer outcome in patients treated with radical cystectomy for organ-confined disease. *Clin Cancer Res* 2006; 12:7369–73.

30. Shariat SF, Youssef RF, Gupta A, Chade DC, Karakiewicz PI, Isbarn H, Jeldres C, Sagalowsky AI, Ashfaq R, Lotan Y. Association of angiogenesis related markers with bladder cancer outcomes and other molecular markers. *J Urol* 2010; 183:1744–50.

31. Malmstrom PU, Ren ZP, Sherif A, de la Torre M, Wester K, Thorn M. Early metastatic progression of bladder carcinoma: molecular profile of primary tumor and sentinel lymph node. *J Urol* 2002; 168:2240–4.

32. Fontana D, Bellina M, Gubetta L, Fasolis G, Rolle L, Scoffone C, Porpiglia F, Colombo M, Tarabuzzi R, Leonardo E. Monoclonal antibody Ki-67 in the study of the proliferative activity of bladder carcinoma. *J Urol* 1992; 148:1149–51.

33. Stavropoulos NE, Ioackim-Velogianni E, Hastazeris K, Kitsiou E, Stefanaki S, Agnantis N. Growth fractions in bladder cancer defined by Ki67: association with cancer grade, category and recurrence rate of superficial lesions. *Br J Urol* 1993; 72:736–9.

34. Asakura T, Takano Y, Iki M, Suwa Y, Noguchi S, Kubota Y, Masuda M. Prognostic value of Ki-67 for recurrence and progression of

superficial bladder cancer. *J Urol* 1997; 158:385–8.

35. Sgambato A, Migaldi M, Faraglia B, De Aloysio G, Ferrari P, Ardito R, De Gaetani C, Capelli G, Cittadini A, Trentini GP. Cyclin D1 expression in papillary superficial bladder cancer: its association with other cell cycle-associated proteins, cell proliferation and clinical outcome. *Int J Cancer* 2002; 97:671–8.

36. Blanchet P, Droupy S, Eschwege P, Viellefond A, Paradis V, Pichon MF, Jardin A, Benoit G. Prospective evaluation of Ki-67 labeling in predicting the recurrence and progression of superficial bladder transitional cell carcinoma. *Eur Urol* 2001; 40:169–75.

37. Liukkonen TJ, Lipponen PK, Helle M, Jauhiainen KE. Immunoreactivity of bcl-2, p53 and EGFr is associated with tumor stage, grade and cell proliferation in superficial bladder cancer. Finnbladder III Group. *Urol Res* 1997; 25:1–7.

38. Pich A, Chiusa L, Formiconi A, Galliano D, Bortolin P, Navone R. Biologic differences between noninvasive papillary urothelial neoplasms of low malignant potential and low grade (grade 1) papillary carcinomas of the bladder. *Am J Surg Pathol* 2001; 25:1528–33.

39. Blanes A, Rubio J, Martinez A, Wolfe HJ, Diaz-Cano SJ. Kinetic profiles by topographic compartments in muscle-invasive transitional cell carcinomas of the bladder: role of *TP53* and NF1 genes. *Am J Clin Pathol* 2002; 118:93–100.

40. Korkolopoulou P, Lazaris A, Konstantinidou AE, Kavantzas N, Patsouris E, Christodoulou P, Thomas-Tsagli E, Davaris P. Differential expression of bcl-2 family proteins in bladder carcinomas. Relationship with apoptotic rate and survival. *Eur Urol* 2002; 41:274–83.

41. Uchida T, Minei S, Gao JP, Wang C, Satoh T, Baba S. Clinical significance of p53, MDM2 and bcl-2 expression in transitional cell carcinoma of the bladder. *Oncol Rep* 2002; 9:253–9.

42. Furihata M, Sonobe H, Ohtsuki Y, Yamashita M, Morioka M, Yamamoto A, Terao N, Kuwahara M, Fujisaki N. Detection of p53 and bcl-2 protein in carcinoma of the renal pelvis and ureter including dysplasia. *J Pathol* 1996; 178:133–9.

43. Lipponen PK, Aaltomaa S, Eskelinen M. Expression of the apoptosis suppressing bcl-2 protein in transitional cell bladder tumours. *Histopathology* 1996; 28:135–40.

44. Posch B, Haitel A, Pycha A, et al. Bcl-2 is a prognostic factor in advanced bladder cancer. *J Urol* 1998; 159:246.

45. Asci R, Yildiz L, Sarikaya S, Buyukalpelli R, Yilmaz AF, Kandemir B. p53 and bcl-2 overexpression as associated risk factors in patients 40 years old or less with transitional cell carcinoma of the bladder. *Urol Int* 2001; 67:34–40.

46. Ong F, Moonen LM, Gallee MP, ten Bosch C, Zerp SF, Hart AA, Bartelink H, Verheij M. Prognostic factors in transitional cell cancer of the bladder: an emerging role for Bcl-2 and p53. *Radiother Oncol* 2001; 61:169–75.

47. Giannopoulou I, Nakopoulou L, Zervas A, Lazaris AC, Stravodimos C, Giannopoulos A, Davaris PS. Immunohistochemical study of pro-apoptotic factors Bax, Fas and CPP32 in urinary bladder cancer: prognostic implications. *Urol Res* 2002; 30:342–5.

48. Shariat SF, Lotan Y, Saboorian H, Khoddami SM, Roehrborn CG, Slawin KM, Ashfaq R. Survivin expression is associated with features of biologically aggressive prostate carcinoma. *Cancer* 2004; 100:751–7.

49. Karam JA, Lotan Y, Ashfaq R, Sagalowsky AI, Shariat SF. Survivin expression in patients with non-muscle-invasive urothelial cell carcinoma of the bladder. *Urology* 2007; 70:482–6.

50. Chen YB, Tu JJ, Kao J, Zhou XK, Chen YT. Survivin as a useful adjunct marker for the grading of papillary urothelial carcinoma. *Arch Pathol Lab Med* 2008; 132:224–31.

51. Shariat SF, Ashfaq R, Karakiewicz PI, Saeedi O, Sagalowsky AI, Lotan Y. Survivin expression is associated with bladder cancer presence, stage, progression, and mortality. *Cancer* 2007; 109:1106–13.

52. Shariat SF, Karakiewicz PI, Godoy G, Karam JA, Ashfaq R, Fradet Y, Isbarn H, Montorsi F, Jeldres C, Bastian PJ, Nielsen ME, Muller SC, Sagalowsky AI, Lotan Y. Survivin as a prognostic marker for urothelial carcinoma of the bladder: a multicenter external validation study. *Clin Cancer Res* 2009; 15:7012–9.

53. Skagias L, Politi E, Karameris A, Sambaziotis D, Archondakis A, Ntinis A, Moreas I, Vasou O, Koutselini H, Patsouris E. Survivin expression as a strong indicator of recurrence in urothelial bladder cancer. Predictive value of nuclear versus cytoplasmic staining. *Anticancer Res* 2009; 29:4163–7.

54. Cheng L, Zhang D. Molecular Genetic Pathology. New York: Humana Press/Springer, 2008.

55. Xu X, Stower MJ, Reid IN, Garner RC, Burns PA. A hot spot for p53 mutation in transitional cell carcinoma of the bladder: clues to the etiology of bladder cancer. *Cancer Epidemiol Biomarkers Prev* 1997; 6:611–6.

56. Soulitzis N, Sourvinos G, Dokianakis DN, Spandidos DA. p53 codon 72 polymorphism and its association with bladder cancer. *Cancer Lett* 2002; 179:175–8.

57. Toruner GA, Ucar A, Tez M, Cetinkaya M, Ozen H, Ozcelik T. P53 codon 72 polymorphism in bladder cancer—no evidence of association with increased risk or invasiveness. *Urol Res* 2001; 29:393–5.

58. Miyamoto H, Shuin T, Ikeda I, Hosaka M, Kubota Y. Loss of heterozygosity at the p53, RB, DCC and APC tumor suppressor gene loci in human bladder cancer. *J Urol* 1996; 155:1444–7.

59. Cordon-Cardo C, Dalbagni G, Saez GT, Oliva MR, Zhang ZF, Rosai J, Reuter VE, Pellicer A. p53 mutations in human bladder cancer: genotypic versus phenotypic patterns. *Int J Cancer* 1994; 56:347–53.

60. Dalbagni G, Cordon-Cardo C, Reuter V, Fair WR. Tumor suppressor gene alterations in bladder carcinoma. Translational correlates to clinical practice. *Surg Oncol Clin N Am* 1995; 4:231–40.

61. Schulz WA. Understanding urothelial carcinoma through cancer pathways. *Int J Cancer* 2006; 119:1513–8.

62. Sanchez-Carbayo M, Socci ND, Lozano JJ, Haab BB, Cordon-Cardo C. Profiling bladder cancer using targeted antibody arrays. *Am J Pathol* 2006; 168:93–103.

63. Sanchez-Carbayo M, Socci ND, Lozano J, Saint F, Cordon-Cardo C. Defining molecular profiles of poor outcome in patients with invasive bladder cancer using oligonucleotide microarrays. *J Clin Oncol* 2006; 24:778–89.

64. LaRue H, Simoneau M, Fradet Y. Human papillomavirus in transitional cell carcinoma of the urinary bladder. *Clin Cancer Res* 1995; 1:435–40.

65. Simoneau M, LaRue H, Fradet Y. Low frequency of human papillomavirus infection in initial papillary bladder tumors. *Urol Res* 1999; 27:180–4.

66. Shibutani YF, Schoenberg MP, Carpiniello VL, Malloy TR. Human papillomavirus associated with bladder cancer. *Urology* 1992; 40:15–7.

67. Lopez-Beltran A, Carrasco-Aznar JC, Reymundo C, et al. Bladder cancer survival in human papillomavirus infection. Immunohistochemistry and in-situ hybridization. In: Olsson CA, ed. Oncogenes and Molecular Genetics of Urological Tumours. London: Churchill Livingstone, 1992.

68. Lopez-Beltran A, Munoz E. Transitional cell carcinoma of the bladder: low incidence of human papillomavirus DNA detected by the polymerase chain reaction and in situ hybridization. *Histopathology* 1995; 26:565–9.

69. Lopez-Beltran A, Escudero AL, Carrasco-Aznar JC, Vicioso-Recio L. Human papillomavirus infection and transitional cell carcinoma of the bladder. Immunohistochemistry and in situ hybridization. *Pathol Res Pract* 1996; 192:154–9.

70. Lopez-Beltran A, Escudero AL, Vicioso L, Munoz E, Carrasco JC. Human papillomavirus DNA as a factor determining the survival of bladder cancer patients. *Br J Cancer* 1996; 73:124–7.

71. Lopez-Beltran A, Escudero AL. Human papillomavirus and bladder cancer. *Biomed Pharmacother* 1997; 51:252–7.

72. LaRue H, Simoneau M, Fradet Y. Human papillomavirus in transitional cell carcinoma of the urinary bladder. *Clin Cancer Res* 1995; 1:435–40.

73. Hopman AH, Kamps MA, Speel EJ, Schapers RF, Sauter G, Ramaekers FC. Identification of chromosome 9 alterations and p53 accumulation in isolated carcinoma in situ of the urinary bladder versus carcinoma in situ associated with carcinoma. *Am J Pathol* 2002; 161:1119–25.

74. Zhang ZF, Sarkis AS, Cordon-Cardo C, Dalbagni G, Melamed J, Aprikian A, Pollack D, Sheinfeld J, Herr HW, Fair WR, Reuter VE, Begg C. Tobacco smoking, occupation, and p53 nuclear overexpression in early stage bladder cancer. *Cancer Epidemiol Biomarkers Prev* 1994; 3:19–24.

75. Esrig D, Elmajian D, Groshen S, Freeman JA, Stein JP, Chen SC, Nichols PW, Skinner DG, Jones PA, Cote RJ. Accumulation of nuclear p53 and tumor progression in bladder cancer. *N Engl J Med* 1994; 331:1259–64.

76. Burkhard FC, Markwalder R, Thalmann GN, Studer UE. Immunohistochemical determination of p53 overexpression. An easy and readily available method to identify progression in superficial bladder cancer? *Urol Res* 1997; 25:S31–5.

77. Caliskan M, Turkeri LN, Mansuroglu B, Toktas G, Aksoy

B, Unluer E, Akdas A. Nuclear accumulation of mutant p53 protein: a possible predictor of failure of intravesical therapy in bladder cancer. *Br J Urol* 1997; 79:373–7.

78. Sinik Z, Alkibay T, Ataoglu O, Akyol G, Tokucoglu H, Bozkirli I. Correlation of nuclear p53 overexpression with clinical and histopathological features of transitional cell bladder cancer. *Int Urol Nephrol* 1997; 29:25–31.

79. Vatne V, Maartmann-Moe H, Hoestmark J. The prognostic value of p53 in superficially infiltrating transitional cell carcinoma. *Scand J Urol Nephrol* 1995; 29:491–5.

80. Casetta G, Gontero P, Russo R, Pacchioni D, Tizzani A. p53 expression compared with other prognostic factors in OMS grade-I stage-Ta transitional cell carcinoma of the bladder. *Eur Urol* 1997; 32:229–36.

81. Gardiner RA, Walsh MD, Allen V, Rahman S, Samaratunga ML, Seymour GJ, Lavin MF. Immunohistological expression of p53 in primary pT1 transitional cell bladder cancer in relation to tumour progression. *Br J Urol* 1994; 73:526–32.

82. Cordon-Cardo C, Zhang ZF, Dalbagni G, Drobnjak M, Charytonowicz E, Hu SX, Xu HJ, Reuter VE, Benedict WF. Cooperative effects of p53 and pRB alterations in primary superficial bladder tumors. *Cancer Res* 1997; 57:1217–21.

83. Raitanen MP, Tammela TL, Kallioinen M, Isola J. P53 accumulation, deoxyribonucleic acid ploidy and progression of bladder cancer. *J Urol* 1997; 157:1250–3.

84. Friedrich M, Erbersdobler A, Schwalbold H, et al. Detection of loss of heterozygosity (LOH) in the p53-gene among bladder cancer patients in tumor and urinary sediment using a simple polymerase chain reaction (PCR) technique. *J Urol* 1998; 159:280.

85. Sachs M, Schlechte HH, Lenk SV, et al. TP 53—Genetic analysis shows monoclonality of primary and recurrent tumor of the urinary bladder. *J Urol* 1998; 159:279.

86. Dahse R, Utting M, Werner W, Schimmel B, Claussen U, Junker K. TP53 alterations as a potential diagnostic marker in superficial bladder carcinoma and in patients serum, plasma and urine samples. *Int J Oncol* 2002; 20:107–15.

87. Cote RJ, Esrig D, Groshen S, Jones PA, Skinner DG. p53 and treatment of bladder cancer [letter; comment]. *Nature* 1997; 385:123–5.

88. Rao J. Targeting actin remodeling profiles for the detection and management of urothelial cancers—a perspective for bladder cancer research. *Front Biosci* 2002; 7:e1–8.

89. Lu M, Wikman F, Orntoft TF, Charytonowicz E, Rabbani F, Zhang Z, Dalbagni G, Pohar KS, Yu G, Cordon-Cardo C. Impact of alterations affecting the p53 pathway in bladder cancer on clinical outcome, assessed by conventional and array-based methods. *Clin Cancer Res* 2002; 8:171–9.

90. Orntoft TF, Wolf H. Molecular alterations in bladder cancer. *Urol Res* 1998; 26:223–33.

91. Stein JP, Ginsberg DA, Grossfeld GD, Chatterjee SJ, Esrig D, Dickinson MG, Groshen S, Taylor CR, Jones PA, Skinner DG, Cote RJ. Effect of p21WAF1/CIP1 expression on tumor progression in bladder cancer. *J Natl Cancer Inst* 1998; 90:1072–9.

92. Cordon-Cardo C, Dalbagni G, Saez GT, Oliva MR, Zhang ZF, Rosai J, Reuter VE, Pellicer A. p53 mutations in human bladder cancer: genotypic versus phenotypic patterns. *Int J Cancer* 1994; 56:347–53.

93. Lebret T, Becette V, Barbagelatta M, Herve JM, Gaudez F, Barre P, Lugagne PM, Botto H. Correlation between p53 over expression and response to bacillus Calmette-Gu'erin therapy in a high risk select population of patients with T1G3 bladder cancer. *J Urol* 1998; 159:788–91.

94. Pages F, Flam TA, Vieillefond A, Molinie V, Abeille X, Lazar V, Bressac-de Paillerets B, Mosseri V, Zerbib M, Fridman WH, Debre B, Thiounn N. p53 status does not predict initial clinical response to bacillus Calmette-Gu'erin intravesical therapy in T1 bladder tumors. *J Urol* 1998; 159:1079–84.

95. Dalbagni G, Presti JC Jr, Reuter VE, Zhang ZF, Sarkis AS, Fair WR, Cordon-Cardo C. Molecular genetic alterations of chromosome 17 and p53 nuclear overexpression in human bladder cancer. *Diagn Mol Pathol* 1993; 2:4–13.

96. Lipponen PK. Over-expression of p53 nuclear oncoprotein in transitional-cell bladder cancer and its prognostic value. *Int J Cancer* 1993; 53:365–70.

97. Miyamoto H, Kubota Y, Shuin T, Torigoe S, Hosaka M, Iwasaki Y, Danenberg K, Danenberg PV. Analyses of p53 gene mutations in primary human bladder cancer. *Oncol Res* 1993; 5:245–9.

98. Oyasu R, Nan L, Szumel RC, Kawamata H, Hirohashi S. p53 gene mutations in human urothelial carcinomas: analysis by immunohistochemistry and single-strand conformation

polymorphism. *Mod Pathol* 1995; 8:170–6.

99. Inagaki T, Ebisuno S, Uekado Y, Hirano A, Hiroi A, Shinka T, Ohkawa T. PCNA and p53 in urinary bladder cancer: correlation with histological findings and prognosis. *Int J Urol* 1997; 4:172–7.

100. Nakopoulou L, Constantinides C, Papandropoulos J, Theodoropoulos G, Tzonou A, Giannopoulos A, Zervas A, Dimopoulos C. Evaluation of overexpression of p53 tumor suppressor protein in superficial and invasive transitional cell bladder cancer: comparison with DNA ploidy. *Urology* 1995; 46:334–40.

101. al-Abadi H, Nagel R, Neuhaus P. Immunohistochemical detection of p53 protein in transitional cell carcinoma of the bladder in correlation to DNA ploidy and pathohistological stage and grade. *Cancer Detect Prev* 1998; 22:43–50.

102. Pfister C, Flaman JM, Martin C, Grise P, Frebourg T. Selective detection of inactivating mutations of the tumor suppressor gene p53 in bladder tumors. *J Urol* 1999; 161:1973–5.

103. Schmitz-Drager BJ, Kushima M, Goebell P, Jax TW, Gerharz CD, Bultel H, Schulz WA, Ebert T, Ackermann R. p53 and MDM2 in the development and progression of bladder cancer. *Eur Urol* 1997; 32:487–93.

104. Lerner SP, Benedict WF, Green A, et al. Molecular staging and prognosis following radical cystectomy using p53 and retinoblastoma protein expression. *J Urol* 1998; 159:165.

105. Llopis J, Alcaraz A, Ribal MJ, Sol′e M, Ventura PJ, Barranco MA, Rodriguez A, Corral JM, Carretero P. p53 expression

predicts progression and poor survival in T1 bladder tumours. *Eur Urol* 2000; 37:644–53.

106. Jankevicius F, Goebell P, Kushima M, Schulz WA, Ackermann R, Schmitz-Drager BJ. p21 and p53 immunostaining and survival following systemic chemotherapy for urothelial cancer. *Urol Int* 2002; 69:174–80.

107. Ikegami S, Yoshimura I, Tsuji A, Seta K, Kimura F, Odajima K, Asano T, Hayakawa M. [Immunohistochemical study of p53 and Ki-67 overexpression in grade 3 superficial bladder tumor in relationship to tumor recurrence and prognosis]. *Nippon Hinyokika Gakkai Zasshi* 2001; 92:656–65.

108. Sarkis AS, Bajorin DF, Reuter VE, Herr HW, Netto G, Zhang ZF, Schultz PK, Cordon-Cardo C, Scher HI. Prognostic value of p53 nuclear overexpression in patients with invasive bladder cancer treated with neoadjuvant MVAC. *J Clin Oncol* 1995; 13:1384–90.

109. Uchida T, Wada C, Ishida H, Wang C, Egawa S, Yokoyama E, Kameya T, Koshiba K. p53 mutations and prognosis in bladder tumors. *J Urol* 1995; 153:1097–104.

110. Tsuji M, Kojima K, Murakami Y, Kanayama H, Kagawa S. Prognostic value of Ki-67 antigen and p53 protein in urinary bladder cancer: immunohistochemical analysis of radical cystectomy specimens. *Br J Urol* 1997; 79:367–72.

111. Rotterud R, Skomedal H, Berner A, Danielsen HE, Skovlund E, Fossa SD. TP53 and p21WAF1/ CIP1 behave differently in euploid versus aneuploid bladder tumours treated with radiotherapy. *Acta Oncol* 2001; 40:644–52.

112. Fujimoto K, Yamada Y, Okajima

E, Kakizoe T, Sasaki H, Sugimura T, Terada M. Frequent association of p53 gene mutation in invasive bladder cancer. *Cancer Res* 1992; 52:1393–8.

113. Vet JA, Debruyne FM, Schalken JA. Molecular prognostic factors in bladder cancer. *World J Urol* 1994; 12:84–8.

114. Vollmer RT, Humphrey PA, Swanson PE, Wick MR, Hudson ML. Invasion of the bladder by transitional cell carcinoma: its relation to histologic grade and expression of p53, MIB-1, c-erb B-2, epidermal growth factor receptor, and bcl-2. *Cancer* 1998; 82:715–23.

115. Sarkis AS, Dalbagni G, Cordon-Cardo C, Zhang ZF, Sheinfeld J, Fair WR, Herr HW, Reuter VE. Nuclear overexpression of p53 protein in transitional cell bladder carcinoma: a marker for disease progression. *J Natl Cancer Inst* 1993; 85:53–9.

116. Sarkis AS, Dalbagni G, Cordon-Cardo C, Melamed J, Zhang ZF, Sheinfeld J, Fair WR, Herr HW, Reuter VE. Association of p53 nuclear overexpression and tumor progression in carcinoma in situ of the bladder. *J Urol* 1994; 152:388–92.

117. Caterino M, Finocchi V, Giunta S, De Carli P, Crecco M. Bladder cancer within a direct inguinal hernia: CT demonstration. *Abdom Imaging* 2001; 26:664–6.

118. Peyromaure M, Weibing S, Sebe P, Verpillat P, Toublanc M, Dauge MC, Boccon-Gibod L, Ravery V. Prognostic value of p53 overexpression in T1G3 bladder tumors treated with bacillus Calmette-Gu′erin therapy. *Urology* 2002; 59:409–13.

119. Tiguert R, Bianco FJ Jr, Oskanian P, Li Y, Grignon DJ, Wood DP Jr, Pontes JE, Sarkar FH.

Structural alteration of p53 protein in patients with muscle invasive bladder transitional cell carcinoma. *J Urol* 2001; 166:2155–60.

120. Reiher F, Ozer O, Pins M, Jovanovic BD, Eggener S, Campbell SC. p53 and microvessel density in primary resection specimens of superficial bladder cancer. *J Urol* 2002; 167:1469–74. 121. Watanabe R, Tomita Y, Nishiyama T, Tanikawa T, Sato S. Correlation of p53 protein expression in human urothelial transitional cell cancers with malignant potential and patient survival. *Int J Urol* 1994; 1:43–8.

122. Terrell RB, Cheville JC, See WA, Cohen MB. Histopathological features and p53 nuclear protein staining as predictors of survival and tumor recurrence in patients with transitional cell carcinoma of the renal pelvis. *J Urol* 1995; 154:1342–7.

123. Glick SH, Howell LP, White RW. Relationship of p53 and bcl-2 to prognosis in muscle-invasive transitional cell carcinoma of the bladder. *J Urol* 1996; 155:1754–7.

124. Schmitz-Drager BJ, van Roeyen CR, Grimm MO, Gerharz CD, Decken K, Schulz WA, Bultel H, Makri D, Ebert T, Ackermann R. p53 accumulation in precursor lesions and early stages of bladder cancer. *World J Urol* 1994; 12:79–83.

125. Spruck CH 3rd, Ohneseit PF, Gonzalez-Zulueta M, Esrig D, Miyao N, Tsai YC, Lerner SP, Schmutte C, Yang AS, Cote R, Dubeau L, Nichols PW, Hermann GG, Steven K, Horn T, Skinner DG, Jones PA. Two molecular pathways to transitional cell carcinoma of the bladder. *Cancer Res* 1994; 54:784–8.

126. Hodges KB, Lopez-Beltran A, Davidson DD, Montironi R, Cheng L. Urothelial dysplasia and other flat lesions of the urinary bladder: clinicopathologic and molecular features. *Hum Pathol* 2010; 41:155–62.

127. Schulte PA. The role of genetic factors in bladder cancer. *Cancer Detect Prev* 1988; 11:379–88.

128. Sidransky D, Von Eschenbach A, Tsai YC, Jones P, Summerhayes I, Marshall F, Paul M, Green P, Hamilton SR, Frost P, Vogelstein B. Identification of p53 gene mutations in bladder cancers and urine samples. *Science* 1991; 252:706–9.

129. Vet JA, Witjes JA, Marras SA, Hessels D, van der Poel HG, Debruyne FM, Schalken JA. Predictive value of p53 mutations analyzed in bladder washings for progression of high-risk superficial bladder cancer. *Clin Cancer Res* 1996; 2:1055–61.

130. Lu ML, Wikman F, Orntoft TF, Charytonowicz E, Rabbani F, Zhang Z, Dalbagni G, Pohar KS, Yu G, Cordon-Cardo C. Impact of alterations affecting the p53 pathway in bladder cancer on clinical outcome, assessed by conventional and array-based methods. *Clin Cancer Res* 2002; 8:171–9.

131. Patard JJ, Brasseur F, Gil-Diez S, Radvanyi F, Marchand M, Francois P, Abi-Aad A, Van Cangh P, Abbou CC, Chopin D, et al. Expression of MAGE genes in transitional-cell carcinomas of the urinary bladder. *Int J Cancer* 1995; 64:60–4.

132. Kinzler KW, Vogelstein B. Life (and death) in a malignant tumour. *Nature* 1996; 379:19–20.

133. Qureshi KN, Griffiths TR, Robinson MC, Marsh C, Roberts JT, Lunec J, Neal DE, Mellon JK.

Combined p21WAF1/CIP1 and p53 overexpression predict improved survival in muscle-invasive bladder cancer treated by radical radiotherapy. *Int J Radiat Oncol Biol Phys* 2001; 51:1234–40.

134. Gonzalez-Zulueta M, Shibata A, Ohneseit PF, Spruck CH 3rd, Busch C, Shamaa M, El-Baz M, Nichols PW, Gonzalgo ML. High frequency of chromosome 9p allelic loss and CDKN2 tumor suppressor gene alterations in squamous cell carcinoma of the bladder. *J Natl Cancer Inst* 1995; 87:1383–93.

135. Orlow I, Lacombe L, Hannon GJ, Serrano M, Pellicer I, Dalbagni G, Reuter VE, Zhang ZF, Beach D, Cordon-Cardo C. Deletion of the p16 and p15 genes in human bladder tumors. *J Natl Cancer Inst* 1995; 87:1524–9.

136. Warren W, Biggs PJ, el-Baz M, Ghoneim MA, Stratton MR, Venitt S. Mutations in the p53 gene in schistosomal bladder cancer: a study of 92 tumours from Egyptian patients and a comparison between mutational spectra from schistosomal and non-schistosomal urothelial tumours. *Carcinogenesis* 1995; 16:1181–9.

137. Nakopoulou LL, Constandinides CA, Tzonou A, Lazaris AC, Zervas A, Dimopoulos CA. Immunohistochemical evaluation of nm23-H1 gene product in transitional cell carcinoma of the bladder. *Histopathology* 1996; 28:429–35.

138. Li B, Li Y, Dai Q, Zhu J, Jia J. [CD44v and nm23-H1 gene product expression and its clinical significance in human recurrent bladder cancer]. *Zhonghua Wai Ke Za Zhi* 1998; 36:312–3.

139. Yang CC, Chu KC, Chen HY, Chen WC. Expression of p16 and

cyclin D1 in bladder cancer and correlation in cancer progression. *Urol Int* 2002; 69:190–4.

140. Wang C, Liu X, Wang L, Chen D, Tan Z, Wang Z, Chen T. [p16, p53 and c-erbB-2 gene expression in bladder carcinoma]. *Zhonghua Bing Li Xue Za Zhi* 2000; 29:20–3.

141. Friedrich MG, Blind C, Milde-Langosch K, Erbersdobler A, Conrad S, Loning T, Hammerer P, Huland H. Frequent p16/MTS1 inactivation in early stages of urothelial carcinoma of the bladder is not associated with tumor recurrence. *Eur Urol* 2001; 40:518–24.

142. Primdahl H, von der Maase H, Sorensen FB, Wolf H, Orntoft TF. Immunohistochemical study of the expression of cell cycle regulating proteins at different stages of bladder cancer. *J Cancer Res Clin Oncol* 2002; 128:295–301.

143. Le Frere-Belda MA, Cappellen D, Daher A, Gil-Diez-de-Medina S, Besse F, Abbou CC, Thiery JP, Zafrani ES, Chopin DK, Radvanyi F. p15(INK4b) in bladder carcinomas: decreased expression in superficial tumours. *Br J Cancer* 2001; 85:1515–21.

144. Cordon-Cardo C, Wartinger D, Petrylak D, Dalbagni G, Fair WR, Fuks Z, Reuter VE. Altered expression of the retinoblastoma gene product: prognostic indicator in bladder cancer. *J Natl Cancer Inst* 1992; 84:1251–6.

145. Benedict WF, Lerner SP, Zhou J, Shen X, Tokunaga H, Czerniak B. Level of retinoblastoma protein expression correlates with p16 (MTS-1/INK4A/CDKN2) status in bladder cancer. *Oncogene* 1999; 18:1197–203.

146. Cote RJ, Dunn MD, Chatterjee SJ, Stein JP, Shi SR, Tran QC, Hu SX, Xu HJ, Groshen S, Taylor CR, Skinner DG, Benedict WF. Elevated and absent pRb expression is associated with bladder cancer progression and has cooperative effects with p53. *Cancer Res* 1998; 58:1090–4.

147. Grossman HB, Liebert M, Antelo M, Dinney CP, Hu SX, Palmer JL, Benedict WF. p53 and RB expression predict progression in T1 bladder cancer. *Clin Cancer Res* 1998; 4:829–34.

148. Oeggerli M, Tomovska S, Schraml P, Calvano-Forte D, Schafroth S, Simon R, Gasser T, Mihatsch MJ, Sauter G. E2F3 amplification and overexpression is associated with invasive tumor growth and rapid tumor cell proliferation in urinary bladder cancer. *Oncogene* 2004; 23:5616–23.

149. Ishikawa J, Xu HJ, Hu SX, Yandell DW, Maeda S, Kamidono S, Benedict WF, Takahashi R. Inactivation of the retinoblastoma gene in human bladder and renal cell carcinomas. *Cancer Res* 1991; 51:5736–43.

150. Kubota Y, Miyamoto H, Noguchi S, Shuin T, Kitamura H, Xu HJ, Hu SX, Benedict WF. The loss of retinoblastoma gene in association with c-myc and transforming growth factor-beta 1 gene expression in human bladder cancer. *J Urol* 1995; 154:371–4.

151. Goodrich DW, Chen Y, Scully P, Lee WH. Expression of the retinoblastoma gene product in bladder carcinoma cells associates with a low frequency of tumor formation. *Cancer Res* 1992; 52:1968–73.

152. Lipponen PK, Liukkonen TJ. Reduced expression of retinoblastoma (Rb) gene protein is related to cell proliferation and prognosis in transitional-cell bladder cancer. *J Cancer Res Clin Oncol* 1995; 121:44–50.

153. Wright C, Thomas D, Mellon K, Neal DE, Horne CH. Expression of retinoblastoma gene product and p53 protein in bladder carcinoma: correlation with Ki67 index. *Br J Urol* 1995; 75:173–9.

154. Primdahl H, von der Maase H, Christensen M, Wolf H, Orntoft TF. Allelic deletions of Rb and L-myc in urine sediments from patients with bladder tumors or carcinoma in situ. *Oncol Rep* 2002; 9:551–5.

155. Knowles MA, Habuchi T, Kennedy W, Cuthbert-Heavens D. Mutation spectrum of the 9q34 tuberous sclerosis gene TSC1 in transitional cell carcinoma of the bladder. *Cancer Res* 2003; 63:7652–6.

156. Edwards J, Duncan P, Going JJ, Watters AD, Grigor KM, Bartlett JM. Identification of loci associated with putative recurrence genes in transitional cell carcinoma of the urinary bladder. *J Pathol* 2002; 196:380–5.

157. Hornigold N, Devlin J, Davies AM, Aveyard JS, Habuchi T, Knowles MA. Mutation of the 9q34 gene TSC1 in sporadic bladder cancer. *Oncogene* 1999; 18:2657–61.

158. Platt FM, Hurst CD, Taylor CF, Gregory WM, Harnden P, Knowles MA. Spectrum of phosphatidylinositol 3-kinase pathway gene alterations in bladder cancer. *Clin Cancer Res* 2009; 15:6008–17.

159. Wada T, Louhelainen J, Hemminki K, Adolfsson J, Wijkstrom H, Norming U, Borgstrom E, Hansson J, Steineck G. The prevalence of loss of heterozygosity in chromosome 3, including FHIT, in bladder cancer, using the fluorescent multiplex polymerase chain reaction. *BJU*

Int 2001; 87:876–81.

160. Baffa R, Gomella LG, Vecchione A, Bassi P, Mimori K, Sedor J, Calviello CM, Gardiman M, Minimo C, Strup SE, McCue PA, Kovatich AJ, Pagano F, Huebner K, Croce CM. Loss of FHIT expression in transitional cell carcinoma of the urinary bladder. *Am J Pathol* 2000; 156:419–24.

161. Skopelitou AS, Gloustianou G, Bai M, Huebner K. FHIT gene expression in human urinary bladder transitional cell carcinomas. In Vivo 2001; 15:169–73.

162. Aveyard JS, Skilleter A, Habuchi T, Knowles MA. Somatic mutation of PTEN in bladder carcinoma. *Br J Cancer* 1999; 80:904–8.

163. Cappellen D, Gil Diez de Medina S, Chopin D, Thiery JP, Radvanyi F. Frequent loss of heterozygosity on chromosome 10q in muscle-invasive transitional cell carcinomas of the bladder. *Oncogene* 1997; 14:3059–66.

164. Kagan J, Liu J, Stein JD, Wagner SS, Babkowski R, Grossman BH, Katz RL. Cluster of allele losses within a 2.5 cM region of chromosome 10 in high grade invasive bladder cancer. *Oncogene* 1998; 16:909–13.

165. Tsuruta H, Kishimoto H, Sasaki T, Horie Y, Natsui M, Shibata Y, Hamada K, Yajima N, Kawahara K, Sasaki M, Tsuchiya N, Enomoto K, Mak TW, Nakano T, Habuchi T, Suzuki A. Hyperplasia and carcinomas in Pten-deficient mice and reduced PTEN protein in human bladder cancer patients. *Cancer Res* 2006; 66:8389–96.

166. Schultz L, Albadine R, Hicks J, Jadallah S, DeMarzo AM, Chen YB, Neilsen ME, Gonzalgo ML, Sidransky D, Schoenberg M, Netto GJ. Expression status and prognostic significance of mammalian target of rapamycin pathway members in urothelial carcinoma of urinary bladder after cystectomy. *Cancer* 2010; 116:5517–26.

167. Han KS, Jeong IG, Joung JY, Yang SO, Chung J, Seo HK, Kwon KS, Park WS, Lee KH. Clinical value of PTEN in patients with superficial bladder cancer. *Urol Int* 2008; 80:264–9.

168. Urist MJ, Di Como CJ, Lu ML, Charytonowicz E, Verbel D, Crum CP, Ince TA, McKeon FD, Cordon-Cardo C. Loss of p63 expression is associated with tumor progression in bladder cancer. *Am J Pathol* 2002; 161:1199–206.

169. Wilkie AO, Patey SJ, Kan SH, van den Ouweland AM, Hamel BC. FGFs, their receptors, and human limb malformations: clinical and molecular correlations. *Am J Med Genet* 2002; 112:266–78.

170. Johnson DE, Williams LT. Structural and functional diversity in the FGF receptor multigene family. *Adv Cancer Res* 1993; 60:1–41.

171. Passos-Bueno MR, Wilcox WR, Jabs EW, Sertie AL, Alonso LG, Kitoh H. Clinical spectrum of fibroblast growth factor receptor mutations. *Hum Mutat* 1999; 14:115–25.

172. van Rhijn BW, Montironi R, Zwarthoff EC, Jobsis AC, van der Kwast TH. Frequent *FGFR3* mutations in urothelial papilloma. *J Pathol* 2002; 198:245–51.

173. Bakkar AA, Wallerand H, Radvanyi F, Lahaye J-B, Pissard S, Lecerf L, Kouyoumdjian JC, Abbou CC, Pairon JC, Jourand MC, Thiery JP, Chopin DK, Gil Diez de Medina S. *FGFR3* and *TP53* gene mutations define two distinct pathways in urothelial cell carcinoma of the bladder. *Cancer Res* 2003; 63:8108–12.

174. Rieger-Christ KM, Mourtzinos A, Lee PJ, Zagha RM, Cain J, Silverman M, Libertino JA, Summerhayes IC. Identification of fibroblast growth factor receptor 3 mutations in urine sediment DNA samples complements cytology in bladder tumor detection. *Cancer* 2003; 98:737–44.

175. Cappellen D, De Oliveira C, Ricol D, Gil Diez de Medina S, Bourdin J, Sastre-Garau X, Chopin D, Thiery JP, Radvanyi F. Frequent activating mutations of *FGFR3* in human bladder and cervix carcinomas. *Nat Genet* 1999; 23:18–20.

176. van Rhijn BW, van der Kwast TH, Vis AN, Kirkels WJ, Boeve ER, Jobsis AC, Zwarthoff EC. *FGFR3* and p53 characterize alternative genetic pathways in the pathogenesis of urothelial cell carcinoma. *Cancer Res* 2004; 64:1911–4.

177. Hart KC, Robertson SC, Kanemitsu MY, Meyer AN, Tynan JA, Donoghue DJ. Transformation and Stat activation by derivatives of FGFR1, FGFR3, and FGFR4. *Oncogene* 2000; 19:3309–20.

178. Jebar AH, Hurst CD, Tomlinson DC, Johnston C, Taylor CF, Knowles MA. *FGFR3* and Ras gene mutations are mutually exclusive genetic events in urothelial cell carcinoma. *Oncogene* 2005; 24:5218–25.

179. Lopez-Knowles E, Hernandez S, Malats N, Kogevinas M, Lloreta J, Carrato A, Tardon A, Serra C, Real FX. PIK3CA mutations are an early genetic alteration associated with *FGFR3* mutations in superficial papillary bladder tumors. *Cancer Res* 2006; 66:7401–4.

180. Wu XR. Urothelial tumorigenesis: a tale of divergent pathways. *Nat Rev Cancer* 2005; 5:713–25.

181. van Rhijn BW, Montironi R, Zwarthoff EC, Jobsis AC, Van Der Kwast TH. Frequent *FGFR3* mutations in urothelial papilloma. *J Pathol* 2002; 198:245–51.

182. Kimura T, Suzuki H, Ohashi T, Asano K, Kiyota H, Eto Y. The incidence of thanatophoric dysplasia mutations in *FGFR3* gene is higher in low grade or superficial bladder carcinomas. *Cancer* 2001; 92:2555–61.

183. Nakanishi K, Kawai T, Suzuki M, Torikata C. Growth factors and oncogene products in transitional cell carcinoma. *Mod Pathol* 1996; 9:292–7.

184. Cheng L, Zhang S, Alexander R, Yao Y, MacLennan GT, Pan CX, Huang J, Wang M, Montironi R, Lopez-Beltran A. The landscape of EGFR pathways and personalized management of non-small-cell lung cancer. *Future Oncol* 2011; 7:519–41.

185. Yarden Y, Sliwkowski MX. Untangling the ErbB signalling network. *Nat Rev Mol Cell Biol* 2001; 2:127–37.

186. Chow NH, Chan SH, Tzai TS, Ho CL, Liu HS. Expression profiles of ErbB family receptors and prognosis in primary transitional cell carcinoma of the urinary bladder. *Clin Cancer Res* 2001; 7:1957–62. 186a. Mizuno E, Iura T, Mukai A, Yoshimori T, Kitamura N, Komada M. Regulation of epidermal growth factor receptor down-regulation by UBPY–mediated deubiquitination at endosomes. *Mol Biol Cell* 2005; 16:5163–74.

187. Neal DE, Sharples L, Smith K, Fennelly J, Hall RR, Harris AL. The epidermal growth factor receptor and the prognosis of bladder cancer. *Cancer* 1990; 65:1619–25.

188. Janmaat ML, Giaccone G. The epidermal growth factor receptor pathway and its inhibition as anticancer therapy. *Drugs Today (Barc)* 2003; 39 Suppl C:61–80.

189. Lynch TJ, Bell DW, Sordella R, Gurubhagavatula S, Okimoto RA, Brannigan BW, Harris PL, Haserlat SM, Supko JG, Haluska FG, Louis DN, Christiani DC, Settleman J, Haber DA. Activating mutations in the epidermal growth factor receptor underlying responsiveness of non-small-cell lung cancer to gefitinib. *N Engl J Med* 2004; 350:2129–39.

190. Sordella R, Bell DW, Haber DA, Settleman J. Gefitinib-sensitizing EGFR mutations in lung cancer activate anti-apoptotic pathways. *Science* 2004; 305:1163–7.

191. Messing EM. Growth factors and bladder cancer: clinical implications of the interactions between growth factors and their urothelial receptors. *Semin Surg Oncol* 1992; 8:285–92.

192. Coogan CL, Estrada CR, Kapur S, Bloom KJ. HER-2/neu protein overexpression and gene amplification in human transitional cell carcinoma of the bladder. *Urology* 2004; 63:786–90.

193. Gorgoulis VG, Barbatis C, Poulias I, Karameris AM. Molecular and immunohistochemical evaluation of epidermal growth factor receptor and c-erb-B-2 gene product in transitional cell carcinomas of the urinary bladder: a study in Greek patients. *Mod Pathol* 1995; 8:758–64.

194. Sauter G, Haley J, Chew K, Kerschmann R, Moore D, Carroll P, Moch H, Gudat F, Mihatsch MJ, Waldman F. Epidermal-growth-factor-receptor expression is associated with rapid tumor proliferation in bladder cancer. *Int J Cancer* 1994; 57:508–14.

195. Turkeri LN, Erton ML, Cevik I, Akdas A. Impact of the expression of epidermal growth factor, transforming growth factor alpha, and epidermal growth factor receptor on the prognosis of superficial bladder cancer. *Urology* 1998; 51:645–9.

196. Ravery V, Grignon D, Angulo J, Pontes E, Montie J, Crissman J, Chopin D. Evaluation of epidermal growth factor receptor, transforming growth factor alpha, epidermal growth factor and c-erbB2 in the progression of invasive bladder cancer. *Urol Res* 1997; 25:9–17.

197. Pinnock CB, Roxby DJ, Ross JM, Pozza CH, Marshall VR. Ploidy and Tn-antigen expression in the detection of transitional cell neoplasia in non-tumour-bearing patients. *Br J Urol* 1995; 75:461–9.

198. Tiniakos DG, Mellon K, Anderson JJ, Robinson MC, Neal DE, Horne CH. c-jun oncogene expression in transitional cell carcinoma of the urinary bladder. *Br J Urol* 1994; 74:757–61.

199. Campbell SC, Volpert OV, Ivanovich M, Bouck NP. Molecular mediators of angiogenesis in bladder cancer. *Cancer Res* 1998; 58:1298–1304.

200. Brown LF, Berse B, Jackman RW, Tognazzi K, Manseau EJ, Dvorak HF, Senger DR. Increased expression of vascular permeability factor (vascular endothelial growth factor) and its receptors in kidney and bladder carcinomas. *Am J Pathol* 1993; 143:1255–62.

201. Wang S, Xia T, Zhang Z, Kong X, Zeng L, Mi P, Xue Z. [Expression of VEGF and tumor angiogenesis

in bladder cancer]. *Zhonghua Wai Ke Za Zhi* 2000; 38:34–6.

202. Crew JP, O'Brien T, Bradburn M, Fuggle S, Bicknell R, Cranston D, Harris AL. Vascular endothelial growth factor is a predictor of relapse and stage progression in superficial bladder cancer. *Cancer Res* 1997; 57:5281–5.

203. Jeon SH, Lee SJ, Chang SG. Clinical significance of urinary vascular endothelial growth factor in patients with superficial bladder tumors. *Oncol Rep* 2001; 8:1265–7.

204. Turner KJ, Crew JP, Wykoff CC, Watson PH, Poulsom R, Pastorek J, Ratcliffe PJ, Cranston D, Harris AL. The hypoxia-inducible genes VEGF and CA9 are differentially regulated in superficial vs invasive bladder cancer. *Br J Cancer* 2002; 86:1276–82.

205. O'Brien T, Cranston D, Fuggle S, Bicknell R, Harris AL. Two mechanisms of basic fibroblast growth factor-induced angiogenesis in bladder cancer. *Cancer Res* 1997; 57:136–40.

206. Shariat SF, Youssef RF, Gupta A, Chade DC, Karakiewicz PI, Isbarn H, Jeldres C, Sagalowsky AI, Ashfaq R, Lotan Y. Association of angiogenesis related markers with bladder cancer outcomes and other molecular markers. *J Urol* 2010; 183:1744–50.

207. Coombs LM, Pigott DA, Sweeney E, Proctor AJ, Eydmann ME, Parkinson C, Knowles MA. Amplification and over-expression of c-erbB-2 in transitional cell carcinoma of the urinary bladder. *Br J Cancer* 1991; 63:601–8.

208. Sauter G, Moch H, Moore D, Carroll P, Kerschmann R, Chew K, Mihatsch MJ, Gudat F, Waldman F. Heterogeneity of erbB-2 gene amplification in bladder cancer. *Cancer Res* 1993; 53:2199–2203.

209. Kruger S, Weitsch G, Buttner H, Matthiensen A, Bohmer T, Marquardt T, Sayk F, Feller AC, Bohle A. HER2 overexpression in muscle-invasive urothelial carcinoma of the bladder: prognostic implications. *Int J Cancer* 2002; 102:514–8.

210. Ohta JI, Miyoshi Y, Uemura H, Fujinami K, Mikata K, Hosaka M, Tokita Y, Kubota Y. Fluorescence in situ hybridization evaluation of c-erbB-2 gene amplification and chromosomal anomalies in bladder cancer. *Clin Cancer Res* 2001; 7:2463–7.

211. Gardiner RA, Samaratunga ML, Walsh MD, Seymour GJ, Lavin MF. An immunohistological demonstration of c-erbB-2 oncoprotein expression in primary urothelial bladder cancer. *Urol Res* 1992; 20:117–20.

212. Mellon JK, Lunec J, Wright C, Horne CH, Kelly P, Neal DE. C-erbB-2 in bladder cancer: molecular biology, correlation with epidermal growth factor receptors and prognostic value. *J Urol* 1996; 155:321–6.

213. Tetu B, Fradet Y, Allard P, Veilleux C, Roberge N, Bernard P. Prevalence and clinical significance of HER/2neu, p53 and Rb expression in primary superficial bladder cancer. *J Urol* 1996; 155:1784–8.

214. Underwood M, Bartlett J, Reeves J, Gardiner DS, Scott R, Cooke T. C-erbB-2 gene amplification: a molecular marker in recurrent bladder tumors? *Cancer Res* 1995; 55:2422–30.

215. Wester K, Sjostrom A, de la Torre M, Carlsson J, Malmstrom PU. HER-2—a possible target for therapy of metastatic urinary bladder carcinoma. *Acta Oncol* 2002; 41:282–8.

216. Moch H, Sauter G, Mihatsch MJ, Gudat F, Epper R, Waldman FM. p53 but not erbB-2 expression is associated with rapid tumor proliferation in urinary bladder cancer. *Hum Pathol* 1994; 25:1346–51.

217. Wang L, Habuchi T, Takahashi T, Kamoto T, Zuo T, Mitsumori K, Tsuchiya N, Sato K, Ogawa O, Kato T. No association between HER-2 gene polymorphism at codon 655 and a risk of bladder cancer. *Int J Cancer* 2002; 97:787–90.

218. Kruger S, Weitsch G, Buttner H, Matthiensen A, Bohmer T, Marquardt T, Sayk F, Feller AC, Bohle A. Overexpression of c-erbB-2 oncoprotein in muscle-invasive bladder carcinoma: relationship with gene amplification, clinicopathological parameters and prognostic outcome. *Int J Oncol* 2002; 21:981–7.

219. Gandour-Edwards R, Lara PN Jr, Folkins AK, LaSalle JM, Beckett L, Li Y, Meyers FJ, DeVere-White R. Does HER2/neu expression provide prognostic information in patients with advanced urothelial carcinoma? *Cancer* 2002; 95:1009–15.

220. Czerniak B, Cohen GL, Etkind P, Deitch D, Simmons H, Herz F, Koss LG. Concurrent mutations of coding and regulatory sequences of the Ha-ras gene in urinary bladder carcinomas. *Hum Pathol* 1992; 23:1199–1204.

221. Fitzgerald JM, Ramchurren N, Rieger K, Levesque P, Silverman M, Libertino JA, Summerhayes IC. Identification of H-ras mutations in urine sediments complements cytology in the detection of bladder tumors. *J*

Natl Cancer Inst 1995; 87:129–33.

222. Knowles MA, Williamson M. Mutation of H-ras is infrequent in bladder cancer: confirmation by single-strand conformation polymorphism analysis, designed restriction fragment length polymorphisms, and direct sequencing. *Cancer Res* 1993; 53:133–9.

223. Buyru N, Tigli H, Ozcan F, Dalay N. Ras oncogene mutations in urine sediments of patients with bladder cancer. *J Biochem Mol Biol* 2003; 36:399–402.

224. Mo L, Zheng X, Huang HY, Shapiro E, Lepor H, Cordon-Cardo C, Sun TT, Wu XR. Hyperactivation of Ha-ras oncogene, but not Ink4a/Arf deficiency, triggers bladder tumorigenesis. *J Clin Invest* 2007; 117:314–25.

225. Barbacid M. ras genes. *Annu Rev Biochem* 1987; 56:779–827.

226. Knowles MA, Williamson M. Mutation of H-ras is infrequent in bladder cancer: confirmation by single-strand conformation polymorphism analysis, designed restriction fragment length polymorphisms, and direct sequencing. *Cancer Res* 1993; 53:133–9.

227. Czerniak B, Cohen GL, Etkind P, Deitch D, Simmons H, Herz F, Koss LG. Concurrent mutations of coding and regulatory sequences of the Ha-ras gene in urinary bladder carcinomas. *Hum Pathol* 1992; 23:1199–204.

228. Cerutti P, Hussain P, Pourzand C, Aguilar F. Mutagenesis of the H-ras protooncogene and the p53 tumor suppressor gene. *Cancer Res* 1994; 54:1934s–8s.

229. Olsson CA, ed. Oncogenes and Molecular Genetics of Urological Tumours London: Churchill Livingstone, 1992.

230. Bittard H, Descotes F, Billerey C, Lamy B, Adessi GR. A genotype study of the c-Ha-ras-1 locus in human bladder tumors. *J Urol* 1996; 155:1083–8.

231. Ayan S, Gokce G, Kilicarslan H, Ozdemir O, Yildiz E, Gultekin EY. K-RAS mutation in transitional cell carcinoma of urinary bladder. *Int Urol Nephrol* 2001; 33:363–7.

232. Lianes P, Orlow I, Zhang ZF, Oliva MR, Sarkis AS, Reuter VE, Cordon-Cardo C. Altered patterns of MDM2 and *TP53* expression in human bladder cancer [see comments]. *J Natl Cancer Inst* 1994; 86:1325–30.

233. Korkolopoulou P, Christodoulou P, Kapralos P, Exarchakos M, Bisbiroula A, Hadjiyannakis M, Georgountzos C, Thomas-Tsagli E. The role of p53, MDM2 and c-erb B-2 oncoproteins, epidermal growth factor receptor and proliferation markers in the prognosis of urinary bladder cancer. *Pathol Res Pract* 1997; 193:767–75.

234. Simon R, Struckmann K, Schraml P, Wagner U, Forster T, Moch H, Fijan A, Bruderer J, Wilber K, Mihatsch MJ, Gasser T, Sauter G. Amplification pattern of 12q13-q15 genes (MDM2, CDK4, GLI) in urinary bladder cancer. *Oncogene* 2002; 21:2476–83.

235. Habuchi T, Kinoshita H, Yamada H, Kakehi Y, Ogawa O, Wu WJ, Takahashi R, Sugiyama T, Yoshida O. Oncogene amplification in urothelial cancers with p53 gene mutation or MDM2 amplification. *J Natl Cancer Inst* 1994; 86:1331–5.

236. Schmitz-Drager BJ, Kushima M, Goebell P, Jax TW, Gerharz CD, Bultel H, Schulz WA, Ebert T, Ackermann R. p53 and MDM2 in the development and progression of bladder cancer. *Eur Urol* 1997; 32:487–93.

237. Pfister C, Moore L, Allard P, Larue H, Lacombe L, Tetu B, Meyer F, Fradet Y. Predictive value of cell cycle markers p53, MDM2, p21, and Ki-67 in superficial bladder tumor recurrence. *Clin Cancer Res* 1999; 5:4079–84.

238. Tuna B, Yorukoglu K, Tuzel E, Guray M, Mungan U, Kirkali Z. Expression of p53 and mdm2 and their significance in recurrence of superficial bladder cancer. *Path Res Pract* 2003; 199:323–8.

239. Watters AD, Latif Z, Forsyth A, Dunn I, Underwood MA, Grigor KM, Bartlett JM. Genetic aberrations of c-myc and CCND1 in the development of invasive bladder cancer. *Br J Cancer* 2002; 87:654–8.

240. Mahdy E, Pan Y, Wang N, Malmstrom PU, Ekman P, Bergerheim U. Chromosome 8 numerical aberration and C-MYC copy number gain in bladder cancer are linked to stage and grade. *Anticancer Res* 2001; 21:3167–73.

241. Lee CC, Yamamoto S, Morimura K, Wanibuchi H, Nishisaka N, Ikemoto S, Nakatani T, Wada S, Kishimoto T, Fukushima S. Significance of cyclin D1 overexpression in transitional cell carcinomas of the urinary bladder and its correlation with histopathologic features. *Cancer* 1997; 79:780–9.

242. Tut VM, Braithwaite KL, Angus B, et al. Cyclin D1 expression in transitional cell carcinoma (TCC) of the bladder. Correlation with WAF1, P53 and Ki67. *J Urol* 1998; 159:281.

243. Proctor AJ, Coombs LM, Cairns JP, Knowles MA. Amplification at

chromosome 11q13 in transitional cell tumours of the bladder. *Oncogene* 1991; 6:789–95.

244. Shin KY, Kong G, Kim WS, Lee TY, Woo YN, Lee JD. Overexpression of cyclin D1 correlates with early recurrence in superficial bladder cancers. *Br J Cancer* 1997; 75:1788–92.

245. Bringuier PP, Tamimi Y, Schuuring E, Schalken J. Expression of cyclin D1 and EMS1 in bladder tumours; relationship with chromosome 11q13 amplification. *Oncogene* 1996; 12:1747–53.

246. Wang L, Habuchi T, Takahashi T, Mitsumori K, Kamoto T, Kakehi Y, Kakinuma H, Sato K, Nakamura A, Ogawa O, Kato T. Cyclin D1 gene polymorphism is associated with an increased risk of urinary bladder cancer. *Carcinogenesis* 2002; 23:257–64.

247. Lopez-Beltran A, Requena MJ, Luque RJ, Alvarez-Kindelan J, Quintero A, Blanca AM, Rodriguez ME, Siendones E, Montironi R. Cyclin D3 expression in primary Ta/T1 bladder cancer. *J Pathol* 2006; 209:106–13.

248. Lopez-Beltran A, Ordonez JL, Otero AP, Blanca A, Sevillano V, Sanchez-Carbayo M, Munoz E, Cheng L, Montironi R, de Alava E. Cyclin D3 gene amplification in bladder carcinoma in situ. *Virchows Arch* 2010; 457:555–61.

249. Lipponen PK, Eskelinen MJ. Reduced expression of E-cadherin is related to invasive disease and frequent recurrence in bladder cancer. *J Cancer Res Clin Oncol* 1995; 121:303–8.

250. Cheng L, Nagabhushan M, Pretlow TP, Amini SB, Pretlow TG. E-cadherin expression in primary and metastatic prostate cancer. *Am J Pathol* 1996;

148:1375–80.

251. Shariat SF, Pahlavan S, Baseman AG, Brown RM, Green AE, Wheeler TM, Lerner SP. E-cadherin expression predicts clinical outcome in carcinoma in situ of the urinary bladder. *Urology* 2001; 57:60–5.

252. Sun W, Herrera GA. E-cadherin expression in urothelial carcinoma in situ, superficial papillary transitional cell carcinoma, and invasive transitional cell carcinoma. *Hum Pathol* 2002; 33:996–1000.

253. Ross JS, del Rosario AD, Figge HL, Sheehan C, Fisher HA, Bui HX. E-cadherin expression in papillary transitional cell carcinoma of the urinary bladder. *Hum Pathol* 1995; 26:940–4.

254. Ross JS, Cheung C, Sheehan C, del Rosario AD, Bui HX, Fisher HA. E-cadherin cell-adhesion molecule expression as a diagnostic adjunct in urothelial cytology. *Diagn Cytopathol* 1996; 14:310–5.

255. Rao J, Seligson D, Visapaa H, Horvath S, Eeva M, Michel K, Pantuck A, Bekkdegrun A, Palotie A. Tissue microarray analysis of cytoskeletal actin-associated biomarkers gelsolin and E-cadherin in urothelial carcinoma. *Cancer* 2002; 95:1247–57.

256. Wakatsuki S, Watanabe R, Saito K, Saito T, Katagiri A, Sato S, Tomita Y. Loss of human E-cadherin (ECD) correlated with invasiveness of transitional cell cancer in the renal pelvis, ureter and urinary bladder. *Cancer Lett* 1996; 103:11–7.

257. Otto T, Bex A, Schmidt U, Raz A, Rubben H. Improved prognosis assessment for patients with bladder carcinoma. *Am J Pathol* 1997; 150:1919–23.

258. Inoue K, Kamada M, Slaton JW, Fukata S, Yoshikawa C, Tamboli P, Dinney CP, Shuin T. The prognostic value of angiogenesis and metastases-related genes for progression of transitional cell carcinoma of thre renal pelvis and ureter. *Clin Cancer Res* 2002; 8:1863–70.

259. Griffiths TR, Brotherick I, Bishop RI, White MD, McKenna DM, Horne CH, Shenton BK, Neal DE, Mellon JK. Cell adhesion molecules in bladder cancer: soluble serum E-cadherin correlates with predictors of recurrence. *Br J Cancer* 1996; 74:579–84.

260. Ribeiro-Filho LA, Franks J, Sasaki M, Shiina H, Nojima D, Arap S, Carroll P, Enokida H, Nakagawa M, Yonezawa S, Dahiya R. CpG hypermethylation of promoter region and inactivation of E-cadherin gene in human bladder cancer. *Mol Carcinog* 2002; 34:187–98.

261. Chan MW, Chan LW, Tang NL, Tong JH, Lo KW, Lee TL, Cheung HY, Wong WS, Chan PS, Lai FM, To KF. Hypermethylation of multiple genes in tumor tissues and voided urine in urinary bladder cancer patients. *Clin Cancer Res* 2002; 8:464–70.

262. Liebert M, Washington R, Wedemeyer G, Carey TE, Grossman HB. Loss of co-localization of alpha 6 beta 4 integrin and collagen VII in bladder cancer. *Am J Pathol* 1994; 144:787–95.

263. Cohen MB, Griebling TL, Ahaghotu CA, Rokhlin OW, Ross JS. Cellular adhesion molecules in urologic malignancies. *Am J Clin Pathol* 1997; 107:56–63.

264. Sugino T, Gorham H, Yoshida K, Bolodeoku J, Nargund V, Cranston D, Goodison S, Tarin

D. Progressive loss of CD44 gene expression in invasive bladder cancer. *Am J Pathol* 1996; 149:873–82.

265. Ross JS, del Rosario AD, Bui HX, Kallakury BV, Okby NT, Figge J. Expression of the CD44 cell adhesion molecule in urinary bladder transitional cell carcinoma. *Mod Pathol* 1996; 9:854–60.

266. Stavropoulos NE, Filliadis I, Ioachim E, Michael M, Mermiga E, Hastazeris K, Nseyo UO. CD44 standard form expression as a predictor of progression in high risk superficial bladder tumors. *Int Urol Nephrol* 2001; 33:479–83.

267. Sugiyama M, Woodman A, Sugino T, Crowley S, Ho K, Smith J, Matsumura Y, Tarin D. Non-invasive detection of bladder cancer by identification of abnormal CD44 proteins in exfoliated cancer cells in urine. *Clin Mol Pathol* 1995; 48:M142–7.

268. Muller M, Heicappell R, Habermann F, Kaufmann M, Steiner U, Miller K. Expression of CD44V2 in transitional cell carcinoma of the urinary bladder and in urine. *Urol Res* 1997; 25:187–92.

269. Miyake H, Eto H, Arakawa S, Kamidono S, Hara I. Over expression of CD44V8-10 in urinary exfoliated cells as an independent prognostic predictor in patients with urothelial cancer. *J Urol* 2002; 167:1282–7.

270. Lein M, Jung K, Weiss S, Schnorr D, Loening SA. Soluble CD44 variants in the serum of patients with urological malignancies. *Oncology* 1997; 54:226–30.

271. Rao JY, Hemstreet GP 3rd, Hurst RE, Bonner RB, Min KW, Jones PL. Cellular F-actin levels as a marker for cellular

transformation: correlation with bladder cancer risk. *Cancer Res* 1991; 51:2762–7.

272. Hemstreet GP 3rd, Rao J, Hurst RE, Bonner RB, Waliszewski P, Grossman HB, Liebert M, Bane BL. G-actin as a risk factor and modulatable endpoint for cancer chemoprevention trials. *J Cell Biochem Suppl* 1996; 25:197–204.

273. Rao JY, Hurst RE, Bales WD, Jones PL, Bass RA, Archer LT, Bell PB, Hemstreet GP 3rd. Cellular F-actin levels as a marker for cellular transformation: relationship to cell division and differentiation. *Cancer Res* 1990; 50:2215–20.

274. Streeter EH, Harris AL. Angiogenesis in bladder cancer—prognostic marker and target for future therapy. *Surg Oncol* 2002; 11:85–100.

275. Vermeulen PB, Gasparini G, Fox SB, Toi M, Martin L, McCulloch P, Pezzella F, Viale G, Weidner N, Harris AL, Dirix LY. Quantification of angiogenesis in solid human tumours: an international consensus on the methodology and criteria of evaluation. *Eur J Cancer* 1996; 32A:2474–84.

276. Weidner N. Intratumoral vascularity as a prognostic factor in cancers of the urogenital tract. *Eur J Cancer* 1996; 32A:2506–12.

277. Jaeger TM, Weidner N, Chew K, Moore DH, Kerschmann RL, Waldman FM, Carroll PR. Tumor angiogenesis correlates with lymph node metastases in invasive bladder cancer. *J Urol* 1995; 154:69–71.

278. Dickinson AJ, Fox SB, Persad RA, Hollyer J, Sibley GN, Harris AL. Quantification of angiogenesis as an independent

predictor of prognosis in invasive bladder carcinomas. *Br J Urol* 1994; 74:762–6.

279. Bochner BH, Cote RJ, Weidner N, Groshen S, Chen SC, Skinner DG, Nichols PW. Angiogenesis in bladder cancer: relationship between microvessel density and tumor prognosis. *J Natl Cancer Inst* 1995; 87:1603–12.

280. El-Sobky E, Gomha M, El-Baz M, Abol-Enein H, Shaaban AA. Prognostic significance of tumour angiogenesis in schistosoma-associated adenocarcinoma of the urinary bladder. *BJU Int* 2002; 89:126–32.

281. Cheng L, Bishop E, Zhou H, Maclennan GT, Lopez-Beltran A, Zhang S, Badve S, Baldridge LA, Montironi R. Lymphatic vessel density in radical prostatectomy specimens. *Hum Pathol* 2008; 39:610–5.

282. Fernandez MI, Bolenz C, Trojan L, Steidler A, Weiss C, Alken P, Grobholz R, Michel MS. Prognostic implications of lymphangiogenesis in muscle-invasive transitional cell carcinoma of the bladder. *Eur Urol* 2008; 53:571–8.

283. Muller M. Telomerase: its clinical relevance in the diagnosis of bladder cancer. *Oncogene* 2002; 21:650–5.

284. Lin Y, Miyamoto H, Fujinami K, Uemura H, Hosaka M, Iwasaki Y, Kubota Y. Telomerase activity in human bladder cancer. *Clin Cancer Res* 1996; 2:929–32.

285. Kyo S, Kunimi K, Uchibayashi T, Namiki M, Inoue M. Telomerase activity in human urothelial tumors. *Am J Clin Pathol* 1997; 107:555–60.

286. Fagelson JE, Rathi A, Miura N, et al. Detection of telomerase expression by in situ hybridization: A promising new

technique in the evaluation of bladder cancer. *J Urol* 1998; 159:283.

287. Muller M, Heine B, Heicappell R, Emrich T, Hummel M, Stein H, Miller K. Telomerase activity in bladder cancer, bladder washings and in urine. *Int J Oncol* 1996; 9:1169–73.

288. Kinoshita H, Ogawa O, Kakehi Y, Mishina M, Mitsumori K, Itoh N, Yamada H, Terachi T, Yoshida O. Detection of telomerase activity in exfoliated cells in urine from patients with bladder cancer. *J Natl Cancer Inst* 1997; 89:724–30.

289. Landman J, Kavaler E, Droller MJ, Liu BC. Applications of telomerase in urologic oncology. *World J Urol* 1997; 15:120–4.

290. Yoshida K, Sugino T, Tahara H, Woodman A, Bolodeoku J, Nargund V, Fellows G, Goodison S, Tahara E, Tarin D. Telomerase activity in bladder carcinoma and its implication for noninvasive diagnosis by detection of exfoliated cancer cells in urine. *Cancer* 1997; 79:362–9.

291. Fedriga R, Gunelli R, Nanni O, Bacci F, Amadori D, Calistri D. Telomerase activity detected by quantitative assay in bladder carcinoma and exfoliated cells in urine. *Neoplasia* 2001; 3:446–50.

292. Wu WJ, Liu LT, Huang CH, Chang SF, Chang LL. Telomerase activity in human bladder tumors and bladder washing specimens. *Kaohsiung J Med Sci* 2001; 17:602–9.

293. Neves M, Ciofu C, Larousserie F, Fleury J, Sibony M, Flahault A, Soubrier F, Gattegno B. Prospective evaluation of genetic abnormalities and telomerase expression in exfoliated urinary cells for bladder cancer detection. *J Urol* 2002; 167:1276–81.

294. Fukui T, Nonomura N, Tokizane T, Sato E, Ono Y, Harada Y, Nishimura K, Takahara S, Okuyama A. Clinical evaluation of human telomerase catalytic subunit in bladder washings from patients with bladder cancer. *Mol Urol* 2001; 5:19–23.

295. Landman J, Chang Y, Kavaler E, Droller MJ, Liu BC. Sensitivity and specificity of NMP-22, telomerase, and BTA in the detection of human bladder cancer. *Urology* 1998; 52:398–402.

296. Saad A, Hanbury DC, McNicholas TA, Boustead GB, Morgan S, Woodman AC. A study comparing various noninvasive methods of detecting bladder cancer in urine. *BJU Int* 2002; 89:369–73.

297. Ramakumar S, Bhuiyan J, Besse JA, Roberts SG, Wollan PC, Blute ML, O'Kane DJ. Comparison of screening methods in the detection of bladder cancer. *J Urol.* 1999; 161:388–94.

298. Halling KC, King W, Sokolova IA, Karnes RJ, Meyer RG, Powell EL, Sebo TJ, Cheville JC, Clayton AC, Krajnik KL, Ebert TA, Nelson RE, et al. A comparison of BTA stat, hemoglobin dipstick, telomerase and Vysis UroVysion assays for the detection of urothelial carcinoma in urine. *J Urol* 2002; 167:2001–6.

299. Tada Y, Wada M, Migita T, Nagayama J, Hinoshita E, Mochida Y, Maehara Y, Tsuneyoshi M, Kuwano M, Naito S. Increased expression of multidrug resistance-associated proteins in bladder cancer during clinical course and drug resistance to doxorubicin. *Int J Cancer* 2002; 98:630–5.

300. Sweeney CJ, Marshall MS, Barnard DS, Heilman DK, Billings SD, Cheng L, Marshall SJ, Yip-Schneider MT. Cyclooxygenase-2 expression in primary cancers of the lung and bladder compared to normal adjacent tissue. *Cancer Detect Prev* 2002; 26:238–44.

301. El-Sheikh SS, Madaan S, Alhasso A, Abel P, Stamp G, Lalani EN. Cyclooxygenase-2: a possible target in schistosoma-associated bladder cancer. *BJU Int* 2001; 88:921–7.

302. Mohammed SI, Knapp DW, Bostwick DG, Foster RS, Khan KN, Masferrer J, Woerner B, Snyder PW, Koki AT. Expression of cyclooxygenase-2 (COX-2) in human invasive transitional cell carcinoma (TCC) of the urinary bladder. *Cancer Res* 1999; 59:5647–50.

303. Shariat SF, Kim JH, Ayala GE, Kho K, Wheeler TM, Lerner SP. Cyclooxygenase-2 is highly expressed in carcinoma in situ and T1 transitional cell carcinoma of the bladder. *J Urol* 2003; 169:938–42.

304. Sanchez-Carbayo M, Socci ND, Richstone L, Corton M, Behrendt N, Wulkfuhle J, Bochner B, Petricoin E, Cordon-Cardo C. Genomic and proteomic profiles reveal the association of gelsolin to *TP53* status and bladder cancer progression. *Am J Pathol* 2007; 171:1650–8.

305. Jones HL, Delahunt B, Bethwaite PB, Thornton A. Luminal epithelial antigen (LEA.135) expression correlates with tumor progression for transitional carcinoma of the bladder. *Anticancer Res* 1997; 17:685–7.

306. Zhuang YH, Blauer M, Tammela T, Tuohimaa P. Immunodetection of androgen receptor in human urinary bladder cancer. *Histopathology* 1997; 30:556–62.

307. Ruizeveld de Winter JA, Trapman J, Vermey M, Mulder E, Zegers ND, van der Kwast TH. Androgen receptor expression in human tissues: an immunohistochemical study. *J Histochem Cytochem* 1991; 39:927–36.

308. Hofmann R, Krusmann, Lehmer S, Hartung R. Prognostic factors for muscle invasive bladder cancer. *J Urol* 1998; 159:246.

309. Seddighzadeh M, Steineck G, Larsson P, Wijkstrom H, Norming U, Onelov E, Linder S. Expression of UPA and UPAR is associated with the clinical course of urinary bladder neoplasms. *Int J Cancer* 2002; 99:721–6.

310. Nakanishi K, Kawai T, Torikata C, Aurues T, Ikeda T. Urokinase-type plasminogen activator, its inhibitor, and its receptor in patients with upper urinary tract carcinoma. *Cancer* 1998; 82:724–32.

311. Baffa R, Gomella LG, Strup SE, et al. Pathologic role of the FHIT gene in transitional cell carcinoma of the bladder. *J Urol* 1998; 159:278.

312. Basakci A, Kirkali Z, Tuzel E, Yorukoglu K, Mungan MU, Sade M. Prognostic significance of estrogen receptor expression in superficial transitional cell carcinoma of the urinary bladder. *Eur Urol* 2002; 41:342–5.

313. Kim JH, Shariat SF, Kim IY, Menesses-Diaz A, Tokunaga H, Wheeler TM, Lerner SP. Predictive value of expression of transforming growth factor-beta(1) and its receptors in transitional cell carcinoma of the urinary bladder. *Cancer* 2001; 92:1475–83.

314. Booth C, Harnden P, Selby PJ, Southgate J. Towards defining roles and relationships for tenascin-C and TGFbeta-1 in the normal and neoplastic urinary bladder. *J Pathol* 2002; 198:359–68.

315. Mearini E, Romani R, Mearini L, Antognelli C, Zucchi A, Baroni T, Porena M, Talesa V. Differing expression of enzymes of the glyoxalase system in superficial and invasive bladder carcinomas. *Eur J Cancer* 2002; 38:1946.

316. Gromova I, Gromov P, Celis JE. A novel member of the glycosyltransferase family, beta 3 Gn-T2, highly downregulated in invasive human bladder transitional cell carcinomas. *Mol Carcinog* 2001; 32:61–72.

317. Vecchione A, Ishii H, Baldassarre G, Bassi P, Trapasso F, Alder H, Pagano F, Gomella LG, Croce CM, Baffa R. FEZ1/LZTS1 is down-regulated in high grade bladder cancer, and its restoration suppresses tumorigenicity in transitional cell carcinoma cells. *Am J Pathol* 2002; 160:1345–52.

318. Sen S, Zhou H, Zhang RD, Yoon DS, Vakar-Lopez F, Ito S, Jiang F, Johnston D, Grossman HB, Ruifrok AC, Katz RL, Brinkley W, Czerniak B. Amplification/overexpression of a mitotic kinase gene in human bladder cancer. *J Natl Cancer Inst* 2002; 94:1320–9.

319. Possati L, Rocchetti R, Talevi S, Beatrici V, Margiotta C, Ferrante L, Calza R, Sagrini D, Ferri A. The role of peroxisome proliferator-activated receptor gamma in bladder cancer in relation to angiogenesis and progression. *Gen Pharmacol* 2000; 35:269–75.

320. Boman H, Hedelin H, Holmang S. Urine tissue-polypeptide-specific antigen (TPS) as a marker for bladder cancer. *Scand J Urol Nephrol* 2001; 35:270–4.

321. Mizutani Y, Wada H, Yoshida O, Fukushima M, Bonavida B, Kawauchi A, Miki T. Prognostic significance of a combination of thymidylate synthase and dihydropyrimidine dehydrogenase activities in grades 1 and 2 superficial bladder cancer. *Oncol Rep* 2002; 9:289–92.

322. Iizumi T, Hariu K, Sato M, Sato S, Shimizu H, Tomomasa H, Umeda T. Thymidine phosphorylase and dihydropyrimidine dehydrogenase in bladder cancer. *Urol Int* 2002; 68:122–5.

323. Li S, Nomata K, Sawase K, Noguchi M, Kanda S, Kanetake H. Prognostic significance of platelet-derived endothelial cell growth factor/thymidine phosphorylase expression in stage pT1 G3 bladder cancer. *Int J Urol* 2001; 8:478–82.

324. Durkan GC, Nutt JE, Rajjayabun PH, Neal DE, Lunec J, Mellon JK. Prognostic significance of matrix metalloproteinase-1 and tissue inhibitor of metalloproteinase-1 in voided urine samples from patients with transitional cell carcinoma of the bladder. *Clin Cancer Res* 2001; 7:3450–6.

325. Yano A, Nakamoto T, Hashimoto K, Usui T. Localization and expression of tissue inhibitor of metalloproteinase-1 in human urothelial cancer. *J Urol* 2002; 167:729–34.

326. Hsueh SF, Lai MT, Yang CC, Chung YC, Hsu CP, Peng CC, Fu HH, Cheng YM, Chang KJ, Yang SD. Association of overexpressed proline-directed protein kinase F(A) with chemoresistance, invasion, and recurrence in patients with bladder carcinoma. *Cancer* 2002; 95:775–83.

327. Miyake H, Gleave M, Kamidono S, Hara I. Overexpression of clusterin in transitional cell carcinoma of the bladder is

related to disease progression and recurrence. *Urology* 2002; 59:150–4.

328. Yamanaka M, Kanda K, Li NC, Fukumori T, Oka N, Kanayama HO, Kagawa S. Analysis of the gene expression of SPARC and its prognostic value for bladder cancer. *J Urol* 2001; 166:2495–9.

329. Stronati L, Gensabella G, Lamberti C, Barattini P, Frasca D, Tanzarella C, Giacobini S, Toscano MG, Santacroce C, Danesi DT. Expression and DNA binding activity of the Ku heterodimer in bladder carcinoma. *Cancer* 2001; 92:2484–92.

330. Rajjayabun PH, Garg S, Durkan GC, Charlton R, Robinson MC, Mellon JK. Caveolin-1 expression is associated with high grade bladder cancer. *Urology* 2001; 58:811–4.

331. Kawamura S, Ohyama C, Watanabe R, Satoh M, Saito S, Hoshi S, Gasa S, Orikasa S. Glycolipid composition in bladder tumor: a crucial role of GM3 ganglioside in tumor invasion. *Int J Cancer* 2001; 94:343–7.

332. Xia G, Kageyama Y, Hayashi T, Hyochi N, Kawakami S, Kihara K. Positive expression of HIF-2alpha/EPAS1 in invasive bladder cancer. *Urology* 2002; 59:774–8.

333. Davies BR, O'Donnell M, Durkan GC, Rudland PS, Barraclough R, Neal DE, Mellon JK. Expression of S100A4 protein is associated with metastasis and reduced survival in human bladder cancer. *J Pathol* 2002; 196:292–9.

334. Gromova I, Gromov P, Celis JE. bc10: A novel human bladder cancer-associated protein with a conserved genomic structure downregulated in invasive cancer. *Int J Cancer* 2002; 98:539–46.

335. Staack A, Koenig F, Daniltchenko D, Hauptmann S, Loening SA, Schnorr D, Jung K. Cathepsins B, H, and L activities in urine of patients with transitional cell carcinoma of the bladder. *Urology* 2002; 59:308–12.

336. Numahata K, Satoh M, Handa K, Saito S, Ohyama C, Ito A, Takahashi T, Hoshi S, Orikasa S, Hakomori SI. Sialosyl-Le(x) expression defines invasive and metastatic properties of bladder carcinoma. *Cancer* 2002; 94:673–85.

337. Kocher T, Zheng M, Bolli M, Simon R, Forster T, Schultz-Thater E, Remmel E, Noppen C, Schmid U, Ackermann D, Mihatsch MJ, Gasser T, Heberer M, Sauter G, Spagnoli GC. Prognostic relevance of MAGE-A4 tumor antigen expression in transitional cell carcinoma of the urinary bladder: a tissue microarray study. *Int J Cancer* 2002; 100:702–5.

338. Asahi H, Koshida K, Hori O, Ogawa S, Namiki M. Immunohistochemical detection of the 150-kDa oxygen-regulated protein in bladder cancer. *BJU Int* 2002; 90:462–6.

339. Chiu AW, Huang YL, Huan SK, Wang YC, Ju JP, Chen MF, Chou CK. Potential molecular marker for detecting transitional cell carcinoma. *Urology* 2002; 60:181–5.

340. Kattan MW. Nomograms. Introduction. *Semin Urol Oncol* 2002; 20:79–81.

341. Specht MC, Kattan MW, Gonen M, Fey J, Van Zee KJ. Predicting nonsentinel node status after positive sentinel lymph biopsy for breast cancer: clinicians versus nomogram. *Ann Surg Oncol* 2005; 12:654–9.

342. Shariat SF, Tilki D. Bladder cancer: nomogram aids clinical decision making after radical cystectomy. *Nat Rev Urol* 2010; 7:182–4.

343. Karakiewicz PI, Shariat SF, Palapattu GS, Gilad AE, Lotan Y, Rogers CG, Vazina A, Gupta A, Bastian PJ, Perrotte P, Sagalowsky AI, Schoenberg M, Lerner SP. Nomogram for predicting disease recurrence after radical cystectomy for transitional cell carcinoma of the bladder. *J Urol* 2006; 176:1354–61.

344. Shariat SF, Karakiewicz PI, Palapattu GS, Amiel GE, Lotan Y, Rogers CG, Vazina A, Bastian PJ, Gupta A, Sagalowsky AI, Schoenberg M, Lerner SP. Nomograms provide improved accuracy for predicting survival after radical cystectomy. *Clin Cancer Res* 2006; 12:6663–76.

345. Shariat SF, Zippe C, Ludecke G, Boman H, Sanchez-Carbayo M, Casella R, Mian C, Friedrich MG, Eissa S, Akaza H, Sawczuk I, Serretta V, et al. Nomograms including nuclear matrix protein 22 for prediction of disease recurrence and progression in patients with Ta, T1 or CIS transitional cell carcinoma of the bladder. *J Urol* 2005; 173:1518–25.

346. Shariat SF, Karakiewicz PI, Palapattu GS, Amiel GE, Lotan Y, Rogers CG, Vazina A, Bastian PJ, Gupta A, Sagalowsky AI, Schoenberg M, Lerner SP. Nomograms provide improved accuracy for predicting survival after radical cystectomy. *Clin Cancer Res* 2006; 12:6663–76.

347. Shariat SF, Karakiewicz PI, Ashfaq R, Lerner SP, Palapattu GS, Cote RJ, Sagalowsky AI, Lotan Y. Multiple biomarkers improve prediction of bladder cancer recurrence and mortality in patients undergoing cystectomy. *Cancer* 2008; 112:315–25.

348. Shariat SF, Margulis V, Lotan Y, Montorsi F, Karakiewicz PI.

Nomograms for bladder cancer. *Eur Urol* 2008; 54:41–53.

349. Shariat SF, Tilki D. Bladder cancer: nomogram aids clinical decision making after radical cystectomy. *Nat Rev Urol* 2010; 7:182–4.

350. Catto JW, Linkens DA, Abbod MF, Chen M, Burton JL, Feeley KM, Hamdy FC. Artificial intelligence in predicting bladder cancer outcome: a comparison of neuro-fuzzy modeling and artificial neural networks. *Clin Cancer Res* 2003; 9:4172–7.

351. Tomlinson DC, L'Hote CG, Kennedy W, Pitt E, Knowles MA. Alternative splicing of fibroblast growth factor receptor 3 produces a secreted isoform that inhibits fibroblast growth factor-induced proliferation and is repressed in urothelial carcinoma cell lines. *Cancer Res* 2005; 65:10441–9.

352. Chodak GW, Hospelhorn V, Judge SM, Mayforth R, Koeppen H, Sasse J. Increased levels of fibroblast growth factor-like activity in urine from patients with bladder or kidney cancer. *Cancer Res* 1988; 48:2083–8.

353. Chopin DK, Caruelle JP, Colombel M, Palcy S, Ravery V, Caruelle D, Abbou CC, Barritault D. Increased immunodetection of acidic fibroblast growth factor in bladder cancer, detectable in urine. *J Urol* 1993; 150:1126–30.

354. Gravas S, Bosinakou I, Kehayas P, Giannopoulos A. Urinary basic fibroblast growth factor in bladder cancer patients. Histopathological correlation and clinical potential. *Urol Int* 2004; 73:173–7.

355. O'Brien T, Cranston D, Fuggle S, Bicknell R, Harris AL. Two mechanisms of basic fibroblast growth factor-induced angiogenesis in bladder cancer. *Cancer Res* 1997; 57:136–40.

356. van Rhijn BW, Vis AN, van der Kwast TH, Kirkels WJ, Radvanyi F, Ooms EC, Chopin DK, Boeve ER, Jobsis AC, Zwarthoff EC. Molecular grading of urothelial cell carcinoma with fibroblast growth factor receptor 3 and MIB-1 is superior to pathologic grade for the prediction of clinical outcome. *J Clin Oncol* 2003; 21:1912–21.

357. Maclennan GT, Kirkali Z, Cheng L. Histologic grading of noninvasive papillary urothelial neoplasms. *Eur Urol* 2007; 51:889–98.

358. Jones TD, Cheng L. Papillary urothelial neoplasm of low malignant potential: evolving terminology and concepts. *J Urol* 2006; 175:1995–2003.

第34章

膀胱癌分子病理学

34.1	概述	751
34.2	FGFR3 和 TP53 突变明确了泌尿路	
	上皮癌变的两条关键通路	751
	34.2.1　FGFR3 通路	751
	34.2.2　TP53 通路	755
	34.2.3　第三种通路	755
34.3	理解尿路上皮癌变：方法学注意事项	756
	34.3.1　染色体数量变异	756
	34.3.2　染色体结构变异和等位基因	
	不平衡性	756
	34.3.3　DNA 序列异常	758
	34.3.4　微卫星不稳定性	758
	34.3.5　表观遗传学变异和基因甲基化	
		759
	34.3.6　MicroRNA 失调	759
	34.3.7　基因表达谱全面分析	759

	34.3.8　蛋白质组学和蛋白质表达的	
	变异	760
	34.3.9　生物标志物和列线图的结合	
		760
34.4	癌症干细胞和尿路上皮癌变	760
34.5	膀胱癌的癌前病变	762
34.6	膀胱肿瘤的多灶性和区域效应	763
34.7	选择性应用	763
	34.7.1　尿路上皮癌早期检测	763
	34.7.2　分子学分级	764
	34.7.3　分子学分期	764
	34.7.4　淋巴结转移的分子学检测	765
	34.7.5　循环肿瘤细胞的分子学检测	765
	34.7.6　分子学分类	766
34.8	靶向治疗	767
参考文献		768

34.1　概述

常规的临床和病理参数被广泛用于膀胱癌的肿瘤分级分期，预测临床预后；但常规参数的预测能力很有限，而且没有指标能预测评估单个患者的风险。近十年来，大量的代表癌变关键通路的候选生物标志物被报道，它们有可能成为有用的诊断和预测标记，并成为潜在的治疗靶点。

最近研究表明，尿路上皮癌变的发生是一种"区域效应"，可以累及膀胱黏膜的任何部位[3,5,7-10]。位于受累区域的尿路上皮干细胞获得遗传性改变，转变成癌症干细胞（CSC），再通过克隆扩增导致肿瘤转化，越来越多证据都支持这一观念。无论原发还是复发肿瘤，都是由受累区域癌症干细胞通过两种独特的分子通路形成。这为理解尿路上皮癌变、肿瘤复发和肿瘤发展提供了基因水平的架构。

成纤维细胞生长因子受体 3（FGFR3）和TP53 突变是尿路上皮癌变过程中两种基因通路的关键因子。FGFR3 可能是膀胱癌中最常突变的原癌基因，它的突变与低肿瘤级别、早期肿瘤和低复发率显著有关，这意味着较好的整体预后。相反，TP53 突变与高肿瘤级别、更晚期阶段和更高肿瘤复发率有关。与单独利用组织学评价相比，这些分子水平的发现可能可以更加全面的认识单一泌尿路上皮肿瘤。

在肿瘤复发预测、膀胱癌分子分期、淋巴结转移检测、是否含有循环肿瘤细胞、药物作用靶点识别和治疗效果预测等方面，分子病理学被证明是有价值的。越来越多关于膀胱癌的分子知识将分子水平的发现与临床预后之间搭起一座桥梁。关键基因途径和表达谱的评估，能最终建立起一套用于预测肿瘤生物学特性的分子标志物，同时也能建立一套用于分子肿瘤分级、分类、预测和个性化治疗的新标准（图 34.1）。

34.2　FGFR3 和 TP53 突变明确了尿路上皮癌变的两条关键通路

现有研究表明，膀胱上皮癌通过至少两种独立的机制——FGFR3 通路和TP53 通路产生[2-7,11-18]。起源于这两种途径的肿瘤具有明确不同的表型和基因型，具有差异极大的生物学表现和临床预后。两种尿路上皮癌含有不同的基因缺陷：低级别非浸润性肿瘤具有 FGFR3 激活突变，而高级别的尿路上皮癌出现TP53 基因或者TP53 的调控基因（如 p16）遗传学或表观遗传学改变[11,19-20]。FGFR3 突变常常出现在低级别的乳头状肿瘤中，基因不稳定性有限，但高级别尿路上皮癌往往以TP53 突变为特征（图 34.2，表 34.1 和 34.2）[11,13,21-28]。

34.2.1　FGFR3 通路

FGFR3 突变是在致死性发育异常和软骨发育不全的个体中发现的[29,30]。这些突变似乎在不同组织中介导相反的信号，在骨组织中作为骨生长的负调控因子，而在多种类型的上皮性肿瘤中成为转化性原癌基因[29,30]。1999 年有报道发现，在膀胱癌和宫颈癌中存在FGFR3 基因突变并持续激活表达。

FGFR3 是 4 个高度保守、结构相关的酪氨酸激酶受体基因中的一个。它位于染色体 4p16.3，由 19 个外显子组成，长度为 16.5kb，编码由806 氨基酸残基组成的蛋白质，属于成纤维细胞生长因子受体家族成员。这个蛋白包含一个胞外区（由 3 个免疫球蛋白样结构域组成）、一个单

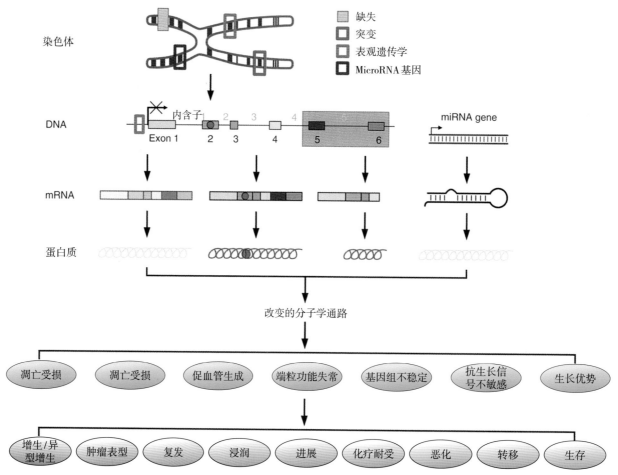

图 34.1　尿路上皮肿瘤发生的分子机制。分子改变有助于膀胱上皮癌发生结构性或功能性的染色体改变。染色体片段的缺失、基因突变、表观遗传改变和最近报道的微小 RNA 的改变，都属于最常见的癌变相关因素，通过生物行为如细胞周期失控、细胞凋亡机制受损、血管生成增强、端粒功能紊乱、基因组不稳定性、抗生长信号不敏感、生长优势等，可以进一步影响下游通路

一的疏水性跨膜片段和一个胞质酪氨酸激酶结构域[32]。FGFR3 的胞外部分与成纤维细胞生长因子相互作用并启动下游信号的级联反应，最终影响细胞生长、迁移、分化和血管生成[32]。外显子 8 和 9 的可变剪接产生具有近膜区 Ig 样结构域的两种异构体，分别为 FGFR3b 和 FGFR3c 异构体。这些 mRNA 的可变剪接形式具有组织特异性，FGFR3b 是上皮细胞的表达形式，而 FGFR3c 主要在间充质细胞中表达[31]。

　　FGFR3 受体和许多酪氨酸激酶受体共享信号传导通路。Ig Ⅱ 和 Ig Ⅲ 结构域（7 号外显子）的突变是目前为止最为常见的 FGFR3 突变，占所有 FGFR3 突变的 50% ~ 80%。影响跨膜区（10 号外显子）的突变占 15% ~ 40%，影响酪氨酸激酶 2 结构域（15 号外显子）的突变占 5% ~ 10%[2]。位于 5 号和 10 号的外显子的突变常会产生一种新的半胱氨酸，它会在缺少配体的情况下促进受体二聚化和酪氨酸激酶磷酸化，导致结构性激活。

　　FGFR3 的活化启动多个下游激酶通路。最重要的是 RAS 细胞循环调节通路，它诱导产生有丝分裂信号，在上皮细胞增殖和更新中起关键

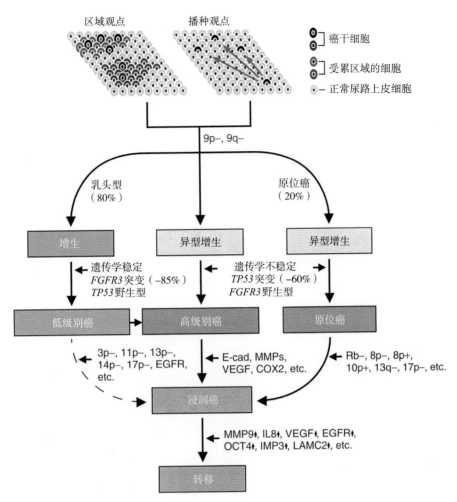

图 34.2　尿路上皮癌发生、进展和转移的途径。尿路上皮癌起源于受累区域的癌症干细胞（CSC），或通过迁移 – 播种机制分布在尿路上皮内。肿瘤干细胞获得遗传改变，通过克隆扩增启动肿瘤形成。CSC 是肿瘤复发、同时或异时多发性肿瘤的源头。两条不同的途径都参与了癌症干细胞的初始肿瘤发生。乳头状肿瘤通过增生或不典型增生的中间步骤而发展，高级别平坦型病变通过原位不典型增生/癌演变而来。乳头状肿瘤约占所有尿路上皮癌的 80%。其特征是 FGFR3 和野生型 TP53 的激活性突变，它们一般是遗传学稳定的。然而这些肿瘤可能获得更多的遗传学改变，导致进展和转移（虚线）。高级别平坦型病变约占尿路上皮癌的 20%，其特征是 TP53 基因功能突变的缺失，本质上是遗传学不稳定。这两种途径为理解尿路上皮癌及其临床行为提供了遗传学框架

作用。所以，FGFR3 与 RAS 突变似乎是相互排斥的，因为两者均可以产生相同表型[33,34]。作为选择之一，活化的 FGFR3 能够激活磷脂酰肌醇（–3）激酶（PI3-K），这种激酶能够产生一种特异的肌醇脂质，调控细胞生长、增殖、存活、分化和细胞骨架的变化。活化的 FGFR3 还能够启动信号转导及转录激活蛋白（STAT）通路，同时与富含脯氨酸的酪氨酸激酶 2（PYK2）相互作用，导致 STAT 通路进一步激活。试验表明，在细胞培养时，FGFR3 基因激酶域的突变能够转化 NIH3T3 细胞[35]。具有 S294C 突变的 FGFR3 表达下调，似乎是膀胱癌中最易发生突变的原癌基因[30,31,36]。

超过 70% 的低级别非浸润性泌尿上皮肿瘤都含有 FGFR3 突变，强烈表明 FGFR3 激活突变是低级别尿路上皮肿瘤发生过程中的一个关键性遗传学事件[2-7,14-18]。通常在尿路上皮癌的第 7、10 和 15 号外显子上发现这些突变。根据频率排

表 34.1　尿路上皮癌变的不同的分子途径

	FGFR3 突变	TP53 突变
染色体位点	4p16.3	17p13.1
外显子常参与的突变	7，10，15	5，7，8
基因类型	癌基因	抑癌基因
突变类型	激活突变	功能缺失突变
分子机制	激酶激活	细胞周期调控失败，DNA 修复，细胞凋亡
主要参与基因	RAS、STAT1、PI3K 和 Cyclin D1	Rb、p21、BAX、BCL2 和 TSP1
临床影响		
组织学分级	低级别	高级别
危害	低度恶性	高危
病理分期	低级别	高级别
复发	低危	高危
进展	低危	高危
总体预后	有利	不利

表 34.2　FGFR3 和 TP53 突变状态与肿瘤级别、病理分期、复发、进展和总生存期 [1-9]

	FGFR3		TP53	
	Wta（%）	Mua（%）	Wt（%）	Mu（%）
级别				
G1	18	82	93	7
G2	35	65	70	30
G3	78	22	51	58
分期				
pTa	23	77	89	11
pT1	63	37	49	51
≥pT2	8	20	44	56
复发	67	33	42	58
进展	63	37	44	56
总生存期	25	75	70	30

列，FGFR3 的突变依次好发于第 7 号外显子的第 249 个密码子（63%），第 10 号外显子的第 375 个密码子（18%），第 7 号外显子的第 248 个密码子（9%）以及第 10 号外显子的第 372 个密码子（6%）[37]。在浅表型乳头状膀胱癌中，FGFR3 突变与低复发率密切相关（见第 29 章和第 33 章）[5,25,36,38-40]。

尿路上皮癌被认为起源于受累区域的癌症干细胞（CSC）或通过转移分布在尿路上皮组织的肿瘤细胞。CSC 获得遗传性改变，通过克隆增殖引起肿瘤发生。CSC 是肿瘤复发、同时或异时多灶性肿瘤的根源。癌症干细胞启动肿瘤发生涉及两条独特的途径。乳头状肿瘤被认为是通过增生或异型增生的中间步骤发展而来，而高级别扁平病变是通过异型增生或原位癌发展而来的。乳头状肿瘤占所有泌尿上皮肿瘤的 80%。它们具有 FGFR3 激活突变和野生型 TP53 的特征，通常而言，乳头状肿瘤是遗传学稳定的肿瘤。但是，这些肿瘤很可能获得进一步的遗传学改变，导致肿瘤的发展和转移。高级别扁平肿瘤占泌尿上皮肿瘤的 20%，具有 TP53 功能失活性突变和固有的遗传学不稳定性的特征。这两个途径为理解泌尿上皮癌和它的临床表现提供了一个遗传学架构。

FGFR3 的突变被假设会导致 RAS-MAPK 通路的激活。但是，这种假设并没有在所有 FGFR3 突变肿瘤中被证明[33,41]。大部分 FGFR3 突变被认为会引起受体结构性激活。证据表明，FGFR3 突变使被影响细胞具有生长优势，但这些细胞的细胞周期调控和凋亡机制仍然完整。这解释了惰性和侵袭性泌尿上皮癌的区别，后者具有 TP53 突变，导致凋亡途径受损和遗传学不稳定性。据报道，pTa 肿瘤中的 FGFR3 突变率是 70%~80%，而且还存在多个与这些肿瘤有关的特异性错义突变[42-44]。这些突变与肿瘤的低级别、早期阶段和低复发率显著相关[36,43,44]。含有 FGFR3 突变的尿路上皮癌比含有 TP53 突变的有更好的总体预后。TP53 突变意味着更差的预后和更高的复发率[11,13,26,36,40,45]。相反，只有 10%~20% 的浸润性肿瘤检测到 FGFR3 突变。这清楚的表明 FGFR3 激活突变是低级别非浸润性乳头状膀胱肿瘤发生的关键遗传学事件，而且这个事件不会增加 TP53 突变的风险[13,36,45]。FGFR3 激活突变在 1 级肿瘤中最常见（80%），并且低级别肿瘤与 FGFR3 表达有强烈相关性（表 34.1~34.2）[46]。

34.2.2　TP53 通路

TP53 抑癌基因的变异在包含膀胱尿路上皮癌在内的许多肿瘤的癌变中起到至关重要的作用。TP53 基因位于 17 号染色体短臂上（17p13.1），长度为 19.2kb，由 11 个外显子组成。TP53 编码一个有 393 个氨基酸残基的蛋白（p53），调控细胞周期、基因修复和细胞凋亡。p53 蛋白的 N 末端包含多个功能结构域。活化结构域 1（1~42 氨基酸残基）激活下游因子的转录。活化结构域 2（43~63 氨基酸残基）调控细胞凋亡活性。富含脯氨酸结构域（80~94 氨基酸残基）对调控凋亡也很重要。DNA 结合域（100~300 氨基酸残基）激活下游其他基因的反式激活。核定位信号结构域（316~325 氨基酸残基）和同源寡聚结构域（307~355 氨基酸残基）是 p53 蛋白结构和定位的基础。

癌症中 TP53 的突变通常是发生在 DNA 结合域的错义突变和功能失活突变。这些突变损害了 p53 与目标 DNA 的结合能力，降低了下游基因的转录活性。p53 的突变型还能与野生型二聚化，阻碍其功能。TP53 突变诱导一系列下游效应，包括 p21 表达的降低。这个重要的 p53 下游标靶基因在含有 TP53 突变的大部分尿路上皮癌中是下调的。

TP53 与肿瘤的高级别、侵袭性行为、复发风险和不良临床预后有很强的相关性。TP53 突变与 FGFR3 突变相互排斥，而且 TP53 突变率在高级别尿路上皮癌中是低级别的两倍[11,47]。但是，当评价高级别非肌层浸润性肿瘤时，FGFR3 和 TP53 突变并非绝对相互排斥[48]。这些发现非常有趣，而且表明双突变 T1G3 肿瘤或者处于两个主要分子通路的交叉路口，或者代表了低级别乳头状瘤获得 TP53 突变后向高级别肿瘤的演变过程。

34.2.3　第三种通路

FGFR3 和 TP53 基因的突变解释了表浅型乳头状肿瘤和浸润性扁平型尿路上皮癌中两种独立

的且特征明显的通路[2]。但是，Lindgren等发现，有5%的膀胱癌患者同时携带FGFR3和TP53两种突变[46]。提示有可能存在导致高级别癌的第三种途径通路[49]。其他研究者则认为这可能代表了低级别乳头状癌获得TP53突变后向高级别肿瘤的演变[50]。

34.3　理解尿路上皮癌变：方法学注意事项

多步骤癌变是指连续基因变异的累积，这种累积会导致控制正常细胞增殖和分化的调节回路的进行性破坏。肿瘤发生是一个复杂的过程，有多种发生在不同顺序和组合上的分子变异。每一种变异都赋予细胞不同的能力，如自主生长，耐受抗生长信号的作用，逃避凋亡，无限复制潜能，持续血管生成，以及浸润和转移的发展[51]。主要的致癌途径包括肿瘤抑制基因的失活和（或）原癌基因的激活。证据表明尿路上皮癌通过两种不同的通路发展，而且它们在生物学和形态学上展现出明显不同的特征[2-7]。

目前，尿路上皮癌的遗传学改变的进展可以被分为两种：一种来自于具体通路，另一种涉及整体遗传性或表达谱。尿路上皮癌变过程的分子通路能够大致被分为4个不同层次：①染色体水平变异，包括染色体数量和（或）构象异常；②基因水平改变，包括基因突变、片段缺失、扩增或异常的表观遗传学变异；③表达变异；④蛋白水平改变，包括蛋白质浓度的增加或减少、肿瘤相关蛋白和融合蛋白（图34.3）。

34.3.1　染色体数量变异

染色体数量异常意味着各种基因区域拷贝

数的变化。已鉴定出膀胱癌中多种染色体异常情况。

这些异常可以通过多色间期荧光原位杂交（FISH）、单核苷酸多态性分析（SNP）或比较基因组杂交（CGH）检测出来。膀胱癌中最常见的拷贝数量异常在第1~5，8~9，13，14，17，19和Y染色体上（见第8章、第29章、第32章和第33章）[3,4,6-9,16,17,52-80]。

染色体数量变化已经被广泛用于膀胱癌筛查、诊断和预测。在具有患表浅型膀胱肿瘤高风险的患者接受膀胱内治疗后，阳性UroVysion检测结果能够高度预测复发风险，即使在多变量模式下也是如此（见第32章）[81]。平均跟踪观察15个月后，45%的UroVysion测试异常的患者发生肿瘤复发，相比而言UroVysion测试正常的患者只有13%发生肿瘤复发[82]。除了预测复发外，染色体数量变化还被用来划分膀胱癌高风险或低风险群体[83]。由于SNP和CGH还没有具备与许多常规病理检测的可比性，它们的临床应用受到了限制。

34.3.2　染色体结构变异和等位基因不平衡性

染色体结构改变包括获得、缺失、易位或更复杂的染色体重排，导致染色体位点水平的DNA拷贝数变化。染色体结构变异还包括基因调控区的变异，导致位点表达的上调或下调。这些变异能通过细胞遗传学、FISH、限制性片段长度多态性（RFLP）、微卫星多态性分析、SNP和CGH检测到[4,84,85]。

微卫星分析通过杂合性缺失（LOH）和微卫星不稳定性的分析，研究等位基因的缺失或不稳定性。杂合性缺失代表基因中的一个等位基因缺

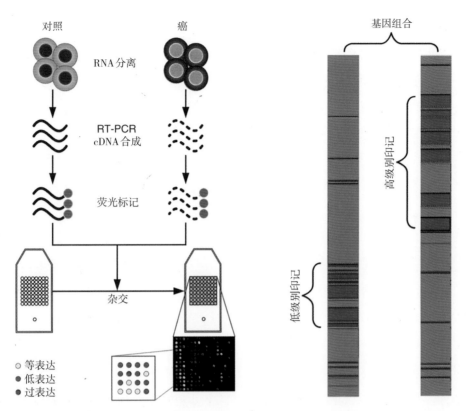

图 34.3　基因表达谱分析的原则。此分析的基础是正常细胞和肿瘤细胞之间特定基因的差异表达。提取正常或癌组织 mRNA，荧光标记，混合，并杂交至微阵列。基因的表达水平可以相同、下调或上调，并用不同的颜色表示，如黄色、绿色或红色。个别肿瘤的特异性表达模式可以与临床表型，如级别、分期、治疗反应和临床结果相关，这表现在右图谱中

失了一个 DNA 片段，这个等位基因通常是肿瘤抑制基因，而且另一条等位基因已经由于突变失去活性。因此，杂合性缺失导致了肿瘤抑制基因的完全失活，从而引起细胞的转化。杂合性缺失分析可以通过位点特异性方式或者利用 SNP 进行整体分析。整体分析可以提供全基因组在基因拷贝数上变异的信息。在研究尿路上皮癌时，杂合性缺失和 FISH 有高度的相关性[76]。一些微卫星位点的杂合性缺失分析与临床预后显著相关[86-91]，包括无复发肿瘤生存期[189,90] 和无恶化生存期[90]。

染色体 2q、3p、4p、5q、8p、9p、9q、10q、11p、13q、17p 和 18q 的等位基因缺失在尿路上皮肿瘤中相对普遍[3,4,6-9,16,17,52-80]。

9 号染色体

通过 FISH、CGH 和基于阵列的 CGH 研究表明，所有分期和分级的尿路上皮癌中 9 号染色体变异是最普遍的细胞遗传学异常[1,54,77,92-95]。研究表明，超过 50% 膀胱癌细胞的 9 号染色体表现出杂合性缺失。9 号染色体似乎很容易出现小的缺失，最终导致染色体拼接和肿瘤进一步恶化，有些患者甚至出现整条染色体缺失。非浸润性乳头状尿路上皮癌出现典型的 9 号染色体整体或部分缺失。浸润性肿瘤也有较多的其他染色体的获得或缺失。

一些泌尿上皮肿瘤发生的最早期阶段，9 号染色体经常表现出杂合性缺失，这一点通过细胞遗传学、杂合性缺失分析、CGH（比较基因组杂交）和 CGH 阵列得到了证实[3,76,79,80]。无论分级和分期，超过 50% 膀胱肿瘤中都发现了 9 号染色体的杂合性缺失[71,77,78]。低级别非浸润性乳头

状肿瘤和尿路上皮异型增生中存在 9q 和 9p 两种缺失的情况。邻近的看似正常的泌尿上皮也有与肿瘤一样的情况，存在 9 号染色体杂合性缺失，这表明在一定程度上，9 号染色体的杂合性缺失在健康尿路上皮组织向肿瘤转化中起重要作用。然而，9 号染色体的缺失并不会倾向于推动肿瘤进程向哪一条遗传学通路发展（见以上讨论[3,79]）。

9 号染色体缺失的常见区域包括 9p21 位点，编码 p16 和 p14ARF，它们是细胞循环的关键调控因子，分别与视网膜母细胞瘤基因（RB）和 TP53 相互作用。经常缺失的位点是 9q22（PTCH，Gorlin 综合征基因）、9q32~33（DBC1）和 9q34（TSC1）[96-98]。9p21 的缺失会使 CDKN2A（p16）失活，它编码两个剪切的产物：INK4A 和 ARF。这两个产物分别通过 RB 和 TP53 信号通路诱导细胞周期停滞[99,100]。许多情况下，位点发生纯合缺失，这种缺失与高级别和高分期的肿瘤都有关系。然而，研究之间也存在一些矛盾的地方，最近有研究表明纯合缺失与肿瘤的级别和分期没有关系[80]。

许多研究通过 LOH 分析比较了 9 号染色体缺失和 FGFR3 突变的状况。在恶性肿瘤发展时，9 号染色体缺失发生在 FGFR3 突变之前。但是，FGFR3 突变更倾向于只在乳头状结构的肿瘤中被检测到，而在扁平异型增生和 CIS 中检测不到[80]。原发性 CIS 和与乳头状肿瘤相关发生的 CIS 可能遵循不同的发展途径。在原发性 CIS 中，9 号染色体缺失非常罕见，而在与乳头状肿瘤相关发生的 CIS 中，9 号染色体缺失很常见[101]。

8 号染色体

膀胱癌中可能发生 8 号染色体短臂的突变或者缺失，导致分泌性卷曲相关蛋白 1 基因

（sFRPl）表达的下调，使它细胞内的信号减弱。sFRPl 基因可能是一个肿瘤抑制基因，它调控 Wnt/β-连环素接触性生长抑制通路。免疫组化检测表明，sFRP1 蛋白表达的缺失与较高级别、分期的肿瘤有关，而且降低了患者的存活率[102]。有研究报道，在尿路上皮癌中，sFRP1 基因突变率为 25%~30%[103]。

34.3.3　DNA 序列异常

DNA 序列异常（点突变）是 DNA 序列的变异，会导致无功能或截短蛋白质的产生，或者 DNA 甲基化位点的修饰。突变分析已经鉴定出在多种人类癌症中起功能性作用的数百种候选基因[11,104]。

这些序列的变异可以通过 DNA 测序来检测，以修饰的碱基作为底物，利用 DNA 合成反应的序列特异性末端来进行检测。因此，肿瘤的临床病理学特征甚至可能与一个单碱基的突变有关。基因突变常常与膀胱癌有联系，包括 TP53 功能失活性突变和 FGFR3 激活性突变，分别代表了尿路上皮癌发病过程的两种基因通路[11]。由这两种通路引起的肿瘤在表型和基因型的病变特征明显不同，在肿瘤的生物学行为和临床预后上也有很大区别（表 34.1 和 34.2）[11,26,105]。

34.3.4　微卫星不稳定性

微卫星不稳定性提示，由于 DNA 的修复机制缺陷，肿瘤细胞在这些区域累积基因错误的概率比基因组中其他地方更高。这些错误表现为基因位点的获得或者缺失，能通过检测微卫星重复片段的大小而发现，因为一些微卫星重复的数量会由于 DNA 的修复受损而发生变异[106]。微卫星不稳定性已经被作为预后评估的一个指标，与肿

瘤分期和分级发展有关[107]。

34.3.5　表观遗传学变异和基因甲基化

胞嘧啶和鸟嘌呤二核苷酸（CpG）岛的ĐNA甲基化包含了基因启动子区域胞嘧啶–5位置的甲基化（见第29章和第32章）[4,7,108,109]。这种化学修饰改变基因功能的同时，并不改变DNA的碱基序列，它被认为是基因失活的一种常见的选择性机制，特别是在肿瘤发展的早期。不断有证据显示，DNA甲基化在关键基因启动子的功能中起到至关重要的作用——它能够阻碍转录活性。因此，这种基本的表观遗传学机制发生的变化在癌变过程中起到很重要的作用[110]。多种分析DNA甲基化方式的技术已经发展成熟，包括甲基化特异性PCR、甲基化测序，以及利用对甲基化敏感的核酸内切酶酶解然后电泳分离的方法。

许多抑癌基因含有CpG岛，而且有证据表明甲基特异性基因沉默与肿瘤形成相关。CpG岛的高甲基化与转录抑制有关，而低甲基化可能引起基因活性或者染色体不稳定性的增强。许多研究表明，表观遗传学上失活的肿瘤抑制基因与癌变、更高肿瘤级别、更晚期的肿瘤、早期复发、进展和不良的临床预后有关[111-124]。CDH1和FHIT的甲基化意味着预后不良[125]。

Jones的发现表明，甲基化的CpG岛发生的C与T易位突变通常会导致5–甲基胞嘧啶的水解脱氨基。这些C与T易位一般导致抑癌基因，如p53的突变[126]。

包含E-cadherin、RASSF1a、RARB、MGMT、p16、p14、DAPK、PTEN、CD44、p53、WT1、BCL2和hTERT在内的很多基因的甲基化状态都与膀胱癌明确相关。已经很好的明确了DNA异常甲基化与尿路上皮癌变过程的联系机制。hM1H1、O（6）–甲基鸟嘌呤–DNA–甲基转移酶、p15、p16、von Hippel–Lindau（VHL）、RARB和GSTP1启动子区域的异常高度甲基化在这些抑癌基因的失活中扮演重要角色[113,118]。CpG甲基化是癌症中E-cadherin基因失活的一个重要机制。

34.3.6　MicroRNA失调

MicroRNA（miRNA）是一段短的非编码RNA分子，调节mRNA转录水平。它们可以作为抑癌基因，也可以作为致癌基因，在膀胱癌的发展和恶化中起作用。肿瘤细胞中miRNA的表达普遍被破坏的原因还不得而知，但是在癌细胞中，超过一半的已知人类基因组的miRNA倾向于发生变异[128]。miRNA加工基因/蛋白质和miRNA基因启动子的甲基化都在miRNA下调中起作用[129-131]。可以利用miRNA微阵列对全基因组miRNA表达谱进行分析，该方法能够对miRNA进行灵敏性和特异性检测。另一方面，利用定量RT–PCR进行小样本的miRNA谱分析，可以被用来对成群的miRNA靶向基因进行测定。

目前有证据表明，miRNA表达的变异促进尿路上皮癌的发生。明确的miRNA变化以通路特异性或肿瘤表型特异性方式，识别尿路上皮癌及靶向基因，预测肿瘤级别、疾病进展和临床表现[132-136]。

34.3.7　基因表达谱全面分析

全面分析法采用了一个对基因组变异和基因表达的全方位策略，绘制在基因水平和转录水平发生变异的全部编码基因组的图谱[4]。遗传性和表达性图谱能够通过CGH、SNP和基于微阵列的方法获得。这些高通量策略是基于肿瘤DNA和RNA与正常DNA和RNA的差别而进行的。全面研究的重点是染色体片段的拷贝数、基因表达方式的变化和最近兴起的miRNA图谱变化的全部变异。在膀胱癌中，这些技术使DNA拷贝数变异的高通量作图成为可能[67,137,138]。拷贝数变化模式有助于将肿瘤划分为生物学上和临床上相关的亚型。

同样，任何膀胱癌的产生和进展都是特定遗传学和表观遗传学变异累积的结果，所有这些变化方式称为遗传标签。在这个背景下，全面分析不仅解决了全基因组拷贝数的变异，并且能够识别受累的特定位点。因此，全部或部分染色体的获得或缺失、扩增以及杂合性缺失都很容易量化。这些变异模式在肿瘤发生、进展和转移方面可能具有显著的临床意义[3,5-7,137,139-142]。也可以根据肿瘤分期、分级、生物学行为和临床预后，使用这些遗传标签对尿路上皮癌进行分类[143-162]。

基因表达谱提供了与相同组织正常细胞相比，基因表达水平的全局视图。一般采用的方法包括cDNA微阵列和定量PCR。单次分析有效的终点是得到一组有限的基因，可以辨识是否存在癌症、肿瘤分级、肿瘤分期和临床预后[137,163-165]。将每个肿瘤的一组基因表达模式转化为临床表型并加以随访，可能得到更为准确的诊断和临床预后预测。目前，迫切需要发现在临床最早期能够预测侵袭性肿瘤行为的基因表达标签，这不仅能指导当前的治疗，还能辨识下一步治疗的目标。基于阵列的分子图谱技术使内科医师获得一个更完整的基因表达网络图，也使他们能把差异性表达的基因与不同肿瘤的组织病理学和临床预后联系起来。表达谱分析在确诊、肿瘤分期、肿瘤分级是否存在CIS、复发风险、进展风险、转移

风险以及化疗反应中有潜在利用价值[166-179]。

人类膀胱癌的基因表达谱帮助人们更深入的认识癌症发展的内在机制，也能协助将患者按照不同临床亚组进行分类[137,144,151,153,160-162,165-167,171,174,179,180,183-190]（表34.3）。

34.3.8 蛋白质组学和蛋白质表达的变异

蛋白质组学是对细胞内蛋白质的全面研究，与基因组学类似，它通过将肿瘤细胞与正常细胞中同类型蛋白质的比较，分析蛋白质结构和活性的功能性变异。研究注重蛋白质产物的数量和修饰，因为这些蛋白质代表了细胞中的代谢途径。近年来，主要应用了5种技术平台：二维凝胶电泳（2DE）、表面增强激光解吸/电离（SELDI）、液相色谱-质谱（LC-MS）、毛细管电泳耦合质谱（CE-MS）以及蛋白质微阵列。已有报道表明，蛋白质组学在膀胱癌诊断、复发监测、侵袭性行为预测和临床预后预测中具有实用价值[191-198]。

已经对许多蛋白质生物标志物在膀胱癌发展和恶化中的作用进行了研究。这些标志物包括原癌基因、肿瘤抑制基因、细胞循环调节子、生长因子和细胞黏附分子的产物[200-203]。一些蛋白分子在肿瘤分级、分期、进展和预测上有令人乐观的应用前景。重要的候选因子包括p53、Rb、p21、p27、Ki-67和E-cadherin[204,205]。

34.3.9 生物标志物和列线图的结合

详见第29章和第32章的论述。

34.4　癌症干细胞和尿路上皮癌变

癌症干细胞（CSC）占恶性肿瘤活细胞的

表 34.3　膀胱癌基因表达谱谱研究

参考文献	年	编号/组织	基因图谱大小	方法	要点	主要成果
Dubosq 等[160]	2011	47/FF	110	RT-PCR	复发	3个基因图谱早期预测复发
Smith 等[162]	2011	341/FFPE	20	基因芯片	淋巴结分期	确定淋巴结癌症阴性患者的高危人群
Lindgren 等[153]	2010	144/FF	150	基因芯片和CGH阵列	级别, 分期和生存率	区分低级别和高级别肿瘤; 区别Ta/T2至Ta期肿瘤; 预测癌特异性和无转移生存率
Birkhahn 等[144]	2010	177/FF	24	qRT-PCR	复发和进展	24个基因图谱预测肿瘤的复发和进展
Kim 等[150]	2010	80/FF	24	基因芯片	复发和进展	12个基因表达预测复发; 12个基因表达预测进展
Kim 等[151]	2010	272/FF	42/97	基因芯片	复发和进展	与42个基因相关的复发; 与97个基因相关的进展
Kim 等[161]	2010	128/FF	4	RT-PCR	进展	4个基因图谱预测进展
Mengual 等[160]	2009	79/FF	8	基因芯片	组织学分级	8个基因图谱区分高、低级别肿瘤
Mitra 等[199]	2009	58/FF	4	qRT-PCR	复发与生存率	4个基因图谱定义不同肿瘤的预后
Rosser 等[166]	2009	46/BW	14	基因芯片	诊断	46个基因图谱确定76%的癌症
Als 等[182]	2007	124/FF	55	基因芯片	治疗反应	基因图谱预测治疗反应和五年总生存率
Dyrskjot 等[172]	2007	404/FF	52/88	基因芯片	病理学分期、进展和癌特异性生存活率	52个基因图谱相关的病理分期; 88个基因图谱相关的癌特异性生存活率
Schultz 等[174]	2007	44/FF	23	qRT PCR	肿瘤复发	23个基因图谱预测Ta期肿瘤复发的风险
Takata 等[181]	2007	22/FF	14	基因芯片	M-VAC化疗的反应	14个基因图谱预测79%的M-VAC反应病例和100%的无反应病例
Sanchez-Carbayo 等[180]	2006	294/FF	174	基因芯片	淋巴结转移总生存期	基因表达谱预测淋巴结转移和总生存期
Mitra 等[179]	2006	60/FFPE	70	qRT-PCR	淋巴结转移	70个基因图谱预测淋巴结转移的准确率为81%
Aaboe 等[170]	2005	147/FF	230	基因芯片	诊断, 组织学分级	表达模式区分正常组织和肿瘤, 以及低级别和高级别肿瘤
Blaveri 等[137]	2005	98/FFPE	2464	CGH阵列	组织学分级, 病理分期	DNA拷贝数变化模式预测肿瘤级别和病理分期
Dyrskjot 等[177]	2005	29/FF	45	基因芯片	肿瘤进展	45个基因图谱确定高级别患者的进展
Wild 等[183]	2005	67/FF	225	基因芯片	总体生存率	基因图谱预测无进展生存期
Dyrskjot 等[171]	2004	41/FF	16	基因芯片	CIS的存在	16个基因分类鉴定CIS的准确率为80%
Modlich 等[164]	2004	34/FF	41	基因芯片	病理学分期和转移	41个基因图谱将UC划分为浅表性、侵袭性和转移性UC
Dyrskjot 等[166]	2002	40/FF	32	基因芯片	肌肉浸润, 肿瘤循环	32个基因图谱划分高危肿瘤的进展

1%～4%。这些细胞以不对称分化的方式进行增殖，能够产生异质性肿瘤细胞系[5,206-212]。不对称分化是指随着细胞的分化，一个姐妹细胞继续保持分化能力，另一个姐妹细胞拥有遗传学可塑性，其子代产生表型变化。当肿瘤由 CSC 或祖细胞产生时，它的持续克隆增殖需要一套特异的遗传学、表观遗传学和微环境变化。因此，每个 CSC 及其子代都拥有一套独立的遗传学、表观遗传学和表型特征。泌尿上皮 CSC 可能天生携带 FGFR3 和 TP53 突变体中的一种。尽管仍然没有分离到纯化的膀胱 CSC，但是许多研究已经在膀胱癌中观察到假定的干细胞样细胞群体。这些膀胱 CSC 可能出现在尿路上皮癌中，通过克隆形成、自我更新、高增殖率以及干细胞相关基因的表达而识别出来（图 34.2）[3,7,207,208,213-215]。肿瘤间质细胞的遗传学改变在生态微环境中支持 CSC，促进癌症发展和恶化[216]。

Ben-Porath 等报道了膀胱癌中一个类似胚胎干细胞样的基因表达信号[214]。在一个针对 105 例膀胱癌的微阵列研究中，这些 CSC 基因中某些基因的过量表达似乎与不良临床预后有关[215]。Yang 和 Cheng 利用 DNA 阵列和免疫组织化学方法，研究了 9 例人类膀胱癌中包括 EMA 和 CD44v6 在内的 28 个干细胞表面标记。EMA 阴性的细胞和 CD44v6 阳性的细胞表现出群体形成、自我更新和增殖的特性，这一点具有 CSC 的特征。这些作者得出结论：膀胱中 CSC 的长期存在是大多数膀胱癌复发病例的主要原因[213]。Atlasi 等研究了膀胱癌中 OCT4 的表达，这是一个祖细胞标记[32]，他们发现在 97% 的膀胱肿瘤中，OCT4 都会高表达，表明膀胱癌中存在转化的祖细胞。为了支持这一观点，She 等展示了侧群细胞（膀胱癌中分离出的假定干细胞）不仅能

自我更新，还能分化成非侧群细胞[218]。这些研究进一步证明了这些细胞具有与 CSC 一致的克隆形成和肿瘤发生能力[218]。Hoechst 33342 染色方法是检测 CSC 的经典方法，它的原理基于干细胞可使化学染料外流。Oates 等利用 Hoechst 33342 染色方法从尿路上皮癌中分离到了侧群细胞，这些细胞具有很强的克隆形成能力和增殖率[219]。

最近，基于原发性人膀胱癌中的蛋白表达状况，Chan 等分离并描述了一种肿瘤启动细胞业群的特征[220]。膀胱肿瘤启动细胞的特征是可以在体内形成异种移植物，体现了原发肿瘤的异质性。对超过 300 例膀胱癌样本的分子分析，揭示了在激活的原癌通路中，肿瘤启动细胞的异质性（80% Gli1、45% Stat3、10% Bmi-1 和 5%p-catenin），基因芯片分析鉴定了一个独特的膀胱癌肿瘤启动细胞信号[220]。研究表明，不同的 CSC 基因信号与观察到的膀胱癌临床病程的多样性有关，甚至在相同的临床和病理群体中也是如此。

CSC 具有生长优势，并且可通过基因变异的子代细胞形成不断扩张的克隆斑[221]。随后的克隆扩增逐渐取代正常上皮组织，形成了一块克隆区域。这种基因变异克隆单元的生长优势是泌尿上皮致癌过程的驱动力。在膀胱中，相距较远的两个位点发生肿瘤很可能是由受累黏膜区域中癌症前体细胞引起。多灶性或共存的 CIS，一种高度异型增生的扁平型癌前病变，也意味着区域疾病[3,8,9,222,223]。

34.5 膀胱癌的癌前病变

详见第 6 章和第 7 章的论述。

34.6　膀胱肿瘤的多灶性和区域效应

现代癌变模型表明，恶性肿瘤代表着受累区域中一个或几个 CSC 的克隆扩增[3,4,7,224-226]。同一个患者患多个肿瘤，无论是同一时间还是不同时间，都是泌尿上皮恶性肿瘤的特征[8,56,210,223,227-231]。解释泌尿上皮肿瘤多灶性的发生频率的两个理论已被提出。单克隆理论认为多个肿瘤由一个转化细胞产生，这个细胞通过管腔内种植或上皮间迁移进行增殖和扩散。第二个理论——区域效应理论认为肿瘤多灶性是由区域癌变效应发展而来的，正是由于这种情况，化学致癌物引起泌尿上皮内衬细胞不同位点独立的初始变化，产生了遗传学上不相关的多个肿瘤。

多病灶膀胱癌的克隆性起源对理解早期肿瘤的发展方式以及规划治疗和外科手术方案非常重要[9,10,56,210,216,222,232,233]。多病灶的机制同样有助于选择遗传学检测方法，以分析治疗后尿样中复发或残存的肿瘤细胞。但是，多病灶尿路上皮癌是单克隆起源还是寡克隆起源，目前还没有定论。许多研究认为多病灶膀胱癌是单克隆起源[234-245]，但是其他研究利用类似方法，发现一些多中心的泌尿上皮肿瘤只有一个独立起源[79,236,239,243,244,246-251]。最近一项研究表明，区域癌变和单克隆肿瘤可能在同一个患者体内同时存在[8]。在这项研究中，分子水平的证据支持这种观点，即已发现的大部分病例中的多病灶尿路上皮癌是寡克隆起点，这与多病灶尿路上皮癌变的区域致癌理论是一致的。这个发现在临床上非常重要，因为对于分子肿瘤的发展和扩散研究，必须要考虑建立充分的治疗和手术策略；也要考虑到在检测肿瘤复发和残余病变组织时，何时需要采用分子诊断技术。

区域癌变的证据来源于头颈部肿瘤的研究。多病灶膀胱癌被假定通过同一种方式产生。在区域癌变过程中，同时发生或相继出现的肿瘤由泌尿上皮不同位点的许多独立的突变事件引起。这些独立的转化由外部致癌因素造成。膀胱癌患者邻近的泌尿上皮中外表正常的膀胱黏膜常发现基因不稳定性，这一点支持了区域效应理论[252,253]。一些癌前变化，如异型增生或 CIS，常在距离浸润性膀胱癌较远的泌尿上皮黏膜中被发现。许多膀胱切除样本中泌尿上皮非典型性的基因比较和图谱研究，支持多病灶泌尿上皮肿瘤发展的寡克隆性和区域癌变的观点，特别是在早期癌症中。

鉴于泌尿上皮肿瘤多灶性单克隆和寡克隆理论并非相互排斥，很多理论提议将两种机制结合在一起。其中一种提议认为早期病变中寡克隆更为普遍，随着癌症向晚期发展，引起单克隆或假单克隆的过度生长[244,254]。因此，癌症早期或者癌前病变可能独自起源于一个成功发生恶性转化的特殊细胞，这个细胞随后通过管腔内或上皮内播散而在泌尿上皮中扩散。尽管肿瘤的多灶性在大部分病例中符合寡克隆假设，但不可否认的是在有些病例中更符合单克隆假设[8]。另一种可能性是大片泌尿上皮区域易受遗传学不稳定性影响，而产生转化事件。当这片区域产生恶性克隆时，这个克隆就会通过旁分泌或炎症介质引发黏膜其他部位的完全转化。

34.7　选择性应用

34.7.1　尿路上皮癌早期检测

详见第 29～33 章的论述。

34.7.2 分子学分级

详见第 9 章的论述。

34.7.3 分子学分期

肿瘤分期对预测患者的病程非常关键。临床医师预测膀胱癌临床预后最常用的工具是美国联合委员会的肿瘤、淋巴结与转移分期系统（TNM），这个系统提供基于经典病理学标准进行评估的一般临床预后[256]。但是，仅利用 TNM 分期进行预测的准确度是有限的。因此，开发了结合分子标志物和经典病理标准（前文已有描述）的列线图，提高了切除手术后临床预后预测的准确性。

目前研究表明，膀胱癌的表达和基因组图谱使分子发现与病理学分期之间产生非常好的相关性。pTa 期膀胱癌具有遗传学稳定性，因为它们通常都缺少 TP53 突变。它们的染色体变异主要位于 9 号染色体，而大部分 pT1 尿路上皮癌表现出逐渐增长的遗传学不稳定性，如在 17p、13q 和 8p 上的染色体变化。

在表浅型乳头状和浸润性肿瘤中常分别发现 FGFR3 和 TP53 突变。Bakkar 等利用变性高效液相色谱和测序的方法，在 81 例新诊断的尿路上皮癌中筛查 FGFR3 和 TP53 突变，包括 31 例 pTa，1 例 CIS，30 例 pT1 和 19 例 pT2-T4。FGFR3 突变与肿瘤的分期低有关，而 TP53 突变则与分期高有关。在 pTa 肿瘤中，FGFR3 mut/TP53wt（68%）是最普遍的基因型。第二普遍的基因型是 FGFR3wt/TP53wt，存在于 29% 的肿瘤中。pT1 肿瘤中，FGFR3 wt/TP53 wt 是最常见的基因型（50%），其次是 FGFR3 mut/TP53 wt（27%）和 FGFR3 wt/TP53mut（20%）。在 pT2-

pT4 肿瘤中，FGFR3 wt/TP53wt 基因型占所有病例的 53%，而 FGFR33 wt/TP53 突变型占 42%[13]。这些结果证明了分子水平的发现与 TNM 分期有显著重叠，利用分子分期能够对患者进行更准确的进一步归类。分子分期，由于它能够更直观地反映恶性肿瘤引起的改变，更为紧密的反映肿瘤生物学行为，可能比传统分期方法更为实用。Dyrskjot 等报道了类似的发现，他将 40 例膀胱癌的临床分期和表达微阵列结合起来进行分析。利用层序聚类分析鉴定出了 3 个主要分期：Ta、T1 和 T2-T4，其中 Ta 肿瘤被进一步划分为不同亚群。这个基因表达分类法成功划分了 84% 的 Ta 肿瘤，50% 的 T1 肿瘤和 74% 的 T2-T4 肿瘤[169]。

染色体不稳定性也可以作为潜在的分期参数。Blaveri 等利用基于阵列的 CGH 分析证明了显著增加的基因拷贝数和遗传学不稳定性与分期增加有关。分子分期成功地划分了 71% 的病例，表明单独鉴定遗传学不稳定性增强了分子分期划分膀胱癌的准确性[137]。

表达微阵列分析能进一步将膀胱肿瘤分为更同质性、临床更加相关的分子表达亚群。Blaveri 等通过基因表达谱描述了 80 个膀胱肿瘤、9 个膀胱癌细胞系和 3 个正常膀胱样本的全 mRNA 阵列模式。无监督分层聚类法成功地将这些样本分为两个亚群，包括表浅肿瘤（pTa 和 pT1）和肌层浸润性肿瘤（pT2-pT4）。监督分类法基于一组基因的表达，有 91% 的成功率可将表浅性肿瘤与肌层浸润性肿瘤分开，也可以将肿瘤划分为移行性和鳞状两个亚型（89% 的成功率），以及好和坏两种预后（78% 的成功率）[168]。

最近，Simonetti 等报道了 17 号染色体的多体性与膀胱癌分期有关。FISH 的结果证明，在 8/32 的 Ta 肿瘤、14/18 的 T1 肿瘤和 13/13

的 T2-T4 肿瘤中存在 17 号染色体多体性[257]。miRNAs 在癌症的发展、分化和恶化中有重要作用。特定的 miRNA 群在不同癌症中差异性表达，这可能影响肿瘤的表型和行为。但是，miRNAs 在癌细胞转移过程中的明确作用仍不清楚。在膀胱癌 miRNAs 的一项研究中，Veerla 等检测了 34 例尿路上皮癌的 miRNAs 图谱[129]。使用 300 种 miRNAs 的表达信息进行无监督分层聚类法，将肿瘤分为 3 种主要聚类，对应于 Ta、T1 和 T2-T3 肿瘤。miRNA-452 被发现在淋巴结阳性肿瘤中过度表达。

34.7.4　淋巴结转移的分子学检测

经过根治性膀胱切除术的患者进行盆腔淋巴结解剖时，发现大约 25% 的病例有淋巴转移[259,260]。而淋巴转移预示着临床预后不良。分子标志物能够高灵敏度和高特异性的进行微转移的检测，有指导治疗方案制定的潜在价值。Seraj 等检测 19 例膀胱切除手术病例的淋巴结中是否存在 UP II mRNA，发现 17% pT2N0 肿瘤的淋巴结为分子水平阳性，67% pT3-4N0 肿瘤的淋巴结也为分子水平阳性。当把分子水平的发现列入考虑范围时，显微镜下未发现转移的淋巴结有 25% 发现了转移癌[261]。其他的学者也报道了类似发现。Retz 发现 17 例膀胱切除手术样本中，显微镜下未发现转移的淋巴结中有 29% 者 MUC7 阳性，而 20 例对照样本的淋巴结为 MUC7 阴性[262]。Wu 等研究了 19 例实施了淋巴切除手术的膀胱切除手术样本，分别在膀胱原发肿瘤、显微镜下诊断为有转移和无转移的淋巴结中，采用 RT-PCR 分析 UP II 和 CK20 的 mRNA 表达情况。UP II 和 CK20 mRNA 的检出率在膀胱癌组织中分别为 100% 和 68%，在镜下有转移的淋巴结中为 94%

和 57%，在镜下无转移的淋巴结中为 10% 和 0。进一步的体外实验显示，RT-PCR 能检测到低至 50~500 个 HT1197 膀胱癌细胞中 UP II 和 CK20 的 mRNA[263]。另一项研究对 40 名患者的 760 个淋巴结进行了检测，组织病理学方法检测出了 29 个阳性淋巴结，利用 CK19 表达的方法共检测出了 49 个阳性淋巴结，利用 UP II 表达的方法共检测出了 98 个阳性淋巴结[264]。

Marin-Aguilera 等的一项研究利用 RT-PCR 分析了 102 个膀胱癌患者中，组织学上为阴性的淋巴结中 FXYD3 和 KRT20 的表达。他们发现这种联合表达对区分阳性淋巴结和阴性对照拥有 100% 的灵敏性和特异性。在组织学上为阴性的淋巴结中，两个基因的表达鉴定出 21% 的淋巴结存在泌尿上皮肿瘤细胞[265]。

34.7.5　循环肿瘤细胞的分子学检测

循环肿瘤细胞（CTC）产生于原发肿瘤，通过血液流动转移到身体远处部位，有时候会在这些部位产生新的克隆，最终生长为可检测到的转移性肿瘤。在根治性膀胱切除手术之前和术中检测是否存在 CTC，决定了是否需要辅助和术前化疗。但是这些研究得出的结果和结论往往具有矛盾性和不确定性[266,267]。值得注意的是，原发肿瘤产生的转移性肿瘤细胞是产生远处转移的必要条件而非充分条件。

由于缺少尿路上皮癌的分子特异性，血液中 CTC 分子检测的尝试受到了阻碍。免疫检测法依赖抗体能特异性结合到膀胱癌细胞上，如 CK、UP 或 MUC7，主要问题是这种针对膀胱癌细胞的检测方法可能缺少足够的灵敏度和特异性。

Gallagher 等利用细胞搜索系统分析了 33 个患有转移性膀胱癌患者的外周血。33 位患者中，

14 位显示出阳性反应，其中 10 位（31%）有 5 个或 5 个以上的 CTC。具有 2 个或 2 个以上转移性病灶的患者体内检测出 CTC 的数量显著高于转移病灶较少的患者。作者得出结论是 CTC 数量可能有助于提示转移风险[268]。

在另一项转移性和非转移性尿路上皮癌的细胞搜索研究中，14 个患有远处转移癌患者中有 8 位检测出循环血尿路上皮癌细胞，但是在非转移性尿路上皮癌患者中未检出。这更进一步表明了 CTC 与转移风险增加相关[269]。

目前，大量研究采用 PCR 技术检测血液中的 CTC。一些膀胱癌细胞标记，如 UP Ⅱ、CK20、EGFR 和 MUC7，已经被当作候选检测分子进行分析。这些技术的灵敏度已得到很好验证，但是其诊断特异性仍存在问题[270]。使用巢式 RT-PCR 检测 62 例患者外周血中的 UPIa、UPIb、UP Ⅱ、UP Ⅲ 和 EGFR。UPIa-UP Ⅱ 组合检测到 75% 的 CTC，特异性为 50%[273]。在 Kinjo 等人的研究中，MUC7 阳性表达于所有的膀胱癌细胞系、38%（11/29）的 Ta 和 T1 膀胱癌患者的外周血，以及 78%（7/9）的晚期膀胱癌（大于 T2）患者[274]。这些发现表明，扩增技术可能在联合标记以及消除免疫检测方法主观误差方面具有利用价值。

34.7.6 分子学分类

大部分产生于泌尿路上皮内层的肿瘤是纯粹的泌尿上皮肿瘤。但是尿路上皮肿瘤倾向于显示出极大的形态学可塑性，常表现出多种形态，如腺样、鳞状、小细胞、神经内分泌、淋巴上皮样、肉瘤样或其他类型[275]。同一肿瘤中常发现不同的病理分级[276]。精确区分各种形态学亚型有时候很困难，但是在临床上这一点很重要，因为各种形态学亚型的最佳治疗方案不尽相同。

在组织发生上，许多罕见的膀胱肿瘤起源于泌尿上皮，如肉瘤样癌、透明细胞癌、类脂性癌以及浆细胞样泌尿上皮癌[7,17,60,277-280]。这些额外的成分可能展现出与基础性尿路上皮癌不同的生物学行为。但是，在此类肿瘤的某些病例中，鉴别诊断的注意事项必须包括邻近的其他器官癌症的直接侵犯，或远处癌转移而来的可能性。显然，这种鉴别诊断对预后和治疗选择非常重要。

最近，有研究已经调查了尿路上皮癌和相关的异向分化成分的关系。具有异向分化的尿路上皮癌相对罕见，而且这些异向分化成分的组织发生还没有被完全理解。两个主要理论被用来解释它们的发展。第一个理论认为它们起源于单一多潜能未分化 CSC 的单克隆性增殖，随后异向分化为形态学不同的成分。作为 CSC 理论的一部分，这一概念成立的前提是仅有 1%～4% 的肿瘤细胞有能力启动和维持肿瘤性增生并形成肿瘤，以及源自这些细胞的祖细胞是异向成分的来源。第二个理论认为两种不同的成分仅在发生部位和同步生长上具有相似性，它们是由具有不同组织类型的两个单独的 CSC 各自发育而来。支持异向理论的组织学证据在于识别组织学不同区域之间的"过渡区域"，从而提示源于单克隆起始的进化。

最近几年，许多分子水平研究集中在探明尿路上皮癌和各种假定的异向成分之间的真实关系[6, 7]。Armstrong 等利用单链构象多态性、DNA 测序和 p53 免疫组化手段研究了 17 例肉瘤样尿路上皮癌，以明确其克隆起源[277]。结果显示，17 例肉瘤样尿路上皮癌中有 5 例在 5 号和 8 号外显子上含有 TP53 点突变。这 5 个病例中的每 1 例都显示上皮和肉瘤样成分含有相同的 TP53 点突变。尽管在表型水平上有明显的不同，这种罕见肿瘤的肉瘤样和癌样成分显然是由共同祖细胞发展而来。Sung 等的研究支持这一观点[17]。不断累积的证据表明肉瘤样癌代表了尿路上皮癌去分化的最终共同途径[6]。这种对表型可塑性的理解意味着对分级、亚型、癌症复发和进展之间关系的全新认识。

最近 Cheng 等检测了 20 位患有膀胱小细胞癌并发尿路上皮癌患者体内的 5 个多态性微卫星标记。在两种类型癌症的所有病例中，几乎观察到了同样的等位基因缺失模式，总体缺失频率为 90%（18/20）。3 名患者在两种肿瘤类型的单一位点上表现出等位基因的不同缺失模式；但是其他位点的杂合性缺失模式是相同的。另外，在 4 位女性病例中，检测到两种癌症组分出现了相同的非随机 X 染色体失活。小细胞癌和共存的尿路上皮癌之间一致的基因变异和 X 染色体失活表明，两种肿瘤组分起源于相同的泌尿上皮细胞，但可能随后经历了遗传分化[58]。

有学者采用包含人类基因组分的 cDNA 微阵列研究 74 例尿路上皮癌、6 例鳞状细胞癌、9 例膀胱癌细胞系和 3 例正常膀胱对照样本的全基因表达模式。微阵列预测分析将 6 例鳞状细胞癌中的 5 例以及 47 例尿路上皮癌中的 42 例正确归类，整体成功率为 89%[168]。这些数据可能启发对于获得性或并发性分化表型的全新认识。

相比之下，许多染色体变异不足以区分尿路上皮癌和非尿路上皮癌（见第 29～30 章、第 32 章）。Reid-Nicholson 等利用 UroVysion FISH 分析了 31 例非尿路上皮癌、12 例纯粹的尿路上皮癌和 2 例具有鳞状分化的尿路上皮癌。这项研究发现，11% 鳞状细胞癌以及 79% 的原发和继发腺癌为 UroVysion 阳性，而 75% 的尿路上皮癌也为 UroVysion 阳性[281]。此次研究并没有明确泌尿上皮腺癌和鳞状细胞癌是由克隆演变而成还是由不相关的事件产生。

34.8 靶向治疗

在膀胱癌治疗中，靶向治疗引起人们极大的兴趣，因为患有转移癌的患者对于化疗的整体反应很差[7,282-288]。"个体化医学"的目标，指的是针对每个患者的肿瘤采取适合的治疗方式，它的实现依赖于根据现有关于尿路上皮癌发生的知识，基于生物标志物能够预测治疗的有效性，并选择特异的一组标志物。根治性膀胱切除手术后，应优先选择可预测患者复发和进展风险的分子标志物；选择有确定特异药物作用靶点潜力的分子生物标志物是最为有益的，即使只有少数患者适合于这种个体特异性治疗。新的靶向治疗在不断增加，这为膀胱癌患者提供了个性化治疗的可能性。

由于 FGFR3 是酪氨酸蛋白激酶受体，它可能是未来治疗策略中一个有用的靶标。S249C 突变可以诱导双硫键结合到 FGFR3b 胞外域，随后 FGFR3b 细胞内部激酶域自磷酸化，引起 FGFR3 受体的增强和持续激活[289-293]。当用 FGFR3 shRNA 下调这个突变后，发现了特异性针对肿瘤细胞的增殖抑制。此外，肿瘤细胞系 MGH-U3 表达 Y375C 突变型 FGFR3，当用小分子抑制剂 SU5402 或 siRNAs 处理这些细胞后，受体磷酸化减少，增殖抑制，琼脂凝胶上的克隆形成减少。其他靶标分子包括 SU6668，PD173074 和 CHIR258[289-293]。在针对多发性骨髓瘤（含有 FGFR3 突变的另一种疾病）的实验性治疗中，人类单链 Fv 抗体片段已被分离出来，它能抑制 FGFR3 信号，阻止细胞增殖[289-293]。膀胱癌中类似的研究已经发现类似的抗体小片段（特别是针对 FGFR3c 的那些小片段）能抑制上皮肿瘤细胞的增殖（特别是在 RT112 细胞系中，它固有表达高水平的 FGFR3）。

Als 及同事利用 Affymetrix 基因芯片表达谱分析了 30 例膀胱癌病例，发现了 55 个基因与化疗后生存时间有关。emmprin 和 survivin 两种蛋白的表达上调被鉴定为临床预后不良的一个独立预后指标。通过随后对 124 位接受细胞毒性化疗患者的研究，验证了这两个蛋白质的意义。Emmprin 阴性肿瘤和 emmprin 阳性肿瘤的平均存活时间分别为 18.7 个月和 9.7 个月，5 年存活率分别为 23% 和 15%。Survivin 阴性肿瘤和 survivin 阳性肿瘤的平均存活时间分别为 18.4 个月和 9.8 个月，5 年存活率分别为 28% 和 5%[182]。

35 位具有高风险性非肌层浸润性膀胱癌患者在膀胱切除手术后，使用芽孢杆菌 Calmette-Guérin（BCG）丝裂霉素 C、氨茴环霉素和吉西他滨的研究结果发现，特异性治疗的效果与每个肿瘤的分子特征相关。在 Gazzaniga 等的研究中，他们根据 BCL2 与 BAX 的比率、Survivin 表达以及 MRP1-MRP2、hENT-dCK 和 a5p1 整合蛋白的表达状态绘制了分子水平化疗敏感性图谱。这个化疗敏感性测试精确地预测了 96% 患者的治疗反应[294]。

在 Takata 及同事的研究中，调查了 22 位患有膀胱癌的患者，目的是针对浸润性膀胱癌预测使用联合氨甲叶酸、长春花碱、阿霉素和顺铂（M-VAC）辅助化疗的功效。一组 14 个基因的表达谱正确预测了 22 例测试病例中 19 例的临床反应。拥有正向预测分数的患者明显比拥有负向分数患者的存活时间长[186]。

综上所述，目前膀胱癌的病理学实践、诊断和监测严重依赖膀胱镜活检、尿液细胞学检查和少数生物标志物研究。关键在于这些方法应该被认为是互为补充性的，而不是竞争性或者由患者自身决定的。研究者在寻求膀胱癌与临床相关分子标记的过程中，真正的挑战是将源于分子水平研究的知识应用于临床实践。随着膀胱癌分子水平知识的积累，分子水平发现距离临床预后将更加接近。但是，需要进行大宗病例的前瞻性、多中心性有效性研究，才能得到高质量证据。往前走的关键一步在于，对基于膀胱癌分子生物标志物的有效风险评估达成共识。这种评估方法取材于常规石蜡包埋的外科病理学样本。关键基因通路和表达谱的评估可能最终会建立一套分子标志物，用来预测肿瘤复发和进展风险，建立肿瘤分子水平的分级、分类和预测的新标准，并且在晚期尿路上皮癌中指导靶向治疗方案的选择。

（金 苏 译）

参考文献

1. Dinney CP, McConkey DJ, Millikan RE, Wu X, Bar-Eli M, Adam L, Kamat AM, Siefker-Radtke AO, Tuziak T, Sabichi AL, Grossman HB, Benedict WF, Czerniak B. Focus on bladder cancer. *Cancer Cell* 2004; 6:111–6.

2. Wu XR. Urothelial tumorigenesis: a tale of divergent pathways. *Nat Rev Cancer* 2005; 5:713–25.

3. Cheng L, Davidson DD, Maclennan GT, Williamson SR, Zhang S, Koch MO, Montironi R, Lopez-Beltran A. The origins of urothelial carcinoma. *Expert Rev Anticancer Ther* 2010; 10:865–80.

4. Cheng L, Zhang D. Molecular Genetic Pathology. New York: Humana Press/Springer, 2008.

5. Cheng L, Zhang S, Davidson DD, MacLennan GT, Koch MO,

Montironi R, Lopez-Beltran A. Molecular determinants of tumor recurrence in the urinary bladder. *Future Oncol* 2009; 5:843–57.

6. Cheng L, Zhang S, Alexander R, MacLennan GT, Hodges KB, Harrison BT, Lopez-Beltran A, Montironi R. Sarcomatoid carcinoma of the urinary bladder: the final common pathway of urothelial carcinoma dedifferentiation. *Am J Surg Pathol* 2011; 35:e34–46.

7. Cheng L, Zhang S, MacLennan GT, Williamson SR, Lopez-Beltran A, Montironi R. Bladder cancer: translating molecular genetic insights into clinical practice. *Hum Pathol* 2011; 42:455–81.

8. Jones TD, Wang M, Eble JN, MacLennan GT, Lopez-Beltran A, Zhang S, Cocco A, Cheng L. Molecular evidence supporting field effect in urothelial carcinogenesis. *Clin Cancer Res* 2005; 11:6512–9.

9. Jones TD, Carr MD, Eble JN, Wang M, Lopez-Beltran A, Cheng L. Clonal origin of lymph node metastases in bladder carcinoma. *Cancer* 2005; 104:1901–10.

10. Cheng L, Gu J, Ulbright TM, MacLennan GT, Sweeney CJ, Zhang S, Sanchez K, Koch MO, Eble JN. Precise microdissection of human bladder carcinomas reveals divergent tumor subclones in the same tumor. *Cancer* 2002; 94:104–10.

11. van Rhijn BW, van der Kwast TH, Vis AN, Kirkels WJ, Boeve ER, Jobsis AC, Zwarthoff EC. FGFR3 and p53 characterize alternative genetic pathways in the pathogenesis of urothelial cell carcinoma. *Cancer Res* 2004; 64:1911–4.

12. Wallerand H, Bakkar AA, de Medina SG, Pairon JC, Yang YC,

Vordos D, Bittard H, Fauconnet S, Kouyoumdjian JC, Jaurand MC, Zhang ZF, Radvanyi F, Thiery JP, Chopin DK. Mutations in TP53, but not FGFR3, in urothelial cell carcinoma of the bladder are influenced by smoking: contribution of exogenous versus endogenous carcinogens. *Carcinogenesis* 2005; 26:177–84.

13. Bakkar AA, Wallerand H, Radvanyi F, Lahaye JB, Pissard S, Lecerf L, Kouyoumdjian JC, Abbou CC, Pairon JC, Jaurand MC, Thiery JP, Chopin DK, de Medina SG. FGFR3 and TP53 gene mutations define two distinct pathways in urothelial cell carcinoma of the bladder. *Cancer Res* 2003; 63:8108–12.

14. Lacy S, Lopez-Beltran A, MacLennan GT, Foster SR, Montironi R, Cheng L. Molecular pathogenesis of urothelial carcinoma: the clinical utility of emerging new biomarkers and future molecular classification of bladder cancer. *Anal Quant Cytol Histol* 2009; 31:5–16.

15. Sung MT, Lopez-Beltran A, Eble JN, MacLennan GT, Tan PH, Montironi R, Jones TD, Ulbright TM, Blair JE, Cheng L. Divergent pathway of intestinal metaplasia and cystitis glandularis of the urinary bladder. *Mod Pathol* 2006; 19:1395–401.

16. Sung MT, Eble JN, Wang M, Tan PH, Lopez-Beltran A, Cheng L. Inverted papilloma of the urinary bladder: a molecular genetic appraisal. *Mod Pathol* 2006; 19:1289–94.

17. Sung MT, Wang M, MacLennan GT, Eble JN, Tan PH, Lopez-Beltran A, Montironi R, Harris JJ, Kuhar M, Cheng L. Histogenesis of sarcomatoid urothelial carcinoma of the urinary bladder: evidence for a common

clonal origin with divergent differentiation. *J Pathol* 2007; 211:420–30.

18. Lott S, Wang M, MacLennan GT, Lopez-Beltran A, Montironi R, Sung M-T, Tan P-H, Cheng L. FGFR3 and TP53 mutation analysis in inverted urothelial papilloma: Incidence and etiological considerations. *Mod Pathol* 2009; 22:627–32.

19. Kouidou S, Malousi A, Maglaveras N. Methylation and repeats in silent and nonsense mutations of p53. *Mutat Res* 2006; 599:167–77.

20. Marsit CJ, Karagas MR, Danaee H, Liu M, Andrew A, Schned A, Nelson HH, Kelsey KT. Carcinogen exposure and gene promoter hypermethylation in bladder cancer. *Carcinogenesis* 2006; 27:112–6.

21. Lin HH, Ke HL, Huang SP, Wu WJ, Chen YK, Chang LL. Increase sensitivity in detecting superficial, low grade bladder cancer by combination analysis of hypermethylation of E-cadherin, p16, p14, RASSF1A genes in urine. *Urol Oncol* 2010; 28:597–602.

22. Burger M, van der Aa MN, van Oers JM, Brinkmann A, van der Kwast TH, Steyerberg EC, Stoehr R, Kirkels WJ, Denzinger S, Wild PJ, Wieland WF, Hofstaedter F, Hartmann A, Zwarthoff EC. Prediction of progression of non-muscle-invasive bladder cancer by WHO 1973 and 2004 grading and by FGFR3 mutation status: a prospective study. *Eur Urol* 2008; 54:835–43.

23. van Oers JM, Zwarthoff EC, Rehman I, Azzouzi AR, Cussenot O, Meuth M, Hamdy FC, Catto JW. FGFR3 mutations indicate better survival in invasive upper urinary tract and bladder tumours.

Eur Urol 2009; 55:650–7.

24. Junker K, van Oers JM, Zwarthoff EC, Kania I, Schubert J, Hartmann A. Fibroblast growth factor receptor 3 mutations in bladder tumors correlate with low frequency of chromosome alterations. *Neoplasia* 2008; 10:1–7.

25. van Rhijn BW, Burger M, Lotan Y, Solsona E, Stief CG, Sylvester RJ, Witjes JA, Zlotta AR. Recurrence and progression of disease in non-muscle-invasive bladder cancer: from epidemiology to treatment strategy. *Eur Urol* 2009; 56:430–42.

26. van Rhijn BW, Lurkin I, Radvanyi F, Kirkels WJ, van der Kwast TH, Zwarthoff EC. The fibroblast growth factor receptor 3 (FGFR3) mutation is a strong indicator of superficial bladder cancer with low recurrence rate. *Cancer Res* 2001; 61:1265–8.

27. van Rhijn BW, Vis AN, van der Kwast TH, Kirkels WJ, Radvanyi F, Ooms EC, Chopin DK, Boeve ER, Jobsis AC, Zwarthoff EC. Molecular grading of urothelial cell carcinoma with fibroblast growth factor receptor 3 and MIB-1 is superior to pathologic grade for the prediction of clinical outcome. *J Clin Oncol* 2003; 21:1912–21.

28. Moonen PM, van Balken-Ory B, Kiemeney LA, Schalken JA, Witjes JA. Prognostic value of p53 for high risk superficial bladder cancer with long-term followup. *J Urol* 2007; 177:80–3.

29. Tavormina PL, Shiang R, Thompson LM, Zhu YZ, Wilkin DJ, Lachman RS, Wilcox WR, Rimoin DL, Cohn DH, Wasmuth JJ. Thanatophoric dysplasia (types I and II) caused by distinct mutations in fibroblast growth factor receptor 3. *Nat Genet*

1995; 9:321–8.

30. Bellus GA, Spector EB, Speiser PW, Weaver CA, Garber AT, Bryke CR, Israel J, Rosengren SS, Webster MK, Donoghue DJ, Francomano CA. Distinct missense mutations of the FGFR3 lys650 codon modulate receptor kinase activation and the severity of the skeletal dysplasia phenotype. *Am J Hum Genet* 2000; 67:1411–21.

31. Cappellen D, De Oliveira C, Ricol D, de Medina S, Bourdin J, Sastre-Garau X, Chopin D, Thiery JP, Radvanyi F. Frequent activating mutations of FGFR3 in human bladder and cervix carcinomas. *Nat Genet* 1999; 23:18–20.

32. Jaye M, Schlessinger J, Dionne CA. Fibroblast growth factor receptor tyrosine kinases: molecular analysis and signal transduction. *Biochim Biophys Acta* 1992; 1135:185–99.

33. Jebar AH, Hurst CD, Tomlinson DC, Johnston C, Taylor CF, Knowles MA. FGFR3 and Ras gene mutations are mutually exclusive genetic events in urothelial cell carcinoma. *Oncogene* 2005; 24:5218–25.

34. Wolff EM, Liang G, Jones PA. Mechanisms of disease: genetic and epigenetic alterations that drive bladder cancer. *Nat Clin Pract Urol* 2005; 2:502–10.

35. Webster MK, Donoghue DJ. Enhanced signaling and morphological transformation by a membrane-localized derivative of the fibroblast growth factor receptor 3 kinase domain. *Mol Cell Biol* 1997; 17:5739–47.

36. van Rhijn BW, Lurkin I, Chopin DK, Kirkels WJ, Thiery JP, van der Kwast TH, Radvanyi F, Zwarthoff EC. Combined microsatellite and FGFR3

mutation analysis enables a highly sensitive detection of urothelial cell carcinoma in voided urine. *Clin Cancer Res* 2003; 9:257–63.

37. van Rhijn BW, Montironi R, Zwarthoff EC, Jobsis AC, van der Kwast TH. Frequent FGFR3 mutations in urothelial papilloma. *J Pathol* 2002; 198:245–51.

38. Billerey C, Chopin D, Aubriot-Lorton MH, Ricol D, Gil Diez de Medina S, Van Rhijn B, Bralet MP, Lefrere-Belda MA, Lahaye JB, Abbou CC, Bonaventure J, Zafrani ES, van der Kwast T, Thiery JP, Radvanyi F. Frequent FGFR3 mutations in papillary non-invasive bladder (pTa) tumors. *Am J Pathol* 2001; 158:1955–9.

39. van Rhijn BW, Lurkin I, Radvanyi F, Kirkels WJ, van der Kwast TH, Zwarthoff EC. The fibroblast growth factor receptor 3 (FGFR3) mutation is a strong indicator of superficial bladder cancer with low recurrence rate. *Cancer Res* 2001; 61:1265–8.

40. Hernandez S, Lopez-Knowles E, Lloreta J, Kogevinas M, Amoros A, Tardon A, Carrato A, Serra C, Malats N, Real FX. Prospective study of FGFR3 mutations as a prognostic factor in nonmuscle invasive urothelial bladder carcinomas. *J Clin Oncol* 2006; 24:3664–71.

41. Hart KC, Robertson SC, Kanemitsu MY, Meyer AN, Tynan JA, Donoghue DJ. Transformation and stat activation by derivatives of FGFR1, FGFR3, and FGFR4. *Oncogene* 2000; 19:3309–20.

42. Tomlinson DC, Baldo O, Harnden P, Knowles MA. FGFR3 protein expression and its relationship to mutation status and prognostic variables in bladder cancer. *J Pathol* 2007; 213:91–8.

43. Bernard-Pierrot I, Brams A,

Dunois-Larde C, Caillault A, Diez de Medina SG, Cappellen D, Graff G, Thiery JP, Chopin D, Ricol D, Radvanyi F. Oncogenic properties of the mutated forms of fibroblast growth factor receptor 3b. *Carcinogenesis* 2006; 27:740–7.

44. Knowles MA. Role of FGFR3 in urothelial cell carcinoma: biomarker and potential therapeutic target. *World J Urol* 2007; 25:581–93.

45. van Rhijn BW, Vis AN, van der Kwast TH, Kirkels WJ, Radvanyi F, Ooms EC, Chopin DK, Boeve ER, Jobsis AC, Zwarthoff EC. Molecular grading of urothelial cell carcinoma with fibroblast growth factor receptor 3 and MIB-1 is superior to pathologic grade for the prediction of clinical outcome. *J Clin Oncol* 2003; 21:1912–21.

46. Lindgren D, Liedberg F, Andersson A, Chebil G, Gudjonsson S, Borg A, Mansson W, Fioretos T, Hoglund M. Molecular characterization of early-stage bladder carcinomas by expression profiles, FGFR3 mutation status, and loss of 9q. *Oncogene* 2006; 25:2685–96.

47. Shariat SF, Ashfaq R, Sagalowsky AI, Lotan Y. Predictive value of cell cycle biomarkers in nonmuscle invasive bladder transitional cell carcinoma. *J Urol* 2007; 177:481–7.

48. Hernandez S, Lopez-Knowles E, Lloreta J, Kogevinas M, Jaramillo R, Amoros A, Tardon A, Garcia-Closas R, Serra C, Carrato A, Malats N, Real FX. FGFR3 and Tp53 mutations in T1G3 transitional bladder carcinomas: independent distribution and lack of association with prognosis. *Clin Cancer Res* 2005; 11:5444–50.

49. Knowles MA. Molecular subtypes of bladder cancer: Jekyll and Hyde or chalk and cheese? *Carcinogenesis* 2006; 27:361–73.

50. Lopez-Beltran A, Cheng L, Mazzucchelli R, Bianconi M, Blanca A, Scarpelli M, Montironi R. Morphological and molecular profiles and pathways in bladder neoplasms. *Anticancer Res* 2008; 28:2893–2900.

51. Hanahan D, Weinberg RA. The hallmarks of cancer. *Cell* 2000; 100:57–70.

52. Wu XR. Urothelial tumorigenesis: a tale of divergent pathways. *Nat Rev Cancer* 2005; 5:713–25.

53. Dalbagni G, Presti J, Reuter V, Fair WR, Cordon-Cardo C. Genetic alterations in bladder cancer. *Lancet* 1993; 342:469–71.

54. Knowles MA, Elder PA, Williamson M, Cairns JP, Shaw ME, Law MG. Allelotype of human bladder cancer. *Cancer Res* 1994; 54:531–8.

55. Rosin MP, Cairns P, Epstein JI, Schoenberg MP, Sidransky D. Partial allelotype of carcinoma in situ of the human bladder. *Cancer Res* 1995; 15:5213–6.

56. Cheng L, MacLennan GT, Pan CX, Jones TD, Moore CR, Zhang S, Gu J, Patel NB, Kao C, Gardner TA. Allelic loss of the active X chromosome during bladder carcinogenesis. *Arch Pathol Lab Med* 2004; 128:187–90.

57. Cheng L, MacLennan GT, Zhang S, Wang M, Pan CX, Koch MO. Laser capture microdissection analysis reveals frequent allelic losses in papillary urothelial neoplasm of low malignant potential of the urinary bladder. *Cancer* 2004; 101:183–8.

58. Cheng L, Jones TD, McCarthy RP, Eble JN, Wang M, MacLennan GT, Lopez-Beltran A, Yang XJ, Koch MO, Zhang S, Pan CX, Baldridge LA. Molecular genetic evidence for a common clonal origin of urinary bladder small cell carcinoma and coexisting urothelial carcinoma. *Am J Pathol* 2005; 166:1533–9.

59. Jones TD, Wang M, Eble JN, MacLennan GT, Lopez-Beltran A, Zhang S, Cocco A, L C. Molecular evidence supporting field effect in urothelial carcinogenesis. *Clin Cancer Res* 2005; 11:6512–9.

60. Sung MT, Zhang S, MacLennan GT, Lopez-Beltran A, Montironi R, Wang M, Tan PH, Cheng L. Histogenesis of clear cell adenocarcinoma in the urinary tract: evidence of urothelial origin. *Clin Cancer Res* 2008; 14:1947–55.

61. Jones TD, Zhang S, Lopez-Beltran A, Eble JN, Sung MT, MacLennan GT, Montironi R, Tan PH, Zheng S, Baldridge LA, Cheng L. Urothelial carcinoma with an inverted growth pattern can be distinguished from inverted papilloma by fluorescence in-situ hybridization, immunohistochemistry, and morphologic analysis. *Am J Surg Pathol* 2007; 31:1861–7.

62. Cheng L, Bostwick DG, Li G, Zhang S, Vortmeyer AO, Zhuang Z. Conserved genetic findings in metastatic bladder cancer: a possible utility of allelic loss of chromosomes 9p21 and 17p13 in diagnosis. *Arch Pathol Lab Med* 2001; 125:1197–9.

63. Houskova L, Zemanova Z, Babjuk M, Melichercikova J, Pesl M, Michalova K. Molecular cytogenetic characterization and diagnostics of bladder cancer. *Neoplasma* 2007; 54:511–6.

64. Prat E, Bernues M, Caballin MR, Egozcue J, Gelabert A, Miro R. Detection of chromosomal imbalances in papillary bladder

tumors by comparative genomic hybridization. *Urology* 2001; 57:986–92.

65. Simon R, Burger H, Brinkschmidt C, Bocker W, Hertle L, Terpe HJ. Chromosomal aberrations associated with invasion in papillary superficial bladder cancer. *J Pathol* 1998; 185:345–51.

66. Richter J, Wagner U, Schraml P, Maurer R, Alund G, Knonagel H, Moch H, Mihatsch MJ, Gasser TC, Sauter G. Chromosomal imbalances are associated with a high risk of progression in early invasive (pT1) urinary bladder cancer. *Cancer Res* 1999; 59:5687–91.

67. Simon R, Burger H, Semjonow A, Hertle L, Terpe HJ, Bocker W. Patterns of chromosomal imbalances in muscle invasive bladder cancer. *Int J Oncol* 2000; 17:1025–9.

68. Bruch J, Wohr G, Hautmann R, Mattfeldt T, Bruderlein S, Moller P, Sauter S, Hameister H, Vogel W, Paiss T. Chromosomal changes during progression of transitional cell carcinoma of the bladder and delineation of the amplified interval on chromosome arm 8q. *Genes Chromosomes Cancer* 1998; 23:167–74.

69. Natrajan R, Louhelainen J, Williams S, Laye J, Knowles MA. High-resolution deletion mapping of 15q13.2-q21.1 in transitional cell carcinoma of the bladder. *Cancer Res* 2003; 63:7657–62.

70. Shaw ME, Knowles MA. Deletion mapping of chromosome 11 in carcinoma of the bladder. *Genes Chromosomes Cancer* 1995; 13:1–8.

71. Tsai YC, Nichols PW, Hiti AL, Williams Z, Skinner DG, Jones PA. Allelic losses of chromosomes 9, 11, and 17 in human bladder cancer. *Cancer Res* 1990; 50:44–7.

72. Houskova L, Zemanova Z, Babjuk M, Melichercikova J, Pesl M, Michalova K. Molecular cytogenetic characterization and diagnostics of bladder cancer. *Neoplasma* 2007; 54:511–6.

73. Sandberg AA, Berger CS. Review of chromosome studies in urological tumors. II. Cytogenetics and molecular genetics of bladder cancer. *J Urol* 1994; 151:545–60.

74. Miyao N, Tsai YC, Lerner SP, Olumi AF, Spruck CH 3rd, Gonzalez-Zulueta M, Nichols PW, Skinner DG, Jones PA. Role of chromosome 9 in human bladder cancer. *Cancer Res* 1993; 53:4066–70.

75. Seripa D, Parrella P, Gallucci M, Gravina C, Papa S, Fortunato P, Alcini A, Flammia G, Lazzari M, Fazio VM. Sensitive detection of transitional cell carcinoma of the bladder by microsatellite analysis of cells exfoliated in urine. *Int J Cancer* 2001; 95:364–9.

76. Stoehr R, Zietz S, Burger M, Filbeck T, Denzinger S, Obermann EC, Hammerschmied C, Wieland WF, Knuechel R, Hartmann A. Deletions of chromosomes 9 and 8p in histologically normal urothelium of patients with bladder cancer. *Eur Urol* 2005; 47:58–63.

77. Cairns P, Shaw ME, Knowles MA. Initiation of bladder cancer may involve deletion of a tummor suppressor gene on chromosome 9. *Oncogene* 1993; 8:1083–5.

78. Linnenbach AJ, Pressler LB, Seng BA, Kimmel BS, Tomaszewski JE, Malkowicz SB. Characterization of chromosome 9 deletions in transitional cell carcinoma by microsatellite assay. *Hum Mol Genet* 1993; 2:1407–11.

79. Hartmann A, Schlake G, Zaak D, Hungerhuber E, Hofstetter A, Hofstaedter F, Knuechel R. Occurrence of chromosome 9 and p53 alterations in multifocal dysplasia and carcinoma in situ of human urinary bladder. *Cancer Res* 2002; 62:809–18.

80. Lacy S, Lopez-Beltran A, MacLennan GT, Foster SR, Montironi R, Cheng L. Molecular pathogenesis of urothelial carcinoma: the clinical utility of emerging new biomarkers and future molecular classification of bladder cancer. *Anal Quan Cytol Histol* 2009; 31:5–16.

81. Whitson J, Berry A, Carroll P, Konety B. A multicolour fluorescence in situ hybridization test predicts recurrence in patients with high-risk superficial bladder tumours undergoing intravesical therapy. *BJU Int* 2009; 104:336–9.

82. Gofrit ON, Zorn KC, Silvestre J, Shalhav AL, Zagaja GP, Msezane LP, Steinberg GD. The predictive value of multi-targeted fluorescent in-situ hybridization in patients with history of bladder cancer. *Urol Oncol* 2008; 26:246–9.

83. Mian C, Lodde M, Comploj E, Lusuardi L, Palermo S, Mian M, Maier K, Pycha A. Multiprobe fluorescence in situ hybridisation: prognostic perspectives in superficial bladder cancer. *J Clin Pathol* 2006; 59:984–7.

84. Knowles MA. Molecular genetics of bladder cancer. *Br J Urol* 1995; 75 Suppl 1:57–66.

85. Berger AP, Parson W, Stenzl A, Steiner H, Bartsch G, Klocker H. Microsatellite alterations in human bladder cancer: detection of tumor cells in urine sediment and tumor tissue. *Eur Urol* 2002; 41:532–9.

86. Fornari D, Steven K, Hansen AB, Vibits H, Jepsen JV, Poulsen AL, Schwartz M, Horn T. Under-representation of bladder

transitional cell tumour 9q, 11p and 14q LOH in urine and impact on molecular diagnosis. *Anticancer Res* 2005; 25:4049–52.

87. Edwards J, Duncan P, Going JJ, Grigor KM, Watters AD, Bartlett JM. Loss of heterozygosity on chromosomes 11 and 17 are markers of recurrence in TCC of the bladder. *Br J Cancer* 2001; 85:1894–9.

88. Trkova M, Babjuk M, Duskova J, Benesova-Minarikova L, Soukup V, Mares J, Minarik M, Sedlacek Z. Analysis of genetic events in 17p13 and 9p21 regions supports predominant monoclonal origin of multifocal and recurrent bladder cancer. *Cancer Lett* 2006; 242:68–76.

89. Bartoletti R, Cai T, Nesi G, Roberta Girardi L, Baroni G, Dal Canto M. Loss of P16 expression and chromosome 9p21 LOH in predicting outcome of patients affected by superficial bladder cancer. *J Surg Res* 2007; 143:422–7.

90. Lopez-Beltran A, Alvarez-Kindelan J, Luque RJ, Blanca A, Quintero A, Montironi R, Cheng L, Gonzalez-Campora R, Requena MJ. Loss of heterozygosity at 9q32-33 (DBC1 locus) in primary non-invasive papillary urothelial neoplasm of low malignant potential and low grade urothelial carcinoma of the bladder and their associated normal urothelium. *J Pathol* 2008; 215:263–72.

91. Yamamoto Y, Matsuyama H, Kawauchi S, Furuya T, Liu XP, Ikemoto K, Oga A, Naito K, Sasaki K. Biological characteristics in bladder cancer depend on the type of genetic instability. *Clin Cancer Res* 2006; 12:2752–8.

92. Halling KC, King W, Sokolova IA, Meyer RG, Burkhardt HM, Halling AC, Cheville JC, Sebo TJ, Ramakumar S, Stewart CS, Pankratz S, O'Kane DJ, Seelig SA, Lieber MM, Jenkins RB. A comparison of cytology and fluorescence in situ hybridization for the detection of urothelial carcinoma. *J Urol* 2000; 164:1768–75.

93. Knowles MA. What we could do now: molecular pathology of bladder cancer. *Mol Pathol* 2001; 54:215–21.

94. Hovey RM, Chu L, Balazs M, DeVries S, Moore D, Sauter G, Carroll PR, Waldman FM. Genetic alterations in primary bladder cancers and their metastases. *Cancer Res* 1998; 58:3555–60.

95. Stoehr R, Zietz S, Burger M, Filbeck T, Denzinger S, Obermann EC, Hammerschmied C, Wieland WF, Knuechel R, Hartmann A. Deletions of chromosomes 9 and 8p in histologically normal urothelium of patients with bladder cancer. *Eur Urol* 2005; 47:58–63.

96. Knowles MA, Habuchi T, Kennedy W, Cuthbert-Heavens D. Mutation spectrum of the 9q34 tuberous sclerosis gene TSC1 in transitional cell carcinoma of the bladder. *Cancer Res* 2003; 63:7652–6.

97. Hornigold N, Devlin J, Davies AM, Aveyard JS, Habuchi T, Knowles MA. Mutation of the 9q34 gene TSC1 in sporadic bladder cancer. *Oncogene* 1999; 18:2657–61.

98. Adachi H, Igawa M, Shiina H, Urakami S, Shigeno K, Hino O. Human bladder tumors with 2-hit mutations of tumor suppressor gene TSC1 and decreased expression of p27. *J Urol* 2003; 170:601–4.

99. Baud E, Catilina P, Bignon YJ. p16 involvement in primary bladder tumors: analysis of deletions and mutations. *Int J Oncol* 1999; 14:441–5.

100. Orlow I, Lacombe L, Hannon GJ, Serrano M, Pellicer I, Dalbagni G, Reuter VE, Zhang ZF, Beach D, Cordon-Cardo C. Deletion of the p16 and p15 *genes* in human bladder tumors. *J Natl Cancer Inst* 1995; 87:1524–9.

101. Hopman AH, Kamps MA, Speel EJ, Schapers RF, Sauter G, Ramaekers FC. Identification of chromosome 9 alterations and p53 accumulation in isolated carcinoma in situ of the urinary bladder versus carcinoma in situ associated with carcinoma. *Am J Pathol* 2002; 161:1119–25.

102. Stoehr R, Wissmann C, Suzuki H, Knuechel R, Krieg RC, Klopocki E, Dahl E, Wild P, Blaszyk H, Sauter G, Simon R, Schmitt R, Zaak D, Hofstaedter F, Rosenthal A, Baylin SB, Pilarsky C, Hartmann A. Deletions of chromosome 8p and loss of sFRP1 expression are progression markers of papillary bladder cancer. *Lab Invest* 2004; 84:465–78.

103. Knowles MA, Shaw ME, Proctor AJ. Deletion mapping of chromosome 8 in cancers of the urinary bladder using restriction fragment length polymorphisms and microsatellite polymorphisms. *Oncogene* 1993; 8:1357–64.

104. Boulalas I, Zaravinos A, Karyotis I, Delakas D, Spandidos DA. Activation of RAS family *genes* in urothelial carcinoma. *J Urol* 2009; 181:2312–9.

105. Malats N, Bustos A, Nascimento CM, Fernandez F, Rivas M, Puente D, Kogevinas M, Real FX. p53 as a prognostic marker for bladder cancer: a meta-analysis and review. *Lancet Oncol* 2005; 6:678–86.

106. de la Chapelle A. Microsatellite

instability. *N Engl J Med* 2003; 349:209–10.

107. Vaish M, Mandhani A, Mittal RD, Mittal B. Microsatellite instability as prognostic marker in bladder tumors: a clinical significance. *BMC Urol* 2005; 5:2.

108. Cote RJ, Laird PW, Datar RH. Promoter hypermethylation: a new therapeutic target emerges in urothelial cancer. *J Clin Oncol* 2005; 23:2879–81.

109. Abbosh PH, Wang M, Eble JN, Lopez-Beltran A, Maclennan GT, Montironi R, Zheng S, Pan CX, Zhou H, Cheng L. Hypermethylation of tumor-suppressor gene CpG islands in small-cell carcinoma of the urinary bladder. *Mod Pathol* 2008; 21:355–62.

110. Jones PA, Gonzalgo ML. Altered DNA methylation and genome instability: A new pathway to cancer? *Proc Natl Acad Sci U S A* 1997; 94:2103–5.

111. Jarmalaite S, Jankevicius F, Kurgonaite K, Suziedelis K, Mutanen P, Husgafvel-Pursiainen K. Promoter hypermethylation in tumour suppressor *genes* shows association with stage, grade and invasiveness of bladder cancer. *Oncology* 2008; 75:145–51.

112. Urakami S, Shiina H, Enokida H, Kawakami T, Kawamoto K, Hirata H, Tanaka Y, Kikuno N, Nakagawa M, Igawa M, Dahiya R. Combination analysis of hypermethylated Wnt-antagonist family *genes* as a novel epigenetic biomarker panel for bladder cancer detection. *Clin Cancer Res* 2006; 12:2109–16.

113. Tada Y, Wada M, Taguchi K, Mochida Y, Kinugawa N, Tsuneyoshi M, Naito S, Kuwano M. The association of death-associated protein kinases hypermethylation with early

recurrence in superficial bladder cancers. *Cancer Res* 2002; 62:4048–53.

114. Friedrich MG, Chandrasoma S, Siegmund KD, Weisenberger DJ, Cheng JC, Toma MI, Huland H, Jones PA, Liang G. Prognostic relevance of methylation markers in patients with non-muscle invasive bladder carcinoma. *Eur J Cancer* 2005; 41:2769–78.

115. Yates DR, Rehman I, Abbod MF, Meuth M, Cross SS, Linkens DA, Hamdy FC, Catto JW. Promoter hypermethylation identifies progression risk in bladder cancer. *Clin Cancer Res* 2007; 13:2046–53.

116. Catto JW, Azzouzi AR, Rehman I, Feeley KM, Cross SS, Amira N, Fromont G, Sibony M, Cussenot O, Meuth M, Hamdy FC. Promoter hypermethylation is associated with tumor location, stage, and subsequent progression in transitional cell carcinoma. *J Clin Oncol* 2005; 23:2903–10.

117. Kim WJ, Kim EJ, Jeong P, Quan C, Kim J, Li QL, Yang JO, Ito Y, Bae SC. RUNX3 inactivation by point mutations and aberrant DNA methylation in bladder tumors. *Cancer Res* 2005; 65:9347–54.

118. Chan MW, Chan LW, Tang NL, Tong JH, Lo KW, Lee TL, Cheung HY, Wong WS, Chan PS, Lai FM, To KF. Hypermethylation of multiple *genes* in tumor tissues and voided urine in urinary bladder cancer patients. *Clin Cancer Res* 2002; 8:464–70.

119. Catto JW, Azzouzi AR, Rehman I, Feeley KM, Cross SS, Amira N, Fromont G, Sibony M, Cussenot O, Meuth M, Hamdy FC. Promoter hypermethylation is associated with tumor location, stage, and subsequent progression in transitional cell carcinoma. *J*

Clin Oncol 2005; 23:2903–10.

120. Yates DR, Rehman I, Abbod MF, Meuth M, Cross SS, Linkens DA, Hamdy FC, Catto JW. Promoter hypermethylation identifies progression risk in bladder cancer. *Clin Cancer Res* 2007; 13:2046–53.

121. Kim WJ, Kim YJ. Epigenetic biomarkers in urothelial bladder cancer. *Expert Rev Mol Diagn* 2009; 9:259–69.

122. Kim YK, Kim WJ. Epigenetic markers as promising prognosticators for bladder cancer. *Int J Urol* 2009; 16:17–22.

123. Costa VL, Henrique R, Danielsen SA, Duarte-Pereira S, Eknaes M, Skotheim RI, Rodrigues A, Magalhaes JS, Oliveira J, Lothe RA, Teixeira MR, Jeronimo C, Lind GE. Three epigenetic biomarkers, GDF15, TMEFF2, and VIM, accurately predict bladder cancer from DNA-based analyses of urine samples. *Clin Cancer Res* 2010; 16:5842–51.

124. Wilhelm-Benartzi CS, Koestler DC, Houseman EA, Christensen BC, Wiencke JK, Schned AR, Karagas MR, Kelsey KT, Marsit CJ. DNA methylation profiles delineate etiologic heterogeneity and clinically important subgroups of bladder cancer. *Carcinogenesis* 2010; 31:1972–6.

125. Maruyama R, Toyooka S, Toyooka KO, Harada K, Virmani AK, Zochbauer-Muller S, Farinas AJ, Vakar-Lopez F, Minna JD, Sagalowsky A, Czerniak B, Gazdar AF. Aberrant promoter methylation profile of bladder cancer and its relationship to clinicopathological features. *Cancer Res* 2001; 61:8659–63.

126. Jones PA. DNA methylation errors and cancer. *Cancer Res* 1996; 56:2463–7.

127. Ribeiro-Filho LA, Franks J,

Sasaki M, Shiina H, Li LC, Nojima D, Arap S, Carroll P, Enokida H, Nakagawa M, Yonezawa S, Dahiya R. CpG hypermethylation of promoter region and inactivation of E-cadherin gene in human bladder cancer. *Mol Carcinog* 2002; 34:187–98.

128. Lagos-Quintana M, Rauhut R, Lendeckel W, Tuschl T. Identification of novel *genes* coding for small expressed RNAs. *Science* 2001; 294:853–8.

129. Veerla S, Lindgren D, Kvist A, Frigyesi A, Staaf J, Persson H, Liedberg F, Chebil G, Gudjonsson S, Borg A, Mansson W, Rovira C, Hoglund M. MiRNA expression in urothelial carcinomas: important roles of miR-10a, miR-222, miR-125b, miR-7 and miR-452 for tumor stage and metastasis, and frequent homozygous losses of miR-31. *Int J Cancer* 2009; 124:2236–42.

130. Thomson JM, Newman M, Parker JS, Morin-Kensicki EM, Wright T, Hammond SM. Extensive post-transcriptional regulation of microRNAs and its implications for cancer. *Genes Dev* 2006; 20:2202–7.

131. Li X, Chen J, Hu X, Huang Y, Li Z, Zhou L, Tian Z, Ma H, Wu Z, Chen M, Han Z, Peng Z, Zhao X, Liang C, Wang Y, Sun L, Chen J, Zhao J, Jiang B, Yang H, Gui Y, Cai Z, Zhang X. Comparative mRNA and microRNA expression profiling of three genitourinary cancers reveals common hallmarks and cancer-specific molecular events. *PLoS One* 2011; 6:e22570.

132. Catto JW, Miah S, Owen HC, Bryant H, Myers K, Dudziec E, Larre S, Milo M, Rehman I, Rosario DJ, Di Martino E, Knowles MA, Meuth M, Harris AL, Hamdy FC. Distinct microRNA alterations characterize high- and low grade bladder cancer. *Cancer Res* 2009; 69:8472–81.

133. Dyrskjot L, Ostenfeld MS, Bramsen JB, Silahtaroglu AN, Lamy P, Ramanathan R, Fristrup N, Jensen JL, Andersen CL, Zieger K, Kauppinen S, Ulhoi BP, Kjems J, Borre M, Orntoft TF. Genomic profiling of microRNAs in bladder cancer: miR-129 is associated with poor outcome and promotes cell death in vitro. *Cancer Res* 2009; 69:4851–60.

134. Yang H, Dinney CP, Ye Y, Zhu Y, Grossman HB, Wu X. Evaluation of genetic variants in microRNA-related *genes* and risk of bladder cancer. *Cancer Res* 2008; 68:2530–7.

135. Dudziec E, Miah S, Choudhry HM, Owen HC, Blizard S, Glover M, Hamdy FC, Catto JW. Hypermethylation of CpG islands and shores around specific microRNAs and mirtrons is associated with the phenotype and presence of bladder cancer. *Clin Cancer Res* 2011; 17:1287–96.

136. Wiklund ED, Bramsen JB, Hulf T, Dyrskjot L, Ramanathan R, Hansen TB, Villadsen SB, Gao S, Ostenfeld MS, Borre M, Peter ME, Orntoft TF, Kjems J, Clark SJ. Coordinated epigenetic repression of the miR-200 family and miR-205 in invasive bladder cancer. *Int J Cancer* 2011; 128:1327–34.

137. Blaveri E, Brewer JL, Roydasgupta R, Fridlyand J, DeVries S, Koppie T, Pejavar S, Mehta K, Carroll P, Simko JP, Waldman FM. Bladder cancer stage and outcome by array-based comparative genomic hybridization. *Clin Cancer Res* 2005; 11:7012–22.

138. Hoque MO, Lee CC, Cairns P, Schoenberg M, Sidransky D. Genome-wide genetic characterization of bladder cancer: a comparison of high-density single-nucleotide polymorphism arrays and PCR-based microsatellite analysis. *Cancer Res* 2003; 63:2216–22.

139. Cheng L, Zhang S, Alexander R, Yao Y, MacLennan GT, Pan CX, Huang J, Wang M, Montironi R, Lopez-Beltran A. The landscape of EGFR pathways and personalized management of non-small-cell lung cancer. *Future Oncol* 2011; 7:519–41.

140. Tuziak T, Jeong J, Majewski T, Kim MS, Steinberg J, Wang Z, Yoon DS, Kuang TC, Baggerly K, Johnston D, Czerniak B. High-resolution whole-organ mapping with SNPs and its significance to early events of carcinogenesis. *Lab Invest* 2005; 85:689–701.

141. Obermann EC, Junker K, Stoehr R, Dietmaier W, Zaak D, Schubert J, Hofstaedter F, Knuechel R, Hartmann A. Frequent genetic alterations in flat urothelial hyperplasias and concomitant papillary bladder cancer as detected by CGH, LOH, and FISH analyses. *J Pathol* 2003; 199:50–7.

142. Kallioniemi A, Kallioniemi OP, Citro G, Sauter G, DeVries S, Kerschmann R, Caroll P, Waldman F. Identification of gains and losses of DNA sequences in primary bladder cancer by comparative genomic hybridization. *Genes Chromosomes Cancer* 1995; 12:213–9.

143. Bartsch G, Mitra AP, Cote RJ. Expression profiling for bladder cancer: strategies to uncover prognostic factors. *Expert Rev Anticancer Ther* 2010; 10:1945–54.

144. Birkhahn M, Mitra AP, Williams AJ, Lam G, Ye W, Datar RH, Balic M, Groshen S, Steven KE, Cote RJ. Predicting recurrence and progression of noninvasive papillary bladder cancer at initial presentation based on quantitative gene expression profiles. *Eur Urol* 2010; 57:12–20.

145. Catto JW, Abbod MF, Wild PJ, Linkens DA, Pilarsky C, Rehman I, Rosario DJ, Denzinger S, Burger M, Stoehr R, Knuechel R, Hartmann A, Hamdy FC. The application of artificial intelligence to microarray data: identification of a novel gene signature to identify bladder cancer progression. *Eur Urol* 2010; 57:398–406.

146. Chin JL. In search of the perfect crystal ball for Ta urothelial cancer. *Eur Urol* 2010; 57:21–2.

147. Costa VL, Henrique R, Danielsen SA, Duarte-Pereira S, Eknaes M, Skotheim RI, Rodrigues A, Magalhaes JS, Oliveira J, Lothe RA, Teixeira MR, Jeronimo C, Lind GE. Three epigenetic biomarkers, GDF15, TMEFF2, and VIM, accurately predict bladder cancer from DNA-based analyses of urine samples. *Clin Cancer Res* 2010; 16:5842–51.

148. Hutchinson L. Bladder cancer: Gene-expression signature in urine indicates aggressive disease. *Nat Rev Urol* 2010; 7:364.

149. Hutchinson L. Diagnosis: Gene-expression signature in urine diagnoses aggressive bladder cancer. *Nat Rev Clin Oncol* 2010; 7:355.

150. Kim YJ, Ha YS, Kim SK, Yoon HY, Lym MS, Kim MJ, Moon SK, Choi YH, Kim WJ. Gene signatures for the prediction of response to bacillus Calmette-Gu'erin immunotherapy in primary pT1 bladder cancers.

Clin Cancer Res 2010; 16:2131–7.

151. Kim WJ, Kim EJ, Kim SK, Kim YJ, Ha YS, Jeong P, Kim MJ, Yun SJ, Lee KM, Moon SK, Lee SC, Cha EJ, Bae SC. Predictive value of progression-related gene classifier in primary non-muscle invasive bladder cancer. *Mol Cancer* 2010; 9:3.

152. Lauss M, Ringner M, Hoglund M. Prediction of stage, grade, and survival in bladder cancer using genome-wide expression data: a validation study. *Clin Cancer Res* 2010; 16:4421–33.

153. Lindgren D, Frigyesi A, Gudjonsson S, Sjodahl G, Hallden C, Chebil G, Veerla S, Ryden T, Mansson W, Liedberg F, Hoglund M. Combined gene expression and genomic profiling define two intrinsic molecular subtypes of urothelial carcinoma and gene signatures for molecular grading and outcome. *Cancer Res* 2010; 70:3463–72.

154. Marsit CJ, Houseman EA, Christensen BC, Gagne L, Wrensch MR, Nelson HH, Wiemels J, Zheng S, Wiencke JK, Andrew AS, Schned AR, Karagas MR, Kelsey KT. Identification of methylated *genes* associated with aggressive bladder cancer. *PLoS One* 2010; 5:e12334.

155. McConkey DJ, Lee S, Choi W, Tran M, Majewski T, Siefker-Radtke A, Dinney C, Czerniak B. Molecular genetics of bladder cancer: emerging mechanisms of tumor initiation and progression. *Urol Oncol* 2010; 28:429–40.

156. Mengual L, Burset M, Ribal MJ, Ars E, Marin-Aguilera M, Fernandez M, Ingelmo-Torres M, Villavicencio H, Alcaraz A. Gene expression signature in urine for diagnosing and assessing aggressiveness of bladder

urothelial carcinoma. *Clin Cancer Res* 2010; 16:2624–33.

157. Neely LA, Rieger-Christ KM, Neto BS, Eroshkin A, Garver J, Patel S, Phung NA, McLaughlin S, Libertino JA, Whitney D, Summerhayes IC. A microRNA expression ratio defining the invasive phenotype in bladder tumors. *Urol Oncol* 2010; 28:39–48.

158. Senchenko VN, Krasnov GS, Dmitriev AA, Kudryavtseva AV, Anedchenko EA, Braga EA, Pronina IV, Kondratieva TT, Ivanov SV, Zabarovsky ER, Lerman MI. Differential expression of CHL1 gene during development of major human cancers. *PLoS One* 2010; 6:e15612.

159. Wilhelm-Benartzi CS, Koestler DC, Houseman EA, Christensen BC, Wiencke JK, Schned AR, Karagas MR, Kelsey KT, Marsit CJ. DNA methylation profiles delineate etiologic heterogeneity and clinically important subgroups of bladder cancer. *Carcinogenesis* 2010; 31:1972–6.

160. Dubosq F, Ploussard G, Soliman H, Turpin E, Latil A, Desgrandchamps F, de The H, Mongiat-Artus P. Identification of a three-gene expression signature of early recurrence in non-muscle-invasive urothelial cell carcinoma of the bladder. *Urol Oncol* 2012 (in press).

161. Kim WJ, Kim SK, Jeong P, Yun SJ, Cho IC, Kim IY, Moon SK, Um HD, Choi YH. A four-gene signature predicts disease progression in muscle invasive bladder cancer. *Mol Med* 2011; 17:478–85.

162. Smith SC, Baras AS, Dancik G, Ru Y, Ding KF, Moskaluk CA, Fradet Y, Lehmann J, Stockle M, Hartmann A, Lee JK, Theodorescu D. A 20-gene model for molecular nodal staging of

bladder cancer: development and prospective assessment. *Lancet Oncol* 2011; 12:137–43.

163. Sanchez-Carbayo M, Socci ND, Lozano JJ, Li W, Charytonowicz E, Belbin TJ, Prystowsky MB, Ortiz AR, Childs G, Cordon-Cardo C. Gene discovery in bladder cancer progression using cDNA microarrays. *Am J Pathol* 2003; 163:505–16.

164. Modlich O, Prisack HB, Pitschke G, Ramp U, Ackermann R, Bojar H, Vogeli TA, Grimm MO. Identifying superficial, muscle-invasive, and metastasizing transitional cell carcinoma of the bladder: use of cDNA array analysis of gene expression profiles. *Clin Cancer Res* 2004; 10:3410–21.

165. Dyrskjot L, Thykjaer T, Kruhoffer M, Jensen JL, Marcussen N, Hamilton-Dutoit S, Wolf H, Orntoft TF. Identifying distinct classes of bladder carcinoma using microarrays. *Nat Genet* 2003; 33:90–6.

166. Rosser CJ, Liu L, Sun Y, Villicana P, McCullers M, Porvasnik S, Young PR, Parker AS, Goodison S. Bladder cancer-associated gene expression signatures identified by profiling of exfoliated urothelia. *Cancer Epidemiol Biomarkers Prev* 2009; 18:444–53.

167. Modlich O, Prisack HB, Pitschke G, Ramp U, Ackermann R, Bojar H, Vogeli TA, Grimm MO. Identifying superficial, muscle-invasive, and metastasizing transitional cell carcinoma of the bladder: use of cDNA array analysis of gene expression profiles. *Clin Cancer Res* 2004; 10:3410–21.

168. Blaveri E, Simko JP, Korkola JE, Brewer JL, Baehner F, Mehta K, Devries S, Koppie T, Pejavar S,

Carroll P, Waldman FM. Bladder cancer outcome and subtype classification by gene expression. *Clin Cancer Res* 2005; 11:4044–55.

169. Marsit CJ, Koestler DC, Christensen BC, Karagas MR, Houseman EA, Kelsey KT. DNA methylation array analysis identifies profiles of blood-derived DNA methylation associated with bladder cancer. *J Clin Oncol* 2011; 29:1133–9.

170. Aaboe M, Marcussen N, Jensen KM, Thykjaer T, Dyrskjot L, Orntoft TF. Gene expression profiling of noninvasive primary urothelial tumours using microarrays. *Br J Cancer* 2005; 93:1182–90.

171. Dyrskjot L, Kruhoffer M, Thykjaer T, Marcussen N, Jensen JL, Moller K, Orntoft TF. Gene expression in the urinary bladder: a common carcinoma in situ gene expression signature exists disregarding histopathological classification. *Cancer Res* 2004; 64:4040–8.

172. Dyrskjot L, Zieger K, Real FX, Malats N, Carrato A, Hurst C, Kotwal S, Knowles M, Malmstrom PU, de la Torre M, Wester K, Allory Y, et al. Gene expression signatures predict outcome in non-muscle-invasive bladder carcinoma: a multicenter validation study. *Clin Cancer Res* 2007; 13:3545–51.

173. Schultz IJ, De Kok JB, Witjes JA, Babjuk M, Willems JL, Wester K, Swinkels DW, Tjalsma H. Simultaneous proteomic and genomic analysis of primary Ta urothelial cell carcinomas for the prediction of tumor recurrence. *Anticancer Res* 2007; 27:1051–8.

174. Schultz IJ, Wester K, Straatman H, Kiemeney LA, Babjuk M, Mares J, Willems JL, Swinkels

DW, Witjes JA, Malmstrom PU, de Kok JB. Gene expression analysis for the prediction of recurrence in patients with primary Ta urothelial cell carcinoma. *Eur Urol* 2007; 51:416–23.

175. Birkhahn M, Mitra AP, Williams AJ, Lam G, Ye W, Datar RH, Balic M, Groshen S, Steven KE, Cote RJ. Predicting recurrence and progression of noninvasive papillary bladder cancer at initial presentation based on quantitative gene expression profiles. *Eur Urol* 2010; 57:12–20.

176. Mitra AP, Bartsch CC, Cote RJ. Strategies for molecular expression profiling in bladder cancer. *Cancer Metastasis Rev* 2009; 28:317–26.

177. Dyrskjot L, Zieger K, Kruhoffer M, Thykjaer T, Jensen JL, Primdahl H, Aziz N, Marcussen N, Moller K, Orntoft TF. A molecular signature in superficial bladder carcinoma predicts clinical outcome. *Clin Cancer Res* 2005; 11:4029–36.

178. Wild PJ, Herr A, Wissmann C, Stoehr R, Rosenthal A, Zaak D, Simon R, Knuechel R, Pilarsky C, Hartmann A. Gene expression profiling of progressive papillary noninvasive carcinomas of the urinary bladder. *Clin Cancer Res* 2005; 11:4415–29.

179. Mitra AP, Almal AA, George B, Fry DW, Lenehan PF, Pagliarulo V, Cote RJ, Datar RH, Worzel WP. The use of genetic programming in the analysis of quantitative gene expression profiles for identification of nodal status in bladder cancer. *BMC Cancer* 2006; 6:159.

180. Sanchez-Carbayo M, Socci ND, Lozano J, Saint F, Cordon-Cardo C. Defining molecular profiles of poor outcome in patients with

invasive bladder cancer using oligonucleotide microarrays. *J Clin Oncol* 2006; 24:778–89.

181. Takata R, Katagiri T, Kanehira M, Tsunoda T, Shuin T, Miki T, Namiki M, Kohri K, Matsushita Y, Fujioka T, Nakamura Y. Predicting response to methotrexate, vinblastine, doxorubicin, and cisplatin neoadjuvant chemotherapy for bladder cancers through genome-wide gene expression profiling. *Clin Cancer Res* 2005; 11:2625–36.

182. Als AB, Dyrskjot L, von der Maase H, Koed K, Mansilla F, Toldbod HE, Jensen JL, Ulhoi BP, Sengelov L, Jensen KM, Orntoft TF. Emmprin and survivin predict response and survival following cisplatin-containing chemotherapy in patients with advanced bladder cancer. *Clin Cancer Res* 2007; 13:4407–14.

183. Wild PJ, Herr A, Wissmann C, Stoehr R, Rosenthal A, Zaak D, Simon R, Knuechel R, Pilarsky C, Hartmann A. Gene expression profiling of progressive papillary noninvasive carcinomas of the urinary bladder. *Clin Cancer Res* 2005; 11:4415–29.

184. Zaravinos A, Lambrou GI, Boulalas I, Delakas D, Spandidos DA. Identification of common differentially expressed genes in urinary bladder cancer. *PLoS One* 2011; 6:e18135.

185. Aaboe M, Marcussen N, Jensen KM, Thykjaer T, Dyrskjot L, Orntoft TF. Gene expression profiling of noninvasive primary urothelial tumours using microarrays. *Br J Cancer* 2005; 93:1182–90.

186. Takata R, Katagiri T, Kanehira M, Shuin T, Miki T, Namiki M, Kohri K, Tsunoda T, Fujioka T, Nakamura Y. Validation study of the prediction system for clinical response of M-VAC neoadjuvant chemotherapy. *Cancer Sci* 2007; 98:113–7.

187. Riester M, Taylor J, Feifer A, Koppie TM, Rosenberg J, Downey RJ, Bochner BH, Michor F. Combination of a novel gene expression signature with a clinical nomogram improves the prediction of survival in high-risk bladder cancer. Clin Cancer Res. 2012 Jan 6. [Epub ahead of print]

188. Putluri N, Shojaie A, Vasu VT, Vareed SK, Nalluri S, Putluri V, Thangjam GS, Panzitt K, Tallman CT, Butler C, Sana TR, Fischer SM, Sica G, Brat DJ, Shi H, Palapattu GS, Lotan Y, Weizer AZ, Terris MK, Shariat SF, Michailidis G, Sreekumar A. Metabolomic profiling reveals potential markers and bioprocesses altered in bladder cancer progression. *Cancer Res* 2011; 71:7376–86.

189. Mitra AP, Pagliarulo V, Yang D, Waldman FM, Datar RH, Skinner DG, Groshen S, Cote RJ. Generation of a concise gene panel for outcome prediction in urinary bladder cancer. *J Clin Oncol* 2009; 27:3929–37.

190. Mengual L, Burset M, Ars E, Lozano JJ, Villavicencio H, Ribal MJ, Alcaraz A. DNA microarray expression profiling of bladder cancer allows identification of noninvasive diagnostic markers. *J Urol* 2009; 182:741–8.

191. Schiffer E, Mischak H, Zimmerli LU. Proteomics in gerontology: current applications and future aspects—a mini-review. *Gerontology* 2009; 55:123–37.

192. Goodison S, Rosser CJ, Urquidi V. Urinary proteomic profiling for diagnostic bladder cancer biomarkers. *Expert Rev Proteomics* 2009; 6:507–14.

193. Grossman HB, Messing E, Soloway M, Tomera K, Katz G, Berger Y, Shen Y. Detection of bladder cancer using a point-of-care proteomic assay. *JAMA* 2005; 293:810–6.

194. Feldman AS, Banyard J, Wu CL, McDougal WS, Zetter BR. Cystatin B as a tissue and urinary biomarker of bladder cancer recurrence and disease progression. *Clin Cancer Res* 2009; 15:1024–31.

195. Grossman HB, Soloway M, Messing E, Katz G, Stein B, Kassabian V, Shen Y. Surveillance for recurrent bladder cancer using a point-of-care proteomic assay. *JAMA* 2006; 295:299–305.

196. Shirodkar SP, Lokeshwar VB. Potential new urinary markers in the early detection of bladder cancer. *Curr Opin Urol* 2009; 19:488–93.

197. Barboro P, Rubagotti A, Orecchia P, Spina B, Truini M, Repaci E, Carmignani G, Romagnoli A, Introini C, Boccardo F, Carnemolla B, Balbi C. Differential proteomic analysis of nuclear matrix in muscle-invasive bladder cancer: potential to improve diagnosis and prognosis. *Cell Oncol* 2008; 30:13–26.

198. Kawanishi H, Matsui Y, Ito M, Watanabe J, Takahashi T, Nishizawa K, Nishiyama H, Kamoto T, Mikami Y, Tanaka Y, Jung G, Akiyama H, Nobumasa H, Guilford P, Reeve A, Okuno Y, Tsujimoto G, Nakamura E, Ogawa O. Secreted CXCL1 is a potential mediator and marker of the tumor invasion of bladder cancer. *Clin Cancer Res* 2008; 14:2579–87.

199. Moreira JM, Ohlsson G, Gromov P, Simon R, Sauter G, Celis JE, Gromova I. Bladder cancer associated protein: a potential prognostic biomarker in human

bladder cancer. *Mol Cell Proteomics* 2009.

200. Caliskan M, Turkeri LN, Mansuroglu B, Toktas G, Aksoy B, Unluer E, Akdas A. Nuclear accumulation of mutant p53 protein: a possible predictor of failure of intravesical therapy in bladder cancer. *Br J Urol* 1997; 79:373–7.

201. Gardiner RA, Walsh MD, Allen V, Rahman S, Samaratunga ML, Seymour GJ, Lavin MF. Immunohistological expression of p53 in primary pT1 transitional cell bladder cancer in relation to tumour progression. *Br J Urol* 1994; 73:526–32.

202. Tsuji M, Kojima K, Murakami Y, Kanayama H, Kagawa S. Prognostic value of Ki-67 antigen and p53 protein in urinary bladder cancer: immunohistochemical analysis of radical cystectomy specimens. *Br J Urol* 1997; 79:367–72.

203. Wright C, Thomas D, Mellon K, Neal DE, Horne CH. Expression of retinoblastoma gene product and p53 protein in bladder carcinoma: correlation with Ki67 index. *Br J Urol* 1995; 75:173–9.

204. Soini Y, Turpeenniemi -Hujanen, T, Kamel D, Autio-Harmainen H, Risteli J, Risteli L, Nuorva K, Pääkkö P, Vähäkangas K. p53 immunohistochemistry in transitional cell carcinoma and dysplasia of the urinary bladder correlates with diease progression. *Br J Cancer* 1993; 68:1029–35.

205. Brewster S, Oxley J, Trivella M, Abbott C, Gillatt D. Preoperative p53, bcl-2, CD44, and E-cadherin immunohistochemistry as predictors of biochemical relapse after radical prostatectomy. *J Urol* 1999; 161:1238–43.

206. Cheng L, Alexander RE, Zhang S, Pan CX, MacLennan GT, Lopez-Beltran A, Montironi R. Clinical and therapeutic implications of cancer stem cell biology. *Exp Rev Anticancer Ther* 2011; 11:1131–43.

207. Pan CX, Zhu W, Cheng L. Implications of cancer stem cells in the treatment of cancer. *Future Oncol* 2006; 2:723–31.

208. Cheng L, Zhang S, Davidson DD, Montironi R, Lopez-Beltran A. Implications of cancer stem cells for cancer therapy. In: Bagley RG, Teicher BA, eds. Cancer Drug Discovery and Development: Stem Cells and Cancer. New York: Humana Press/Springer, 2009; 252–62.

209. Jordan CT, Guzman ML, Noble M. Cancer stem cells. *N Engl J Med* 2006; 355:1253–61.

210. Davidson DD, Cheng L. Field cancerization in the urothelium of the bladder. *Anal Quant Cytol Histol* 2006; 28:337–8.

211. Dimov I, Visnjic M, Stefanovic V. Urothelial cancer stem cells. *ScientificWorldJournal* 2010; 10:1400–15.

212. Chan KS, Volkmer JP, Weissman I. Cancer stem cells in bladder cancer: a revisited and evolving concept. *Curr Opin Urol* 2010; 20:393–7.

213. Yang YM, Chang JW. Bladder cancer initiating cells (BCICs) are among EMA-CD44v6+ subset: novel methods for isolating undetermined cancer stem (initiating) cells. *Cancer Invest* 2008; 26:725–33.

214. Ben-Porath I, Thomson MW, Carey VJ, Ge R, Bell GW, Regev A, Weinberg RA. An embryonic stem cell-like gene expression signature in poorly differentiated aggressive human tumors. *Nat Genet* 2008; 40:499–507.

215. Sanchez-Carbayo M, Socci ND, Lozano J, Saint F, Cordon-Cardo C. Defining molecular profiles of poor outcome in patients with invasive bladder cancer using oligonucleotide microarrays. *J Clin Oncol* 2006; 24:778–89.

216. Paterson RF, Ulbright TM, MacLennan GT, Zhang S, Pan CX, Sweeney CJ, Moore CR, Foster RS, Koch MO, Eble JN, Cheng L. Molecular genetic alterations in the laser-capture-microdissected stroma adjacent to bladder carcinoma. *Cancer* 2003; 98:1830–6.

217. Atlasi Y, Mowla SJ, Ziaee SA, Bahrami AR. OCT-4, an embryonic stem cell marker, is highly expressed in bladder cancer. *Int J Cancer* 2007; 120:1598–1602.

218. She JJ, Zhang PG, Wang ZM, Gan WM, Che XM. Identification of side population cells from bladder cancer cells by DyeCycle Violet staining. *Cancer Biol Ther* 2008; 7:1663–8.

219. Oates JE, Grey BR, Addla SK, Samuel JD, Hart CA, Ramani V, Brown MD, Clarke NW. Hoechst 33342 side population identification is a conserved and unified mechanism in urological cancers. *Stem Cells Dev* 2009.

220. Chan KS, Espinosa I, Chao M, Wong D, Ailles L, Diehn M, Gill H, Presti J Jr, Chang HY, van de Rijn M, Shortliffe L, Weissman IL. Identification, molecular characterization, clinical prognosis, and therapeutic targeting of human bladder tumor-initiating cells. *Proc Natl Acad Sci U S A* 2009; 106:14016–21.

221. Braakhuis BJ, Tabor MP, Kummer JA, Leemans CR, Brakenhoff RH. A genetic explanation of Slaughter's concept of field cancerization: evidence and clinical implications. *Cancer Res* 2003; 63:1727–30.

222. Cheng L, Cheville JC, Neumann RM, Bostwick DG. Natural history of urothelial dysplasia of the bladder. *Am J Surg Pathol* 1999; 23:443–7.

223. Cheng L, Cheville JC, Neumann RM, Bostwick DG. Flat intraepithelial lesions of the urinary bladder. *Cancer* 2000; 88:625–31.

224. Paterson RF, Ulbright TM, MacLennan GT, Zhang S, Pan C, Sweeney C, Moore CR, Foster RS, Koch MO, Eble JN, Cheng L. Molecular genetic alterations in the laser-capture microdissected stroma adjacent to bladder carcinoma. *Cancer* 2003; 98:1830–6.

225. Jordan CT, Guzman ML, Noble M. Cancer stem cells. *N Engl J Med* 2006; 355:1253–61.

226. Davidson DD, Cheng L. "Field cancerization" in the urothelium of the bladder. *Anal Quant Cytol Histol* 2006; 28:337–8.

227. Koss LG, Tiamson EM, Robbins MA. Mapping cancerous and precancerous bladder changes. A study of the urothelium in ten surgically removed bladders. *JAMA* 1974; 227:281–6.

228. Weinstein RS. Origin and dissemination of human urinary bladder carcinoma. *Semin Oncol* 1979; 6:149–56.

229. Lutzeyer W, Rubben H, Dahm H. Prognostic parameters in superficial bladder cancer: an analysis of 315 cases. *J Urol* 1982; 127:250–52.

230. Kiemeney LA, Witjes JA, Heijbroek RP, Verbeek AL, Debruyne FM. Predictability of recurrent and progressive disease in individual patients with primary superficial bladder cancer. *J Urol* 1993; 150:60–4.

231. Mazzucchelli R, Barbisan F, Stramazzotti D, Montironi R, Lopez-Beltran A, Scarpelli M. Chromosomal abnormalities in macroscopically normal urothelium in patients with bladder pT1 and pT2a urothelial carcinoma: a fluorescence in situ hybridization study and correlation with histologic features. *Anal Quant Cytol Histol* 2005; 27:143–51.

232. Kirkali Z, Chan T, Manoharan M, Algaba F, Busch C, Cheng L, Kiemeney L, Kriegmair M, Montironi R, Murphy WM, Sesterhenn IA, Achibana M, Weider J. Bladder cancer: epidemiology, staging and grading, and diagnosis. *Urology*. 2005; 66:4–34.

233. Droller MJ. Bladder cancer: state-of-the-art care. *CA Cancer J Clin* 1998; 48:269–84.

234. Sidransky EA, Frost P, von Eschenbach A, Oyasu R, Preisinger AC, Vogelstein B. Clonal origin of bladder cancer. *N Engl J Med* 1992; 326:737–40.

235. Habuchi T, Takahashi R, Yamada H, Kakehi Y, Sugiyama T, Yoshida O. Metachronous multifocal development of urothelial cancers by intraluminal seeding. *Lancet* 1993; 342:1087–8.

236. Miyao N, Tsai YC, Lerner SP, Olumi AF, Spruck CHI, Go˜nzalez-Zulueta M, Nichols PW, Skinner DG, Jones PA. Role of chromosome 9 in human bladder cancer. *Cancer Res* 1993; 53:4066–70.

237. Xu X, Stower MJ, Reid IN, Garner RC, Burns PA. Molecular screening of multifocal transitional cell carcinoma of the bladder using p53 mutations as biomarkers. *Clin Cancer Res* 1996; 2:1795–800.

238. Chern HD, Becich MJ, Persad RA, Romkes M, Smith P, Collins C, Li YH, Branch RA. Clonal analysis of human recurrent superficial bladder cancer by immunohistochemistry of P53 and retinoblastoma proteins. *J Urol* 1996; 156:1846–9.

239. Takahashi T, Kakehi Y, Mitsumori K, Akao T, Terachi T, Kato T, Ogawa O, Habuchi T. Distinct microsatellite alterations in upper urinary tract tumors and subsequent bladder tumors. *J Urol* 2001; 165:672–7.

240. Takahashi T, Habuchi T, Kakehi Y, Mitsumori K, Akao T, Terachi T, Yoshida O. Clonal and chronological genetic analysis of multifocal cancers of the bladder and upper urinary tract. *Cancer Res* 1998; 58:5835–41.

241. Li M, Cannizzaro LA. Identical clonal origin of synchronous and metachronous low grade, noninvasive papillary transitional cell carcinomas of the urinary tract. *Hum Pathol* 1999; 30:1197–1200.

242. Fadl-Elmula I, Gorunova L, Mandahl N, Elfving P, Lundgren R, Mitelman F, Heim S. Cytogenetic monoclonality in multifocal uroepithelial carcinomas: evidence of intraluminal tumour seeding. *Br J Cancer* 1999; 81:6–12.

243. Hartmann A, Rosner U, Schlake G, Dietmaier W, Zaak D, Hofstaedter F, Knuechel R. Clonality and genetic divergence in multifocal low grade superficial urothelial carcinoma as determined by chromosome 9 and p53 deletion analysis. *Lab Invest* 2000; 80:709–18.

244. Hafner C, Knuechel R, Zanardo L, Dietmaier W, Blaszyk H, Cheville J, Hofstaedter F, Hartmann A. Evidence for oligoclonality and tumor spread by intraluminal seeding in multifocal urothelial

carcinomas of the upper and lower urinary tract. *Oncogene* 2001; 20:4910–5.

245. Simon R, Eltze E, Schafer KL, Burger H, Semjonow A, Hertle L, Dockhorn-Dworniczak B, Terpe HJ, Bocker W. Cytogenetic analysis of multifocal bladder cancer supports a monoclonal origin and intraepithelial spread of tumor cells. *Cancer Res* 2001; 61:355–62.

246. Goto K, Konomoto T, Hayashi K, Kinukawa N, Naito S, Kumazawa J, Tsuneyoshi M. p53 mutations in multiple urothelial carcinomas: a molecular analysis of the development of multiple carcinomas. *Mod Pathol* 1997; 10:428–37.

247. Spruck CH III, Ohneseit PF, Gonzalez-Zulueta M, Esrig D, Miyao N, Tsai YC, Lerner SP, Schmutte C, Yang AS, Cote R, Dubeau L, Nichols PW, Hermann GG, Steven K, Horn T, Skinner DG, Jones PA. Two molecular pathways to transitional cell carcinoma of the bladder. *Cancer Res* 1994; 54:784–8.

248. Petersen I, Ohgaki H, Ludeke BI, Kleihues P. p53 mutations in phenacetin-associated human urothelial carcinomas. *Carcinogenesis* 1993; 14:2119–22.

249. Hartmann A, Moser K, Kriegmair M, Hofstetter A, Hofstaedter F, Knuechel R. Frequent genetic alterations in simple urothelial hyperplasias of the bladder in patients with papillary urothelial carcinoma. *Am J Pathol* 1999; 154:721–7.

250. Yoshimura I, Kudoh J, Saito S, Tazaki H, Shimizu N. p53 gene mutation in recurrent superficial bladder cancer. *J Urol* 1995; 153:1711–5.

251. Stoehr R, Hartmann A, Hiendlmeyer E, Murle K, Wieland W, Knuechel R. Oligoclonality of early lesions of the urothelium as determined by microdissection-supported genetic analysis. *Pathobiology* 2000; 68:165–72.

252. Cianciulli AM, Leonardo C, Guadagni F, Marzano R, Iori F, De Nunzio C, Franco G, Merola R, Laurenti C. Genetic instability in superficial bladder cancer and adjacent mucosa: an interphase cytogenetic study. *Hum Pathol* 2003; 34:214–21.

253. Junker K, Boerner D, Schulze W, Utting M, Schubert J, Werner W. Analysis of genetic alterations in normal bladder urothelium. *Urology* 2003; 62:1134–8.

254. Hafner C, Knuechel R, Stoehr R, Hartmann A. Clonality of multifocal urothelial carcinomas: 10 years of molecular genetic studies. *Int J Cancer* 2002; 101:1–6.

255. Cheng L, Montironi R, Davidson DD, Lopez-Beltran A. Staging and reporting of urothelial carcinoma of the urinary bladder. *Mod Pathol* 2009; 22 (Suppl 2):S70–95.

256. Edge SB, Byrd DR, Compton CC, Fritz AG, Greene FL, Trotti A. American Joint Committee on Cancer Staging Manual, 7th ed. New York: Springer, 2010.

257. Zieger K, Dyrskjot L, Wiuf C, Jensen JL, Andersen CL, Jensen KM, Orntoft TF. Role of activating fibroblast growth factor receptor 3 mutations in the development of bladder tumors. *Clin Cancer Res* 2005; 11:7709–19.

258. Simonetti S, Russo R, Ciancia G, Altieri V, De Rosa G, Insabato L. Role of polysomy 17 in transitional cell carcinoma of the bladder: immunohistochemical study of HER2/neu expression and fish analysis of c-erbB-2 gene and chromosome 17. *Int J Surg Pathol* 2009; 17:198–205.

259. Vazina A, Dugi D, Shariat SF, Evans J, Link R, Lerner SP. Stage specific lymph node metastasis mapping in radical cystectomy specimens. *J Urol* 2004; 171:1830–4.

260. Karl A, Carroll PR, Gschwend JE, Knuchel R, Montorsi F, Stief CG, Studer UE. The impact of lymphadenectomy and lymph node metastasis on the outcomes of radical cystectomy for bladder cancer. *Eur Urol* 2009; 55:826–35.

261. Seraj MJ, Thomas AR, Chin JL, Theodorescu D. Molecular determination of perivesical and lymph node metastasis after radical cystectomy for urothelial carcinoma of the bladder. *Clin Cancer Res* 2001; 7:1516–22.

262. Retz M, Lehmann J, Szysnik C, Zwank S, Venzke T, Roder C, Kalthoff H, Basbaum C, Stockle M. Detection of occult tumor cells in lymph nodes from bladder cancer patients by MUC7 nested RT-PCR. *Eur Urol* 2004; 45:314–9.

263. Wu X, Kakehi Y, Zeng Y, Taoka R, Tsunemori H, Inui M. Uroplakin II as a promising marker for molecular diagnosis of nodal metastases from bladder cancer: comparison with cytokeratin 20. *J Urol* 2005; 174:2138–42.

264. Kurahashi T, Hara I, Oka N, Kamidono S, Eto H, Miyake H. Detection of micrometastases in pelvic lymph nodes in patients undergoing radical cystectomy for locally invasive bladder cancer by real-time reverse transcriptase-PCR for cytokeratin 19 and uroplakin II. *Clin Cancer Res* 2005; 11:3773–7.

265. Marin-Aguilera M, Mengual L, Burset M, Oliver A, Ars E, Ribal MJ, Colomer D, Mellado B, Villavicencio H, Algaba F, Alcaraz A. Molecular lymph node staging in bladder urothelial

carcinoma: impact on survival. *Eur Urol* 2008; 54:1363–72.

266. Veltri RW, Makarov DV. Nucleic acid-based marker approaches to urologic cancers. *Urol Oncol* 2006; 24:510–27.

267. Guzzo TJ, McNeil BK, Bivalacqua TJ, Elliott DJ, Sokoll LJ, Schoenberg MP. The presence of circulating tumor cells does not predict extravesical disease in bladder cancer patients prior to radical cystectomy. *Urol Oncol* 2012; 30:44–8.

268. Gallagher DJ, Milowsky MI, Ishill N, Trout A, Boyle MG, Riches J, Fleisher M, Bajorin DF. Detection of circulating tumor cells in patients with urothelial cancer. *Ann Oncol* 2009; 20:305–8.

269. Naoe M, Ogawa Y, Morita J, Omori K, Takeshita K, Shichijyo T, Okumura T, Igarashi A, Yanaihara A, Iwamoto S, Fukagai T, Miyazaki A, Yoshida H. Detection of circulating urothelial cancer cells in the blood using the CellSearch System. *Cancer* 2007; 109:1439–45.

270. Li SM, Zhang ZT, Chan S, McLenan O, Dixon C, Taneja S, Lepor H, Sun TT, Wu XR. Detection of circulating uroplakin-positive cells in patients with transitional cell carcinoma of the bladder. *J Urol* 1999; 162:931–5.

271. Gazzaniga P, Gandini O, Giuliani L, Magnanti M, Gradilone A, Silvestri I, Gianni W, Gallucci M, Frati L, Agliano AM. Detection of epidermal growth factor receptor mRNA in peripheral blood: a new marker of circulating neoplastic cells in bladder cancer patients. *Clin Cancer Res* 2001; 7:577–83.

272. Okegawa T, Kinjo M, Horie S, Nutahara K, Higashihara E. Detection of mucin 7 gene expression in exfoliated cells in urine from patients with bladder tumor. *Urology* 2003; 62:182–6.

273. Osman I, Kang M, Lee A, Deng FM, Polsky D, Mikhail M, Chang C, David DA, Mitra N, Wu XR, Sun TT, Bajorin DF. Detection of circulating cancer cells expressing uroplakins and epidermal growth factor receptor in bladder cancer patients. *Int J Cancer* 2004; 111:934–9.

274. Kinjo M, Okegawa T, Horie S, Nutahara K, Higashihara E. Detection of circulating MUC7-positive cells by reverse transcription-polymerase chain reaction in bladder cancer patients. *Int J Urol* 2004; 11:38–43.

275. Cheng L, Lopez-Beltran A, MacLennan GT, Montironi R, Bostwick DG. Neoplasms of the urinary bladder. In: Bostwick DG, Cheng L, eds. Urologic Surgical Pathology, 2nd ed. Philadelphia: Elsevier/Mosby, 2008; 259–352.

276. Cheng L, Neumann RM, Nehra A, Spotts BE, Weaver AL, Bostwick DG. Cancer heterogeneity and its biologic implications in the grading of urothelial carcinoma. *Cancer* 2000; 88:1663–70.

277. Armstrong AB, Wang M, Eble JN, MacLennan GT, Montironi R, Tan PH, Lopez-Beltran A, Zhang S, Baldridge LA, Spartz H, Cheng L. TP53 mutational analysis supports monoclonal origin of biphasic sarcomatoid urothelial carcinoma (carcinosarcoma) of the urinary bladder. *Mod Pathol* 2009; 22:113–8.

278. Lopez-Beltran A, Amin MB, Oliveira PS, Montironi R, Algaba F, McKenney JK, de Torres I, Mazerolles C, Wang M, Cheng L. Urothelial carcinoma of the bladder, lipid cell variant: clinicopathologic findings and LOH analysis. *Am J Surg Pathol* 2010; 34:371–6.

279. Lopez-Beltran A, Requena MJ, Montironi R, Blanca A, Cheng L. Plasmacytoid urothelial carcinoma of the bladder. *Hum Pathol* 2009; 40:1023–8.

280. Nigwekar P, Tamboli P, Amin MB, Osunkoya AO, Ben-Dor D. Plasmacytoid urothelial carcinoma: detailed analysis of morphology with clinicopathologic correlation in 17 cases. *Am J Surg Pathol* 2009; 33:417–24.

281. Reid-Nicholson MD, Ramalingam P, Adeagbo B, Cheng N, Peiper SC, Terris MK. The use of Urovysion fluorescence in situ hybridization in the diagnosis and surveillance of non-urothelial carcinoma of the bladder. *Mod Pathol* 2009; 22:119–27.

282. Wallerand H, Bernhard JC, Culine S, Ballanger P, Robert G, Reiter RE, Ferriere JM, Ravaud A. Targeted therapies in non-muscle-invasive bladder cancer according to the signaling pathways. *Urol Oncol* 2011; 29:4–11.

283. Iyer G, Milowsky MI, Bajorin DF. Novel strategies for treating relapsed/refractory urothelial carcinoma. *Expert Rev Anticancer Ther* 2010; 10:1917–32.

284. Pan CX, Zhang H, Lara PN, Cheng L. Small-cell carcinoma of the urinary bladder: diagnosis and management. *Expert Rev Anticancer Ther* 2006; 6:1707–13.

285. Black PC, Agarwal PK, Dinney CP. Targeted therapies in bladder cancer—an update. *Urol Oncol* 2007; 25:433–8.

286. Chen M, Cassidy A, Gu J, Delclos GL, Zhen F, Yang H, Hildebrandt M, Lin J, Ye Y, Chamberlain RM, Dinney CP, Wu X. Genetic variations in PI3K-AKT-mTOR pathway and bladder cancer risk. *Carcinogenesis* 2009;

30:2047–52.

287. Pant-Purohit M, Lopez-Beltran A, Montironi R, MacLennan GT, Cheng L. Small cell carcinoma of the urinary bladder. *Histol Histopathol* 2010; 25:217–21.

288. Jacobs BL, Lee CT, Montie JE. Bladder cancer in 2010: How far have we come? *CA Cancer J Clin* 2010; 60:244–72.

289. Laird AD, Vajkoczy P, Shawver LK, Thurnher A, Liang C, Mohammadi M, Schlessinger J, Ullrich A, Hubbard SR, Blake RA, Fong TA, Strawn LM, Sun L, Tang C, Hawtin R, Tang F, Shenoy N, Hirth KP, McMahon G, Cherrington JM. SU6668 is a potent antiangiogenic and antitumor agent that induces regression of established tumors.

Cancer Res 2000; 60:4152–60.

290. Mohammadi M, McMahon G, Sun L, Tang C, Hirth P, Yeh BK, Hubbard SR, Schlessinger J. Structures of the tyrosine kinase domain of fibroblast growth factor receptor in complex with inhibitors. *Science* 1997; 276:955–60.

291. Paterson JL, Li Z, Wen XY, Masih-Khan E, Chang H, Pollett JB, Trudel S, Stewart AK. Preclinical studies of fibroblast growth factor receptor 3 as a therapeutic target in multiple myeloma. *Br J Haematol* 2004; 124:595–603.

292. Grand EK, Chase AJ, Heath C, Rahemtulla A, Cross NC. Targeting FGFR3 in multiple myeloma: inhibition of t(4;

14)-positive cells by SU5402 and PD173074. *Leukemia* 2004; 18:962–6.

293. Trudel S, Li ZH, Wei E, Wiesmann M, Chang H, Chen C, Reece D, Heise C, Stewart AK. CHIR-258, a novel, multitargeted tyrosine kinase inhibitor for the potential treatment of t(4; 14) multiple myeloma. *Blood* 2005; 105:2941–8.

294. Gazzaniga P, Gradilone A, de Berardinis E, Sciarra A, Cristini C, Naso G, di Silverio F, Frati L, Agliano AM. A chemosensitivity test to individualize intravesical treatment for non-muscle-invasive bladder cancer. *BJU Int* 2009; 104:184–8.

索 引

A

癌干细胞 388

癌前病变 762

癌肉瘤 369

癌症干细胞 760

B

BCG 诱导的肉芽肿性膀胱炎 33

BCG 治疗 537

靶向治疗 767

白血病 486

伴多种组织学类型的尿路上皮癌 284

伴发性原位癌 122

伴合体滋养巨细胞的尿路上皮癌 281

伴横纹肌样特征的尿路上皮癌 283

伴脊索样特征的尿路上皮癌 279

伴假肉瘤样间质反应的尿路上皮癌 285

伴结肠形态的腺癌 301

伴鳞状分化 252

伴破骨细胞样巨细胞反应的尿路上皮癌 285

伴绒毛腺性分化 256

伴失黏附性生长的尿路上皮癌 282

伴显著淋巴反应的尿路上皮癌 287

伴腺性分化 253

伴小管 / 腺泡的尿路上皮癌 280

伴小细胞癌成分的尿路上皮癌 284

伴肿瘤相关间质反应的尿路上皮癌 285

标本处理 550

表皮生长因子受体 722

病毒性膀胱炎 28

病理报告 555

剥脱性膀胱炎 31

剥脱性原位癌 127

布氏巢 47

部分膀胱切除术 554

C

CAP 癌症报告指南 557

肠上皮化生 297

肠型腺癌 301

肠型腺性膀胱炎 52

巢状变异型尿路上皮癌 412

巢状亚型 257

成纤维细胞生长因子受体 722

出血性膀胱炎 27

D

大细胞神经内分泌癌 352

大细胞未分化癌 276

大细胞原位癌 126

低度恶性潜能的乳头状尿路上皮肿瘤 22，177

低级别尿路上皮癌 178

淀粉样变性 83

端粒酶 728

多发性骨髓瘤 486

多形性巨细胞癌 278

多灶性 763

E

恶性黑色素瘤 508

恶性淋巴瘤 483

恶性外周神经鞘肿瘤 355

恶性纤维组织细胞瘤 467
儿童尿路上皮癌 420

F

FGFR3 通路 751
反常分化 208
放射性膀胱炎 31
放射治疗 539
放线菌病 40
非典型增生 104
非乳头状尿路上皮增生 65
分子病理学 751
缝线肉芽肿 32，545
副神经节瘤 355，460
富于破骨细胞的未分化癌 277
富于糖原 274

G

肝样腺癌 303
高级别尿路上皮癌 178
高级别尿路上皮内瘤变 119
孤立性纤维性肿瘤 460
管状绒毛状腺瘤 97，297
管状腺瘤 97
光动力治疗 544

H

横纹肌样瘤 511
横纹肌肉瘤 424，464
化学性膀胱炎 541
坏疽性膀胱炎 27
坏死性肉芽肿 31
环磷酰胺 531
黄色瘤 37
黄色肉芽肿性膀胱炎 37
混合型腺癌 311
活检组织 550

J

基底细胞样鳞状细胞癌 324
基因治疗 541

激光治疗 544
脊索样形态 279
继发性神经内分泌癌 361
继发性腺癌 521
继发性原位癌 122
继发性肿瘤 521
假癌样上皮增生 68
假浸润细胞巢 219
尖锐湿疣 328
间变 174
间质反应 208
间质 – 上皮界面 206
间质性膀胱炎 22
简单型尿路上皮增生 65
碱性沉着性膀胱炎 26
碱性成纤维细胞生长因子 723
浆细胞瘤 486
浆细胞样亚型 270
胶样腺癌 301
角化鳞状化生 326
结核性膀胱炎 36
结外边缘区黏膜相关组织淋巴瘤 484
结直肠腺癌 521
浸润性上皮 208
浸润性微乳头状癌 527
经尿道切除标本 550
巨膀胱症 416
巨细胞膀胱炎 28

K

卡介苗 33
颗粒细胞瘤 461，515

L

类癌 351
粒细胞肉瘤 486
淋巴管密度 728
淋巴结分类 242
淋巴结密度 242
淋巴结取材 554
淋巴瘤 483

淋巴上皮瘤样癌	272
淋巴血管侵犯	224，242
鳞癌	318
鳞状分化	252
鳞状化生	55
鳞状上皮化生	418
鳞状细胞癌	318，526
鳞状细胞乳头状瘤	96，329
鳞状细胞原位癌	326
硫替哌	536
瘘管	416
卵黄囊瘤	509
滤泡性膀胱炎	22
绿色瘤	486

M

MALT 淋巴瘤	484
弥漫大 B 细胞淋巴瘤	484
弥漫性乳头状瘤病	95
米勒管内膜异位	74
目前提议	172，184

N

N 分期	242
内翻性变异型尿路上皮癌	405
内翻性尿路上皮癌	405
内翻性乳头状瘤	95，398
内翻性生长	268
内翻性生长的尿路上皮癌	268
内翻亚型	268
囊腺性膀胱炎	52
囊性膀胱炎	48
囊肿	416
黏附性原位癌	127
黏膜肥大细胞	25
黏液腺癌	301
念珠菌膀胱炎	40
尿斑蛋白	5
尿路上皮癌，巢状亚型	257
尿路上皮癌，浆细胞样亚型	270
尿路上皮癌，内翻亚型	268

尿路上皮癌，透明细胞（富于糖原）亚型	274
尿路上皮癌，微囊亚型	267
尿路上皮癌，微乳头亚型	262
尿路上皮癌，脂质细胞亚型	268
尿路上皮癌 1 级	174
尿路上皮癌 1 级（低级别）	187
尿路上皮癌 2 级	175
尿路上皮癌 2 级（低级别）	189
尿路上皮癌 3 级	176
尿路上皮癌 3 级（高级别）	190
尿路上皮癌 4 级（高级别）	190
尿路上皮癌伴骨和软骨化生	285
尿路上皮癌伴内翻性生长方式	405
尿路上皮癌伴内生性生长	405
尿路上皮癌化	127
尿路上皮非典型增生	104
尿路上皮乳头状瘤	91，174，187，419
尿路上皮异型增生	107
尿路上皮原位癌	119
女性生殖道癌	526

P

pT0 期癌	229
pT1 期癌	232
pT1 期肿瘤	206
pT1 期肿瘤亚分类	220
pT2 期癌	232
pT3 期癌	236
pT4 期癌	239
pTa 期癌	231
派杰样原位癌	127
膀胱癌分期	229
膀胱错构瘤	419
膀胱黑变病	83
膀胱扩大成形术后尿路上皮癌	493
膀胱鳞状细胞癌	318
膀胱憩室	79，416
膀胱憩室病	31
膀胱前列腺切除术	552
膀胱切除术	552
膀胱外翻	415

膀胱原发性腺癌　298

膀胱脂褐素沉积症　83

膀胱重复　416

盆腔脏器切除术　552

皮样囊肿　510

平滑肌瘤　453

平滑肌肉瘤　462

平滑肌细胞分化特异性抗原　8，219

平坦型尿路上皮病变　104

平坦型尿路上皮增生　65

普通型腺性膀胱炎　51

Q

脐尿管切除标本　554

脐尿管腺癌　311

脐尿管腺瘤　100

气肿性膀胱炎　27

憩室　79

前列腺腺癌　523

前列腺性息肉　419

前驱病变　297

潜行型原位癌　127

浅表性膀胱癌　231

区域癌化　156

区域效应　156

R

绒毛膜癌　510

绒毛状腺瘤　97，297

肉瘤样癌　275，369

乳头状膀胱炎　19

乳头状瘤　78

乳头状尿路上皮癌伴微浸润　213

乳头状尿路上皮癌伴轴心侵犯　213，214

乳头状增生　66

乳腺小叶癌　527

软斑病　35

S

伞细胞　4

上皮 – 间叶转化　388

神经鞘瘤　361，460

神经纤维瘤　359，423，457

神经周围侵犯　242

肾源性化生　55，418

肾源性腺瘤　55，418

施万细胞瘤　460

生长因子及受体　722

生殖细胞肿瘤　509

嗜酸性膀胱炎　25

手术后渐进坏死性肉芽肿　545

手术后梭形细胞结节　453，545

输卵管内膜异位　82

术后坏死性肉芽肿　31

丝裂霉素 C　535

酸性成纤维细胞生长因子　723

髓系肉瘤　486

T

THP 沉积　85

TP53 通路　755

贴壁型原位癌　127

透明细胞　274

透明细胞腺癌　304

V

von Brunn 巢　47

W

旺炽性布氏巢增生　412

旺炽性腺性膀胱炎　53，412

微囊亚型　267

微乳头亚型　262

微血管密度　727

未分化癌　276

X

息肉样膀胱炎　19

息肉样错构瘤　78

细胞凋亡标记　717

细胞核增殖抗原　715

细胞黏附标记 714

先天性膀胱梗阻 417

纤维上皮性息肉 75，419

腺癌，非特殊型 29

腺癌伴肝样形态 303

腺泡状软组织肉瘤 473

腺性膀胱炎 51

腺性分化 253

小细胞癌 127，336

小细胞原位癌 127

新分级方案 172，184

血管瘤 422，456

血管密度 727

血管内皮生长因子 723

血管肉瘤 466

血管外皮细胞瘤 471

血管周上皮样细胞肿瘤 511

血吸虫病相关性膀胱炎 33

血吸虫病相关性鳞状细胞癌 320

血吸虫性膀胱炎 34

Y

炎性肌成纤维细胞肿瘤 424

炎性肌纤维母性肿瘤 442

炎性假瘤 424

异位前列腺组织 76

异型增生 107

抑癌基因 717

意义不明的非典型增生 106

隐匿性淋巴结转移 244

印戒细胞癌 301

疣状鳞状细胞癌 323，412

原癌基因 724

原发性淋巴瘤 483

原发性原位癌 122

原始神经外胚层肿瘤 352，470

原位癌 119

原位癌伴鳞状分化 130

原位癌伴微浸润 132，211

原位癌伴微乳头状生长方式 130

原位癌伴腺样分化 130，297

原位癌累及布氏巢 218

原位腺癌 297

远处转移 244

Z

真菌性膀胱炎 40

脂褐素沉积 83

脂质细胞亚型 268

肿瘤多中心性 156

肿瘤干细胞 158

肿瘤起始细胞 158

种新分级方案 (目前提议) 172

子宫颈内膜异位 79

子宫内膜异位 80

1973 版 WHO 分类 172，174

1998 版 WHO/ISUP 分类 172

2004 版 WHO 分类 172